U0211413

中华医学百科全书

临床医学

神经病学

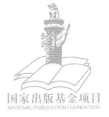

国家出版基金项目
NATIONAL PUBLICATION FOUNDATION

中国协和医科大学出版社

图书在版编目（CIP）数据

神经病学 ／ 崔丽英主编 . —北京：中国协和医科大学出版社，2019. 5
（中华医学百科全书）
ISBN 978-7-5679-0783-6

Ⅰ . ①神… 　 Ⅱ . ①崔… 　 Ⅲ . ①神经病学 　 Ⅳ . ① R741

中国版本图书馆 CIP 数据核字（2019）第 057149 号

中华医学百科全书·神经病学

主　　编：崔丽英

编　　审：谢　阳　张之生

责任编辑：陈　佩　戴申倩

出版发行：中国协和医科大学出版社
（北京东单三条九号　邮编 100730　电话 010-6526 0431）

网　　址：www.pumcp.com

经　　销：新华书店总店北京发行所

印　　刷：北京雅昌艺术印刷有限公司

开　　本：889×1230　1/16

印　　张：28.25

字　　数：830 千字

版　　次：2019 年 5 月第 1 版

印　　次：2019 年 5 月第 1 次印刷

定　　价：320.00 元

ISBN 978-7-5679-0783-6

《中华医学百科全书》编纂委员会

总顾问　吴阶平　韩启德　桑国卫

总指导　陈　竺

总主编　刘德培

副总主编　曹雪涛　李立明　曾益新

编纂委员（以姓氏笔画为序）

B·吉格木德	丁　洁	丁　樱	丁安伟	于中麟	于布为
于学忠	万经海	马　军	马　骁	马　静	马　融	马中立
马安宁	马建辉	马烈光	马绪臣	王　伟	王　辰	王　政
王　恒	王　硕	王　舒	王　键	王一飞	王一镗	王士贞
王卫平	王长振	王文全	王心如	王生田	王立祥	王兰兰
王汉明	王永安	王永炎	王华兰	王成锋	王延光	王旭东
王军志	王声湧	王坚成	王良录	王拥军	王茂斌	王松灵
王明荣	王明贵	王宝玺	王诗忠	王建中	王建业	王建军
王建祥	王临虹	王贵强	王美青	王晓民	王晓良	王鸿利
王维林	王琳芳	王喜军	王道全	王德文	王德群	
木塔力甫·艾力阿吉	尤启冬	戈　烽	牛　侨	毛秉智	毛常学
乌　兰	文卫平	文历阳	文爱东	方以群	尹　佳	孔北华
孔令义	孔维佳	邓文龙	邓家刚	书　亭	毋福海	艾措千
艾儒棣	石　岩	石远凯	石学敏	石建功	布仁达来	占　堆
卢志平	卢祖洵	叶　桦	叶冬青	叶常青	叶章群	申昆玲
申春悌	田景振	田嘉禾	史录文	代　涛	代华平	白春学
白慧良	丛　斌	丛亚丽	包怀恩	包金山	冯卫生	冯学山
冯希平	边旭明	边振甲	匡海学	邢小平	达万明	达庆东
成　军	成翼娟	师英强	吐尔洪·艾买尔	吕时铭	吕爱平
朱　珠	朱万孚	朱立国	朱华栋	朱宗涵	朱建平	朱晓东
朱祥成	乔延江	伍瑞昌	任　华	华　伟	伊河山·伊明	
向　阳	多　杰	邬堂春	庄　辉	庄志雄	刘　平	刘　进
刘　玮	刘　蓬	刘大为	刘小林	刘中民	刘玉清	刘尔翔
刘训红	刘永锋	刘吉开	刘伏友	刘芝华	刘华平	刘华生
刘志刚	刘克良	刘更生	刘迎龙	刘建勋	刘胡波	刘树民
刘昭纯	刘俊涛	刘洪涛	刘献祥	刘嘉瀛	刘德培	闫永平

米 玛	许 媛	许腊英	那彦群	阮长耿	阮时宝	孙 宁
孙 光	许 皎	孙 锟	孙长颢	孙少宣	孙立忠	孙则禹
孙秀梅	孙建中	孙建方	孙贵范	孙海晨	孙景工	孙颖浩
孙慕义	严世芸	苏 川	苏 旭	苏荣扎布	杜元灏	杜文东
杜治政	杜惠兰	李 龙	李 飞	李 东	李 宁	李 刚
李 丽	李 波	李 勇	李 桦	李 鲁	李 磊	李 燕
李 冀	李大魁	李云庆	李太生	李曰庆	李玉珍	李世荣
李立明	李永哲	李志平	李连达	李灿东	李君文	李劲松
李其忠	李若瑜	李松林	李泽坚	李宝馨	李建勇	李映兰
李莹辉	李继承	李森恺	李曙光	杨 凯	杨 恬	杨 健
杨化新	杨文英	杨世民	杨世林	杨伟文	杨克敌	杨国山
杨宝峰	杨炳友	杨晓明	杨跃进	杨腊虎	杨瑞馥	杨慧霞
励建安	连建伟	肖 波	肖 南	肖永庆	肖海峰	肖培根
肖鲁伟	吴 东	吴 江	吴 明	吴 信	吴令英	吴立玲
吴欣娟	吴勉华	吴爱勤	吴群红	吴德沛	邱建华	邱贵兴
邱海波	邱蔚六	何 维	何 勤	何方方	何绍衡	何春涤
何裕民	余争平	余新忠	狄 文	冷希圣	汪 海	汪受传
沈 岩	沈 岳	沈 敏	沈 铿	沈卫峰	沈心亮	沈华浩
沈俊良	宋国维	张 泓	张 学	张 亮	张 强	张 霆
张 澍	张大庆	张为远	张世民	张志愿	张丽霞	张伯礼
张宏誉	张劲松	张奉春	张宝仁	张宇鹏	张建中	张建宁
张承芬	张琴明	张富强	张新庆	张潍平	张德芹	张燕生
陆 华	陆付耳	陆伟跃	陆静波	阿不都热依木·卡地尔		陈 文
陈 杰	陈 实	陈 洪	陈 琪	陈 楠	陈 薇	陈士林
陈大为	陈文祥	陈代杰	陈红风	陈尧忠	陈志南	陈志强
陈规化	陈国良	陈佩仪	陈家旭	陈智轩	陈锦秀	陈誉华
邵 蓉	邵荣光	武志昂	其仁旺其格	范 明	范炳华	林三仁
林久祥	林子强	林江涛	林曙光	杭太俊	欧阳靖宇	尚 红
果德安	明根巴雅尔	易定华	易著文	罗 力	罗 毅	罗小平
罗长坤	罗永昌	罗颂平	帕尔哈提·克力木			
帕塔尔·买合木提·吐尔根			图门巴雅尔	岳建民	金 玉	金 奇
金少鸿	金伯泉	金季玲	金征宇	金银龙	金惠铭	郁 琦
周 兵	周 林	周永学	周光炎	周灿全	周良辅	周纯武
周学东	周宗灿	周定标	周宜开	周建平	周建新	周荣斌
周福成	郑一宁	郑家伟	郑志忠	郑金福	郑法雷	郑建全
郑洪新	郎景和	房 敏	孟 群	孟庆跃	孟静岩	赵 平

《中华医学百科全书》工作委员会

主任委员　郑忠伟

副主任委员　袁　钟

编审（以姓氏笔画为序）

开赛尔	司伊康	当增扎西	吕立宁	任晓黎	邬扬清	刘玉玮
孙　海	何　维	张之生	张玉森	张立峰	陈　懿	陈永生
松布尔巴图	呼素华	周　茵	郑伯承	郝胜利	胡永洁	侯澄芝
袁　钟	郭亦超	彭南燕	傅祚华	谢　阳	解江林	

编辑（以姓氏笔画为序）

于　岚	王　波	王　莹	王　颖	王　霞	王明生	尹丽品
左　谦	刘　婷	刘岩岩	孙文欣	李元君	李亚楠	杨小杰
吴桂梅	吴翠姣	沈冰冰	宋　玥	张　安	张　玮	张浩然
陈　佩	骆彩云	聂沛沛	顾良军	高青青	郭广亮	傅保娣
戴小欢	戴申倩					

工作委员　刘小培　罗　鸿　宋晓英　姜文祥　韩　鹏　汤国星　王　玲　李志北

办公室主任　左　谦　孙文欣　吴翠姣

临床医学

前　言

　　《中华医学百科全书》终于和读者朋友们见面了!

　　古往今来，凡政通人和、国泰民安之时代，国之重器皆为科技、文化领域的鸿篇巨制。唐代《艺文类聚》、宋代《太平御览》、明代《永乐大典》、清代《古今图书集成》等，无不彰显盛世之辉煌。新中国成立后，国家先后组织编纂了《中国大百科全书》第一版、第二版，成为我国科学文化事业繁荣发达的重要标志。医学的发展，从大医学、大卫生、大健康角度，集自然科学、人文社会科学和艺术之大成，是人类社会文明与进步的集中体现。随着经济社会快速发展，医药卫生领域科技日新月异，知识大幅更新。广大读者对医药卫生领域的知识文化需求日益增长，因此，编纂一部医药卫生领域的专业性百科全书，进一步规范医学基本概念，整理医学核心体系，传播精准医学知识，促进医学发展和人类健康的任务迫在眉睫。在党中央、国务院的亲切关怀以及国家各有关部门的大力支持下，《中华医学百科全书》应运而生。

　　作为当代中华民族"盛世修典"的重要工程之一，《中华医学百科全书》肩负着全面总结国内外医药卫生领域经典理论、先进知识，回顾展现我国卫生事业取得的辉煌成就，弘扬中华文明传统医药璀璨历史文化的使命。《中华医学百科全书》将成为我国科技文化发展水平的重要标志、医药卫生领域知识技术的最高"检阅"、服务千家万户的国家健康数据库和医药卫生各学科领域走向整合的平台。

　　肩此重任，《中华医学百科全书》的编纂力求做到两个符合：一是符合社会发展趋势。全面贯彻以人为本的科学发展观指导思想，通过普及医学知识，增强人民群众健康意识，提高人民群众健康水平，促进社会主义和谐社会构建；二是符合医学发展趋势。遵循先进的国际医学理念，以"战略前移、重心下移、模式转变、系统整合"的人口与健康科技发展战略为指导。同时，《中华医学百科全书》的编纂力求做到两个体现：一是体现科学思维模式的深刻变革，即学科交叉渗透/知识系统整合；二是体现继承发展与时俱进的精神，准确把握学科现有基础理论、基本知识、基本技能以及经典理论知识与科学思维精髓，深刻领悟学科当前面临的交叉渗透与整合转化，敏锐洞察学科未来的发展趋势与突破方向。

　　作为未来权威著作的"基准点"和"金标准"，《中华医学百科全书》编纂过程中，制定了严格的主编、编者遴选原则，聘请了一批在学界有相当威望、具有较高学术造诣和较强组织协调能力的专家教授（包括多位两院院士）担任大类主编和学科卷主编，确保全书的科学性与权威性。另外，还借鉴了已有百科全书的编写经验。鉴于《中华医学百科全书》的编纂过程本身带有科学研究性质，还聘请了若干科研院所的科研管理专家作为特约编审，站在科研管理的高度为全书的顺利编纂保驾护航。除了编者、编审队伍外，还制订了详尽的质量保证计划。编纂委员会和工作委员会秉持质量源于设计的理念，共同制订了一系列配套的质量控制规范性文件，建立了一套切实可行、行之有效、效率最优的编纂质量管理方案和各种情况下的处理原则及预案。

《中华医学百科全书》的编纂实行主编负责制，在统一思想下进行系统规划，保证良好的全程质量策划、质量控制、质量保证。在编写过程中，统筹协调学科内各编委、卷内条目以及学科间编委、卷间条目，努力做到科学布局、合理分工、层次分明、逻辑严谨、详略有方。在内容编排上，务求做到"全准精新"。形式"全"：学科"全"，册内条目"全"，全面展现学科面貌；内涵"全"：知识结构"全"，多方位进行条目阐释；联系整合"全"：多角度编制知识网。数据"准"：基于权威文献，引用准确数据，表述权威观点；把握"准"：审慎洞察知识内涵，准确把握取舍详略。内容"精"："一语天然万古新，豪华落尽见真淳。"内容丰富而精炼，文字简洁而规范；逻辑"精"："片言可以明百意，坐驰可以役万里。"严密说理，科学分析。知识"新"：以最新的知识积累体现时代气息；见解"新"：体现出学术水平，具有科学性、启发性和先进性。

《中华医学百科全书》之"中华"二字，意在中华之文明、中华之血脉、中华之视角，而不仅限于中华之地域。在文明交织的国际化浪潮下，中华医学汲取人类文明成果，正不断开拓视野，敞开胸怀，海纳百川般融入，润物无声状拓展。《中华医学百科全书》秉承了这样的胸襟怀抱，广泛吸收国内外华裔专家加入，力求以中华文明为纽带，牵系起所有华人专家的力量，展现出现今时代下中华医学文明之全貌。《中华医学百科全书》作为由中国政府主导，参与编纂学者多、分卷学科设置全、未来受益人口广的国家重点出版工程，得到了联合国教科文等组织的高度关注，对于中华医学的全球共享和人类的健康保健，都具有深远意义。

《中华医学百科全书》分基础医学、临床医学、中医药学、公共卫生学、军事与特种医学和药学六大类，共计144卷。由中国医学科学院/北京协和医学院牵头，联合军事医学科学院、中国中医科学院和中国疾病预防控制中心，带动全国知名院校、科研单位和医院，有多位院士和海内外数千位优秀专家参加。国内知名的医学和百科编审汇集中国协和医科大学出版社，并培养了一批热爱百科事业的中青年编辑。

回览编纂历程，犹然历历在目。几年来，《中华医学百科全书》编纂团队呕心沥血，孜孜矻矻。组织协调坚定有力，条目撰写字斟句酌，学术审查一丝不苟，手书长卷撼人心魂……在此，谨向全国医学各学科、各领域、各部门的专家、学者的积极参与以及国家各有关部门、医药卫生领域相关单位的大力支持致以崇高的敬意和衷心的感谢！

《中华医学百科全书》的编纂是一项泽被后世的创举，其牵涉医学科学众多学科及学科间交叉，有着一定的复杂性；需要体现在当前医学整合转型的新形式，有着相当的创新性；作为一项国家出版工程，有着毋庸置疑的严肃性。《中华医学百科全书》开创性和挑战性都非常强。由于编纂工作浩繁，难免存在差错与疏漏，敬请广大读者给予批评指正，以便在今后的编纂工作中不断改进和完善。

刘德培

凡　例

一、《中华医学百科全书》（以下简称《全书》）按基础医学类、临床医学类、中医药学类、公共卫生类、军事与特种医学类、药学类的不同学科分卷出版。一学科辑成一卷或数卷。

二、《全书》基本结构单元为条目，主要供读者查检，亦可系统阅读。条目标题有些是一个词，例如"脑电图"；有些是词组，例如"多发性硬化"。

三、由于学科内容有交叉，会在不同卷设有少量同名条目。例如《肿瘤学》《病理生理学》都设有"肿瘤"条目。其释文会根据不同学科的视角不同各有侧重。

四、条目标题上方加注汉语拼音，条目标题后附相应的外文。例如：

nǎogěngsǐ
脑梗死（cerebral infarction）

五、本卷条目按学科知识体系顺序排列。为便于读者了解学科概貌，卷首条目分类目录中条目标题按阶梯式排列，例如：

周围神经病 ···

　多发性神经病 ···

　单神经病 ···

　　特发性面神经麻痹 ···

六、各学科都有一篇介绍本学科的概观性条目，一般作为本学科卷的首条。介绍学科大类的概观性条目，列在本大类中基础性学科卷的学科概观性条目之前。

七、条目之中设立参见系统，体现相关条目内容的联系。一个条目的内容涉及其他条目，需要其他条目的释文作为补充的，设为"参见"。所参见的本卷条目的标题在本条目释文中出现的，用蓝色楷体字印刷；所参见的本卷条目的标题未在本条目释文中出现的，在括号内用蓝色楷体字印刷该标题，另加"见"字；参见其他卷条目的，注明参见条所属学科卷名，如"参见□□□卷"或"参见□□□卷□□□□"。

八、《全书》医学名词以全国科学技术名词审定委员会审定公布的为标准。同一概念或疾病在不同学科有不同命名的，以主科所定名词为准。字数较多，释文中拟用简称的名词，每个条目中第一次出现时使用全称，并括注简称，例如：甲型病毒性肝炎（简称甲肝）。个别众所周知的名词直接使用简称、缩写，例如：B超。药物名称参照《中华人民共和国药典》2015 年版和《国家基本药物目录》2012 年版。

九、《全书》量和单位的使用以国家标准 GB 3100~3102—1993《量和单位》为准。援引古籍或外文时维持原有单位不变。必要时括注与法定计量单位的换算。

十、《全书》数字用法以国家标准 GB/T 15835—2011《出版物上数字用法》为准。

十一、正文之后设有内容索引和条目标题索引。内容索引供读者按照汉语拼音字母顺序查检条目和条目之中隐含的知识主题。条目标题索引分为条目标题汉字笔画索引和条目外文标题索引,条目标题汉字笔画索引供读者按照汉字笔画顺序查检条目,条目外文标题索引供读者按照外文字母顺序查检条目。

十二、部分学科卷根据需要设有附录,列载本学科有关的重要文献资料。

目　录

神经病学 ……………………………… 1

［常见症状和体征］

意识障碍 ……………………………… 3

嗜睡 …………………………………… 4

昏睡 …………………………………… 5

昏迷 …………………………………… 5

谵妄 …………………………………… 7

去皮质综合征 ………………………… 8

无动性缄默症 ………………………… 8

闭锁综合征 …………………………… 8

［认知障碍］

失语症 ………………………………… 9

失用症 ………………………………… 11

失认症 ………………………………… 12

古茨曼综合征 ………………………… 13

头痛 …………………………………… 254

晕厥 …………………………………… 14

眩晕 …………………………………… 15

视觉障碍 ……………………………… 15

皮质盲 ………………………………… 17

福-肯综合征 ………………………… 18

眼肌麻痹 ……………………………… 18

周围性眼肌麻痹 ……………………… 19

核性眼肌麻痹 ………………………… 19

核间性眼肌麻痹 ……………………… 20

核上性眼肌麻痹 ……………………… 21

复视 …………………………………… 22

眼球震颤 ……………………………… 23

延髓麻痹 ……………………………… 24

瘫痪 …………………………………… 24

肌萎缩 ………………………………… 24

感觉障碍 ……………………………… 25

共济失调 ……………………………… 26

步态异常 ……………………………… 26

不自主运动 …………………………… 26

震颤 …………………………………… 27

生理性震颤 …………………………… 29

［病理性震颤］

特发性震颤 …………………………… 29

肌张力障碍性震颤 …………………… 30

药物性震颤 …………………………… 31

意向性震颤 …………………………… 32

排尿障碍 ……………………………… 32

颅内压增高 …………………………… 33

脑疝 …………………………………… 34

脑积水 ………………………………… 35

精神发育迟滞 ………………………… 36

脑死亡 ………………………………… 37

瞳孔对光反射 ………………………… 38

霍纳征 ………………………………… 38

阿·罗瞳孔 …………………………… 38

病理反射 ……………………………… 38

脑膜刺激征 …………………………… 39

［辅助检查］

肌电图 ………………………………… 39

神经传导速度测定 …………………… 40

F 波 …………………………………… 42

重复神经电刺激 ……………………… 43

瞬目反射 ……………………………… 44

H 反射 ………………………………… 44

单纤维肌电图 ………………………… 45

运动单位计数 ………………………… 46

皮肤交感反应 ………………………… 47

定量感觉测定 ………………………… 48

脑诱发电位 …………………………… 49

视觉诱发电位 ………………………… 49

脑干听觉诱发电位 …………………… 50

躯体感觉诱发电位 …………………… 51

运动诱发电位 ………………………… 52

脑电图 ………………………………… 53

常规脑电图 ……………………………………… 54
　单极导联 …………………………………… 56
　双极导联 …………………………………… 57
　正常儿童脑电图 …………………………… 58
　正常成年人脑电图 ………………………… 58
　异常脑电图 ………………………………… 59
长程脑电图 ……………………………………… 60
视频脑电图 ……………………………………… 60
皮质脑电图 ……………………………………… 60
蝶骨电极脑电图 ……………………………… 61
多导睡眠图 ……………………………………… 61
脑磁图 …………………………………………… 61
腰椎穿刺 ………………………………………… 62
　奎肯斯提特试验 …………………………… 62
　腰椎穿刺后头痛 …………………………… 62
脑脊液检查 ……………………………………… 63
　潘迪试验 …………………………………… 64
　脑脊液细胞学检查 ………………………… 64
　寡克隆区带检测 …………………………… 65
肌肉活体组织检查 ……………………………… 65
神经活体组织检查 ……………………………… 66
皮肤活体组织检查 ……………………………… 67
周围神经病 ……………………………………… 68
多发性神经病 …………………………………… 68
单神经病 ………………………………………… 70
　特发性面神经麻痹 ………………………… 70
　腓总神经麻痹 ……………………………… 72
　坐骨神经损伤 ……………………………… 72
多发性单神经病 ………………………………… 72
吉兰-巴雷综合征 ……………………………… 74
慢性炎性脱髓鞘性多发性神经病 …………… 77
多灶性运动神经病 ……………………………… 79
遗传性运动感觉神经病 ………………………… 80
　慢性间质性肥厚性神经病 ………………… 83
神经丛病 ………………………………………… 83

臂丛神经病 ……………………………………… 84
　血管炎性臂丛神经病 ……………………… 85
　放疗后臂丛神经病 ………………………… 85
　分娩性臂丛神经病 ………………………… 86
　家族性臂丛神经病 ………………………… 86
　胸廓出口综合征 …………………………… 86
　特发性臂丛神经病 ………………………… 87
腰骶丛神经病 …………………………………… 88
　特发性腰骶丛神经病 ……………………… 88
嵌压性神经病 …………………………………… 88
　正中神经嵌压综合征 ……………………… 89
　尺神经嵌压综合征 ………………………… 91
　桡神经后骨间综合征 ……………………… 92
　坐骨神经梨状肌综合征 …………………… 93
　踝管综合征 ………………………………… 94
神经痛 …………………………………………… 94
　疱疹后神经痛 ……………………………… 95
　三叉神经痛 ………………………………… 95
　非典型性面痛 ……………………………… 96
　舌咽神经痛 ………………………………… 96
　枕神经痛 …………………………………… 97
　肋间神经痛 ………………………………… 98
　坐骨神经痛 ………………………………… 98
［感染和代谢性疾病的周围神经并发症］
　白喉性多发性神经炎 ……………………… 98
　麻风性多发性神经炎 ……………………… 99
　糖尿病性周围神经病 ……………………… 100
　　糖尿病性多发性神经病 ………………… 102
　　糖尿病性单神经病 ……………………… 103
　　糖尿病性臂丛神经病 …………………… 104
　尿毒症性周围神经病 ……………………… 104
脊髓疾病 ………………………………………… 105
急性脊髓炎 ……………………………………… 106
脊髓压迫症 ……………………………………… 107
脊髓蛛网膜炎 …………………………………… 108

脊髓空洞症 …………………………… 108
脊髓前动脉综合征 …………………… 109
脊髓后动脉综合征 …………………… 109
脊髓出血 ……………………………… 110
脑血管病 ……………………………… 110
脑栓塞 ………………………………… 111
脑梗死 ………………………………… 113
延髓背外侧综合征 …………………… 115
基底动脉尖综合征 …………………… 115
分水岭梗死 …………………………… 116
短暂性脑缺血发作 …………………… 116
脑出血 ………………………………… 118
蛛网膜下腔出血 ……………………… 120
盗血综合征 …………………………… 121
腔隙性脑梗死 ………………………… 122
脑静脉系统血栓形成 ………………… 123
上矢状窦血栓形成 …………………… 123
海绵窦血栓形成 ……………………… 124
乙状窦血栓形成 ……………………… 124
直窦血栓形成 ………………………… 125
大脑大静脉血栓形成 ………………… 125
烟雾病 ………………………………… 125
伴皮质下梗死和白质脑病的常染色体显性遗传性
脑动脉病 …………………………… 126
皮质下动脉硬化性脑病 ……………… 127
脑淀粉样血管病 ……………………… 128
海绵状血管瘤 ………………………… 129
颅内动脉瘤 …………………………… 130
夹层动脉瘤 …………………………… 133
颅内动静脉畸形 ……………………… 135
脑内动静脉瘘 ………………………… 137
硬脑膜动静脉瘘 ……………………… 138
中枢神经系统感染性疾病 …………… 140
[中枢神经系统病毒感染性疾病]
单纯疱疹病毒性脑炎 ………………… 142

带状疱疹病毒性脑炎 ………………… 143
进行性多灶性白质脑病 ……………… 143
亚急性硬化性全脑炎 ………………… 145
进行性风疹性全脑炎 ………………… 147
热带痉挛性截瘫 ……………………… 148
急性脊髓灰质炎 ……………………… 149
中枢神经系统朊蛋白病 ……………… 150
克-雅病 ……………………………… 151
变异型克-雅病 ……………………… 152
家族性致死性失眠症 ………………… 153
中枢神经系统螺旋体感染性疾病 …… 153
神经梅毒 ……………………………… 154
神经系统钩端螺旋体病 ……………… 155
神经莱姆病 …………………………… 156
中枢神经系统寄生虫感染性疾病 …… 157
脑弓形虫病 …………………………… 158
脑包虫病 ……………………………… 160
脑囊虫病 ……………………………… 161
广州管圆线虫病 ……………………… 161
脑裂头蚴病 …………………………… 162
脑型肺吸虫病 ………………………… 163
脑型血吸虫病 ………………………… 164
中枢神经系统脱髓鞘疾病 …………… 165
多发性硬化 …………………………… 166
视神经脊髓炎 ………………………… 170
弥漫性硬化 …………………………… 172
同心圆性硬化 ………………………… 172
急性播散性脑脊髓炎 ………………… 172
脑桥中央髓鞘溶解症 ………………… 174
视神经炎 ……………………………… 174
临床孤立综合征 ……………………… 175
运动障碍性疾病 ……………………… 175
帕金森综合征 ………………………… 176
帕金森病 ……………………………… 176
异动症 ………………………………… 179

继发性帕金森综合征 …………………………… 179
　药物性帕金森综合征 ………………………… 180
　脑炎后帕金森综合征 ………………………… 181
　抗精神病药物恶性综合征 …………………… 181
帕金森叠加综合征 ……………………………… 182
　皮质基底核变性 ……………………………… 182
　多系统萎缩 …………………………………… 184
　进行性核上性麻痹 …………………………… 186
　关岛型肌萎缩侧索硬化-帕金森综合征-痴呆
　　复合征 ……………………………………… 188
遗传变性性帕金森综合征 ……………………… 188
　肝豆状核变性 ………………………………… 189
　泛酸激酶相关性神经变性病 ………………… 189
　法尔病 ………………………………………… 190
药物性静坐不能 ………………………………… 190
齿状核-红核-苍白球-丘脑下核萎缩 ………… 191
肌张力障碍 ……………………………………… 192
　急性药物性肌张力障碍 ……………………… 194
　多巴反应性肌张力障碍 ……………………… 195
　迟发性肌张力障碍 …………………………… 196
　眼睑痉挛 ……………………………………… 196
　口-下颌肌张力障碍 ………………………… 197
　喉部肌张力障碍 ……………………………… 198
　书写痉挛 ……………………………………… 198
　痉挛性斜颈 …………………………………… 199
　发作性肌张力障碍 …………………………… 200
迟发性运动障碍 ………………………………… 202
偏侧面肌痉挛 …………………………………… 203
睡眠肌阵挛 ……………………………………… 204
缺氧后动作性肌阵挛 …………………………… 204
舞蹈症 …………………………………………… 205
　亨廷顿病 ……………………………………… 205
　老年性舞蹈症 ………………………………… 206
　棘红细胞增多性舞蹈症 ……………………… 206
　风湿性舞蹈症 ………………………………… 207

妊娠性舞蹈症 …………………………………… 207
抽动症 …………………………………………… 208
不安腿综合征 …………………………………… 209
僵人综合征 ……………………………………… 209
毛细血管扩张性共济失调 ……………………… 210
马查多-约瑟夫病 ……………………………… 211
莱施-奈恩综合征 ……………………………… 211
雷特综合征 ……………………………………… 212
肌阵挛性小脑协调障碍 ………………………… 212
神经系统变性病 ………………………………… 213
　痴呆 …………………………………………… 214
　　阿尔茨海默病 ……………………………… 215
　　额颞叶变性 ………………………………… 218
　　路易体痴呆 ………………………………… 219
　轻度认知功能障碍 …………………………… 221
　运动神经元病 ………………………………… 223
　　肌萎缩侧索硬化 …………………………… 223
　　　进行性延髓麻痹 ………………………… 225
　　　进行性肌萎缩 …………………………… 225
　　原发性侧索硬化 …………………………… 226
　　良性单肢肌萎缩 …………………………… 227
神经系统发育异常性疾病 ……………………… 227
　颅底凹陷症 …………………………………… 228
　扁平颅底 ……………………………………… 228
　小脑扁桃体下疝畸形 ………………………… 229
　皮质发育不良 ………………………………… 229
　无脑回 ………………………………………… 230
　巨脑回畸形 …………………………………… 231
　多小脑回畸形 ………………………………… 231
癫痫 ……………………………………………… 232
　癫痫发作 ……………………………………… 233
　　全面性癫痫发作 …………………………… 234
　　　强直-阵挛发作 ………………………… 235
　　　肌阵挛发作 ……………………………… 235
　　　失神发作 ………………………………… 236

失张力发作 …………………………… 237
阵挛发作 ……………………………… 238
负性肌阵挛发作 ……………………… 238
局灶性癫痫发作 ………………………… 239
局灶运动性发作 ……………………… 239
局灶感觉性发作 ……………………… 240
自动症 ………………………………… 240
偏侧阵挛性发作 ……………………… 241
痴笑发作 ……………………………… 241
癫痫持续状态 …………………………… 242
全面性发作持续状态 ………………… 243
全面性强直-阵挛发作持续状态 … 243
强直发作持续状态 ………………… 244
肌阵挛发作持续状态 ……………… 244
失神发作持续状态 ………………… 244
局灶性发作持续状态 ………………… 245
持续性先兆 ………………………… 245
精神运动性发作持续状态 ………… 246
睡眠中癫痫性电持续状态 ………… 246
［癫痫和癫痫综合征］
枕叶癫痫 ……………………………… 247
顶叶癫痫 ……………………………… 247
额叶癫痫 ……………………………… 248
颞叶癫痫 ……………………………… 249
儿童良性癫痫伴有中央颞部棘波 …… 250
早发型儿童良性枕叶癫痫 …………… 250
晚发型儿童良性枕叶癫痫 …………… 251
伦诺克斯-加斯托综合征 …………… 252
拉斯马森综合征 ……………………… 252
婴儿痉挛 ……………………………… 253
热性惊厥 ……………………………… 253
头痛 ……………………………………… 254
偏头痛 …………………………………… 255
无先兆偏头痛 ………………………… 256
有先兆偏头痛 ………………………… 257

家族性偏瘫型偏头痛 ………………… 258
散发性偏瘫型偏头痛 ………………… 259
有脑干先兆的偏头痛 ………………… 260
儿童周期性偏头痛综合征 …………… 261
慢性偏头痛 …………………………… 261
偏头痛持续状态 ……………………… 263
紧张型头痛 ……………………………… 264
丛集性头痛 ……………………………… 266
自发性低颅压头痛 ……………………… 267
痛性眼肌麻痹 …………………………… 268
睡眠障碍 ………………………………… 269
失眠障碍 ………………………………… 270
发作性睡病 ……………………………… 271
反复发作性睡眠增多 …………………… 272
特发性睡眠增多 ………………………… 273
周期性肢体运动障碍 …………………… 273
睡行症 …………………………………… 273
睡惊症 …………………………………… 274
睡眠惊跳 ………………………………… 274
梦魇 ……………………………………… 274
快速眼动睡眠期行为障碍 ……………… 275
睡眠-觉醒时相延迟障碍 ……………… 275
神经系统遗传病 ………………………… 276
神经元蜡样质脂褐质沉积病 …………… 278
结节性硬化症 …………………………… 279
婴儿脑白质海绵变性 …………………… 280
遗传性共济失调 ………………………… 280
遗传性痉挛性截瘫 ……………………… 283
脊髓性肌萎缩 …………………………… 284
遗传性感觉和自主神经病 ……………… 284
遗传性感觉和自主神经病Ⅰ型 ……… 285
遗传性感觉和自主神经病Ⅱ型 ……… 285
遗传性感觉和自主神经病Ⅲ型 ……… 286
遗传性感觉和自主神经病Ⅳ型 ……… 286
遗传性感觉和自主神经病Ⅴ型 ……… 287

延髓脊髓性肌萎缩 …………………………… 287
遗传性压迫易感性神经病 ………………… 288
神经节苷脂沉积病 ………………………… 289
神经纤维瘤病 ……………………………… 290
脑白质营养不良症 ………………………… 292
　球样细胞白质营养不良症 ……………… 292
　异染性脑白质营养不良症 ……………… 293
　肾上腺脑白质营养不良症 ……………… 294
　亚历山大病 ……………………………… 295
代谢性脑病 ………………………………… 296
缺血-缺氧性脑病 ………………………… 297
一氧化碳中毒迟发性脑病 ………………… 297
低血糖脑病 ………………………………… 298
甲状腺功能亢进脑病 ……………………… 299
甲状腺功能减退脑病 ……………………… 300
甲状旁腺功能亢进脑病 …………………… 301
甲状旁腺功能减退脑病 …………………… 301
肝性脑病 …………………………………… 302
卟啉病脑病 ………………………………… 304
营养缺乏性脑病 …………………………… 305
　韦尼克脑病 ……………………………… 305
　烟酸缺乏性脑病 ………………………… 307
　维生素 B_6 缺乏性脑病 ………………… 308
　维生素 E 缺乏性脑病 …………………… 308
　脊髓亚急性联合变性 …………………… 309
酒精遗忘综合征 …………………………… 310
原发性胼胝体变性 ………………………… 311
酒精性小脑变性 …………………………… 312
副肿瘤综合征 ……………………………… 313
亚急性小脑变性 …………………………… 314
副肿瘤性脑干脑炎 ………………………… 315
副肿瘤性边缘性脑炎 ……………………… 315
副肿瘤性感觉运动性神经病 ……………… 316
副肿瘤性感觉性神经病 …………………… 317
自身免疫性脑炎 …………………………… 318

抗 N-甲基-D-天冬氨酸受体脑炎 ………… 318
［理化因子及中毒所致的神经系统损伤］
放射性脊髓病 ……………………………… 319
放射性脑病 ………………………………… 320
霉变甘蔗中毒 ……………………………… 321
肌肉病 ……………………………………… 322
进行性肌营养不良 ………………………… 322
　迪谢内肌营养不良 ……………………… 325
　贝克肌营养不良 ………………………… 326
　面肩肱型肌营养不良 …………………… 327
　肢带型肌营养不良 ……………………… 328
　眼咽型肌营养不良 ……………………… 330
　埃-德二氏肌营养不良 ………………… 330
　远端型肌营养不良 ……………………… 331
　先天性肌营养不良 ……………………… 332
强直性肌病 ………………………………… 334
　强直性肌营养不良 ……………………… 334
　先天性肌强直 …………………………… 336
　神经性肌强直 …………………………… 337
　先天性副肌强直 ………………………… 337
周期性瘫痪 ………………………………… 338
内分泌性肌病 ……………………………… 339
　甲状腺功能减退性肌病 ………………… 339
　甲状腺功能亢进性肌病 ………………… 340
　类固醇肌病 ……………………………… 341
［代谢性肌病］
　糖原沉积性肌病 ………………………… 342
　脂质沉积性肌病 ………………………… 344
　线粒体肌病 ……………………………… 346
　线粒体脑肌病 …………………………… 347
　　慢性进行性眼外肌麻痹 ……………… 347
　　线粒体脑肌病伴高乳酸血症和卒中样发作 …… 347
　　肌阵挛癫痫伴破碎红纤维 …………… 348
　　亚急性坏死性脑脊髓病 ……………… 349
炎性肌病 …………………………………… 350

皮肌炎 ……………………………… 350

多发性肌炎 ……………………… 352

包涵体肌炎 ……………………… 353

遗传性包涵体肌病 ………………… 354

先天性肌病 ………………………… 356

中央轴空病 ……………………… 357

中心核肌病 ……………………… 358

杆状体肌病 ……………………… 359

管集聚性肌病 …………………… 361

先天性肌纤维比例失常 ………… 362

横纹肌溶解 ………………………… 362

[神经肌肉接头疾病]

先天性终板乙酰胆碱酯酶缺乏 …… 363

重症肌无力 ………………………… 364

兰伯特-伊顿肌无力综合征 ……… 365

肉毒毒素中毒 ……………………… 366

自主神经病 ………………………… 366

红斑性面痛 ……………………… 369

红斑性肢痛症 …………………… 369

无汗症 …………………………… 371

多汗症 …………………………… 372

交感反射性营养不良 …………… 373

间脑炎 …………………………… 374

偏侧面部萎缩症 ………………… 374

偏侧面部肥大症 ………………… 375

偏侧萎缩症 ……………………… 376

梅-罗综合征 …………………… 376

索引 ………………………………… 379

条目标题汉字笔画索引 …………… 379

条目外文标题索引 ………………… 387

内容索引 …………………………… 395

shénjīngbìngxué

神经病学（neurology） 研究神经系统和肌肉的结构、功能及相关疾病病因、发病机制、病理、临床表现、诊断和防治等，解决基础医学相关问题的临床学科。属于神经科学的一部分。由于研究内容和研究方法的复杂性和特殊性，神经病学已成为与内科学、外科学、妇产科学等并列的学科之一。

在临床上，有神经内科和神经外科之分，前者主要包括需要内科治疗的神经系统疾病和肌肉疾病等，而后者主要包括需要手术治疗的神经系统疾病等，如神经系统肿瘤、外伤、先天发育畸形、部分脑和脊髓的血管疾病。神经病学主要解决神经内科所涉及的问题。

随着诊疗技术的不断进步，神经病学不断与其他学科交叉融合，逐渐分化出许多分支学科、交叉学科和边缘学科。神经病学已包括临床神经电生理学、神经病理学、神经免疫学、神经遗传学、神经流行病学、神经影像学、神经血管介入、神经重症医学及功能神经病学等分支。如随着神经血管内治疗的开展（溶栓和取栓等），逐渐形成了神经血管介入科；随着脑深部电刺激（deep brain stimulation，DBS）在帕金森病和癫痫方面的应用，融合神经外科学和影像学的技术以后，逐渐形成了功能神经科或功能神经外科。

简史 神经病学的发展经历了准备期、诞生期和快速发展期，其中准备期主要是神经病学相关基础学科如解剖学、生理学和病理学的发展。

准备期 神经病学的研究可以追溯到 3700 多年前（公元前 1700 年），著名的埃及医师伊姆霍特普（Lmhotep）首次采用了脑、脑膜、颅缝等专用词汇来描述人体。古希腊时代被称为西方医学之父的希波克拉底（Hippocrates）认为大脑不仅与感觉有关，也是智力的来源；他还发现局部脑损害可引起对侧肢体抽搐等。罗马帝国时代希腊解剖学家盖伦（Galen）做了详细的动物解剖，发现大脑及小脑的构造。比利时学者维萨里斯（Vesalius）1543 年出版了《人体的构造》一书，用图片系统地描述了脑室、脑神经、垂体、脑膜、眼球的结构，脑和脊髓的血液供应以及周围神经。该书的出版标志着神经病学，尤其是神经解剖的巨大进展。英国医师威利斯（Willis）在 1664 年出版了《脑的解剖》，提出了 Willis 环等解剖术语，并对脑神经和脊神经进行区分，将脊神经分为周围神经和自主神经，并对脊髓进行了描述，该书的出版奠定了神经解剖学的基础。他还提出许多和脑功能有关的概念，包括有关定位和反射的模糊概念，并对癫痫、脑卒中和瘫痪进行描述，最早使用了神经病学一词，因此他被认为是神经病学的奠基者。1761 年，意大利医学家莫尔加尼（Morgagni）所著的《疾病的部位与原因》一书奠定了病理解剖学的基础。

诞生期 随着神经解剖学的发展，神经系统定位理论得以发展，促使了 19 世纪初现代神经病学的诞生。此后，显微镜技术的发展促使了基础神经科学的建立和发展，神经病理学也从器官病理学走向细胞病理学。瑞典科学家斯韦登堡（Swedenborg）在 18 世纪 40 年代提出不同的功能可能位于不同的脑区，法国医师布约（Bouillaud）通过仔细的临床观察和尸体解剖在 1825 年提出语言中枢位于额前叶，但他并没有认识到语言中枢位于左侧优势大脑半球。法国外科医师布罗卡（Broca）在 19 世纪 60 年代观察并描述了 2 例患者能够理解语言而不能讲话，死后经尸体解剖发现病变均位于左额叶后下部，提出人脑的语言中枢在左侧额下回后部。

随着显微镜的发明，神经病学的研究也突破了大体解剖的范围。捷克生物学家浦肯野（Purkinje）1837 年首次观察并描述了神经元。意大利组织学家戈尔吉（Golgi）1873 年发现用硝酸银灌入，然后用重铬酸钾使组织硬化的染色方法，即 Golgi 染色，这使人们第一次看到了完整的神经细胞及其周围相关结构，对神经病理学研究做出了划时代的贡献。西班牙病理学家、神经学家卡哈尔（Cajal）提出神经系统的基本单位是单个神经细胞，1891 年命名为神经元，奠定了神经系统构成的基本理论；Golgi 与 Cajal 第一次完整地阐述了神经元的结构及传导方式，为神经系统的微观研究展示了一片新的天地。法国神经病学家巴亚尔热（Baillarger）1856 年首先从解剖学描述大脑皮质分为 6 层；俄国解剖学家和组织胚胎学家贝茨（Betz）于 1874 年发现了大脑皮质第 5 层大锥体细胞，即 Betz 细胞。

19 世纪涌现出许多杰出的神经病学先驱。1817 年英国医师帕金森（Parkinson）出版的《震颤麻痹》是第一部神经病学专著；1954 年德国的龙贝格（Romberg）出版了第一本神经系统疾病教科书，被誉为神经病学教育的开端。19 世纪 60 年代美国的军队医院已经建立了神经疾病专科，1872 年第一个神经病学协会在美国成立。

现代神经病学的发展与法国著名神经病学家沙尔科（Charcot）和巴宾斯基（Babinski）是分不开的。Charcot 发现了腓骨肌萎缩症（Charcot-Marie-Tooth 病）；他描述了多发性硬化的临床三主征（眼球震颤、意向性震颤和吟诗样语言）；他研究并重新解释了震颤性麻痹，并将其命名为帕金森病；他首先描述了肌萎缩侧索硬化患者的症状，这种病后来被称为"Charcot病"；在其出版的《脑病中的功能区地图》一书中发表了自己描绘的大脑功能区示意图，开启了神经外科和神经病理学领域的新篇章。1896 年 Babinski 首次正式描述了足趾现象，2 年后他发表了关于足趾现象及其症状学的论文，描述了引出足趾反射的技巧，列举了可出现足趾现象的 7 种不同中枢神经系统疾病，特别指出足趾现象可由锥体系病变引起，这一体征后来被称为 Babinski 征。他还发现了许多临床综合征，深入研究了小脑症状学，并提出了快复轮替动作检查法。

快速发展期 进入 20 世纪后，神经生理学得到进一步的发展，随着腰椎穿刺术、脑电图、肌电图、血管造影、CT 和 MRI 等检查技术的出现，神经病学的诊断水平得到极大的提高，神经病学进入快速发展期，神经系统疾病的治疗和预防也有长足的进步。由于医学科学理论体系的完善、分子生物学技术的发展和超微结构研究的进步，以及新的实验技术和方法的出现，神经科学和神经病学取得了前所未有的发展。美国将 1990~2000 年定为"脑的十年"，欧洲 1991 年开始了"脑的二十年研究计划"，日本将 21 世纪视为"脑科学世纪"。

研究范围 主要包括以下内容。

神经系统疾病和肌肉疾病的诊断 主要包括定位诊断和定性诊断两方面。

定位诊断 即确定疾病的病变部位。是神经科临床工作诊断的第一步。从解剖学角度来分，可以将神经系统疾病分为中枢神经系统疾病、周围神经系统疾病、神经-肌肉接头病变以及肌肉疾病，而中枢神经系统疾病又可分为脑病和脊髓病，周围神经系统疾病还可进一步分为神经根病、神经丛病以及周围神经病，神经-肌肉接头病变又可分为突触前膜病变和突触后膜病变。在不同疾病，病变既可以是独立的单个病灶，也可以是多个病灶，病变可以仅累及神经系统的某一个部位，也可以多个部位同时受累。神经系统解剖学和神经系统症候学、定位诊断学是正确完成定位诊断的基础。在神经系统疾病的定位诊断中，随着经验的积累，总结出了许多综合征，如延髓背外侧综合征、海绵窦综合征等，这些综合征的出现，对于提示定位诊断有重要价值，在某些综合征，还可缩小病因诊断的范围。定位诊断的信息主要来源于神经系统查体，在某些发作性疾病或体征已经消失的情况下，病史中的症状描述对于定位也有很重要的提示作用。影像学的发展为定位诊断提供了重要的支持，但它并不能替代神经系统的查体和病史询问。

定性诊断 即确定疾病的病因。神经系统疾病涉及多种病因。对于病因的分类有多种方法，对于不同系统的疾病，分类方法也有所不同，如周围神经系统病变可以分为遗传性和获得性两类，

而获得性周围神经系统病变又可以进一步分为免疫介导、感染、营养、代谢、内分泌、中毒、外伤、肿瘤相关等。在不同的病因基础上，又可以具体分为多种疾病，如免疫介导的周围神经病包括吉兰-巴雷综合征、慢性炎性脱髓鞘性多发性神经病、刘易斯-萨默（Lewis-Summer）综合征、多灶性运动神经病等，而急性吉兰-巴雷综合征又可以分为多个亚型。具体某一个疾病的诊断名称的确定，是在神经病学的发展历史中逐渐形成，并经过验证而获得认可，随着学科的发展，诊断技术的进步，许多疾病的病因诊断也在逐步深入，而疾病的诊断分类方法也发生着演变，并不断为人们所接受。

神经系统疾病的诊断可以有不同的诊断层次，如病理学水平、生化水平、分子生物学水平等。例如对于脂质沉积性肌病的诊断，可以通过病理学证实在肌细胞内存在大量脂质沉积，进一步可以对其生化代谢内容进行检测，分析病变发生的生化环节；然而遗传基因的诊断，则可进一步确认是那些基因导致了前述的生化代谢异常。对于许多诊断困难的疾病，或由于尚缺乏足够的临床和辅助检查资料，尚难以获得最后诊断时，可以仅仅进行症状诊断或解剖学诊断。但是症状诊断和解剖学诊断只是整个诊断过程的一个过渡，而非最终的诊断结论。为了使患者获得病因治疗，应根据具体情况积极追查疾病的病因。病因诊断的获得，需要依赖于临床和辅助检查。其中发病年龄、性别、起病形式、演变过程、治疗反应等对于定性诊断具有重要作用，并可为辅助检查提供线索。神经系统的辅助检查众多，在许

多疾病的诊断中也可发挥了重要的作用。

神经系统疾病和肌肉疾病的**病因与发病机制**　十分复杂，大多数疾病的病因尚不清楚，即使有些疾病病因明确但是机制仍然不清。例如重症肌无力，已经明确是自身免疫性疾病，是累及神经肌肉接头处突触后膜乙酰胆碱受体的疾病，但是确切的发病机制仍然不清楚。其病因主要分为两大类，遗传性和获得性。后者包括免疫介导、感染、营养、代谢、内分泌、中毒、外伤、肿瘤相关等。随着科学技术的进步，例如二代测序的应用和全外显子基因检测的应用，使很多遗传疾病得到了明确诊断。自身抗体的测定和病原学技术的进步提高了感染性和免疫介导疾病的诊断和治疗水平。

神经系统疾病和肌肉疾病的**治疗**　即病因治疗和对症治疗。

病因治疗　对于病因明确的疾病，积极进行病因治疗，消除致病原因，是治愈疾病的根本方法。然而仅部分疾病能够通过针对病因的治疗，获得改善或阻断疾病的发展，如免疫介导的周围神经病、重症肌无力、肝豆状核变性等。

对症治疗　虽然有些疾病给予了积极的对症治疗，病情仍难以改善，持续进展，如肌萎缩侧索硬化、遗传性肌营养不良等；但有部分疾病虽然缺乏病因治疗，却可通过对症治疗提高患者的生存质量、延长生存期，如帕金森病、脑外伤后癫痫等。因此，在积极开展基础和临床应用研究，提高病因治疗水平的同时，也要注重对症治疗，这也是神经科治疗的重要构成部分。

研究方法　随着科技的不断发展，神经系统疾病的诊断技术也在不断丰富进步。在神经科临床工作中常用的技术包括神经影像学技术、神经电生理技术（包括肌电图、脑电图和脑诱发电位）、神经病理学技术（脑、肌肉和神经活检）、神经免疫学技术、神经生化检测技术、神经遗传学技术等，不同的诊断技术在不同疾病的诊断中发挥着不同的作用，通过与临床结合，利用不同的诊断技术，可以一步步接近疾病的最终诊断。值得一提的是神经科特有的临床神经电生理检测技术，肌电图和神经传导的测定，可以帮助鉴别神经源性损害与肌源性损害，轴索损害与髓鞘损害，后者还可以用于检测周围神经病的进展程度和客观评价治疗的效果等。重复神经电刺激的检查对诊断神经肌肉接头病变有特征性的意义，而且有助于鉴别突触前膜和后膜的病变。脑电图除了在传统意义上的癫痫、脑炎代谢性脑病等的诊断和鉴别诊断外，还有视频脑电图的应用、睡眠检测和睡眠障碍疾病的诊断与鉴别诊断。颅内电极的应用可以进行癫痫病灶源的定位，有助于手术病灶的切除和 DBS 的应用等。肌肉和周围神经病活检和病理在神经科领域的应用也越来越受到重视，成为肌肉和周围神经病诊断不可或缺的手段。

与相邻学科的关系　分子生物学、免疫学、遗传学、医学影像学和核医学等相关科学的研究在神经系统疾病的诊断中起到了重要的作用，也为疾病防治提供了客观依据。临床与基础合作，多学科合作是非常必要的。

需要解决的问题　在神经病学领域，许多疾病的病因、病理生理学改变和发病机制及有效的预防和治疗方法尚未阐明，仍有待我们去探索和解决。

（崔丽英）

yìshí zhàng'ài

意识障碍（conscious disturbance）　对自身状态和周围环境的感知能力紊乱的病理现象。意识障碍也是人们赖以感知环境的精神活动发生障碍的一种状态。其可分为觉醒水平和意识内容变化两方面。

分类　临床上分为意识觉醒水平障碍、意识内容障碍、意识范围障碍和特殊类型的意识障碍。

意识觉醒水平障碍　①嗜睡：意识障碍的早期表现。患者表现为病理性思睡，睡眠状态过度延长，但能被唤醒，并能进行正确的交谈和配合查体，停止刺激后又继续入睡。②昏睡：比嗜睡程度深，一般的外界刺激不能使其觉醒，需高声呼唤或给予较强的疼痛刺激才可有短时的意识清醒，醒后可回答简单的问话，但不能配合查体，刺激减弱后又很快进入睡眠状态。③昏迷：意识完全丧失，不能自发睁眼，缺乏，任何言语刺激均不能唤醒。按其严重程度可分为浅昏迷、中度昏迷和深昏迷。

意识内容障碍　①意识模糊：表现为注意力减退、定向障碍、情感淡漠、随意活动减少、言语不连贯、思睡，对声、光、疼痛等刺激能表现有目的简单动作反应。②谵妄：对客观环境的认识能力及反应能力均下降，表现为注意力涣散、定向障碍、言语增多、思维不连贯，多伴有睡眠-觉醒周期紊乱。

意识范围障碍　①朦胧状态：表现为意识范围缩小，同时伴有意识清晰度降低。朦胧状态多突发突止，持续时间多为数分钟至

数小时，少数可长至数天。发作结束后多陷入深度睡眠，意识恢复后对病中体验仅能片段回忆，或全部遗忘，多见于癫痫及癔症。②漫游性自动症：意识朦胧状态的特殊形式，以不具有幻觉、妄想和情绪改变为特点。患者在意识障碍期间可表现无目的、与所处环境不相适应，甚至无意义的动作。通常持续时间较短，突发突止，清醒后对发作过程中的经历不能回忆。睡眠过程中发生的称为梦游症，觉醒状态下发生的称为神游症。多见于癫痫及癔症，也见于急性应激障碍或颅脑损伤并发的精神障碍。

特殊类型的意识障碍 ①最低意识状态：一种严重的意识障碍形式，意识内容受到严重损害，意识清晰度明显降低，对外界刺激几乎没有反应，但其行为表明存在微弱而肯定的对自身和环境刺激的认知，有自发的睁眼和睡眠-觉醒周期。②去皮质综合征：大脑皮质广泛损害导致皮质功能丧失，而皮质下结构的功能仍然存在。③植物状态：患者表现对自身和外界的认知功能完全丧失，呼之不应，不能与外界交流，有自发性或反射性睁眼，偶可发现视觉追踪，可有自发的无意义哭笑，对疼痛刺激有回避动作，存在吮吸、咀嚼和吞咽等原始反射，二便失禁。存在睡眠-觉醒周期，但可能缺乏昼醒夜眠节律，觉醒期和睡眠期持续时间长短不定，因此不同于正常睡眠-觉醒周期。持续植物状态是指颅脑外伤后植物状态持续12个月以上，非外伤性病因导致的植物状态持续3个月以上。④无动性缄默症：又称睁眼昏迷，脑干上部和丘脑的网状激活系统受损引起，此时大脑半球及其传出通路无病变。

发生机制 意识的传入神经包括特异性上行投射系统和非特异性上行网状激活系统。各种感觉冲动经特异性上行投射系统（经典感觉传导路径）传导，途经脑干时发出侧支至脑干网状结构，再经由非特异性上行网状激活系统（包括脑干网状结构、丘脑非特异性神经核、前脑基底部核团和下丘脑等）上传冲动激活大脑皮质，维持觉醒状态。双侧大脑皮质是意识的中枢整合机构，与条件反射、学习、记忆等高级神经活动密切相关。

任何原因造成上行网状激活系统损害均可导致不同程度觉醒水平的障碍，而意识内容变化则主要由大脑皮质广泛损害所致。颅内病变，如肿瘤、颅脑外伤、脑炎和脑血管病变等，可直接或间接损害上行网状激活系统及大脑皮质；颅外疾病，如代谢性疾病、中毒等，主要通过影响神经递质和脑的能量代谢而影响意识。

鉴别诊断 首先要判定意识障碍的有无、类型及程度。临床上通过患者对言语刺激和疼痛刺激的反应情况来判断以觉醒度改变为主的意识障碍的有无和轻重程度，并检查定向力、理解力及思维判断能力。

与相似症状间鉴别 ①木僵：见于精神分裂症的紧张性木僵、严重抑郁症的抑郁性木僵、反应性精神障碍的反应性木僵等。表现为不言不动，甚至不吃不喝，面部表情固定，尿便潴留，对外界刺激缺乏反应，可伴有蜡样屈曲、违拗症，或言语刺激触及其痛处时可有流泪、心率增快等情感反应。缓解后多能清楚回忆发病过程。②癔症发作：起病多有精神因素，患者发病时仍有情感反应（如眼角噙泪）及主动抗拒

动作（如扒开其上眼睑时眼球有回避动作或双睑闭得更紧）。四肢肌张力多变或挣扎、乱动。神经系统无阳性体征。心理治疗可获迅速恢复。③闭锁综合征：又称去传出状态。病变位于脑桥基底部，双侧皮质脑干束和锥体束均受累。患者意识清醒，因运动传出通路几乎完全受损而呈失运动状态，眼球不能向两侧转动，不能张口，四肢瘫痪，不能言语，仅能以瞬目和眼球垂直运动示意与周围建立联系。可由脑血管病、感染、肿瘤、脱髓鞘病等引起。④发作性睡病：是一种不可抗拒的病理性睡眠。常在正常人不易入睡的场合下，如行走、骑车、工作、进食等情况下入睡，持续数分钟至数小时，可被唤醒，多伴有睡眠瘫痪、入睡幻觉及猝倒发作。⑤意志缺乏症：患者处于清醒状态，运动感觉功能存在，记忆功能尚好，但因缺乏始动性而不语少动，对刺激无反应、无欲望，呈严重淡漠状态，可有额叶释放反射，如掌颏反射、吸吮反射等。多由双侧额叶病变所致。

病因鉴别 意识障碍可由不同的病因所引起，临床宜对具体问题具体分析，尤其是伴发不同症状或体征时对病因诊断有很大提示（表）。

（吴 江）

shìshuì

嗜睡（somnolence） 患者处于睡眠状态，给予外部刺激（呼唤、推动）后才能唤醒，醒后能正确交谈、配合体格检查，但外部刺激消失后又继续入睡的轻度意识障碍。是以觉醒水平改变为主的病理性思睡。其病理生理表现为皮质功能轻度抑制或上行网状激活系统功能下降。脑电图示嗜睡时 α 波周期逐渐延长，频率降低，

波幅增高，并伴低频 θ 波或 δ 波。

嗜睡是许多睡眠障碍性疾患的重要临床表现，严重者可不分时间、地点酣然入睡，给患者的工作及生活带来很大影响，甚至酿成意外事故而危及自身及他人安全。经常倒班者、老年人、青少年及女性的嗜睡发生率较高。嗜睡原因众多，在欧美，睡眠呼吸障碍为白天嗜睡最重要的原因，占 75%；发作性睡病居其次，占 20%，其余 5% 包括不安腿综合征和药物所致的嗜睡等。意识障碍的嗜睡需与睡眠障碍性疾患所致的嗜睡相鉴别（表）。

（吴　江）

hūnshuì

昏睡（stupor）　患者处于熟睡状态，给予外界强刺激（高声呼唤和较强的疼痛刺激）才能有短时的意识清醒，醒后可简短、模糊地回答提问，不能配合体格检查，刺激减弱后又很快进入昏睡状态的意识障碍。比嗜睡的程度深，但较昏迷的程度浅。昏睡时患者的意识水平降低，一般的外界刺激不能使其觉醒。病理生理表现为上行网状激活系统投射通路的完整性轻度受损及能量下降或大脑皮质功能受到较嗜睡更强一些的抑制。昏睡时脑电图可见弥散的波幅高低不一的 θ 波或 δ 波，α 波减少，也可见到睡眠纺锤波。

发生机制　意识的传入神经包括特异性上行投射系统和非特异性上行网状激活系统。任何原因造成上行网状激活系统损害的病变均可导致昏睡的发生。与其他意识障碍相同，引起昏睡的疾病包括颅内病变和颅外病变。肿瘤、颅脑外伤、脑炎和脑血管病等颅内病变，可直接或间接损害上行网状激活系统及大脑皮质；代谢疾病、中毒等颅外疾病，主要通过影响神经递质和脑的能量代谢而影响意识。

鉴别诊断　首先应明确意识障碍的水平是否是昏睡，再依据病史、症状、体征及辅助检查确定昏睡的原因以资鉴别。

与相似症状间鉴别　①嗜睡：意识障碍的早期表现，患者表现为病理性思睡，睡眠状态过度延长，但能被唤醒，并能进行正确的交谈和配合查体，停止刺激后又继续入睡。②昏迷：意识完全丧失，不能自发睁眼，缺乏睡眠-觉醒周期，任何声音刺激均不能唤醒。

病因鉴别　明确引起昏睡的病因有助于早期正确地制订治疗方案，防止意识障碍水平的加深。由于引起昏睡的病因各异，病史询问尤为重要。应详细全面地了解昏睡的发生速度、持续时间及演变过程，首发症状和伴随症状与既往史，对这些情况的了解有助于急性脑血管病、心脏疾患、脑外伤、脑炎、肿瘤、急性脑缺氧和某些中毒等疾病的鉴别。全面、认真的体格检查，有助于对其他意识障碍鉴别；必要的实验室检查及影像学检查，可以帮助寻找引起昏睡的病因。

处理原则　一般病情较重，必须争分夺秒，及时给予必要的对症支持治疗，同时完善相关检查，尽快明确病因，针对病因治疗，防止意识障碍的进一步加深。

（吴　江）

hūnmí

昏迷（coma）　患者高级神经活动处于极度抑制状态，意识完全

表　伴发不同症状或体征意识障碍的常见病因

伴发症状或体征	可能的病因
头痛	脑炎、脑膜炎、脑出血、脑外伤
视盘水肿	高血压脑病、颅内占位性病变
瞳孔散大	脑疝、脑外伤、酒精中毒或抗胆碱能与拟交感神经药物中毒
肌肉震颤	酒精或镇静药过量、拟交感神经药物中毒
偏瘫	脑梗死、脑出血、脑外伤
脑膜刺激征	脑膜炎、脑炎、蛛网膜下腔出血
肌强直	低钙血症、破伤风、弥漫性脑病
痫性发作	脑炎、脑出血、脑外伤、颅内占位性病变、低血糖
发热	脑炎、脑膜炎、败血症
体温过低	低血糖、肝性脑病、甲状腺功能减退症
血压升高	脑梗死、脑出血、蛛网膜下腔出血、高血压脑病
心动过缓	甲状腺功能减退症、心脏疾患

表　嗜睡的临床鉴别诊断

症状	判断结果
有短暂猝倒	考虑发作性睡病
睡眠时打鼾，鼾声高低不均	可能合并睡眠呼吸暂停
睡眠时有踢腿动作	应怀疑不安腿综合征
有服用兴奋或镇静药物史	考虑药物作用或成瘾
周末睡眠时间较平时明显延长	应怀疑睡眠不足

丧失，任何言语刺激均不能将其唤醒的意识障碍。昏迷是脑功能衰竭的主要表现之一，是意识障碍中最严重的一种，为急诊危重症。

分类 按程度可分为三种。①浅昏迷：表现睁眼反应消失或偶见半闭合状态，无自发言语和有目的的活动。对言语刺激无反应，疼痛刺激时有回避动作和痛苦表情，脑干反射基本保留（瞳孔对光反射、角膜反射、咳嗽反射和吞咽反射等）。②中度昏迷：对外界一般刺激无反应，强烈的疼痛刺激时可见防御反射活动，角膜反射减弱或消失，呼吸节律紊乱，可见到周期性呼吸或中枢神经性过度换气。③深昏迷：对任何强烈的刺激均无反应，全身肌肉松弛，眼球固定，瞳孔散大，脑干反射消失，生命体征不稳定。

中国根据导致昏迷的病因、病变部位及发病原理，又将其分为颅内病变所致昏迷和颅外病变（全身性疾病）所致昏迷。

发生机制 如下所述。

颅内病变 ①幕上病变：幕上结构主要包括双侧大脑半球，其中大脑皮质、背侧丘脑、间脑中央部、中脑上行网状激活系统的病变均可导致昏迷。②幕下病变：幕下结构主要包括脑干、小脑及第四脑室。凡颅后窝病变影响到脑干网状结构者临床上即可发生昏迷。③颅内弥漫性病变：主要见于急性脑膜和（或）脑实质病变，这些病变引起广泛脑水肿，导致脑血流减少及间脑中央部、脑干网状结构受压而发生昏迷。常见病因有肿瘤、颅脑外伤、脑炎和脑血管病。

颅外病变 ①脑的血流障碍和必需营养物质不足：可造成脑组织缺氧和脑代谢能量不足等。②内源性代谢紊乱：如肝性脑病。

③外源性中毒：如镇静催眠药、麻醉药过量等。

鉴别诊断 首先明确是否昏迷，再依据病史、症状、体征及辅助检查确定昏迷的原因以资鉴别。

与相似症状间鉴别 主要应与假性昏迷和某些类似昏迷的临床现象进行鉴别，常见的有：①癔症性不反应状态。②木僵状态。③闭锁综合征。④持续性植物状态。⑤无动性缄默症。⑥意志缺乏症等。

病因鉴别 由于引起昏迷的病因不同，临床表现各异，必须通过详细询问病史，了解昏迷发生的经过，进行认真的全面体格检查和必要的实验室检查，才能得出正确的诊断。

询问病史 详细询问病史是正确诊断的关键。以下情况有助于对昏迷的病因诊断：①起病：重点了解昏迷的发生速度、持续时间及演变过程。起病急骤，多见于急性脑血管病、心脏疾患、脑外伤、急性脑缺氧和某些中毒；亚急性起病，多见于颅内感染、多种代谢性脑病等；渐进性发生昏迷者多见于颅内占位性病变、慢性硬膜下血肿等；阵发性昏迷，多见于癫痫、某些心源性休克、高血压脑病等。②首发症状和伴随症状：昏迷前剧烈头痛、呕吐，考虑脑出血、蛛网膜下腔出血；昏迷前发热，有脑炎、脑膜炎、脑型疟疾及感染中毒性休克的可能；昏迷前出现过精神症状，有病毒性脑炎、额叶肿瘤及某些代谢性脑病的可能；昏迷前出现肢体瘫痪，考虑脑血管病和颅内占位性病变的可能；昏迷前曾有眩晕发作，应考虑到基底动脉血栓形成和小脑出血；发病前有严重的心因性因素，对暴露过轻生厌

世念头的患者，要注意其有无服毒的可能。③既往史：了解患者以往的病史，对昏迷的病因诊断十分重要。有高血压病史，要注意有无高血压脑病、急性脑血管病的可能；有心房颤动病史且起病急骤者，应考虑有无脑栓塞可能；对有糖尿病史的患者应详细了解平时用药情况，注意有无低血糖、糖尿病酮症酸中毒、高渗性非酮症糖尿病昏迷的发生；有慢性肾脏病史者应考虑尿毒症脑病、透析性脑病及透析失衡综合征；有慢性肺部疾患病史者，要考虑肺性脑病的可能；外伤史提示脑震荡、脑挫裂伤、硬膜下（外）血肿的可能；有疫区居住史者要考虑相关的传染病如脑型疟疾、流行性出血热等所致的昏迷。④昏迷患者所处的环境：患者处于高热且通风较差的环境，应考虑中暑或高热昏迷的可能；室内有煤炉，应考虑一氧化碳（煤气）中毒；有可疑的特殊气味应注意排除中毒等。此外，了解昏迷患者来诊之前的处置情况对诊断和治疗也有很大的帮助。

体格检查 昏迷患者病情危重，必须快速和准确地对全身状况特别是神经系统功能情况做出评价。体格检查应首先注意气道是否通畅，呼吸是否平稳，心律（率）和血压是否正常，是否有发热、呼气异味、皮疹或皮肤发绀、头皮撕裂、头皮下血肿、鼻腔及外耳道出血或脑脊液溢出，腹部是否膨隆或存在肌紧张。神经系统检查重点有四方面：昏迷程度、眼部体征、运动功能和呼吸形式。①昏迷程度：为了较准确地评价意识障碍的程度，国际通用格拉斯哥（Glasgow）昏迷评分。最高得分15分，最低得分3分，分数越低病情越严重。通常情况≥8

分恢复机会较大，<7分预后较差，3~5分并伴有脑干反射消失的患者有潜在死亡危险。②眼部体征：瞳孔大小、形态、对称性，直接、间接对光反射，角膜反射，眼球运动和眼底等检查对昏迷的诊断及昏迷程度的判断有重要价值。③运动功能：判断昏迷患者肢体瘫痪可应用肢体坠落试验、下肢外旋征、痛刺激试验及肌张力比较。④呼吸形式：通过观察患者呼吸形式的变化，可以帮助判断病变部位和病情严重程度。

辅助检查　包括必要的实验室检查及影像学检查。①实验室检查：目的是为昏迷病因诊断的建立进一步寻找客观证据，一定要结合病史和体格检查尽可能地缩小诊断范围，实施必要的实验室检查。包括血液检查：血常规、生化检查、血渗透压测定、血气分析等有助于鉴别贫血、感染、血液病、弥散性血管内凝血、低血糖及各种电解质紊乱及内分泌脑病等引起的昏迷；脑脊液检查：对一些怀疑有颅内疾病的昏迷患者是必不可少的，特别是对一些颅内感染的诊断有决定性意义。②影像学检查：头颅 X 线片可发现颅骨骨折和一些肿瘤的病理性钙化，还可见到颅内压增高的一些间接征象。头颅 CT 对一些急性脑血管病、颅内感染、脑外伤、颅内占位性病变的诊断有重要价值，为首选检查手段。头颅 MRI 对脑肿瘤的显示，特别是对脑干、小脑等颅后窝病变的显示优于 CT，在临床上应合理应用。

处理原则　昏迷患者一般病情危重，必须争分夺秒，抓住主要矛盾，先行抢救（解除上呼吸道梗阻、维持循环功能、降低颅内压及其他支持对症治疗），同时尽快完善相关检查，明确病因，针对病因治疗，但不可片面追求明确诊断而忽视当前主要矛盾的处理，以免贻误时机，造成严重后果。

（吴　江）

zhānwàng

谵妄（delirium）　患者对客观环境的认知能力及反应能力均有下降的急性意识障碍。1870 年由胡德（Hood）首先命名。谵妄起病急，持续时间多为数小时至数天，个别可持续更长时间。表现为注意力涣散、定向障碍、言语增多、思维不连贯，多伴有睡眠-觉醒周期紊乱，常有错觉和幻觉，在恐怖性错觉、幻觉的影响下，表现出紧张、恐惧和兴奋不安，大喊大叫，甚至有冲动攻击行为。病情呈波动性，夜间加重，白天减轻。发作时意识障碍明显，间歇期可完全清楚。谵妄在住院的老年患者中发病率最高，神经科急诊就诊的老年人有 10%~30%以谵妄为首发症状，而已住院的老年患者中发生比例为 6%~56%。

发生机制　其病理生理机制尚不清楚，神经生理和神经影像学研究显示高级皮质功能受损，以及前额叶皮质、皮质下结构、背侧丘脑、基底核、额颞叶皮质、舌状回的功能障碍，尤以非优势半球明显。相关假说主要集中在神经递质、炎症、长期精神受压等方面。

鉴别诊断　包括以下内容。

与相似症状间鉴别　①痴呆：谵妄主要应与痴呆相鉴别，尽管两者呈因果关系的证据不足，但其交叉点的研究为更好地理解两者的关系提供了重要线索。痴呆是谵妄首要危险因素，痴呆患者中超过 2/3 的存在谵妄。有研究表明痴呆和谵妄都与脑部低代谢、胆碱能缺失和炎症有关，反映了其临床、代谢和细胞机制的重叠性。实际上，痴呆和谵妄都是代表认知紊乱的持续状态的观点，而不是两种完全独立的疾病。尽管谵妄本身不可能引起痴呆的病理改变，但能使痴呆患者的功能状态恶化、独立性丧失、预后不良。谵妄在很多病例中可能是痴呆的前驱症状。②假性谵妄：指没有器质性损害情况下，中枢神经系统功能一过性失调，如急性躁狂时，临床上可出现谵妄的症状和体征，如注意力不集中、不协调的兴奋躁动及认知障碍，但假性谵妄的患者出现认知功能障碍时往往有自相矛盾现象，并且脑电图也是正常的。

病因鉴别　导致谵妄的原因很多，其多为全脑受累所致，如中毒、感染或代谢紊乱等因素。有学者提出，青壮年期（17~40岁）发生谵妄的主要原因为酒精依赖或药物戒断、癫痫，老年期（>65岁）发生谵妄的主要原因为脑血管病、痴呆、内脏疾病、感染等。

处理原则　①一般处理：一旦发生谵妄，治疗的关键在于明确病因，立即去除易感和诱发因素，对症支持治疗，预防并发症。支持护理包括保持患者呼吸道通畅，防止误吸，维持水、电解质和营养平衡，补充血容量，营养支持，皮肤护理，活动患肢预防压疮和深静脉血栓，避免应用身体束缚物，满足患者的日常需要。②药物治疗：如谵妄威胁到患者自身或他人的安全，或导致必要的治疗如机械通气、中央静脉置管等中断时应考虑药物治疗。常用的药物有典型抗精神病药物氟哌啶醇（首选）；非典型的抗精神病药物利培酮、奥氮平、喹硫平；镇静药（二线药物）劳拉西泮等。

③非药物治疗：为患者营造安全舒适的环境，有利于平稳患者情绪。

（吴 江）

qùpízhì zōnghézhēng

去皮质综合征 (decorticate syndrome)

大脑皮质广泛损害导致皮质功能丧失而皮质下功能尚存的意识障碍。表现为双眼凝视或无目的活动，无任何自发言语，呼之不应，貌似清醒，实无意识；存在睡眠-觉醒周期，但时间紊乱；缺乏随意运动，原始反射活动保留；缺乏情感反应，偶有无意识哭叫或自发性强笑；四肢腱反射亢进，病理反射阳性；二便失禁，腺体分泌亢进。觉醒时交感神经功能亢进，睡眠时副交感神经功能占优势。患者表现特殊的姿势，双前臂屈曲和内收，腕及手指屈曲，双下肢伸直，足跖屈。前臂伸直称为去大脑状态。

发生机制　为皮质细胞直接或间接缺氧，导致广泛性坏死或消失，尤其是皮质神经元最容易损坏，因为该部位发展最晚，而脑干耐受缺氧时间相对较长，损害较轻，易恢复，故出现皮质功能丧失而皮质下功能保存的分离现象。

鉴别诊断　包括以下内容。

与相似症状间鉴别　此征易与无动性缄默症混淆，二者均有睡眠-觉醒的区别，即使睁眼状态也存在意识障碍；睁眼、闭眼几乎均为不随意性；追视动作可有可无；随意运动方面均表现为无言语，四肢无自发动作；大多数病例保留吞咽反射；二便失禁（表）。

病因鉴别　此征常见于严重脑外伤、中枢神经系统感染、急性脑血管疾病、自缢呼吸停止、心脏骤停及复苏后大脑皮质的广泛性缺氧损害。

（吴 江）

wúdòngxìng jiānmòzhèng

无动性缄默症 (akinetic mutism)

病变主要位于脑干上部、背侧丘脑及前额叶-边缘系统，网状激活系统受损引起的意识障碍。又称睁眼昏迷。1941 年，由凯恩斯（Cairns）首次提出。

发生机制　该症病变部位广泛，主要责任病灶为脑干上部、背侧丘脑及前额叶-边缘系统。脑干、间脑病变所致者为破坏了维持意识状态的网状结构激活系统。也有报道指出，从脑桥的蓝斑核到大脑皮质的去甲肾上腺素能系统，及从脑桥头侧的中缝核至大脑皮质的 5-羟色胺系统在维持觉醒方面也很重要。前扣带回、胼胝体所致者其发生机制尚不明确。

临床表现　常表现为缄默不语，对任何刺激都不能产生有意识的反应，无随意运动、无自发言语及任何的情绪反应，但对刺激可有反射性的肢体运动；可有类似觉醒时的自发性睁眼、注视、追视动作；可有吞咽动作，多无咀嚼动作；伴有二便失禁。患者因缺乏反应，所以很难严格地判定觉醒状态，但因其有自发性睁眼及眨眼，推测其可能保留有睡眠-觉醒的周期。

脑干上部病变时，往往合并脑神经症状；扣带回受损时，常见到高热、呼吸急促、心率增快、大汗等自主神经症状。与因脑干损伤所致意识混乱的显著型相对，前扣带回、胼胝体病变所致者又称觉醒型。觉醒型在白天少有嗜睡倾向，看上去似乎完全清醒，但无动性却极强。

鉴别诊断　包括以下内容。

与相似症状间鉴别　其临床症状与去皮质综合征非常相似。①去皮质综合征：广泛性大脑损伤引起，睡眠-觉醒周期相对保留，病情不可恢复。②无动性缄默症：以脑干为中心的网状激活系统受损引起，以意识障碍为基点，且临床经过具有可逆性。其脑电图多示全面性慢波为基调的改变。

病因鉴别　在脑干上部病变中，基底动脉闭塞多见，也见于脑肿瘤、脑桥出血等。间脑病变多为脑肿瘤、外伤性脑出血以及脑炎等。额叶病变多为大脑前动脉及前交通支动脉瘤破裂及其术后所见。

（吴 江）

bìsuǒ zōnghézhēng

闭锁综合征 (locked-in syndrome)

病变位于脑桥基底部，以脑桥以下脑神经麻痹及四肢瘫痪，仅保留意识清醒、垂直方面的眼球运动及瞬目为典型临床表现的综合征。又称去传出状态。易与意识障碍相混淆。由普拉姆

表　去皮质综合征与无动性缄默症的鉴别要点

鉴别要点	去皮质综合征	无动性缄默症
睡眠-觉醒周期	紊乱不规则	多睡倾向
原始反射	多亢进	少有
肌张力增强	多有	弛缓者多见
异常肢位	多见	少见
主要病变部位	大脑皮质广泛损害	脑干上部或背侧丘脑及前额叶-边缘系统
病理生理	大脑皮质功能丧失而皮质下结构的功能尚存	阻断了网状激活系统和额叶的联系，使额叶皮质功能受损

（Plum）和波斯纳（Posner）在1966年首次提出。发病年龄为16~90岁。鲍尔（Bauer）在1979年将其分为古典型、不完全型、完全型。①古典型：以 Plum 和 Posner 提出的典型症状为基础，即脑桥以下脑神经麻痹和四肢瘫痪，但意识保持清醒。②不完全型：指水平注视和四肢运动部分保留的类型。③完全型：指包括垂直方向的眼球运动障碍在内的高度的运动障碍，不能凭瞬目及眼球运动表达意愿的类型。各型发生率分别为64%、33%、0.2%。

发生机制 病变累及双侧皮质脊髓束，可引起四肢瘫痪；累及双侧皮质脑干束，可引起失语、不能张口、双侧面瘫；可由于假性延髓麻痹及面、舌瘫致构音不能导致缄默；因脑桥被盖部及中脑上行性网状结构未受损，患者意识仍可保持清醒；又因脑桥侧视中枢纤维的损害，故眼球水平运动障碍；因支配眼球运动的中脑未受影响，眼球垂直运动正常，患者能以眼球上下活动和瞬目与外界保持联系。另外，由于听觉传导束正常，患者可以听到声音及用眼球垂直运动和瞬目来回答"是"与"否"。

辅助检查 MRI 影像学检查显示病变部位多位于双侧脑桥基底部，一般不累及被盖部。

鉴别诊断 包括以下内容。

与相似症状间鉴别 ①昏迷：无睡眠-觉醒周期，也不能在刺激下睁眼或自动睁眼。②运动性失语：系优势半球语言中枢受到侵犯，常合并对侧中枢性面舌瘫和对侧肢体瘫痪，而闭锁综合征为四肢瘫痪。③去皮质综合征：患者表现为双眼凝视或无目的活动，无任何自发言语，呼之不应，貌似清醒，实无意识。存在睡眠-觉醒周期，但时间是紊乱的。患者缺乏随意运动，但原始反射活动保留。情感反应缺乏，偶有无意识哭叫或自发性强笑。四肢腱反射亢进，病理反射阳性。④植物状态：此类患者不能感知自身或周围环境，不能与他人相互交流、沟通，可以睁眼或在刺激下睁眼，眼球可活动，但都是无意识、无目的的运动，有睡眠-觉醒周期，无情感反应，貌似清醒而无意识内容。⑤闭锁状态：是指临床上多种原因导致的类似闭锁综合征的临床表现。双侧大脑脚外侧2/3病变、双侧内囊处的病变、周围神经根的广泛受累均可出现闭锁状态。但由于通过内囊膝（靠近尾状核头部）支配第Ⅲ、Ⅳ、Ⅵ对脑神经的皮质脑干束保持完整，此处接近展神经核的旁中央网状结构及其与额叶皮质的联系通路未受损，故患者眼球水平运动保持正常，这是与闭锁综合征最显著的区别。

病因鉴别 脑血管病约占闭锁综合征病因的75%，其中以脑桥基底部梗死最常见（60%），几乎所有此类病例都有基底动脉闭塞；其次为脑桥出血（10%）。脑桥基底部的梗死、出血症状最典型，多呈古典型表现。也有两侧大脑脚、双侧延髓内侧、两侧内囊后脚病变所致闭锁综合征的报道，此时多表现为不完全型。脑干腹侧有广泛的病灶，但脑干网状结构保存时多呈完全型。除脑血管病外，脑桥区的肿瘤、炎症、脱髓鞘疾病、外伤亦为较常见的病因。

处理原则 病因治疗是提高治愈率和生存质量的关键。早期应注重原发病的治疗，重在恢复脑干功能，晚期主要是预防肺部感染等并发症。

（吴 江）

shīyǔzhèng
失语症（aphasia） 在意识清楚、发音和构音没有障碍的情况下，优势侧大脑半球语言功能区病变导致的言语表达或理解能力障碍的病理现象。表现为自发谈话、听理解、复述、命名、阅读和书写六个基本能力残缺或丧失，如发音和构音正常但表达障碍、肢体运动功能正常但书写障碍、视力正常但阅读障碍、听力正常但言语理解障碍等。不同的大脑语言功能区受损可有不同的临床表现。

分类 失语症的分类尚未达成一致意见，较通用的是以解剖-临床为基础的分类法。根据汉语的特殊性，中国学者制定了汉语失语症分类法。主要分为以下几种。

外侧裂周围失语综合征 包括布罗卡失语、韦尼克失语和传导性失语。病灶位于外侧裂周围，共同特点是均有复述障碍。①布罗卡（Broca）失语：又称表达性失语或运动性失语。是优势侧额下回后部（Broca 区）病变引起。临床表现以口语表达障碍最突出，谈话为非流利型、电报式语言，讲话费力，找词困难，只能讲一两个简单的词，且用词不当，或仅能发出个别的语音。口语理解相对保留，对单词和简单陈述句的理解正常，句式结构复杂时则出现困难。复述、命名、阅读和书写均有不同程度的损害。常见于脑梗死、脑出血等可引起 Broca 区损害的神经系统疾病。②韦尼克（Wernicke）失语：又称听觉性失语或感觉性失语，由优势侧颞上回后部（Wernicke 区）病变引起。临床特点为严重听理解障碍，表现为患者听觉正常，但不能听懂别人和自己的讲话。口语表达为流利型，语量增多，发音和语调正常，但言语混乱而割裂，缺乏实质词或有意义的词句，难以理解，答非所问。复述障碍与听理解障碍一致，存在不同程度的命名、阅读和书写障碍。常见于脑梗死、脑出血等可引起Wernicke区损害的神经系统疾病。③传导性失语：多数传导性失语患者病变累及优势侧缘上回、Wernicke区等部位，一般认为该症是外侧裂周围弓状束损害导致Wernicke区和Broca区之间的联系中断所致。临床表现为流利性口语，患者语言中有大量错词，但自身可以感知到其错误，欲纠正而显得口吃，听起来似非流利性失语，但表达短语或句子完整。听理解障碍较轻，在执行复杂指令时明显。复述障碍较自发谈话和听理解障碍重，两者损害不成比例，是该症的最大特点。命名、阅读和书写也有不同程度的损害。

经皮质性失语综合征　病灶位于分水岭区，又称分水岭区失语综合征。包括经皮质运动性失语、经皮质感觉性失语、经皮质混合性失语，共同特点是复述功能相对保留。①经皮质运动性失语：病变多位于优势侧Broca区附近，但Broca区可不受累，也可位于优势侧额叶侧面，主要由于语言运动区之间的纤维联系受损，导致语言障碍，表现为患者能理解他人的言语，但自己只能讲一两个简单的词或短语，呈非流利性失语，类似于Broca失语，但程度较Broca失语轻，患者复述功能完整保留。该症多见于优势侧额叶分水岭区的脑梗死。②经皮质感觉性失语：病变位于优势侧Wernicke区附近，表现为听理解障碍，对简单词汇和复杂语句的理解均有明显障碍，讲话

流利，语言空洞、混乱而割裂，找词困难，经常是答非所问，类似韦尼克失语，但障碍程度较韦尼克失语轻。复述功能相对完整，但常不能理解复述的含义。有时可将检查者故意说错的话完整复述，这与经皮质运动性失语患者复述时可纠正检查者故意说错的话明显不同。该症多见于优势侧颞叶、顶叶分水岭区的脑梗死。③经皮质混合性失语：又称语言区孤立。为经皮质运动性失语和经皮质感觉性失语并存，突出特点是复述相对好，其他语言功能均严重障碍或完全丧失。该症多见于优势侧大脑半球分水岭区的大片病灶，累及额、顶、颞叶。

完全性失语症　临床上以所有语言功能均严重障碍或几乎完全丧失为特点，又称混合性失语，是最严重的一种失语类型。患者限于刻板言语，听理解严重缺陷，命名、复述、阅读和书写均不能。

命名性失语症　由优势侧颞中回后部病变引起，又称遗忘性失语。主要特点为命名不能，表现为患者将词"忘记"，多数是物体的名称，尤其是那些极少使用的东西的名称。如让患者说出指定物体的名称时，仅能叙述该物体的性质和用途。别人告知该物体的名称时，患者能辨别对方讲的对或不对。自发谈话为流利型，缺实质词，赘话和空话多。听理解、复述、阅读和书写障碍轻。常见于脑梗死、脑出血等可引起优势侧颞中回后部损害的神经系统疾病。

皮质下失语症　背侧丘脑、基底核、内囊、皮质下深部白质等部位病损所致的失语。该症常是脑血管病、脑炎等引起。广义的皮质下失语症可表现为外侧裂性、大脑半球分水岭性、完全性

和命名性失语症等各种类型，也包括具有独特失语表现的皮质下失语综合征。狭义的皮质下失语症只是指后者。皮质下失语症语言改变常较皮质性失语症轻。

丘脑性失语症　病变主要在优势半球背侧丘脑，常与丘脑腹外侧核有关，甚至与丘脑腹前核、丘脑枕有关。拉达诺维奇（Radanovic）等研究背侧丘脑与语言关系时发现，受试者表现为认知域，尤其是注意和执行功能（记忆工作、计划与自我调控）受损，累及视觉空间这一额外脑区而涉及语言能力改变。背侧丘脑病变语言障碍特点：①急性期患者多缄默，音量小，声调低，发音尚清晰。②自发性语言及语量少，多伴有流畅性减低。③有错语，语义性错语多见，特别是命名时突出，也可有音素性错语，甚至是新语、杂乱语。④有模仿语言及语言持续现象。⑤复述相对好，复述单词或短语较好，但句子越长复述能力越差。⑥较严重的命名障碍，包括词命名、列名障碍严重，而颜色、反应命名较好。⑦能理解单词、词组或简单句，对复杂的句子理解差。⑧朗读较好，但对文字理解差，而书面文字的理解较口语理解好，有不同程度的书写障碍。严重的丘脑性失语症另一特征是语言障碍常有戏剧性的自发性起伏。

基底核性失语症　主要由优势半球或非优势半球基底核病变造成，其中尾状核头部、壳核前上区、内囊前肢是主要受累区域，两侧皮质下均参与了语言表达和接受活动。基底核性失语的特点：①语音障碍，发音过弱，音韵音律障碍，字音或语调不准，但不偏离原来的音位。②自发性谈话词语不连贯，为非流利型或中

间型，病变靠前时倾向非流利型，靠后倾向流利型。③复述相对好，但对长句复述差。④命名明显障碍，词、颜色、反应命名较好。⑤有错语，语义性理解差。⑥书写尤其是自主书写障碍突出。

诊断 应首先确定患者意识清楚，检查配合，不存在可能影响检查结果的运动和感觉障碍。了解患者的文化水平，是左利手还是右利手，如为左利手尚应询问书写时是否仍用右手，然后进行语言表达能力及理解能力检查，明确失语症的类型。头 CT、MRI 等影像学检查可帮助寻找病因，以资鉴别。

处理原则 ①康复训练：语言障碍康复的疗效与是否进行语言训练密切相关，语言训练的尽早介入对患者语言功能的恢复有重要意义。②药物治疗：用以改善失语的药物，包括多巴胺能药物如溴隐亭，胆碱能药物如多奈哌齐，脑保护药物如吡拉西坦等。但尚无大规模临床实验依据能够证明其疗效。

预后 脑损伤性失语症的自然恢复高峰一般在脑损伤发生后 1~6 周内；脑卒中失语的恢复出现在脑卒中后的第 1~3 个月内，最明显为 2 周内，病后 3~6 个月还可改善，6~12 个月则少有改善，1 年后自然改善已不可能。约 40% 的急性失语可在 12 个月内基本恢复。

（吴 江）

shīyòngzhèng

失用症（apraxia） 在具有健全肌力和完整神经支配的情况下，不能顺利完成有目的的动作，丧失已获得的、熟练的正常运动的病理现象。这种丧失不能用肌力减退、肌张力异常、震颤或舞蹈症等解释，是皮质高级运动损害

而不是初级水平的运动控制损害。1871 年由施泰因塔尔（Steinthal）最早提出，1900 年李普曼（Liepmann）首先对其进行系统性描述，后经不断完善。

分类 包括运动性失用、观念性失用、结构性失用及观念运动性失用等。

运动性失用症 优势半球顶叶下部病变引起。患者在无肢体瘫痪、无共济障碍等情况下，失去执行精巧、熟练动作的能力，不能完成有目的的精细动作，如写字、穿针、扣衣扣、弹琴等，执行指令、模仿和自发动作均受影响。

观念性失用症 常由双侧大脑半球受累引起。患者能够完成复杂行为中单一或分解动作，但对复杂精细的动作失去了正确概念，导致不能把一组复杂精细动作按逻辑次序分解组合，表现各个动作的前后次序混乱，目的错误，无法正确完成整套动作。如冲糖水，应是取糖-入杯-倒水-搅拌，而患者可能直接向糖中倒水；擦火柴点烟时，患者可出现用烟去擦火柴盒等错误动作。但该类患者的模仿动作一般无障碍。

结构性失用症 两侧半球顶、枕叶交界部位病变均可引起。患者无个别动作的失用，也能理解空间排列的位置关系，但涉及空间关系的结构性运用障碍。表现为缺乏对空间结构的认识，丧失对空间的排列和组合能力，如不能模仿火柴棒排列的图案，患者在绘图、拼积木、绘画时往往出现排列错误，上下、左右倒置，比例不适，线条的粗细不等、长短不一、支离分散而不成形等，但患者能认识自己的错误。

观念运动性失用症 优势半球顶叶病变引起。患者在自然状

态下，可以完成相关动作，可以口述相关动作的过程，但不能按医师提出的要求完成复杂的随意动作和模仿动作。如要求患者张口，患者不能完成动作，但给他苹果则会张嘴去咬；如让其指鼻，却摸耳，嘱其伸舌，而张口等。

发生机制 左侧顶叶缘上回为概念形成区，制订动作形成计划，形成动作意念；而额叶运动联合区用于储存已经熟悉或习得的动作印迹。当需要按指令执行动作时，动作意念激活动作印迹并传递到左侧初级运动区，使之支配右侧肢体完成动作。这一过程中的不同环节受损可导致不同类型的失用。左侧缘上回运用功能的皮质代表区，发出纤维至同侧中央前回，并经胼胝体到达右侧中央前回。因此，左侧顶叶缘上回病变可产生双侧失用症。从左侧缘上回至同侧中央前回间病变引起右侧肢体失用，胼胝体前部和右侧皮质下白质受损时引起左侧肢体失用。

辅助检查 临床常通过一些简单的床旁检查评估患者是否存在失用，如检查口面部失用时让患者吹口哨、示齿、眨眼等，检查肢体失用时让患者执行敬礼、再见、走过来等任务，或者使用实物如示范梳头、钉钉子、刷牙等动作。然而这种粗略的测查不易将肢体运动障碍、肌张力异常、失认及失语等所致的运用不能与真正的失用区分开，且不能准确地判断运用障碍发生于概念存储、提取、执行中的哪个环节。因此，尚需一些系统的研究方法对其进行更细致的检查。

概念知识检测 在执行一个动作之前首先要形成一个概念，在概念系统中，涉及 3 种与运用相关的知识：工具本身及其功能

知识、工具与行为相关知识、行为的时间空间知识。可通过给患者呈现一组图片，让其找出功能接近或者常搭配使用的一对；或给患者呈现一系列工具的图片，让其先命名再示范使用，依据其握姿、动作和手的位置评分。如果概念系统损伤会导致观念性失用，患者不能描述工具的功能或不能将工具与功能联系起来，不能选择合适的工具，同时还表现出一系列的动作程序化错误，或对任务无反应，日常生活常受到影响。

运用功能检测　单纯检测运用功能要避开概念对其的影响，由于模仿不依赖概念的形成，可以通过让患者模仿有意义或无意义的手势，模仿复杂的动作或是模仿使用工具，从而检查其概念系统以外的功能。观念运动性失用患者在概念形成区与动作印迹存储区的联系通路被破坏，动作的产生系统有障碍，因此模仿困难，可以通过以下方法进行测查。①非自然环境下问题解决能力检查：此方法为在实验条件下检查运用功能，可以简单地通过让患者使用常见的工具粗略判断其是否存在失用；也可以用新造的工具或者每个步骤互相限制的工具箱，观察其结构推断功能的运用能力；同时还可以使用一些非工具相关的多步骤试验，如伦敦钟塔试验，通过一定的规则和任务进行测试，失用症患者操作时间延长且不能完成复杂的步骤转换。②自然行为测试：最早的试验是让患者做3件日常生活中的事情，如烤面包、包装礼品、收拾书包等。戈登堡（Goldenberg）等设计了煮咖啡和修理收音机的试验，使用更多步骤、更多限制进行测试，用摄像机拍摄统计其完成率

和错误数。失用症患者表现为动作笨拙、顺序紊乱和使用错误的工具等。

鉴别诊断　主要是区分其不同类型，明确病因。

处理原则　其治疗可分为行为训练和康复训练两类。①行为训练：失用症的测试方法多种多样，没有常模和固定格式，其行为训练同样如此。有学者提出可使用手势交流训练的方式。斯马尼亚（Smania）等提出了一个包含3部分的训练计划：及物手势训练、不及物-象征性手势训练和不及物-非象征性手势训练。试验性研究表明，标准化训练的短期疗效（病后8周）比一般康复治疗显著，但远期（病后5个月）疗效差异无统计学意义。②康复训练：通过再学习特定的任务帮助患者尽量恢复日常生活能力的作业疗法。其缺点是不可能解决日常生活中遇到的所有困难，因此把训练任务（如洗脸、穿衣服）转换成非训练任务（如准备一杯热巧克力）很重要。经过系统的行为训练和康复训练后，失用症症状会明显改善，但其远期疗效均不理想。

（吴　江）

shīrènzhèng

失认症（agnosia）　在意识清楚、基本感知功能正常的情况下，不能通过特定感觉辨识以往熟悉事物的病理现象。

分类　主要包括视觉失认、听觉失认、触觉失认和体象障碍。

视觉失认　患者的视觉足以看清周围物体，但看到以前熟悉的事物时却不能正确识别、描述及命名，而通过其他感觉途径则可认出，如看到手机不知为何物，但通过手的触摸和听到铃声立刻可辨认出是手机。病变多位于枕

叶。这种视觉性失认不是视力方面的问题所致，多与枕叶视中枢损害有关。视觉失认包括物体失认，不能辨别熟悉的物体；面容失认，不能认出熟悉的家人和朋友；颜色失认，不能正确分辨红、黄、蓝、绿等颜色；视空间失认症，不能识别物体空间位置和物体间的空间关系；同时失认症，又称综合失认症，认识事物的各个局部，但不能认识事物的全貌。

听觉失认　患者听力正常却不能分辨以前熟悉的声音。病变多位于双侧颞上回中部及其听觉联络纤维。

触觉失认　即实体觉缺失，患者触觉、温度觉和本体感觉无障碍，但闭眼后不能通过触摸辨别以前熟悉的物品，如牙刷、钥匙、手机等，但如睁眼看到或用耳朵听到物体发出的声音就能识别。病变多位于双侧顶叶角回及缘上回。该症患者一般少有主述，临床医师如不仔细检查很难发现。

体象障碍　患者基本感知功能正常，但对自身躯体的存在、空间位置及各部位之间的关系失去辨别能力。病变多位于非优势半球顶叶。临床表现如下。①自体认识不能：病变位于右侧顶叶角回。患者出现偏侧忽视，否认对侧肢体的存在或认为对侧肢体不是自己的，穿衣、活动时只使用另一只手，修面、梳头时常忽略对侧。②病觉缺失：病变位于右侧顶叶缘上回。患者对左侧瘫痪的肢体缺乏识别能力，表现偏瘫无知症，甚至当把偏瘫肢体指示给患者时，仍否认瘫痪的存在。③右侧顶叶病变还可以出现失肢体感（感觉自己的肢体缺如）或幻肢现象（感觉自己的肢体多出了一个或数个）。

发生机制　枕叶是视觉皮质

中枢，主要与视觉信息处理有关，第18、19区病损引起视觉性失认症；优势半球颞叶听觉区域与言语理解、听觉分析等功能有关，损害时出现听觉性失认症；顶叶是负责认知活动的皮质区域，是行为之观念基础的皮质区，损伤时出现触觉性失认症和体象病觉缺失。

辅助检查 对视觉失认的检查可要求患者识别照片、线条图或实物；对听觉失认的检查可让其辨识原本熟悉的声音，包括言语声音、闹铃声和乐曲等；对触觉失认的检查可要求患者闭目后触摸熟悉物品，并说出物品的名称或用途。

鉴别诊断 失认症病因各异，临床上需进行鉴别，以利于准确制订治疗方案。

颅脑血管疾病 供应枕叶、颞叶、顶叶的脑血管病变造成相应脑组织损伤均可能出现失认症，头CT、MRI、MRA、颅脑超声等检查可助鉴别。

脑肿瘤 ①枕叶肿瘤：以成胶质细胞瘤居多，也可为星形细胞瘤，临床有中枢性偏盲和幻视。病灶位于优势半球时可有感觉性失语、失读和色彩失认、同时失认。非优势半球受累则有相貌失认和视空间失认。②颞叶肿瘤：早期多无症状，随病情发展可出现颞叶癫痫发作，以精神运动性发作为主。有对侧同向1/4视野缺损和听觉失认症，主侧受累可引起感觉性失语症。③顶叶肿瘤：多为转移瘤，临床表现多以感觉障碍为主，可并有感觉性共济失调、肌张力减弱和肌萎缩。非主侧半球受累可有病觉失认症和自身感觉失认症。主侧受累可出现古茨曼综合征。

颅脑外伤 发生于颞叶、顶叶、枕叶的脑挫裂伤和颅内血肿等均可引起失认症，患者多有明确的外伤史。

颅内感染 脑炎、脑脓肿、神经梅毒、脑部寄生虫等引起的神经系统局灶症状中均可能出现失认症，患者多伴有原发病的症状体征。

处理原则 主要是针对脑部原发病的治疗与康复训练。

（吴 江）

Gǔcímàn zōnghézhēng

古茨曼综合征（Gerstmann syndrome）

以手指失认、失算、失写和左右失认为主要临床表现的综合征。古茨曼（Gerstmann）首先对左右失认、手指失认、失写和失算四个主征进行了描述，并认为这四个主征为左顶叶角回与第二枕回移行区病变所致。

病因与发病机制 最常见的病因为缺血性脑血管病，是供应顶枕颞交界区的角回动脉、顶后动脉受累所致。少见的病因有肿瘤、感染及顶叶发育不全等。

莫里斯（Morris）等认为，优势半球顶枕颞交界区脑组织对躯体、视听感觉的传入信号有整合作用，失写和失算可能是语言、数学整合的中断，而手指失认和左右失认则属于视空间的反射障碍，因此可以认为古茨曼综合征可能与顶枕颞交界区整合作用障碍有关。

临床表现 ①手指失认：表现为对自己及他人的手指不能区别、命名，并且为双侧性，尤以示指、中指、无名指识别困难，足趾亦如此。②失算：指计算困难，笔算比心算更困难。③失写：主要为听写困难，因听写过程首先是大脑对语言的接收和理解，然后将语言整合转变为符号，再将符号进行组合并按顺序排列在纸上。轻者可以抄写，但常有漏笔及错写。④左右失认：指对自己、他人或身体任何部位不能指出左右。

辅助检查 采用正规化汉语失语检查法，内容主要包括如下几方面。

手指失认检查 应按以下步骤进行。①手指命名：要求患者说出每个手指的名称。如患者说不出，则进一步检查。②手指理解：要求患者按检查者说的名称伸出手指。③按检查者说出的手指名称指出检查者的手指：如"您看哪是我的大拇指？"。④视觉辨认：检查者随意指图片中手的某一手指，让患者伸出相同手指。⑤触觉辨认：检查者触摸患者一个手指且不让患者看见，要求患者活动另一手的同一手指，检查前需确认被触摸的手指无感觉障碍。采用上述方法可排除由于听理解和表达障碍所致的手指失认。

失算和失写检查 应采用正规化汉语失语检查法中的计算测试和书写测试。

左右失认检查 要培训患者按口令执行：①指向自己或检查者身体的左侧或右侧。②检查者双手左右交叉，让患者指出哪是左手或右手。③让患者指出自己的左或右侧身体部位。

诊断与鉴别诊断 根据临床表现、相应的辅助检查即可做出诊断。但该病可有定向障碍、失用及感觉性失语，患者总试图表达自己的思想和需求，但又难以被他人理解，致使脾气急躁、冲动或情绪低落、抑郁，易误诊为精神障碍。通过详细询问病史尤其是了解是否有古茨曼四主征和命名性失语、失读并结合影像学检查，可与精神疾病鉴别。

治疗 其治疗取决于病因。

最常见的病因为缺血性脑血管病，可给予抗血小板聚集、改善循环、营养神经治疗。肿瘤压迫侵袭所致者可选择手术切除等手段。

预后 其转归决定于其原发病因。若是缺血性脑血管病所致，经积极治疗预后良好，多数患者能获得满意的正常生活或自理生活，而其他少见原因则取决于其原发病的根治程度。

(吴 江)

yūnjué

晕厥（syncope） 由一过性广泛脑供血不足导致的突发、短暂、自限性意识丧失，伴肌张力突然丧失的综合征。患者可因不能维持肢体姿势而倒地，可短时自行恢复。

病因 每100g脑组织通过的血流量正常为40~50ml/min，当各种原因使脑血流量突然降低至30ml/min以下时，则可发生晕厥。脑血流量骤减的原因：①血压急剧下降。②心输出量突然减少。③供应脑部的颅内、外动脉发生急性缺血。导致前两项的因素有静脉回流不全、微动脉张力缺失、血容量不足、泵衰竭、神经体液调节障碍等。这些因素可相互联系共同作用。

分类 按照晕厥的病因，临床上可分为神经源性晕厥、直立性低血压晕厥、心源性晕厥、脑源性晕厥和其他原因导致的晕厥。

神经源性晕厥 由于内脏的刺激和（或）心理刺激等可引起血管交感神经张力下降或丧失，迷走神经活动亢进，这些刺激传导到延髓孤束核后，再与交感神经传出的正常压力感受器信号进行整合，来维持血管的张力。此过程中的异常可以导致患者出现脑灌注减少，引发晕厥。神经源性晕厥最常见，包括血管迷走性晕厥、颈动脉窦性晕厥、排尿性晕厥、咳嗽性晕厥以及情境性晕厥等。

直立性低血压晕厥 往往出现在体位变化时，如平卧位或者久蹲位突然改为站立位时，易出现意识丧失，发作前多没有先兆，晕厥发生后取平卧位或头低位则意识可迅速恢复。

心源性晕厥 心输出量突然降低引起脑缺血而诱发的晕厥。常见的原因和类型。①心律失常：包括窦房结功能障碍（包括慢-快综合征）、房室传导系统疾患、阵发性室上性和室性心动过速、遗传性心律失常（如长QT综合征、儿茶酚胺依赖性室性心动过速、致心律失常性右心室心肌病等）、植入抗心律失常器械（起搏器、植入型心律转复除颤器）功能障碍、药物诱发的心律失常。②器质性心脏病：包括梗阻性心脏瓣膜病、急性心肌梗死/缺血、肥厚型梗阻性心肌病、心房黏液瘤、主动脉夹层、心包疾病/心脏压塞、肺栓塞/肺动脉高压等。心源性晕厥病情最为严重，占晕厥的8%~39%，病死率可达3%，猝死发生率高达20%。可见心源性晕厥的发生率高，危害大，及时正确的病因诊断尤为重要。

脑源性晕厥 主要与病变累及血管运动中枢或供应脑部血液的颅内外血管有关。包括主动脉弓综合征、脑动脉盗血综合征、基底型偏头痛、高血压脑病、延髓性晕厥等。

其他原因导致的晕厥 除以上原因外，有些患者可以出现过度换气晕厥、低血糖性晕厥以及严重贫血性晕厥等。还有一些患者虽经大量检查也未能找到确切病因，称为原因不明性晕厥。

临床表现 典型的晕厥发作时间短暂，意识丧失很少超过30秒。部分晕厥发作前出现头晕、耳鸣、出冷汗、视物模糊、面色苍白、全身不适等前驱症状，此期称为前驱期。发作之后出现疲乏无力、恶心、呕吐、嗜睡，甚至二便失禁等症状，称为恢复期。因此，晕厥的整个过程可能持续数分钟或更长。晕厥通常不会产生逆行性遗忘，且定向力和正确行为常迅速恢复。

诊断 对于晕厥患者，常看不到发作过程，因此询问病史和体格检查非常重要，有助于"初步评估"，亦有利于鉴别引起晕厥的不同病因。

详细询问病史及症状 ①起病诱因：恐惧、剧烈疼痛、情绪刺激、站立过久等引起的晕厥诊断为血管迷走神经性晕厥；特殊情况下如咳嗽、打喷嚏、胃肠刺激、排尿及过度运动等情况下出现的晕厥考虑为情景性晕厥；由卧位或蹲位突然站起诱发者，考虑为直立性低血压晕厥，可见于大出血、脱水及应用交感神经阻断药物后。此外，应注意在变换体位时突然发生者要疑及左心房黏液瘤、左心房巨大血栓。②伴随症状：伴有胸闷、心悸症状者高度怀疑为心源性晕厥；伴呼吸浅快，口唇、四肢麻木者考虑呼吸性碱中毒；伴头痛、呕吐者怀疑中枢神经性晕厥；出冷汗者怀疑内出血、低血糖、血管迷走性晕厥。③起病形式：突然发生者要考虑心源性、直立性低血压晕厥；缓慢发生者考虑低血糖性晕厥；有前驱症状者考虑各种反射性晕厥，心源性晕厥多无明显前驱症状。④既往病史：发作前有糖尿病等代谢性疾病者，可能存在代谢性的晕厥，有心脏病史者要怀疑心源性晕厥，有类似发作史既往明确诊断者考虑为复发。

体格检查　应以心血管系统检查为重点，同时注意神经系统有无阳性体征，以下几点应特别注意。①卧-立位血压测定：患者平卧2分钟后，测定血压，然后请其立即站立，测定立位血压，患者休息5分钟后，重复测定1~2次，以直立时收缩压下降20mmHg以上，舒张压下降10mmHg以上为异常，患者同时出现晕厥或晕厥前症状即可诊断为直立性低血压晕厥。②血压测定：血压升高应考虑高血压脑病或脑源性晕厥。③心脏听诊：出现心律失常或心脏杂音应注意心源性晕厥的可能。④神经系统检查：有阳性所见应考虑脑源性晕厥。

辅助检查　①血糖检查：排除低血糖所致晕厥。②心电图检查：用于鉴别恶性心律失常、心肌缺血等引起的心源性晕厥。③脑电图检查：用于鉴别癫痫发作。④神经影像学检查：用于发现颅内病变，特别是头颅MRI对颅后窝病变的显示有很大的帮助。⑤超声心动图、负荷试验、动态心电图等，尤其是直立倾斜试验检查，用于不明原因晕厥特别是对血管迷走性晕厥有特异性诊断价值。

鉴别诊断　应与癫痫发作、睡眠障碍、意外事故及精神病等能够引起意识丧失的疾病相鉴别。

预后　晕厥本身一般无生命危险，但病因众多，有的可反复发作，原发病对患者的预后及病情转归有很大的影响。

(吴　江)

xuànyūn

眩晕（vertigo）　视觉系统、前庭系统和本体感觉系统功能障碍致身体平衡协调功能紊乱的病理现象。眩晕时人体对自身（或周围环境）产生运动错觉，感觉自身旋转、摇晃、上升，或周围环境旋转或向一侧移动，出现站立步态不稳、眼球震颤（简称眼震）等症状。

分类　由于前庭系统是机体维持平衡的核心，因此临床上通常根据前庭病变部位的不同将眩晕分为前庭周围性眩晕和前庭中枢性眩晕。

前庭周围性眩晕　系前庭器官（半规管）、前庭神经病变引起，呈发作性，起病较急，常突然发作，临床症状较重，眼震多为细小的水平眼震或水平旋转眼震。由于与神经核与听神经邻近，常伴耳鸣、听力下降等症状。自主神经症状较突出，常伴有恶心、呕吐、全身大汗、面色苍白等。前庭功能检查无反应或反应减弱。常见于梅尼埃病、迷路炎、前庭神经元炎、耳石症等病。

前庭中枢性眩晕　系由前庭神经核及中枢传导联系通路病变引起，通常症状较轻，"头重脚轻""醉酒感"，持续时间较长，耳鸣、听力下降等症状不明显，恶心、呕吐、出汗等自主神经症状少见，眼震幅度粗大、形式多样，与病变部位有关，延髓、脑桥和小脑病变常为水平或旋转性眼震，中脑病变可见垂直性眼震，可伴有脑干其他神经受累的表现，前庭功能检查为正常反应。常见于脑干血管病变、肿瘤、炎症及听神经瘤等。

病因　常由感染、外伤、脑血管病、脱髓鞘病变、中毒等引起。

发生机制　视觉系统、前庭系统和本体感觉系统是维持身体平衡的重要结构。视觉系统主要参与对物体距离的判断，视觉冲动与前庭系统和颈部本体感觉系统的信息联合，共同保持眼球在身体和头部位置变化中注视的协调。前庭半规管是感知空间位置的特异性本体感受器，感受速度变化（加速或减速）和身体位置的变化；椭圆囊或球囊的囊斑则感受线性加速和重力的变化。速度、位置和重力变化产生的冲动传导至前庭神经，诱发前庭-眼反射和前庭-脊髓反射，分别维持眼球、头部及身体的位置。此外，身体各部位尤其是颈部的关节和肌肉本体感受器发出纤维与小脑及脑干前庭神经核联系，并通过内侧纵束与眼球运动核团相连，参与机体的协调反射，维持机体的平衡。

正常生理状态下，身体位置变化时视觉系统、前庭系统和本体感受器同时激活，身体通过反射、调节来保持平衡，当上述系统功能障碍时，这种平衡被打破，即可产生运动错觉。

处理原则　原则是明确病因、对因治疗、控制症状、加强功能训练。控制症状的药物通常包括组胺 H_1 受体阻断剂（如异丙嗪、倍他司汀、苯海拉明等）以及抗胆碱能作用药物（如颠茄、山莨菪碱等）。呕吐严重时可肌内注射甲氧氯普胺。

(彭　斌)

shìjué zhàng'ài

视觉障碍（visual disorder）　视觉感受器（眼）至枕叶皮质中枢之间任何部位受损引起视力障碍或视野缺损的病理现象。临床上可依据患者不同临床表现确定病变部位。

分类　可分为视力障碍和视野缺损两类。

视力障碍　分为单眼及双眼视力障碍两种。

单眼视力障碍　①突发单眼视力丧失：多见于眼动脉或视网

膜中央动脉闭塞。视网膜中央动脉闭塞症为眼科急症，发病后及时诊断和治疗很重要。眼科检查：眼底可见动脉显著狭窄、视网膜动脉支配区域内呈一致性乳白色混浊，黄斑部呈现樱桃红斑的典型表现。视网膜中央动脉闭塞症常见原因为颈内动脉病变，部分视网膜闭塞症为颈内动脉和心脏病变所致，所以眼科就诊时应做心脑血管检查，预防脑卒中。视网膜中央动脉闭塞一般都预后不良，多遗留明显的视力障碍和视野缺损。②一过性单眼视力障碍：又称一过性黑矇。表现为突然发生，单眼视野如落幕般从上方开始或似升幕一样从下方开始变暗，以致全盲，数分钟后（多为1~5分钟）自然恢复。颈内动脉的动脉粥样硬化斑块和闭塞性病变是一过性黑矇的主要原因，眼动脉狭窄也可引起，一过性黑矇脑血管造影检查，可有8%~29%的患者发现颈内动脉有不稳定斑块或狭窄、闭塞。心脏病或其他疾病也可产生一过性黑矇。在年轻患者，特殊的原因有卵圆孔未闭、抗磷脂抗体综合征、异常纤维蛋白原血症、抗凝血酶Ⅲ异常症等，还有心源性的原因。③进行性单眼视力障碍：可在数分钟或数小时内持续进展并达到高峰，如治疗不及时，一般为不可逆的视力障碍。常见于视神经炎，亚急性起病，单侧视力减退，可有复发-缓解过程；巨细胞（颞）动脉炎，其最常见的并发症是视神经前部的供血动脉闭塞，可导致单眼失明；视神经压迫性病变，见于肿瘤等的压迫，可先有视野缺损，并逐渐出现视力障碍甚至失明；福-肯综合征（Foster-Kennedy syndrom）是一种特殊的视神经压迫性病变。

双眼视力障碍　①一过性双眼视力障碍：多见于双侧枕叶皮质的短暂性脑缺血发作，起病急，数分钟到数小时可缓解，可伴有视野缺损。由双侧枕叶皮质视中枢病变引起的视力障碍，又称皮质盲，表现为双眼视力丧失、眼底正常、双眼瞳孔对光反射正常。②进行性双眼视力障碍：起病较慢，双眼视力逐渐减退，直至视力完全丧失。多见于原发性视神经萎缩、颅内压增高引起的慢性视盘水肿、中毒或营养缺乏性视神经病（乙醇、甲醇及重金属中毒，维生素 B_{12} 缺乏等）。

视野缺损　当眼球平直向前注视某一点时所见到的全部空间，叫做视野。视野缺损是指视野的某一区域出现视力障碍而其他区域视力正常。视野缺损可有偏盲及象限盲等（图）。

偏盲　①双眼颞侧偏盲：多见于视交叉中部病变，使双眼鼻侧视网膜发出的纤维受损，表现为双眼颞侧视野缺损，而鼻侧视野正常。常见于垂体瘤及颅咽管瘤。②双眼对侧同向性偏盲：一侧视束、外侧膝状体、视辐射及视皮质病变均可导致病灶对侧同向性偏盲。枕叶视皮质受损时，患者视野中心部常保留，称为黄斑回避，其可能原因是黄斑区部分视觉纤维存在着双侧投射，以及接受黄斑区纤维投射的视皮质具有大脑前-后循环的双重血液供应。

象限盲　双眼对侧同向上象限盲及双眼对侧同向下象限盲：双眼对侧同向上象限盲主要由颞叶后部病变视辐射下部损害引起，双眼对侧同向下象限盲主要由顶叶病变视辐射上部损害引起。常常见于颞叶、顶叶的肿瘤及血管病等。

病因　神经科常见的有脑血管病、颅内肿瘤、急性球后视神

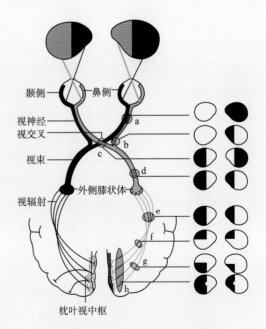

图　视觉传导径路及各部损伤表现

注：a. 视神经-左眼全盲；b. 视交叉外侧-左眼鼻侧偏盲；c. 视交叉-双眼颞侧偏盲；d. 视束-右侧同向性偏盲；e. 内囊后肢视辐射全部-右同向性偏盲；f. 视辐射下部（颞叶）-双眼右侧同向性上象限盲；g. 视辐射上部（顶叶）-双眼右侧同向性下象限盲；h. 枕叶皮质（视中枢）-右侧同向性偏盲，黄斑回避

经炎（包括脱髓鞘病）、视神经脊髓炎、多发性硬化、原发性视神经萎缩、颅内压增高引起的慢性视盘水肿等。其他还有如视网膜中央动脉阻塞、视网膜静脉周围炎、糖尿病、白血病和急性甲醇、奎宁类药物中毒等。

发生机制　视觉在脑内的径路是从视网膜到枕叶视觉中枢，由前向后贯经全脑，故视觉径路不同部位的损害，可产生不同程度的视力障碍及不同类型的视野缺损。

诊断　通过对患者视力、视野的检查可明确视觉障碍的诊断。但因引起视觉障碍的病因多样，眼底检查、实验室、电生理和影像学检查可帮助鉴别。

视力　可分为远视力和近视力，检查时应对双眼分别测试。通常采用国际标准视力表和标准近视力表。正常视力在 1.0 以上，小于 1.0 即为视力减退。如果患者视力明显减退以至不能分辨视力表上符号，可嘱其在一定距离内辨认检查者的手指（指数、手动），测定结果记录为几米指数或几米手动。视力减退更严重时，可用电筒照射检查，了解患者有无光感，完全失明时光感也消失。因此，按患者视力情况可记录为正常、减退（具体记录视力表测定结果）、指数、手动、光感和黑矇（完全失明）。

视野　视野是眼球保持居中位置时平视前方所能看到的空间范围。正常单眼视野范围大约是颞侧90°，下方70°，鼻侧和上方各60°。有两种检查方法：①对照法：患者背光与检查者隔约60cm相对而坐，双方各遮住相对一侧眼睛（即一方遮右眼、另一方遮左眼），另一眼互相直视，检查者持棉签在两人等距间分别由颞上、颞下、鼻上、鼻下从外周向中央移动，嘱患者一看到棉签即报告。②视野计测定法：常采用弓型视野计，可精确测定患者视野。

眼底　①视盘：注意观察形态、大小、色泽、隆起和边缘情况。正常视盘呈圆形或椭圆形，直径约为 1.5mm，边缘整齐，色浅红。中央部分色泽较浅，呈凹状，为生理凹陷。正常视盘旁有时可看到色素环（或呈半月形围绕）。如果视盘有水肿或病理凹陷时，可根据看清两目标的焦点不同（即看清视盘最顶点小血管和看清视盘周围部分小血管需要转动的检眼镜转盘上屈光度的差数）来测量隆起或凹陷的程度，一般以屈光度来表示，每相差 3 个屈光度相当于 1mm。②黄斑：位于视盘颞侧，距视盘约 2D（屈光度）处稍偏下方，直径约 1D。正常黄斑较眼底其他部分色泽较深，周围有一闪光晕轮，中央有一明亮反光点，称为中央凹反光。③视网膜：正常视网膜呈粉红色，明暗有所不同，也可呈豹纹状。注意观察有无渗出物、出血和色素沉着等。④视网膜血管：包括视网膜中央动脉和静脉，各分为鼻上、鼻下、颞上和颞下四支。观察血管的粗细、色泽、弯曲度、动-静脉粗细比例和动-静脉交叉情况。正常血管走行呈自然弯曲，动-静脉管径之比约为 2∶3，无动-静脉交叉压迹。

实验室及电生理检查　可有助于视神经脊髓炎、多发性硬化、糖尿病等疾病的诊断。

影像学检查　可帮助发现脑血管病、多发性硬化、颅内肿瘤等原发疾病。

处理原则　主要为治疗原发病。

（吴　江）

pízhìmáng

皮质盲（cortical blindness）

双侧枕叶视皮质中枢暂时或永久性受损而完全失去视觉感觉的视觉障碍。又称中枢性盲。具有下列特点：①双目失明，包括在光亮和黑暗中，对恐吓及强光无瞬目反应，不追踪物体。②眼底无视神经萎缩，视网膜保持正常结构。③对光反射及集合反射存在。④眼球运动自如。⑤无记忆力、定向障碍和幻觉等精神异常。发病时表现为一过性或永久性失明，往往就诊眼科而易误诊。

分类　①纯视觉障碍：表现为除视觉丧失、双眼全盲外，不伴其他神经系统症状和体征。②视觉障碍伴其他大脑半球症状和体征：如偏瘫、偏身感觉障碍和失语等。③视觉症状伴幕下症状和体征：如眩晕、眼球震颤和共济失调等。

病因　常见原因是脑血管病变、炎症、脱髓鞘疾病、肿瘤、颅脑外伤、一氧化碳中毒、心脏骤停、癫痫发作后、剖宫产后以及产时缺氧等。有机汞中毒、脑血管造影并发症、器官移植免疫抑制剂的使用、脑白质病变以及急性肾小球肾炎并发症等为少见原因。随着介入技术的应用，造影后的皮质盲增多，以高渗离子型对比剂造影为著，这与对比剂通过枕叶的血-脑屏障导致枕叶脑细胞损害有关，该损伤较轻微，往往为可逆性。

发生机制　与缺氧、酸中毒或炎症渗出致脑水肿，干扰机体正常代谢，造成脑动脉血流减慢或中断，脑组织缺氧，进而引起大脑视觉中枢损害有关。

鉴别诊断　应注意与下列疾病鉴别：①癔症性黑矇（精神性盲）：皮质盲视觉完全消失，无视力，癔症性黑矇则视觉记忆力丧失，属失认症；皮质盲多伴神经系统局限性体，如偏瘫、失语等，癔症性黑矇则伴神经功能症状，多有精神创伤史；皮质盲预后差，视力难以恢复，癔症性黑矇则多为非持续性，变化多端，暗示治疗有效。②急性球后视神经炎：临床上分轴性、周围性、横断性视神经炎，皮质盲常被误诊为横断性视神经炎。脑梗死致皮质盲较急性球后视神经炎发病急速，突然导致双眼失明，但瞳孔无改变，眼底正常，治疗预后差，致盲率高；球后视神经炎则双眼失明发病稍缓慢，光感消失后瞳孔散大，直接、间接对光反射消失，眼底早期正常，晚期遗留视神经萎缩，及时治疗可恢复部分视力。

(吴 江)

Fú-Kěn zōnghézhēng

福-肯综合征 (Foster-Kennedy syndrome)

视神经受压致病灶同侧原发性视神经萎缩、病灶对侧视盘水肿，伴或不伴病灶同侧嗅觉障碍的综合征。1909 年由巴顿 (Patton) 和戈弗 (Govers) 首先报道该综合征，1911 年福斯特 (Foster) 描述该综合征是额叶的基底部占位性病变的重要体征。患者常有一侧视力逐渐缓慢减退，呈原发性视神经萎缩体征；对侧眼通常会出现视盘充血、水肿，多>3D (屈光度)，也可伴有出血、静脉曲张。

发生机制 该病是额叶底部肿瘤、嗅沟或蝶骨嵴脑膜瘤或其他因素压迫同侧视神经，引起同侧视野内出现中心暗点，长期压迫逐渐引起原发性视神经萎缩，同时肿瘤不断长大，引起颅内压增高而出现对侧眼视盘水肿。

诊断与鉴别诊断 有颅内压增高的临床表现，一侧视神经萎缩、对侧视盘水肿可考虑该征的诊断。为明确病因应进一步做脑 CT 或脑血管造影等检查。

应与急性视盘炎、缺血性视神经病变等疾病相鉴别。①急性视盘炎：发病较急，视力障碍严重，多数患者仅能见手动，甚至无光觉，视野检查有巨大的中心暗点及周围视野向心性缩小，视盘水肿程度不高，但同时多有明显的充血，晚期视神经可出现继发性萎缩改变。②缺血性视神经病变：视力障碍多不严重，视盘虽水肿，但充血不明显，有比较典型的视野改变，晚期视神经呈原发性萎缩，没有颅内压增高的神经系统症状、体征。

造成福-肯综合征的肿瘤本身，不同部位可有不同的临床表现，也需鉴别。①额叶肿瘤：情感障碍较突出，肿瘤初期呈激惹和抑郁，后期变为迟钝、淡漠，甚至呈现缄默症状；摸索动作与强握反射较常见；此外，约半数患者出现全身性抽搐；出现视力障碍及视盘水肿时，预示肿瘤晚期，视神经受压。②嗅沟和前颅窝底脑膜瘤：约 1/4 患者可出现福-肯综合征，嗅神经和视神经症状较多见且出现较早；肿瘤可影响前额叶功能，引起额叶精神症状；CT 可见前颅窝高密度占位。③蝶骨嵴脑膜瘤：较多见于床突型蝶骨嵴脑膜瘤。因在蝶骨嵴内端有许多结构，包括视神经、眶上裂和海绵窦内的脑神经、颞叶内侧的嗅脑、大脑脚等，因此这种脑膜瘤的局灶症状较多，易被早期发现；可有幻嗅或钩回发作、嗅觉丧失、对侧偏瘫、单侧突眼和垂体功能紊乱等症。

治疗 主要为去除病因。根据病变性质及患者自身状况决定治疗方案。视盘水肿一般在原发疾病痊愈后 1~2 个月内完全恢复正常。但长期的视盘水肿可导致继发性视神经萎缩，最终失明。

(吴 江)

yǎnjī mábì

眼肌麻痹 (ophthalmoplegia)

一条或数条眼肌完全或不完全功能丧失引起眼球运动障碍或眼位异常的病理现象。临床上较常见。

分类 根据损害部位，眼肌麻痹可分为周围性眼肌麻痹、核性眼肌麻痹、核间性眼肌麻痹及核上性眼肌麻痹四种临床类型。

病因 病因复杂多样，从大脑半球、脑干、颅底、海绵窦、眶上裂到眶内的任何部位病变均可导致眼肌麻痹。

发生机制 眼肌分为眼外肌与眼内肌。眼外肌包括上睑提肌、内直肌、上直肌、下直肌、下斜肌、上斜肌、外直肌，这些肌肉分别受动眼神经、滑车神经和展神经支配。眼内肌包括瞳孔括约肌和睫状肌，由动眼神经 E-W 核发出的纤维经睫状神经节换元的节后纤维支配。眼球活动是一种精细而协调的运动，无论是随意的共同运动还是反射的共同运动永远是同时的、协调的。眼球向各方向协同活动，需要眼肌间非常精细的协调，要求与眼球运动有关的所有神经核团间的紧密联系，完成这一功能是通过内侧纵束来实现的。两侧的内侧纵束，上自中脑被盖，下至颈髓上端，紧靠中线，沿脑干下行，连接共司眼肌运动的诸神经核，并与皮质下的视觉中枢及听觉中枢联系，其作用主要是协调眼球的运动和头颈部的运动。内侧纵束是眼球水平性同向运动的重要联络通路，同时动眼神经核、滑车神经核、展神经核又受大脑皮质眼球同向运动中枢的调节，共同完成双眼

史，为明确病因应进一步做脑MRI、MRA、血液生化学及眼科的相关检查。

在进行诊断和鉴别诊断时根据病史和体格检查，首先分为脑干内损害和脑干外损害，然后再进一步进行病因分析。

脑干内损害 脑神经损害常为核性、完全性或不完全性，可为双侧性损害，常伴有长束征或其他相邻脑神经的损害及眼球震颤等。这些特点与眼球运动神经核的解剖有关，动眼神经核的亚核多而分散，且紧靠中线；而展神经核病变，常影响展神经旁核，并常损害围绕其核的一段面神经纤维，造成周围性面瘫。一般来说，临床上对于复视的患者，如具备上述脑干内损害的特点，结合急性起病，首先考虑脑血管疾病，特别是后循环脑血管疾病，应尽可能早期进行头颅MRI、MRA、CTA等检查以明确诊断，及时在有效的时间窗内进行干预治疗，以尽可能减少致残率和死亡率。

脑干外损害 脑神经损害以单侧、完全性多见，但无锥体束征。①单一的动眼神经麻痹：以完全性多见，但由于动眼神经支配的眼外肌较多，且含有副交感纤维，有时也会出现不完全性麻痹，或逐渐发展为完全性。如果以上睑下垂、瞳孔散大为首发症状或完全性麻痹时，应首先考虑压迫的可能，特别要警惕动脉瘤。这与动眼神经纤维排列顺序有关，支配瞳孔括约肌的副交感纤维与支配上睑提肌的纤维排列在神经的外周，而支配其他眼外肌的纤维则在核心。此外，肿瘤特别是淋巴瘤也是动眼神经麻痹的一个较常见的原因。②单一的展神经麻痹：以微血管病变多见，微血管病变的影响以核心纤维为主，常出现其他眼外肌麻痹而无瞳孔改变。③第Ⅲ、Ⅳ、Ⅵ对脑神经合并损害：以海绵窦、眶后非特异性炎症，感染性病变、肿瘤浸润等多见。

对疑似颅内肿瘤患者，应首选头颅CT或MRI，发现颅内占位性病变以确诊。近颅底的病变头颅CT易漏诊，若怀疑此部位病变而CT扫描正常时，应重叠扫描或冠状扫描，也可行MRI检查，以提高阳性率。而对于MRI平扫脑实质未见异常，增强见脑膜强化，早期出现动眼神经、视神经、尤其有多组脑神经受损，同时伴恶性颅内压增高者，无论是否发现脑外原发肿瘤灶，均应考虑脑膜癌可能，需反复进行脑脊液细胞学检查。

治疗原则 主要为治疗原发病。暂时遮盖一眼可消除复视引起的眩晕、恶心等不适和视力紊乱。必要时可应用三棱镜矫正。

（吴江）

yǎnqiú zhènchàn
眼球震颤（nystagmus） 眼球出现不自主节律性运动的现象。系维持眼球位置及调节功能的系统失平衡时机体的一种代偿反应。

分类 ①根据眼球震颤发生的原因：可分为生理性眼球震颤与病理性眼球震颤。②根据眼球震颤的方向：可分为水平眼球震颤、垂直眼球震颤、旋转性眼球震颤及混合性眼球震颤。③根据眼球震颤的形式：可分为急动性眼球震颤（眼球震颤的快慢相交替出现）与摆动性眼球震颤（眼球震颤的幅度和速度基本相同）。④根据眼球震颤的发生机制：临床上通常将其分为眼源性眼球震颤、前庭性眼球震颤以及中枢性眼球震颤（脑干小脑性眼球震颤），对眼球震颤的特点（方向、节律、强度和频率）分析有助于确定病变的部位。

病因 常见的病因包括感染、炎性脱髓鞘疾病、血管病变、肿瘤、遗传变性病、药物及中毒等。

发生机制 人体主要由视觉系统，前庭系统（包括前庭半规管、前庭神经、前庭神经核），小脑及内侧纵束（与大脑、脑干眼球运动神经核、前庭神经核、小脑和脊髓等联系）参与维持眼球的位置及调节，当以上调节功能失平衡时可导致眼球震颤。

鉴别诊断 主要包括以下内容。

眼源性眼球震颤 人在注视不断移动的物体时，会出现节律性的快速眼球震颤，又称"眼动性眼球震颤"；也可见于早期丧失视力的儿童、长期在黑暗环境中工作的矿工等。

前庭性眼球震颤 根据病变部位，可分为前庭周围性眼球震颤与前庭中枢性眼球震颤。①前庭周围性眼球震颤：见于半规管、前庭神经受累。突出表现为水平急动性眼球震颤，慢相向患侧，快相向健侧，也可出现水平旋转性眼球震颤，无垂直性眼球震颤，症状常与体位改变有关，有明显的眩晕感，恶心、呕吐等，常伴听力减退和耳鸣等症状。通常见于前庭神经元炎、梅尼埃病等，也可见于正常人。②前庭中枢性眼球震颤：见于脑干前庭神经核及前庭与小脑、大脑的联系纤维病变。眼球震颤方向不一，可为水平性、旋转性或垂直性，通常在眼球随目标运动时出现，眼球震颤方向随注视方向变化而改变，快相多向注视侧，眩晕症状不明显，听力减退、耳鸣等症状少见。

中枢性眼球震颤 又称脑干小脑性眼球震颤。眼球震颤通常粗大，方向不一，与前庭性眼球震颤不同，眩晕症状不明显，眼球震颤多在凝视目标时出现。眼球震颤常提示病变部位。①双向垂直性眼球震颤：多见于桥脑延髓或中脑被盖部病变。②上视性眼球震颤：多见于炎性脱髓鞘病变、脑血管病或者韦尼克（Wernicke）脑病。③下视性眼球震颤：多见于延髓颈脊髓病变，如脊髓空洞症、基亚里（Chiari）畸形等，也可见于锂中毒或镁缺乏。④分离性眼球震颤：多见于内侧纵束病变。

（彭　斌）

yánsuǐ mábì

延髓麻痹 （bulbar paralysis）
一侧（或双侧）延髓内运动核团或延髓神经病变引起的以吞咽困难、构音障碍和饮水呛咳为主要临床表现的病理现象。又称球麻痹、真性球麻痹。受累的运动核团包括疑核、舌下神经核及其发出的运动纤维。舌咽神经、迷走神经和副神经延髓支的运动纤维发自疑核，支配软腭及咽喉部肌肉，完成发音和吞咽动作，舌下神经支配舌肌运动。延髓麻痹病因多样，常见于延髓梗死、肿瘤、运动神经元病等。临床表现为声音嘶哑、构音障碍（唇音、舌音和喉音困难）、饮水呛咳、吞咽困难，下颌反射消失、咽反射消失，出现肌肉萎缩，一般不出现锥体束征。临床上需同双侧皮质脑干束病变出现的假性延髓麻痹鉴别，假性延髓麻痹是中枢性麻痹，麻痹症状相似，但程度较轻，言语困难多为构音结构的肌张力亢进所致，可出现情感障碍，如强哭强笑发作，无肌萎缩，咽反射存在，生理反射活跃、亢进，出现

病理性脑干反射如吸吮反射、掌颌反射等，常有锥体束征如巴宾斯基（Babinski）征阳性。

（彭　斌）

tānhuàn

瘫痪 （paralysis）
运动中枢、运动传导通路及其支配肌肉的病变致部分或全身随意运动功能减退或丧失的病理现象。

根据病变部位不同，可分为上运动神经元瘫痪及下运动神经元瘫痪。①上运动神经元瘫痪：是额叶中央前回运动区的大锥体细胞［贝茨（Betz）细胞］及其轴突组成的皮质脊髓束和皮质脑干束病变导致的瘫痪，主要表现为肌张力增高、反射亢进、浅反射减弱或消失，出现病理反射，肌肉萎缩不明显，临床呈痉挛性瘫痪。肌电图检查神经传导正常，无失神经电位。②下运动神经元瘫痪：是脊髓前角细胞、脑神经核及其发出的神经轴突病变导致的瘫痪。主要表现为肌张力降低、反射减弱或消失，无病理反射，肌肉萎缩明显，临床呈迟缓性瘫痪，肌电图显示神经传导异常和失神经电位。

根据临床表现形式，可以分为单瘫、偏瘫、截瘫、四肢瘫和交叉瘫等。①单瘫：单个上肢或下肢肌肉力量减退或消失，系大脑皮质运动区、脊髓前角或周围神经病变，可见于脑血管病、肿瘤、外伤以及脊髓灰质炎等。②偏瘫：一侧肢体（上下肢）及同侧面部肌肉力量减退或消失。系病变对侧皮质脊髓束、皮质脑干束病变所致，可见于脑血管病、肿瘤、炎症等。③截瘫：双下肢的力量减退或消失，系胸腰段以下脊髓、神经根病变，偶见于额叶皮质病变所致，可见于脊髓血管病、急性脊髓炎、外伤、遗传

性痉挛性截瘫等。④四肢瘫：四肢肌肉力量减退或消失，系双侧大脑半球及脑干、颈段脊髓及周围神经病变所致。常见于脑血管病、肿瘤、急性脊髓炎、周围神经病等。⑤交叉瘫：一侧脑神经麻痹和对侧肢体肌肉力量减退或消失，系脑干病变所致，常见于脑血管病。

（彭　斌）

jīwěisuō

肌萎缩 （amyotrophy）
肌纤维数量减少或体积变小致局部肌容积较正常缩小的病理现象。肌肉包括横纹肌、平滑肌和心肌，临床上肌萎缩多指横纹肌萎缩。

病因 常见病因包括炎性疾病、遗传代谢病、变性、中毒及外伤等。

发生机制 肌纤维（肌细胞）是组成肌肉的基本单位，由肌细胞膜、肌核、肌原纤维、线粒体等结构组成，根据结构及生理功能可将肌纤维分为两型：Ⅰ型肌纤维（又称红肌纤维、慢肌纤维）和Ⅱ型肌纤维（又称白肌纤维、快肌纤维），Ⅰ型肌纤维与Ⅱ型肌纤维在各部位的肌肉中均匀分布。肌纤维纵向排列积聚成为肌束，众多肌束组成每一块肌肉。运动神经与肌细胞膜形成神经肌肉突触联系，完成神经肌肉的兴奋传递，支配骨骼肌完成随意活动。线粒体氧化代谢提供的能量使肌肉完成收缩和舒张动作，肌肉的收缩和舒张可以维持正常的肌容积。神经纤维对肌肉纤维也有营养作用。因此，病变累及肌肉本身及与肌肉联系的神经时均可导致肌肉萎缩。

鉴别诊断 主要为区分其不同类型，明确病因。①神经源性肌萎缩：系脑干运动神经核团或脊髓前角、脑神经或脊神经前根、

神经干、神经末梢病变导致所支配的肌肉萎缩。肌肉病理检查示肌纤维萎缩，病变后期可见大小不等的肌纤维聚集，呈群组萎缩。肌电图检查提示神经源性损害，可见纤颤电位、束颤电位、运动单位动作电位时限延长、波幅增高、多相波百分比增高，大力收缩呈单纯相和混合相。常见疾病如肌萎缩侧索硬化、脊肌萎缩症、脊髓灰质炎等。②肌源性肌萎缩：系神经肌肉接头或肌肉本身病变导致的肌肉萎缩。肌肉病理改变与疾病性质有关：肌营养不良主要表现为广泛的肌纤维萎缩，伴肌纤维变性、坏死、再生，严重萎缩时伴有脂肪、结缔组织增生；强直性肌萎缩可见肌纤维大小不一、广泛性肌纤维萎缩，以Ⅰ型肌纤维萎缩为主，Ⅱ型肌纤维肥大。肌电图检查示肌源性损害，可见纤颤电位、运动单位动作电位时限缩短、波幅降低、多相波百分比增高等，强直性肌萎缩可见肌强直放电。大力收缩呈病理干扰相。常见于肌营养不良、炎性疾病、代谢性肌病与线粒体肌病等。③失用性肌萎缩：系肌肉长期活动受限而引起的肌肉萎缩。如脑梗死急性期偏瘫肢体本不应出现肌肉萎缩，但如果肢体长期活动障碍，可导致偏瘫肢体出现失用性肌萎缩。宇航员长期失重情况下也可以导致失用性肌萎缩。

处理原则 临床上肌萎缩的治疗与预后与疾病性质有关。多发性肌炎可予激素、免疫抑制剂等治疗，预后良好。加强功能锻炼及营养支持，可促进失用性肌萎缩的恢复。运动神经元病尚无有效治疗，预后欠佳，加强对症支持治疗可延缓患者生命。

（彭 斌）

gǎnjué zhàng'ài

感觉障碍（sensory disorder）
感觉系统病变致大脑感知自身和客观事物出现异常体验的病理现象。

分类 根据病变的表现形式，可分为刺激性症状和抑制性症状两大类。①刺激性症状：指感觉通路受到刺激兴奋性增高出现的临床症状。通常表现为感觉过敏（轻微刺激即可引起强烈疼痛），感觉倒错（错误的刺激感受），感觉异常（虽无外界刺激但仍然有异常的感觉体验、客观检查无感觉障碍）和各种疼痛（机体对刺激产生的防御反应）等。常见病因如感染、损伤等。②抑制性症状：指感觉通路受到破坏后出现的感觉减退或缺失。通常表现为感觉减退（神经传导通路不完全损害所致的感觉异常）或感觉缺失（某种感觉传导通路完全损害所致的感觉异常）。

按病变部位可分为以下几型。①单神经型感觉障碍：某一神经分布区内各种感觉减退或消失，如尺神经麻痹、桡神经麻痹等单神经病。②末梢型感觉障碍：表现为四肢末端（双手、双足）对称性感觉障碍，典型者呈手套、袜套样分布，常见于糖尿病性周围神经病等多发性神经病变。③节段型感觉障碍：皮肤感觉障碍呈节段样分布，尤以胸段明显，有助于判断脊髓病变平面。临床常见的参照标志有：乳头平面对应脊髓 T_4 节段，脐平面对应 T_{10} 节段，腹股沟对应 T_{12} 和 L_1 节段。④脊髓型感觉障碍：由于脊髓内汇合了多种感觉传导通路，病变部位不同可能产生的感觉障碍形式有所区别。横贯性脊髓损伤时，病变平面以下所有感觉（痛觉、温度觉、触觉和深感觉）均减弱

或消失，常见于急性脊髓炎；脊髓后索病变时，受损平面以下深感觉障碍，出现感觉性共济失调，而其他感觉（痛温觉与触觉）保留，常见于糖尿病脊髓病变和梅毒脊髓痨等；脊髓压迫型典型者见于脊髓半切综合征，病变损伤平面以下深感觉障碍，对侧相应平面 1~2 脊髓节段以下痛温觉消失，多见于脊髓外占位性病变和脊髓外伤等；脊髓前联合病变时，受损平面痛温觉消失而触觉保留，即分离性感觉障碍，常见于脊髓空洞症等。⑤脑干型感觉障碍：三叉神经脊束核平面以下的脑桥延髓病变时，如延髓背外侧综合征，出现交叉型感觉障碍，即同侧面部及对侧半身感觉障碍；如病变累及三叉神经脊束核平面以上的脑桥及中脑病变时，则出现对侧面部及半身感觉障碍，可见于炎症、脑血管病等。⑥丘脑型感觉障碍：病变对侧感觉减退或消失，有时出现患侧肢体自发性疼痛（丘脑痛）。⑦内囊型感觉障碍：对侧偏身感觉减退或消失，常伴有偏盲及偏瘫。多见于脑血管病。⑧皮质型感觉障碍：顶叶是感觉中枢，局部病变可出现对侧肢体不同程度的感觉障碍，如上下肢感觉障碍或单肢感觉障碍等。此外，可出现复合感觉障碍，如两点辨别觉障碍等。

发生机制 感觉系统由神经末梢的特异感受器和包括周围神经、脊髓或脑干、丘脑在内的感觉传导通路及大脑皮质感觉中枢组成，感觉体验有赖于完整的感觉系统，上述感觉系统的病变均可产生感觉障碍。

鉴别诊断 临床上需要鉴别器质性感觉障碍与非器质性感觉障碍。器质性感觉障碍中，感觉正常区域与感觉异常区域之间常

有感觉障碍的过渡区域，而非器质性感觉障碍中则多表现出明确的界限，感觉障碍的表现不能用正常解剖知识来解释，如痛觉消失而温度觉保留等。此外，神经电生理检查如肌电图、神经传导速度等检查有助于鉴别诊断。

（彭 斌）

gòngjì shītiáo

共济失调 （ataxia）

身体协调运动障碍导致动作准确性、流畅性异常的病理现象。随意运动与大脑皮质、基底核、小脑、前庭迷路系统及深感觉密切相关。根据病变部位不同，可以分为以下几种。

感觉性共济失调　深感觉传导通路经脊神经后根、脊髓后索、丘脑至大脑皮质顶叶，传导路径上的损害可出现症状，患者站立不稳，行走有"踩棉花感"，睁眼时症状不明显，闭眼时明显加重，关节位置觉、振动觉减退或消失，闭目难立征阳性。见于脊髓型遗传性共济失调、亚急性联合变性、脊髓痨等。

小脑性共济失调　小脑与脊髓、脑干神经核团（红核、前庭神经核、橄榄及网状神经核）、皮质构成神经回路，触觉、视觉和听觉系统协助参与，小脑对完成精巧动作和协调随意运动起重要作用。小脑半球与四肢随意运动有关，小脑蚓部与自主运动的平衡有关。表现为站立不稳、不能走直线、不能完成复杂精细的动作，可伴有眼球震颤、肌张力减低和构音障碍，指鼻试验不准、跟-膝-胫试验不准、误指试验阳性，常见于脑血管病、遗传变性病和肿瘤等。

前庭性共济失调　前庭神经、前庭神经核及其发出纤维联系的小脑、脊髓、内侧纵束，反射性调节机体平衡，并调节对各种加速度的反应。前庭神经或前庭神经核病变时导致共济失调、眩晕、呕吐为突出表现，步态不稳，行走时偏向患侧，眼球震颤明显，症状与头位或身体位置相关，闭目难立征阳性，多见于前庭神经元炎、脑血管病等。

大脑性共济失调　大脑额叶、颞叶分别通过额桥小脑束和颞桥束与小脑联系，顶叶是感觉传导中枢。症状较轻，与病变部位有关，额叶病变可出现对侧肢体共济失调。表现为步态不稳，体位性平衡障碍，可伴有中枢性偏瘫、皮质感觉障碍、锥体束征等。临床较少见。

（彭 斌）

bùtài yìcháng

步态异常 （gait disorder）

行走的步幅、频率、姿态、协调性及稳定性异常改变的病理现象。维持正常的步态需要神经系统中枢多级水平的功能整合，大脑皮质、锥体束、基底核、脑干、视觉、前庭小脑系统、肌肉及周围神经系统共同参与调节，以上任何环节损害均可导致步态异常。不同部位病变的步态异常各具特点。①一侧大脑皮质或锥体束病变，出现痉挛性偏瘫步态，常见于脑血管病。②脊髓横贯性损害或双侧大脑病变，出现痉挛性剪刀步态，可见于横贯性脊髓炎或遗传性痉挛性截瘫。③前庭或深感觉传导通路病变，出现蹒跚步态（又称醉汉步态、共济失调步态）。④苍白球黑质病变，可出现慌张步态，常见于帕金森病。⑤骨盆肢带肌病变，出现肌病步态（又称"鸭步步态"）。⑥腓总神经病变，可出现跨阈步态。步态异常对确定神经系统病变部位具有重要价值。临床上还需要同癔症性步态鉴别，该步态见于躯体化障碍患者，表现多样且富戏剧性，结合病史、其他体征及辅助检查有助于鉴别。

（彭 斌）

bùzìzhǔ yùndòng

不自主运动 （involuntary movement）

身体或身体某一部分不受主观意志支配，出现无目的异常运动的现象。

病因　可因生理性或精神因素引起，但大部分与锥体外系病变有关。主要见于感染、中毒、某些药物（如吩噻嗪类等）、遗传变性和家族发育异常，也可见于脑血管病、外伤及肿瘤等。

发生机制　锥体外系主要指大脑皮质及下行纤维、纹状体（尾状核、壳核、苍白球）、丘脑、丘脑底核、中脑顶盖、红核、黑质、脑桥、前庭核、小脑、脑干网状系统及之间的联络纤维，主要作用是调节和维持体态姿势、协调肌肉运动、调节肌张力等。锥体外系病变时，引起肌张力变化和不自主运动两大类症状，临床症状与病变部位相关。如苍白球和黑质病变出现肌张力增高、运动减少，尾状核和壳核病变出现肌张力减低、运动增加。

分类　临床上常见以下几种。

震颤　主动肌和拮抗肌交替收缩引起身体一部分或全部出现周期性或节律性的颤动，多见于手、上肢、下肢和头。可分为生理性震颤和病理性震颤（见震颤）。

舞蹈症　突然发作的、无预兆、无目的、无规律、不对称、快速多变、运动幅度大小不等的不自主运动。①头面部受累：表现为挤眉弄眼、咧嘴、转颈耸肩。②肢体受累：表现为伸屈手指，无一定方向的大幅度运动，有时患者难以维持一定的姿势,可伴有肌张力降低,严重时生活不能自理。见于尾状核和壳核病变,如风湿性舞蹈症、亨廷顿病。

手足徐动症 手指、脚趾、舌部保持一定的位置而出现缓慢交替性伸屈、扭曲动作,手足可出现各种奇异的姿势。口唇、舌咽部受累则表现不自主伸舌、吞咽困难及构音困难。症状安静时减轻,睡眠后消失。可见于肝豆状核变性。

扭转痉挛 肌张力障碍的一种表现形式,身体以躯干为长轴沿一个方向扭转为特征,动作不规律,伴随肌张力的变化,扭转时肌张力增高,扭转停止后正常,常伴有四肢的不自主痉挛。见于遗传性疾病。

抽动症 单块或多组肌肉重复、无意义的快速收缩动作。以面部、颈部肌肉受累多见,可表现为皱眉、挤眼、努嘴、点头和转颈等动作。呼吸肌及咽喉肌肉受累时可伴有不自主发音。病因不清。

偏身投掷运动 一侧肢体猛烈的投掷样不自主运动,动作幅度大,无规律。为对侧丘脑底核病变所致,常见于脑血管病。

(彭 斌)

zhènchàn
震颤(tremor) 运动神经元异常同步化导致某个或多个功能区肌肉节律性、不自主颤动的现象。明显的震颤肉眼即可发现,小幅度震颤可能需要通过敏感的记录仪才可测知。震颤可以是神经系统正常时出现的一种生理性现象,也可能是疾病过程中的唯一症状(如特发性震颤),或是某些疾病众多症状之一(如症状性震颤)。

分类 根据不同的分类标准,分类如下。

行为学分类 根据震颤出现的行为学特点,可分为静止性震颤和动作性震颤。

静止性震颤 指在肢体完全被支撑消除重力影响下、相应肌肉没有自主收缩时产生的震颤。有时静止性震颤的表现形式与部分性"肌阵挛"(由于中枢或周围神经系统病变,引发突然、快速、短暂、闪电样的不自主肌肉收缩或放松)有些相似,但二者可以通过神经电生理检测相鉴别。

动作性震颤 指在任何肌肉自主收缩过程中产生的震颤,包括以下4种。①姿位性震颤:肢体或躯干某一部位在抵抗重力或维持某种姿势时发生的震颤。如果姿位性震颤在视觉引导的特定动作时出现或增强,称为位置特异性姿位性震颤。②运动性震颤:可发生在任何形式的运动中。发生在运动起始时的震颤称之为起始震颤;发生在运动过程中称为过程期震颤;发生在运动的终末期称为终末期震颤;震颤在整个运动过程中均存在,接近运动的目标时显著增强,则称为意向性震颤。③任务特异性震颤:仅发生在进行某种高度熟练的特异性

任务活动的过程中,如书写、演奏某种乐器等,这种特定的任务往往需要较高的精确度和熟练度,并经过数年反复练习才能获得,包括职业性震颤和原发性书写震颤。④等长性震颤:指震颤发生在肌肉收缩对抗坚硬的固定物体时的震颤。如患者用手紧握检查者的肢体,检查者(或患者)感觉到的患者手部震颤。

病因学分类 分为生理性震颤和病理性震颤。后者包括帕金森病震颤、中脑性震颤、特发性震颤、肌张力障碍性震颤、周围神经病性震颤、药物及有毒物质诱发的震颤、小脑性震颤、心因性震颤、其他疾病导致的震颤等。病因不同震颤频率亦不同(表1)。行为学分类的类型不同,其病因也有异(表2)。

发生机制 包括以下方面。

机械性震颤 肢体的机械性震颤是导致震颤最简单的原因,类似物理学的机械性共振。共振频率随着肌肉硬度的增加而增加,随机体负重的增加而减低。临床上如果手背负重时震颤频率降低,则可确定为存在机械性震颤。

中枢神经系统的反射 某一

表1 震颤频率与病因分类之间的对应关系

低频(<4Hz)	中频(4~6Hz)	高频(>6Hz)
小脑震颤	特发性震颤(老年人)	特发性震颤(年龄较轻)
红核震颤	帕金森病震颤	增强的生理性震颤
软腭震颤	肌张力障碍性震颤	直立性震颤
	心因性震颤	肌张力障碍性震颤
		心因性震颤

表2 震颤的行为学分类与病因分类之间的对应关系

行为学分类	病因分类
静止性	帕金森震颤(红核震颤可有较轻的静止性震颤)
动作性	小脑性震颤、红核震颤、肌张力障碍性震颤
姿位性	增强的生理性震颤、特发性震颤、直立性震颤、心因性震颤(红核震颤及肌张力障碍性震颤可有较轻的姿位性震颤)

方向的屈肌运动将牵张伸肌，导致一系列传入冲动，引发拮抗肌伸肌的牵张反射，伸肌激活的同时，屈肌将被牵张，来自屈肌的大量传入纤维进入中枢系统。当反射存在而且传入和传出神经的传导时间适宜时，将产生震颤。

中枢性振荡器 该机制有两种假说：一是神经核内有一组节律性运动的神经元；二是震颤产生于由大量神经元或不同神经核及其相互联系的轴突组成的环路内。传导时间、环路内不同神经核的兴奋及抑制的时间，可决定振荡的频率。

前馈或反馈系统紊乱 小脑通过前馈控制系统接受大脑皮质的复制运动信号，根据运动系统的当前状态，选择具体的运动参数。前馈或反馈功能障碍易导致震颤，多数为意向性震颤。

临床分级 ①0级：无震颤。②1级：低幅（<1cm）、偶见或间断性震颤。③2级：中幅（1~2cm）、经常存在、明显震颤。④3级：高幅（>2cm）剧烈、跳动式震颤。

常见临床类型 包括以下几种。

特发性震颤 临床上最常见的运动障碍性疾病。特发性震颤（essential tremor，ET）多为对称性姿位性或运动性震颤，典型表现为手的随意活动时出现震颤，也可累及头部、声音、躯干或腿部；震颤常为该病的唯一表现。ET进展很慢，震颤频率为4~12Hz，震颤幅度常在焦虑、疲劳以及接近目标的活动末期时增加。

帕金森病震颤 帕金森病（Parkinsonian disease，PD）的特征性症状为不对称性运动迟缓、震颤、肌强直和姿位不稳，运动迟缓是PD诊断的必要条件，表现为活动减慢或启动减慢。但PD患者最常见的主诉为一侧上肢震颤频率4~6Hz的静止性震颤，表现为"搓丸征"，约占70%。震颤多从累及一侧上肢开始，也可累及腿、唇、下颌、颏部和舌，但较少影响头部，可作为与ET的鉴别依据。肌僵直可表现为齿轮样或铅管样肌张力增高，其他伴发的非特异性症状包括曳行步态、写小字征以及睡眠障碍、嗅觉异常、自主神经功能症状、心境障碍等非运动性症状。一般认为以震颤为主要表现的PD预后相对较好，抗胆碱能药、多巴胺受体激动剂、左旋多巴对治疗有效。帕金森综合征患者的震颤表现类似PD患者。

肌张力障碍性震颤 由肌张力障碍引发的震颤，主要表现为姿位性或运动性震颤（见肌张力障碍性震颤）。威尔逊（Wilson）病可表现为肌张力障碍性震颤，或多种震颤类型合并存在，常在10~40岁发病，为非对称性，上肢在肩部外展时可出现拍翼样动作，也可伴有行为、人格改变，有铜代谢异常，肝功能异常和角膜色素环（K-F环）。

小脑性震颤 多由脑脱髓鞘病变、脑卒中、脑外伤和脑干肿瘤、遗传性或中毒性小脑变性等病理变化累及齿状核、小脑上脚及与小脑纤维联系的脑干结构等所致。单侧小脑结构损伤可致同侧肢体震颤症状。患者表现为较慢震颤频率（4~6Hz）的意向性震颤，可累及单侧或双侧肢体，尤其是在肢体接近目标时加重。霍姆斯（Holmes）震颤（红核或中脑性震颤）是小脑震颤的严重类型，影响近端肌肉（头、肩、颈）比远端肌肉多，表现为更低频率（2~4Hz）、大幅度的粗大震颤，临床上多见于脑干卒中。小脑性震颤的患者，除有意向性震颤的表现外，尚合并有共济失调症以及头或躯干的震动性蹒跚（特别多见于多发性硬化），直立时，头部和躯干可表现出粗大的摇晃样震颤，平卧后可消失。

直立性震颤 相对少见，其震颤频率较高（多为13~18Hz），典型表现为站立时出现以下肢为主、严重时波及躯干的同步性震颤，坐位或行走时消失，可造成站立不稳甚至姿势不稳，但很少导致患者跌倒；弯腰姿势时上下肢震颤程度相似。查体可发现患者站立时股四头肌有细小的波纹样震动，肌电图可记录到高频（13~18Hz）、低幅的肌电活动。可能起源于脑干神经核病变，为中枢型震颤。直立性震颤可伴有多巴胺能功能障碍的表现，但药物治疗的反应不能确定。

心因性震颤 又称癔症性震颤。为精神心理源性运动障碍病中最常见的一种表现类型。此症属于精神心理疾病中转换障碍的范畴，其表现形式在不同患者中的差异很大，包括发病形式、症状分布和机械参数等；同一患者在不同时间或场合的表现亦有变化，可表现为静止性、姿位性或运动性震颤，但很少有多种形式合并出现。一般认为急性发病（常有负性生活事件的诱因）、明显波动的病程、自发性缓解、注意力分散时症状减轻或消失，暗示、安慰剂或精神心理治疗有效等可作为支持该病的诊断依据，但在临床实践中的及时识别、确诊还有相当难度。

周围神经病性震颤 为周围神经病变所致的震颤，常见于脱髓鞘性周围神经病变如慢性炎性脱髓鞘性周围神经病和遗传性感觉运动神经病，尤其是异常丙种球蛋白血症所致的周围神经病，其他类型周围神经病所致则少见。急性发作的震颤伴有周围神经病则应考虑卟啉病的可能。多表现为上肢震颤，部分患者也可出现手部的姿位性或动作性震颤（频率 3~6Hz），症状突出于周围神经病变累及的肢体部位，随着周围神经病治疗的好转，震颤程度及范围可减少、消失。发病机制尚不明确。

药物性震颤　药物可导致多种医源性运动障碍性疾病，包括帕金森综合征、震颤、肌张力障碍、静坐不能、迟发性运动障碍等，其中药物所致震颤较多见，可继发于多种药物的临床使用（见药物性震颤）。

任务或位置性特异性震颤　表现为执行特别任务或特定动作时发生的震颤，有动作高度特异性的特点，只有某一种精细动作不能或特定运动形式的障碍，如书写、打字、演奏乐器、打高尔夫球等，肢体其他的粗大活动则不受影响。可以是特发性震颤或肌张力障碍伴有的临床表现，临床最常见为书写痉挛性震颤（见书写痉挛），症状局限在手部，常表现为震颤频率 5~6Hz 的旋前-旋后动作，仅在或主要在写字时发生；相似临床表现的还可见于打字员、运动员或音乐家等在其职业特有动作时发生的震颤，发病前常有过度训练或疲劳刺激的诱因。

腭肌震颤　多为慢性病程，表现为双侧软腭的短暂性、节律性不自主运动，可分为两种类型：继发性（伴发于脑干或小脑疾病）和原发性（病因不明）。一般认为症状性或继发性腭肌震颤损害定位于脑干或小脑（Guillain-Mollaret 三角），病理基础为齿状核-橄榄通路病变引起的下橄榄核内细胞间电兴奋偶联紊乱。临床上二者表现的特点也有不同（表3）。

诊断与鉴别诊断　主要根据震颤的病史、行为学特点、伴有的临床症状和体征，结合辅助检查结果如肌电记录、脑影像检测等进行诊断与鉴别诊断。

处理原则　根据病因酌情处理。

（万新华）

shēnglǐxìng zhènchàn

生理性震颤（physiologycal tremor）　机械反射机制和中枢性振荡器相互作用，致部分机体产生颤动的生理现象。一般频率为 8~12Hz，幅度较小。生理性震颤可能在某些情况下变得显著，为增强的生理性震颤，可产生不适主诉。外周性β受体活性增强，如焦虑、紧张、疲劳、低血糖、甲状腺功能亢进症、嗜铬细胞瘤、应用支气管扩张剂等，是导致生理性震颤增强的主要原因；血液循环中的儿茶酚胺浓度增加或某些药物促使内源性儿茶酚胺释放，也能导致生理性震颤的增强。引起生理性震颤增强的各种机制，也能同时加重各种病理性震颤。

增强的生理性震颤易与特发性震颤混淆，但前者常有明确的诱因或合并症。生理性震颤机械成分的频率，受震颤肢体的机械特性（如僵硬度和惯性）的影响；其震颤波幅取决于运动单位放电的同步性。在腕部记录的生理性震颤的频率，随着负重的增加而下降，但这种现象不出现在特发性震颤或者帕金森病性震颤中。生理性震颤不需特殊治疗。

（万新华）

tèfāxìng zhènchàn

特发性震颤（essential tremor, ET）　以上肢远端的姿位性或运动性震颤为特点，可伴有头部、口面部或言语震颤的运动障碍性疾病。又称原发性震颤。临床可分为四级：0 级＝无震颤；1 级＝轻微的小幅震颤或间歇性震颤；2 级＝易于发现的中幅、摆动式震颤；3 级＝大幅、剧烈、跳动式震颤。

病因与发病机制　传统观点认为 ET 是良性、家族遗传性、单症状性疾病，但目前认为 ET 是缓慢进展的、可能是与家族遗传相关的复杂性疾病。50%~70%的患者有家族史，为常染色体显性遗传，已确认两个致病基因位点，定位于 3q13（*FET*1）和 2p22-p25（*ETM* 或 *ET2*）。

临床表现　包括以下内容。

起病年龄　各个年龄均可发病，以 40 岁以上者多见。家族性比散发性 ET 患者起病早，多在 20 岁前起病；散发性患者多起病

表3　腭肌震颤

特征	原发性	继发性
病因	不明	脑血管病、炎症、肿瘤、外伤、脱髓鞘疾病、变性病等
耳部"咔嗒声"	有（腭帆张肌受累）	无（腭帆提肌受累）
小脑及脑干损害	无	有
睡眠中	震颤消失	震颤存在
病理	/	对侧下橄榄核肥大
治疗	抗癫痫药；A 型肉毒毒素注射	病因治疗

较晚。

临床核心症状 以频率 4～12Hz 的姿位性或运动性震颤为主要特征，症状多数（95%）发生于手和前臂，也可累及头部（尤其是颈部），偶尔可累及下肢、躯干等部位。震颤可以同时累及多部位（如前臂和头部），单纯累及头部者比较少见。日常生活中如书写、倒水、进食等可加重震颤，饮酒后可减轻症状。随着病程的增加，震颤频率会下降，而幅度会增加，导致较为严重的功能障碍。震颤累及部位可逐步增多，一般在上肢受累后数年出现头部震颤，躯干和下肢通常最晚受累。

其他少见症状 ET 通常不伴有其他神经系统症状与体征，但小部分患者可出现小脑受累的症状（如共济失调、辨距不良等），以及静止性震颤等 ET 非核心症状。ET 还可伴有轻度注意和执行功能受损。

诊断与鉴别诊断 包括以下内容。

诊断标准 ①至少存在一侧上肢 2 级以上的姿位性震颤。②执行至少下列任务中的 4 项时出现 2 级以上的动作性震颤；或在执行下列 2 项任务时出现动作性震颤，其中 1 项任务震颤程度 2 级以上，另一项任务震颤程度 3 级以上。任务包括倒水、运用汤勺饮水、饮水、指鼻试验、阿基米德螺旋试验。③若震颤累及优势手，则震颤程度将影响包括进食、饮水、书写、手部的精细动作等日常生活；若震颤累及非优势手，则不适用此条标准。④病程超过 5 年。

排除标准 ①除齿轮现象外，不伴有其他神经系统体征。②存在引起精神性（心理性）震颤的因素。③正在或近期内服用过导致震颤类的药物（如锂盐、泼尼松、丙戊酸钠、哮喘吸入剂等），停用药物后症状消失。④起病前 3 个月内有中枢神经系统外伤史。⑤存在其他可引起震颤的疾病（如甲状腺功能亢进症、肌张力障碍等）。⑥心源性震颤。⑦急骤起病或病情呈阶梯式进展恶化。

鉴别诊断 主要与下列情况相鉴别：生理性震颤、精神心理性震颤、帕金森病震颤、肌张力障碍性震颤、小脑性震颤、红核性震颤、原发性直立性震颤、肝豆状核变性性震颤、内科系统疾病（如甲状腺功能亢进症、肝性脑病等）引起的震颤等。

治疗 分为药物（口服药物及 A 型肉毒毒素）和手术治疗。治疗原则：①轻度震颤无需治疗。②轻到中度患者可根据工作或社交需要，选择事前半小时服药，以间歇性减轻症状。③影响日常生活和工作的中到重度震颤，需要药物治疗。④药物难治性重症患者可考虑手术治疗。⑤头部或声音震颤患者可选择 A 型肉毒毒素注射治疗。

药物治疗 ①口服药物：一线药物有普萘洛尔、阿罗洛尔、扑米酮；二线药物有加巴喷丁、托吡酯、阿普唑仑、阿替洛尔、索他洛尔、氯硝西泮；三线用药有氯氮平、纳多洛尔、尼莫地平、A 型肉毒毒素。普萘洛尔、阿罗洛尔和扑米酮是治疗 ET 的首选初始用药，单药治疗无效时可联合应用。②肌内注射 A 型肉毒毒素：多点肌内注射可能对头部或言语震颤的患者有效。

手术治疗 适用于症状严重、药物难治性患者。

预后 多数患者病情通常进展缓慢或长期处于较稳定状态，严重程度与死亡率无关，对工作生活能力有一定影响，对生活质量的损害程度有限。部分严重患者会导致工作能力丧失而提前退休，甚至生活自理困难，一般在起病十几年后发生。

（万新华）

jīzhānglì zhàng'àixìng zhènchàn
肌张力障碍性震颤（dystonic tremor，DT） 肌肉不自主、持续性收缩引发的病理性震颤。

发病机制 其发生与肌张力障碍相关。

临床表现 主要表现为姿位性或运动性震颤，震颤位于肌张力障碍累及的身体部位，主要见于局灶型及节段型肌张力障碍，如痉挛性斜颈、书写痉挛、痉挛性构音障碍与梅杰（Meige）综合征。DT 多具有一定的方向性，振幅不一，频率通常 <7Hz。节律性是 DT 的主要临床特征，但与特发性震颤或生理性震颤的节律不同，DT 的节律往往不规则，当受累肢体处在与异常姿势相反的位置时震颤加重，且运动或情绪激动时明显，休息或安静时减轻，睡眠中消失，可伴有疼痛。

痉挛性斜颈 其伴发的震颤是 DT 的典型代表。患者在病程早期可表现为不自主的点头或摇头（称为"yes-yes"或"no-no"样）震颤。该病伴发的震颤可能为迈纳特（Meynert）基底核受损引发。

书写痉挛 成年人常见的动作性震颤，尤其是从事文字工作者。多数起病隐袭，缓慢进展，部分患者有阳性家族史。目前认为其发病与基底核及丘脑，尤其是与壳核的功能障碍有关。根据手部震颤出现的不同情况，可将其分为两型：①仅限于书写时出现的震颤，称为任务诱导型。②书写及保持书写姿位时均有震

nǎojīshuǐ

脑积水（hydrocephalus） 各种原因导致脑脊液分泌过多、循环受阻或吸收障碍而致脑脊液在脑室系统或蛛网膜下腔（又称蛛网膜下隙）内淤积并不断增长的病理现象。

分类 脑积水有多种分类方法，具体如下。

根据脑脊液动力学变化分类 ①梗阻性脑积水：脑脊液循环通路阻塞引起吸收障碍，脑室系统不能与蛛网膜下腔有效沟通，导致阻塞部位以上的脑室系统脑脊液蓄积，如肿瘤、寄生虫病、中脑导水管先天性病变等所引发的脑积水。②交通性脑积水：指脑脊液循环过程中阻塞部位在脑室系统以外，蛛网膜下腔或脑脊液吸收的终点即蛛网膜颗粒处，如头部外伤、脑血管病变出血、颅内感染、手术后导致蛛网膜下腔粘连，可造成交通性脑积水。

根据脑脊液蓄积的解剖部位分类 ①内部性脑积水：脑积水发生在脑室系统内。②外部性脑积水：脑积水发生在脑皮质表面蛛网膜下腔。

根据临床发病的时间分类 ①急性脑积水：疾病发生的病程在1周内。②亚急性脑积水：病程在1个月内。③慢性脑积水：病程在1个月以上。

根据临床表现分类 ①症状性脑积水：临床上有相应的颅内压增高、记忆力下降、共济失调及膀胱直肠功能障碍等。②非症状性脑积水：无相应的临床症状及体征。

根据病理生理分类 ①静止性脑积水：大多用于形容脑积水无进展，无有害后遗症，可不需分流手术治疗。②活动性脑积水：大多描述为脑积水存在进展，存在有害后遗症，必须手术治疗。

特殊类型脑积水 ①正常压力性脑积水：有两种情况，患者平时脑脊液压力偏低，患病后脑脊液压力上升，出现临床表现，虽然测量的脑脊液压力绝对值正常或处于正常上限，但对患者而言脑脊液压力已增高；脑脊液压力波动幅度较大，有时正常，有时高达正常压力的数倍，同时有脑积水的临床表现。②代偿性脑积水：临床上无脑积水的症状和体征，仅表现为局限性或弥漫性脑容积减少，减少部分被脑脊液填充，使脑脊液的绝对值增加，脑脊液超常增加代偿了脑容积减少，而维持了颅内压的正常。

病因 婴儿、儿童及成年人引起脑积水的病因略有不同。

婴儿和儿童 可分为先天性和获得性病因。

先天性病因 ①畸形导致的中脑导水管狭窄：占全部新生儿脑积水病例的10%。②丹迪-沃克（Dandy-Walker）综合征：占全部新生儿脑积水病例的2%~4%。③1型和2型阿诺德-基亚里（Arnold-Chiari）畸形。④室间孔发育不全。⑤先天性弓形虫病。⑥比克斯-亚当斯（Bickers-Adams）综合征：一种X染色体连锁性脑积水，占男性脑积水病例的7%，以中脑导水管狭窄和严重智力发育迟缓为特征。

获得性病因 ①占位性病变：通常为肿瘤，也可为囊肿、脓肿或血肿。②脑室内出血：可能与早产、颅脑损伤、血管畸形破裂有关。③感染：脑膜炎和脑囊虫病等。④静脉窦压力增高：与软骨发育不全、某些头颅狭小等有关。⑤医源性：维生素A过多症可通过增加脑脊液分泌或增加血-脑屏障通透性导致脑积水。

⑥特发性脑积水。

成年人 ①蛛网膜颗粒阻塞，如蛛网膜下腔出血可导致约1/3的脑积水病例。②特发性脑积水，也占脑积水的1/3。③颅脑损伤、肿瘤可造成脑脊液循环途径中任何部位的阻塞。④后颅窝手术可通过阻断正常的脑脊液循环通路造成脑积水。⑤先天性中脑导水管狭窄。⑥脑膜炎等。

临床表现 因年龄、病因、梗阻部位、持续时间和起病速度等不同可有不同的临床表现。

症状 婴儿、儿童和成年人的表现可有不同。

婴儿 进食情况差、易激惹、活动减少和呕吐。

儿童 智力发育迟缓；头痛，清晨开始；颈部疼痛，提示小脑扁桃体疝；呕吐，上午更加明显；视物模糊，视盘水肿和继发性视神经萎缩的后果；复视，与单侧或双侧展神经麻痹有关；可出现与第三脑室扩大相关的发育障碍，导致肥胖、早熟和（或）青春期延迟；继发痉挛状态的行走困难，脑积水使脑室周围的锥体束伸展，首先累及下肢。

成年人 头痛、颈部疼痛、恶心、呕吐、视物模糊、复视、行走困难、嗜睡、二便失禁（提示额叶明显破坏和进展期疾病）和认知功能减退（在老年人中可与其他类型的痴呆混淆）。

体征 体格检查主要从头围、眼底及步态等方面进行检查。

婴儿 ①头颅增大：头围为同龄人的98%百分位数或更大。②颅缝闭合不全：可看到或触及颅缝。③头皮静脉扩张：头皮薄且有光泽，静脉清晰可见。④囟门紧张：直立抱起不哭的婴儿时，前囟可能过分紧张。⑤落日征：婴儿颅内压增高的典型特征，双眼球下旋，上眼睑收缩，虹膜上方可以见到白色巩膜。⑥肢体张力增高：痉挛状态首先可累及下肢，原因是脑积水引起脑室周围锥体束纤维的伸展。

儿童 ①视盘水肿：如果颅内压增高不处理，可能导致视神经萎缩和视力丧失。②向上凝视不能：这是由于通过松果体上隐窝对顶盖的压迫所致。③麦克尤恩（Macewen）征：头部叩诊有"破壶音"。④步态不稳：与下肢痉挛状态有关。⑤头颅增大：虽颅缝闭合，但慢性颅内压增高会导致进行性头颅异常增大。⑥单侧或双侧展神经麻痹：继发于颅内压增高。

成年人 ①视盘水肿：如果颅内压增高不处理，将导致视神经萎缩。②向上凝视和调节反射不能：提示顶盖受压。③步态不稳：与躯干和肢体共济失调有关，下肢痉挛状态也可导致。④头颅增大。⑤单侧或双侧展神经麻痹。

辅助检查 主要依据影像学检查。

头部CT扫描 梗阻性脑积水可见脑室系统明显扩大，脑实质变薄；交通性脑积水可见额及额顶区蛛网膜下腔增宽，脑沟加深增宽，前部半球间裂增宽，基底池主要是鞍上池增大，脑室轻度扩大。

头部MRI扫描 可为脑积水病变部位和性质提供直接的影像学证据。表现为：脑室扩大程度与蛛网膜下腔大小不成比例；脑室前角膨出或呈圆形；第三脑室呈气球状，压迫丘脑，使下丘脑下移。

诊断 其诊断主要依据临床表现、体格检查和影像学检查。

鉴别诊断 需与脑萎缩、积水性无脑畸形、脑室扩大性的发育畸形等疾病相鉴别。

脑萎缩 ①脑积水造成的中线移位向对侧。②脑积水时脑沟变浅、变窄。③脑积水时脑池变窄，至少不增宽。④侧脑室内侧壁间角度为锐角。

积水性无脑畸形 一种神经胚胎形成后畸形，大脑完全或几乎完全缺失，颅骨和硬膜完整，颅腔内充满脑脊液。①脑电图：无皮质电活动。②CT、MRI：颅腔内大部分被脑脊液充填，看不到额叶、侧脑室额角；后颅窝结构基本完整。③超声：天幕上颅腔内充满脑脊液回声，大脑镰一般完整，无增厚，可移位；后颅窝结构基本完整。④脑血管造影：床突上颈内动脉无血流，后循环正常。

脑室扩大性的发育畸形 ①胼胝体发育不全：第三脑室扩大，侧脑室分离。偶伴发脑积水。②中隔-眼发育不全：视神经、视交叉及垂体漏斗发育不全，如透明隔缺如、裂脑畸形等。

处理原则 主要是外科治疗。

病因治疗 占位病变切除术、大脑导水管成形或扩张术、第四脑室正中孔闭塞成形术。

减少脑脊液形成 侧脑室脉络丛切除术、侧脑室脉络丛电烙术。

分流术 ①脑室和蛛网膜下腔、脑池沟通手术。②脑脊液引入体腔的手术。③脑脊液引入腹腔脏器的手术。④脑脊液引入心血管系统的手术。⑤侧脑室硬脑膜下腔分流术等。

（吴 江）

jīngshén fāyù chízhì

精神发育迟滞（mental retardation，MR） 中枢神经系统发育成熟前，大脑结构或功能受损致精神发育受阻或不全的综合征。农村患病率显著高于城市，是导致残疾、危害儿童身心健康并影响国民素质的严重疾病。按严重程度分为：轻度（智商50~69）；中度（智商35~49）；重度（智商20~34）；极重度（智商<20）。

病因 ①遗传因素：如染色体的数目、结构异常及遗传代谢性疾病等。②母孕期有害因素：感染、应用毒性物质和药物、妊娠期疾病、营养不良等。③围生期有害因素：缺氧、产伤、胎儿颅缝早闭等。④出生后有害因素：婴幼儿期感染、严重的颅脑外伤、营养不良、内分泌及代谢障碍性疾病、社会心理因素等。此外，尚有近半数患者病因不明。

诊断 诊断要点为：①起病<18岁，智商<70。②社会适应能力缺损，表现为个人生活能力和履行社会职能有明显缺陷。③如存在特殊疾病面容、症状体征等可作为重要的参考依据。标准化的智力量表可帮助进行心理测评。

鉴别诊断 需要与以下症状或疾病进行鉴别。

暂时性发育延缓 各种心理或躯体因素如营养不良、慢性躯体疾病、视听觉障碍等均可能影响儿童心理及智力的正常发育，但当这些原因去除后，心理发育速度可在短期内加速，赶上同龄儿童的智力水平。

儿童精神分裂症 精神症状会影响患者正常的学习、生活、人际交往等社会功能。但精神分裂症患者病前智力正常，有确切的疾病发生、发展过程及症状。

注意缺陷与多动障碍 可有注意力不集中、学习成绩差、社会适应能力差等表现，类似精神发育迟滞，但经检查其智力在正常范围内，督促下成绩可明显提高，服药治疗有显著效果。

儿童孤独症　除智力障碍以外，还有与智力发育水平不相当的突出的语言发育问题，明显的社会交往问题，常有兴趣范围缩窄和僵硬、刻板的行为方式，对非生命物体过分依恋。孤独症儿童智力的各方面发展不平衡，精神发育迟滞则是智力全面发育低下。

处理原则　早期发现、早期诊断、查明病因、早期治疗。对某些病因明确的代谢性疾病如苯丙酮尿症等可进行针对病因的治疗。对精神症状严重者可应用抗精神病药物治疗。此外，教育训练和行为指导也有一定疗效。

（吴　江）

năosǐwáng

脑死亡（brain death）　包括脑干在内的全脑功能完全丧失不可逆转的病理现象。1902 年，库欣（Cushing）等根据动物实验和临床观察首次提出脑死亡的概念，即当颅内压高于动脉压时，患者呼吸停止、症状恶化，在确信死亡后其心脏仍搏动的一段时间。1959 年，法国学者莫拉雷（Mollaret）和古隆（Goulon）在第 23 届国际神经学会上首次对脑死亡进行了描述，提出"昏迷过度"（Le Coma Dépassé）的概念，患者表现为长期用呼吸机维持呼吸、全身肌肉松弛、各种反射均消失、无自主呼吸、体温低及尿崩。1968 年，在第 22 届世界医学大会上，美国哈佛大学医学院脑死亡专题委员会在"不可逆性昏迷的定义"一文中，将不可逆昏迷称为脑死亡综合征，视为死亡的新标准。从此，脑死亡的命名被全世界广泛采用。1976 年，英国皇家医学会提出了脑死亡的定义，即完全不可逆性脑干功能消失。1981 年，美国医学协会杂志刊出

了死亡判定指南，并在研究医学生物学伦理和行为委员会上通过了确定死亡的医学、法律和伦理报告，统一了脑死亡的诊断标准，"一个人无论是循环呼吸功能不可逆的停止或是脑包括脑干功能不可逆的停止，就是死亡，应该宣布死亡"。1995 年，英国皇家医学会再次重申，脑死亡的定义是"意识功能不可逆丧失和呼吸功能不可逆丧失"，并建议将脑死亡改称为脑干死亡。

病因　①直接原因引起脑损害：如外伤、脑卒中、脑炎、脑膜炎、肿瘤等。②间接原因引起脑损害：如全身性疾病引起循环或呼吸系统障碍导致的脑缺氧；某些继发性、代谢性脑病所致的弥漫性脑损害；脑灌注压下降引起的酸中毒，使脑细胞缺血缺氧加重，致使脑细胞坏死，最后导致脑死亡。

诊断　1968 年，美国哈佛大学医学院最先提出脑死亡的诊断标准，以后法国、英国、日本等相继提出各自的诊断标准，但至今中国和外国尚无统一标准。中国卫生部脑死亡判定标准起草小组于 2009 年对成年人脑死亡判定标准进行修订，简介如下。

判定的先决条件　①昏迷原因明确：包括原发性脑损伤和继发性脑损伤。②排除了各种原因的可逆性昏迷：包括急性中毒、低温（直肠温度≤32℃）、严重电解质紊乱及酸碱平衡失调、严重代谢及内分泌障碍等。

临床判定　①深昏迷：拇指分别强力压迫患者两侧眶上切迹或针刺面部，不应有任何面部肌肉活动。格拉斯哥昏迷评分（Glasgow coma score，GCS）为 3 分。②脑干反射消失：包括瞳孔对光反射、角膜反射、头眼反射、

前庭眼反射、咳嗽反射等。③无自主呼吸：靠呼吸机维持，自主呼吸激发试验证实无自主呼吸。以上 3 项必须全部具备。

确认试验　①正中神经短潜伏期体感诱发电位：显示 N9 和（或）N13 存在，P14、N18 和 N20 消失。②脑电图：显示电静息，未出现>2μV 的脑电波活动时，符合脑电图脑死亡判定标准。③经颅多普勒超声检查：显示颅内前循环和后循环呈振荡波、尖小收缩波或血流信号消失。以上 3 项确认试验至少具备 2 项。

判定时间　临床判定和确认试验结果均符合脑死亡判定标准者，可首次判定为脑死亡。首次判定 12 小时后再次复查，结果仍符合脑死亡判定标准者，才可最终确认为脑死亡。

判定步骤　①进行脑死亡临床判定，符合判定标准（深昏迷、脑干反射消失、无自主呼吸）的进入下一步。②进行脑死亡确认试验，至少 2 项符合脑死亡判定标准的进入下一步。③进行脑死亡自主呼吸激发试验，验证自主呼吸消失。上述 3 个步骤均符合脑死亡判定标准时，确认为脑死亡。

实施脑死亡立法的社会意义　①有利于科学地确定死亡时间：传统意义上的心搏、呼吸停止不能科学地判断死亡时间，现代人工低温医学研究显示，体温降至-5~5℃、心搏及呼吸完全停止数小时后，经过复温生命活动可以恢复。脑死亡一旦发生，无一例复苏成功，即脑死亡是不可逆的。全脑死亡一旦发生，就应及时宣告个体死亡，可更加准确地确定死亡时间。②为器官移植提供更多的供体：脑死亡的器官是最佳器官移植供体。移植器官须

在有血供时从供体上取出，所以在脑死亡后、心搏未停止前且有血压的情况下，摘取移植器官最理想，成活率较高。脑死亡标准从开始提出就与器官移植紧密联系，患者在被移植走任何维持生命的重要器官（如心脏、全肝或双肾等）前必须确定为死亡。若脑死亡立法，则为器官移植提供更好的法规，使很多垂危患者可得到再生的机会，不仅有利于患者和社会，而且有利于医学发展。"器官移植"需有患者生前申请和需经患者家属的首肯。

（吴 江）

tóngkǒng duìguāng fǎnshè

瞳孔对光反射（pupillary light reflex）

光线照射瞳孔后，瞳孔产生缩小反应的现象。分为直接对光反射和间接对光反射。①直接对光反射：是指被光线直接照射的瞳孔出现缩小的现象。②间接对光反射：是指光线照射一侧瞳孔时，未被照射的另一侧瞳孔也出现缩小的现象。

瞳孔接受交感神经（支配瞳孔散大肌）和副交感神经（支配瞳孔括约肌）支配，调节瞳孔缩小及开大功能。瞳孔对光反射传入神经是视神经，反射中枢在中脑缩瞳核，传出神经是动眼神经。传导路径是：视网膜→视神经→视交叉→视束→中脑顶盖前区→两侧缩瞳核→动眼神经→睫状神经节→节后纤维→瞳孔括约肌。

光反射传导通路上任何部位受损都可引起瞳孔对光反射减弱或消失，瞳孔散大。常见病因包括视神经炎、脑血管病、肿瘤、外伤等。一侧视神经损伤时，瞳孔光反射路径的传入部分中断，若光照患侧瞳孔时，两侧瞳孔均无反应，但光照健侧瞳孔时，两侧瞳孔都缩小，此为患侧眼直接对光反射消失，间接对光反射存在。当一侧动眼神经损伤时，瞳孔对光反射路径的传出部分中断，无论光照哪一侧，患侧瞳孔都无反应，此为患侧眼直接和间接对光反射都消失。

（彭 斌）

Huònàzhēng

霍纳征（Horner sign）

交感神经损害时，出现病变侧瞳孔缩小、睑裂变小、眼球内陷及面部无汗的病理现象。其中瞳孔缩小是核心体征。

交感神经自下丘脑交感神经中枢发出，沿中脑、脑桥、延髓至脊髓交感中枢，脊髓交感中枢发出节前纤维至颈上交感神经节换元，节后纤维至颈内动脉、颈外动脉形成交感神经丛，发出纤维分别支配瞳孔扩大肌、上睑板肌、眼眶肌及汗腺，交感神经通路的病变可出现瞳孔缩小及眼睑下垂等症状，其中延髓、脊髓交感中枢、颈交感神经节病变可引起完全的霍纳征。

病因多样，脑桥病变时瞳孔明显缩小，多见于深度昏迷；延髓病变可见于脑血管病、炎症、多发性硬化等；颅底病变（肿瘤、三叉神经损伤等），颈部病变（外伤、骨折、颈交感神经节封闭、肿瘤、臂丛神经及颈内动脉夹层等）及肺尖部病变（肺癌、气胸）也可引起霍纳征。双侧霍纳征罕见，见于自主性周围神经病。

（彭 斌）

Ā Luó tóngkǒng

阿·罗瞳孔（Argyll Roberston pupil）

中脑顶盖前区病变导致光反射通路受损，出现瞳孔对光反射消失而调节反射存在的病理现象。1869 年由阿盖尔·罗伯逊（Argyll-Roberston）首先描述而得名。正常人由远而近注视近物时，会出现双眼会聚及瞳孔缩小的反射，分别称为辐辏反射与调节反射。①辐辏反射传导通路：由远而近的视觉变化经视觉通路传导至枕叶与额叶的注视中枢，辐辏反射的冲动自注视中枢下行至中脑正中核，由正中核发出纤维经两侧动眼神经进入两眼内直肌，使双眼内收、汇聚。②调节反射传导通路：视觉冲动经视通路传导至中脑顶盖前区，换元后发出纤维终止于双侧缩瞳核（E-W 核），再由缩瞳核发出纤维支配瞳孔括约肌，出现双眼瞳孔缩小。当中脑顶盖前区病变时，调节反射通路受损，视觉冲动不能传导至双侧缩瞳核，导致瞳孔对光反射消失，由于辐辏反射与调节反射传导通路不同，辐辏反射通路并未受累，因此，双眼内收汇聚动作依然保留。

典型临床表现为由远而近注视物体时双侧瞳孔缩小，大小不等，边缘不规则，瞳孔对光反射消失，双眼可以内收汇聚。多见于梅毒患者，也可见于糖尿病、多发性硬化等。

（彭 斌）

bìnglǐ fǎnshè

病理反射（pathologic reflex）

锥体束受损时，大脑失去对脑干和脊髓的抑制作用而出现的各种异常反射。原始的脑干和脊髓反射，正常状态下受锥体束的抑制并不出现，在两岁以前锥体束尚未发育完整时尚可引出。病变累及锥体束时可出现病理反射，如脑、脊髓血管病、肿瘤、炎症、外伤和神经系统遗传变性病等。在某些昏迷、麻醉的患者中可出现一过性病理反射。

病理反射以巴宾斯基（Babinski）征为常见形式，用钝头棉签等物划患者足底外侧缘，由后向前至小趾根部并转向内侧，出现蹬趾背屈、其余四趾呈扇形分开的体征，尤以蹬趾背屈为特征性表现，该征阳性提示锥体束受损。其他病理反射包括刺激下肢不同部位时出现的上述体征；如查多克（Chaddock）征（沿外踝下方足背外缘由后向前划至趾关节处）、奥本海姆（Oppenheim）征（用拇指及示指沿胫骨前缘用力自上向下推进）、戈登（Gordon）征（用手挤捏腓肠肌）和贡达（Gonda）征（用手紧压第四趾或小趾后快速松开）等，这些病理反射的临床意义同巴宾斯基征。脊髓完全性横贯性损害时可出现脊髓自动反射，刺激下肢任何部位都可出现双侧巴宾斯基征和双下肢屈曲，是巴宾斯基征的增强形式。病理反射是确定锥体束损害的体征，但很多因素影响对病理反射的判断，如检查者操作手法、患者紧张、疼痛过敏、不自主运动等，临床常需结合其他体征和检查综合判断。

（彭　斌）

nǎomó cìjīzhēng

脑膜刺激征（meningeal irritation sign）　脑膜病变致脑膜、脊神经根受到刺激后，肌肉出现反射性痉挛的病理现象。其为提示脑膜病变的重要体征。常见病因包括炎症（如各种病因导致的脑膜炎）、血管病变（如蛛网膜下腔出血）、肿瘤（如脑膜癌病）及外伤等。脑膜刺激征主要有如下几种形式。①颈强直：患者仰卧，双下肢伸直，头部被动屈曲时出现颈部僵硬或不适感，下颌不能触及胸骨柄，表明存在颈强直。在检查老年颈椎病患者时应注意鉴别。②凯尔尼格（Kernig）征：患者仰卧，膝关节屈曲呈直角，检查者缓慢抬起小腿作伸直的动

作，当膝关节与小腿间的夹角小于135°就出现阻力并伴有大腿后侧及腘窝部疼痛，为该征阳性。③布鲁津斯基（Brudzinski）征：患者仰卧，双下肢伸直，头部被动前屈时出现双侧髋、膝关节不自主屈曲，为该征阳性。有时脑膜刺激征检查需同其他体征鉴别。坐骨神经痛、腰椎局部疾病时凯尔尼格征与拉塞格（Laseque）征可能均为阳性，结合是否合并其他脑膜刺激征可资鉴别。

（彭　斌）

jīdiàntú

肌电图（electromyography，EMG）　检查肌肉安静状态、随意收缩以及周围神经受刺激时的各种电特性的技术。包括广义EMG和狭义EMG，广义EMG通常指神经传导速度测定、重复神经电刺激、各种反射、单纤维肌电图、巨肌电图、扫描肌电图、表面肌电图及运动单位计数等；狭义EMG指同心圆针极EMG，又称常规EMG。该条目只讨论常规EMG。

适应证　脊髓前角细胞及其以下的病变，即所有下运动神经元病变。

禁忌证　出血倾向、血友病、血小板计数<50×10⁹/L者要核对。乙型肝炎、人类免疫缺陷病毒阳性和克－雅病（Creutzfeldt-Jakob disease）者必须使用一次性针电极检测。

检查方法　包括以下内容。

检测指标　①插入电位：肌肉安静状态下测得。针电极插入肌肉，由于机械损伤而出现的电位。②自发电位：也在肌肉安静状态下测得。包括终板噪声和终板电位（正常自发电位）、正锐波、纤颤电位、束颤电位、复合重复放电、肌强直放电、肌颤搐

电位等。③运动单位动作电位（motor unit action potential，MUAP）：肌肉小力收缩时测得。记录其时限、波幅、多相波百分比、面积和转折。时限：MUAP偏离基线到返回基线所经历的时间，可以反映运动单位内肌纤维的电活动；波幅：采用峰-峰值计算，反映大约直径1mm范围内记录的5~12根肌纤维的综合电位波幅；多相波：反映同一运动单位中肌纤维传导的同步化程度。④募集电位：肌肉大力收缩时测得。记录其类型及波幅。

参数设置　设置滤波20~10 000Hz；扫描速度：静息电位和MUAP测定时为5~10ms/D，募集电位测定时为100ms/D；灵敏度：静息电位和MUAP测定时为100μV/D，MUAP波幅较高时也可调整为200~500μV/D，募集电位测定时为1mV/D，可根据波幅峰-峰值高度调整。

检测步骤　①首先进行详细的神经系统检查，明确检测目的，确定需要检测的神经和肌肉。先进行神经传导测定，再进行针极EMG测定。②向患者解释需要进行检测的内容，告知即将进行检查可能带来的不适，取得患者的信任和配合。③测定每块肌肉前，使患者处于合适的体位，保证其能充分放松和便于用力。对患者进行放松、小力收缩、大力收缩的训练，同时判断进针部位。④消毒局部皮肤，将针电极快速刺入肌肉。首先在肌肉放松状态下观察自发电位，观察屏幕上的波形，监听声音，要做到多个部位均探测到；然后嘱患者小力收缩肌肉，测定单个MUAP的各项参数；最后嘱患者尽最大力量收缩肌肉，测定和记录募集电位。⑤检测完毕后从肌肉中快速拔出针

电极，用无菌棉签压迫进针部位。

判断标准 包括以下内容。

插入电位 针电极插入肌肉，由于机械损伤可出现插入电位，停止进针后，插入电位即刻消失。插入电位延长或增加，见于神经源性或肌源性损害；插入电位减少或消失，见于肌肉纤维化或肌肉为脂肪组织替代。

自发电位 在电静息状态时除终板区外，无任何电位。①纤颤电位或正锐波：一般在失神经支配2周后发生，可见于轴索损害和肌病活动期。②束颤电位：为单个运动单位的不规则发放，可见于前角细胞病变、神经根病或脱髓鞘性周围神经病，也可见于15%正常人。只有当束颤电位和其他自发电位同时出现才有意义。③肌强直放电：为肌肉自主收缩后或机械刺激后的不自主强直放电，发放过程中波幅逐渐降低，频率逐渐减慢，似轰炸机俯冲的声音。多见于先天性肌强直、萎缩性肌强直、先天性副肌强直。

MUAP ①宽时限、高波幅的MUAP：一般于轴索损伤后数个月才出现，与神经纤维对失神经支配的肌纤维再支配导致单个运动单位的范围增大有关，是慢性神经源性损害的典型表现。②短时限、低波幅的MUAP：是肌源性损害的典型表现，与肌纤维坏死后，运动单位内有功能的肌纤维减少导致运动单位变小有关。③多相电位：正常电位多为3相或4相波，一般肌肉多相波百分比不超过20%。多相波百分比增高可见于神经源性损害，也可见于肌源性损害。

募集电位 募集电位正常为干扰相或混合相，峰-峰值正常为2~4mV。①单纯相：表现为单个清晰可辨的MUAP，呈"栅栏样"，见于下运动神经元损害。出现神经再支配时，募集电位峰-峰值常>4mV。②病理干扰相：募集电位为干扰相，但峰-峰值<2mV，见于肌源性损害。

临床意义 在疾病的发现、诊断、鉴别、临床定位、病情的判断和预后的评估等方面都有重要意义。

疾病的早期发现 有助于发现亚临床病变或易被忽略的病变，如运动神经元病的早期诊断。

疾病的诊断与鉴别 根据MUAP参数的改变，可以明确神经源性损害和肌源性损害，而神经肌肉接头病变EMG通常正常。①神经源性损害：典型表现为时限增宽、波幅增高和多相波百分比增加的MUAP；募集电位呈单纯相，可出现正锐波、纤颤电位和束颤电位等异常自发电位。对于神经源性损害，应通过检查确定神经源性损害的分布范围，是否符合单神经损害、多发性周围神经损害、单肢神经源性损害或者广泛神经源性损害。②肌源性损害：典型表现为时限缩短、波幅降低和多相波百分比增加的MUAP，募集电位呈病理干扰相。如肌炎患者出现正锐波和纤颤电位，提示病变可能处于活动状态。

临床定位 EMG和感觉神经传导速度测定相结合，可以对病变的定位提供帮助。感觉神经动作电位波幅降低有助于鉴别神经丛和神经根的病变。

判断病情及预后 神经源性损害如果有大量的自发电位，提示进行性失神经；肌源性损害，特别是炎性肌病时，如果可见大量自发电位提示活动性病变，为选择治疗方案提供依据。

疗效评估 EMG是评估疗效的客观指标。治疗前后的对比测定更有意义。

（崔丽英 刘明生）

shénjīng chuándǎo sùdù cèdìng

神经传导速度测定（nerve conduction velocity study） 评价运动神经和感觉神经传导功能的电生理检查。又称神经传导测定。是临床最常用、无创的神经电生理检查。神经传导速度（nerve conduction velocity，NCV）测定通常包括运动神经传导速度（motor nerve conduction velocity，MCV）测定和感觉神经传导速度（sensory nerve conduction velocity，SCV）测定，其中SCV包括顺向测定和逆向测定。NCV通常反映有髓神经纤维的传导功能，不能反映无髓痛觉纤维或自主神经的功能。

适应证 ①周围神经感觉纤维和运动纤维功能状态的评价。②周围神经病、神经根病的诊断和鉴别诊断。

检查方法 分为MCV测定和SCV测定。

MCV测定 包括以下内容。

电极放置 可用针电极或表面电极记录，临床上多采用表面电极。记录电极（R1）置于受检肌肉的肌腹中央，参考电极（R2）置于远端该肌肉的肌腱上，刺激电极置于支配该肌肉的神经干上，并使阴极更接近记录电极，地线（G_0）置于记录电极和刺激电极之间。

参数设置 刺激输出为方波脉冲，刺激时限一般0.1毫秒，灵敏度2~5mV/D，扫描速度2~5ms/D；刺激强度采用超强刺激，25~100mA，先从低强度刺激开始，逐渐增加刺激强度，可见诱发出的复合肌肉动作电位（compound muscle action potential，CMAP）波幅不断增加，直到CMAP波幅不再增加为止，再将相应的刺激强度增加 20%，此时的刺激即为超强刺激。用上述方法分别在神经干远、近端不同点给予刺激，分别记录远、近端诱发出的 CMAP 的参数，测量两个刺激点之间的距离，可求出运动神经传导速度。

检测指标　①潜伏期：一般测定起始潜伏期，指刺激开始至 CMAP 起点之间的时间。远端刺激点的潜伏期称运动末端潜伏期（distal motor latency，DML）。潜伏期由 3 部分时间组成：刺激点远端的神经末端、神经肌肉接头以及肌纤维上传播的时间。起始潜伏期反映最快神经纤维的传导功能。②CMAP 波幅和面积：测定负相波或峰-峰值的波幅和面积，负相波的波幅和面积与除极神经纤维的数量成正比。③运动神经传导速度：记录电极（R1）位置不变，在神经远近端两点进行刺激可获得两个不同的 CMAP，从而获得两个起始潜伏期 L1、L2，两个刺激点的距离为 D，D/（L2-L1），即为传导速度，反映最快神经纤维的传导速度。④CMAP 时限：为 CMAP 偏离基线至回到基线之间的时间。一般采用负相波的时限，反映神经纤维传导的一致性，用于分析波形离散的程度。

SCV 测定　包括以下内容。

电极放置　顺向刺激时，刺激电极的阴极（S1）置于近端，阳极（S2）置于远端，R1 置于神经远端，R2 置于神经近端，G₀ 置于刺激电极和记录电极之间；逆向刺激正好相反，刺激电极沿神经放置，S1 置于远端，S2 置于近端，R1 置于近端，R2 置于远端。

参数设置　由于感觉电位的波幅较低，可将灵敏度调至 $10\sim20\mu V/D$，刺激时限一般为 0.1 毫秒，刺激强度采用超强刺激，一般 $10\sim30mA$。

检测指标　主要包括潜伏期、传导速度和波幅。①潜伏期：一般采用刺激伪差至感觉神经动作电位（sensory never action potential，SNAP）第 1 个正相波峰顶之间的时间作为潜伏期。起始潜伏期反映最快神经纤维的传导情况。②SNAP 波幅：多采用峰-峰值波幅，第 1 个负相波和正相波峰顶之间的距离。负相波的波幅与除极神经纤维的数量成正比；③感觉神经传导速度：测量刺激点与 R1 间的距离 D，传导速度 = D/L。当以第 1 个正相波计算潜伏期时，反映最快神经纤维的传导速度。

影响因素　①温度：温度下降，传导速度减慢，潜伏期延长，波幅也可降低。临床检查中，应保证测定肢体表面的温度>32℃。②年龄：正常足月新生儿的神经传导速度约为成年人一半，3～5 岁接近成年人；成年人期后，传导速度随年龄增大而略微减慢，波幅也轻度降低，60 岁以上尤为明显。③不同神经及节段：上肢神经传导速度较下肢快，波幅也较下肢高，近端较远端传导快，但波幅较远端低。④性别和身高：性别之间无明显差异，身高对感觉和运动神经传导速度的影响不明显。

临床意义　在周围神经功能评价，周围神经病、神经根病的诊断和鉴别诊断中有重要作用。

脱髓鞘性周围神经病　NCV 有助于发现脱髓鞘的证据，通过动态监测 NCV 还有助于判断病情及治疗效果。急性和慢性炎性脱髓鞘性多发性神经根神经病等获得性脱髓鞘性神经病行 NCV 可以发现脱髓鞘的改变，典型表现为

DML 明显延长、MCV 明显减慢、运动神经传导阻滞、异常波形离散，而 CMAP 波幅轻度下降。病变早期 CMAP 波幅下降可能是传导阻滞所致，要随诊；后期则以传导速度减慢、波形离散为主，CMAP 波幅也可降低。感觉传导可以正常。遗传性脱髓鞘性神经病如遗传性运动感觉性周围神经病 I 型，其典型表现为上下肢周围神经 MCV 和 SCV 明显减慢，MCV 低于正常值的 50%，CMAP 和 SNAP 的波幅也可降低。

轴索性周围神经病　多见于代谢、中毒、营养缺乏性、免疫性、遗传性、结缔组织病和内分泌相关神经病，NCV 可提供轴索损害的依据，判断受累神经纤维的类型，确定神经受累的范围，为诊断提供线索，还可判断轴索损害的程度和预后。主要表现为 CMAP 和（或）SNAP 波幅明显降低，而 MCV 和（或）DML 以及 SCV 正常或轻度减慢。

嵌压性单神经病　最常见为腕管综合征，可见正中神经 DML 延长，CMAP 波幅通常正常，SCV 减慢和（或）SNAP 降低，DML 异常是选择手术的指征。肘管综合征可出现尺神经经肘管处 SCV 和 MCV 明显减慢；腓总神经在腓骨小头处嵌压性病变时常见腓骨小头上、下节段 SCV、MCV 减慢，也可见传导阻滞或异常波形离散，DML 和远端感觉传导速度和波幅可以正常。

神经根病变　颈神经根病变或腰骶神经根病变累及前根时，可出现相应支配区肌肉神经源性损害和（或）运动传导异常，由于很少累及后根神经节，感觉传导测定一般正常。NCV 检查时可出现 CMAP 波幅降低或 MCV 轻度减慢，取决于受损的严重性，

SCV 和 SNAP 波幅通常正常。

臂丛病变 臂丛病变同时影响运动和感觉神经，由于神经丛感觉纤维位于后根感觉神经节的远端，因此病变时感觉传导异常，与根性病变不同。NCV 检查可见 SNAP 波幅降低。

肌萎缩侧索硬化 其诊断主要依靠肌电图，但 NCV 检查有助于疾病的鉴别诊断，如慢性炎性脱髓鞘性多发性神经病、多灶性运动神经病等。NCV 表现为感觉传导正常，MCV 可有轻微减慢以及 CMAP 波幅降低，与肌肉萎缩的程度明显相关，不存在传导阻滞。

（崔丽英 刘明生）

F bō

F 波（F wave） 神经干在超强刺激下，在复合肌肉动作电位 M 波后出现的一个迟发的运动反应。F 波的命名来源于英文单词 "foot"，最早由麦格拉德里（McGladery）和麦克杜格尔（McDougal）于 1950 年在足部肌肉记录到的。

原理 检测 F 波时，使用超强刺激，电极置于神经干远端的皮肤表面，神经冲动除了顺行传导到远端的肌纤维外，尚需沿神经逆行传导到脊髓的运动神经元。顺行的神经冲动到达肌纤维后引起肌肉收缩，产生复合肌肉动作电位（compound muscle action potential，CMAP），即 M 波。逆行的冲动到达脊髓前角运动神经元形成突触后，其神经冲动再顺行传导到达肌肉，在 M 波的后面产生一个小的动作电位，即 F 波，其代表了 1%~5% 的肌纤维的动作电位，因此其波幅通常也只有 M 波的 1% 左右。F 波的传入纤维和传出纤维均为纯运动纤维，没有感觉神经传入，因此不是一个真正的反射。每次刺激兴奋不同

数量的前角运动神经元，因此每个 F 波的波形、波幅和潜伏期均有一定的差异。F 波可以在任何一条运动神经上记录到，但腓总神经有时较难诱出。F 波可以反映近端运动神经的功能，有助于神经根病变的诊断，补充常规运动神经传导测定的不足。

适应证 神经根和近端运动神经病变的诊断和鉴别诊断。

检查方法 包括以下内容。

电极放置 电极摆放方法与常规的运动神经传导测定远端刺激时一样。记录电极（R1）置于受检肌肉的肌腹中央，参考电极（R2）置于远端该肌肉的肌腱上，刺激电极置于支配该肌肉的神经干上，并使阴极朝向近端以避免阳极阻断，地线（G_0）置于记录电极和刺激电极之间。

参数设置 刺激输出为方波脉冲，滤波 10~3000Hz，灵敏度 200μV，根据检测神经的长度将扫描速度设为 5~10 毫秒，刺激强度需要采用超强刺激。每个 F 波的潜伏期都不同，因此必须连续刺激 10~20 次，以测量 F 波的潜伏期和出现率。

检测指标 包括 F 波的出现率、潜伏期或传导速度。①出现率：是将 F 波出现的数目除以刺激的次数而得，正常出现率通常为 80%~100%。②潜伏期：变化很大，主要因为每次刺激兴奋的运动神经元的数量不同，而且神经传导的快慢也不同。最短潜伏期代表了大而快的运动纤维，最长潜伏期则代表了小而慢的运动纤维。③传导速度：可以通过测量刺激点到相应的脊髓节段的长度（检测正中神经时测量 C_7 棘突到腕横纹的距离）进行计算。冲动从刺激点传到脊髓再返回刺激点，因此将这个长度乘 2（2D）。

F 波的平均潜伏期和 M 波潜伏期之差再减去 1 毫秒（1 毫秒是冲动在脊髓前角细胞传导的时间）代表从刺激点到脊髓再返回刺激点的时间。

$$F 波传导速度 = 2D/(F-M-1)$$

判断标准 F 波出现率下降、潜伏期延长、传导速度下降均可视为 F 波异常。尽管 F 波通常用来评估近端神经的功能，但实际上反映的是全部神经的传导功能，在运动末端潜伏期延长时也可以引起 F 波潜伏期的延长，周围神经病造成神经传导明显减慢时也可出现 F 波潜伏期的延长，所以，在判断 F 波的结果时，要将这些因素考虑在内。

临床意义 大多数周围神经病 F 波潜伏期可以正常或轻度延长，但以神经根损害为主的病变，F 波的潜伏期可以明显延长。当刺激点远端正常时，F 波异常可以提示神经根、神经丛、近端运动神经的病变。

神经根神经病的诊断 如急性炎性脱髓鞘性多发性神经病和慢性炎性脱髓鞘性多发性神经病等。前者早期可以仅表现为 F 波出现率降低或潜伏期延长，而常规神经传导测定完全正常。F 波传导速度减慢，常提示近端存在脱髓鞘病灶。

颈椎病、腰椎病、神经根病变的辅助诊断 F 波的检测对于 C_8~T_1 和 L_5~S_1 神经根病的判断有一定的价值，F 波异常可以提示这些神经根的近端存在病变。

运动神经元病 由于前角运动神经元变性坏死，对逆行冲动有反应的前角运动神经元数量减少，可出现 F 波出现率下降，波形相同的 F 波数量增多。

（崔丽英 刘明生）

chóngfù shénjīng diàncìjī

重复神经电刺激（repetitive nerve stimulation，RNS）

以一定频率超强重复刺激运动神经干，在其支配的肌肉记录复合肌肉动作电位，观察波幅变化情况的电生理检查。1895 年，乔利（Jolly）使用次强的机械刺激重复刺激重症肌无力患者的神经干，观察到肌肉收缩的程度逐渐减弱；1941 年，哈维（Harvey）和马斯兰（Masland）首先通过刺激尺神经记录肌肉动作电位的变化，诊断重症肌无力。此后，RNS 在临床上得到广泛应用，公认为特异性评价神经肌肉接头功能的神经电生理检查方法。

适应证 神经肌肉接头疾病的诊断，如重症肌无力、兰伯特-伊顿肌无力综合征等。

检查方法 包括以下内容。

电极放置 电极摆放位置与运动神经传导检查一样，刺激电极置于神经干，阴极靠近记录电极，记录电极（R1）置于该神经支配肌肉的肌腹上，参考电极（R2）置于肌腱上，地线（G_0）置于刺激电极和记录电极之间。

常用的检测神经 理论上所有运动神经都可以行 RNS，常用的有尺神经、正中神经、副神经和面神经。由于神经肌肉接头病变主要累及近端肌肉，故通常选用近端神经支配的肌肉进行检测，阳性率相对较高。但近端肌肉检查时较难固定，伪差大而影响结果的准确性。远端肌肉则容易固定、易操作，伪差小，也常用于检测，但其阳性率较低，高频刺激时通常选择远端肌肉，如小指展肌等。临床检查时通常同时选用远端肌肉、近端肌肉和面部肌肉。①面神经：刺激部位为耳前，R1 置于眼轮匝肌，R2 置于对侧面部或鼻背上，G_0 置于同侧颧骨最上端。②腋神经：刺激部位为 Erb 点（锁骨中点向上 2～3cm），R1 置于三角肌肌腹，R2 置于肩峰，G_0 置于 Erb 点与三角肌之间。③副神经：刺激部位为胸锁乳突肌后缘，R1 置于斜方肌中点，R2 置于对侧肌腱，G_0 置于肩部。④尺神经：刺激部位为腕部尺神经，记录电极 R1 置于小指展肌肌腹，参考电极 R2 置于肌腱，地线 G_0 置于腕横纹处。

参数设置 扫描速度为 5～10ms/D，灵敏度为 0.1～5mV/D，刺激时限为 0.2 毫秒，刺激强度为超强刺激，即逐渐增加刺激量至出现稳定的波幅最高的复合肌肉动作电位（compound muscle action potential，CMAP）。然后再增加原刺激强度的 30%，在相应的肌肉上记录 CMAP。

刺激方法 ①低频刺激：刺激频率 ≤5Hz，刺激时间通常是 3 秒，计算第 4 或第 5 波比第 1 波波幅下降的百分比。②高频刺激：刺激频率 >5Hz，刺激时间为 3～20 秒，计算第 4 或第 5 波比第 1 波波幅下降的百分比和最后 1 波较第 1 波波幅升高的百分比。临床上也可以用强直后或活动后易化取代高频刺激。

判断标准 正常情况下神经干连续受刺激后，CMAP 波幅可有轻微递减或递增，低频刺激正常值为第 4 或第 5 波波幅较第 1 波下降 <15%（不同实验室的正常值标准不同），波幅下降达 10%～15% 及 15% 以上为波幅递减；高频刺激正常值为第 4 或第 5 波比第 1 波波幅下降 <30%，最后一波较第 1 波波幅升高 ≤50%，如波幅下降 >30% 为波幅递减，波幅升高 >100% 以上为波幅递增。

影响因素 ①电极固定：RNS 最大的技术难点在于如何很好地把记录电极固定在肌肉上，尤其是肢体近端的肌肉，如果在刺激过程中记录电极随着肌肉移动，就可能出现 CMAP 形态的改变，从而产生伪差。固定的目的是尽可能减少肢体、刺激器或记录电极在 RNS 过程中的移动。②刺激强度：必须是超强刺激，否则影响结果的判断。③温度：较低也可影响检测结果，RNS 检测时，应将皮温控制在 32～36℃。④胆碱酯酶抑制剂：对检测结果有直接的影响。如果病情允许，一般在检测前 12～18 小时停用胆碱酯酶抑制剂，否则将会使波幅递减的幅度降低，出现假阴性，但应注意重症患者不能停药。

临床意义 主要用于神经肌肉接头疾病的诊断。

重症肌无力 是乙酰胆碱（ACh）受体抗体介导的、累及突触后膜的神经肌肉接头疾病，RNS 表现为低频刺激和高频刺激波幅均明显递减。

兰伯特-伊顿肌无力综合征 自身抗体直接作用于电压门控钙通道 Ach 释放的部位，导致突触前膜 Ach 量子式释放减少，引起神经肌肉接头传递障碍，通常伴有小细胞肺癌或其他肿瘤，RNS 表现为低频刺激波幅递减，高频刺激波幅明显递增。

肉毒毒素中毒 肉毒毒素可结合于神经末梢突触前膜受体，抑制 Ach 的释放，引起神经肌肉接头传递障碍。低频重复电刺激可见起始肌肉动作电位波幅减小，且有递减现象，快速连续刺激引起的易化作用不如兰伯特-伊顿肌无力综合征明显，但高频刺激也可见波幅递增现象。

（崔丽英 刘明生）

shùnmù fǎnshè

瞬目反射（blink reflex）

电刺激一侧三叉神经时，可在同侧眼轮匝肌记录到潜伏期短、波形简单的 R1 波，双侧眼轮匝肌记录到潜伏期长、波形相对复杂 R2 波的脑干反射。1896 年英国生理学家奥弗伦（Overend）首次通过叩击一侧前额部引出瞬目反射，1952 年库格尔伯格（Kugelburg）通过电刺激眶上神经在肌电图仪上引出瞬目反射并进行分析。

原理 瞬目反射是一种真正的反射，其反射弧共同的传入支为刺激侧的三叉神经眶上分支，传出支分别为双侧面神经运动分支。瞬目反射包含早发成分 R1 和迟发成分 R2 和 R2'。R1 是一种单突触反射，其通路为三叉神经→三叉神经感觉主核→同侧面神经核→同侧面神经，整个反射弧仅涉及 1~3 个中间神经元；R2 是一种多突触的反射，传入冲动经三叉神经进入脑桥后，沿三叉神经脊束下行到延髓，在投射到同侧和对侧的中间神经元之前，与外侧网状结构的中间神经元进行多突触联系，甚至可能涉及上丘及脑桥正中网状结构。

适应证 面神经、三叉神经及延髓和脑桥病变的辅助定位。

检查方法 包括以下内容。

电极放置 患者仰卧放松，眼睛微闭，用两个导联同时在左右两侧，记录电极置于双侧眼轮匝肌，参考电极置于记录电极外侧，刺激电极置于一侧眶上切迹（眶上神经）。

参数设置 滤波范围为 20~10 000Hz，灵敏度 100~500μV/D，扫描速度 5~10ms/D，脉冲电流时限 0.1~0.2 毫秒，刺激频率 0.5~2.0Hz，刺激强度 10~25mA。

检测步骤 眶上切迹刺激，从低刺激开始，逐渐加大刺激强度，直至引出稳定的反应波形为止。刺激同侧记录到的潜伏期约 10 毫秒的波形为 R1，双侧记录到的潜伏期约 30 毫秒的波形为 R2。一般重复刺激几次，选择波形稳定、重复性好的波形测量 R1、R2 的最短潜伏期。为避免适应性，再次刺激的间隔时间应在 10~30 秒。

判断标准 成年人瞬目反射的潜伏期相对恒定，为可靠的客观指标。R1 为 10 毫秒左右，R2 为 28~34 毫秒。R1 潜伏期侧间差通常 <1.2 毫秒；R2<5.0 毫秒。R1 和 R2 波幅的绝对值差异较大，临床意义较小。瞬目反射的异常主要表现为 R1 或 R2 的潜伏期延长或者波形缺失，R1 或 R2 潜伏期侧间差超过正常标准。

临床意义 瞬目反射异常可见于任何累及其传导通路的病变，特别是累及三叉神经、面神经和脑干的病变。在疾病的不同时期，瞬目反射会有不同表现，提示疾病的演变，可评价疾病的状态、判断疾病的预后等。

三叉神经病 三叉神经病变会出现瞬目反射传入型损害。不完全损害时刺激病变侧眶上神经，同侧 R1、R2 和对侧 R2 潜伏期均延长，刺激对侧时，所有反应潜伏期均正常；完全损害时，刺激病变侧，所有的反应均缺失，而刺激对侧时，所有的反应均正常。

面神经病 面神经病变（如面神经炎）会出现瞬目反射传出型损害。不完全损害时刺激病变侧眶上神经，出现同侧 R1、R2 潜伏期均延长，对侧 R2 正常，而刺激对侧时，对侧 R1、R2 正常，而病变侧 R2 潜伏期延长；完全损害时，刺激病变侧，病变侧 R1、R2 均缺失，对侧的 R2 正常，而刺激对侧时，对侧的 R1、R2 正常，而病变侧 R2 缺失。瞬目反射可有助于面神经病变预后的判断。

脑干病变 脑干病变部位和范围不同导致瞬目反射发生不同的改变。一侧脑桥中部病变累及三叉神经感觉主核或者发出投射到同侧面神经的脑桥中间神经元，刺激病变侧出现同侧 R1 潜伏期延长或缺失，而同侧和对侧 R2 均正常，刺激对侧时所有反应均正常；一侧延髓病变累及三叉神经脊束或脊束核或者投射到同侧面神经的延髓中间神经元，刺激病变侧出现同侧 R1 和对侧 R2 正常，同侧 R2 潜伏期延长或缺失，刺激对侧时，对侧 R1 和 R2 均正常，而病变侧 R2 潜伏期延长或缺失。

脱髓鞘性周围性多发性神经病 例如吉兰-巴雷（Guillain-Barré）综合征可同时累及双侧三叉神经和面神经，无论刺激哪一侧，所有反应的潜伏期都明显延长或消失。

眼睑痉挛或面肌痉挛 可出现瞬目反射的潜伏期缩短、波幅增高。

（崔丽英 刘明生）

H fǎnshè

H 反射（H reflex）

电刺激周围神经的感觉纤维所诱发的脊髓单突触反射。又称霍夫曼（Hoffmann）反射。1918 年因霍夫曼（Hoffmann）首次描述而得名。

原理 H 反射的传入部分来自肌梭的 Ia 类纤维，冲动经后根神经节传到脊髓的后角细胞后，与前角 α 运动神经元突触联系，再由 α 运动神经元发出轴突形成反射弧的传出部分，引起其所支配肌肉的收缩。检测时，通常在腘窝处刺激胫神经，在腓肠肌进行记录。尽管股神经和正中神经也能引出，但临床应用有限。H

反射一般在电刺激后 28~35 毫秒出现，而 M 波多在刺激后 3~5 毫秒后出现。H 反射和 F 波有所不同，前者传入通路为感觉神经，传出通路为运动神经，可以反映感觉神经近端的功能状态，而后者的传入传出通路均为运动神经。

适应证 神经根功能的评价和多发性周围神经病的早期诊断。

检查方法 包括以下内容。

电极放置 检查时患者俯卧位，踝部以软垫支托使膝关节屈曲呈 110°~120°，小腿充分放松。刺激电极阴极（S1）置于腘窝中部，以兴奋胫神经，阳极（S2）置于远端；记录电极（R1）置于腓肠肌，参考电极（R2）放在跟腱上，地线（G_0）置于刺激电极和记录电极之间。

参数设置 灵敏度设置为 200~500μV，扫描速度 10 毫秒，刺激时间 1 毫秒，选择性刺激 Iα 类纤维。H 反射最佳刺激强度是最大程度地兴奋 Ia 类纤维，且并未引出典型的 M 波，但在实际操作中，这种理想状态很难实现。从阈上刺激到次强刺激这一强度范围内，H 反射的波幅逐渐增大；当电流进一步增强时，H 反射的波幅逐渐减小而 M 波逐渐增大。因此检测时应从阈下刺激逐渐增大刺激强度，达到 M 波尚未出现而 H 波最大的状态。H 反射是一个正-负-正三相波，如果参考电极放在比目鱼肌上，则成为双向波。

检测指标 包括 H 反射的潜伏期、潜伏期侧间差。腓肠肌 H 反射潜伏期的正常值上限为 30~35 毫秒，潜伏期侧间差一般在 1.5 毫秒内。潜伏期或潜伏期侧间差超过以上标准，或者未引出，均视为 H 反射异常。但应注意，H 反射的潜伏期与腿长及身

高相关，而且随着年龄增长 H 反射引不出的比例逐渐增加，因此 H 反射潜伏期侧间差增大的意义更大，尤其是单侧病变。检测时应注意双侧对比，并结合临床表现和肌电图的结果下结论。

临床意义 ①神经根病变：H-反射可以用于反映神经根功能。腓肠肌最易记录到 H 反射，H 反射的潜伏期延长或波形缺失，可以提示 S_1 神经根病变。颈神经根 C_6~C_7 病变，桡侧腕屈肌的 H 反射也可表现异常，但正常人在上肢仅 70% 左右可以记录到 H 反射。②多发性周围神经病的早期诊断：H 反射异常可能是吉兰-巴雷综合征早期唯一的表现。糖尿病性、酒精性、尿毒症性和其他各种原因导致的多发性神经病也可引起 H 反射的潜伏期延长。

（崔丽英 刘明生）

dānxiānwéi jīdiàntú

单纤维肌电图（single-fiber electromyography, SFEMG）

通过记录面积很小的特殊针电极，选择性记录单个肌纤维动作电位的电生理检查。由斯塔尔贝里（Stalberg）和埃克斯泰特（Ekstedt）在 20 世纪 60 年代首先创立，于 20 世纪 80 年代以后开始在临床上应用。

适应证 神经肌肉接头功能的评价。

检查方法 包括以下内容。

电极放置 SFEMG 针电极为不锈钢套管，直径 0.5~0.6mm，内有一绝缘细铂丝，记录部位位于距针尖 3~5mm 处的旁开口处，直径 25μm。最常选择的肌肉是伸指总肌，其他包括肱二头肌、肱桡肌、三角肌、额肌、眼外肌、胫前肌及股四头肌外侧头等。根据患者是否能够较好的配合和针对不同疾病特点记录部位应该有

所不同。

参数设置 滤波频带 500~10 000Hz，扫描速度 0.5~1ms/D，灵敏度通常为 200μV/D，也可以根据所测电位的波幅进行调整。

检测指标 ①颤抖：指属于同一运动单位内的两条肌纤维连续放电时，两者潜伏期的差异。一般为微秒（约 10 微秒）水平。颤抖主要取决于神经肌肉接头传递时间的差异，反映了神经肌肉接头的传导功能。一般用平均波间期（mean inter-potential interval, MIPI）的绝对值表示颤抖值。将 SFEMG 针电极插入受试者肌肉后，利用触发和延迟功能，使同一轴索支配的两条肌纤维所产生的一对电位稳定地重复发放，这两个电位传导时间的差异称为波间期。连续放电过程中波间期的均值即为 MIPI，主要反映神经分支传导速度、肌纤维传导速度及终板传递时间的差异。②阻滞：指一对或一对以上的电位在连续放电过程中，一个电位间断出现或脱落。一般由于神经肌肉接头处传递障碍，轴索的神经冲动未能向下传导到肌纤维所致。阻滞为病理性传导障碍，为颤抖严重时的表现，通常在颤抖 80~100 微秒时出现。③纤维密度：指针电极记录范围内所记录到的肌纤维数目，可以定量反映运动单位中肌纤维的数量，在神经源性损害和肌源性损害疾病中均可升高。检测时将单纤维针电极插入肌肉，轻微移动针电极，至发现波幅高于 200μV，上升时间小于 300 微秒的动作电位。

判断标准 ①颤抖：不同肌肉具有不同的正常值，伸指总肌平均（30±9）微秒，胫前肌平均（34±10）微秒；异常颤抖必须满足以下指标的任意一个：平均颤

抖值大于正常值上限、10%以上的单个纤维对颤抖增宽（>55微秒）、伴或不伴有阻滞。②纤维密度：示波器显示1个动作电位时，FD为1（80%左右），2个动作电位时为2（20%~30%），3个电位时为3（偶见）。连续测定20个部位，将20个记录部位所有的单纤维电位数除以20，其平均值为该肌肉FD。

影响因素　①颤抖：与年龄有明显的相关性，随年龄增长而升高，特别是60岁以上更明显，颤抖>45微秒所占百分比也随年龄增长而升高。②纤维密度：与年龄有明显相关性，随年龄增长而升高，特别是60岁以上更明显；FD的分布与年龄有明显相关性，随年龄增长，FD为3者占百分比有所升高。

临床意义　SFEMG是证实神经肌肉接头功能障碍最敏感的检查方法，因此主要用于重症肌无力等神经肌肉接头疾病。尽管敏感性高，但并不是神经肌肉接头特异性的检查，神经源性疾病或肌源性疾病都可以出现SFEMG异常。

重症肌无力　SFEMG可以较重复神经电刺激更敏感地反映重症肌无力神经肌肉接头的传递障碍，因此特别适合于重复神经电刺激检查正常、乙酰胆碱受体抗体检查阴性的患者。全身型伸指总肌SFEMG的阳性率达84%~99%，额肌或眶肌达95%；眼肌型伸指总肌阳性率达54%~68%，额肌或眶肌达75%~88%，而且SFEMG的异常与病变程度有一定的相关性。SFEMG主要异常表现为颤抖明显增宽，甚至出现阻滞，FD正常或仅轻度增高。

肌萎缩侧索硬化　SFEMG并非肌萎缩侧索硬化诊断的常规检查，但在疾病早期诊断比较困难，难以与颈椎病等其他疾病鉴别，尤其在临床和常规肌电图仍难以诊断时，可以进行SFEMG检查。肌萎缩侧索硬化进行性失神经时，可表现为颤抖明显增宽、伴有阻滞和FD明显增高，与肌肉无力的程度呈明显负相关；而颈椎病SFEMG表现为根据神经根受累范围的不同，FD正常或增高，颤抖可以有增宽，但程度一般较轻微，很少出现阻滞。

炎性肌病　SFEMG主要表现为FD升高，颤抖范围正常或轻度增宽，当常规肌电图MUP时限和波幅在正常范围内时，SFEMG可表现为FD增高。

（崔丽英　刘明生）

yùndòng dānwèi jìshù

运动单位计数（motor unit number estimates，MUNE）　用表面电极从宏观的角度定量评价某神经所支配的一块骨骼肌或肌群总的有功能运动单位数量的电生理检查。由麦克马斯（McComas）于1971年首先提出并应用于临床，此后不断改进，建立了多种检测方法。

原理　运动单位（motor unit，MU）是前角细胞发出的轴突及其支配的全部肌纤维，是骨骼肌收缩的最小功能单位。一块肌肉中全部MU的某参数（通常波幅和面积）值，与该肌肉中单个MU相应参数值的比值，为这块肌肉MU数目。测定时逐渐增加刺激量，引起阈值最低的MU兴奋，产生一个动作电位，继续增加刺激量，MU被逐个兴奋形成阶梯样增加，直至全部兴奋，产生最大复合肌肉动作电位（compound muscle action potential，CMAP），用最大CMAP值除以平均单个运动单位动作电位（single motor unit action potential，SMUP），得到该块肌肉MU的数目。

适应证　客观评价运动单位的数量，用于药物疗效判断和预后评价。

检查方法　根据SMUP波幅测定方式的不同，有多种MUNE测定方法，如递增刺激法、多点刺激法（multiple point stimulation，MPS）、F波法、棘波触发平均法以及统计学方法。其中MPS和统计学方法技术最成熟，在临床应用最广。以统计学方法为例简述MUNE的检查方法。通常选择浅表神经所支配的肌肉，如拇短展肌。

电极放置　患者取卧位，保持舒适的姿势，使测定肢体完全放松。刺激电极的阴极置于距离记录电极（R1）近端约5cm处，确定最佳刺激点和记录点后，贴盘状表面电极，记录电极置于测定肌肉肌腹，参考电极置于远端肌腱处。

刺激强度　获得最大波幅的最小刺激量。调整负相波起始及终结点，选择最佳起始刺激量及最终刺激量，之后开始扫描，获取刺激反应功能曲线，保证起始部分及终末部分包含2~4个点在同一水平。

采样　根据刺激反应功能曲线确定采样区间，首先选择扫描曲线中相邻2个反应点之间波幅差距最大处作为第1个采样区间。同样，分别选择扫描曲线中相邻2个点之间波幅差距第2、3、4大的范围处作为第2、3、4个采样区间。调整刺激电量，使获得的点落在采样区间内，然后进行采样，采样时保证区间内至少有2个类型连续规律出现的反应点，否则可以增大采样区间的范围，直到满足条件。一般在每个区间内测定 4~10 组，如采样结果满意，则结束该采样区间的采样过程，完成一个采样。重复上述过程，完成 4 个采样区间的测定，取平均值，获得具有代表性的 SMUP 波幅或面积。用最大 CMAP 波幅或面积除以平均 SMUP 波幅或面积，得到这块肌肉的 MU 数目。计算机程序可自动计算出MUNE。

判断标准 不同测定方法和不同肌肉 MUNE 正常值范围不同，因此各实验室应根据自己的正常值进行判断。受试者自身前后对照的意义更大。

影响因素 ①生理因素：60岁以后的患者随年龄增加，MUNE减少。②病理因素：上运动神经元损害、嵌压性周围神经病大小纤维选择性受累的程度、神经肌肉接头不稳定出现重复刺激明显递减、自发电位或束颤的存在，均可影响测定的结果。③技术因素：采样区间的选择方法不同，会得到不同的结果。

临床意义 MUNE 可以测定有功能 MU 的数目，是定量估计运动单位数量的电生理方法，但由于使用的表面电极，对于诊断仍有局限性，主要用于疗效的判断和病情的检测等。目前多用于肌萎缩侧索硬化的药物疗效判断和预后评价、腕管综合征的术后疗效评价。

（崔丽英 刘明生）

pífū jiāogǎn fǎnyìng
皮肤交感反应（sympathetic skin response，SSR）

人体接受刺激后出现皮肤反射性电位的电生理检查。是检测自主神经功能的电生理方法之一。SSR 起源要追溯到 1890 年，塔尔察诺夫（Tarchanoff）首次报道了刺激特殊感觉后出现皮肤电位变化的现象，1984年沙哈尼（Shahani）引进了 SSR 记录的方法学并在电生理实验室中开展。

原理 SSR 来源于交感神经传出纤维释放的冲动，诱发汗腺的同步活动，是多突触反射。反射弧的效应器和电位最可能的产生者是胆碱能介导的被激活的汗腺。SSR 的传导通路尚不十分明确，电刺激后，神经冲动通过有髓感觉纤维传入，经过中枢突触传递后，再经交感神经节前纤维、交感链、椎旁神经节和交感神经节后纤维传出，兴奋皮肤的汗腺，在皮肤表面即可记录到 SSR。一般认为反射弧的中枢部分包括下丘脑、脑干的腹外侧部、额叶内侧和底部、颞叶的内侧部、脊髓 T_{12}~L_2 节段中间外侧核，其周围段为交感神经节、节前纤维和节后纤维以及皮肤汗腺。

适应证 用于自主神经功能的评价。

检查方法 SSR 可以通过不同类型的刺激诱发，刺激形式决定了 SSR 反射弧的传入通路。最常用的方法是电刺激上肢的周围神经，神经冲动经有髓感觉纤维和脊髓的感觉上行传导束至中枢部分。SSR 反射弧的传入纤维具有选择性，独立于躯体感觉束。

刺激方法 一般采用电刺激，通过突然的疼痛刺激诱发汗腺活动并记录 SSR。刺激时限 0.2 毫秒，刺激强度 10~30mV，滤波频率 0.1~100Hz，扫描速度 1000ms/D，灵敏度 0.1~2.0mV/D。连续刺激 2次，间隔至少 60 秒。

电极放置 刺激电极通常置于正中神经，阴极（S1）置于腕横纹的近端，桡侧腕屈肌和掌长肌之间，阳极（S2）置于阴极近端 2~3cm 处；刺激电极也可置于拇指，S1 置于拇指的掌指关节处，S2 置于阴极远端 2~3cm 处。记录电极（R1）置于双侧掌心和足心，参考电极（R2）置于掌背和足背，双侧上下肢可同时记录。地线（G_0）置于腕横纹处。

检测指标 主要为潜伏期和波幅。潜伏期的测定为起点至第 1个负相波的起始点；波幅为最大负相波至最大正相波的峰-峰值。

判断标准 潜伏期超过正常参考值为潜伏期延长，波形消失为异常，因波幅变异较大，仅供参考。

影响因素 ①皮肤温度：皮肤温度应控制在 32~36℃，如果患者皮肤温度低于上述范围应在复温后再进行检查。②年龄：部分 60 岁以上的患者可能引不出SSR。③刺激强度：当刺激电流<10mA 时，波形不稳定，故检测时应注意刺激强度。④适应性：反复多次刺激后波幅明显降低，这种适应性现象取决于刺激的次数和总检查时间。检查 15~20分钟后出现波幅的明显降低；在较短的间隔时间内规则的连续刺激更容易出现适应性现象。因此建议检测时间不超过 15 分钟，检查过程中不规则地进行刺激，两次刺激的间隔时间至少 60 秒。刺激前应转移患者注意力，突然给予刺激，否则波幅降低，甚至不能引出波形。

临床意义 主要用于检测小纤维特别是无髓 C 纤维的功能，是客观评价自主神经系统功能的电生理方法之一。

多发性周围神经病 SSR 主要用于评价周围神经病患者自主神经功能。最常用于糖尿病性周围神经病自主神经病变、尿毒症性周围神经病变和痛性周围神经病无髓纤维病变的诊断和研究。糖尿病性周围神经病可表现为潜伏期延长，波幅降低或分化不良，严重者无波形；尿毒症性周围神经病变自主神经功能损害者也可出现 SSR 异常，在透析后可以得到改善。另外家族性淀粉样神经病、酒精性神经病、麻风性神经病、遗传性感觉运动性神经病、慢性炎症性多发性神经病伴自主神经功能障碍时均可出现 SSR 的异常。

中枢神经系统疾病 临床研究中发现 50% 多发性硬化患者出现 SSR 异常，考虑为中枢交感通路的病变；帕金森病、帕金森综合征患者也会出现 SSR 潜伏期的延长和波幅的下降；绝大多数的夏伊-德雷格（Shy-Drager）综合征、橄榄脑桥小脑萎缩和纹状体黑质变性的患者都会出现 SSR 的异常。

（崔丽英　刘明生）

dìngliàng gǎnjué cèdìng

定量感觉测定（quantitative sensory testing，QST） 评价感觉神经功能，并对其进行定量分析的神经心理检测。主要用于检测小神经纤维的功能，可以弥补常规神经传导检测的不足，具有一定的临床和科研价值，但其本质上是一种神经心理检测，这有别于神经传导测定和诱发电位。

原理 QST 基于受试者对刺激性质（刺激的方式和强度等特性）的准确感知，对刺激引起的感觉的性质的分析，并对其强度进行量化。轻触觉和振动觉可以反映大的有髓 Aα 和 Aβ 感觉纤维的功能，冷觉反映小的薄髓鞘的 Aδ 纤维的功能，温觉反映无髓 C 纤维的功能，冷痛觉和热痛觉主要为 C 纤维的功能。因此，QST 可以反映全部的感觉传导通路的完整性，其中温度觉测试可反映小神经纤维的功能（Aδ、C 纤维）。

适应证 感觉障碍患者的诊断和病情监测。

禁忌证 意识障碍或其他原因无法配合检查的患者。

检查方法 对每例受试者详细讲解测试过程，让其精神放松，注意力集中，配合检查。常用的测试部位是示指、中指、环指的掌面，每个部位分别测试冷觉、温觉、冷痛觉、热痛觉和振动觉。

温度觉测试 温度的变化范围 0～50℃，基线温度 32℃。冷觉和温觉每次刺激间隔时间为 6 秒，冷痛觉和热痛觉刺激间隔时间为 10 秒。测试冷觉和温觉时，温度从 32℃ 逐渐降低或升高，温度的变化速率是 1℃/s，当受试者感觉到凉（温）后，嘱其立即按鼠标，测试停止，探头温度又回到基线温度，间隔 6 秒后开始下次测试，共测试 4 次，4 次的均值作为冷觉和温觉的阈值。每次测试间的温度变化率 <0.5℃/s。测试冷痛觉和热痛觉时，温度从 32℃ 逐渐降低或升高，其温度的变化速率是 1℃/s，直到受试者感觉凉到冰手或伴有刺痛的感觉（或热到烫手）后，嘱其立即按鼠标，测试停止，探头温度又回到基线温度，间隔 10 秒后开始下次测试。每次测试之间的温度变化率 <3.0℃/s。每个部位测试 3 次，以 3 次的均值作为冷觉、温觉、冷痛觉、热痛觉的阈值。

振动觉测试 振动变化范围 0～100μm，变化速率为 0.3μm/s。测试时将手指置于探头上，一旦感觉到振动，立即按鼠标，测试停止。间隔 4 秒后开始下次测试。控制变化率 <0.25。每个部位重复测试 3 次，3 次均值作为振动觉的阈值。

临床意义 主要用于证实患者感觉纤维的病变，尤其是 Aδ、C 纤维的病变。

糖尿病性周围神经病 QST 测定振动觉和温度觉阈值可作为证实感觉纤维受累的有效手段，并已经被纳入了该病的诊断标准。QST 还有助于该病患者长期随诊以发现感觉阈值的变化，虽然也有一些证据表明 QST 可以发现缺乏临床症状和体征的糖尿病患者的感觉异常，但 QST 是否可以作为糖尿病性周围神经病的临床前诊断依据尚不明确。

小纤维感觉神经病 QST 可以证实神经传导测定检查无法发现的 Aδ、C 纤维的病变，为诊断提供依据，患者可出现温度觉阈值的异常。

疼痛综合征 如带状疱疹后神经痛患者可出现痛觉阈值的改变。

中毒性神经病 QST 可有助于证实化疗相关周围神经病患者的感觉异常。

获得性或遗传性脱髓鞘性周围神经病 这些疾病主要累及大的有髓纤维，因此 QST 主要表现为振动觉阈值的异常，也可出现温度觉阈值的异常。

局限性和注意事项 ①QST 检测过程需要患者高度集中注意力并充分配合，如果患者注意力不集中或者无法配合都可能出现假阳性，而且也无法区分心理性异常和器质性异常。②QST 反映的是从感觉感受器到感觉皮质整个感觉通路的完整性，无法对病变的部位进行定位。③QST 的结果受到仪器、采用的方法、检测者、刺激电极的大小、刺激强度改变的速率、刺激部位、患者的配合程度、检测时的环境等诸多因素的影响，应该尽可能使用标准的操作过程以增加结果的可重复性。④由于 QST 的影响因素较多，应结合临床表现和其他电生理检查或实验室检查方可对疾病进行诊断。

（崔丽英　刘明生）

nǎo yòufā diànwèi

脑诱发电位（cerebral evoked potential，CEP）

中枢神经系统对体内外各种特异性刺激所产生的生物电活动。既可反映中枢神经系统的功能状态，也可反映各种感觉通路和运动通路的功能。

分类　CEP 按刺激形式、起源、潜伏期长短可以分为不同类型。

按刺激形式分类　①运动诱发电位（motor evoked potential，MEP）：以电或磁刺激大脑运动皮质、脊髓及周围神经运动通路，在相应的肌肉记录到的复合肌肉动作电位。②听觉诱发电位（auditory evoked potential，AEP）：一定的听觉刺激，多为短声刺激，在头皮上记录到的电位。③视觉诱发电位（visual evoked potential，VEP）：闪光或图形变换等视觉刺激，在头皮记录到的电位。④躯体感觉诱发电位（somatosensory evoked potential，SEP）：以微弱电流脉冲刺激指、趾皮神经或肢体粗大的感觉神经纤维，在躯体感觉上行通路记录到的电位。

按起源分类　可分为皮质下诱发电位和皮质诱发电位。而后者可再分为特异性反应、非特异性反应和长潜伏期反应。①特异性反应：指刺激特定感受器后，从初级感觉皮质区记录到的诱发电位。不同形式的刺激，产生不同性质的反应。②非特异性反应：广泛的皮质区对刺激的反应，任何感觉刺激形式，都可获得同样反应。③长潜伏期反应：包括事件相关电位（P300 电位）和关联

性负变。前者是受试者能区分的两种以上感觉刺激中对靶刺激做出决定时出现的内源性电位，潜伏期常在 300 毫秒出现；后者是一种稳定的慢电位变化，是在一定时间间隔内给受试者一对刺激，第 1 个刺激提醒受试者注意，第 2 个刺激出现后要求受试者做出一定的反应，由此产生的特殊波型。

按潜伏期分类　按刺激后诱发电位的潜伏期可以分为：①短潜伏期电位：AEP 或脑干听觉诱发电位（brainstem AEP，BAEP），潜伏期<10 毫秒；短潜伏期诱发电位多属于皮质下起源，几乎不受睡眠、意识、药物，甚至全身麻醉剂的影响，多次重复同样刺激后，反应不减弱或消失，因此在临床上应用最广泛。②中潜伏期电位：BAEP 的潜伏期为 10～50 毫秒，SEP 则为 25～120 毫秒。③长潜伏期电位：BAEP 的潜伏期>50 毫秒，SEP 则为 120～500 毫秒；多源于大脑皮质。

临床意义　①客观评价特定的感受器对特异性刺激的反应能力：BAEP 可客观评价听力，VEP 可客观评价视神经功能，SEP 可评价躯体感觉的传入功能。②多发性硬化：BAEP、VEP、SEP、MEP 对于多发性硬化最重要的意义在于发现临床下病灶，甚至头颅 MRI 未发现的病灶。多种 CEP 联合应用阳性率更高，有助于多发性硬化早期诊断，还可作为判断疗效的客观指标。③脑干病变：脑干的各种缺血性病变、出血性病变、肿瘤、炎症等如累及内侧丘系均可出现 SEP 的异常，累及锥体束可出现 MEP 的异常，累及听觉传导通路可引起 BAEP 的异常，因此 CEP 有助于脑干病变的定位，尤其是 MRI 未能发现的微小病灶。④大脑病变：枕叶病变

可出现 VEP 异常，顶叶病变可出现 SEP 异常，额叶病变可出现 MEP 异常。⑤脊髓病变：MEP 有助于发现脊髓侧索的病变，SEP 有助于发现脊髓后索的病变，对脊髓病变的诊断有一定的价值；MEP 主要表现为中枢运动传导时间的延长，伴或不伴波幅降低，SEP 主要表现为脊髓电位潜伏期的延长，波幅降低，严重时脊髓电位及以后的电位波形消失。⑥术中监护：BAEP、SEP、MEP 越来越多地用于脑干占位性病变、脊柱和脊髓的手术监护，提高手术的安全性和精确性，避免术后并发症，提高患者的生活质量，还可用于术后疗效的评价。⑦昏迷或脑死亡：BAEP 和 SEP 可作为判断昏迷患者预后的指标，如果 BAEP 消失或 SEP 皮质电位消失，苏醒的可能性很小；SEP 和 BAEP 还可以作为判断脑死亡的依据，脑死亡时 SEP 周围电位和脊髓电位可保留，但双侧皮质电位消失，BAEP 双侧各波消失，或者双侧 I 波存在而后面各波均消失。⑧疾病的治疗：重复经颅磁刺激技术作为一种无痛、无创、安全性高的技术，已用于癫痫、脊髓损伤、肌萎缩侧索硬化、帕金森病等神经系统疾病和抑郁症、精神分裂症等的治疗，为这些疾病的治疗开辟了新的途径。

（崔丽英　刘明生）

shìjué yòufā diànwèi

视觉诱发电位（visual evoked potential，VEP）

给予闪光或图形变换等视觉刺激，在头皮记录到的枕叶皮质的电活动。VEP 反映视通路的传导功能。视觉传导通路：视觉冲动→视网膜→视神经→视交叉→视束→外侧膝状体→视放射→枕叶初级视皮质布罗德曼（Brodmann）17 区。

分类 可根据光刺激的形态、刺激率和刺激方式对 VEP 进行分类。①模式光 VEP：又可分为棋盘格 VEP、条栅 VEP、棒状光栅 VEP、闪烁光点 VEP 等。②弥散光 VEP。③其他类型 VEP：暗适应 VEP、彩色光 VEP、电刺激眼 VEP 等，此外按刺激视野范围大小不同，还可分为全视野 VEP、半视野 VEP 和部分视野 VEP。

临床上应用最普遍的是棋盘格翻转瞬态 VEP（pattern reversal VEP，PRVEP），大多采用全视野刺激。

PRVEP 波形的命名和起源：PRVEP 是一个由 NPN 组成的三相复合波，按各自的平均潜伏期，分别命名为 N75、P100、N145。正常情况下 P100 潜伏期最稳定而且波幅高，所以临床上把 P100 当成 VEP 唯一可靠的波成分。VEP 各波的起源尚未明确，但多数学者认为 P100 起源于枕叶皮质纹状区及纹状区周围区。

适应证 ①多发性硬化的诊断和病情监测。②对头颅 CT 或 MRI、代谢性疾病、感染性疾病无法解释的引起视野缺损的病变进行定位。③对可能存在视力障碍但又无法进行标准的视力检测的患者进行视力评估。

禁忌证 患者视力太差。

检查方法 包括以下内容。

电极放置 记录电极置于枕骨粗隆上 2～3cm 处（Oz）和 Oz 的左右（O_1、O_2），参考电极通常置于 Cz，地线接耳垂。

参数设置 放大器频率可选用 0.1～200Hz，灵敏度 2～5μV，记录时程 200 毫秒，叠加次数 64～128 次。

检测步骤 检查通常在光线较暗的环境室中进行，检测前应粗测视力并行矫正至 1.0，检查时受检者取坐位，眼与棋盘格刺激器的距离限定在 70～100cm，双眼分别测定，单眼刺激时非检查眼需用眼罩遮光。检查过程中要求患者注屏幕中心的 "+" 字标记，尽量避免眼球运动和眨眼，否则将导致 P100 波幅的下降。需重复测定两次，观察波形的一致性。

判断标准 P100 的潜伏期 >平均值 + 3SD（标准差）；波幅 <3μV 以及波形分化不良或消失，均认为 VEP 异常。

影响因素 PRVEP 主要受以下因素影响。①刺激强度：闪光刺激时光刺激的强弱能影响 P100 的潜伏期和波幅；图形刺激时图形明暗对比度越大，波幅越高，潜伏期也越短。②视敏度：一般来说，除非视敏度很差，达到 20/200 或更差，视敏度的降低并不改变棋盘格翻转 VEP，但 P100 的波幅与屈光不正关系极密切，屈光不正可导致 P100 波幅降低，故在试验前应先矫正屈光不正。③年龄：从儿童期到成年，P100 潜伏期变化很小，但患者年龄大于 60 岁者，其 P100 潜伏期明显延长。④性别：女性潜伏期通常较男性略短而且波幅较高。

临床意义 包括以下内容。

视神经病变 各种原因引起的视神经病变，如视神经炎、缺血性视神经病、视神经胶质瘤、垂体肿瘤压迫视神经、中毒等，均可出现 P100 潜伏期的延长、波幅的下降。

多发性硬化 对于视交叉前的视通路病变 VEP 比 MRI 更为敏感，可以发现临床下病灶，可提供早期视神经损害的客观证据，有助于早期诊断。

客观评价视神经的功能 VEP 是评价视神经功能的一项标准检查，重复性好，对于一些诈病或癔症，VEP 有助于明确其视通路的功能。

视交叉后病变 全视野刺激 VEP 难以发现一侧视交叉后病变，双侧视交叉后病变可出现全视野 PRVEP 异常。

（崔丽英　刘明生）

nǎogàn tīngjué yòufā diànwèi

脑干听觉诱发电位（brainstem auditory evoked potential，BAEP）

给予一定的听觉刺激，多为短声刺激听神经，经头皮记录到的电活动。这些电位起源于脑内与听觉传导有关的结构，如听皮质、听觉的脑干结构以及第Ⅷ对脑神经等。

正常 BAEP 通常由 5 个波组成，依次以罗马数字命名为Ⅰ、Ⅱ、Ⅲ、Ⅳ、Ⅴ。Ⅰ波起源于听神经，Ⅱ波起源于耳蜗核、部分为听神经颅内段，Ⅲ波起源于上橄榄核，Ⅳ波起源于外侧丘系及其核团（脑桥的中和上部分），Ⅴ波起源于中脑下丘的中央核团区。临床上Ⅰ、Ⅲ、Ⅴ波的意义较大，Ⅳ和Ⅴ波的变异较大。

适应证 ①客观评估听力和听阈。②可疑听神经瘤的诊断。③累及脑干的病变（如多发性硬化、脑干肿瘤、血管性疾病）的诊断和病情监测。④脑干病变手术的围手术期监测。⑤评估深度昏迷或脑死亡患者。

检查方法 包括以下内容。

电极放置 记录电极通常置于 Cz，参考电极置于耳垂或乳突，接地电极置于 FPz。

参数设置 多采用短声刺激，刺激强度为 50～80dB 或主观听阈+75dB，刺激频率 10～15Hz，持续时间 10～20 毫秒，叠加 1000 次。

检查步骤 患者取坐位或卧位，佩戴耳机，检测时单耳刺激，对侧白噪声掩盖，电极将收集脑

下按规定的统一方法和时间描记脑电活动的检查。国际上通用的电极安放方法是国际 10/20 系统电极安放法，参考电极通常置于耳垂。REEG 至少应记录 20 分钟清醒状态下的无干扰图形，并进行数次睁闭眼实验、过度换气和间断闪光刺激作为常规诱发实验并额外增加记录时间。

适应证　见脑电图。

检查方法　包括以下内容。

患者的准备　检查前一天患者应洗头，减少头皮油脂造成的皮肤电阻增加。检查前避免服用镇静催眠药和中枢兴奋药物。癫痫患者正在服用抗癫痫药物时，除有特殊诊断需要，一般不应停药。清醒脑电图前一天应充分睡眠，避免检查中困倦。日间睡眠脑电图受试者检查前应进行 12~24 小时睡眠剥夺。检查中应安慰患者情绪放松，避免紧张焦虑。婴幼儿患者应在家长怀中接受检查。脑电图室应安静、光线柔和，温度适宜。

电极放置　用酒精或丙酮仔细擦拭头皮，去除油脂和角质层。常规清醒脑电图记录可采用坐位，根据患者头颅大小选择不同型号的弹力电极固定带，按照国际 10/20 系统的位置安放柱状电极或盘状电极。

仪器的准备和调试　应在为患者安放电极之前接通电源，打开仪器，然后开始安放电极。电极安放完毕后，按照以下顺序对仪器进行操作和调试：①测试电阻：确保每个电极的电阻不超过 5kΩ，并特别注意电极之间的阻抗匹配，即电阻差不能过大。电阻过高时应随时修正电极。②记录并测量方波校准电压。③生物校准：即各导联均应连接到 O_1 或 O_2 记录 10 秒，确保所用导联的图形在波幅、波形和位相上一致。④调整仪器参数：主要包括灵敏度（7~10μV/mm）、高频滤波（70Hz）、低频滤波（20Hz）或时间常数（0.3 秒）、频率（50Hz）陷波、噪音水平、共模抑制比及阻尼、纸速（30mm/s）等。⑤导联选择：在确定仪器各项性能正常后开始记录脑电图。

描记时间　根据国际脑电图协会的要求，常规脑电图描记应至少记录 20 分钟清醒状态下的无干扰图形，并进行数次睁闭眼实验。闪光实验和过度换气实验应作为常规诱发实验并额外增加记录时间。在没有禁忌证的患者，过度换气至少应持续 3 分钟。为了评价诱发效果，在过度换气开始前应在同样导联组合条件下记录至少 1 分钟。过度换气结束后再记录至少 1 分钟，如有异常应继续记录到异常现象消失。常规脑电图记录时间可根据患者情况及诊断要求适当延长，但不应随意缩短记录时间。

对怀疑癫痫的患者，应尽可能进行睡眠脑电图的记录。睡眠脑电图的记录时间可适当的延长，应记录到入睡过程和浅睡期图形。经过适当的睡眠记录后应唤醒患者，并继续记录一段清醒脑电图，一般总记录时间为 30~60 分钟。

诱发试验　脑电图诱发试验的目的是通过各种生理性或非生理性的方式诱发异常波，特别是癫痫样波的出现，以提高脑电图的阳性率。一般将睁闭眼诱发试验、过度换气、闪光刺激和睡眠诱发试验作为脑电图的常规诱发试验。对于有些诊断非常困难的癫痫患者，可采取联合诱发试验，以提高脑电图的阳性率。

睁闭眼试验　又称对光反应，是一种简单易行的常规诱发方法。主要用于癫痫患者的诱发及了解 α 波对光反应的情况。其方法是在描记中嘱受检者睁眼持续 3~5 秒，然后再让其闭眼 5~10 秒，连续重复 3 次，在睁眼时或闭眼后，部分视觉性癫痫、反射性癫痫及部分性癫痫可诱发出癫痫波。

过度换气　一种常用的诱发试验，对各种类型的癫痫均有一定的诊断价值，尤其是对小发作，该诱发试验阳性率较高。其方法为：在脑电图描记中嘱患者深呼吸，每分钟 20~25 次，持续 3 分钟，也可延至 4~5 分钟，使大量的 CO_2 呼出，使体液趋于碱性，容易激发神经元放电。但在过度换气时，可能患者有喉头干燥，头昏等不适，应让患者坚持。诱发结果可能有以下几方面表现。①使原来癫痫放电波加强，可使病灶的癫痫放电更为明显。②诱发出棘波、尖波、棘-慢综合波等癫痫放电波形。③出现暴发性高波幅慢节律。由于个体差异不同，诱发试验的结果也不同，一般儿童易有反应，对小发作效果好，尤其是对失神小发作具有良好的诱发作用，能使 90%~100% 的患者通过过度换气诱发出 3 周/秒的癫痫放电波或临床发作。据报道在常规描记中已有异常放电的小发作患者，在过度换气开始至 1 分钟内即可出现重复的 3 周/秒，棘-慢波发放。常规描记未出现异常放电波者，过度换气多在 1~2 分钟内诱发出棘-慢波放电。对于大发作可使 20% 左右的患者诱发出癫痫放电波。局部性发作除局灶性癫痫放电波增强和出现癫痫波外，可使原发病灶更明显，对癫痫灶定位有较好的价值。

闪光刺激　主要用于光敏感性癫痫和肌阵挛性癫痫的诱发。常用的方法是在患者眼前约 25cm

处放置可随意调节频率的间歇性光刺激的闪光器（用蓝白色、橙色或红均可），闪光频率可在 3～50Hz 选择，一般选用 3Hz、6Hz、15Hz、18Hz、24Hz，以 2～3 周/秒闪光刺激，每刺激 5～10 秒，间隔 10 秒，频率逐渐递增，在强烈闪光刺激时，正常人仅出现视路及视皮质的兴奋，但光敏感性癫痫患者其兴奋可泛化，波及视觉分析器以外区域，激发癫痫放电。有时仅在闪光刺激期间出现棘波尖波或棘-慢波等癫痫波形。有时在闪光刺激期间不出现癫痫波，而在闪光刺激撤除后出现癫痫波，还有在闪光刺激及闪光刺激撤除后均出现癫痫波。据报道，用其他检查方法检查为阴性时，改用闪光刺激可使阳性率提高 13.9%，说明闪光刺激对癫痫有一定的诱发作用。但应当注意，正常人在闪光刺激中也有少数（0.53%）出现棘波放电或闪光肌阵挛反应，应加以鉴别。

睡眠诱发试验　该法安全、可靠、无副作用，是癫痫诱发试验中较理想的合乎生物学的方法，已成为癫痫脑电图不可缺少的重要诱发方法。据学者统计 500 例癫痫患者，颞叶癫痫在清醒时只有 30% 抽搐放电，若用睡眠诱发时，阳性率可提高到 2/3，还强调睡眠时癫痫波的发放为清醒时的 2 倍。尤其是一些在睡眠中易发作的癫痫及儿童良性中央回癫痫，一旦入睡大都能暴发出大量癫痫波。部分患者常选用药物促进睡眠，如选用 10% 水合氯醛 10～15ml，优点是代谢快、安全、睡眠波与自然睡眠相似，也是目前常用的药物睡眠方法；也可选用异戊巴比妥钠静脉注射，优点是各期睡眠较稳定，以便和复查时比较，另外，还可选用司可巴

比妥、苯海拉明等，一般药物睡眠的效果都比较好。癫痫患者在睡眠中，发作性放电的波幅要大得多，精神运动性发作的病员特别突出，可诱发出颞叶棘波。精神运动性发作患者在清醒时，其癫痫放电为 52%，但用睡眠诱发后，则可达到 94%，外伤性癫痫可达 95%。异常波易出现在睡眠后 20 分钟，浅睡或快醒来时，睡眠诱发常用于小儿、不合作患者及精神运动发作患者。值得注意的是，小发作和婴儿痉挛清醒时癫痫波的出现率本身很高，在睡眠时多数发作停止或减少，对睡眠诱发不甚敏感。尽管大多数能出现癫痫波，但癫痫放电不如清醒时典型，如失神小发作 3 周/秒棘-慢综合波，在睡眠时则出现不规则棘-慢综合波；婴儿痉挛在清醒时表现为典型高度失律，睡眠时可产生变异。

事件标记　在记录过程中应随时将以下情况实时标记在记录纸上：①导联方式的改变。②各项记录参数的调整改变。③患者状态的改变，包括意识水平、睁眼、闭眼、过度换气开始和结束、过度换气的力度、思睡、睡眠、觉醒或唤醒及儿童哭闹等。④记录中患者出现的症状，如头痛、意识障碍、惊厥发作等。⑤各种来源的伪差。⑥记录中给予声、光、躯体刺激及患者反应情况。⑦记录中给予特殊药物或其他处置。⑧记录中出现的各种特殊情况。

现场情况的处置　在对患者进行某些危险的特殊操作程序时，需要具有资质的医师在场，并应具备适当的抢救设备。当癫痫患者出现临床发作时，应在保证患者安全的前提下继续进行脑电图记录，以获取有价值的诊断信息。当记录到少见的特殊图形或与临

床情况相矛盾的图形时，应现场观察判断患者的意识水平和特殊反应，以便对脑电图结果做出正确的解释。

临床意义　脑电图异常对下列疾病的诊断有一定的帮助。①意识障碍性疾病：如嗜睡、昏迷、脑死亡等。②颅内占位性病变：包括脑肿瘤、脑脓肿、脑转移癌和慢性硬膜下血肿等。③癫痫。④颅脑外伤：脑震荡、脑挫伤等。⑤脑血管病：脑出血、脑血栓。⑥颅内炎症和脑病：病毒性脑炎。

(肖波　黄莎)

dānjí dǎolián

单极导联（unipolar lead）记录位于头皮上的活动电极与参考电极之间脑电活动的记录方法。又称参考电极导联。略记为 R 或 MP。活动电极连接放大器 G1 端，参考电极连接 G2 端。理论上，如参考电极为零电位，则单极导联记录反映的是每一记录点的绝对电位和其真正的波形、波幅与位相，容易记录到较深不稳的异常波，特别适用于波形和位相的识别与分析。目前认识的绝大多数正常和异常脑波图形最初都是在单极导联上被发现和描述的。但由于参考电极容易被活化而出现假性的广泛性发放，因而有时会影响脑波的定位。

连接方法　参考电极通常放在两侧的耳垂上。左右半球上的探查电极，把两侧的耳垂作为各自的参考电极。在用耳垂电极做参考电极时，可采用以下几种连接方法：①每侧的活动电极连接同侧耳垂电极：最常用，但外侧活动电极（F_7、F_8、T_3、T_4、T_5、T_6）与参考电极的距离近，会造成电压偏低。如果一侧耳垂电极被邻近的颞区脑电活动或外来干

扰活化，可引起左右半球不对称的图形，甚至会掩盖异常脑波的起源。②每侧活动电极连接对侧耳垂电极：可增加外侧活动电极与参考电极的距离，但有一侧耳垂电极活化引起不对称图形的问题。③两侧耳垂电极并联后进行平均处理：与两侧半球的活动电极连接，可减少一侧耳垂电极活化引起的不对称问题。但如两个耳垂电极并联后没有消除活化电位，则可能影响双侧半球，有时会掩盖真正的不对称图形。

参考电极除耳垂电极外，还有以下几种。①胸骨脊椎参考电极（平衡式非头部参考电极）：该法在实际应用中往往不能完全去除心电伪迹，然而对于了解脑电图的波形和极性是有用的方法。②平均参考电极：这种参考电极是把头皮上多个活动电极分别通过 1.5MΩ 的电阻连接成的一个参考电极作为平均参考电极使用的方法。③发生源导联法：该法是将某个电极的电位与其周围数个电极的电位相互抵消后，检出这个特定电极下面的仅仅为这个电极电位成分的方法。该法对于观察局限在狭小范围的脑电活动表现最优。

特点 ①能记录到活动电极下脑生物电电位变化的大致绝对值。②大脑皮质、皮质深部病灶所产生的波及范围较广的脑波，单极导联比双极导联易于发现。③由于活动电极和无关电极间的跨度较大，因此较弱的、较小区域性的脑波易被更大区域、更强的脑生物电所掩盖而不能被发现。④由于耳电极接地，易产生频率为 50Hz 的交流电干扰。⑤单极导联法最大的缺点是耳垂或乳突的电位并非为零电位，如果颞部出现高波幅的异常波时，

因为耳垂电极在其附近，有时可以在耳垂电极记录到与颞部异常波程度相等，甚至波幅更高的异常波，这种情况称为参考电极活化。易因此而出现假性广泛性发放，有时会影响脑波的定位。常见于癫痫复杂部分性发作（精神运动性发作）的病灶位于颞叶附近时，即癫痫源性病灶附近的电极上，通常出现正相棘波，用参考电极记录法就记录到向上的尖波。多数正相棘波连续形成所谓的矩形波，如果看到这样的矩形波（梯形波），应怀疑因颞叶的病灶使其同侧的耳垂电极活化。

（肖波 黄莎）

shuāngjí dǎolián

双极导联（bipolar lead） 不用参考电极，记录头皮上两个活动电极之间脑电活动的记录方法。略记作 BP。两个活动电极分别连接放大器的 G1 和 G2 端。使用这个导联法所记录的是两个电极间的电位差。因此，如果两个电极用单极导联记录到完全相同的电位变化，那么用双极导联法则因两者之间没有电位差而只能记录到平坦的线。

双极导联对分析在极性上有明显改变的图形特别有用。当同一个电极的信号分别进入一个放大器的 G1 和另一个放大器的 G2 两个不同输入端点时，即表现为位相倒置。当一对位相倒置的波形具有一个公共电极且该电极进入两个放大器不同的输入端时，可作为波形定位的依据。

连接方法 常用的双极导联组合，有纵联、横联、环联及以 Cz 为中心的放射状双极导联组合等。其中以 Cz 为中心的放射状连接时，其他各部位均容易受到 Cz 电位的影响，此时不应将 Cz 视为参考电极。

常用的连接方式，为从前向后或从左向右的链式连接，也可根据患者的情况和检查的需要，灵活设计导联组数。有时某一个波形在某一种导联的组合方式，因为相邻两个电极位于相同的电场内，而相互抵消显示不清，但在另一种导联组合方式可能会显示出来。

特点 一般脑电活动的变化既可局限于脑的局部，也可存于比较广泛的区域。但双极导联的波形不稳定，其位相取决于某一电极进入放大器的哪一端；波幅则与两个电极之间的距离有关，距离越近，波幅越低，距离过近时电位差接近于零，因此在双极导联记录时，如果两个探查电极间距过近，两个电极记录的脑电活动会有抵消作用，故位于广泛区域的电活动记录不到。与此相反，由于两个电极间共同成分的相互抵消，位于两个电极附近的电位变化，在双极导联记录中比单极导联的记录更为清楚。

双极导联电极间的距离，必须是小的和大的两个方面。电极间距离小，局部异常定位的准确度高，一对电极记录到大体等电位的异常波时，因电位差为零，有漏掉异常波的危险；电极间距离大，异常波的局灶定位的准确性降低，但漏掉波幅低的异常波的可能性也就小。一般情况下双极导联法中的两个电极间的距离为 4~6cm。

在实践中，如果两个电极距离在数厘米以上，在电极无误的情况下，不大可能出现两个电极间有完全相等的电位。因此当双极导联法显示平坦波或接近于平坦波时，应考虑到以下可能性：①两个电极电位活动的波幅均降低。②电极部位存在着如慢波那

样有较广范围的波形相同的异常波，两个电极正好位于电源的等位线上。③出汗等因素导致的盐桥效应。为了鉴别，有必要观察参考电极导联的脑电图。

（肖波黄莎）

zhèngcháng értóng nǎodiàntú

正常儿童脑电图 （electroencephalogram of normal children）

以慢波为主，随着年龄的增加，慢波逐渐减少，而α波逐渐增多，14~18岁接近于健康成年人脑电波的脑电图形。

判断标准　儿童（不包括新生儿）脑电图符合下列各项表现时，为正常脑电图：①背景活动的频率、波幅、节律性、调节性和分布，符合相应的年龄范围。②左右半球相应部位基本对称，波幅差不超过50%，婴幼儿期可有轻度不对称。③在其年龄段应该出现的生理性波形如期出现（如睡眠纺锤、顶尖波等），在其年龄段应该消失的不成熟波形如期消失（δ刷、枕区插入性慢波等）。④可存在与年龄相关的图形（如思睡期阵发性慢活动、颞区轻度不对称等）。⑤过度换气没有明显的慢波提前出现和（或）延迟消失。⑥生理性睡眠波顺序出现，睡眠周期正常。⑦各种状态下没有异常阵发性放电。

正常范围小儿脑电图多数有正常变异，其临床意义应视临床表现而定。在正常儿童脑电图的基础上，具有下列一项表现时也视为正常范围脑电图：①脑波频率范围轻度增宽，调节、调幅欠佳（仅指年长儿）。②过度换气时有轻度的慢波提前出现和（或）延迟消失。③出现少量临床意义不确定的波形。

注意事项　正常儿童后头部可有数量不等的慢波活动，以枕区最为突出，称儿童后头部慢波，属正常发育现象，进入青春期后消失。临床应根据慢波出现的年龄、部位及对睁眼-闭眼的反应与慢波鉴别。鉴别要点为：正常儿童的后头部慢波具有和α节律一样的反应性，闭眼时随α节律一同出现，睁眼时随α节律一同被阻滞，不出现在其他状态或其他部位。

1~10岁的儿童入睡期，在大脑中央、额部两侧会出现同步性的高振幅δ波暴发，注意不可误认为异常脑电图；儿童从睡眠Ⅰ期到Ⅱ期出现的顶尖波比成年人的波幅高，波形也较尖锐，注意别误认为癫痫性的尖波。儿童在觉醒过程中脑电图会出现明显的觉醒反应，又称觉醒过度同步化，表现为从慢相睡眠（又称非快速眼动睡眠期，正相睡眠和慢波睡眠）Ⅰ期以外的任一睡眠期觉醒时，在额、中央区出现阵发性高波幅θ节律或δ节律，并迅速向后头部扩散，频率渐快，波幅渐低，持续3~10秒，常伴有较多肌电活动。觉醒反应的频率和波幅与年龄有关，年龄越小，频率越慢，波幅越高，同步化程度越显著。由于觉醒反应是在睡眠中突然出现的阵发性同步化慢波节律暴发，故应注意与异常放电鉴别。正常觉醒反应的慢波活动中没有棘波、尖波成分。

（肖波黄莎）

zhèngcháng chéngniánrén nǎodiàntú

正常成年人脑电图 （electroencephalogram of normal adult）

在健康成年人人群脑电图各项指标95%可信范围之内的脑电图形。偏离此范围者则为异常脑电图。与其他各种生理指标的正常值一样，正常成年人脑电图（图）是一个统计学概念，是基于特定的年龄、精神状态、部位和出现方式等要素而做出判断的，同样的图形，如果偏离了这些要素，则可能是异常脑电图。

判断标准　符合下列各项指标时可诊断为正常脑电图：①脑波分布有正常的部位差别，左右基本对称，双侧大脑半球相应部位的波幅差，在枕部不超过50%，在其他部位不超过20%。②α波频率差不超过2Hz，同一时段内左右两侧α波频率差不超过

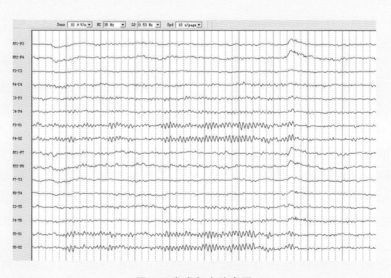

图　正常成年人脑电图

0.5Hz，有正常调幅，α 指数平均为 75%，α 波平均波幅不超过 100μV。③β 活动在 20% 以下，平均波幅不超过 50μV，以额区、颞区为主。④θ 活动不超过 5%，波幅不超过 30μV。⑤任何部位不应出现连续的高波幅 δ 波。⑥过度换气以及闪光刺激等诱发实验，无异常反应。⑦生理性睡眠波顺序出现，而且睡眠周期正常。⑧无异常的阵发性电活动。

图型特点 6%～20% 的健康成年人背景脑电图以 β 活动为主，波幅较低，称为快波型脑电图或 β 型脑电图。以 β 活动为主的低波幅活动，既可见于少数正常人，也可见于某些病理情况下。因此，在无前后对照的一次脑电图记录时，不能肯定为异常现象，如在既往 α 型背景的基础上变为低波幅 β 活动为主，则属于不正常图形。

临床意义 在思睡期向浅睡期过渡时，可反复出现阵发性同步的慢波活动，称为思睡期慢波活动。成年人频率为 5～7Hz 的低中波幅 θ 活动，以中央、顶区较为显著，可扩散到全头部，每次持续 0.5～2 秒，也可散发出现。在清醒脑电图记录中应注意被检者因思睡出现的这种慢波，应及时唤醒被检者，避免将其判断为异常慢波活动。

由于睡眠期枕区一过性正相尖波（positive occipital sharp transients of sleep，POSTS）的波形有时较尖，不对称，易在睡眠期重复出现，故可能误认为是癫痫样放电。区别两者的关键在于 POSTS 为正相波，波幅低，波形单一，仅出现非快速眼动睡眠期；而癫痫样放电的正相波则较少见，且各期均可出现，但在双极纵联时，枕区的正相尖波波峰向上，

有时候容易产生迷惑作用。

在诱发试验中，节律性闪光刺激时，青少年对 10～20Hz 的频率容易出现节律同步化反应。健康青少年偶尔可出现光阵发性反应，主要与遗传素质有关。光肌阵挛反应属于正常现象，是一种非癫痫性的肌肉抽动，应注意避免将面部肌肉阵挛引起的肌电伪差认作棘波、尖波。这种肌电伪差脑电图表现类似多棘-慢复合波样，以额区为著，停止刺激后即消失。

（肖 波 黄 莎）

yìcháng nǎodiàntú

异常脑电图 （abnormal electroencephalogram）

偏离健康成年人或儿童人群脑电图各项指标 95% 可信范围的脑电图形。与正常脑电图一样，异常脑电图的数值也是一个统计学概念。异常脑电图分为背景活动异常和阵发性异常。一般来说，背景活动异常属于非特异性异常，与脑功能障碍的程度有关，但缺乏病因学和病理学的特异性。异常脑电图波形的产生机制与神经元离子通道异常，局部神经环路异常或更复杂的脑结构或脑功能异常有关，这些波形无论出现在任何年龄（新生儿除外）、任何状态或任何部位均为异常现象。但出现异常波形并不一定引起临床症状，特别是儿童期某些和发育有关的异常脑波，有时是良性的、无症状的一过性图形。

分类 包括两种表现形式。

背景活动异常 包括正常脑波活动减少或消失、脑电活动频率的改变（慢波增多或快波增多）、节律的改变（正常节律消失或出现异常节律性活动）、波幅的改变（明显增高或降低）、波形明显改变（如多形性慢波）等，也

包括脑电活动空间分布和时间分布的异常。一般情况下，应在清醒闭目放松状态下判断背景活动，但对于意识障碍的患者和不能记录到清醒期图形的新生儿或小婴儿，昏睡状态或睡眠状态的图形也可作为判断基本背景活动的依据，此时应结合患者的临床情况和具体状态分析。

阵发性异常 临床上常将棘波、尖波、棘-慢复合波、多棘-慢复合波、尖-慢复合波等阵发性异常称为癫痫样放电。癫痫样放电是癫痫发作的病理生理学基础，但并不是所有的癫痫样放电都伴有癫痫发作，任何导致脑神经元膜电位不稳定的情况都可能出现癫痫样放电。

判断标准 成年人与儿童的标准不同。

成年人 成年人脑电图中有下列标准中任何一项，都属异常脑电图（图）。①基本节律的优势频率在 8 次/秒以下的慢波，或 14 次/秒以上的高波幅快波，但低波幅快波图形一般属于正常。②基本节律中混有阵发性慢波，清醒状态出现慢频率为 0.5～3 次/秒 δ 波者即为异常；慢波频率为 4～7 次/秒 θ 波者，再根据慢波数量及双侧是否同步等具体分析。③基本节律的平均波幅异常高（15μV 以上）或相反的基本节律成为平坦，有时只有低波幅的不规则慢波。④给予各种醒觉刺激（如睁眼）时不出现基本节律的抑制。⑤基本节律的振幅在左右对称部位之间有恒定的 20% 以上差异，但在枕部有 50% 以上差异时才有诊断意义。此外，左右对称部位脑电图的平均频率有 10% 以上的差异。⑥出现棘波、尖波、棘-慢复合波或尖-慢复合波或经过诱发试验而产生异常波。⑦出现阵发

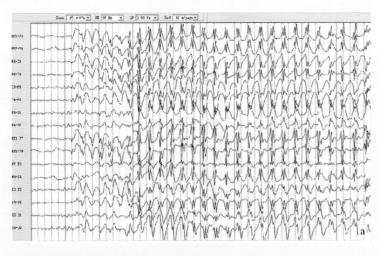

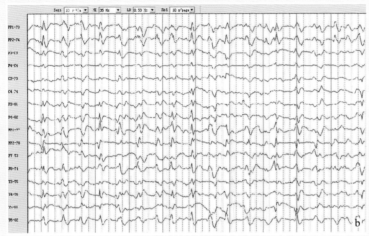

图 异常成人脑电图

注：a. 显示双侧各导联广泛性 2.5~3Hz 棘-慢复合波，如典型失神发作脑电图可见双侧广泛对称 3Hz 棘-慢复合波节律性发放，而 1.5~2.5Hz 的慢棘-慢复合波多见于不典型失神和伦诺克斯-加斯托（Lennox-Gastaut）综合征，3.5~5Hz 的快棘-慢复合波多见于青少年的特发性全身性癫痫。b. 显示双侧各导联广泛同步的周期性三相波和尖波，以 0.5~1 秒间隔重复发放，可见于代谢性脑病、克-雅病、缺血缺氧性脑病等，是一种严重的异常脑电图波形，提示脑功能严重受损，预后不良

性或暴发性慢波或快波，或者经过诱发而产生以上异常波时（局限性或广泛性异常）。⑧正常睡眠时出现的快波、顶部峰波、锤波、κ-综合波等，有明显左右差异或有一侧性缺乏。

儿童 ①基本节律减低或增高。②各区波幅明显减低或增高。③出现棘波、尖波、病理复合波或高度失律，以及暴发抑制活动或平坦活动等。④两侧显著不对称。⑤有局限性改变。

（肖波 黄莎）

zhǎngchéng nǎodiàntú

长程脑电图（long term electroencephalogram） 可连续记录 24 小时左右脑电活动的检查。又称 24 小时脑电图监测。主要用于鉴别癫痫及非癫痫性发作，协助诊断癫痫发作类型及起源部位。特别适用于临床怀疑为癫痫发作但常规脑电图图无阳性发现者；或发作稀少，短程脑电图记录不易捕捉到发作时；或发作以主观感觉为主，缺乏可见的客观体征时。在癫痫术前监测时，应连续监测直至捕捉到多次典型的发作。优点是记录时间长，可连续记录 24 小时或更长时间，因而阳性率高。

（洪 震）

shìpín nǎodiàntú

视频脑电图（vedio electroencephalogram） 在长程脑电图监测的基础上增加 1~2 个摄像镜头，同步拍摄患者临床情况的检查。又称视频脑电图监测。监测时间根据设备条件和病情需要灵活掌握，从数小时至数天不等。视频脑电图的最大优点是可通过录像观察患者发作时的临床表现，与同步脑电图记录对照分析，能明确诊断病症的发作性质和发作类型，同时尚可准确掌握患者在各个时间段的活动状态及相应的脑电图变化，及时发现并排除各种干扰伪差以及电极故障，由此大大降低了假阳性率和假阴性率。

（洪 震）

pízhì nǎodiàntú

皮质脑电图（cortical electroencephalogram） 以对大脑皮质癫痫源区进行精确的定位测定，便于确定外科手术的方法和切除的范围为目的的高度专业化技术。仅用于神经外科手术室。一般手术在局部麻醉下进行，这样就可在进行各种测试的同时不中断与患者的交流，还有利于对刺激癫痫源区诱发癫痫所伴随的临床现象进行观察。

检查方法 在充分暴露皮质表面后，将电极条块与骨缘相连接。这种电极为矩形的块状电极或长形的条装电极，根据检查部位不同进行选择。将这些电极用盐水浸泡后放置于大脑皮质表面。大脑凸面适用于块状电极，凹面如颞叶内侧则用条状电极。电极安置部位也受常规脑电图异常所见的影响，电极安放的实际位置常由皮质表面可视性异常作为指示，如瘢痕、囊肿或其他异常组织。这种病理性损害的边缘优先覆盖，因为癫痫源区及癫痫放电源区最常与此相关联。要注意的是癫痫放电源区有可能在此附近、周围，或远远超过形态学病灶的范围。

临床意义 进行皮质脑电图检查最终目的是要标出癫痫源区的界限范围，为手术提供依据。

通过皮质电刺激，可达到以下目的：①脑功能区定位：脑功能区与皮质表面解剖标记并非总是一致，因此在操作中经常先划定运动皮质，然后通过观察电刺激使引起的对侧肢体运动而加以校正。在对优势半球进行手术时，通常要对语言功能区进行测定，避免因切除癫痫源脑区而可能产生的语言功能障碍。②皮质癫痫源定位：刺激特定皮质区成功诱发癫痫发作或引起皮质某一局限范围内持续性脑电图癫痫样放电，均表明该部位是癫痫源区。须注意的是，经附近的神经元传导，甚至因刺激本身也可导致癫痫样放电或发作。

注意事项 理想的皮质脑电图应尽量不中断皮质的自然生理状态，所以应避免全麻，但对儿童和不适于局麻手术者可选用全麻药如氯烷。在全麻下，痫性放电可能会有所减少，且在有癫痫发作的情况下无法判断患者的语言即意识状态，皮质脑电图也可伴有伪差，包括与地线有关的50~60Hz频率干扰、神经外科仪器接地不良及其他手术电器的干扰等。脉搏伪差也可造成伪差，但稍微移动电极的位置即可使之消失。电极的位置应当用数字加以标记并对暴露的皮质照相，以便日后参考癫痫样放电与各皮质

电极的关系。

（洪 震）

diégǔ diànjí nǎodiàntú

蝶骨电极脑电图（sphenoidal electrode electroencephalogram）

记录颞叶前下方脑电活动的检查。分为常规蝶骨电极脑电图和长程蝶骨电极脑电图。蝶骨电极脑电图为微侵袭检查，需要患者配合良好，故此项检查技术主要适用于>10岁的儿童及成人。

适应证 癫痫的诊断、鉴别诊断、定位诊断。

禁忌证 血小板减少、头皮感染、反复出血史。

检查方法 将不锈钢针灸针作为电极，在耳屏切迹前1.5~3.0cm，颧弓中点下方2cm处垂直刺入4~5cm进行记录。

临床意义 蝶骨电极的针尖位于底面卵圆孔附近，距离颞叶沟回、海马回、杏仁核等处较近，能较敏感地采集到这些部位的脑电信号，容易捕获到这些区域的异常放电，同时扩大了描记范围，该方法比前颞（F7、F8）电极更接近于颞叶内侧，可增加发现棘波、尖波的机会，因此与常规方法比较可明显提高颞叶癫痫脑电图诊断的阳性率，对致痫灶的定侧也有重要意义。由于起源于一侧杏仁核的异常放电先扩散到海马回、对侧杏仁核，而后扩散到半球表面，杏仁核距颞叶内侧及其下部较近，所以蝶骨电极更易发现一侧的明显异常。

（洪 震）

duōdǎo shuìmiántú

多导睡眠图（polysomnogram，PSG）

对肌电图、眼动电图、心电图、胸式和腹式呼吸张力图、呼吸描记装置、体位活动、血氧饱和度和阴茎海绵体肌容积等10余个通道的生理信号记录的检查。

又称睡眠脑电图。是睡眠学和脑电图学的重要组成部分。1957年，美国的克莱特曼（Kleitman）和阿瑟林斯基（Aserinsky）用早期多导睡眠图首次观察并描述了快速眼动睡眠，对睡眠有了全新认识。

适应证 主要用于分析睡眠结构、评价睡眠状况、梦境研究及睡眠障碍、睡眠呼吸暂停综合征、抑郁症等疾病的诊断。

检查方法 将受试者鼻腔的温度传感器经呼吸监测仪及胸腹式呼吸动度传感器分别连于脑电图的记录笔，同时将患者头部的脑电C3-A1、C4-A2、眼睑颌肌的电极和心电分别连于脑电图仪。用血氧饱和度监测仪同步监测血氧饱和度的改变。

注意事项 测试前先测身高体重，睡前和醒后取平卧位袖带法测臂部血压，实验当天禁服酒精、咖啡因、镇静药或催眠药。入睡前先描记一段清醒时的脑电图，再测全夜7小时的脑电图。

（洪 震）

nǎocítú

脑磁图（magnetoencephalogram）

对脑内发出极其微弱的生物电磁场信号加以测定和描记的检查。脑磁图是对脑组织自发神经磁场的记录，属于全新的脑功能图像检测技术。脑磁图技术只是对脑内产生的极其微弱的生物磁场信号进行探测，因此对人体完全无侵袭、无损伤，检测过程中测量系统不会发出任何射线、能量或机器噪声。

原理 使用超导量子干涉装置多通道传感探测系统，探测神经元兴奋性突触后电位产生电流形成的生物电磁场。需建立一个严密的电磁场屏蔽室，在这个屏蔽室中，将受检者的头部，置于特别敏感的超冷电磁测定器中，

用数字化仪器对每个受试者的坐标系统进行限定，X 轴由右侧为正的方向通过双侧耳前点，Y 轴正向由鼻根部指向前方，正的 Z 轴方向向上，记录患者原始波后需行数字处理。

适应证 ①难治性癫痫外科治疗的诊断与评估。②脑肿瘤、脑血管病、脑外伤、老年性痴呆、帕金森病、偏头痛、精神疾病等的研究。

临床意义 脑磁图的时间定位精度一般在1毫秒至几毫秒，空间定位精度在3mm 以下，其时间和空间分辨率明显高于脑电图、MRI、PET 等检查，可检测出直径小于 3.0cm 的癫痫灶，定位误差小、灵敏度高。在癫痫灶定位、功能区检查等方面具有独特的优势。反映脑的磁场变化，与反映脑电场变化的脑电图互补更利于疾病诊断。

（洪 震）

yāozhuī chuāncì

腰椎穿刺 （lumbar puncture）

用腰穿针经腰椎间隙刺入椎管内的诊疗技术。简称腰穿。是诊断中枢神经系统疾病的一项重要且常用的操作检查项目。

适应证 主要用于中枢神经系统疾病，如炎性脱髓鞘疾病、感染性疾病、蛛网膜下腔出血、中枢神经系统血管炎和颅内肿瘤等疾病的诊断及鉴别诊断。腰穿对脊髓病变和神经根神经病（如吉兰-巴雷综合征）的诊断及鉴别诊断也有帮助。另外，腰穿还用于脊髓造影和鞘内药物治疗等。

禁忌证 ①颅后窝显著的占位性病变如巨大肿瘤，通常腰穿前需要进行神经影像学检查予以排除。②穿刺部位有化脓性感染者，脊椎结核、血液系统疾病有出血倾向及血小板计数显著降低者。

检查方法 患者取侧卧位，呈屈颈、屈髋、弓背体位，双手可抱住膝部。术者以患者的背部后正中线第 3~4 腰椎间隙为穿刺点，局部皮下麻醉后穿刺。

并发症 在无禁忌证的情况下，腰穿是较为安全的检查。由于脑脊液每天的分泌生成量在500ml 左右，如果一次腰穿采取脑脊液 10ml 左右，在 30 分钟内即可得到生成和补充。少数患者腰穿后出现一过性的头痛——腰穿后低颅压性头痛，一般持续数天，以额、枕部头痛为著，可伴有颈部和后背部痛，咳嗽或站立时症状加重，严重者可伴有恶心、呕吐和耳鸣。通常，腰穿后低颅压性头痛经过平卧休息、大量饮水等都可很快缓解。

注意事项 严重的脊髓压迫性病变如脊髓功能即将丧失的临界状态者，腰穿可能加重临床症状，需要慎重。对颅内压明显升高并有视盘水肿的患者进行腰椎穿刺有一定风险，如必须腰穿，则需在腰穿前后积极控制颅内压。

（关鸿志）

Kuíkěnsītítè shìyàn

奎肯斯提特试验 （Queckenstedt test）

主要用于判断蛛网膜下腔是否存在梗阻的脑脊液动力学检测方法。又称压迫颈静脉试验。

原理 正常脑和脊髓蛛网膜下腔是相通的，当压迫颈静脉时颅内静脉回流受阻，静脉压升高，引起颅内压上升。在正常情况下，通过腰穿脑脊液测压可观察到压迫颈静脉时颅内压迅速上升的现象。当蛛网膜下腔有梗阻时，压迫颈静脉后升高的颅内压不能传到腰穿部位——腰大池，脑脊液测压不上升或上升缓慢，出现该

试验阳性。

适应证 判断蛛网膜下腔是否存在梗阻。

禁忌证 颅内压升高；颅内肿瘤；颅内出血。

检查方法 患者取侧卧位，放松腹部，分别紧压两侧颈静脉。

判断标准 正常情况下，在加压 15 秒后脑脊液压力骤然增高至 300 ~ 400mmH$_2$O，甚至高达500mmH$_2$O，或比初压增高 100~300mmH$_2$O。①无梗阻：加压后15 秒脑脊液压力上升至最高点，而在放压后 15 秒降至初压水平。②部分梗阻：颈静脉加压后，腰穿处脑脊液压力上升及下降均缓慢，或上升快而下降慢，或解除压力后，脑脊液压力不降至原有水平。③ 完全梗阻：加压至60mmHg，脑脊液压力仍无改变。

临床意义 完全或部分梗阻常见于脊髓肿瘤、粘连性脊髓蛛网膜炎、椎间盘脱出、脊柱变形等。若一侧加压而脑脊液压力不升时，则表示该侧有横窦血栓形成的可能。

注意事项 ①严重的颅内压增高或脑出血患者，不宜作压迫颈静脉试验，以免诱发枕骨大孔疝或加重脑出血。②压颈时患者需要放松腹部，不可紧张用力，以免造成假象。③做压颈试验时必须注意穿刺部位要正确，针孔要通畅。④颈部病变往往当头颈后伸时才能明确有梗阻，故变换头位进行压颈试验是很重要的。

（关鸿志）

yāozhuīchuāncìhòu tóutòng

腰椎穿刺后头痛 （post-lumbar puncture headache）

腰椎穿刺（简称腰穿）后有约 1/3 的患者会出现不同程度的头痛。

发病机制 腰穿过程中穿刺针要穿透硬脊膜。硬脊膜是一层

致密胶原纤维的"外衣"，包裹着其内的蛛网膜、软脑膜和脊髓。脑脊液主要存在于蛛网膜下腔。一般认为腰穿后头痛是脑脊液从穿刺点持续漏出引起低颅压所导致。穿刺后如果脑脊液从腰穿后穿刺孔持续渗出，会造成脑脊液总量减少，颅内压降低，继而引起脑血管和脑膜反应导致头痛。因此腰穿后头痛属于一种低颅压性头痛。

临床表现　头痛常在操作后的 24 小时内出现，最迟发生于腰穿后 2~5 天。以双侧额部或枕部胀痛或搏动性头痛常见，可放射至颈肩部。头痛的体位性加重提示其低颅压性头痛的特征，在坐位或站立位明显，体位改变时亦加重。头痛严重程度不一，可间断或者持续，可伴有畏光、恶心、呕吐、颈强直、耳鸣、复视、头晕等症状，极少数患者伴视力及前庭功能障碍（如眩晕）。有时头痛可持续 5~8 天，偶见持续 8 周者。

诊断　主要依据腰穿与发生头痛的时间关系和低颅压性头痛体位性加重的特点。头颅 CT 或 MRI 可显示脑室脑池变小、脑沟变窄及广泛性弥漫性硬脑膜增厚对低颅压有提示意义。

治疗　一般建议取头低位平卧至少 24 小时，同时鼓励患者多饮水。可用非甾体抗炎药镇痛，并给予镇吐等对症治疗。

预后　多数可以自行缓解。

预防　腰穿后保持平卧可减少头痛发生。腰穿引流脑脊液的总量、操作者的熟练程度与头痛的发生率无明显相关，但使用较细的穿刺针可以降低头痛发生率。应用普通穿刺针腰穿时需要注意针头斜面的方向，斜面平行于脊髓长轴进针较垂直于脊髓长轴进针的头痛发生率低。

（关鸿志）

nǎojǐyè jiǎnchá

脑脊液检查（cerebrospinal fluid study）　腰椎（或小脑延髓池、脑室）穿刺取得脑脊液标本后，通过一定的技术手段对脑脊液性状、成分等进行分析的诊断技术。是诊断中枢神经系统疾病的一项重要的常用检查项目。

适应证　主要用于中枢神经系统炎症性疾病（如炎性脱髓鞘疾病和感染性疾病等）、蛛网膜下腔出血、中枢神经系统血管炎和颅内肿瘤等疾病的诊断及鉴别诊断。如怀疑蛛网膜下腔出血而头颅 CT 尚不能证实时，通常需要腰椎穿刺行脑脊液检查以明确诊断。此外，对脊髓病变和神经根神经病（如吉兰-巴雷综合征）的诊断及鉴别诊断也有帮助。

检查项目　采集脑脊液（cerebrospinal fluid，CSF）标本后，先进行一般性状观察，然后进行细胞计数和分类、生物化学和免疫学检查、细菌学检查，若怀疑恶性肿瘤，可行脱落细胞学检查。

一般性状观察　穿刺后，通常先用压力测量管做压力测定，然后肉眼观察 CSF 颜色、透明度和凝固物。侧卧位的正常压力为 $80 \sim 180 mmH_2O$，$>200 mmH_2O$ 提示颅内压增高（极度肥胖者为压力 $>220 mmH_2O$）；正常 CSF 为无色透明的液体。

细胞计数和分类　①细胞计数：正常 CSF 白细胞数为（0~8）$\times 10^6/L$，以淋巴细胞为主。白细胞增多见于脑脊髓膜和脑实质的炎症病变，涂片检查如发现致病菌有助于诊断。②细胞分类：正常 CSF 中主要为淋巴细胞和单核细胞，约 7:3（见脑脊液细胞学检查）。

生化检查　包括脑脊液蛋白质、葡萄糖和氯化物等的含量。

①蛋白质：正常人 CSF 蛋白质含量为 0.15~0.45g/L、脑池液为 0.1~0.25g/L、脑室液为 0.05~0.15g/L。定性试验见潘迪试验。②葡萄糖：CSF 葡萄糖含量取决于血糖的水平，正常值为 2.5~4.4mmol/L；明显减少见于化脓性脑膜炎；轻至中度减少见于结核性或真菌性脑膜炎（特别是隐球菌性脑膜炎）以及脑膜癌病。③氯化物：正常 CSF 含氯化物 120~130mmol/L，较血氯水平为高，细菌性和真菌性脑膜炎均可使氯化物含量减低，特别是结核性脑膜炎最为明显。

免疫学检查　如检测抗 Hu 抗体。

细菌学检查　如墨汁染色、抗酸染色、细菌培养和真菌培养等。

其他　如髓鞘碱性蛋白、蛋白合成率测定，蛋白电泳测定寡克隆区带（见寡克隆区带检测）等，具体根据临床需要选择。

特殊现象　包括脑脊液黄变、弗洛因（Froin）现象和蛋白-细胞分离。

脑脊液黄变　脑脊液外观呈现浅黄、黄色或黄褐色的病理现象。需要在充足的自然光下以肉眼观察。根据病因，可分为以下几种。①出血性黄变：脑或脊髓出血（特别是在蛛网膜下腔出血）以后，由于进入脑脊液的红细胞遭到破坏、溶解，血红蛋白分解，胆红素增加，因而产生黄变。脑脊液中红细胞多 $>100 \times 10^9/L$。深的脑脊液黄变常提示蛛网膜下腔出血，表现为脑脊液 4~8 小时后即呈黄色，48 小时最深，3 周左右消失。②淤滞性黄变：当颅内静脉血液循环和脑脊液循环有淤滞时，红细胞从血管内渗出，产生脑脊液黄变。③梗阻性黄变：

见于椎管梗阻（如髓外肿瘤），同时脑脊液蛋白显著增高。当蛋白增高 1~1.5g/L 时，脑脊液可呈黄色。黄变的程度与脑脊液中蛋白的含量成正比，且梗阻的部位越低，黄变越明显。

此外，其他情况也可以造成脑脊液黄变。①黄疸：如胆红素脑病或淤胆型肝炎、肝硬化、钩端螺旋体病、胆道梗阻和新生儿溶血性疾患时，脑脊液中的胆红素增多，可呈黄变。②其他色素：少见。脑脊液中其他色素，如黄色素、类胡萝卜素、脂色素和黑色素存在，可使脑脊液黄变，如脑黑色素瘤和皮肤-神经黑变病也可有脑脊液黄变，甚至呈棕黄色。

弗洛因现象 脑脊液流入试管后自然凝固的现象。可表现脑脊液黄变，脑脊液蛋白显著升高（一般可在 10g/L 以上）和脑脊液自然凝固。见于椎管完全梗阻，如脊髓肿瘤、转移癌、粘连性脊髓蛛网膜炎等。

蛋白-细胞分离 脑脊液蛋白显著增高，而脑脊液白细胞计数正常或仅轻度增多的现象。可分为以下两种情况。①绝对性蛋白-细胞分离：脑脊液蛋白显著增高，而白细胞正常。这种情况多见于脑脊液循环梗阻时，如脊髓、脑池的梗阻，梗阻性脑积水或血管系统，特别是脑部静脉和静脉窦回流受阻时。此外，也可见于脑部破坏性过程——软化、液化、髓鞘脱失和变性，这是因为血管壁有器质性改变、渗透功能障碍，而使脑脊液蛋白增高。在急性和慢性炎性脱髓鞘性神经根神经病中也可见绝对性脑脊液蛋白细胞分离，与神经根处的损伤和炎性渗出有关，对诊断有一定帮助。②相对性蛋白-细胞分离：脑脊液蛋白显著增高，而白细胞轻度增多。多见于静脉淤滞或伴有脑和（或）脑膜炎症反应，常有蛋白分子渗出；也可见于脑组织弥漫性变性过程。蛋白-细胞分离对于诊断急性和慢性炎性脱髓鞘性神经根神经病、脑部静脉和静脉窦血栓形成、脑膜转移性肿瘤有重要一定临床意义，需进一步进行脑脊液细胞学等检查，判断是否存在炎症或肿瘤等。

（关鸿志）

pāndí shìyàn

潘迪试验（Pandy test） 对脑脊液蛋白进行定性检测的方法。脑脊液蛋白定量检测方法已经普及，潘迪（Pandy）试验作为一种初步定性实验的临床价值已经比较有限了。

适应证 神经系统疾病的诊断和鉴别诊断。

检查方法 采用饱和石炭酸法。试管内放 1ml 石炭酸饱和溶液，然后加 1~2 滴脑脊液。

判断标准 若无变化则为（-）。若两液接触面有轻度白色云雾状物为（+）；若有明显白色云雾状物为（++）；若有白色絮状物沉淀为（+++）；若有白色凝块状沉淀为（++++）。

临床意义 在球蛋白升高的疾病中，其蛋白总量也大都增多，这就是说潘迪试验阳性常可间接地反映出蛋白总量的升高。但有些神经系统疾病，如亚急性硬化性全脑炎、多发性硬化、麻痹性痴呆等，脑脊液中的球蛋白可呈选择性地升高，而蛋白总量并不一定升高，故潘迪试验可呈强阳性，而蛋白总量并不一定都异常。

注意事项 脑脊液中球蛋白增高时，潘迪试验呈阳性反应，因脑脊液中球蛋白与石炭酸结合成不溶性蛋白盐而沉淀。潘迪试验敏感性很高，故有时会出现假阳性。当蛋白总量达 25mg 以上时，即可出现白色混浊，故（+）可视为正常范围。

（关鸿志）

nǎojǐyè xìbāoxué jiǎnchá

脑脊液细胞学检查（cytology of cerebrospinal fluid test） 研究正常和病理状态下脑脊液细胞形态的分类及其临床应用的检查。脑脊液细胞可以分为以下几类。①圆细胞：小淋巴细胞、转化型淋巴细胞、淋巴样细胞和浆细胞。②单核巨噬细胞：单核细胞、激活型单核样细胞、巨噬细胞。③多形核粒细胞：中性粒细胞、嗜酸性粒细胞和嗜碱性粒细胞。④脑脊液腔壁细胞：脉络丛细胞、室管膜细胞和蛛网膜细胞。⑤肿瘤细胞。⑥污染细胞：软骨细胞和骨髓细胞。

适应证 主要用于中枢神经系统感染性疾病、脑肿瘤、中枢神经系统白血病、炎性脱髓鞘脑病等疾病的诊断和监测。在具备相关实验室条件的医疗机构，脑脊液细胞学适用于全部诊断性腰椎穿刺（简称腰穿）的脑脊液标本。

检查方法 采用脑脊液细胞沉淀仪和脑脊液玻片离心法制片。常规染色采用迈-格-姬（May-Grunwald-Giemia）法，但组织化学染色、免疫组织化学染色、电子显微镜和流式细胞分析等技术也应用于脑脊液细胞学检查中。

临床意义 包括以下内容。

淋巴细胞增多 以淋巴细胞增多为主要特点的脑脊液炎性细胞反应，称为淋巴样细胞反应。又称脑脊液淋巴细胞性炎症。一般以小淋巴细胞为主，可见激活状态的淋巴细胞，如转化型淋巴细胞和淋巴样细胞，有时可见浆细胞，仅见少量单核巨噬细胞，偶见中性粒细胞。提示脑膜、脑实质的淋巴细胞性炎症，见于神经系统感染和非感染性（如自身免疫性）疾病。如病毒性脑膜炎、病毒性脑炎和自身免疫性脑炎的急性期、多发性硬化等中枢神经系统炎性脱髓鞘疾病、吉兰-巴雷综合征、细菌和结核性脑膜炎的恢复后期、神经梅毒等。

单核细胞增多 以单核细胞相对增多为主要特点的脑脊液炎性细胞反应，称为单核样细胞反应。一般白细胞计数正常或轻度升高，单核细胞相对值升高（正常为30%~40%）或绝对值升高，常见激活型单核细胞（即病理情况下，单核细胞吞噬各种物质后的改变，如吞噬红细胞后转变为含铁血黄素巨噬细胞）增多。见于蛛网膜下腔出血等出血性脑血管病、脑肿瘤、脑梗死、脑外伤和神经系统变性病等；也见于脑脊液的医源性干扰，如腰椎穿刺、鞘内给药和神经外科手术。

中性粒细胞增多 见于化脓性脑膜炎、结核性脑膜炎等的急性期，出血性脑血管病发病后。

嗜酸性粒细胞增多 见于脑寄生虫病。急性期有不同程度的中性粒细胞增多，持续的嗜酸性粒细胞增多（正常成人<1%，儿童<4%），可高达70%。寄生虫作为一种巨大而复杂的糖蛋白复合抗原，一旦进入中枢神经系统，将刺激嗜酸性粒细胞增生和抗体形成。如发现寄生虫某些病原体时，如血吸虫和肺吸虫虫卵、弓形虫滋养体以及旋毛虫蚴等，则更有定性诊断价值。

其他 ①瘤细胞：脑脊液中发现瘤细胞，即可诊断中枢神经系统肿瘤。脑脊液的瘤细胞体积大、胞核形态大小不一、细胞界限不清，分裂活跃。以实体癌的脑膜转移最为常见。在原发中枢神经系统肿瘤中，淋巴瘤、生殖细胞瘤和髓母细胞瘤的检出率较高。免疫组织化学染色有助于鉴别肿瘤的来源。②白血病细胞：脑脊液中发现与周围血象中相似的白血病细胞，即可诊断中枢神经系统白血病。对中枢神经系统白血病的诊断、预报、复发和椎管内是否需要应用药物及其疗效的评价均具有实用价值。

（关鸿志）

guǎkèlóng qūdài jiǎncè

寡克隆区带检测（oligoclonal bands detection）

寡克隆区带（oligoclonal bands，OB）即中枢神经系统在免疫病理情况下，由某几个克隆株浆细胞异常增生合成的免疫球蛋白形成的电泳区带。用免疫电泳的方法证实这些区带由免疫球蛋白 IgG 构成。依据血清和脑脊液免疫球蛋白 IgG 表达情况，判断中枢神经系统有无鞘内 IgG 合成。

适应证 用于神经系统炎性脱髓鞘疾病（见慢性炎性脱髓鞘性多发性神经病），特别是多发性硬化的诊断。

检查方法 根据不同蛋白质分子等电点不同，应用琼脂糖凝胶等电聚焦电泳法将血清和脑脊液蛋白进行分离。分离的蛋白质转移至硝酸纤维膜后，根据抗原抗体的特异性反应，应用免疫印迹法检测特异性免疫球蛋白 IgG 条带。

判断标准 检测结果共有五型。①1 型：血清及脑脊液均无条带。②2 型：脑脊液有两条或两条以上条带，而血清没有。③3 型：血清与脑脊液均有条带，但脑脊液条带较血清条带多。④4 型：血清与脑脊液有相同条带，呈镜像分布。⑤5 型：血清与脑脊液均有单克隆条带。其中，1、4 和 5 型结果为脑脊液 OB 阴性结果，2 和 3 型结果为脑脊液 OB 阳性结果。

临床意义 ①1 型：提示中枢神经系统无鞘内 IgG 合成，主要见于健康人及非炎性神经系统疾病。②2 型：提示中枢神经系统有鞘内 IgG 合成，主要见于多发性硬化。③3 型：提示中枢神经系统有鞘内合成且血-脑屏障有破坏，主要见于系统性免疫病（如干燥综合征、系统性红斑狼疮）等所致中枢神经系统并发症、脑膜癌和脑膜炎及少部分多发性硬化。④4 型：提示病变在中枢神经系统之外，存在系统性 B 细胞反应且伴有血-脑屏障破坏，可见于吉兰-巴雷综合征、系统性自身免疫病。⑤5 型：提示单克隆增殖的副蛋白存在，主要见于骨髓瘤继发神经系统并发症。

（关鸿志　徐　燕）

jīròu huótǐ zǔzhī jiǎnchá

肌肉活体组织检查（muscle biopsy）

通过手术获取新鲜的骨骼肌，经冷冻切片后进行的一系列肌肉酶组织和免疫组织化学染色，以及采用电镜技术观察肌组织的病理形态学变化，协助神经肌肉病的病理诊断技术。全称骨骼肌活体病理检查技术。

适应证 主要用于肌肉病的诊断，有时也可用于周围神经病、下运动神经元和脑部病变，甚至有时对全身性疾病的诊断也有帮助。①疑似患有骨骼肌肉疾病者：如肌营养不良、代谢性肌病、先天性肌病、炎性肌病等。②肌电图及神经电生理检查不能区别的神经与肌肉病者：如脊髓前角及周围神经病变与肌肉疾病的鉴别。③疑似局部肌肉或皮肤和皮下组织病变者：如局灶性肌炎、肌肉感染等。④全身性疾病累及肌肉组织者：如淀粉样物质沉积病、癌性肌病以及内分泌性肌病等。⑤疑似累及脑部疾病的肌肉相关疾病者：如线粒体脑肌病、肌阵挛性癫痫等。

禁忌证 ①病情严重，呼吸循环障碍、严重糖尿病、免疫缺陷性疾病等。②取材局部感染或其他病变者。③对麻醉剂过敏者。

检查方法 包括以下内容。

取材部位 取决于病变所在区域，以中等程度病变的部位为佳。病情严重，肌萎缩明显者，不易取到肌组织；如病情太轻，肌组织活检不易观察到典型病变。同时，注意避免取有急性损伤的部位，如肌电图检查部位、针灸治疗的部位、肌内或皮下注射部位等。

活检方法 分为手术活检和穿刺活检。

手术活检 按常规局部消毒后，铺巾；先行局麻，但注意避免麻醉药注入肌组织内；按肌束纵轴方向切开皮肤，分离筋膜，充分暴露肌组织；先固定肌束两端后再切下中间肌肉组织。之后清洗切口，缝合皮肤完毕。切出的肌肉标本放于滤纸上即刻简单分割一小块放入戊二醛固定，其余肌组织包埋于小木块后立即放入液氮速冻并保存，次日进行切片染色。

穿刺活检 采用穿刺针对所取部位进行穿刺取肌组织，标本按手术活检肌组织标本处理程序进行速冻处理保存。该方法虽然创伤小，方便，可多点取材，但取到的肌组织较少，且易使肌组织发生扭曲、挤压和损伤，因此较少应用此方法。

临床意义 对于多数肌肉病的诊断起重要作用，有的甚至为金标准，有时还可协助诊断肌肉以外的组织病变如脑、脊髓及其他器官的疾病。

（蒲传强）

shénjīng huótǐzǔzhī jiǎnchá

神经活体组织检查（nerve biopsy）

通过手术获取活体神经组织，经冷冻切片后进行一系列染色，采用光、电镜技术观察神经组织病理形态学变化，进而辅助诊断周围神经病病因等的病理诊断技术。简称神经活检。是创伤性、侵入性检查。由于神经功能所限，只能取纯感觉神经，对以运动功能障碍为主要表现者应用有限。神经活检不如肌肉活检应用广泛，其原因是神经活检虽然切取的是纯感觉神经，仍是侵入性、有创性检查，60%~80%的患者可能出现永久性足背外侧皮肤感觉缺失或减退区，也有极少数病例取活检后短期（2~3周）足背外侧感觉不适，多在3~4周后消失。神经活检技术始于20世纪60年代中期，其病理检查技术要求较高，仅靠常规石蜡包埋、H-E染色和髓鞘染色不能提供足够的诊断信息，要求在能够进行电镜检查、掌握撕神经技术，并能进行免疫组化染色的高水平医院才完成此项检查。

适应证 ①主要用于辅助诊断周围神经病的病因，一般不用于明确是否有周围神经受损的诊断。如辅助诊断疑似轴索变性、神经元变性、脱髓鞘、节段性脱髓鞘、肥大型神经病等周围神经病的病因，如结节性多动脉炎、系统性红斑狼疮、结节病、干燥综合征、肉芽肿性血管炎、坏死性血管炎、糖尿病、淀粉样变性、嗜酸性粒细胞增多症、冷球蛋白血症、莱姆病、麻风和放射等。②辅助诊断全身性疾病如系统免疫病、感染性疾病、代谢性疾病、小血管病及基底膜病。③辅助诊断合并周围神经损害的系统性、遗传性和（或）代谢性神经病等，如异染性脑白质病、法布里（Fabry）病、克拉伯（Krabbe）病、拉福拉（Lafola）病等。

腓肠神经活检对指导临床诊断和治疗有重要意义，但其有一定的局限性，只有20%~25%的神经活检能协助明确诊断，可协助诊断的周围神经病包括：腊肠体样周围神经病、巨轴索性神经病、遗传性运动感觉神经病、遗传性感觉神经病、家族性淀粉样变性周围神经病、麻风病神经病、人类免疫缺陷病毒性神经病、带状疱疹性神经病、急性或慢性炎性脱髓鞘性多发性神经病变异型、结节性多动脉炎、系统性红斑狼疮、干燥综合征、类风湿血管炎、糖尿病神经病等。

禁忌证 手术部位感染或皮肤破溃、恶病质状态、凝血功能异常。

检查方法 神经活检必须由专业培训后的医师完成。最常切取的神经是踝关节旁的腓肠神经。

获取活检神经 在外踝后上方局部麻醉后纵行切口，分离伴行血管切取腓肠神经3cm以上，平置滤纸上，垫生理盐水浸湿的纱布，然后用平皿冰壶立即送病理室。切记取神经时避免牵拉、揉搓、挤压造成人为神经损伤而导致错误的病理诊断。取出的神经不可直接置入盐水中，也不可晾干。

处理活检神经 分成6段分别处理：①多聚甲醛固定，石蜡包埋，常规H-E染色、马森（Masson）三染色、刚果红染色，光镜观察，注意包埋横断面和纵断面。②1%锇酸固定染色，石蜡包埋切片，注意纵切和横切面可作 H-E 复染，供光镜观察髓鞘和有髓纤维。③1% 锇酸固定染色，入甘油内保存，供解剖镜下剥离单神经纤维。④2.5% 戊二酸缓冲液固定，电镜塑料环氧树脂（618）（812）包埋。其中 1 μm 半薄切片甲苯胺蓝（TB）染色，供光镜观察。另有超薄切片铅铀染色，供透射电镜观察。⑤冰冻切片组织化学和免疫组化染色，供光镜观察。⑥冰箱保存，供原位杂交基因检测分子病理诊断用。

观察活检神经　观察神经外膜、神经束膜、神经内膜、滋养血管、有髓纤维的施万细胞、郎飞（Ranvier）结、施-兰裂隙（Schmidt-Lanterman）、肥大细胞、雷诺（Renaut）小体、髓鞘、轴索、有髓纤维和无髓纤维的密度等。

并发症　局部麻醉过敏、活检部位不适或疼痛、切口感染、切口愈合不佳。

注意事项　有些疾病可以有特征性的组织学特征，如绝大多数的慢性炎性脱髓鞘性多发神经病、遗传性运动感觉神经病 1 型、淀粉样变性神经病、血管炎、结节病、巨轴索神经病、hexacarbon 神经病、IgM kappa paraproteinaemic 神经病、异染性脑白质营养不良、球型脑白质营养不良、法布里病等。但是许多情况下，神经活检后的组织学见到的只是非特异性的轴索变性或轴索变性与脱髓鞘混杂存在，因而，有时神经活检只能提供除外诊断线索。

（高晶　郭玉璞）

pífū huótǐzǔzhī jiǎnchá

皮肤活体组织检查（skin biopsy）

活体提取人的皮肤及皮下组织，通过观察其成纤维细胞、汗腺、基底膜及神经、血管等病理特征和（或）成纤维细胞的生化变化，从而辅助诊断的病理诊断技术。简称皮肤活检。神经科应用皮肤活检辅助诊断时不仅要观察光镜，电镜有更重要的价值。皮肤活检因创伤小、可重复性好，应用较广。

适应证　累及神经系统的代谢性疾病、小血管病、基底膜病和某些周围神经病的辅助诊断。

代谢性疾病　如神经元蜡样质脂褐质沉积病、粘多糖蓄积病、糖脂沉积病 2 型（I-细胞病）和 3 型（假性多发性发育不良）、岩藻糖苷沉积症、GM_1 神经节苷脂沉积病（成人型）、GM_2 神经节苷脂沉积病（成人型和急性早期婴儿型）（见神经节苷脂沉积病）、尼曼-皮克（Niemann-Pick）病（A 型、C 型伴海蓝组织细胞）、法布里（Fabry）病、球形细胞脑白质病、异染性脑白质病、肾上腺性脑白质营养不良、星形细胞层状包涵体脑病、酸性麦芽糖缺乏症、拉福拉（Lafola）病和线粒体病等。

小血管病及基底膜病　如伴皮质下梗死和白质脑病的常染色体显性遗传性脑动脉病、层状蛋白 4 相关疾病、淀粉样变性血管病及周围神经病，尤其是对于血管炎性周围神经病，神经活检和肌肉活检发现血管炎的机会要远远低于皮肤活检。还有一些特殊类型的小血管病也在皮肤活检中有机会得到诊断，如斯内登（Sneddon）病、白细胞核破碎相关的血管性神经病。

周围神经病　各种累及小纤维的周围神经病如糖尿病性周围神经病、人类免疫缺陷病毒感染的早期神经改变，较多的用于感觉性（疼痛为主的）周围神经病的诊断。

禁忌证　有严重出血倾向、应用抗凝药国际抗凝指数（INR）>2.5 者以及妊娠者。用于感染性疾病患者检查时需要避开皮肤感染部位。

检查方法　包括获取、处理和观察活检皮肤三步。

获取活检皮肤　主要有三种方法。①刮取：局麻后专用刀具刮取皮肤，局部止血，无菌覆盖。②钻取：局麻后专用刀具快复向下钻取。用捏或针切断皮下组织。压迫止血，无菌覆盖。③切取：局麻后外科手术刀切取皮肤，压迫止血，无菌覆盖。

处理活检皮肤　根据检查目的皮肤组织需要分别进行福尔马林固定、冰冻固定、戊二醛固定以及无菌冰冻保存。分别进行光镜、电镜、必要的聚合酶链反应检查及病原学培养，也有实验室对活检皮肤进行成纤维细胞培养，以进一步进行生化检查。

观察活检皮肤　①代谢性疾病：不同类型的代谢异常，其包涵体可以见于汗腺、平滑肌细胞、血管的细胞、内皮细胞、基底膜、成纤维细胞等。不同疾病包涵体结构、分布部位会有差别，因而在诊断前要认真观察不同细胞的结构变化。②小血管病及基底膜病变：要关注血管的改变，但也要观察基底膜的结构。③周围神经病：主要观察表皮神经纤维密度以及神经轴索。

注意事项　①活检前要了解患者的用药情况，尤其是激素类、抗血小板及抗凝药物，了解有无妊娠。②可能的风险：局部感染、出血。③术后嘱患者保持刀口清洁、干燥，直至彻底愈合。无菌覆盖 7～14 天。④若活检后局部出血过多、有紧绷感、红肿热痛甚至发热，要及时就诊。

（高晶）

zhōuwéi shénjīngbìng

周围神经病 (peripheral neuropathy)

原发于周围神经系统结构或功能损害的疾病。其中，周围神经是指嗅神经和视神经以外的脑神经、脊神经、自主神经及其神经节。

分类 由于疾病病因、受累范围及病程不同，周围神经病的分类标准尚未统一，单一分类方法很难涵盖所有病种。①可先分为遗传性和后天获得性，后者按病因又分为营养缺乏和代谢性、中毒性、感染性、免疫相关性、缺血性、机械外伤性等。②根据其损害的病理改变，可分为主质性神经病和间质性神经病。③按照临床病程，可分为急性、亚急性、慢性、复发性和进行性神经病等。④按照累及的神经分布形成，分为单神经病、多发性单神经病、多发性神经病等。⑤按照症状分为感觉性、运动性、混合性、自主神经性等。⑥按照病变的解剖部位分为神经根病、神经丛病和神经干病。

病因与发病机制 病因复杂，可能与营养代谢、药物及中毒、血管炎、肿瘤、遗传、外伤或机械压迫等原因相关。它们选择性地损伤周围神经的不同部位，导致相应的临床表现。

在周围神经发病机制中轴索运输系统意义重大。轴索内有纵向成束排列的神经丝和微管，通过横桥连接，从神经元胞体运输神经生长因子和轴索再生所需的多种物质至轴索远端，起营养和代谢作用；也可影响神经元传递信号，增强其代谢活动。轴索对毒物极其敏感，病变时正向运输受累可致轴索远端细胞膜成分及神经递质代谢障碍；逆向运输受累可引起轴索再生障碍。

临床表现 周围神经病有许多特有的症状和体征，如感觉障碍、运动障碍等。①感觉障碍：主要表现为感觉缺失、感觉异常、疼痛、感觉性共济失调。②运动障碍：包括运动神经刺激症状和麻痹症状。刺激症状主要表现为肌束震颤、肌纤维颤搐、痛性痉挛等，而肌力减低或丧失、肌萎缩则属于运动神经麻痹症状。③反射：周围神经病患者常伴有腱反射减低或消失。④自主神经受损：常表现为无汗、竖毛障碍以及直立性低血压，严重者可出现无泪、无涎、阳痿和膀胱直肠功能障碍等。

辅助检查 神经传导速度和肌电图检查对周围神经病的诊断很有价值，既可发现亚临床型周围神经病，也是判断预后和疗效的客观指标。周围神经组织活检一般用于临床及其他实验室检查定性困难者，可判断周围神经损伤部位，如轴索、神经膜细胞、间质等。部分周围神经病还可通过病理组织检查明确疾病性质如麻风、淀粉样变性等。

诊断 定位诊断根据上述症状、体征和辅助检查并不难，而病因诊断则要结合病史、病程的发展、症状体征和检查结果综合判断，任何一项单独的辅助检查都不能作为诊断的金标准。

治疗 ①病因治疗。②对症支持治疗：如给予镇痛药及B族维生素等。③针灸、理疗、按摩：是恢复期的重要措施，有助于预防肌肉挛缩和关节变形。

预后 不同病因的周围神经病预后不同。

预防 病因不同，预防不尽相同。

(贾建平)

duōfāxìng shénjīngbìng

多发性神经病 (polyneuropathy)

肢体远端多发性神经损害所致的，以四肢远端对称性感觉障碍、下运动神经元瘫痪和（或）自主神经障碍为主要表现的周围神经病。

病因 引起多发性神经病的原因很多。

药物相关 如呋喃类药物、异烟肼、苯妥英钠、氯霉素、链霉素、磺胺类、长春新碱、氯喹、甲硝唑（灭滴灵）、顺铂、乙胺丁醇等。

中毒相关 ①化学品：二硫化碳、苯胺、二硝基苯、溴甲烷、三氯乙烯、四氯乙烷、五氯苯酚、氯醛、磷酸三甲酚酯、丙烯酰胺、有机磷农药以及有机氯杀虫剂等。②重金属：砷、铅、汞、铜、锰、金、磷、铊等。

代谢及内分泌障碍 糖尿病、慢性肝病、尿毒症、卟啉病、淀粉样变性、痛风、甲状腺功能减退症、肢端肥大症以及各种原因引起的恶病质。

营养障碍 B族维生素（硫胺、烟酸、吡哆醇、维生素 B_{12} 缺乏）、慢性酒精中毒、妊娠、胃肠道的慢性疾病及手术后。

感染相关 如麻风、白喉、带状疱疹、莱姆病、钩端螺旋体感染等引起的多发性神经病。

免疫相关 见于疫苗或感染后自身免疫反应，如吉兰-巴雷综合征、血清注射或疫苗接种后、注射神经节苷脂等，或者是并发于自身免疫性结缔组织病或胶原血管性疾病，包括系统性红斑狼疮、结节性多动脉炎、硬皮病、巨细胞性动脉炎、类风湿关节炎、结节病、干燥综合征等。

遗传相关 如遗传性共济失调性周围神经病、进行性肥大性多发性神经病、遗传性感觉性神经根神经病。

其他 包括淋巴瘤、肺癌和多发性骨髓瘤等引起的癌性远端轴突病、癌性感觉神经元病以及不明原因的多发性神经病。

临床表现 可发生于任何年龄，病因不同，临床表现亦有差异，可表现为急性、亚急性、慢性和复发性的病程。其损伤通常是完全的，包括周围神经的感觉、运动和自主神经纤维的共同症状，通常四肢远端对称性分布，远端病变最重或自远端病变向近端蔓延。可单独选择性产生一种或两种障碍。对称性、选择性感觉障碍时称为感觉性多发性神经病；对称性、选择运动障碍时称为运动性多发性神经病；两者合并称为感觉运动性多发性神经病。

感觉障碍 受累肢体远端早期可出现感觉异常，如针刺、蚁行、烧灼感、触痛等，与此同时或稍后出现肢体远端对称性深浅感觉减退或缺失，呈长或短的袜套或手套性改变。

运动障碍 出现肢体远端对称性、轻重不等的下神经元性瘫痪，肌张力低下、腱反射减低或消失。可伴有肌萎缩和肌束震颤，肌萎缩在上肢以骨间肌、蚓状肌、鱼际肌，在下肢以胫前肌、腓骨肌明显，可出现垂腕或垂足。后期可出现肢体挛缩及畸形。

自主神经功能障碍 肢体末端皮肤对称性菲薄、干燥或脱屑、变冷、苍白或发绀、多汗或无汗、指（趾）甲粗糙、松脆，甚至溃烂、竖毛障碍、高血压及直立性低血压、二便障碍等。

辅助检查 包括以下内容。

脑脊液检查 除个别患者会出现轻度蛋白增高外，一般患者均为正常。

肌电图检查 可见神经源性损害，以脱髓鞘为主的表现为神经传导速度下降，以轴索变性为主表现为波幅降低，如继发脱髓鞘，神经传导速度也下降。

病理 改变主要是轴索变性、周围神经的节段性脱髓鞘和（或）两者兼有以及神经元变性。轴索变性自远端逐渐向近端发展，表现为逆死性神经病，常见于药物、化学品、重金属、代谢障碍性疾病；脱髓鞘性多见于吉兰-巴雷综合征、铅中毒等。神经元变性主要损害脊髓前角细胞或后根神经节细胞，主要见于遗传性运动感觉神经病 2 型以及某些副肿瘤综合征。

诊断 根据临床特点，四肢对称且末端明显的迟缓性瘫痪、肢体远端对称性的手套或袜套样感觉障碍、自主神经障碍以及肌电图和神经传导速度的改变，诊断并不困难。

病因诊断比较困难，应依据病程（急性、慢性或复发性）、病损累及的性质（运动和感觉、自主神经的单一或合并损害）、病损累及的范围（四肢远端、近端或全身）、神经病理（轴索、髓鞘还是间质）、其他实验室检查（免疫组化、生物化学等），有否有毒物接触以及全身营养、代谢状况来判断多发性神经病的病因。

不同病因的多发性神经病各有特点。①药物性：大多发生于长期应用大剂量呋喃类、异烟肼类药物的患者。服用异烟肼类药物的患者，以对称性、远端感觉障碍为主要表现；大剂量服用呋喃类药物，尤其是伴有肾功能不全者，可产生疼痛性多发性神经病。②中毒性：有重金属或化学品接触史要考虑中毒性多发性神经病的可能。③糖尿病性：有糖

尿病史和糖耐量异常，表现为运动、感觉和自主神经均可受累，以下肢远端感觉异常或疼痛为突出症状，有的以累及大的神经纤维为主，可出现深感觉或踝反射减弱或消失，表现为感觉性共济失调。④尿毒症性：伴有肾衰竭及血中尿素氮含量增高，肾移植或透析疗法可使周围神经症状明显减轻。⑤营养缺乏性：多见于长期酗酒、有胃肠功能紊乱、妊娠和手术术后，伴有韦尼克（Wernicke）脑病和科萨科夫（Korsakoff）综合征者为酒精中毒性多发性神经病。⑥恶性肿瘤性：除肿瘤对周围神经的局部压迫和浸润外，还可见于副肿瘤综合征和 POEMS 综合征〔主要表现为多发性神经病变（polyneuropathy，P）、脏器肿大（organomegaly，O）、内分泌病变（endocrinopathy，E）、单克隆 γ 球蛋白病（monoclonal gammopathy，M）以及皮肤改变（skin changes，S）〕。⑦自身免疫性：如吉兰-巴雷综合征及疫苗接种后多发性周围神经病为变态反应引起，各种结缔组织病是由血管炎所致，一般会有原发疾病的临床表现。⑧感染性：麻风性多发性神经病是麻风杆菌对周围神经的直接侵害造成，以周围神经增粗为特点，活检可发现麻风杆菌。白喉性多发性神经病是白喉外毒素作用于后根神经节或脊神经根，导致神经膜细胞（施万细胞）中毒脱髓鞘所致的多发性周围神经病。⑨遗传性：多起病隐袭，慢性进行性发展，可有家族史。

鉴别诊断 需要与以下疾病相鉴别。①急性脊髓炎：表现为截瘫或四肢瘫，可有传导束感觉障碍、锥体束征和括约肌障碍。②急性脊髓灰质炎：多发生于儿

童，瘫痪呈节段性、不对称性、迟缓性，无感觉障碍。③周期性瘫痪：表现为四肢近端无力，无感觉障碍，病情迅速恢复，钾盐治疗有效。

治疗 包括以下内容。

病因治疗 药物所致者立即停药；重金属或化学药品中毒立即脱离中毒环境，及时应用解毒剂，并予以补液、利尿、通便排毒；糖尿病者控制血糖，延缓病情进展；尿毒症者可行血液透析或肾移植；黏液性水肿应用甲状腺素；肿瘤并发者切除肿瘤；砜类药物对麻风有效；自身免疫性多发性周围神经病可应用糖皮质激素。

一般治疗 可补充 B 族维生素及其他神经营养药物，如辅酶A、ATP 等。疼痛明显者可用各种镇痛药，严重者可用卡马西平或苯妥英钠。急性期患者应卧床休息、加强营养，重症者加强护理。瘫痪者勤翻身，使用夹板或支架维持功能位，防止关节挛缩、畸形。恢复期可使用针灸、理疗和康复训练。

预后 病因不同，预后不同，部分消除病因后可完全恢复，部分会留下不同程度后遗症。

预防 尽量避免导致周围神经病的各种病因。

（贾建平）

dānshénjīngbìng

单神经病 （mononeurepathy）

以单一神经受损所致的，以符合其神经分布区感觉、运动、自主神经功能障碍为表现的周围神经病。分为单神经痛与单神经炎两种，单神经痛在神经传导及病理上无改变，常是神经炎的早期表现。运动、感觉、反射及自主神经功能障碍的区域取决于每根受累周围神经的解剖分布。

病因与发病机制 病因复杂，可能与创伤、缺血、肿瘤浸润、感染、物理损伤、全身代谢性疾病（如糖尿病）、遗传或中毒（酒精和铅）等原因有关。

神经通路及其周围组织的任何病变，如肌肉、筋膜及骨隆起均可引起神经干的损害，如正中神经在旋前圆肌两头之间易引起损害，即旋前圆肌综合征；在腕横韧带处受压，即腕管综合征；桡神经、尺神经在其神经沟内、股神经于腹股沟处，闭孔神经于闭孔处，腓总神经于膝关节外侧处易于损害；胫后神经在跗管道内、跖神经在足底处易于受压。

临床表现 取决于受累神经，共同特征为受累神经分布区感觉、运动及自主神经功能障碍，伴腱反射减低或消失。

感觉障碍 主要表现为感觉缺失、感觉异常、疼痛、感觉性共济失调。

运动障碍 包括运动神经刺激和麻痹症状，刺激症状主要表现为肌束震颤、肌纤维颤搐、痛性痉挛等，而肌张力减低或丧失、肌萎缩则属于运动神经麻痹症状。

自主神经功能障碍 主要表现为无汗、竖毛障碍及直立性低血压，严重者可出现无泪、无涎、阳痿及膀胱直肠功能障碍等。

辅助检查 神经损伤 2～3 周后肌电图出现神经源性损害改变，如大量纤颤电位及正锐波，出现肌肉大力收缩时运动单位明显减少等。同时神经传导速度可出现不同程度的减慢，动作电位波幅不同程度的减低或消失。监测神经传导速度对定位、判断神经损伤程度和评估预后有重要意义。

诊断与鉴别诊断 临床表现结合肌电图和神经传导速度测定有助于诊断。

单神经病还需与相应神经支配区域的肌肉损伤、关节及周围炎症、纤维组织炎症等相鉴别，明确是否有神经受损体征，相应部位的 X 线片、CT 检查可有助于鉴别。

治疗 ①病因治疗：早期治疗尤为重要，创伤性损伤有手术条件者可以考虑手术治疗，继发结缔组织疾病或糖尿病应积极治疗原发病，由局部压迫而引起者必须立即解除有关因素。②对症支持治疗：如给予镇痛药物（卡马西平、苯妥英钠或阿米替林）以及 B 族维生素等。③针灸、理疗、按摩：是恢复期治疗的重要措施，有助于预防肌肉挛缩和关节变形。

（贾建平）

tèfāxìng miànshénjīng mábì

特发性面神经麻痹 （idiopathic facial paralysis） 面神经受损致周围性面瘫的单神经病。又称面神经炎。

病因与发病机制 尚不完全清楚。部分患者通常在风吹或受凉及病毒（带状疱疹病毒）感染后发病，可能与局部营养神经的血管痉挛，导致面神经缺血、水肿及在面神经管内受压等有关。早期病理改变主要为面神经水肿和不同程度的髓鞘脱失，在茎乳孔内和面神经管内最明显，严重者可表现为轴索变性。

临床表现 任何年龄均可发病，20～40 岁最常见，男性略多。常急性起病，症状可于数小时或1～2 天内达高峰，病初可有下颌角或耳后疼痛。主要症状为一侧面部表情肌瘫痪、额纹消失；眼裂不能闭合或闭合不全，试闭眼时，瘫痪侧眼球向外上方转动，露出白色巩膜，称贝尔（Bell）征；

毒、空肠弯曲菌及支原体等。空肠弯曲菌感染见于 60%~70% 的 AMAN 和 AMSAN，以及约 30% 的 AIDP 患者。疫苗接种可能增加 GBS 患病风险。

其发病与自身免疫相关，细胞和体液免疫均参与。神经节苷脂广泛分布于神经系统，抗神经节苷脂抗体对周围神经髓鞘及轴索的攻击在发病中起重要作用，分子模拟使抗体或 T 细胞激活可能是其发病机制。病原体与周围神经的某些成分类似，两者的抗原表位有交叉反应，这使机体产生抗神经节苷脂的抗体如抗 GM₁、抗 GD1a、抗 GalNac-GDa1 和抗 GQ1b 等，这些抗体分别与 AMAN，AMSAN 及 MFS 等发病相关。现已证实 GM₁ 抗体与郎飞结上特异性的神经节苷脂结合，阻断电压门控性钠通道，导致临床上的弛缓性瘫痪，血浆置换或静脉注射丙种球蛋白可迅速改善症状。在空肠弯曲菌感染的病例，细菌荚膜的脂低聚糖与特殊的髓鞘神经节苷脂和糖脂类的糖成分类似，可诱导抗体攻击髓鞘。AIDP 早期，淋巴细胞在脊髓神经根和周围神经浸润，继之巨噬细胞调节的节段性髓鞘破坏出现，导致了节段性脱髓鞘和单核细胞浸润，绝缘性能的节段丧失导致严重的神经电冲动传递障碍，最终造成传导阻滞和弛缓性瘫痪。大多数情况下，免疫反应一旦停止，髓鞘修复和再生迅速开始，临床症状也很快好转。

AMAN 的病理生理机制与 AIDP 不同，尸检证实为轴索坏变而不是髓鞘脱失和炎症反应。早期病理改变可能是 IgG 与激活的补体成分在运动纤维郎飞结的轴膜上结合，巨噬细胞趋化到郎飞结上，并在髓鞘下沿轴膜间隙移行，轴膜因受到巨噬细胞侵袭而产生局灶性破坏，继之轴索坏变。10%~42%AMAN 患者可检测出高效价的抗 GM₁ 抗体。

大部分 MFS 患者有前驱感染，提示分子模拟可能是主要的致病机制，特别是空肠弯曲菌感染的病例，与抗神经节苷脂抗体的 IgG 相关，尤其是抗 GQ1b 抗体。GQ1b 神经节苷脂在支配眼外肌的运动神经郎飞结旁的髓鞘、神经肌肉接头及背根神经节上大量分布，抗 GQ1b 的 IgG 抗体与 MFS 密切相关，与眼外肌麻痹和反射消失的程度平行。

临床表现 以急性四肢对称性弛缓性瘫痪、腱反射减低或消失、脑神经损害、呼吸肌麻痹为主要临床表现。

AIDP 是 GBS 中最常见的类型，主要病变为多发性神经根和周围神经节段性脱髓鞘。临床特点：①任何年龄、任何季节均可发病。②常见有腹泻和上呼吸道感染，包括空肠弯曲菌、巨细胞病毒、肺炎支原体或其他病原菌感染，疫苗接种，手术，器官移植等前驱事件。③急性起病，无力，2~4 周时达高峰，数周到数月内恢复。④弛缓性瘫痪是 AIDP 的核心症状。多数肌无力从下肢向上肢发展，肢体近端无力先于远端，约 1/3 患者四肢同时受累，约 10% 的患者先上肢受累，数日内逐渐加重，少数患者病初呈非对称性；肌张力可正常或降低，腱反射减低或消失，而且经常在肌力仍保留较好的情况下，腱反射已明显减低或消失，无病理反射。面肌无力约见于 50% 的病例，且常为双侧，口咽部肌肉无力时可出现构音不清、吞咽困难，且可能作为首发症状就诊；极少数有张口困难，伸舌不充分和力弱

以及眼肌麻痹。约 1/4 的患者出现呼吸肌无力，严重者需机械通气，常提示预后不良。约 80% 的患者出现手足感觉异常，且常出现在无力前，感觉异常可向肢体近端发展，但临床查体并不严重。疼痛见于约 89% 的病例，大多为下肢和背痛。约 15% 的患者出现自主神经功能异常，如心律失常、高血压或低血压、肠梗阻和尿潴留。

AMAN 以广泛的运动脑神经纤维和脊神经前根及运动神经轴索病变为主，常有腹泻和上呼吸道感染史，以空肠弯曲菌感染多见，表现为快速起病的四肢对称的肌无力和腱反射消失，部分患者脑运动神经受累，严重者呼吸肌麻痹，无明显感觉障碍，自主神经症状少见或轻微。

AMSAN 急性起病，对称性肢体无力，多有脑神经运动功能受累，重症者可有呼吸无力，呼吸衰竭。运动和感觉纤维轴索均受累，甚至部分出现感觉性共济失调，常有自主神经症状。

MFS 以眼外肌麻痹、共济失调和腱反射消失为主要临床特点。有时可出现瞳孔改变。大部分患者有前驱感染史，多以复视起病，也可以肌痛、四肢麻木、眩晕和共济失调起病。

APN 以自主神经受累为主，较少见。主要表现为视物模糊、畏光、瞳孔散大、对光反应减弱或消失、头晕、直立性低血压等，重症者可有肠麻痹、少汗、眼干和口干等。

ASN 少见，以感觉神经受累为主，临床特点是急性起病的广泛对称性四肢疼痛和麻木，感觉性共济失调，明显的四肢和躯干深浅感觉障碍。多数患者腱反射减低或消失。自主神经功能受

累轻，肌力一般正常，电生理检查可见感觉神经传导速度轻度减慢，感觉神经动作电位波幅明显下降或消失。

辅助检查 AIDP 的相关内容如下。

脑脊液检查 ①脑脊液蛋白-细胞分离是 GBS 的特征之一，多数患者在发病 1 周内脑脊液检查通常正常，约 80%患者 2~4 周内脑脊液蛋白不同程度升高，较少>1.0g/L，而单核细胞计数正常或<50×10^6/L，称为蛋白-细胞分离；糖和氯化物正常。②部分患者脑脊液出现寡克隆区带。③部分患者脑脊液抗神经节苷脂抗体阳性。

血清学检查 ①少数患者出现肌酸激酶（creatine kinase，CK）轻度升高，肝功能轻度异常。②部分患者血清抗神经节苷脂抗体阳性。③部分患者血清可检测到抗空肠弯曲菌抗体，抗巨细胞病毒抗体等。

粪便检查 部分患者粪便中可分离和培养出空肠弯曲菌。

神经电生理检查 主要根据运动神经传导测定，提示周围神经存在脱髓鞘病变，在非嵌压部位出现传导阻滞或异常波形离散对诊断脱髓鞘病变更有价值。通常选择一侧正中神经、尺神经、腓总神经和胫神经进行测定。根据中国 GBS 诊治指南（2010 年），神经电生理诊断标准如下：①运动神经传导：至少有 2 根运动神经存在下述参数中的至少 1 项异常：远端潜伏期可较正常值延长 25%以上；运动神经传导速度较正常值减慢 20%以上；F 波潜伏期可较正常值延长 20%以上和（或）出现率下降等；运动神经部分传导阻滞，周围神经近端与远端相比较，复合肌肉动作电位（compound muscle action potential，CMAP）负相波波幅下降 20%以上，时限增宽<15%；异常波形离散，周围神经近端与远端比较，CMAP 负相波时限增宽 15%以上。当 CMAP 负相波波幅不足正常值下限的 20%时，检测传导阻滞的可靠性下降。远端刺激无法引出 CMAP 波形时，难以鉴别脱髓鞘和轴索损害。②感觉神经传导：一般正常，但异常时不能排除诊断。③针极肌电图：单纯脱髓鞘病变肌电图通常正常，如果继发轴索损害，在发病 10 天至 2 周后肌电图可出现异常自发电位。随着神经再生则出现运动单位电位时限增宽、高波幅、多相波增多及运动单位丢失。

神经活体组织检查 不需要进行神经活体组织检查确定诊断。腓肠神经活体组织检查可见有髓纤维脱髓鞘，部分出现巨噬细胞浸润，小血管周围可有炎性细胞浸润。剥离单纤维可见节段性脱髓鞘。

诊断与鉴别诊断 各型的诊断标准和鉴别诊断如下。

AIDP ①常有前驱感染史，呈急性起病，进行性加重，多在 2 周左右达高峰。②对称性肢体和延髓支配肌肉、面部肌肉无力，重症者可有呼吸肌无力，四肢腱反射减低或消失。③可伴轻度感觉异常和自主神经功能障碍。④脑脊液出现蛋白-细胞分离现象。⑤神经电生理检查提示远端运动神经传导潜伏期延长、传导速度减慢、F 波异常、传导阻滞、异常波形离散等。⑥病程有自限性。

如果出现以下表现，则一般不支持 GBS 的诊断：①显著、持久的不对称性肢体肌无力。②以膀胱或直肠功能障碍为首发症状或持久的膀胱和直肠功能障碍。③脑脊液单核细胞数>50×10^6/L。④脑脊液出现分叶核中性粒细胞。⑤存在明确的感觉平面。

需要鉴别的疾病包括脊髓炎、周期性瘫痪、多发性肌炎、脊髓灰质炎、重症肌无力、急性横纹肌溶解、白喉神经病、莱姆病、卟啉病周围神经病、癔症性瘫痪以及中毒性周围神经病，如重金属、药物、肉毒毒素中毒等。

AMAN 类似 AIDP 诊断标准，突出特点是神经电生理检查提示近乎纯运动神经受累，并以运动神经轴索损害明显。

AMSAN 类似 AIDP 诊断标准，突出特点是神经电生理检查提示感觉和运动神经轴索损害明显。

APN 急性发病，快速进展，多在 2 周左右达高峰。广泛的交感神经和副交感神经功能障碍，不伴有或伴有轻微肢体无力和感觉异常。需排除其他导致自主神经功能损伤的疾病，如中毒、药物相关、血卟啉病、糖尿病、急性感觉神经元神经病、交感神经干炎等。

MFS 急性起病，临床以眼外肌麻痹、共济失调和腱反射减低为主要症状，肢体肌力正常或轻度减退，其余同 AIDP。需要鉴别的疾病包括 GQ1b 抗体相关的 bickerstaff 脑干脑炎、急性眼外肌麻痹、脑干梗死、脑干出血、视神经脊髓炎、多发性硬化、重症肌无力等。

ASN 诊断标准同前，需排除其他病因，如糖尿病痛性神经病、中毒性神经病、急性感觉自主神经元神经病、干燥综合征合并神经病、副肿瘤综合征等。

治疗 一般治疗包括监测生命体征、呼吸道管理、营养支持以及生活护理，预防和治疗并发症、B族维生素营养神经等，病情稳定后应尽早行康复训练。有条件者应尽早开始免疫抑制治疗，如无禁忌，推荐血浆置换或静脉注射免疫球蛋白（intravenous immunoglobulin，IVIg），连用5天，不推荐两者联合使用。少数患者经1个疗程治疗后，病情无好转或仍在进展或恢复过程中再次加重者，可以延长治疗时间或增加1个疗程。国外多项临床试验结果均显示单独应用糖皮质激素治疗无确切疗效，糖皮质激素与IVIg联合治疗与单独使用IVIg治疗的效果已无差异，因此国外指南均不推荐使用糖皮质激素治疗GBS。对抗神经节苷脂抗体阳性的患者，也可使用补体激活抑制治疗。

预后　具有一定自限性。一般在2周左右达到高峰，继而持续数天至数周后开始恢复，少数患者在病情恢复过程中出现波动。多数患者神经功能在数周至数月内基本恢复，少数遗留持久的神经功能障碍。GBS病死率约3%，主要死于呼吸衰竭、感染、低血压、严重心律失常等并发症。虽然GBS是单相病程，但有7%~16%患者在首次发病恢复后复发，复发时仍为急性病程。

预防　没有确定的方法，为预防复发，应尽量避免感染，在发病急性期和一年内不推荐免疫接种。

（贾建平）

mànxìng yánxìng tuōsuǐqiàoxìng
duōfāxìng shénjīngbìng
慢性炎性脱髓鞘性多发性神经病（chronic inflammatory demyelinating polyneuropathy，CIDP）以周围神经近端慢性脱髓鞘为主要病变的免疫性、运动

感觉性周围神经病。可分为经典型CIDP和变异型CIDP。

病因与发病机制　本质上是自身免疫性。20%~30%患者在复发或加重前有感染病史，复发常与妊娠相伴。

临床表现　包括以下内容。

经典型CIDP　各年龄段均可发病，40~60岁多见，男女发病率相近。慢性起病，症状进展在8周以上，较少有明确的前驱感染史。分为慢性进展型和缓解复发型。症状局限于周围神经系统：①脑神经异常：低于10%患者会出现面瘫或眼肌麻痹，偶可累及支配延髓肌的脑神经，视盘水肿少见。②肌无力：大部分患者出现肌无力，可累及四肢近端和远端，以近端肌无力为突出特点。③感觉障碍：大部分患者表现为四肢麻木，部分伴疼痛，可有手套、袜套样针刺觉减退，还可有深感觉减退，严重者出现感觉性共济失调。④腱反射异常：腱反射减低或消失，甚至正常肌力者腱反射减低或消失。⑤自主神经功能障碍：可表现为直立性低血压、括约肌功能障碍以及心律失常等。

变异型CIDP　①纯运动型：占10%~11%，仅表现为肢体无力而无感觉症状。②纯感觉型：占8%~17%，仅表现为感觉症状，如感觉性共济失调、麻木、疼痛等，随着病程的延长可出现运动受累症状。③远端获得性脱髓鞘性对称性神经病：肢体的无力和（或）感觉障碍局限在肢体远端。比经典型CIDP进展慢，部分伴IgM单克隆γ球蛋白血症，属单克隆丙种球蛋白病（monoclonal gammopathy of unknown significance，MGUS）伴周围神经病，糖皮质激素治疗无效，而不伴

MGUS的属CIDP变异型，对免疫治疗敏感。④多灶性获得性脱髓鞘性感觉运动神经病（multifocal acquired demyelinating sensory and motor neuropathy，MADSAM）：又称刘易斯-萨默（Lewis-Summer）综合征。主要表现为四肢不对称的感觉运动周围神经病，临床类似多灶性运动神经病，但存在感觉损害的证据，且未发现抗GM_1抗体效价升高。

诊断　CIDP诊断仍为排除性诊断，符合以下条件可考虑该病：①症状进展超过8周，慢性进展或缓解复发。②临床表现为不同程度的肌无力，多数呈对称性，少数为非对称性（如MADSAM），近端和远端均可累及，四肢腱反射减低或消失，伴有深、浅感觉异常。③脑脊液蛋白-细胞分离现象。④电生理检查示远端潜伏期较正常值上限延长50%以上；运动神经传导速度较正常值下限下降30%以上；F波潜伏期较正常值上限延长20%以上或无法引出F波，远端复合肌肉动作电位（compound muscle action potential，CMAP）负相波波幅较正常值下限下降20%以上时，则要求F波潜伏期延长50%以上；运动神经传导阻滞，周围神经常规节段近端与远端比较，CMAP负相波波幅下降50%以上；异常波形离散，周围神经常规节段近端与远端比较CAMP负相波时限增宽30%以上，CMAP负相波波幅不足正常值下限20%时，检测传导阻滞的可靠性下降；感觉神经传导，可以有感觉神经传导速度减慢和（或）波幅下降；针电极肌电图，通常正常，继发轴索损害时可出现异常自发电位、运动单位电位时限增宽和波幅增高，以及运动单位丢失。⑤除外其他原因引起

的周围神经病。⑥糖皮质激素治疗有效。

鉴别诊断 需要与以下疾病相鉴别。

POEMS 综合征 表现为多发性周围神经病（髓鞘脱失为主）、脏器肿大（如肝、脾、淋巴结肿大）、内分泌异常（糖尿病、甲状腺功能低下等）、M 蛋白（通常为 IgG 型，λ 轻链增多）和皮肤改变（肤色变深）时，需通过全身多系统检查，方可与 CIDP 鉴别。

多灶性运动神经病 仅累及运动的、不对称的、慢性、获得性、脱髓鞘性、多发性周围神经病。成年男性多见，起病初期为不对称的上肢远端无力，逐渐累及上肢近端和下肢，也可下肢起病。受累肌肉分布呈现多数单神经病的特点。神经电生理检查提示为多灶分布的运动传导阻滞。该病与经典型 CIDP 不难鉴别，但与 MADSAM 相似，两者的鉴别点在于：该病无感觉症状，血清中可检出 IgM 型抗 GM₁ 抗体，静脉注射免疫球蛋白（intravenous immunoglobulin，IVIg）或环磷酰胺治疗有效，糖皮质激素治疗无效；MADSAM 伴感觉症状，血清中如无抗 GM₁ 抗体，糖皮质激素治疗有效。

副肿瘤综合征 由于癌症引起的非转移性周围神经损害，周围神经受损可先出现，也可同步或后继出现。多见于中老年人，病程呈进行性发展，免疫治疗效果差。主要通过对癌症的全面检查得以确诊和鉴别（见副肿瘤综合征）。

MGUS 伴周围神经病 与经典型 CIDP 不同，该病感觉症状重于运动症状，远端受累更明显，约 50% 患者抗髓鞘相关糖蛋白抗体阳性。免疫固定电泳发现 M 蛋白是诊断该病的关键。

植烷酸沉积症 植烷酸氧化酶缺乏引起植烷酸沉积而导致的遗传性运动感觉性周围神经病。可发生在青少年或成年人，主要表现为周围神经病、共济失调、耳聋、视网膜色素变性及鱼鳞样皮肤等，脑脊液蛋白明显升高，易误为 CIDP。血浆植烷酸明显增高可诊断该病。

CIDP 除了需要与以上疾病鉴别外，还需要与各种原因引起的慢性多发性周围神经病，如代谢、药物、中毒、结缔组织病等引起的周围神经病鉴别，青少年发生者还需与各种遗传性脱髓鞘性周围神经病，如腓骨肌萎缩症等鉴别。

治疗 CIDP 尚无统一的一线治疗方案，临床常应用的治疗方案有 IVIg、糖皮质激素及血浆置换。因病程较长，有缓解复发倾向，需长期维持治疗，故应结合病情严重程度、药物的不良反应、年龄相关危险因素、伴随疾病以及治疗费用等综合考虑，选择合适的治疗方案。40% 以上 CIDP 患者不符合严格的脱髓鞘研究标准，且对免疫治疗无反应。根据临床检查显示慢性、对称性的近端和远端肌无力，四肢腱反射降低和脑脊液蛋白-细胞分离，则考虑 CIDP 诊断，应试用免疫治疗。

免疫治疗 包括以下内容。

糖皮质激素 为 CIDP 首选治疗药物。甲泼尼龙静脉滴注，连续 3~5 天，然后逐渐减量或直接改口服泼尼松，清晨顿服，维持 1~2 个月后逐渐减量；地塞米松静脉滴注，连续 7 天，然后改为泼尼松清晨顿服，维持 1~2 个月后逐渐减量；直接口服泼尼松清晨顿服，维持 1~2 个月后逐渐减量。上述疗法口服泼尼松减量直

至小剂量（5~10mg）均需维持半年以上，再酌情停药。在使用糖皮质激素过程中注意补钙、补钾和保护胃黏膜。

IVIg 连续 3~5 天为 1 个疗程。每月重复 1 次，连续 3 个月，有条件或病情需要者可延长应用数月。大量双盲、安慰剂对照及交叉研究证明用 IVIg 治疗 CIDP 有效。使用 IVIg 前应测血清 IgA。IgA 缺乏患者应用 IVIg，可能发生变态反应，应用前稍补充 IgA。许多患者有头痛（50%）、弥漫性肌痛、发热、血压波动和感冒症状。肾功能不全和糖尿病患者应避免和慎重应用，曾有伴继发性急性肾小管坏死的报道。输入 IVIg 前 30 分钟，静脉滴注氢化可的松、25% 苯海拉明和口服酚麻美敏预防；治疗期间，减慢输入速度也能减轻其不良反应。

血浆置换 有条件者可选用。需要注意的是，应用 IVIg 后 3 周内，不能进行血浆交换治疗。该治疗的缺点是血浆不易获得、费用高及相对有创性。

其他 如上述治疗效果不理想，或产生糖皮质激素依赖或无法耐受者，可选用或加用硫唑嘌呤、环磷酰胺、环孢素、甲氨蝶呤等免疫抑制剂。临床较为常用的是硫唑嘌呤，使用过程中需随访肝、肾功能及血常规等。

神经营养与对症治疗 可应用 B 族维生素治疗，包括维生素 B₁、维生素 B₁₂、维生素 B₆ 等。有神经痛者可应用卡马西平、阿米替林、曲马多、加巴喷丁、普瑞巴林等。

康复训练 病情稳定后，早期进行正规的神经功能康复锻炼，以预防失用性肌萎缩和关节挛缩。

预后 年龄较轻者，缓解复发型多见，预后较好；年龄较大

复发生,同一神经数次发病后不易完全恢复,留有某种程度的功能缺失。多有家族史。电生理检查提示周围神经损害,患者家族其他成员神经传导速度测定有助于发现亚临床患者。神经病理检查可见节段性脱髓鞘及腊肠样结构形成。疑诊病例可用基因分析,主要为 17p11.2 1.5Mb 的 *PMP22* 基因缺失。

遗传性共济失调伴肌萎缩
又称罗-雷(Roussy-Levy)综合征。儿童期缓慢起病,表现为腓骨肌萎缩,弓形足和脊柱侧弯,需与 CMT 鉴别,但患者同时有站立不稳、震颤等小脑体征,可与之鉴别。

治疗 无特殊的治疗,仅仅为对症治疗及康复训练,足部畸形可通过手术,或穿特制鞋进行矫正。目前倾向于根据不同的发病机制进行个体化治疗。

(樊东升)

mànxìng jiānzhìxìng féihòuxìng
shénjīngbìng

慢性间质性肥厚性神经病

(chronic interstitial hypertrophic neuropathy) 周围神经髓鞘蛋白异常所致的以足内肌和腓骨肌萎缩为特征的遗传性周围神经病。又称德热里纳-索塔斯(Dejerine-Sottas)病、遗传性运动感觉神经病Ⅲ型和腓骨肌萎缩症(Charcot-Marie-Tooth disease,CMT)3 型。该病少见,仅占全部 CMT 患者的 1% 左右。典型患者表现为遗传性、慢性运动和感觉性多发性神经病。以足内侧肌和腓骨肌萎缩、弛缓性肌无力、运动神经传导速度减慢及微感觉障碍为特征。

发病机制 主要为常染色体隐性遗传,少数为常染色体显性遗传。为周围神经髓鞘蛋白异常所致。已发现的与 CMT 有关的周围神经髓鞘蛋白有 4 种:周围神经髓鞘蛋白 22(PMP22)、髓鞘蛋白 0(MPZ)、连接蛋白 32(li32)以及早期生长反应蛋白(EGR)。基因缺陷或髓鞘蛋白的异常与 CMT 临床表现型之间并无确定的对应关系,同一种髓鞘蛋白异常可出现不同类型的 CMT。产生这种基因型、基因产物和临床类型异质性的原因并不清楚。基因的数量效应可解释为什么同一基因的突变可引起不同类型的髓鞘蛋白异常。

临床表现 多在婴儿期或儿童期起病。表现为学会走路延迟,行走无力。早期可出现足部疼痛和麻木。病情呈缓慢进行性加重。特征性表现为双下肢进行性加重的远端无力和肌萎缩。病情较重,在早年需要坐轮椅。感觉障碍表现为痛觉、振动觉、关节位置觉明显减退。部分患者可有瞳孔缩小、瞳孔对光反应差或眼睑轻度下垂、眼球震颤及脊柱畸形。其他脑神经和自主神经较少受累。尺神经、正中神经、腓神经等周围神经粗大如肌腱,并可用手指拨动。

神经系统查体:肢体远端对称性肌无力和肌萎缩,腱反射减低或消失。四肢远端有手套样、袜套样浅感觉障碍,关节位置觉及音叉振动觉减退,并可见马蹄内翻足、爪形足、爪形手,病程后期扪及粗大的周围神经,无触痛。

辅助检查 包括以下内容。
肌电图检查 可见神经传导速度明显降低。
脑脊液检查 可见脑脊液蛋白持续升高。
病理 CMT3 型和 CMT1 型周围神经病的病理特点相似,主要表现为慢性脱髓鞘过程,即有髓纤维呈脱髓鞘、薄髓鞘和髓鞘再生改变,同时伴有施万细胞增生,呈洋葱头样肥大,胶原纤维增生,胶原囊形成。间质血管改变比较明显。主要为内皮细胞增生,吞饮小泡增多。尸检病理发现脊髓前角细胞和后跟神经节细胞减少或消失,颈髓上段薄束内的有髓纤维数量也减少。

诊断与鉴别诊断 根据家族史,婴儿期或儿童期缓慢起病,逐渐加重的肢体无力和感觉障碍,肌电图、脑脊液检查、周围神经活检特征可明确诊断。

多种疾病可引起周围神经肥大,包括复发型脱髓鞘性神经病、家族性淀粉样变性神经病、雷夫叙姆(Refsum)病、CMT1 型等,注意与以上疾病鉴别。

治疗 主要是对症治疗及康复训练。

(贾建平)

shénjīngcóngbìng

神经丛病

(plexopathy) 多种病因引起的神经丛损伤,累及神经、血管和淋巴管导致混合性感觉和运动障碍的周围神经病。神经丛包括颈丛、臂丛和腰骶丛。颈丛损害很少见,因此,神经丛病主要指臂丛和腰骶丛神经病,其中臂丛神经病较腰骶丛神经病多见。婴儿以分娩性臂丛神经病常见,成人男性则以臂丛神经炎多见。

病因与发病机制 病因分为外伤性和非外伤性两大类。①外伤性:由于臂丛部位表浅、周围为骨性结构包绕、受颈肩部活动影响等解剖特点,臂丛是外伤性神经丛病的好发部位。多发生于交通事故、机器牵拉等暴力作用,由肱骨骨折、肩关节脱位等引起。臂丛损伤的范围较广,很少局限于单一的神经束或神经干,常伴随臂丛发出的神经根或神经的撕脱，重者可累及脊髓。腰丛位于腰大肌深部，骶丛位于骨盆后壁，位置较隐蔽，因此腰椎骨折脱位或骨盆骨折等外伤引起腰骶丛神经病较少见。②非外伤性：包括感染、药物、化学毒物、难产、放疗后、胸廓出口综合征、肿瘤压迫、血管源性、糖尿病性、特发性、遗传性及不明原因等。乳腺癌或肺癌易侵犯臂丛，肠道或泌尿生殖系统的肿瘤则更多侵犯腰骶丛。

发病机制多不明确，臂丛神经炎可能跟感染、免疫、接种疫苗等有关，多认为是变态反应性疾病。乳腺癌等恶性肿瘤放疗后可引起髓鞘脱失和沃勒（Wallerian）轴索变性而致臂丛神经直接损害、瘢痕粘连绞窄或纤维化，亦可能有血管机制参与。颈外侧多种解剖异常，如颈肋或C_7横突至第1肋间的条索状纤维组织压迫等，可致胸廓出口综合征。

临床表现　主要有三方面表现。①一般症状：发病初期部分患者可有发热及全身症状，部分出现淋巴水肿。②神经受累表现：病变可累及一个干、一个束或一个神经根乃至一根神经，表现为运动、感觉障碍。运动障碍可出现神经支配区域肢体不能活动、肌萎缩、肌束震颤、腱反射减低或消失；感觉障碍主要表现为针刺感、麻木、灼烧感、疼痛、根性痛。如累及臂丛，可出现上肢下垂，肩不能外展，上肢不能内旋和外旋、不能屈肘和向桡侧伸腕，肱二头肌反射减弱或消失，上肢桡侧感觉障碍（上臂丛损伤）；前臂、手和腕伸展受限（中臂丛损伤）；手部小肌肉萎缩无力、上肢内侧感觉障碍或（和）霍纳（Horner）征（眼裂缩小、

眼球轻微内陷、瞳孔缩小或伴同侧面部少汗或无汗）（下臂丛损伤）。累及腰骶丛，可出现股屈曲、内收小腿外展无力，股及小腿前侧感觉障碍（腰骶丛上段损伤）；股、小腿及足部肌无力，$S_1 \sim S_2$节段（或更低节段）感觉缺失。③血管受累表现：如胸廓出口综合征部分表现为锁骨下静脉受压，出现前臂肿胀、静脉扩张及皮肤暗紫。锁骨下动脉受压时出现上肢缺血的表现，如桡动脉搏动减弱或消失、手指溃疡和指甲粗糙脆弱、锁骨上窝常可听见血管杂音。糖尿病引起的累及腰神经丛的肌萎缩患者可出现血管源性肌无力。

辅助检查　主要包括以下内容。

神经电生理检查　有助于确定病变部位。①常规肌电图检查：为基本测试手段，可按根性支配选测脊神经前支支配的肌肉以反映受损范围，如C_5选测三角肌、肱桡肌，C_6检查肱二头肌，C_7检查肱三头肌，C_8及T_1检查手内在肌等。常表现为受累神经支配肌失神经电位、肌束震颤和肌颤搐放电等神经源性损害。病损区神经传导速度减慢提示髓鞘损害为主，诱发电位波幅下降提示轴索损害为主，如连续追踪发现传导速度和波幅明显恢复提示预后良好。F波潜伏期可延长。②诱发电位：部分体表诱发电位异常，臂丛神经病和胸廓出口综合征时刺激尺神经和正中神经Erb点记录的感觉神经电位波幅减低或消失。

影像学检查　在肿瘤或血肿病例中，X线、CT及MRI等影像学检查可显示臂丛或腰骶丛的占位性病变。如肿瘤扩展进入硬脊膜外间隙，可在MRI或脊髓造影

片上显示。

其他　骨扫描发现病灶周围骨浸润提示肿瘤浸润导致臂丛神经损害。血常规异常、红细胞沉降率可增高，脑脊液细胞数及蛋白质可轻度增高。

诊断　根据病史、临床表现、体征并结合上述辅助检查可以确诊。蒂内尔（Tinel）征有助于明确局部神经损害的定位，在神经受压部位叩击会引起神经支配远端区域内的感觉异常。

治疗　如下所述。

病因治疗　外伤性神经丛病，主要采取保守及手术治疗；非外伤性有明显诱因的神经丛病，首先应消除诱因，急性期适当休息，避免过劳，注意纠正患肢的位置，避免引起疼痛的姿势，用支架或吊带牵引并配合理疗、按摩、针灸等综合措施，均有助于病情减轻。

对症治疗　肩痛可用镇痛药，若无效可服用抗癫痫药物、三环类抗抑郁药也可减轻疼痛；严重结构畸形及神经受压明显者，可手术减压术以缓解症状；炎症所致臂丛神经炎及部分腰骶丛神经病可用糖皮质激素；神经痛性肌萎缩（见特发性臂丛神经病）可试用免疫抑制剂；累及腰丛的糖尿病性肌萎缩主要控制血糖于正常范围以达到肌力恢复的目的；转移性肿瘤应采取放射治疗和（或）化疗。

神经营养治疗　如大量B族维生素有助于功能恢复。病因不明神经丛病无特效药物，主要靠自身的恢复。

（戚晓昆）

bìcóng shénjīngbìng

臂丛神经病（brachial plexus neuropathy）　臂丛受损引起的以上肢肌肉瘫痪、感觉障碍和自主

神经损害为主要表现的神经丛病。

病因 通常为单侧受累，外伤、难产、电击、放疗、邻近骨骼异常（颈肋、胸廓出口狭窄、筋膜环）、接种疫苗及家族遗传等均可引起臂丛神经病变。部分臂丛神经病病因未明，称为神经痛性肌萎缩（见特发性臂丛神经病）。

临床表现 因损害部位不同而有不同的临床分型，一般分为全臂丛损害、上臂丛综合征及下臂丛综合征三型，均可表现为上肢肌肉瘫痪、感觉障碍及自主神经损害。①全臂丛损害：较少见，出现整个上肢瘫痪，肱二头肌、肱三头肌及桡骨膜反射均减弱或消失。②上臂丛综合征：最常见，可出现上肢下垂，肩外展不能，上肢不能内旋和外旋，不能屈肘和向桡侧伸腕，肱二头肌反射减弱或消失，上肢桡侧感觉障碍。③下臂丛综合征：主要表现为手部小肌肉萎缩无力、上肢内侧感觉障碍和（或）霍纳（Horner）征等。

辅助检查 包括以下内容。

肌电图检查 创伤性损伤早期或其他疾病的早期，可能出现F波缺失，随着疾病进展，可出现感觉电位缺失和不同程度的肌肉复合动作电位波幅下降。随后受累的肌肉出现失神经电位，运动单位减少，多相电位增多，时程延长。

影像学检查 X线检查可协助确定有无外伤及恶性肿瘤骨转移等。MRI检查亦可协助诊断臂丛的浸润性病变。

诊断与鉴别诊断 依据病史、临床表现和辅助检查可做出诊断。该病需注意与上肢单神经病相鉴别。

治疗 主要分为病因及对症治疗。如消除诱因、镇痛药的使用、B族维生素营养神经的支持治疗配合康复理疗等。

（戚晓昆）

xuèguǎnyánxìng bìcóng shénjīngbìng
血管炎性臂丛神经病（vasculitic brachial plexus neuropathy）

血管壁受炎性细胞浸润和破坏致臂丛神经继发性缺血受损引起的神经丛病。受累血管主要为微血管，直径多<40μm，为周围神经供血的微小动脉和静脉。糖尿病、免疫因素等均可引起。呈急性或亚急性起病，病程一般为几周或几个月。因血管炎导致的缺血性损害常同时累及感觉和运动神经，表现为感觉异常和受累神经支配区域的肢体无力。急性期可出现病变部位疼痛，一般为钝痛，定位不甚明确，多位于受累肢体的近端。糖尿病患者可出现尺神经及正中神经等受累，主要表现为受累神经支配区疼痛、感觉障碍和肌力减退等。肌电图示感觉或运动神经纤维的急性或亚急性的轴索损害。据其病史、临床表现和辅助检查即可做出诊断。需要与副肿瘤性周围神经病、癌性周围神经病等鉴别。主要是对症治疗、糖皮质激素和环磷酰胺等免疫调节治疗。

（戚晓昆）

fàngliáohòu bìcóng shénjīngbìng
放疗后臂丛神经病（brachial plexus neuropathy following radiotherapy）

放射治疗乳腺癌和头颈部恶性肿瘤数月至数年后引起的臂丛神经病。放射剂量是影响其发病率的主要因素。法尔丹（Fardin）等指出放射治疗引起的神经进行性退变，其进展较缓慢，而且几乎是持续恶化，很少有治愈的可能。

发病机制 可能与放疗所致的周围组织纤维化、瘢痕化及血管修复性增生等有关。

临床表现 临床潜伏期跨度较大，一般于放疗后数年出现。首发症状常为受累侧上肢麻木、疼痛或无力，症状逐渐加重，也可表现为单纯上肢肌无力、肌束震颤或蠕动等。上臂丛受累较下臂丛受累多见。查体可发现轻度感觉减退，病程长或程度较重者可见肌萎缩。无痛性臂丛上干受损并伴有淋巴水肿是该病突出的临床特点。

辅助检查 包括以下内容。

肌电图检查 早期可提供神经损伤的范围和程度，可发现上臂丛支配肌失神经电位、肌束震颤和肌颤搐放电等神经源性损害改变，其中肌颤搐放电对放射性损伤诊断有特征性意义，神经传导速度可轻微减慢，感觉神经动作电位波幅下降。

影像学检查 如胸部X线或CT可鉴别肿瘤浸润或放射性损伤造成的臂丛神经病。脊柱MRI及骨扫描亦可排除肿瘤转移及局部复发等。

诊断与鉴别诊断 该病可与其他放射性副损伤相伴发生，如放射性皮炎、放射性食管炎、放射性心脏损伤、放射性肺炎。查体时有明显的神经损伤体征如蒂内尔（Tinel）征（嵌压点的轻叩痛并有发麻感）、弗罗芒（Froment）征等可做出初步诊断。

主要与癌性臂丛神经病相鉴别，后者疼痛明显，为最主要症状，伴霍纳（Horner）征，通过影像学检查若发现在含有神经丛的解剖区域中见到侵犯神经丛的肿瘤包块则可做出诊断。

治疗 药物治疗主要目的在于缓解疼痛、营养神经；高压氧可以缓解淋巴水肿及改善部分感觉障碍；还可行手术治疗。

预后 不佳。

（戚晓昆）

分娩性臂丛神经病

fēnmiǎnxìng bìcóng shénjīngbìng

分娩性臂丛神经病（obstetric brachial plexus neuropathy） 产妇在分娩过程致使婴儿产生一侧或双侧臂丛神经损伤的神经丛病。轻者臂丛神经周围水肿、充血，重者可致部分神经撕裂，严重者甚至造成神经干拉断或神经根性撕脱。

发病机制 胎位异常、胎儿超重、助产技术不当是致新生儿臂丛神经损伤的三大因素，其中助产技术使用不当（应用牵引产）是最主要原因，占72%。另外宫内受压及先天发育异常也可导致分娩性臂丛神经损伤。

临床表现 不同类型表现不同。主要分为以下三型。①上干型（Erb）或迪谢内－埃尔布（Duchenne-Erb）综合征：为最常见类型。因过度向一侧牵拉胎头，或臀位分娩胎头尚未娩出时，用力向下牵拉胎肩，致 C_5、C_6 臂丛神经根牵拉损伤。主要累及 C_5、C_6 神经支配的三角肌、肱二头肌及旋后肌。表现为新生儿患肢松弛，悬垂于体侧，肩关节内收、内旋，肘关节伸长，前臂旋向前方，患肩不能外展外旋，肘关节不能屈曲等活动，受累侧拥抱反射消失。②下干型：又称下臂型克隆普克（Klumpke）麻痹，较少见。主要损伤 C_8、T_1 神经，表现为手瘫痪，患侧屈腕功能部分或完全丧失，大小鱼际肌萎缩。③全臂型：较为严重，但极少见。整个上肢呈完全性弛缓性瘫痪以及感觉障碍。如损伤接近椎间孔，则可出现霍纳（Horner）征表现。

辅助检查 神经传导及肌电图检测时间最早为出生后 2 天，旨在尽早确定损伤范围及程度，并协助定位诊断。

治疗 首先应给予大剂量的 B 族维生素、神经营养药物及神经生长因子，辅以康复训炼，保持功能位。物理疗法包括轻度按摩和被动运动，可于伤后数周开始，轻型病例可于治疗后 2~3 个月获得改善或治愈。生后 3 个月未能神经修复或功能恢复，肌电图显示完全性或根性损伤，均应早期手术。

预后 与损伤类型及轻重程度有关。①轻度损伤者，仅神经纤维受牵拉，一般 3 个月内可以恢复功能。②中度损伤者，神经受牵拉后水肿充血并且局部有出血、机化，还可能存在部分神经撕裂，所以恢复需要 6 个月甚至更长，并常遗留功能缺陷。③重度损伤者，神经根从脊髓撕脱或神经干拉断，手术治疗后可有不同程度的恢复。

预防 关键在于预防，妊娠期合理的营养指导和适当的运动与休息可以起到预防作用。

（戚晓昆）

家族性臂丛神经病

jiāzúxìng bìcóng shénjīngbìng

家族性臂丛神经病（heredofamilial brachial plexus neuropathy） 以臂丛神经痛急性反复发作为主要表现的遗传性神经丛病。又称遗传性神经痛性肌萎缩。该病少见，为单基因常染色体显性遗传病，致病基因位于染色体 17q25。认为发病有免疫因素的介导。患者常有家族史，发病年龄较早，好发于 20~30 岁，多出现急性臂丛神经损害的临床特征，表现为周期性反复发作的肩带和上肢的疼痛，可单侧或不对称性，可伴有肢体的急剧无力、萎缩、活动受限和感觉异常。有时可并

发脑神经受损（如构音障碍）以及腰骶丛神经和自主神经受损。家族中常有同样症状的患者。部分患者周围神经活检可见髓鞘增生、肥厚，周围伴有髓鞘破坏和继发性轴索损害，呈腊肠样改变，类似于遗传性压力易感性周围神经病。周围神经活检亦可发现髓鞘脱失和再生，这些变化在散发性复发性急性臂丛神经病中并不常见。部分患者肌电图提示失神经支配和神经源性肌萎缩。在急性期与痛性臂丛神经炎很难鉴别。可试用糖皮质激素治疗，预后一般良好。

（戚晓昆）

胸廓出口综合征

xiōngkuò chūkǒu zōnghézhēng

胸廓出口综合征（thoracic outlet syndrome） 由于解剖变异等因素造成臂丛神经及锁骨下动脉和锁骨下静脉不同程度受压而产生的继发性神经丛病。又称肋锁综合征。

病因与发病机制 病理基础是胸廓出口处骨性组织和软组织的解剖变异，最常见的畸形为不完全性颈肋。

临床表现 好发于中青年女性（男女比例为 1∶5），多有垂肩、长颈、乳房较大及肌张力较低的表现，可有先天性或创伤性锁骨畸形，也可与某些职业性动作有关。根据压迫结构不同分为锁骨下静脉压迫征、原发性神经嵌压综合征、前斜角肌综合征及颈肋综合征。大多独立，少数可混合存在，均可出现持续性肩背部、上肢及前臂疼痛。

锁骨下血管压迫征 锁骨下静脉受压可表现为肢端肿胀，皮肤发绀，静脉扩张，可发生静脉血栓，过度或长时间活动后更加明显，称为佩吉特－施勒特（Paget-Schroetter）综合征；锁骨

下动脉受压时患肢发凉、苍白发绀、指甲皱缩弯曲、上肢温度降低、单侧的雷诺现象、易疲劳伴有明显的颈肋、锁骨上区血管杂音等。血管压迫的常规检查：患者端坐、吸气后屏气、头部后仰并转向患侧〔艾德生（Adson）试验〕或举起上肢后将臂外展并旋外〔赖特（Wright）试验〕时，上肢动脉减弱或消失为阳性。

原发性神经嵌压综合征　表现为臂丛下干和尺神经支配的肌肉包括小鱼际肌、骨间肌和拇收肌及第四、五指深屈肌的轻度萎缩和无力，前臂及手尺侧感觉过敏或减退，晚期可出现前臂屈肌无力，而腱反射存在。患者多有上肢的周期性疼痛，常为尺侧，其中约半数患者前臂和手部尺侧麻木，有针刺感。少数可有轻度血管受累症状。

前斜角肌综合征　患者出现自肩部的疼痛，向手臂内侧、前臂及手掌处放射，旋转头颈疼痛显著加剧，上肢屈曲及内收时疼痛减轻，外展及上举时加剧，仰卧时疼痛明显。$C_7 \sim T_1$支配区感觉障碍，后期可出现肌力减退和肌萎缩。偶可见患侧霍纳（Horner）征，Adson试验阳性。触诊可发现前斜角肌紧张和压痛。

颈肋综合征　临床表现与前斜角肌综合征相似，若颈部触及骨性包块有助于诊断。可出现锁骨下动脉压迫征，患侧桡动脉搏动明显减弱或消失，锁骨上窝听到杂音。

辅助检查　由于临床表现复杂，与多种神经嵌压征（如腕管、肘、腕尺管等）及运动性疾病、颈椎病等症状混淆，因此一种检查方法无法满足需要。①皮肤痛域试验及两点辨别试验：用于对中晚期患者的诊断。②症状激发试验：包括 Adson 试验、Wright 试验、摩勒哥（Moslege）试验、鲁斯（Roos）试验、锁骨上压迫试验、肋锁挤压试验等是最主要的早期诊断方法。③颈椎 X 线片：可发现骨性畸形。④神经电生理检查：神经传导速度可有典型的尺神经感觉神经动作电位波幅降低，部分患者肌电图 F 波潜伏期延长。受累肌肉肌电图特别是手小肌肉表现慢性失神经改变，可见高波幅、宽时限运动单位动作电位等。

诊断与鉴别诊断　该病的诊断比较困难，主要依靠详尽的病史和查体。要注意与肌萎缩侧索硬化、颈神经根病变、肘管综合征和累及正中神经的腕管综合征等鉴别。明显疼痛及感觉障碍而无肌束震颤有助于与肌萎缩侧索硬化鉴别；正中神经及肘上尺神经、肘下尺神经感觉及运动传导速度异常有助于与肘管综合征和腕管综合征鉴别（见正中神经嵌压综合征）。

治疗　最好采用非手术（保守）治疗，如纠正不良姿势，避免上肢和肩部负重及易产生症状的体位动作，使用镇痛药和肌松药，同时坚持锻炼以增强肩部肌肉力量，配合理疗、热疗、超声治疗和中药。对于疼痛严重并持续存在，且伴有明显的血管和（或）神经受压的征象时采用手术治疗，如第 1 肋骨切除术等。

（戚晓昆）

tèfāxìng bìcóng shénjīngbìng

特发性臂丛神经病（idiopathic brachial plexus neuropathy, IBPN）

病因不明，肩部剧痛发作后出现局部至少一组肌肉肌力减退的急性或亚急性臂丛神经病。又称神经痛性肌萎缩或帕森内之-特纳（Parsonage-Turner）综合征。

病因与发病机制　与病毒感染、疫苗接种、服用海洛因、分娩及外科手术等有关。发病机制不清，多认为是变态反应性疾病。

临床表现　多见于成年人，男性多于女性，几乎所有患者的疼痛均从上肢开始，多位于肩部，呈剧烈刺痛及跳痛，夜间明显。进行肩外展和肘伸直等使臂丛伸展的动作时疼痛加剧，咳嗽和颈部活动不影响疼痛程度。疼痛范围并非按典型神经根或周围神经分布。一般镇痛药无效。症状逐渐加重，约 1/3 患者双侧、不对称受累。1~10 天后迅速出现患肢无力，主要为肩胛带肌，其中以三角肌、冈上肌、冈下肌、肱二头肌、肱三头肌最明显。继而出现相应肌萎缩和腱反射的损害。随着肌无力的加重，疼痛症状逐渐减轻，一般 1 周后疼痛有所缓解，大多需 2~3 周疼痛消失。客观感觉障碍不如疼痛明显，约 2/3 患者有感觉减退，大多为腋神经支配区。

诊断与鉴别诊断　无特异性诊断方法，肌电图在诊断方面具有一定的意义。典型的肌电图常显示神经源性肌肉损害，包括纤颤电位和正相波，单侧和双侧受累，神经传导测定提示感觉神经动作电位波幅降低。部分患者躯体感觉诱发电位显示刺激尺神经和正中神经时，Erb 点记录的感觉神经电位可出现波幅减低或消失，但诱发电位正常者不能排除诊断。

该病易与其他疾病混淆，如急性钙化性肌腱炎、颈椎病、周围神经压迫症、脊柱肿瘤、肌萎缩侧索硬化、急性脊髓灰质炎等。最难鉴别的是周围神经压迫症，后者起病较缓，且疼痛不能很快自行缓解。

治疗　无特效药。首先应消除诱因如抗感染等，急性期应适当休息，避免劳累。其次是镇痛，镇痛药或麻醉镇痛药在发病早期可有效缓解疼痛，随着疼痛消失可适当应用非糖皮质激素类药物。糖皮质激素封闭治疗亦有一定的帮助。

另外，应用氦-氖激光于臂丛神经鞘内照射治疗，短期可取得良效。辅以理疗和康复训练，被动和主动的关节活动，旨在维护肩关节活动度和局部肌力的恢复，加强肌腱套和肩关节的稳定。

预后　较好，临床症状常在6~12周内恢复。

（戚晓昆）

腰骶丛神经病（lumbosacral plexus neuropathy）

yāodǐcóng shénjīngbìng

腰骶丛神经根病变引起其支配部位感觉、运动或反射改变的神经丛病。

病因与发病机制　腰骶丛（T_{12}、$L_1 \sim L_5$ 及 $S_1 \sim S_3$）自腰髓段上部延伸至低位骶段，走行邻近低位腹腔及盆腔脏器，易受某些特定因素或疾病影响出现继发性损害。病因多种，如分娩、宫颈癌、前列腺癌、睾丸淋巴瘤、动脉瘤、糖尿病性肌萎缩及类肉瘤均可引起腰骶丛神经病变。

临床表现　可因病变部位不同而异。①腰丛受损主要表现为股神经、闭孔神经及股外侧皮神经损害症状。②骶丛受损出现坐骨神经、臀上及臀下神经损害症状。神经痛性肌萎缩较常见，是腰丛受累所致，其性质为血管性，引起小腿单侧或双侧广泛感觉、运动或反射改变。非糖尿病性血管损害也可能产生腰和下肢近端疼痛及近端肌无力。

诊断与鉴别诊断　诊断主要靠症状及体征，还可借助脑脊液、肌电图、脊髓造影术及 CT、MRI 检查等进一步确定腰骶丛神经病变的部位及可能的病因。

对神经丛肿瘤患者，要注意与放疗所导致的神经丛病变及肿瘤转移相鉴别。①放疗性神经丛病变：肌电图多可见肌束震颤和肌颤搐放电。②腰骶丛神经肿瘤转移：最早的症状是疼痛，通常为单侧，影像学检查可证实。

治疗　病因不同治疗方法各异。恶性肿瘤或转移瘤采用手术、放疗及化疗，神经痛性肌萎缩可试用免疫抑制剂治疗，类肉瘤所致腰骶丛神经病者可试用糖皮质激素治疗。

（戚晓昆）

特发性腰骶丛神经病（idiopathic lumbosacral plexus neuropathy）

tèfāxìng yāodǐcóng shénjīngbìng

一种特发性神经源性肌萎缩或腰骶丛神经炎。类似于上肢的特发性臂丛神经病。发病前患者通常有 3~10 天的病毒感染史，继而表现为急性的双侧或单侧小腿疼痛、肌无力、肌萎缩和反射的改变，患者可能出现类似于带状疱疹样的感觉迟钝。部分患者即使有足部无汗、皮温增高等征象，提示周围神经病变阻断自主神经纤维，仍然需要进行马尾探查术，以确定是否为椎间盘破裂所致。腰丛受累常常影响近端肌群，表现为髂腰肌、股四头肌和内收肌的肌力减弱。红细胞沉降率可能加快，免疫抑制剂可能有效，如果其病因为结节病则可试用糖皮质激素。通常在 3 个月内会有明显改善。

（戚晓昆）

嵌压性神经病（entrapment neuropathy）

qiànyāxìng shénjīngbìng

肢体或躯干的周围神经在其行程中受到嵌压所致的综合征。又称嵌压性周围神经病、嵌压综合征。是临床较为常见的神经性病变。

病因与发病机制　常见的嵌压原因为变异肌肉和腱性组织、异常纤维束带、血管异常、包块、炎症、创伤、增生性关节炎、妊娠及原因不明的神经炎等。

周围神经经过肌肉的腱性起点处，穿过肌肉处，绕过骨性隆起处或行经骨性纤维鞘处，因这些部位的组织较坚韧，神经经过长时间压迫或肢体活动时对神经的牵拉摩擦，可致神经损害，产生感觉或运动障碍。上述部位的一些局部病变如腱鞘滑膜炎或先天性全身性因素如更年期、糖尿病、甲状腺功能减退症等也可能与发病有关。好发部位为肘管、尺管、腕管、后骨间神经、前骨间神经、腕尺骨、桡管、旋前圆肌等。可见于腕管综合征（正中神经行经腕部骨骼与腕横韧带形成的隧道中受到嵌压）、旋前圆肌综合征（正中神经在肘部通过旋前圆肌时受到嵌压）、感觉异常性股痛症（股外侧皮神经行经腹股沟韧带下受压）、腰骶神经根病（神经根因腰椎间盘突出或慢性腰椎骨质增生而受嵌压）及其他如颈肋、关节畸形使神经扭曲受压等情况。

病理　轻微压迫可致脱髓鞘，严重者可导致轴突变性。在患者腕管松解术中取出的正中神经，往往外观肿胀并呈粉红带灰色，其原因为神经外膜水肿并有结缔组织增生。镜检见神经纤维大量髓鞘脱失，轴索不同程度减少。动物实验所见与急性神经损伤时的神经失用不同，受压两缘的髓鞘并非呈套叠状，而是呈蝌蚪状，细的一头朝向受压处，粗的一端背离受压点。说明可能是嵌压部位的压力使髓鞘板层逐渐消失之故。

临床表现 该病起病多缓慢，多无明显诱因。有时局部轻微外伤后可使症状明显。被嵌压的神经支配区感觉异常，如疼痛、麻木和不适，时轻时重，有逐渐加重趋势；不少患者有夜间疼痛或加剧的情况；神经所支配感觉区的感觉过敏或减退，严重时感觉丧失，仔细检查时可发现在嵌压处能找到压痛点、条索状压痛块或蒂内尔（Tinels）征（嵌压点的轻叩痛并有发麻感）；该神经所支配的肌力减退、肌萎缩。与神经伴行的重要血管，也可同时受压，发生血液循环障碍。腕管综合征时，因正中神经受压，其支配的部位如示指、拇指常出现感觉异常，指尖感觉消失，拇指对指力弱。轴索受损者，大鱼际肌可出现肌萎缩，肌电图可引出纤颤波或正锐波。因神经纤维受压后髓鞘脱失，故正中神经远端运动潜伏期及感觉潜伏期皆可延长。

诊断 对出现肢体麻木、感觉减退、肌无力、肌萎缩等症状的病例，均能考虑到该病，并进行仔细询问病史，认真的局部检查，结合电生理测定的辅助诊断。

治疗 因病因而异，确切了解造成神经嵌压的致病因素，将有助于彻底解除受压神经的外在压迫。外科松解术后大多可以较快恢复。

（贾建平）

zhèngzhōngshénjīng qiànyā
zōnghézhēng

正中神经嵌压综合征（median nerve entrapment syndrome）

正中神经在穿过腕部时在腕管内受压所致的综合征。又称腕管综合征。

病因与发病机制 任何使腕管内压力增高的因素都可压迫正中神经，常见的因素有：①腕管容积缩小：如管腔狭窄，腕骨、掌骨骨折、脱位，柯莱斯（Colles）骨折，月骨脱位，腕横韧带慢性炎性增生，腕关节增生性关节炎，指端肥大症等。②腕管内容物增加、占位性病变：如腱鞘囊肿，滑膜炎，肿瘤（血管瘤、神经纤维瘤、脂肪瘤），血肿，痛风，糖尿病，淀粉样变性，类风湿关节炎，黏液性水肿，长期血液透析等。③腕管内容物病变或异常：如指浅、深屈肌肌腱炎，指浅、深屈肌腱损伤、水肿，正中神经损伤、炎症，蚓状肌肌腹过高或指浅屈肌肌腹过低侵入腕管压迫正中神经，正中神经的解剖变异等。④慢性损伤：因长期而反复用手活动可使手和腕发生慢性损伤，是常见原因，故患者常为多年从事秘书工作，手工业劳动的工人，在手指和腕部活动中，指屈肌腱和正中神经长期与腕横韧带摩擦，引起肌腱、滑膜和神经慢性损伤，导致大量肌腱、滑膜的损伤性水肿，腕横韧带增厚而使腕管内容物体积增大，管腔狭窄，压迫正中神经。⑤内分泌因素：可见于中、老年女性绝经期前后，而且妊娠可诱发或加重症状，也可见于哺乳期妇女或继发于甲状腺功能减退症、巨人症、糖尿病及胶原性疾病等，这提示激素水平的变化使腕管内组织液潴留，腕管内压力增加。⑥炎症：非特异性屈肌腱滑膜炎，类风湿关节炎或肌腱滑膜炎，痛风性关节炎，急性钙化性肌炎等。长期炎性刺激可累及正中神经，也可使腕管压力增高。⑦解剖异常（返祖现象）：如掌长肌腹、屈指浅肌腹过长，变异的正中动脉及蚓状肌延伸到腕管内，使腕管内容物增加，腕管狭小，导致嵌压正中神经。⑧遗传因素：少数患者有姐妹数人及母女或祖孙三代同病的家族史。

腕管是一个由腕骨构成背侧壁和两侧壁，屈肌支持带构成掌侧壁的骨、纤维隧道。屈肌支持带也称为腕横韧带，是横跨于尺侧的钩骨、三角骨和桡侧的舟骨、大多数角骨之间的强韧纤维带。腕管内有九条屈肌腱（拇长屈肌腱、示指至环指之间的屈指深肌腱、屈指浅肌腱）和正中神经通过；正中神经行走在屈肌支持带的下方，紧贴屈肌支持带，出腕管后分支支配除拇内收肌以外的鱼际诸肌，第一和第二蚓状肌、桡侧手掌及3个半指皮肤感觉。无论是腕管内容物增加还是腕管容积减少，或者两者兼之，都可导致腕管内压力增高，从而导致正中神经受压。

临床表现 该病好发于40岁以上中年人，女性多于男性，男女之比为1∶4，多为单侧，优势手更易受累且程度较重，发病优势手比非优势手高3倍，双侧亦可同时受累。

症状 主要表现为腕横韧带以下的正中神经被压迫导致感觉、运动障碍。在临床上主要有以下四方面的表现。①感觉异常：是最常见的症状，主诉手有蚁走感或麻木、刺痛，以夜间为甚。还常有难以形容的烧灼痛，并有肿胀与紧张感。刺痛主要在手的桡侧，尤以中指、示指、拇指、环指最多，疼痛常放射至手掌，偶尔至腕部和前臂下部，甚至肘部或肩部。感觉异常持续较久时，指尖可能对轻触刺激敏感，夜间疼痛常使患者从睡眠中惊醒，需要起床甩手、按摩双手或上肢悬垂床边而缓解，并可反复发作至晨起活动，明显影响睡眠，但白天缓解。过度用手后症状加剧，如编织、缝纫、书写或其他手工操作后，一般病史越长，日间出现症状的机会就越多。夜间发病一般认为是睡觉姿势改变了体液分布或为了体温调节而使肢体血流增加所致。②手指麻木：约30%患者有此症状，程度不一，常累及示指和中指尖，其次为拇指。主诉桡侧三个半指异样感及麻木感，偶有累及五指，开始为间歇性。表现为患手活动不灵，执行精细动作时手感笨拙。③肌肉软弱：约44%患者有轻度拇短展肌的软弱，有21%有严重拇短展肌、拇对掌肌消瘦。一般病史在4个月以内少见。④营养改变：少数患者有拇指和示指的严重发绀，指尖出现营养性溃疡，严重者坏死，间歇性发白和发绀，酷似雷诺现象。20%患者有拇指、示指、中指指髓的萎缩，症状严重者均有3年以上病史。

特殊试验 ①弗伦（Phalen）试验：让患者手腕保持于最大屈曲位，如果60秒内出现桡侧三个手指的麻木不适感，则为阳性。麻木出现得越快，则越支持腕管综合征的诊断。②蒂内尔（Tinel）试验：沿正中神经走行从前臂向远端叩击，如果在腕管区域出现正中神经支配区域的麻木不适感，则为阳性。该试验较为经典但敏感性不高，但稍高于Phalen试验。③德肯（Durkan）试验：检查者用拇指压迫腕管部位，如果30秒内出现正中神经支配区域皮肤的麻木不适为阳性。

辅助检查 常用的电生理检查项目有：正中神经腕管段（手掌至手腕）感觉传导时间和传导速度测定，正中神经和尺神经动作电位幅度和潜伏时间比较。常见的电生理改变有：正中神经末端潜伏期延长，传导速度减慢（感觉和运动神经均受累，但感觉神经改变更明显）。电生理检查提供了诊断的客观指标。

诊断与鉴别诊断 典型的腕管综合征根据特征性症状、体征及电生理检查诊断并不困难。手指压迫腕管掌侧或被动极度屈腕1~2分钟，麻木及疼痛感会加重，放松外力压迫或将腕由屈位改成伸直位后，症状立刻减轻，这是诊断的主要依据。

应与颈椎病、可能出现手部感觉异常的中枢或周围神经疾患相鉴别，如多发性神经炎、进行性肌萎缩、颈椎间盘突出症、胸廓出口综合征、颈椎肥大性关节炎、颈椎脱位等，以上疾病除手部症状外，尚有腕以上感觉，运动和腱反射改变。颈肩痛、咳嗽用力时加重，反射减弱均有助鉴别。

治疗 包括非手术治疗和手术治疗。

非手术治疗 适应证为症状轻、病程短或全身情况不允许手术或不愿接受手术者。早期病例采取非手术疗法。该症的治疗休息是至关重要的，它可减轻局部组织水肿，缓解水肿组织对局部神经的嵌压，改善局部血液循环，有利于神经营养的供给。维生素B_1、维生素B_{12}可营养神经，促进髓鞘生长；烟酸（属B族维生素）可扩张血管，改善血液循环，促进局部新陈代谢，以利于神经功能恢复；利多卡因可使局部神经麻醉，减轻疼痛；泼尼松龙具有消炎作用，如无禁忌证，可用含普鲁卡因的泼尼松龙溶液做腕管内注射，可使腕管内组织水肿减轻，肌腱滑膜变薄，正中神经本身充血水肿减少，可缓解症状。

注意不要将药液注入神经内。局部热敷或理疗需要在急性期过后进行，也有利于局部血液循环的改善。

手术治疗 适应证为经过1~2个疗程非手术治疗无效或缓解后又复发者，症状重尤其是电生理检查明显异常者，大鱼际肌有萎缩者及正中神经分布区有明显感觉减退者。

手术方法是腕横韧带切开减压，有开放式直视手术和内镜腕管松解术两种术式。①开放式直视手术：腕横韧带切开或部分切开时，同时行神经松解术或神经减压术，并对发现的病变作相应处理（如切除占位性病变、水肿肥厚的滑膜等，复位腕骨脱位以及清除结核病灶）。该方法的优点是比较安全，较少出现医源性损伤，腕管减压充分，手术效果好；缺点是术后最初数日疼痛较甚，手部功能恢复时间较长，外形不够美观等。②内镜腕管松解术：在镜视下切断腕横韧带，该方法的优点是手术简单、创伤小、时间短、术后疼痛以及无力症状轻、手部功能恢复早、外形美观，患者乐于接受。其主要并发症有腕横韧带松解不完全；偶有尺神经受压，正中神经及其分支撕裂伤等；血管损伤如尺动脉和掌浅弓的撕裂或断裂；术后症状改善不佳或复发。

预后 如及时治疗，预后良好。手术治疗者可能出现术后并发症，其手术后的并发症占手术的2%~15%。包括腕横韧带未完全切断、正中神经掌皮支损伤、掌浅弓损伤、腕横韧带切开后区肌腱弓状畸形、屈肌腱粘连、肥厚性瘢痕、反射性交感神经营养不良。正确选择切口，术中精细操作至关重要，而且术前也必须慎重考虑可能存在的全身性因素，尽可能减少并发症的发生，以提高疗效。

预防 预防胜于治疗。在日常生活中，应多留意手部健康，避免手腕过度疲劳。若手腕出现上述症状，则应及早就诊治疗。

（贾建平）

chǐshénjīng qiànyā zōnghézhēng

尺神经嵌压综合征（ulnar nerve entrapment syndrome）

尺神经过肘管时受到嵌压所致的综合征。

病因与发病机制 尺神经损伤较常见，常见于以下几种情况。①挤压伤：最常见，直接暴力致伤。神经损伤往往严重，常伴有神经缺损。②牵拉伤：如肘部肱骨内髁骨折，前臂尺桡骨双骨折，腕掌骨骨折都可直接牵拉尺神经。③切割伤：腕部及肘部切割伤较常见。④肘管综合征：肘关节创伤（脱位或骨折）等可以牵拉、挤压尺神经，造成神经发炎，发炎的神经肿胀、嵌压。⑤其他：肱骨内上髁发育异常、肘外翻畸形、长期以肘支持劳动、麻风、肘管内腱鞘囊肿和神经炎均可使尺神经受损。

尺神经发自臂丛内侧束，由 $C_8 \sim T_1$ 神经根的纤维组成。沿肱动脉内侧下行，至三角肌止点以下转至臂后面，继而行至尺神经沟内，再向下穿尺侧腕屈肌至前臂掌面内侧，于尺侧腕屈肌和指深屈肌之间、尺动脉内侧继续下降到达腕部，并于腕骨的外侧穿屈肌支持带的浅面和掌腱膜的深面进入手掌。支配尺侧腕屈肌、指深屈肌尺侧半、拇收肌、小鱼际肌及骨间肌等，并支配小指和环指尺侧及尺侧手掌的皮肤。尺神经支配的感觉分布区有小鱼际肌表面的皮肤，手背尺侧和小指、环指尺侧半背面的皮肤，手掌尺侧面远端皮肤和小指、环指尺侧掌面的皮肤。

肘管是在尺神经沟的基础上形成的骨性纤维管，前侧、后侧、外侧壁均为骨性，内侧壁为弓状韧带，由致密结缔组织构成。其内除尺神经、尺侧上副血管外，尚有一些结缔组织，其形态结构决定了缺乏伸展性的特点。生理状况下，肘管的容积随肘关节的屈伸而不同，屈肘时鹰嘴和内上髁距离变宽，肘管后内侧筋膜组织特别是弓状韧带被拉紧，外侧的尺侧副韧带向内侧凸出，肘管容积变小，因此尺神经随肘关节的屈伸运动不断在肘管内牵拉、摩擦，致使尺神经损伤和受压是该病的解剖生物力学基础。尺侧上副动脉为尺神经在肘部的主要营养血管，肘管受压时，尺侧上副动脉亦同时受压，使尺神经的血供减少，尺神经慢性缺血，更加重了尺神经的损伤。

临床表现 尺神经在臂部损伤时，主要表现为屈腕能力减弱，环指、小指的远节指骨不能屈曲及拇指内收力弱，小鱼际肌及骨间肌明显萎缩，各指不能互相靠拢，各掌指关节过伸，环指、小指指间关节弯曲，称为"爪形手"，感觉障碍则以手尺侧缘为主，有时包括腕的尺侧。如果尺神经损伤在肘部，除上述症状外，前臂屈肌尺侧部分轻度萎缩，屈腕肌力减弱并向桡侧偏。

症状 ①感觉障碍：手背尺侧、小鱼际、小指及环指尺侧半感觉异常往往首先发生，通常表现为麻木或刺痛。②肌萎缩：继发生感觉异常一定时间后，可出现小指对掌无力及手指收、展不灵活。检查可见手部小鱼际肌、骨间肌萎缩，及环指、小指呈爪状畸形。前述区域皮肤痛觉减退。肌萎缩在尺神经损伤中甚为显著，骨间肌和拇收肌最明显，其次为小鱼际肌群。③骨间肌麻痹致手指外展与内收动作受到不同程度的影响。手指的夹力减弱或消失，小指常处于外展位，不能与环指并拢。爪形手畸形，为掌指关节过伸，指关节屈曲，状似鹰爪，一般仅限于小指与环指。由于尺神经损伤后，大部分手肌发生麻痹，因而握力减弱、持物不稳、动作不灵活等，对精细动作影响最著。

体征 蒂内尔（Tinel）征阳性，即叩击神经损伤或神经损害的部位或其远侧，出现其支配皮区的放电样麻痛感或蚁走感，代表神经再生的水平或神经损害的部位。

特殊试验 骨间肌蚓状肌功能试验，即将掌指关节固定在伸直位而指关节不能伸直时，或嘱屈掌指关节逐渐达 90°不能维持指间关节在伸直位时，均表示两肌麻痹。

辅助检查 肌电图检查示骨间肌出现纤颤电位等失神经活动，可以协助鉴别诊断。若发现超越尺神经支配范围的肌电图异常，要考虑其他疾病。

诊断 根据特殊的损害体征"爪形手"和感觉障碍，临床诊断不难。尤其肌电图检查对该病诊断至关重要，可借以发现轴索损害的证据和损伤的程度，而且可以检出临床表现不明显的尺神经损伤病例。

治疗 早期患者可采用非手术治疗方法，但对于非手术治疗无效或临床症状明显者，临床上需要采取外科手术。首先应解除神经的压迫因素，如打开肘管和盖伊恩（Guyon）管的腱性部分，切除局部包块或增生骨质；其次应视神经病变情况进行外膜或束膜松解，注意无创操作原则，达到松解彻底，损伤最小的目的；最后应将尺神经置于血运丰富的软组织床上，避免因瘢痕等造成二次粘连或嵌压。术后宜将肘关节及腕关节制动 1~2 周。

(贾建平)

ráoshénjīng hòugǔjiān zōnghézhēng

桡神经后骨间综合征 (radial tunnel syndrome)

桡神经深支在桡管内被旋后肌浅层腱弓或桡侧腕短伸肌嵌压引起的综合征。又称桡管综合征、旋后肌综合征、骨间后神经嵌压综合征。以重复性前臂慢性损伤为主。主要病理变化是桡管周围软组织的慢性炎症。

病因与发病机制 动脉瘤、肿瘤及肘部骨折等均可能是骨间背侧神经嵌压的病因。①慢性劳损：大多发生于手工劳动者，与反复腕关节屈伸及前臂旋转活动有关。特别是反复旋转前臂可致桡返血管直径增大、增厚和纤维化以及桡侧腕短伸肌的肥厚，从而对骨间背侧神经产生压迫。②包块：旋后肌管内的腱鞘囊肿、纤维瘤、肘关节滑膜软骨瘤病和脂肪瘤等均可引起神经嵌压。③骨折和脱位：桡骨小头脱位或骨折可引起桡骨小头向前推挤弗罗瑟 (Frohse) 弓限制神经活动，导致骨间后神经受压。④类风湿关节炎：类风湿病变可使滑膜增厚，晚期可破坏肱桡关节囊，导致桡骨小头脱位损伤后骨间神经。⑤外伤：导致局部组织挫伤、长期肘内翻、过度牵拉伤可引起局部纤维化和创伤性神经炎，引起桡神经后骨间综合征的发生。⑥病毒性神经炎：病毒感染也可造成神经内外结缔组织增生。

⑦医源性损伤：主要是局部注射各种药物，特别是那些对局部有刺激性的药物，可导致神经周围瘢痕形成和神经损伤。

桡神经在肱桡关节处分为深、浅两支，深支在发出桡侧腕短伸肌和旋后肌肌支后，在 Frohse 弓的下面穿行于旋后肌深浅两层纤维间，出旋后肌延续为骨间后神经，旋后肌综合征亦是骨间后神经嵌压综合征的一种。骨间后神经进入旋后肌后即有一支支配旋后肌，其穿出旋后肌后分成两组，一组支配浅层肌肉即指总伸肌，尺侧腕伸肌，小指伸肌，一组支配深部肌肉即拇长展肌，拇长伸肌，拇短伸肌及示指伸肌。以旋后肌的"入口"和"出口"为界，可将骨间后神经分为管前段、管内段和管后段，在骨间后神经穿过旋后肌的过程中的任何一个部位的病变（牵拉、磨损及机械性压迫）均会造成该神经的嵌压。

神经受压后可产生血流动力学异常，血流阻力增加，静脉回流受阻，毛细血管内膜渗出增加，局部水肿，而水肿反过来又可加重对神经的压迫，出现恶性循环，最终导致神经纤维变性。

临床表现 常见于手工劳动者的优势手，如自行车修理工、木工、厨师等，需反复用力旋转前臂的运动员也易发生此综合征。以 40~60 岁的中老年患者较为多见，男性多于女性。发病前患者多无明显的创伤病史，症状逐渐出现。可突发或逐渐发生，病情进展缓慢，可长达数月、数年。

症状 ①疼痛：最主要的临床表现，性质为钝痛，肘外侧痛，可向近端沿桡神经放射，也可向远端沿骨间后神经放射，上肢活动可使症状加重，夜间痛比较明显，严重者常夜间疼醒。可有静

脉淤滞，特别是应用止血带时，也可使疼痛加重。②肌力减弱：感觉迟钝和麻木较少见，伸指、伸拇肌力减弱常因疼痛所致，晚期亦可发生肌萎缩。

体征 ①压痛点：体格检查可发现桡骨头远方外侧（相当于骨间背侧神经通过旋后肌处）压痛最为明显，肘外侧、肱骨外上髁、肱桡关节等处亦可有明显的压痛，重压可加剧远端疼痛。此外，在前臂背侧桡侧腕长伸肌与指总伸肌之间的间隙处可有压痛。有时在压痛处可触及索状痛性包块。②静脉淤滞：上臂以充气止血带加压至收缩压与舒张压之间，因静脉回流受阻，神经水肿加剧，可诱发肱桡关节外侧疼痛。

特殊试验 ①前臂旋转抵抗试验：患肘伸直，令其前臂旋前及旋后，检查者分别施阻力对抗，出现肘外侧疼痛为阳性。②抗伸中指试验：肘、腕及指间关节伸直，令患者背伸中指的掌指关节，检查者施以阻力进行对抗，若在桡侧腕短伸肌内缘处（即肘屈纹远侧 3cm 处）诱发出疼痛即为阳性，意味着桡侧腕短伸肌对骨间背侧神经的压迫，因其肌腱止于第 3 掌骨基底。

辅助检查 神经电生理检查示：后骨间神经损害时多为轴索危害，神经传导检查时可见远端动作电位波幅降低，而桡浅神经感觉神经电位正常。肌电图检查可用于准确的确定桡神经损害的部位，与桡神经沟处桡神经损害、腋部桡神经损害臂丛后索病变及 C_7 神经病根病等相鉴别。后骨间神经病变，异常肌肉仅局限于后骨间神经所支配的肌肉。

诊断与鉴别诊断 主要依靠临床表现，该病常伴有前臂近端的疼痛，然后出现肌无力和肌肉

瘫痪，有时肌肉瘫痪出现后仍伴有疼痛。在肌肉瘫痪出现之前，如局部无增生的包块，仅以疼痛为临床表现，常常未予注意，或自以为劳累过度，如医师认识不足，往往容易漏诊或误诊，早期诊断通常肌电图帮助不大。

该病常与网球肘相混淆，有时难以鉴别，临床上有一部分认为是"难治性"的网球肘即是由于骨间后神经嵌压造成的。另外，该病还需与肱骨外上髁炎、高位桡神经嵌压、颈椎病等相鉴别。

治疗　包括以下内容。

非手术治疗　早期可进行非手术治疗，方法包括：将患者前臂固定于伸腕，屈肘，前臂后旋位，最大限度地减轻桡管的张力，达到减轻神经嵌压的目的；局部封闭；同时口服 B 族维生素及地巴唑。

手术治疗　对早期患者，如有伸指无力或不能，肘部顽固性疼痛，可行松解手术；对晚期患者，如伸肌明显萎缩，时间超过一年半，可考虑直接做肌腱移位术。

预防　主要应当避免前臂伸肌过度使用所致的旋后肌慢性创伤性炎症。

（贾建平）

zuògǔshénjīng lízhuàngjī zōnghézhēng
坐骨神经梨状肌综合征（sciatic nerve piriformis syndrome）

由于梨状肌的肥大或变异，刺激或压迫坐骨神经致腰腿痛的综合征。又称坐骨神经盆腔出口综合征。是坐骨神经在臀部受到嵌压的一种综合征，是继发性坐骨神经痛的一种，在下肢神经慢性损伤中最为多见。

病因与发病机制　最常见的病因是梨状肌损伤。梨状肌起于第 2、3、4 骶椎前面，分布于骨盆的内面，经坐骨大孔入臀部，止于股骨大粗隆。梨状肌周围有很多重要的神经和血管，上方有臀上神经和臀上动、静脉，下方是坐骨神经、阴部神经、股后皮神经、臀下神经和臀下动、静脉。坐骨神经从腰部发出后，在梨状肌下方走至体表，沿大腿后侧一直向下行至小腿和足部。

梨状肌因急、慢性损伤，或加上解剖上变异，致易发生损伤性炎性改变，刺激或压迫神经，而产生腰腿痛，并向下肢放射，自觉患肢变短、跛行等症状，坐骨神经痛是其中最常见的症状。

跌倒时臀部直接着地而伤及该肌；髋部扭转时梨状肌急剧收缩或收缩不协调牵拉损伤该肌；梨状肌反复受到牵拉或损伤。肌肉损伤可引起疼痛，或由于损伤程度较重，形成弥漫性肿胀、挛缩，造成坐骨大孔狭窄、嵌压，刺激坐骨上、下孔通过的血管神经而导致不同的血管神经受挤压症状。梨状肌慢性损伤后发生粘连、肥厚，并使梨状肌同周围的血管、神经发生粘连，再受到寒冷的刺激，使梨状肌产生痉挛而挛缩，刺激或挤压了坐骨上、下孔的血管、神经，引起局部的血循障碍，使局部发生充血水肿、渗出等无菌性炎症改变，使上述的病理过程持续发展，并形成恶性循环。

另外，部分女性因慢性附件炎或一些骶髂关节病，病损由骨盆波及梨状肌而产生症状。臀部外伤出血、粘连、瘢痕形成及注射药物使梨状肌变性、纤维挛缩，髋臼后上部骨折移位，骨痂过大均可使坐骨神经在梨状肌处受压。少数患者因坐骨神经出骨盆时行径变异，穿行于梨状肌内，当髋外旋时肌强力收缩可使坐骨神经受到过大压力，久而久之也是一种慢性致伤因素。

临床表现　好发于从事体育运动或中老年人，病程迁延。有髋关节、臀部外伤史或妇女盆腔炎等病史。

症状　臀部疼痛，并向下肢放射，不能行走或跛行，主要沿坐骨神经分布区域在大腿后侧、小腿外侧放射性疼痛，甚至麻木胀痛，劳累或受风寒后症状加重，严重者呈刀割样或烧灼样疼痛，下肢屈曲困难，腰臀部疼痛向小腹及大腿外侧放射，会阴部不适（因阴部神经从梨状肌下孔通过）。大便用力、咳嗽、喷嚏增加腹压时，向下肢放射痛可有增加。慢性梨状肌损伤可见臀肌和下肢肌肉萎缩，患肢无力，站立行走不稳，患肢怕凉。

体征　①压痛：梨状肌体表投影区（由髂后上棘至尾骨尖作一连线，在距髂后上棘约 3cm 处作一点，该点至股骨大转子的连线，将此线分三等分，其上与中三分之一交点处为梨状肌肌腹部）有明显压痛，患侧臀肌疼痛深在，可有轻度萎缩。②条索状硬结：臀部梨状肌部位可触及条索状隆起的肌束，条索状硬结。

特殊试验　凡是引起梨状肌紧张性增加而压迫周围血管神经的试验大多为阳性。①直腿抬高试验：直腿抬高 60° 前，被损伤梨状肌受牵拉呈紧张状态，疼痛明显，使抬举受限，当超过 60°，损伤的梨状肌不再被继续拉长，疼痛减轻。②弗莱伯格（Freiberg）试验：在患者伸髋时，让其用力被动内旋髋关节，因梨状肌紧张而压迫周围神经（主要是坐骨神经）产生坐骨神经痛并加剧，即为阳性。③托里尔（Torile）试验：令患肢屈曲，内旋髋关节，使梨状肌紧张压迫周围的神经（主要是坐骨神经）而产生坐骨神经痛并加剧，即为阳性。④梨状肌试验：患者仰卧，患肢屈髋屈膝，检查者一手按压膝关节外侧，使患肢极度内收，顶向腹部，另一手握住踝部，使小腿外旋，梨状肌部位出现疼痛即为阳性。

诊断与鉴别诊断　主要根据上述症状、体征及特殊试验进行诊断。

需要与以下疾病相鉴别。①腰椎间盘突出症：常有腰痛伴坐骨神经痛，腰椎代偿性侧弯畸形，腹部加压可加重或诱发坐骨神经痛。坐骨神经损害范围与椎间盘突出部位相关，直腿抬高试验、加强试验阳性，而"4"字试验则可为阴性。②神经鞘膜瘤：高位坐骨神经鞘膜瘤较为少见。其症状呈进行性加重，与活动或休息无关，难以在局部扣及条索状的瘤体，有时可在 B 超上发现沿坐骨神经表面均匀增厚的回声带，手术和病理检查是最终确诊手段。③坐骨神经炎：多由细菌、病毒感染，风寒侵袭而致神经水肿，除坐骨神经症状外，坐骨神经径路有压痛点为特点。腰部检查无阳性体征。④臀上皮神经炎：臀上皮神经为 $L_1 \sim L_5$ 后支分支，经腰背筋膜进入皮下，绕过髂嵴至臀上部，通常有三支，它在臀部的分布范围较为广泛，且部位表浅，易受风寒或遭受外伤、劳损出现疼痛。髂嵴中点下 2cm 处持续性牵扯痛，活动时加剧，休息后减轻。疼痛可沿大腿后外侧放射，但一般不超过膝关节水平。患者腰部前屈、后伸、左右旋转等活动明显受限，患侧髂前上棘与大转子连线中点水平线内侧约 3.5cm 处常有明显的压痛。可有跛行，双腿抬高受限，且牵拉患肢时疼痛加重。

治疗　根本目的在于消除梨状肌的炎性病变，解除梨状肌对坐骨神经的压迫。早期可经非手术治疗而得到缓解，如病因不能解除，已形成较重瘢痕粘连或有骨痂压迫、神经行径变异则需手术治疗。手术效果与病程长短关系很大。在急性期应卧床休息或尽量减少活动，以利病灶部水肿、炎症的吸收，并注意下肢、臀部的保暖，避免过劳及风寒等不良刺激；在缓解期应指导患者进行适当的腰臀部肌肉的功能锻炼。

（贾建平）

踝管综合征（tarsal tunnerl syndrome）

胫后神经和血管受到周围组织挤压所出现的以足底刺痛、麻木为主要表现的综合征。又称跗管综合征、蹠管综合征。

病因与发病机制　常见病因有以下几种：局部占位性病变，如局部腱鞘囊肿、神经鞘瘤、先天性异常肌肉、副舟骨、距跟融合等；静脉曲张；踝关节的反复扭伤；扁平足；全身性疾病，如风湿性关节炎和糖尿病；外伤致局部软组织出血机化。

踝管由内踝、屈肌支持带和根骨围成，屈肌支持带向内延伸发出 3 个纤维隔将踝管分成四个骨性纤维管，其内有肌腱和血管神经通过，从前上到后下，4 个骨性纤维管内分别容纳胫骨后肌腱及其腱鞘、趾长屈肌腱及其腱鞘、胫后血管和胫神经、长屈肌腱及其腱鞘。踝管是小腿后区肌肉神经血管通向足底的通道，由于胫后神经和血管位于趾长屈肌和长屈肌腱之间，空间比较固定和局限，在踝关节跖屈和背屈时可活动范围较小，在一些因素作用下（腱鞘囊肿的压迫），胫后神经和血管受到周围组织挤压，导致胫后神经损伤，神经传导速度下降，进而引起一系列临床症状。

临床表现　足底跖侧烧灼样疼痛、刺痛和麻木是踝管综合征最常见临床表现，根据胫后神经损伤部位不同和疾病不同时期，可有如下临床症状：①足底、内踝麻木、感觉减退，久站、行走后、夜间加重。②足底、内踝疼痛，久站、行走后、夜间加重。③麻木、疼痛区域仅限于踝部以下。④足底皮肤汗少、干燥、粗糙、增厚。⑤部分患者疼痛向小腿放射。

内踝后方可有肿胀、压痛。局部蒂内尔（Tinel）征阳性。部分足呈内翻位。行走时，负重期缩短，呈痛性跛行步态。部分患者可发现足底痛觉减退，个别患者可见肌萎缩。

辅助检查　肌电图检查示胫后神经及其分支传导异常，经踝管传导时间>0.7 毫秒，且经踝管传导速度<40m/s。

诊断　根据患者的临床表现，结合肌电图检查的结果，排除踝关节和距下关节的病变，即可诊断该征。

治疗　包括非手术治疗和手术治疗。①非手术治疗：有一定的疗效，尤其对于病程短，神经肌电图改变不明显，未伴有内科疾病的患者，疗效较好。包括：休息、支具固定或石膏固定以减少踝部活动；局部理疗，使用镇痛药物；局部封闭，减轻疼痛症状。②手术治疗：非手术治疗无效时，可行踝管减压术。

（贾建平）

神经痛（neuralgia）

原发或继发病灶引发神经系统功能障碍，致符合神经分布区的放射性疼痛。

病因与发病机制 任何可致感觉神经受损，特别是无髓小纤维受损的病因均可能导致神经痛的发生，常见的如感染、代谢、压迫、肿瘤、自身免疫等原因。神经受损后，其兴奋性递质释放增多，导致疼痛发生。

临床表现 为符合神经分布区的放射性疼痛，为针刺样、过电样、刀割样或烧灼样，可持续存在，阵发性加剧，严重者影响患者睡眠及生活质量。查体可见感觉倒错或感觉过敏。

诊断与鉴别诊断 可采用识别疼痛（ID pain）量表进行诊断，疼痛应符合神经痛的特点并符合神经分布。国际疼痛研究会关于神经病理性疼痛的诊断标准定为：①表现不同节段神经分布区的疼痛。②具有躯体感觉系统相关损伤或疾病史。③至少经1项检查试验确诊不同神经节段分布区的疼痛。④至少经1项检查试验确诊相关性损伤或疾病与疼痛有关。符合上述1~4条者为典型的神经病理性疼痛，如果仅符合1、2条或3、4条为可疑神经痛。

神经痛应与伤害感受性疼痛鉴别。后者的特点为锐痛、钝痛，多位于关节等部位，不符合神经分布区。

治疗 首先应治疗病因。对于疼痛，可选用卡马西平、普瑞巴林、加巴喷丁、奥卡西平等药物，必要时可行神经阻滞治疗。

（樊东升）

pàozhěnhòu shénjīngtòng

疱疹后神经痛（postherpetic neuralgia，PHN）

急性带状疱疹临床治愈后，患区仍持续疼痛超过3个月的疼痛。带状疱疹是由水痘-带状疱疹病毒感染引起的一种以沿神经分布的群集疱疹和神经痛为特征的病毒性皮肤病。

病因与发病机制 其发生与感染严重程度、治疗是否及时以及患者年龄有关。通常认为，机体免疫功能减退是导致疱疹后神经痛发生率随年龄增加而增长的主要原因，特别是肿瘤患者及免疫缺陷者。

临床表现 ①疼痛时间：带状疱疹治愈3个月后，患区仍然存在持续或发作性剧烈疼痛；患区有明显的色素沉着。②感觉异常：患区明显的感觉、触觉异常，大部分患者临床表现以痛觉超敏为特征，轻轻地触摸即可产生剧烈难忍的疼痛，部分患者临床表现以浅感觉减退为特征，触觉明显。③疼痛性质：以自发性、刀割样或闪电样发作痛或者持续性烧灼痛为主，多数患者疼痛剧烈难忍，极个别患者缺乏典型的神经痛。④患者心理：由于对剧烈疼痛的恐惧，患者心理负担沉重，情绪抑郁，甚至对生活失去信心，有自杀倾向，应该予以重视。⑤局部体征：皮肤瘢痕，疱疹区正常皮肤色素消失，感觉减退，痛觉过敏，痛觉异常。也有部分病程较长的患者疼痛区域的皮肤与周围正常皮肤无异。

诊断 根据带状疱疹病毒感染史，符合神经分布及神经痛特点的疼痛，诊断并不困难。

治疗 包括以下内容。

口服药物治疗 口服药物主要有三类。①抗抑郁药：如阿米替林、度洛西汀。②钙通道调节剂：加巴喷丁、普瑞巴林。③阿片类药物：如曲马多、羟考酮及吗啡。局部用药主要是局部使用利多卡因和辣椒素。

其他 ①局部浸润麻醉：将局麻药注射于病变区的组织内，阻滞神经末梢而达到麻醉作用。②神经阻滞：指在末梢的脑脊髓神经节、脑脊髓神经、交感神经节等神经内或神经附近注入药物或用物理方法给予刺激，阻断神经传导功能。

预防 首先要提高免疫力，预防带状疱疹的发生。一旦出现带状疱疹，要早期进行抗病毒治疗。

（樊东升）

sānchāshénjīngtòng

三叉神经痛（trigeminal neuralgia）

以短暂、单侧、电击样疼痛为特征，严格局限于三叉神经一支（或多支）的反复发作性疼痛。

病因与发病机制 原发性三叉神经痛病因不清，继发性三叉神经痛可由肿瘤、血管畸形、血管瘤、病毒感染等引起。绝大多数三叉神经痛患者有机械压迫，常出现于三叉神经离开脑桥穿过蛛网膜下腔走向梅克尔（Meckel）孔处。最常见的发现是三叉神经被动脉，通常是小脑上动脉压迫，但偶尔有小脑后下动脉、椎动脉和小脑下前动脉的压迫。一些患者被发现有静脉横跨，甚至穿过三叉神经，少数为三叉神经被动静脉畸形或肿瘤压迫。在三叉神经根部，血管侵害的范围和面部疼痛相关联。当观察三叉神经的第2、第3分支引起的疼痛时，常发现神经的吻端和前部被小脑上动脉压迫；如果第1分支痛出现，最常发现的是三叉神经根的尾部或后部出现交叉压迫，常由小脑下前动脉压迫引起。

临床表现 ①诱发因素：由非伤害性刺激激发，如说话、洗脸、进餐、刷牙、冷热刺激、情绪变化等因素。②疼痛部位：常发生于面部不同区域，单侧，发病区少有或无感觉缺失，并且疼痛局限于三叉神经范围，分布区以前额或面部，右侧为多。③疼痛性质：疼痛呈现闪电样浅表而尖锐的剧痛，常被描述为刀剜样、电灼样、火烧样或撕裂样。④疼痛程度：极为剧烈，疼痛发作时表情异常痛苦。⑤发作情况：单侧，突发突止，两次发作间歇期无疼痛；多数患者发作日趋频繁，也有数周到数年的缓解期，但很少有自愈者。疼痛的持续时间数秒钟到 3~5 分钟甚至数十分钟。⑥伴随症状：有面部潮红、流泪、流涕、流涎等。⑦扳机点：约有 1/3 以上患者在面部三叉神经分布区某一区域特别敏感，稍加触碰就可引起疼痛发作，此区域称扳机点，其常位于疼痛受累支所支配的范围内，如唇、鼻旁、口角、颊部、牙龈及舌等部位。

诊断 国际疼痛协会于 1988 年定义原发性三叉神经痛的诊断标准：单侧突然发生的疼痛，症状持续数秒钟至 2 分钟；疼痛分布于三叉神经一支或几支支配的区域；为突发的、剧烈的、尖锐的、表浅的刺痛或灼痛；有咀嚼运动、说话、洗脸、刷牙等诱发因素，多有固定的扳机点；发作期间面部感觉正常；无其他神经系统功能障碍；通过询问病史、体格检查和影像学检查等排除由其他病因引起的面部疼痛。

治疗 首选药物治疗，如果失败，可采用外科手段。①药物治疗：卡马西平是首选药物，其次为奥卡西平。②神经阻滞：局部注射麻醉剂至扳机点或疼痛部位，可暂时阻滞三叉神经痛；也可用酒精或甘油破坏性阻滞三叉神经的外周分支或半月节。③外科治疗：常用的外科治疗方法包括三叉神经显微血管减压术、外周神经切除术等。

(樊东升)

fēidiǎnxíngxìng miàntòng

非典型性面痛（atypical facial pain，ATFP）

以单侧鼻唇沟附近的持续性钝痛为主要特点，通常不伴有异常体征或异常辅助检查结果的慢性面痛。又称持续性特发性面痛。

病因与发病机制 ATFP 在 20 世纪 20 年代引起关注，病因和发病机制仍不明确。ATFP 可见于三叉神经支配区的手术或外伤后。部分患者在发病前有牙科手术或拔牙的病史，但局部创伤与疾病的关系并不确定。患者无确切的解剖学病变基础。由于女性特别是老年女性，更易患病，认为雌性激素可能参与了发病过程。此外，社会心理学原因也被认为是可能的危险因素。据报道，>30% 的慢性口面痛患者伴随焦虑情绪。紧张、焦虑、恐惧和愤怒可增加对痛觉的敏感度，而自信、放松、分散注意力等正面情绪则有助于减轻疼痛。

临床表现 患病男女比例为 1:2。疼痛多位于单侧上颌或鼻唇沟附近，可向同侧眼、鼻、颊、颞部扩散。疼痛部位深，有时难以定位。性质通常为隐痛或钝痛，不会出现类似于神经痛的短暂加重或发作。疼痛为持续性，夜间睡眠时可消失。疼痛的程度不重，患者可忍受。洗脸、刷牙等日常活动不会诱发或使疼痛加重。部分患者可有感觉麻木或迟钝，但查体常无异常体征。

诊断与鉴别诊断 ATFP 系排他性诊断。国际头痛协会 2004 年颁布的诊断标准如下：①持续性面痛，符合②和③的标准。②疼痛限于单侧面部的局部区域，位置深，难以准确定位。③不伴感觉缺失或其他客观体征。④临床或影像学检查未发现任何相关的面部异常。

ATFP 需要和各种原发性头痛、继发性头痛或神经痛鉴别。①三叉神经痛：分布范围符合三叉神经支配区。疼痛为电击样或烧灼感，程度剧烈，持续时间短暂，反复发作。洗脸、咀嚼、说话等日常活动可诱发。②丛集性头痛：位于一侧眶周或眶内。疼痛为锐痛，程度剧烈伴有结膜充血、流泪等自主神经症状。每次发作持续 15 分钟至 3 小时，在数周内反复发作。③偏头痛：位于以额颞区为主的偏侧头部，为与脉搏同步的搏动性疼痛，程度为中~重度，可有先兆，持续时间为数小时至 72 小时，多伴有恶心、呕吐、畏光、畏声等症状，行走等日常活动可使头痛加重。④颞颌关节综合征：引起的疼痛位于单侧或双侧的颞颌关节部位，性质为钝痛或刀割样痛，程度中等。咀嚼、说话或下颌关节的横向运动可使疼痛加重。非甾体类镇痛药有效。

治疗 尚无特异性的治疗手段。首选的治疗药物为三环类抗抑郁药，如阿米替林。这类药物可能通过改变痛觉感受纤维的敏感性发挥作用。部分新型抗抑郁药如氟西汀或文拉法辛也有效。其他治疗方法包括理疗、针灸等。

(樊东升)

shéyān shénjīngtòng

舌咽神经痛（glossopharyngeal neuralgia）

舌咽神经受损所致的对应其分布区的发作性、剧烈疼痛。90% 以上患者发生在 40 岁以上。男性较女性的多。疼痛通常是单侧的，以左侧多见。2% 表现为双侧疼痛发作，且不对称。近 10% 患者合并三叉神经痛。可分为原发性和继发性两种。

病因与发病机制 原发性舌

咽神经痛：病因尚不明确，可能为舌咽神经以及迷走神经的脱髓鞘变化，引起舌咽神经传入冲动与迷走神经之间发生"短路"的结果。

继发性舌咽神经痛的病因为：①舌咽神经出颈静脉孔颅内段病变：舌咽神经瘤；颅底、鼻咽部、扁桃体等的肿瘤；颈静脉孔骨质病变；椎动脉或小脑后下动脉的硬化、扭曲而造成压迫；局部蛛网膜炎或动脉瘤等。②颈静脉孔的颅外段病变：茎突过长、茎突舌骨韧带钙化、鼻咽癌及扁桃体病变等，使舌咽神经部分受压。

临床表现　原发性和继发性舌咽神经痛临床表现略有不同。

原发性舌咽神经痛　①疼痛部位：一侧舌后 1/3 和扁桃体，迅速放射至咽喉、软腭、耳咽管，并扩散至耳道深部、中耳、外耳道，偶尔波及耳颞部、外耳部或颈枕部。②疼痛性质：疼痛十分剧烈，可呈刀割、针刺、撕裂、烧灼、电击样剧烈疼痛。严重疼痛发作后可出现持续几分钟的声音嘶哑。③发作情况：疼痛通常骤然发作、突然停止，每次发作持续时间多为数秒或数十秒，一般不超过两分钟。间歇期完全不痛。通常每天发作 5～30 次。每次发病周期可持续几周至几个月，每年可发作数次，其间可有几年的疼痛缓解期。多次发作后，间歇期缩短，发作频率增加。④诱发因素：常于吞咽、说话、咳嗽或打哈欠时诱发疼痛。⑤扳机点：往往有扳机点，多在咽后壁、扁桃体、舌根等处，少数可在外耳道（见三叉神经痛）。⑥其他症状：吞咽动作常会诱发疼痛发作，虽然发作间歇期无任何异常，但惧怕诱发疼痛而不敢进食，患者常有消瘦、脱水、喉部痉挛感、

心律失常及低血压性晕厥等症状。⑦神经系统检查：正常。

继发性舌咽神经痛　疼痛发作持续时间长或持续性，诱发因素及扳机点不明显，夜间为重。有神经系统异常体征：软腭及咽部感觉减退或消失，舌后 1/3 味觉与一般感觉障碍，咽反射减弱或消失，腮腺分泌功能异常等。

诊断与鉴别诊断　根据疼痛部位、性质、疼痛触发点的存在及神经系统检查无阳性体征，并且 4% 可卡因溶液或 1% 丁卡因喷射在咽后壁或扁桃体部后疼痛可终止即能确诊。对持续性疼痛，神经系统检查有异常体征的患者，需要进一步寻求疼痛原因。

需要与喉上神经痛鉴别。喉上神经痛的疼痛位于一侧咽喉部，并向同侧的下颌角、外耳道（耳支）及枕部（脑膜支）放射。

治疗　①药物治疗：可以使用卡马西平、维生素 B_1、维生素 B_{12} 等。药物治疗在发病初期常能取得比较满意的临床疗效，但是随着疼痛的加剧，药物常在数月或数年后逐渐失效。②其他：还可以使用神经阻滞和显微血管减压手术。

（樊东升）

zhěnshénjīngtòng

枕神经痛（occipital neuralgia）

枕大神经、枕小神经，偶为耳大神经受损引起的相关皮肤支配区的发作性疼痛。

病因与发病机制　常见原因为颈枕部外伤后皮下组织的纤维性肥大及上颈椎的骨质增生，上呼吸道感染、疱疹病毒感染、扁桃体炎、流感或非特异性炎症也是较常见原因，少见的原因为糖尿病、痛风、肿瘤、脑桥小脑角肿瘤切除术后。枕神经痛属于神经病理性疼痛或混合性痛。

枕大神经起自 C_2 后支，上行到上颈线附近浅出皮下，供应头后直至颅顶的皮肤，可远达冠状缝；枕小神经起自 $C_2 \sim C_3$ 的前支，上行支配乳突部皮肤；耳大神经起自 C_3 前支，上行支配外耳部皮肤。由于上述三条神经病变引起的相关皮肤支配区的疼痛统称为枕神经痛。

临床表现　符合典型神经病理性疼痛的特点（见神经痛）。疼痛多位于单侧颈或后枕部，位置表浅。性质为发作性、针刺样或电击样疼痛，持续时间短暂，为 1 秒至数秒，可反复发作，程度剧烈，患者难以忍受。疼痛向头顶（枕大神经）、乳突部（枕小神经）和外耳部（耳大神经）放射。低头、梳头、咳嗽等动作可诱发疼痛或使疼痛加剧。反复发作后可遗留相关神经皮肤支配区的持续性钝痛。查体可见相关神经皮肤支配区的痛觉减退或过敏。枕外隆凸下常有压痛，枕大和枕小神经通路也可有压痛。其他神经体征少见。

诊断与鉴别诊断　根据相应神经分布区的电击样疼痛，诊断不难。需要与下列疾病鉴别。①偏头痛：位于以额颞区为主的偏侧头部，为与脉搏同步的搏动性疼痛，持续时间为数小时至 72 小时，多伴有恶心、呕吐、畏光、畏声等症状，行走等日常活动可使头痛加重。②三叉神经痛：三叉神经痛的分布范围符合三叉神经支配区。洗脸、咀嚼、说话等日常活动可诱发。

治疗　卡马西平等药物或局部神经阻滞可能有效。①药物治疗：首选卡马西平，若由疱疹病毒感染引起，也可使用普瑞巴林或加巴喷丁。此外，维生素 B_{12} 有辅助神经修复的作用。②神经阻

滞：对于顽固病例，可于神经分布区行神经阻滞治疗。

（樊东升）

lèijiān shénjīngtòng

肋间神经痛（intercostal neuralgia）

位于一根（或几根）肋间神经支配区的持续性、阵发性加剧的疼痛。分为原发性和继发性两种。

病因 原发性肋间神经痛较少见，继发性肋间神经痛是由邻近器官和组织的病变引起，如胸腔器官的病变（胸膜炎、慢性肺部炎症、主动脉瘤等），脊柱和肋骨的损伤，老年性脊椎骨性关节炎，胸椎段脊柱的畸形，胸椎段脊髓肿瘤，特别是髓外瘤，常压迫神经根而有肋间神经痛的症状。此外，带状疱疹病毒引起的肋间神经炎，也可出现肋间神经痛。

临床表现 表现为疼痛沿肋间神经走行，自背部胸椎至前胸部呈半环形，可位于一个或多个肋间神经，界限较明显。疼痛呈刀割样、针刺样或烧灼样剧痛，患者有束带感，有时向肩背部放射。疼痛多为持续性，可阵发性加剧，咳嗽、喷嚏、深吸气时疼痛加重。查体时胸椎棘突旁和肋间隙有明显压痛。典型的根性肋间神经痛患者，屈颈试验阳性，受累神经的分布区常有感觉过敏或感觉减退等神经功能损害表现。

诊断与鉴别诊断 根据典型的疼痛部位和性质，诊断不难。

需与心绞痛鉴别。心绞痛表现为发作性心前区疼痛，性质锐痛、闷痛感，程度剧烈，伴有憋气、胸闷等症状，发作时心电图可见心肌缺血表现。

治疗 ①病因治疗：如有肿瘤可手术切除；细菌感染可用抗感染治疗；病毒感染如带状疱疹可抗病毒治疗。②对症治疗：可以使用维生素B_1、维生素B_{12}和糖皮质激素等。药物治疗效果差者，可使用胸椎旁神经根封闭、胸椎旁交感神经节封闭和肋间神经封闭等。

（樊东升）

zuògǔshénjīngtòng

坐骨神经痛（sciatica neuralgia）

坐骨神经径路及分布区域以疼痛为主的综合征。可分为原发性和继发性两种。

病因 ①原发性坐骨神经痛：又称坐骨神经炎。病因未明，临床少见，多与受凉、感冒、牙齿、鼻窦、扁桃体等病灶感染有关。②继发性坐骨神经痛：少数继发于全身疾病，如糖尿病、痛风、结缔组织病等，绝大多数继发于坐骨神经局部及周围结构病变的刺激压迫。根据受损部位分为根性与干性坐骨神经痛。根性坐骨神经痛继发于椎管内疾病（脊髓和马尾的炎症、外伤、肿瘤、血管畸形等）；脊柱疾病（腰椎间盘突出、椎管狭窄、腰椎骨关节病、脊柱裂、炎症、结核、肿瘤等）；以腰椎间盘突出引起者最常见。干性坐骨神经痛继发于骶髂关节病、髋关节炎、盆腔炎症及肿瘤、子宫附件炎症及肿瘤、妊娠子宫压迫等。

临床表现 常见于青壮年，多为急性起病，单侧居多。

症状 原发性坐骨神经痛病前常有受凉及感染史。继发性坐骨神经痛则有相关的原发病史，以腰椎间盘突出为多见。①疼痛：主要在坐骨神经分布区（腰部、臀部），向股后及小腿外侧、足部放射。呈电击样、烧灼样、刀割样，也可为持续性钝痛，并有阵发性加剧；行走活动及牵拉坐骨神经时疼痛加剧；根性坐骨神经痛患者在咳嗽、喷嚏和用力时疼痛加重。为了减轻疼痛，患者保持腰部屈曲、患侧屈髋、屈膝、足尖点地等减痛姿势。②运动障碍：患肢肌力减低、肌张力减低，病程长者可发生肌萎缩。③感觉障碍：多见于小腿后外侧、足背痛觉减退。

体征 坐骨神经沿途部位有压痛点，包括：$L_4 \sim L_5$棘突旁点、骶髂点、臀点、股后点、腓点、踝点。拉塞格（Lasègue）征阳性。腱反射、踝反射减弱或消失。

特殊试验 直腿抬高试验阳性。

诊断与鉴别诊断 根据疼痛的部位、性质、放射方向，加重和减轻因素；运动障碍；神经压痛部位、感觉障碍；直腿抬高试验阳性；踝反射减弱或消失即可诊断。

需鉴别根性坐骨神经痛与干性坐骨神经痛。①根性：疼痛以腰骶部明显，屈颈、用力增加腹压时疼痛加重；感觉障碍呈根性分布；腰椎$L_4 \sim L_5$棘突旁点压痛明显；脑脊液、CT、MRI、椎管造影检查常有异常。②干性：疼痛部位在臀部以下；屈颈，用力增加腹压时疼痛加重不明显；感觉障碍为干性分布，坐骨神经干压痛明显。

治疗 ①病因治疗：根据不同病因，采取相应的治疗方案。如椎间盘突出者可保守治疗，卧硬板床、牵引、推拿及按摩。无效或慢性复发者行手术治疗。②药物治疗：病因明确，疼痛严重者应用糖皮质激素。应用神经营养剂，如维生素B_1、维生素B_{12}。

（樊东升）

báihóuxìng duōfāxìng shénjīngyán

白喉性多发性神经炎（diphtheritic polyneuritis）

由白喉棒状杆菌产生的外毒素侵入周围神

经组织所致的神经病变。白喉是由白喉棒状杆菌引起的急性呼吸道传染病，主要表现为咽喉和鼻黏膜坏死、全身中毒症状，严重者发生心肌炎和神经系统受累。白喉引起的神经系统并发症系由白喉棒状杆菌外毒素直接作用于神经的结果。由于免疫接种和生活条件的改善，白喉发病率显著下降。

病因与发病机制　白喉棒状杆菌为革兰阳性菌，本身侵袭力较弱，但能在体内和体外产生强烈的外毒素。人是其唯一的自然宿主，白喉患者是重要的传染源，带菌者也可成为传染源。主要通过飞沫传播，也可通过间接接触或污染的食物传播。未被感染过和未免疫过的人群为易感者。病后获得终身免疫。白喉棒状杆菌在上呼吸道黏膜表层组织生长繁殖并产生外毒素，外毒素通过血液和淋巴系统播散，引起全身症状和神经损害。白喉外毒素具有 A 和 B 两个亚单位，心肌细胞和神经细胞上有外毒素的受体，外毒素与细胞结合，通过 B 亚单位转位区的介导，使 A 亚单位释放到宿主细胞胞质内，A 亚单位具有毒性，影响蛋白质合成，引起周围神经节段性脱髓鞘和继发性轴索变性。主要是脊神经根、感觉神经节及邻近脊神经髓鞘脱失，无炎症反应。感觉和运动神经均可受累，但以运动神经为主。

临床表现　白喉发病高峰为秋冬季节，可分咽白喉、喉白喉和鼻白喉。神经损害可分为以下三种类型。

脑神经损害　延髓麻痹为最早症状，在白喉发病 2~3 周发生，先出现一侧或双侧软腭麻痹、咽反射消失，说话带鼻音、吞咽困难、呛咳。第 3~4 周出现瞳孔调节障碍、视物模糊和眼外肌麻痹，以外直肌多见，还可出现周围性面瘫。

多发性神经病　多见于中毒症状严重的病例，在白喉发病后 5~7 周出现，运动障碍重于感觉障碍，下肢重于上肢，远端重于近端。为弛缓性瘫痪，腱反射消失，可伴延髓麻痹。严重病例出现呼吸肌麻痹。可出现手套样、袜套样感觉减退，关节位置觉减退，出现感觉性共济失调。脑脊液蛋白正常或轻度增高。电生理检查在疾病发展严重时可出现感觉运动神经传导速度减低。肌电图可出现纤颤波和正相波。

单神经病　可单独侵犯尺神经、腓神经和胸长神经等。

诊断　主要依据白喉感染史，在白喉起病 3~7 周时出现脑神经或周围神经受累的症状和体征。对白喉的诊断依赖于细菌学检查。

治疗　应早期、足量使用白喉抗毒素以中和局部和血液中的游离毒素（注射前须先做马血清皮肤过敏试验）；使用青霉素肌内注射，抑制白喉棒状杆菌生长；对症支持治疗，如 B 族维生素、鼻饲、保持呼吸道通畅、机械通气等。

预后　良好，经过 3~6 周可以完全恢复。

预防　分主动免疫和被动免疫，前者主要是对 6 岁以下儿童进行白喉-百日咳-破伤风混合制剂的注射，后者则对密切接触白喉患者的人给予白喉抗毒素皮下注射。

（贾建平）

máfēngxìng duōfāxìng shénjīngyán

麻风性多发性神经炎（leprous polyneuritis）　麻风杆菌侵入周围神经组织所致的神经病变。是麻风病的主要表现之一。麻风病是由麻风杆菌引起的一种慢性接触性传染病。主要侵犯人体皮肤和神经，如果不治疗，可引起皮肤、神经、四肢和眼的进行性和永久性损害。该病是典型的感染性多发性神经炎。中国麻风病总体处于低流行水平，但分布不均衡，重点地区为西南省份的云南、四川和贵州。

病因与发病机制　麻风杆菌属于放线菌目、分枝杆菌科、分枝杆菌属，抗酸染色阳性。麻风患者是麻风杆菌的天然宿主，各型麻风在组织病理学上和组织内含菌量的多少表现明显差异，瘤型及界线型麻风患者含菌量多，而结核样型麻风含菌量少。麻风杆菌在人体内主要侵犯黏膜、周围神经、淋巴结、单核-吞噬细胞系统和横纹肌等器官和组织。若直接侵犯周围神经，引起周围神经损害。通过麻风结节破溃及各种分泌物、排泄物排菌，特别是从鼻分泌物排出。其通过皮肤、鼻咽或口腔黏膜侵入人体，主要是直接接触传染，其次是间接接触传染。

麻风杆菌侵入人体后，是否发病取决于机体对麻风杆菌的免疫反应。麻风病的免疫防御机制主要是细胞免疫。麻风反应分为三型。①第一型麻风反应：属迟发型变态反应，主要见于结核样型麻风及界线类麻风。其临床表现为皮损扩大，出现新的红斑、斑块和结节。浅神经干表现为突然粗大、疼痛，尤以夜间为甚。原有麻木区扩大，又出现新的麻木区。旧的畸形加重，又可发生新的畸形。血液化验无明显异常，常规麻风杆菌检查阴性，或者查到少量或中等量麻风杆菌。②第二型麻风反应：是抗原、抗体复合物变态反应，即血管炎性反应，见于瘤型和界线类偏瘤型麻风。反应发生较快，组织损伤亦较严重。其常见临床表现为红斑，严重时可出现坏死性红斑或多形性红斑。常伴有明显的全身症状如畏寒、发热等，此外尚可发生神经炎、关节炎、淋巴结炎、鼻炎、虹膜睫状体炎、睾丸附睾炎、胫骨骨膜炎、肾炎以及肝脾大等多种组织器官症状。实验室检查可有白细胞计数增多、贫血、红细胞沉降率加速、丙种球蛋白增高、抗链球菌溶血素"O"水平明显增高。③第三型麻风反应：为混合型麻风反应，是细胞免疫反应和体液反应同时参与的一种混合型反应。主要发生于界线类麻风，其临床表现兼有上述两型的症状。

临床表现 麻风病分为结核样型麻风、偏结核样型界线类麻风、界线类麻风、偏瘤型界线类麻风和瘤型麻风等类型。

结核样型 最常见，约占麻风患者的70%，因其病变与结核性肉芽肿相似，故称结核样型麻风。特点是患者有较强的细胞免疫力，因此病变局限化，病灶内含菌极少甚至难以发现。病变发展缓慢，传染性低。主要侵犯皮肤及神经，极少侵入内脏。皮肤病变多发生于面、四肢、肩、背和臀部，不对称分布，皮损为斑疹或丘疹，受损皮肤区域内感觉减退，并伴体毛脱落和无汗。周围神经受损多与皮肤改变同时出现，早期出现神经粗大，最常侵犯耳大神经、尺神经、桡神经、腓神经及胫神经，表现为单神经病或多发性单神经病。

瘤型 约占麻风患者的20%，因皮肤病变常隆起于皮肤表面，故称瘤型。其特点是患者对麻风杆菌的细胞免疫缺陷，病灶内有大量的麻风杆菌，传染性强，除

侵犯皮肤和神经外，还常侵及鼻黏膜、淋巴结、肝、脾及睾丸。病变发展较快。感觉障碍表现为局灶性皮肤感觉减退和缺失，一般温度觉最早受损，痛觉次之，触觉最后受累，常伴泌汗障碍。本体感觉相对保留。感觉障碍位于体表温度较低的区域，如耳郭、手和足的背侧、前臂伸侧和内侧、下肢的前外侧，进一步可累及四肢、乳房和臀部。躯干前中线周围、手和足的掌侧感觉相对保留。晚期麻风可有足底溃疡形成。病变神经及支配区可出现疼痛，有酸、麻、胀或触电感等表现，疼痛剧烈，夜间尤其明显，难以忍受。麻风的运动障碍出现较晚，局部肌肉呈不完全性弛缓性瘫痪，伴肌肉萎缩，分布符合多发性单神经病的特点，以尺神经、正中神经受累多见。到中、晚期可出现不同程度的畸形，腱反射相对保留。三叉神经、面神经等脑神经也可受累，面神经受累可为双侧性。约1/3的瘤型麻风患者可触及增粗的神经干，如耳大神经、三叉神经眶上支、尺神经等，可有触痛。

其他类型 较少见。

诊断 必须根据麻风病史、临床表现、细菌学检查及病理检查综合分析，才能确立。诊断的主要依据是感觉障碍的皮损和麻木斑，周围神经干或皮疹附近皮神经粗大，皮损或鼻黏膜涂片或病理组织学检查见麻风杆菌或麻风特异性病变。

治疗 应由传染病专业医师执行，一般采用三种药物的联合化疗方案，包括氨苯砜、氯法齐明、利福平等。麻风性神经炎达到临床治愈后，仍应给予巩固治疗。

预防 关键是发现和控制传

染源，切断传播途径，给予规则的药物治疗，同时提高周围自然人群的免疫力，这样才能有效地控制传染。

（贾建平）

tángniàobìngxìng zhōuwéi
shénjīngbìng

糖尿病性周围神经病（diabetic peripheral neuropathy，DPN）

由糖尿病引起的，以感觉和自主神经症状为主的周围神经病。由于无症状的患者很常见，所以没有神经病变的症状不能排除DPN的诊断。DPN是糖尿病（diabetes mellitus，DM）最常见的并发症之一，随DM病程增加而显著增高，其发病率在糖尿病病程为5年、10年、20年后分别可达到30%～40%、60%～70%和90%，中国60岁以上人群DPN发病率达70%。

病因与发病机制 尚未完全阐明，认为与胰岛素缺乏、高血糖和代谢紊乱有关，在所有的DPN发病机制的假说中，慢性、持续性高血糖学说的证据最充分。

高血糖 导致非酶促蛋白糖基化，糖化蛋白终产物沉积于神经组织，破坏外周神经髓鞘结构，亦可使轴索的微丝微管蛋白糖基化造成轴索变性。糖尿病患者在血糖控制到正常水平后较长时间内组织蛋白糖基化现象仍在进行，称为"高血糖记忆"。

小血管缺氧缺血学说 神经的营养血管特别是小动脉和毛细血管的基底膜增厚、血管内皮细胞增生，血管壁内有脂肪和多糖类沉积，以致血管狭窄，同时血液黏滞度增高，神经内滋养血管易被纤维蛋白和血小板堵塞，从而促使发生神经营养障碍和变性。

多元醇通路代谢增强 糖尿病时，高血糖使葡萄糖经山梨醇

通路转化为山梨醇相应增多，致神经细胞内山梨醇积聚；同时，山梨醇氧化为果糖也增多，造成神经细胞内果糖积聚。神经细胞内山梨醇和果糖含量增多使渗透压增高，导致神经细胞内水分增多、细胞肿胀。高血糖本身也可能抑制神经细胞对肌醇的再摄取，使细胞内肌醇含量减少。肌醇是合成磷脂酰肌醇的原料，后者是神经髓鞘的重要组成成分。肌醇含量降低造成髓鞘形成受阻，还使 Na^+-K^+-ATP 酶的活性下降，轴索轴浆流减慢，导致神经功能障碍，甚至使神经细胞形态学发生变化。

神经营养因子缺乏 神经营养因子是一类促进神经元存活、形态发育和生理功能分化的蛋白质，其中以神经生长因子（nerve gronth factor，NGF）较为重要。NGF 的生物学活性主要是维持交感神经和感觉神经的生长发育及功能，其中细纤维感觉神经元最为重要。当糖尿病并发神经病变时，NGF 在神经元中生成和轴浆逆向转运均降低。背根神经节中细纤维感觉神经元在糖尿病性神经病变中最易受累，这亦提示 NGF 降低。

自身免疫 88% 的 DPN 患者抗磷脂抗体阳性，而无神经并发症的糖尿病患者仅 32% 有该抗体阳性，提示 DPN 的发病机制与自身免疫有关。

其他 遗传因素、高血压、高脂血症、肥胖、吸烟、饮酒和年龄增加均可致神经损害的程度加重。

临床表现 一般分为弥散型和局限型两类。

弥散型 包括对称性多发性神经病、糖尿病性自主神经病和糖尿病性肌萎缩。

对称性多发性神经病 见于四肢远端，下肢较上肢严重，女性多于男性，平均发病年龄 58.7 岁。包括感觉性多发性神经病，感觉运动性多发性神经病和急性或亚急性运动性多发性神经病。①感觉性多发性神经病：依感觉症状可分为麻木型、疼痛型和麻木-疼痛型。麻木型表现为肢体远端对称性麻木，有蚁走感等异样感觉。疼痛型表现为肢端自发性灼痛、闪电样疼痛，难以忍受，夜间、寒冷或抚摸可促使疼痛加重；病程长者，常见皮肤发冷、色素沉着、干燥等营养障碍症状；严重者合并溃疡缺血性坏疽及神经源性关节病。②感觉运动性多发性神经病：少数患者感觉异常的同时合并有肌力减弱及肌萎缩，以四肢远端较明显，腱反射减低或消失，尤其是踝反射较明显。③急性或亚急性运动性多发性神经病：少数患者以感觉异常同时合并有肌力减退及肌萎缩为主，也可伴有感觉性多发性神经病的表现。

糖尿病性自主神经病 较常见，症状为：①瞳孔缩小、对光反射迟钝、瞳孔不等圆，并可有阿·罗（Argyll Robertson）瞳孔。②血管失交感神经支配导致血管运动反射减低，当局部受冷时，表皮血管持续痉挛，故四肢发冷，特别是双足严重。若出现广泛性的血管张力不全，易发生直立性低血压和晕厥，静止的时候心率加快。正常人直立时心率加快，然后略减慢，但患者这种变化不明显。部分患者可有足部水肿。③胃肠功能紊乱，呕吐、腹胀、慢性腹泻间歇出现，并可与便秘交替发生。④泌尿生殖系紊乱，男性患者可有阳痿、早泄、性欲减退、排尿障碍呈无感觉性神经源性膀胱，出现滴沥性尿失禁，残余尿增多，易发生尿路感染。⑤泌汗障碍，常见腰部以下无汗或少汗，上半身则代偿性多汗。⑥关节病，为慢性发生的肿胀，常见于踝关节、指关节、跖趾关节，偶尔侵犯膝关节及脊椎关节。足部肿胀营养障碍，长期受压摩擦后可产生慢性溃疡以及无菌性坏疽。

糖尿病性肌萎缩 又称近端运动神经病，常见于老年 2 型糖尿病患者，表现为单侧或双侧肢体的神经痛，程度剧烈，下肢近端不对称的肌萎缩，主要累及股四头肌、髂腰肌、内收肌，下肢前外侧肌群亦可受累，腱反射减低或消失，感觉障碍可以不明显。受累肌肉肌电图示失神经支配表现。该病的自然病程为 6~12 个月，症状可逐渐改善，但不能恢复到发病前的肌力。

局限型 可分为单神经病和多发性单神经病。

单神经病 一般由神经的缺血/梗死或压迫所引起。前者是典型的单神经病变，包括支配眼外肌的脑神经，如动眼神经、展神经、滑车神经。腕管综合征和肘部的尺神经受压是压迫性神经病变的典型。起病较急，在受累神经支配区突然发生疼痛、肌力减退、感觉障碍。包括脑神经病、肢体或躯干单神经病。①脑神经病：单根脑神经病变占糖尿病性神经病变比例<1%。多见于老年人，发病急骤，以单侧动眼神经损害多见，典型表现是突然出现复视并上睑下垂，瞳孔对光反应消失并同侧头痛。其次是展神经、面神经、三叉神经，舌咽神经、迷走神经、副神经偶有受累，少数为两侧性或多发性脑神经损害，甚至多次复发。病因多认为与缺

血有关，单根脑神经病变的诊断均需排除鼻咽癌颅底浸润等其他病因。糖尿病脑神经病变自然病程为数月，尚缺乏特殊治疗。②肢体或躯干单神经病：下肢以坐骨神经及股神经损害为主。上肢以臂丛、正中神经损害为多见，其余如腓神经、尺神经、冈上神经、胸长神经和闭孔神经等均可累及，大多数患者症状可在3个月左右缓解。

多发性单神经病 指同时或先后发生的多根单神经病变。以非对称性多发神经干病变引起的近端肢体运动障碍多见，如股神经、闭孔神经、坐骨神经受累引起的骨盆带、大腿肌萎缩，上肢臂丛神经、正中神经受累引起的肩胛带、前臂肌萎缩，第Ⅲ、Ⅳ、Ⅴ对脑神经受累引起的眼外肌麻痹等。一般起病较急，表现为急性或进行性受累肌群的无力（麻痹）和疼痛，尤其以夜间为重，感觉障碍相对较轻，程度不同。认为血管性因素是发病的主要病理基础，以老年糖尿病患者多发，常于起病后2~6个月症状逐渐缓解，预后良好。

诊断与鉴别诊断 DPN是糖尿病的主要并发症之一，发生率高，但病变早期常无症状，神经系统受累的形式和部位又十分多样，因此，必须提高对该病的警觉性，依据病史采集和体检，并结合电生理检查。主要诊断依据包括：①有糖尿病病史或诊断糖尿病的证据。②出现感觉、运动或自主神经病变的临床表现。③神经电生理检查的异常改变。

需要排除副肿瘤综合征、慢性炎性脱髓鞘性多发性神经病、感染性疾病如人类免疫缺陷病毒感染等。

治疗 包括三个方面：首先

是针对病因的治疗；其次，针对症状的对症治疗；最后是教育患者避免发展至晚期神经病变并发症的危险。DPN会造成逐渐进展性神经功能丧失，除合理的血糖控制外，其他的药物和干预治疗对DPN自然病程不具有任何作用。①控制高血糖：维持接近正常的血糖水平可以预防和延缓周围神经病变。血糖波动可能导致疼痛症状加重，所以控制血糖的稳定同样重要。②针对疼痛的治疗：可以采用三环类抗抑郁药和（或）某些抗惊厥药进行治疗，其中阿米替林和加巴喷丁最为常用，亦可选用抗抑郁药以及抗惊厥药。③营养神经：可应用烟酸、辅酶A、三磷腺苷、胞二磷胆碱、维生素B_1、维生素C、维生素E、甲基维生素B_{12}、NGF、肌醇等。④使用抗氧化剂：氧化应激在神经病变的发病机制中具有重要的作用。抗氧化剂α-硫辛酸对缓解神经病变的症状和减轻神经病变的自然病程均具有益处。⑤改善神经微循环：山莨菪碱、前列腺素E_2脂质体、金钠多注射液等均可选用，活血化瘀中药如丹参、川芎嗪、葛根素等还具有镇痛、安神等作用。⑥醛糖还原酶抑制剂（ARIs）：主要是减轻病变的药物，对缓解症状效果不显著。

预后 取决于糖尿病本身是否得到良好控制。控制高血糖可使症状停止进展，但恢复困难。糖尿病单神经病往往为慢性病程，长期存在，症状可时轻时重。病程中并非一直有疼痛，糖尿病多发性周围神经病一般会导致肢体远端的感觉缺失，而后期疼痛通常会减轻。糖尿病足是严重的合并症，可能导致截肢。自主神经系统受累可导致死亡率增高，如心率调节功能失常与心梗和猝死

风险相关。脑神经病变、单神经病、糖尿病性肌萎缩可能随时间推移而逐渐好转。

预防 无论对于1型还是2型糖尿病，控制高血糖都是最有效的一级预防策略。二级预防主要涉及防止并发症的出现，如预防糖尿病足，需要在糖尿病确定诊断之初就应用简易临床检查方法进行DNP的筛查，之后至少每年检测1次。教会患者正确护理的足部方法，及时发现、早期治疗糖尿病足。心血管的自主神经功能障碍的DNP患者不宜参加中等强度以上的体力活动，由于体温调节障碍，也不宜在过热或过冷的环境中运动。

(贾建平)

tángniàobìngxìng duōfāxìng shénjīngbìng

糖尿病性多发性神经病（diabetic polyneuropathy） 由糖尿病引起的多发性神经病。又称远端对称性感觉运动神经病。为周围神经病最常见的类型。1864年，马沙尔·卡尔维（Marchal de Calvi）首先提出糖尿病是多发性神经病的病因之一。

总体发病率为30%，与年龄、病程、血糖水平，糖尿病类型、身高、舒张压和血脂有关，但与症状的程度并不平行。在新诊断的糖尿病患者中，其发病率约为7.5%，在病程25年以上的糖尿病患者中发病率可高达50%。神经症状常见于40岁以上、血糖未能很好控制和病程较长的糖尿病患者，也发生于病史不长、治疗良好的患者或作为糖尿病首发症状出现。无明显性别差异。

病因与发病机制 尚不清楚。高血糖是一个重要因素，代谢紊乱是对称性多发性神经病的发病基础，12%患者血清抗GM_1抗体

髓病变较敏感的检查。可示病变脊髓节段肿胀、增粗，脊髓内显示长 T_1 长 T_2 异常信号，可有增强效应。

诊断与鉴别诊断　根据发病前 1~2 周有感染病史或接种疫苗史，急性出现脊髓横贯性损害症状，结合脑脊液和 MRI 检查，基本可以明确诊断。

需要与以下疾病相鉴别。①视神经脊髓炎：是水通道蛋白 4（AQP4）介导的视神经和脊髓炎性脱髓鞘病变。急性起病，临床除表现脊髓损害症状外，还出现视力下降等视神经炎的表现，病变范围常超过 3 个脊髓节段，AQP4 抗体检测阳性。②多发性硬化：免疫介导的中枢神经系统白质脱髓鞘病变，具有病灶分布空间的多发性及病程反复发作的特点，除脊髓损害症状外，还可出现大脑、小脑或脑干病变的症状，脑脊液免疫检查指标寡克隆区带阳性。③亚急性坏死性脊髓炎：脊髓血供障碍造成的进行性脊髓损伤。病变累及脊髓灰质和白质，广泛坏死改变。临床表现进行性加重的双下肢弛缓性瘫痪、反射消失、失张力性膀胱，类似脊髓休克表现，但症状持久、无恢复，可资鉴别。④脊髓血管病：发病急，出现急性脊髓功能障碍，但由于脊髓血供特点，很少出现为脊髓横贯性损害的表现。

治疗　原则是明确诊断后早期治疗，加强护理，避免并发症，早期康复训练。

药物治疗　①糖皮质激素：急性期可静脉滴注甲泼尼龙或地塞米松，后改为口服糖皮质激素，逐渐减量至停药。②免疫球蛋白：静脉滴注，5 天为一疗程。③其他药物：如 B 族维生素等，巴氯芬可缓解肢体痉挛状态，对症治疗。

血浆置换　部分患者有效。

康复训练　早期康复可促进肌力恢复，防止肢体痉挛与关节挛缩，尽早恢复肢体功能。

预后　该病为单相病程，预后与病变范围和程度有关。如无严重并发症，3~6 个月可恢复生活自理。部分患者遗留永久后遗症。

（彭　斌）

jǐsuǐ yāpòzhèng

脊髓压迫症（spinal cord compression）

椎管内脊髓外的占位性病变压迫脊髓而出现的以运动、感觉或自主神经功能障碍为主要表现的综合征。根据病变部位，可分为硬膜内脊髓压迫和硬膜外脊髓压迫。

病因　肿瘤是最常见病因，如神经纤维瘤、转移癌等，其他病因有脊髓炎、外伤、脊髓血管病、脊柱病变或先天畸形等。

临床表现　与脊髓受压部位、程度与疾病进展速度有关。颈、胸、腰段脊髓受压临床表现不完全一致。外伤、炎症、恶性肿瘤等疾病进展较快，脊髓骨关节病、先天畸形、良性肿瘤等疾病进展通常较缓慢，脊髓可通过移位、排挤脑脊液等代偿，即使脊髓外形受压明显，临床症状表现轻微，但疾病后期症状可明显加重。

急性脊髓压迫　多出现脊髓休克，表现为病变平面以下肢体无力，呈弛缓性瘫痪，各种感觉消失，深浅反射及病理反射消失，尿潴留。

慢性脊髓压迫　通常表现神经根刺激症状，后根刺激时出现根性疼痛，为自发性疼痛，有电击、烧灼感，有时出现相应节段的束带感，前根受累时可出现支配肌群无力或萎缩。随着病情进展，逐渐出现感觉、运动及自主神经功能障碍症状。①感觉异常：表现为病变水平以下 2~3 个节段对侧躯体痛温觉减退或消失，感觉障碍自下肢远端向上发展至病变水平，鞍区感觉障碍较早出现，无"鞍区回避"现象。后索受压出现病变水平以下同侧深感觉减退或消失。②运动障碍：病变同侧锥体束受压时引起病变部位以下肢体无力，肌张力增高，呈痉挛性瘫痪，同侧脊髓前角受压时出现相应节段弛缓性瘫痪，可见肌束震颤和肌萎缩。③反射异常：受压脊髓节段反射减弱或消失，病变平面以下腱反射活跃或亢进，可出现病理反射。④自主神经障碍：脊髓压迫时二便障碍出现较晚，病变平面以下可出现少汗、皮肤干燥或脱屑等症状。

此外，椎管内硬膜外病变时常出现脊柱局部叩击痛，颈部病变还可出现颈部抵抗等体征。随着病情的进展，脊髓受压范围扩大，可表现为脊髓半切综合征或脊髓横贯损害综合征。

辅助检查　包括以下内容。

影像学检查　脊柱 X 线片有助于发现脊柱病变，如骨折、脱位及骨质破坏等，CT 显示骨性结构优于 MRI，MRI 显示椎管内病变及脊髓受压情况优于 CT，增强 MRI 有助于明确病变性质。脊髓造影可显示椎管梗阻情况。脊髓 DSA 对显示血管畸形有重要作用。

脑脊液检查　在无禁忌的情况下行腰椎穿刺检查，脊髓压迫症时脑脊液回流障碍，常出现蛋白-细胞分离现象，压颈或压腹试验异常提示可能存在椎管梗阻。

诊断与鉴别诊断　根据症状发展形式、临床表现及辅助检查可明确诊断。病因诊断有时需结合临床及病理检查。

主要同脊髓内病变鉴别。脊髓内病变时早期神经根性疼痛少见，早期就可出现双侧症状，感觉障碍自上向下发展，病变平面节段性肌无力及肌萎缩出现较早，括约肌功能障碍出现较早，有"鞍区回避"，MRI 等辅助检查有助于明确诊断。

治疗　根据病变性质、病情发展程度决定治疗方案。针对病因可采取手术切除肿瘤、解除脊髓受压、抗感染治疗等。急性脊髓压迫需紧急减压。术后早期配合康复治疗。

（彭　斌）

jǐsuǐ zhūwǎngmóyán

脊髓蛛网膜炎（spinal arachnoiditis）　蛛网膜增厚与脊髓、神经根、硬脊膜粘连或形成囊肿，导致蛛网膜下腔梗阻，并出现以脊神经根性疼痛和脊髓功能障碍为突出表现的疾病。

病因　感染是最常见原因，如流感、硬脊膜下脓肿、脑脊髓膜炎、结核性脑膜炎、梅毒等，其他原因包括脊髓损伤、蛛网膜下腔出血、反复腰椎穿刺（简称腰穿）以及椎管内使用某些化学物质（如青霉素、某些含碘的造影剂及麻醉剂等）。临床症状并非由蛛网膜本身炎性改变引起，系因炎症、损伤以及化学物质等病因刺激后出现的蛛网膜反应性增生所致。

临床表现　该病不常见。多为亚急性或慢性起病，少数可表现为急性起病。发病前多有诱因，如感染、外伤、椎管造影或腰穿等，可在数周、数月甚至数年后起病。临床症状与受累部位及病变范围有关，症状的多样性与体征的分散性为其特征，常表现为单发或多发的脊神经根性疼痛，烧灼样或刺痛感，可出现脊髓功

能障碍，表现为脊髓压迫症或脊髓内病变的临床症状。感觉障碍多呈神经根型、节段型或不规则型分布，通常两侧不对称。腱反射异常多见，运动障碍可表现为单瘫、截瘫或四肢瘫。病程可有缓解和复发过程。

辅助检查　包括以下内容。

病理　病变多见于胸腰段，蛛网膜不规则增厚，呈乳白色、浑浊样改变，与神经根、软脊膜或硬脊膜粘连。根据形态可分为粘连型和囊肿型，粘连可导致神经根和脊髓受压及血液供应障碍，囊肿可为单个，也可见多个，大小不一，可出现脊髓压迫症状；根据病变范围可分为局限型与弥漫型，局限型仅累及 1~2 个脊髓节段，弥漫型则累及多个脊髓节段。

脑脊液检查　由于存在局限椎管梗阻，腰穿脑脊液压力仅供参考，通常压力较低。细胞数可正常或增高，以淋巴细胞为主。完全梗阻患者脑脊液呈淡黄色，蛋白含量明显增高。

脊髓造影　可示脊髓腔不规则狭窄或阻塞平面。

其他　MRI 检查作用有限，但可发现囊肿的位置及大小，还可以发现其他病变，有助于鉴别诊断。某些病因学检查（如结核、梅毒等）有一定参考价值。

诊断与鉴别诊断　由于临床表现的多样性及复杂性，临床诊断该病有一定困难。根据病史（诱因）、起病形式、症状的多样性及体征的分散性、可出现缓解复发等特点，结合辅助检查有助于诊断。

由于临床症状及体征的多样性，需同多种疾病鉴别。椎管内肿瘤起病缓慢，病程呈进展性，无缓解复发过程，多表现为脊髓

压迫症，MRI 检查有助于鉴别。囊肿型与脊髓外硬膜下肿瘤术前难以鉴别。颈椎病好发于中老年，MRI 检查见椎间盘突出，椎间孔狭窄或脊髓受压可以鉴别。

治疗　以内科治疗为主。针对病因采用不同治疗方法。感染性蛛网膜炎的急性期可以抗生素治疗，结核感染时予抗结核治疗，可应用肾上腺皮质激素减少粘连，同时使用 B 族维生素和血管扩张药物等。囊肿型可根据病情行囊肿摘除术。弥漫型不宜手术治疗。

（彭　斌）

jǐsuǐ kōngdòngzhèng

脊髓空洞症（syringomyelia）　以脊髓内空洞形成为主要特征的慢性病变。空洞通常位于颈髓，大小不一，空洞内液体成分与脑脊液相似。一般累及多个脊髓节段，可见多个空洞形成而互不相通，偶见脊髓全程受累。空洞也可延伸至延髓或更高部位。常合并颈椎和颅底发育畸形，如扁平颅底、阿诺德-基亚里（Arnold-Chiari）畸形等。可见脑积水及小脑发育不全。确切发病率不详，较少见。

病因　尚不明确。可能与先天发育异常、脑脊液循环障碍、外伤、炎症因素相关。

临床表现　发病年龄通常在 30~40 岁，儿童及 60 岁以上患者少见。男性多于女性，起病隐袭，进展缓慢，病程迁延多年，脑干受累时可出现急性症状。临床表现与病变部位相关。①最早症状：通常是双手及前臂皮肤感觉障碍，痛温觉减退或丧失，而触觉、震动觉和位置觉相对保留，称之为"分离性感觉障碍"，是该病特征性的临床体征。患者手部小肌肉萎缩，严重可表现为爪形手，可逐渐出现前臂、肩带肌肉无力，

肌束震颤。部分患者呼吸肌无力。②脊髓侧索受累：出现下肢痉挛性瘫痪、腱反射亢进、病理反射等。自主神经系统常受累，表现为膀胱和直肠功能障碍。部分患者出现颈肩部疼痛，皮肤营养障碍，手部无痛性溃疡，交感神经受累时可出现霍纳（Horner）征。③关节受累：可出现神经性关节病变沙尔科（Charcot）关节。④延髓受累：患者可表现为吞咽困难、舌肌无力、萎缩、周围性面瘫、面部洋葱皮样分布的痛温觉减退或缺失、小脑性共济失调和头晕等。⑤腰髓空洞：表现为腿部肌肉萎缩、无力，括约肌功能障碍多见。下肢腱反射减低或消失，通常不出现病理反射。常合并脊柱侧弯、隐性脊柱裂、颈枕区畸形、小脑扁桃体下疝、弓形足等先天畸形。

诊断与鉴别诊断　主要根据患者临床表现和影像学改变诊断。起病隐袭，成年发病，缓慢进展，出现节段性分离性感觉障碍、肌无力、肌萎缩、皮肤和关节营养障碍合并先天畸形。MRI 检查发现脊髓空洞则可确诊。

临床上通常与下列疾病鉴别：脊髓肿瘤、颈椎病、肌萎缩侧索硬化等。

治疗　尚无特效治疗。识别病因有重要作用。无症状患者可随诊观察。①对症治疗：包括镇痛、加强护理、康复训练以防治关节挛缩等，可配合 B 族维生素等药物。②手术治疗：包括减压术（如枕大孔和上颈段减压术）和空洞引流术等。

预后　进展缓慢，部分患者病情相对稳定。手术治疗可稳定病情或改善症状，减缓或避免脊髓不可逆损伤。

（彭　斌）

jǐsuǐ qiándòngmài zōnghézhēng
脊髓前动脉综合征（anterior spinal cord artery syndrome）

脊髓前动脉血供区域组织损伤，致损伤平面以下出现痛温觉丧失而深感觉正常的综合征。

病因与发病机制　最常见的病因是脊髓前动脉闭塞导致的脊髓梗死，常见原因包括动脉粥样硬化斑块、结缔组织病（如系统性红斑狼疮或结节性多动脉炎）、梅毒性血管炎、细菌性心内膜炎及造影剂栓塞等。此外，主动脉夹层、心脏骤停、肿瘤及妊娠等也可引起该征。

脊髓前动脉起源于两侧椎动脉颅内段，在延髓腹侧合成一支，沿脊髓前正中裂下行，在下行过程中得到多数根动脉分支的补充和加强。脊髓前动脉沿途分出沟动脉，供应脊髓前 2/3 区域，包括中央灰质、前角、侧角、前索和侧索，脊髓后角与后索由脊髓后动脉供血。因此，脊髓前动脉综合征不出现后角后索损害的症状，表现为痛温觉丧失而深感觉存在的特异性感觉障碍。在脊髓颈段和腰骶段，脊髓前动脉还接受多支血管分支供血，侧支循环丰富，不易发生缺血损伤。在胸段，侧支循环欠丰富，脊髓组织缺血耐受性差，容易发生缺血性损伤，特别是脊神经 T_4 和 L_1 节段为相邻两条根动脉的交界区，易发生缺血性改变。

临床表现　通常急性起病，首发症状多为病变相应水平的神经根痛，可表现为放射性后背痛，撕裂样痛或烧灼样痛。运动障碍与病变部位相关，表现为四肢或双下肢瘫痪，高颈段病变可出现呼吸功能障碍，早期出现二便障碍，损伤平面以下痛温觉丧失，深感觉（本体感觉）和音叉震动

觉正常，感觉障碍的特异分布是该征的主要特征。

诊断与鉴别诊断　临床特异的感觉障碍分布是重要的诊断依据。MRI 对于明确病变部位和诊断具有重要价值。相关辅助检查有助于明确病因。

常需要同脊髓出血、脊髓肿瘤及急性脊髓炎等鉴别。

治疗　针对病因采用不同治疗方法，动脉粥样硬化斑块所致脊髓梗死推荐使用抗血小板药物，病因为血管炎时可使用糖皮质激素治疗，感染所致脊髓梗死应使用抗感染药物，可配合使用神经保护剂。脊髓严重受压肿胀时可考虑神经外科手术减压。急性期注意呼吸循环功能支持，避免并发症，如压疮或深静脉血栓形成。病情稳定后积极开展康复治疗。

预后　取决于血管受损部位及程度，侧支循环情况及病因等。年轻患者多恢复良好，老年患者预后欠佳。

（彭　斌）

jǐsuǐ hòudòngmài zōnghézhēng
脊髓后动脉综合征（posterior spinal cord artery syndrome）

脊髓后动脉血供区域组织损伤，致损伤平面以下出现深感觉消失，而痛温觉等正常的综合征。脊髓后动脉分别起源于两侧椎动脉的颅内段，左右各一支，沿脊髓后外侧沟下行。脊髓后动脉接受多支根髓动脉的供应，并未像脊髓前动脉一样沿脊髓连续下行，而是形成很多侧支循环，发出分支供应脊髓后 1/3 区域，包括脊髓后角与后索极少发生闭塞。该征少见。脊髓梗死常见病因包括主动脉动脉粥样硬化所致胆固醇结晶栓塞、梅毒性血管炎、椎动脉夹层等。临床上，通常表现为双侧受累，单侧病变罕见。临床症

状轻，急性起病，表现为与病变节段相关的急性神经根痛，损伤平面以下深感觉消失，出现感觉性共济失调，痛温觉、肢体肌力和二便功能正常，这是该征重要的临床特征。临床特异的感觉障碍分布是重要的诊断依据。MRI检查对于明确病变部位和诊断具有一定价值。相关辅助检查有助于明确病因。针对病因采用不同治疗方法，病情稳定后积极开展康复治疗。通常预后较好。

(彭 斌)

jǐsuǐ chūxuè

脊髓出血 (spinal cord hemorrhage)

脊髓内、脊髓硬膜下、硬膜外及蛛网膜下腔出血并引起相应症状的疾病。通常指脊髓内出血，常见于颈段和胸段脊髓。

病因 常见病因包括脊髓外伤、血液系统疾病（如白血病）、抗凝治疗、脊髓动静脉畸形、脊髓肿瘤、脊髓静脉性梗死及硬膜外麻醉等。

临床表现 与出血部位及出血量有关。①脊髓内出血：通常急性起病，背部疼痛，神经根刺激症状不突出，可表现出偏瘫、截瘫或四肢瘫，损伤平面以下感觉障碍、二便障碍等。②脊髓硬膜外出血与硬膜下出血：突出特点是突发剧烈的放射性背痛，偏瘫多见，也可表现为截瘫或四肢瘫。③蛛网膜下腔出血：伴有脑膜刺激征。

辅助检查 血常规、凝血功能检查有助于发现血液系统疾病。腰椎穿刺检查对蛛网膜下腔出血有诊断价值。CT和MRI检查各有优势。脊髓造影可确定脊髓血管畸形的位置和范围，但不能区分病变类型。选择性脊髓血管造影对诊断脊髓血管畸形最有价值。

诊断与鉴别诊断 结合临床表现与辅助检查可明确诊断。需要同缺血性脊髓病如脊髓前动脉综合征、脊髓肿瘤以及急性脊髓炎等鉴别。

治疗 明确诊断后应尽快寻找病因并针对病因治疗。根据病变性质、出血部位和出血量可选择手术、血管介入治疗或局部放射性治疗。药物治疗包括纠正凝血功能障碍（如新鲜冻干血浆和维生素K等）、脱水或糖皮质激素治疗。

预后 与病变性质、出血部位及出血量有关。多遗留神经功能障碍。

(彭 斌)

nǎoxuèguǎnbìng

脑血管病 (cerebrovascular disease)

脑血管损害致脑组织病变并引起脑功能障碍的疾病。急性发病并迅速出现脑功能障碍的脑血管病称为急性脑血管病，又称脑卒中或脑血管意外，多表现为突然发生的脑部受损征象，如意识障碍、局灶症状和体征。

其发病率为（100~300）/10万，患病率为（500~740）/10万，死亡率为（50~100）/10万。在全球，脑卒中每年约造成570万例死亡，占所有死亡的9.7%。脑卒中死亡和当地经济收入相关，在高收入国家，脑卒中是第二位死因（每年约80万例死亡），而在中等收入国家是第一位死因（每年约350万例死亡），在低收入国家则是第五位死因（每年约150万例死亡）。中国也是受脑血管疾病威胁较大的国家之一，在2008年中国卫生部公布了中国新的死因顺位，与之前的中国死因顺位不同，脑卒中（136.64/10万）首次已经超过恶性肿瘤（135.88/10万），成为中国患者的第一死因。

病因 许多全身性血管病变、局部脑血管病变及血液系统病变均与脑血管疾病的发生有关，其病因可以是单一的，亦可是多种病因联合所致。常见的病因有以下几种。

血管壁病变 以动脉粥样硬化和高血压性动脉硬化所致的血管损害最常见，其次为结核、梅毒、结缔组织病和钩端螺旋体等多种原因所致的动脉炎以及先天性血管病（如动脉瘤、血管畸形和先天性狭窄）和各种原因（外伤、颅脑手术、插入导管、穿刺等）所致的血管损伤，药物、毒物、恶性肿瘤等所致的血管病损等。

心脏病和血流动力学改变 如高血压、低血压或血压的急骤波动以及心功能不全、传导阻滞、风湿性或非风湿性瓣膜病、心肌病及心律失常，特别是心房颤动。

血液成分和血液流变学改变 包括各种原因所致的高黏血症，如脱水、红细胞增多症、高纤维蛋白原血症和白血病等以及凝血功能异常，特别是应用抗凝剂、服用避孕药物和弥散性血管内凝血等。

其他 包括空气、脂肪、癌细胞和寄生虫等栓子，脑血管受压、外伤、痉挛等。部分脑血管疾病患者的病因不明。

临床表现 因病变部位、范围和性质不同，临床表现也有差异，其主要表现如下。

偏瘫 脑血管病的常见症状，指一侧肢体及同侧舌和面部肌肉运动障碍。大脑半球不论哪一侧出现病变，都可以引起偏瘫。偏瘫程度受病灶的大小和部位影响，可有轻有重。因受累部位不同，不同的患者面肌、舌肌、上肢或下肢的瘫痪程度不等。

失语 优势半球语言中枢病损导致抽象信号思维障碍，而丧失口语、文字的表达和领悟能力的综合征。临床上有运动性失语、感觉性失语、命名性失语和完全性失语等（见失语症）。

头痛 蛛网膜下腔出血的突出症状，常为全头部的爆炸样疼痛。脑出血患者，由于血液直接刺激脑膜和脑的疼痛结构，也可出现头痛，疼痛起始部位多发生于病侧，当颅内压增高或血液流入到蛛网膜下腔时，可出现全头痛。小的脑梗死很少发生头痛，但当大面积脑梗死合并颅内压增高时，可出现剧烈头痛。

呕吐 蛛网膜下腔出血颅内压增高明显，常为喷射性呕吐；大面积脑梗死或脑出血时颅内压增高，呕吐和头痛均加剧。如果患者呕吐出咖啡色胃内容物，表示有上消化道出血，是病情危重的预兆。

意识障碍 在蛛网膜下腔出血中意识障碍常见。大面积脑出血或血肿扩大时可出现意识障碍。在脑梗死中意识障碍相对较少，大面积脑梗死或病变累及双侧脑干时多伴有意识障碍。

诊断与鉴别诊断 当患者出现下列临床表现时，应考虑急性脑血管病：①症状突然发生，一侧肢体（伴或不伴面部）无力、笨拙、沉重或麻木。②一侧面部麻木或口角歪斜，说话不清或对语言理解困难，双眼向一侧凝视。③一侧或双眼视力丧失或视物模糊。④视物旋转或平衡障碍。⑤与既往不同的严重头痛、呕吐。⑥上述症状伴意识障碍或抽搐。

急性脑血管病常需与下列疾病相鉴别。①局灶性癫痫：局灶性症状为持续数秒至数分钟的肢体抽搐而非瘫痪，脑电图检查可发现有局灶性脑波异常，CT或MRI检查可发现局灶性脑内病灶，间歇期临床可发现有局灶性神经系统体征。②梅尼埃病：以眩晕发作为主，发病时间长，2～3天逐渐缓解，多伴有耳鸣，无神经系统受累体征，多次发作后可出现听力减退。③偏头痛：多有长期发作史、先兆后出现头痛的症状，疼痛呈搏动性，常伴恶心或呕吐。每次发作常4～72小时。④其他心源性脑缺血发作：阿-斯（Adams-Stokes）综合征，无局灶性神经功能缺失症状，心电图、超声心动图检查多有异常。

治疗 急性脑血管病的类型不同，采取的特殊治疗方法也不同。总的来说，其处理主要有：①动脉粥样硬化风险的评估和脑卒中预防策略。②快速的临床评估和诊断。③快速完成大脑、血管成像和血液检查。④血压和体液平衡的管理。⑤急性脑卒中期的药物或外科治疗（或两者）。⑥早期康复技能锻炼。⑦监测和治疗，以防止常见的脑卒中并发症（如误吸、静脉血栓形成、肺部感染和压疮）。⑧对于脑卒中的特殊问题和常规情况向患者及其家属宣教。

预后 急性脑血管病起病急、变化快、异质性强，其预后与医疗服务密切相关。脑出血死亡率较高，15%～40%的患者死于急性期，主要发生于第一周内，尤其是48小时内死亡较快者多死于脑疝。10%～50%的蛛网膜下腔出血患者死于首次发作，脑出血和蛛网膜下腔出血复发者，死亡率更高。6%～20%的脑梗死患者死于首次发病。相比之下，椎-基底动脉系统梗死的预后较颈内动脉系统的预后差。

急性脑血管病常见的后遗症为偏瘫，少数有失语、癫痫发作、精神障碍或脑卒中后痴呆，神经缺损症状在起病半年内迅速好转，至第3年末尚可有所进步。急性脑血管病存活者随访3年，约1/4患者完全依赖他人护理，约1/3患者生活部分自理，<1/2患者可以独立自理生活。

预防 包括一级预防和二级预防。

一级预防 指发病前的预防，即通过早期改变不健康的生活方式，积极主动地控制各种危险因素，从而达到使脑血管病不发生或推迟发病年龄的目的。中国是人口大国，脑血管病的发病率高。为了降低发病率，必须加强一级预防。

二级预防 脑卒中的复发相当普遍，导致患者已有的神经功能障碍加重，并使死亡率明显增加。首次脑卒中后6个月内是脑卒中复发危险性最高的阶段，所以在脑卒中首次发病后有必要尽早开展二级预防工作。二级预防的主要目的是为了预防或降低再次发生脑卒中的危险，减轻致残程度，提高生活质量。针对发生过一次或多次脑血管意外的患者，通过寻找脑卒中发生的原因，治疗可逆性病因，纠正所有可预防的危险因素，这在相对年轻的患者中显得尤为重要。此外，通过健康教育和随访，提高患者对二级预防措施的依从性。

（王拥军）

nǎoshuānsè

脑栓塞（cerebral embolism）各种栓子随血液循环进入颅内动脉，使管腔急性堵塞或严重狭窄，致使远端相应的脑组织发生缺血坏死，出现相应功能障碍的综合征。

病因 脑栓塞的发生一定有

栓子的来源。栓子可起源于心脏，也可来源于大动脉（如主动脉弓、颈动脉和椎动脉），少部分栓子来源于全身静脉。

心源性栓塞　常见栓子来源为心脏瓣膜、心房或心室内的血凝块和肿瘤。有脑栓塞风险的心脏疾病有以下几种。①心律失常：特别是心房颤动和病态窦房结综合征。②心脏瓣膜疾病：特别是二尖瓣狭窄、人工心脏瓣膜、感染性心内膜炎和非细菌性心内膜炎。③心室心肌异常性疾病：尤其是与冠状动脉疾病相关的心肌异常、心肌炎和其他扩张型心肌病。④心室腔内的病变：特别是肿瘤，如黏液瘤和血栓。⑤分流：尤其是房间隔缺损和卵圆孔未闭，来源于深静脉的栓子可借此通道进入体循环，引起反常栓塞。⑥心房病变：如心房膨大、心房梗死和血栓形成以及房间隔动脉瘤。上述疾病中，房性心律失常、充血性心力衰竭和心脏的运动不能是最常见的心脏原因。

动脉栓塞　常见栓子来源为血凝块、聚集的血小板以及近端血管管壁脱落的斑块碎片。动脉夹层也是常见的动脉栓塞的来源。

静脉系统血凝块　常在存在心脏病变的前提下才能入脑，如房间隔缺损和卵圆孔未闭等。

其他　另外还有一些罕见的情况，如空气、脂肪、注射药物中的杂质、细菌、外源性抗体和肿瘤细胞等进入心血管系统并栓塞颅内动脉。

发病机制　在颈内动脉系统和椎-基底动脉系统，均有栓子种植的好发部位。如果进入颈动脉的栓子体积较大，可停留在颈动脉或颈内动脉，特别是当颈动脉或颈内动脉粥样硬化狭窄时更容易发生；如果栓子顺利通过颈内动脉颅外段，则下一个栓子易停留的部位在颈内动脉末端向大脑前动脉和大脑中动脉分叉处；如果栓子较小，通过颈内动脉颅内段分叉处最容易进入大脑中动脉及其分支。到达大脑中动脉的栓子会进入到其上干、下干及其皮质支。栓子很少进入到大脑中动脉的穿支动脉，因为这些动脉几乎是以直角从大脑中动脉发出。进入椎动脉的栓子可停留在椎动脉颅外段及颅内段，由于基底动脉的近心端和中段比椎动脉粗，通过了椎动脉颅内段的栓子通常都能通过这两段而到达基底动脉远端（基底动脉尖）或基底动脉分支，如小脑上动脉和大脑后动脉。

临床表现　任何年龄均可发病，多数有心房颤动、风湿性心脏病及大动脉粥样硬化病史；栓塞性脑卒中常突然发生，其临床症状在数秒钟或数分钟之内进展达高峰，多发生于休息或日常活动过程中，也可以发生在体力活动时。栓塞发生后，在不可逆的神经功能缺损形成之前，栓子碎裂漂向远端可使缺血的脑组织发生再灌注（"血管再通"），临床症状通常会改善。但某些患者，如果栓子或其碎片漂向远端后阻塞远端重要的血管分支，可使缺血进一步加重，临床症状进一步恶化。

神经功能缺损的临床表现与动脉栓塞的部位有关。①右侧大脑前动脉栓塞：可表现为左下肢无力、左上肢失用。②左侧大脑中动脉的上干栓塞：可出现运动性失语、右侧面瘫、右上肢瘫痪。③左侧大脑中动脉的下干栓塞：可引起感觉性失语及右侧同向性偏盲。④大脑后动脉栓塞：可有同侧偏盲、对侧偏身感觉丧失、自发的丘脑性疼痛。⑤优势半球受累：可见失读症。⑥基底动脉尖栓塞：则出现眼球运动及瞳孔异常、严重记忆障碍、对侧偏盲或皮质盲、意识障碍等。⑦其他：栓子过大阻塞颈内动脉、大脑中动脉主干、椎动脉颅内段或基底动脉闭塞，引起严重的神经功能损伤或意识障碍。

通常情况下，心脏来源的栓子比颈部或颅内动脉来源的栓子大，因此，心源性栓塞临床症状也较重，较早地出现意识障碍。心源性栓塞的患者还可有身体其他部位栓塞的临床表现。①肢体动脉栓塞：可引起肢体疼痛或其他短暂的不适症状，在日常活动、肢体长时间保持某个姿势时均可发生。②肠道动脉栓塞：可引起胃部痉挛、腹部疼痛等。③肾动脉及脾动脉栓塞：可引起侧腹部或腹部不适。但由于上述症状不典型，易被临床所忽视。

辅助检查　脑栓塞在 CT 或 MRI 检查显示的病灶常位于皮质表浅部位，这是由于栓子多停留在动脉的远端。多个血管分布区发生的多发皮质梗死提示栓子来源于心脏或主动脉弓。

诊断与鉴别诊断　任何年龄均可发病，青中年多见，有心房颤动、风湿性心脏病及大动脉粥样硬化病史；起病急，常在数秒钟或数分钟之内进展达高峰；头部 CT 和 MRI 检查有助于诊断。如合并其他脏器栓塞更支持心源性栓塞的诊断。

该病应与其他原因的脑梗死鉴别，极迅速的起病过程、查找到栓子来源、责任血管内未发现动脉粥样硬化性改变或管腔的充盈缺损可作为脑栓塞的诊断依据。昏迷者须排除可引起昏迷的其他全身性或颅内疾病，通过影像学检查不难鉴别。

治疗 目的是最大程度地减少脑栓塞造成的脑部缺血性损害，预防急性栓塞的复发。

脑缺血区域的再灌注 早期，可以通过药物溶栓或机械取栓的方法恢复血液的再灌注。①溶栓药物：可经静脉或动脉注射。静脉内溶栓可立即实施而且不需要专门的培训，但与动脉溶栓相比，抵达闭塞血管的溶栓药物剂量很有限。动脉内溶栓可以将药物直接注入阻塞的凝块中，所需药物剂量少，发生出血并发症的概率也较静脉溶栓治疗低，但需要接受培训的介入科医师操作，在溶栓前期、中期、后期都需要进行血管造影，会延迟治疗。②机械取栓：可作为溶栓治疗的补充，另外一些不能实施溶栓的患者（如正在接受抗凝治疗），可通过抽吸术、圈套器等取出栓子。机械取栓可以机械取出栓子，还可以通过破坏不能溶解的栓子和增加栓子与溶栓药物的接触面积有助于药物溶栓。机械取栓较少发生出血，但机械取栓需要对装置使用熟练且富有经验的介入科医师实施。动脉溶栓或机械取栓时，应评估获益-风险比。

急性抗凝治疗 急性期，可以考虑应用肝素或肝素类似的物质，抗凝治疗的主要目的是可防止颅内已经存在的栓子进一步活动发展，并能预防产生栓子的部位再次形成血栓。另外，为了保证溶栓后的动脉管腔保持通畅，有时也需要用肝素等进行抗凝治疗。抗凝治疗的风险主要是脑或其他器官的出血。未控制的高血压、潜在的出血性损伤，如消化性溃疡或出血性肠炎以及大面积脑梗死的程度会增加出血的危险。

提高脑部对缺血的耐受 即使缺血也能使神经细胞存活。但是所有的神经保持药物在临床试验中均未显示出有效。

控制血栓栓塞的并发症 如脑水肿和脑出血。发生严重的血管源性脑水肿时，可以使用渗透性利尿剂（如高渗生理盐水、甘露醇、甘油）或糖皮质激素，但这些药物对于大面积脑梗死或脑出血的效果通常不理想，可能与多数水肿存在于细胞内有关。对存在大面积脑肿胀及颅内压增高的患者，可以行偏侧颅骨切除术，但通常会遗留严重的神经系统后遗症。

特殊栓子所致脑栓塞的治疗 脂肪栓塞时，可采用肝素、低分子右旋糖酐、5%碳酸氢钠及脂溶剂（如乙醇）促进脂质颗粒的溶解，但有效性尚未得到良好的验证。空气栓塞时，可以应用高压氧舱进行减压治疗，另外通常还需要吸入100%纯氧以缓解缺氧症状。

预防脑栓塞的复发 积极治疗原发病，去除原发病的危险因素。多数心源性栓塞的患者再发栓塞的风险较高，可以考虑抗凝治疗。

预后 急性期死亡率10%~15%，主要死于严重脑水肿引起的脑疝，部分患者死于脑干梗死或合并严重的心力衰竭、肺部感染等。

（王拥军）

nǎogěngsǐ

脑梗死（cerebral infarction）

脑局部供血障碍导致的脑组织缺血、缺氧引起的脑组织坏死、软化，从而产生相应脑功能缺损症状的综合征。又称缺血性卒中。

病因与发病机制 包括以下内容。

动脉粥样硬化 最常见的病因：①动脉-动脉栓塞机制：易损斑块脱落，形成血栓-斑块栓塞物阻塞远端血管。②血流动力学机制：动脉粥样硬化所致的大动脉和中动脉严重狭窄，导致远端脑组织供血不足，发生脑梗死。③闭塞穿支动脉：大动脉和中动脉的粥样硬化斑块可以覆盖穿支动脉的开口部，使之狭窄或闭塞而发生脑梗死。

心源性栓塞 多种可以产生心源性栓子的疾病引发的脑栓塞，如心房颤动、心功能不全、瓣膜置换术后。

小动脉硬化 长期高血压引起脑深部白质及脑干穿通动脉病变和闭塞。

其他 动脉壁的炎症（如结核性、梅毒性、化脓性、钩端螺旋体感染）、结缔组织病、变态反应性动脉炎等，还可见于先天性血管畸形、真性红细胞增多症、血液高凝状态等。

隐源性或原因不明 不能归于以上类别的脑梗死。

临床表现 脑梗死的临床表现多数符合血管分布区特点，以下以血管解剖综合征形式描述不同供血动脉梗死导致的症状。

大脑中动脉梗死 大脑中动脉主干闭塞可出现对侧偏瘫、偏身感觉障碍和同向性偏盲，优势半球受累可出现失语，非优势半球受累可出现体象障碍（见失认症）。主干动脉闭塞引起大面积脑梗死时，患者多有不同程度的意识障碍，严重时可导致脑疝，甚至死亡。

皮质支梗死 完全皮质支闭塞典型表现为突发起病的偏侧面瘫及肢体瘫痪（上肢重、远端重）；偏身感觉障碍；优势半球可出现失语（混合型失语或者运动型失语）、古茨曼综合征（左右失认、手指失认、失算和书写困难）；非优势半球可出现视空间障碍。此外，可以出现对侧偏盲、象限盲或者凝视障碍等。根据受累分支不同，上述症状可以单独或者合并出现。

豆纹动脉梗死 又称深穿支动脉梗死，豆纹动脉主要的供血区域包括内囊前肢的上半部、整个内囊和放射冠上半部、外囊、豆状核以及尾状核头和体的上半部分。相应穿支闭塞可以导致以下腔隙综合征的表现：纯运动偏瘫、偏身感觉运动障碍、构音障碍-手笨拙综合征、构音障碍-面瘫综合征，少见的还有失语、偏侧忽视以及结构性失用等，后者有时难以与皮质支梗死鉴别，出现这些症状提示病灶范围较大。如果病变位于尾状核还可以出现舞蹈症等不自主运动。

大脑前动脉梗死 肢体瘫痪是最常见的症状，下肢突出，上肢症状相对轻，一般不出现面瘫。如果大脑前动脉分支霍伊布内（Heubner）动脉梗死累及尾状核头、壳核以及内囊前部时，则面瘫和上肢瘫痪突出，可出现偏身感觉异常。此外皮质分支受累可以出现额叶损伤的部分症状，如无动性缄默症、精神行为异常、遗忘、病理性抓握现象以及言语障碍等。后者因无肢体瘫痪等症状，急性起病时常需要与脑炎等其他疾病鉴别。此外大脑前动脉梗死可以累及旁中央小叶，导致尿失禁或尿潴留。

脉络膜前动脉梗死 脉络膜前动脉的起源、解剖走行和供血区域变异较大，常见供血区域包括视束、视放射、外侧膝状体、内囊后肢后2/3、苍白球以及大脑脚中1/3部分，另外还供应侧脑室后角旁的放射冠区域。经典的临床症状三联征包括偏瘫、偏身感觉障碍和同向偏盲。多数患者仅表现为上述部分症状，并无特异性，以不伴失语、意识改变等与大脑中动脉梗死鉴别。尽管不多见，有时还表现皮质受累的症状。多数脉络膜前动脉梗死临床仅表现单一的腔隙综合征。少见的症状包括偏瘫对侧的上睑下垂，眼球上下视障碍等（累及中脑）。

大脑后动脉及分支梗死 临床症状与大脑后动脉的闭塞部位有关。①起始部闭塞：可累及中脑、颞顶枕叶及丘脑，临床表现为不同程度的意识改变、不自主运动、动眼神经麻痹；对侧偏瘫、偏身感觉障碍和偏盲，后者如果单独出现，酷似大脑中动脉梗死，需要鉴别。②后交通动脉远端闭塞：临床常无偏瘫（因中脑未受累），以此与近端病变鉴别。③远端闭塞：累及皮质时最常见的症状是对侧视野缺损，多为同向偏盲，亦可为象限盲，症状轻重取决于梗死范围，黄斑区保留，因此视力常不受累。④双侧梗死：临床少见，表现为双侧颞枕叶症状如皮质盲、言语障碍或者认知行为异常等。

丘脑梗死 临床常见，血供主要来源于大脑后动脉。①外侧丘脑梗死：最常见（丘脑膝状体动脉梗死），临床常表现三组征：单纯对侧偏身感觉障碍，症状较轻；偏身感觉（包括深感觉）及运动障碍；症状广泛时可以同时出现异常运动，如舞蹈-手足徐动症及共济失调（累及锥体外系及小脑束），但是认知和行为能力相对保留。②丘脑旁中央梗死（丘脑穿动脉供血）：临床表现为急性起病的意识障碍、精神异常及眼球垂直凝视障碍。脉络膜后动脉梗死常见的症状是累及外侧膝状体所致的视野缺损。

椎-基底动脉及分支梗死 其特征性症状包括眼球垂直运动障碍、复视、脑神经症状及交叉瘫等。急性椎-基底动脉闭塞可表现为意识障碍、四肢瘫痪、共济失调、高热、眩晕和呕吐等，出现上述症状时要高度警惕危及生命的后循环梗死可能。

基底动脉穿支闭塞 可以出现中脑或脑桥梗死，中脑旁中央动脉梗死临床常出现动眼神经麻痹或者眼球垂直运动障碍，可表现以下综合征：①韦伯（Weber）综合征：表现为同侧动眼神经麻痹和对侧肢体偏瘫。②克洛德（Claude）综合征：表现为同侧动眼神经麻痹和对侧小脑症状。③贝内迪克特（Benedikt）综合征：表现为同侧动眼神经麻痹和对侧不自主运动（震颤或者舞蹈症）。脑桥旁中央梗死，常累及皮质脊髓束、皮质-桥-小脑束以及皮质-核束，临床表现包括构音障碍-手笨拙综合征、纯运动偏瘫、共济失调性偏瘫、凝视障碍（双眼凝视向偏瘫侧）等。脑桥梗死可出现以下综合征：①米亚尔-居布勒（Millard-Gubler）综合征：表现为同侧展神经和面神经瘫痪，对侧偏瘫。②福维尔综合征（Foville）综合征：表现为同侧凝视麻痹、周围性面瘫和对侧偏瘫。针尖样瞳孔是脑桥病变特征性体征。

基底动脉尖综合征 其临床症状与累及部位有关（见基底动脉尖综合征）。

小脑及其供血动脉梗死 ①小脑上动脉梗死：常合并脑干受累，常见症状包括同侧辨距不良，同侧霍纳（Horner）征，对侧偏身痛温觉减退及对侧滑车神经麻痹。②小脑前下动脉梗死：小脑前下动脉供应脑桥背侧、小脑和小脑中脚等，表现为眩晕、呕吐、耳鸣和构音障碍，同侧面瘫、听力减退、三叉神经感觉障碍、霍纳征、辨距不良和对侧躯干肢体痛温觉减退。③小脑后下动脉闭塞综合征：又称延髓背外侧综合征，临床最常见。因为小脑后下动脉解剖变异很多，临床多为不全延髓背外侧综合征。

诊断与鉴别诊断 诊断标准：①突然起病。②脑局灶性症状和体征。③有短暂性脑缺血发作、脑卒中史、高血压、糖尿病、心脏病、吸烟、颈动脉狭窄、高脂血症等危险因素。④脑栓塞者有原发病症状和体征。⑤CT 或 MRI 检查有助于诊断。脑梗死不是一种病，而是由多种疾病导致的综合征。因此，对于脑梗死患者都应尽可能找到导致脑卒中的病因。

需要与以下疾病相鉴别：①其他脑血管疾病：CT 或 MRI 检查可资鉴别。②颅内占位性病变：占位性病变病程长，缓慢进展，常伴有颅内压增高的表现，有明显的局灶性神经体征，CT 或 MRI 检查可资鉴别。③晕厥、癫痫、慢性硬膜下血肿等：病史和头部CT 或 MRI 检查可资鉴别。

治疗 急性脑梗死病灶由中心坏死区及周围的缺血半暗带组成。坏死区的细胞发生了不可逆损害，但缺血半暗带如果血流迅速恢复可使脑代谢恢复正常，损伤仍然可逆，神经细胞仍可存活并恢复功能。保护缺血半暗带的神经元是治疗急性脑梗死的关键。脑动脉闭塞造成脑缺血后，如果血管再通，氧与葡萄糖等的供应恢复，脑组织的缺血损伤理应恢复，但实际存在有效时间，即再灌注时间窗，如再通超过再灌注时间窗，则发生再灌注损伤，脑损伤加剧。脑梗死患者的评估是

个体化治疗干预的基础，应该在就诊后立即进行。治疗包括急性期治疗和恢复期治疗。

急性期治疗 脑梗死应是比急性心肌梗死更需要紧急救治的危重疾病，发病后极早期恢复血流是治疗动脉血栓性脑梗死的关键。①一般治疗：严重神经功能缺损的患者应间断监测神经功能状态、脉搏、血压、体温及血氧饱和度 72 小时。最初 24 小时内应用生理盐水补液，如无低血糖，不建议使用葡萄糖液，防止乳酸在脑内的积聚。②溶栓治疗：早期如符合溶栓条件，可以考虑静脉或动脉溶栓治疗，但要评估出血的风险性。③抗血小板聚集治疗：早期未溶栓者，可采用抗血小板治疗。常用的抗血小板聚集治疗药物有阿司匹林、氯吡格雷、阿司匹林联合缓释双嘧达莫。④抗凝治疗：理论上有阻止血栓进一步发展的作用，但是由于其出血的不良反应，不建议急性期早期应用普通肝素、低分子肝素或类肝素进行抗凝治疗。⑤扩容治疗：脑卒中后继发低血容量或伴随神经功能恶化出现的低血压，应用扩容药物治疗。⑥脑保护治疗：神经保护剂可通过降低脑代谢或阻断梗死引发的细胞毒机制来减轻梗死性脑损伤。目前可用的药物有胞二磷胆碱、纳洛酮、电压-门控式钙通道阻滞剂、兴奋性氨基酸受体阻断剂和巴比妥盐等。然而，迄今无经临床研究证明确实有效的药物。

恢复期治疗 急性期后应采取措施预防脑卒中的复发，并采取系统、规范及个体化的康复治疗，促进神经功能的恢复。①控制血管危险因素：如控制血压、血糖及改变吸烟、饮酒等不良生活嗜好。②抗栓治疗：应用抗栓

治疗可以预防缺血性卒中的复发，常用抗血小板凝集治疗。心源性者多采用抗凝治疗（如华法林），抗凝治疗期间，应监测国际标准化比值。③康复治疗：如果病情稳定，应及早开始康复。康复治疗包括肢体康复、语言训练、心理康复等。

预后 急性期病死率 5% ~ 15%，轻者预后较好。梗死面积较大，并有脑干梗死者预后较差，存活者中一般留有不同程度的神经功能障碍。

（王拥军）

yánsuǐ bèiwàicè zōnghézhēng

延髓背外侧综合征（lateral medullary syndrome）

一侧椎动脉（或其主要分支）或小脑后下动脉闭塞，引起延髓背外部急性缺血梗死，从而产生相应脑功能缺损症状的综合征。主要表现为患侧面部和对侧躯干、肢体（不包括面部）痛温觉障碍，即交叉性感觉障碍（三叉神经脊髓束、三叉神经脊束核和脊髓丘脑束受损）；患侧软腭麻痹、构音及吞咽障碍、咽反射减弱或丧失（疑核受损）；眩晕、恶心、呕吐及眼球震颤（前庭神经下核受损）；患侧不全型霍纳（Horner）征，主要表现为瞳孔缩小和（或）上睑轻度下垂（网状结构交感下行纤维受损）；同侧肢体和躯干共济失调（脊髓小脑束和绳状体受损）。有恶心、呕吐和眩晕者需与梅尼埃病、前庭神经炎等引起的周围性眩晕相鉴别。其治疗主要是缓解症状、纠正危险因素，预防并发症和脑卒中复发。

（王拥军）

jīdǐdòngmàijiān zōnghézhēng

基底动脉尖综合征（top of the basilar artery syndrome）

各种原因引起基底动脉顶端为中心的 5

根血管血液循环障碍致缺血性脑卒中的综合征。1980 年，由卡普兰（Caplan）首次报道。受累血管为左右大脑后动脉、左右小脑上动脉、基底动脉，常引起中脑、丘脑、下丘脑、脑桥上部、小脑、枕叶和颞叶多发性脑梗死。主要表现为：①眼球运动及瞳孔异常：一侧或双侧动眼神经部分或完全麻痹、眼球上视不能（上丘受累）及一个半综合征，瞳孔光反应迟钝而调节反应存在，类似阿·罗（Argyll Robertson）瞳孔（顶盖前区病损）。②意识障碍：一过性、持续数天或反复发作（中脑或丘脑网状激活系统受损），早期意识障碍应与中毒、低血糖症、代谢性疾病等鉴别。③严重记忆障碍（颞叶内侧受损）。④对侧偏盲或皮质盲（枕叶受损）。其治疗主要针对缺血性脑血管病的病因治疗及加强对危险因素的控制和预防。以尽早溶栓、抗凝、扩容、改善脑血液循环和脑细胞功能等综合方法为主。

（王拥军）

fēnshuǐlǐng gěngsǐ

分水岭梗死（watershed infarction）

发生在脑的两条主要动脉分布区交界处的脑梗死。多发生于脑的较大动脉供血交界区。

病因与发病机制 病因大体上包括两种，一种是系统性低灌注，即全身灌注压下降导致脑组织的血流减少，常见的原因为心脏泵衰竭（心肌梗死或严重心律失常）和低血压。当系统性低灌注达一定程度、持续一定时间时，两大脑动脉交界区域的脑组织极易缺血，出现脑组织缺血性坏死。另一种是颈部或颅内大动脉严重狭窄或闭塞后低灌注导致的脑缺血。当狭窄达正常管腔的 50% 以上时，血管远端的压力受

到影响，在此基础上存在血流动力学紊乱及不健全的侧支循环容易导致该病发生。

在导致脑梗死的发病机制中，除了上述的血流动力学因素外，由于脑灌注压下降，脑血流方向和速度易发生改变，微栓子到达血管分支末端不能被冲刷走，也可以导致脑分水岭梗死发生。

临床表现 常见于老年人，因受累的部位不同，临床症状和体征较为复杂。病前有腹泻或脱水病史。多在睡眠中起病或发病时血压控制过低。急性起病，临床症状相对较轻，无意识障碍或较轻。有血液流变学异常，扩容治疗后症状改善。根据供血区域不同，常见的有前分水岭脑梗死、后分水岭脑梗死、皮质下分水岭脑梗死。

前分水岭脑梗死 即皮质前型，是指梗死带位于大脑前动脉、中动脉之间的表浅区域。临床表现为以上肢为主的中枢性偏瘫和偏身感觉障碍，可伴有额叶症状，优势半球受累表现为皮质运动性失语。

后分水岭脑梗死 即皮质后型，是指梗死带位于大脑中动脉和大脑后动脉之间的表浅层。偏盲最常见，可有皮质感觉障碍、轻偏瘫等，优势半球受累有经皮质感觉性失语，非优势半球受累有体象障碍。

皮质下分水岭脑梗死 即皮质下上型，是指梗死位于大脑中动脉深浅支之间，多影响侧脑室旁及基底核区的白质，由于基底核区走行纤维较多，此处梗死常常出现偏瘫和偏身感觉障碍，优势半球受累可有言语障碍。

诊断与鉴别诊断 仅靠临床表现难以诊断，脑 CT 扫描和脑MRI 检查是主要诊断方法。对于

分水岭脑梗死的患者，可行经颅超声多普勒、颈部血管超声、MRA、CTA、心脏超声检查、DSA等项检查，以便明确病因，预防复发。

该病除了要与出血性脑血管病鉴别外，还需与脑栓塞、短暂性脑缺血发作鉴别。此外，也要与其他颅脑疾病，如脑瘤、脑脓肿、硬膜下血肿、脑炎等鉴别。依靠病史及检查（包括辅助检查），常不难鉴别。

治疗 与其他脑梗死基本相同，以内科非手术治疗为主，应特别注意基础病因的治疗，如纠正低血压、治疗休克、补充血容量、改善患者的高凝状态，适当扩容治疗，可采用生理盐水、右旋糖酐或其他血浆代用品。对颈动脉高度狭窄患者，可选择颈动脉内膜切除术、支架植入术。

预后 该病临床症状相对较轻，且药物治疗有效，多数患者预后良好，死亡率低。

预防 主要是积极控制脑血管病的各种危险因素，特别是高危因素，如有短暂性脑缺血发作，更应积极治疗，以预防发展成脑梗死。

（王拥军）

duǎnzànxìng nǎoquēxuè fāzuò

短暂性脑缺血发作（transient ischemic attack，TIA）

脑、脊髓或视网膜局灶性缺血所致的，未伴发急性梗死的短暂性神经功能障碍。TIA 的概念经历了 3 次修改。传统 TIA 是指"基于时间和临床"的定义。1965 年第四届普林斯顿会议将 TIA 定义为"突然出现的局灶性或全脑神经功能障碍，持续时间不超过 24 小时，且排除非血管源性原因"。然而，随着现代影像学的进展，传统定义受到了诸多质疑。研究表明，

则出现昏迷。④癫痫发作：部分患者可有全身性或局限性癫痫发作。精神症状可表现为淡漠、嗜睡、谵妄、幻觉、妄想、躁动等。⑤脑膜刺激征：表现为颈项强直，凯尔尼格（Kernig）征及布鲁津斯基（Brudzinski）征均呈阳性，有时脑膜刺激征是蛛网膜下腔出血唯一的临床表现。⑥脑神经麻痹：以一侧动眼神经麻痹最为常见，系动脉瘤或脑疝压迫动眼神经所致。⑦偏瘫：部分患者可发生短暂或持久的肢体偏瘫、单瘫、四肢瘫，常为继发脑血管痉挛或继发脑梗死的表现。⑧其他：可有感觉障碍、眩晕、共济失调等。

辅助检查 眼底检查可见视网膜出血，视网膜前即玻璃体膜下片状出血，这一征象的出现常具有特征性意义。

诊断与鉴别诊断 根据突然发生的剧烈头痛、恶心、呕吐和脑膜刺激征阳性的临床表现，无局灶性神经缺损体征，伴或不伴意识障碍；头颅 CT 发现沿着脑沟、裂、池分布的出血征象，脑脊液呈均匀一致血性、压力增高，可以确诊。数字减影血管造影可查找动脉瘤及动静脉畸形、烟雾病等其他病因。

需要与以下疾病相鉴别。①脑出血：据头颅 CT 容易鉴别。②颅内感染：可有头痛、呕吐、脑膜刺激征，但颅内感染多呈慢性或亚急性起病，有前驱发热或全身感染征象。脑脊液检查呈明显的炎性改变，脑 CT 扫描提示蛛网膜下腔没有血性高密度影。③脑肿瘤：少部分脑肿瘤患者可发生瘤卒中，形成瘤内或瘤旁血肿并合并 SAH；癌瘤颅内转移、脑膜癌或中枢神经系统白血病也可见血性脑脊液。根据详细病史和头颅 CT 以及 MRI 可以鉴别。

④偏头痛：可有剧烈头痛和呕吐。多长期反复发作，查体无脑膜刺激征，头颅 CT 及脑脊液检查没有异常发现。

治疗 原则是预防再出血，降低颅内压，控制血压，防治并发症，去除病因。

预防再出血 绝对卧床 4~6 周，避免一切可能引起血压和颅压增高的诱因，如咳嗽、便秘等。

降颅压治疗 ①常用药物：甘露醇和甘油果糖。②脑脊液置换：腰椎穿刺放脑脊液，每次缓慢放出少量，一般每周 2 次，有助于降低颅内压和减少脑脊液中的血液成分，以减轻头痛和减少脑疝和正常颅压脑积水的发生率。

控制血压 应当管理和控制血压以平衡脑卒中风险、高血压相关的再出血风险以及维持脑灌注压。

防治并发症 ①血管痉挛：口服或静脉应用尼莫地平能减少动脉瘤性 SAH 引起的结局不良。②低钠血症和容量收缩：SAH 后，一般应避免给予大容量低渗液体和静脉给予容量收缩。在某些新近 SAH 的患者中，可以组合应用中心静脉压、肺动脉楔压、液体平衡和体重以监测容量状态。可用等渗液纠正容量收缩。醋酸氟氢可的松和高渗盐水可用于纠正低钠血症。③脑积水：建议在 SAH 后慢性脑积水的有症状患者中，进行临时或持续脑脊液分流。④癫痫：不建议常规长期使用抗惊厥药，但在有危险因素的患者中，如有癫痫发作史、实质血肿、梗死或大脑中动脉动脉瘤的，可以考虑使用。

破裂脑动脉瘤的手术和血管内治疗 动脉瘤一旦明确，应当进行手术夹闭或血管内弹簧圈栓塞，以降低动脉瘤性蛛网膜下腔出血后再出血的发生率。

预后 10%~50% 的患者死于首次发作，5 年生存率为 50%~85%。动脉瘤破裂易在 2~4 周内复发。出血后 3~6 个月复发危险性明显减少。动静脉畸形比动脉瘤的预后好。

预防 高血压与动脉瘤性蛛网膜下腔出血之间的关系尚不确定。建议使用降压药物治疗高血压以预防缺血性脑卒中、脑出血和心、肾以及其他终末器官损害。为减少 SAH 风险，应当戒烟。在某些高危人群中筛查未破裂动脉瘤的价值尚不确定，新的无创性成像可用于筛查，但当临床上必须明确是否有动脉瘤存在时，导管血管造影仍是金标准。

（王拥军）

dàoxuè zōnghézhēng

盗血综合征（steal syndrome）

当人体内一条动脉发生局部（或全部）严重狭窄（或闭塞）时，其远端的压力明显下降，可产生虹吸作用，通过动脉血管的侧支从邻近血管窃取血液，使邻近血管血供区域供血不足从而出现一系列症状的综合征。

不同部位的盗血综合征侧支循环代偿的血管不同，脑组织缺血的部位不同，引起临床综合征不同。对于脑血管，临床上较常见的是：①锁骨下动脉盗血综合征：一侧锁骨下动脉或无名动脉在椎动脉的近心端显著狭窄或闭塞，因虹吸作用引起同侧椎动脉血流逆流入锁骨下动脉，对侧椎动脉血流也部分被盗取，经患侧椎动脉进入锁骨下动脉，供应患侧上肢，从而引起椎-基底动脉供血不足症状。临床表现为患侧上肢活动后出现眩晕、视物模糊、复视、步行不稳或肢体轻偏瘫、感觉障碍等后循环缺血的表现。

②颈动脉盗血综合征：一侧颈内动脉严重狭窄或闭塞时，健侧颈内动脉血流通过前交通动脉流入患侧，出现健侧颈内动脉系统缺血表现，如肢体偏瘫、偏身感觉障碍、失语等；或椎-基底动脉血流可经后交通动脉逆流入患侧颈内动脉，产生椎-基底动脉系统缺血表现，如眩晕、视物模糊、复视、步行不稳等。③椎-基底动脉盗血综合征：当椎-基底动脉明显狭窄或闭塞时，引起颈内动脉血流经后交通动脉逆流入椎-基底动脉进行代偿，出现颈内动脉系统缺血表现，如偏瘫、偏身感觉障碍和失语等。

如盗血综合征导致后循环缺血症状时，应注意和椎动脉型颈椎病、颅后窝占位性病变及梅尼埃病相区别。如盗血综合征导致前循环缺血症状时，应注意与前循环短暂性脑缺血发作（见短暂性脑缺血发作）等疾病相鉴别。

症状较轻的盗血综合征，应当控制危险因素，如患有高血压、糖尿病、动脉硬化等疾病，要积极治疗原发病，防止病情发展；对于反复发作的患者，则应采取动脉内膜切除术或动脉搭桥手术。

(王拥军)

qiāngxìxìng nǎogěngsǐ

腔隙性脑梗死 (lacunar infarction)

发生在大脑半球深部或脑干小灶性梗死的脑血管病。梗死灶直径<20mm，大约占脑卒中的20%以上。

病因与发病机制　经典的学说认为，高血压所致的脑内细小动脉病变是该病的主要原因。病变的血管是100~200μm的深穿支，多为终末动脉，侧支循环差。持续性的高血压作用于脑的穿支动脉或其他微小动脉壁，使血管渗透性增高，血管壁节段性脂肪透明变性、纤维蛋白坏死及微动脉瘤等改变，致使小动脉阻塞、微栓塞形成。梗死灶内坏死组织被吞噬、清除后可残留小囊腔。目前认为，动脉粥样硬化也是腔隙性梗死的原因之一，穿支动脉的开口可被位于主干血管的动脉粥样硬化斑块堵塞，动脉粥样硬化斑块也可起始于主干血管并延伸入穿支动脉，或者微小斑块直接在分支动脉的根部形成。

临床表现　多见于中老年人，男性多于女性，常有长期高血压病史，多数为急性起病，部分为渐进性或亚急性起病。该病病灶较小，临床症状一般较轻，无头痛、颅内压增高等症状，但有时也可以造成严重的神经功能缺损症状和体征。虽然单一的腔隙性脑梗死很少造成昏迷那样严重的后果，但由于常引起弥漫性脑小动脉病变，可继续出现新的梗死灶，形成多发性腔隙性脑梗死。随着腔隙性脑梗死病灶的增多，脑功能障碍越来越严重，甚至发生血管性痴呆。常见有下列几种类型。

纯运动性轻偏瘫　表现为面、舌、肢体不同程度瘫痪，而无感觉障碍、视野缺失、失语等。病灶通常发生于内囊。也可位于中脑、脑桥或延髓等部位，这是由于下行于大脑脚、脑桥基底部及延髓锥体交叉的皮质脊髓束纤维受到影响。

共济失调性轻偏瘫　表现为病变对侧的纯运动性轻偏瘫和小脑性共济失调，身体一侧肢体无力。上、下肢的受累程度可明显不同，以下肢为重，肢体无力和共济失调的严重程度也可差异很大。可伴锥体束征，有时也伴有感觉异常。共济失调性轻偏瘫的责任病灶分布很广，多位于内囊后肢，也可位于中脑或脑桥。

纯感觉性脑卒中　表现为半身麻木，可伴有感觉异常。病灶位于丘脑。

感觉-运动性脑卒中　多先出现偏身感觉障碍，继而出现轻偏瘫。病灶位于丘脑后腹核并累及内囊后肢。

构音不全-手笨拙综合征　患者严重构音不全，吞咽困难，一侧中枢性面舌瘫，该侧手轻度无力伴有共济失调，步态不稳，腱反射亢进和病理反射阳性。病灶位于脑桥基底部上1/3和下2/3交界处，也可能有同侧共济失调。

诊断与鉴别诊断　中老年患者，既往有高血压病史，急性起病，出现局灶性神经功能缺损的症状和（或）体征，CT或MRI发现相应的脑部有腔隙性病灶，脑电图、脑脊液和脑血管造影正常，预后良好，多在短期内恢复，有助于诊断。

该病应与小量脑出血（见脑出血）、脑囊虫病、脑转移瘤等鉴别，头部CT或MRI检查有助于鉴别诊断，必要时进行强化。

治疗　尚未发现可改变该病急性过程的措施。没有证据显示溶栓药或抗凝剂治疗的有效性，甚至有可能引起脑出血。该病很可能与穿支动脉阻塞部位远端血流受累有关，在急性期内，降低血压可减少双侧动脉内血流，扩大梗死的面积，通常可以把血压、血容量和血流升至最高可耐受程度。急性期后，可以谨慎降压以预防新的血管脂质透明样变。可使用抗血小板药物，如阿司匹林等药物，有助于减少该病的复发；他汀类药物具有扩张血管的作用，能够增加穿支动脉病变患者的血流；一些神经保持剂，如镁剂等可能对该病有一定的治疗作用。

但上述治疗尚缺乏足够的临床证据。该病多数病情较轻，不需要脱水降颅压治疗，以防复发。应控制吸烟、糖尿病和脂代谢紊乱等可干预血管危险因素。

预后 良好，病死率和致残率均低，但易复发。

预防 与脑梗死相似。由于该病多是长期高血压引起，因此应更重视高血压的长期治疗，将血压控制在正常范围。

（王拥军）

náojìngmàixìtǒng xuèshuānxíngchéng

脑静脉系统血栓形成（cerebral venous thrombosis，CVT）

在脑静脉和颅内静脉窦内，流动的血液发生凝固或血液中的某些有形成分互相黏附、聚集，形成固体质块，并导致相应症状的脑血管病。该病罕见，占所有脑卒中的比例<1%。每年男女发病比例1.5:5。

病因与发病机制 病因分为感染和非感染两大类。①感染性：已少见。为局部或远隔化脓性感染所引起，常见于面部三角区感染，其他部位的感染如筛窦、蝶窦、牙脓肿和中耳炎引起的较少见。另外脑膜炎、脑脓肿、败血症、颅脑外伤等也可引起。慢性感染中，革兰阴性杆菌、真菌（如曲霉菌）、寄生虫（如旋毛虫）、人类免疫缺陷病毒及巨细胞病毒等也是CVT较常见的感染病因。②非感染性：与血液高凝状态、纤维蛋白溶解酶活性下降、血流淤滞及内皮损害有关。常见于各种原因引起的脱水、女性产褥期及口服避孕药、恶性肿瘤、真性红细胞增多症、贫血、心力衰竭、系统性狼疮病、贝赫切特（Behcet）综合征、抗凝血酶Ⅲ缺乏、蛋白C缺乏、蛋白S缺乏、凝血酶原基因突变、弥散性血管内凝血等。

发病机制与各种原因引起静脉压力增高使细胞间液和脑脊液间平衡失调，闭塞的静脉血管扩张、淤血，静脉管壁坏死出血、血管周围血液渗出和白细胞浸润，静脉周围脑组织坏死、出血和水肿有关。

临床表现 与血栓形成的部位、严重程度和发生速度有关，临床表现多样。常有头痛、呕吐等颅内压增高症状，头痛多严重而持续，呕吐多为喷射性，可有抽搐和局限性神经系统缺损症状。意识障碍常见，或表情呆滞、反应迟钝，或意识模糊、嗜睡或昏迷。

诊断 具备以下四种临床综合征之一，应怀疑CVT。①局灶性神经缺损：伴或不伴颅内压升高，最常见。可出现失语、偏瘫、偏盲等。如同时伴有头痛、癫痫发作或意识状态的改变应高度怀疑CVT。②单纯高颅压型：也很常见。表现为头痛、视盘水肿及第Ⅵ对脑神经的麻痹，与良性颅内压增高相仿。③亚急性脑病型：表现为意识水平的下降，有时伴有癫痫，无明确的定位体征或可识别的颅内压增高的特点，易被误诊。④海绵窦血栓形成：CVT最具特征性的临床综合征。通常表现为发病急，慢性进展，常伴有中度疼痛及第Ⅲ或Ⅵ对脑神经麻痹。CTA、MRA有助于发现血流异常的直接证据，DSA是诊断的金标准。

治疗 包括以下内容。

原发病治疗 由于中耳炎、乳突炎等化脓性疾病引起者，应积极控制感染。

抗凝治疗 包括皮下注射低分子肝素或静脉注射肝素。CVT伴随的颅内出血不是肝素治疗的禁忌证。采用皮下注射低分子肝素对于CVT来说更有效，也更安全。

溶栓治疗 对于重症、病情不断恶化及抗凝治疗无效的患者，主张使用溶栓治疗。溶栓药物选择尿激酶或重组组织型纤溶酶原激活剂（rt-PA）。

对症治疗 包括抗癫痫治疗、颅内压增高的处理、精神症状的控制、镇痛治疗等。

预后 多数可以完全康复，少数会有残疾或死亡。预后与下列因素有关：硬脑膜窦内血栓形成的范围；颈静脉是否闭塞；向皮质或深静脉的延伸；潜在病因的性质；脑实质梗死和出血的部位与范围；患者的意识状态；抗凝和溶栓药物使用；颅内压升高的治疗。

（王拥军）

shàngshǐzhuàngdòu xuèshuān xíngchéng

上矢状窦血栓形成（superior sagittal sinus thrombosis）

上矢状窦内，流动的血液发生凝固或血液中的某些有形成分互相黏附、聚集，形成固体质块，并导致相应症状的脑血管病。上矢状窦是硬脑膜静脉窦血栓形成十分常见的部位。

病因 多由非感染因素所致。婴幼儿可由全身脱水引起，成年人可由外伤或肿瘤（硬脑膜瘤）引起，也与口服避孕药、妊娠、溶血性贫血、镰状细胞贫血、血小板减少症、溃疡性结肠炎、糖尿病、贝赫切特（Behcet）综合征或其他疾病有关。偶有成年人发生不明原因的非化脓性上矢状窦血栓形成。

临床表现 常见症状包括全身虚弱、发热、头痛和视盘水肿。局部症状包括前额及头皮前半部分的水肿、前部或后顶部静脉扩张。非化脓性血栓形成可没有局灶性症状和体征，只表现为颅内压增高症状。但是，血栓扩散至大的脑静脉时，由于脑内出血可引起突发的局灶性神经功能缺损。这些静脉的受累，常是化脓性扩散所致，但是非化脓性的患者也有相当一部分引起静脉受累。

辅助检查　头颅 CT 或 MRI 检查可以出现多处病灶，常累及双侧，可以是梗死病灶或出血病灶。CT 上静脉窦内常产生充盈缺损（空三角征），有的还出现皮质静脉"绳索征"以及出血表现。DSA 是诊断的金标准。

诊断与鉴别诊断　根据头痛、呕吐、视盘水肿的颅内压增高表现和辅助检查进行诊断。

需与可致颅内压增高的疾病鉴别，如肿瘤、脓肿、血肿等，影像学检查有助于鉴别诊断。

治疗　首先是脱水降颅内压、控制癫痫发作。如果有脓毒性血栓形成可应用广谱抗生素。无菌性血栓形成患者可以考虑抗凝剂和溶栓药，可能促使静脉再通和改善临床预后。

预后　炎症性血栓的预后较差，非炎症性血栓的预后相对较好。死亡多因继发脑膜炎或出血。幸存者多有局灶性神经功能缺损症状和复发性癫痫。在上矢状窦再通或侧支循环建立后，症状可在数周或数周内消退。

（王拥军）

hǎimiándòu xuèshuān xíngchéng

海绵窦血栓形成 （cavernous sinus thrombosis）　在海绵窦内，流动的血液发生凝固或血液中的某些有形成分互相黏附、聚集，形成固体质块，并导致相应症状的脑血管病。是全身败血症的表现之一，为严重的化脓性血栓性静脉炎。

病因　多继发于眼眶、鼻窦、面部上 1/2 部的化脓性感染。起初感染在单侧窦内，之后迅速通过环状窦扩散至对侧。海绵窦也可继发于其他硬脑膜窦炎症的扩散。其他非化脓性原因，如肿瘤、外伤或动静脉畸形引起的海绵窦血栓少见。

临床表现　化脓性感染引起的血栓常急性起病，患者可出现发热。由于眼眶内压力增高，可引起眼球或眼眶疼痛。眼眶水肿可引起眼球突出，结膜或眼球水肿。动眼神经受累时可出现复视。眼球突出可引起上睑下垂。眼静脉回流受阻时或出现视盘水肿，在视盘角周围可见多发或大或小的出血。角膜浑浊不清或出现溃疡。瞳孔可变大或变小，对光反射消失。视力正常或中度受损。

诊断与鉴别诊断　首先，根据患者典型的临床症状和体征确定为海绵窦病变：患者常表现为第 III、IV、VI 和 V 对脑神经的第 1 支，有时可有第 V 对脑神经的第 2 支和第 3 支受累症状。其次，有中耳炎、乳突炎和鼻窦炎等化脓性感染或其他硬脑膜窦感染的证据，或有全身性感染病史，如头痛、呕吐、眼肌麻痹、复视及意识障碍等临床症状，结合 MRI 或增强 CT 等神经影像学检查即可诊断。

应与眶内肿瘤和眶蜂窝织炎相鉴别。眶内肿瘤常发生于眼球突出之后，病史有助于鉴别。眶蜂窝织炎常单侧发病，眼球固定多不完全，瞳孔间接对光反应消失者甚少，同时全身症状亦较轻。

治疗　针对病因进行治疗，全身应用大量广谱抗生素。必要时使用糖皮质激素，当皮肤或黏膜出现脓肿时，切开排脓，并置入橡皮条引流。

预后　在抗生素应用之前病死率可高达 80%。

预防　注意清洁面部，改正挖鼻孔、拔鼻毛等不良习惯。当鼻、唇、颊部发生疖肿时，及时治疗，切忌挤压或滥行手术。

（王拥军）

yǐzhuàngdòu xuèshuān xíngchéng

乙状窦血栓形成 （sigmoid sinus thrombosis）　在乙状窦内，流动的血液发生凝固或血液中的某些有形成分互相黏附、聚集，形成固体质块，并导致相应症状的脑血管病。

病因　常由化脓性乳突炎或中耳炎引起，常见于急性感染期，婴儿及儿童最易受累。约 50% 患者是溶血性链球菌性败血症所致，皮肤、黏膜出现瘀点、瘀斑，肺、关节、肌肉的脓毒性血栓少见。

临床表现　发病时多有发热、寒战及外周血白细胞增高，血栓形成延及上矢状窦或对侧横窦时，出现进行性脑水肿和颅内压增高症状，如头痛、呕吐、复视、视盘水肿、头皮及乳突周围静脉怒张、颈内静脉触痛、精神症状和不同程度的意识障碍，多无神经系统定位体征。婴儿可因颅内压增高引起颅缝分离，嗜睡和昏迷常见，也可发生抽搐。如颈静脉孔附近受累则影响第 IX、X、XI 对脑神经，可出现颈静脉孔综合征，表现为吞咽困难、饮水发呛、声音嘶哑和副神经受累症状。如血栓形成扩展至直窦、岩上窦、岩下窦、上矢状窦，颅内压增高更为明显，可出现昏迷、肢体瘫痪和癫痫发作。

诊断　急性或慢性中耳炎、乳突炎患者如果有颅内压增高的临床表现时应想到该病。CT 增强扫描、MRI、MRV 及 DSA 等有助诊断。

治疗 主要是抗炎和外科治疗。外科治疗包括去除受感染的骨、暴露和引流受感染的窦。非感染的患者可以考虑溶栓治疗。未经治疗的乙状窦血栓形成的死亡率高。患者死亡多因为败血症、脑膜脑炎、血栓延伸至上矢状窦或海绵窦、脑脓肿等。

预防 及时治疗中耳炎、乳突炎，避免炎症的扩散可预防该病的发生。

（王拥军）

zhídòu xuèshuān xíngchéng

直窦血栓形成 （straight sinus thrombosis） 其他静脉窦血栓形成扩散至直窦，致直窦闭塞并引起相应症状的脑血管病。

病因 多由其他静脉窦血栓形成扩散而引起。因直窦接受来自下矢状窦、小脑上静脉及大脑大静脉等的血液，其闭塞可以引起严重的颅内压增高及脑组织坏死。

临床表现 急性或亚急性起病，有头痛、呕吐、视盘水肿等颅内压增高的表现，也可出现抽搐或不自主运动。严重时可出现昏迷、抽搐和去大脑强直发作。

诊断与鉴别诊断 依据患者迅速出现颅内压增高症状，CTA、MRA 和 DSA 有助于诊断。

主要是与迅速出现的颅内压增高的疾病相鉴别，如大面积的脑出血（见脑出血）、脑梗死，主要依据辅助检查鉴别。

治疗 主要是脱水降颅压、控制癫痫发作。如有脓毒性血栓形成可应用广谱抗生素，如为无菌性血栓形成可考虑用抗凝剂和溶栓药，但效果未完全证实，且有可能诱发颅内出血。

预后 较差，因颅内压急骤增高、昏迷、抽搐和去大脑强直

发作，可很快死亡。

预防 如有明确的危险因素，如中枢神经系统感染、乳突炎、颜面部病灶特别是危险三角内的疖、痈等化脓性病变，应积极进行抗炎治疗。

（王拥军）

dànǎo dàjìngmài xuèshuān xíngchéng

大脑大静脉血栓形成 （Galen vein thrombosis） 大脑大静脉管腔内的血栓致血液回流受阻，引起大脑深部梗死或出血的脑血管病。主要是非炎性血栓，大多数病因不清。部分由静脉窦血栓形成扩展而来。大脑大静脉回流受阻后，大脑深部的脑组织出现水肿、坏死。主要表现为颅内压增高：头痛、呕吐、视盘水肿。可出现嗜睡、情感淡漠、记忆力差、手足徐动或舞蹈样动作等锥体外系表现。病情危重，严重时出现昏迷、去大脑强直甚至死亡。如出现头痛、呕吐、视盘水肿等颅内压增高症状，伴有发热、肢体瘫痪、精神障碍，CT 和 MRI 提示大脑深部梗死或出血，腰椎穿刺示颅内压增高可高度怀疑该病，DSA 有助于确诊。治疗同上矢状窦血栓形成。该病病情严重，死亡率高，可累及间脑、基底核等，严重时出现昏迷、高热、去大脑强直而死亡，存活者多会遗留手足徐动症等。

（王拥军）

yānwùbìng

烟雾病 （moyamoya disease） 由于双侧颈内动脉远端、大脑前动脉和大脑中动脉起始部狭窄或闭塞，脑底大量小血管形成侧支循环的脑血管病。又称脑底异常血管网（Moyamoya 病）。因在血管造影上，脑底部大量小血管影，好似吸烟时吐出的烟雾而得名。目前认为，烟雾病是指影像

学表现为烟雾的一类病，而不是指临床或病理表现。

病因与发病机制 尚不明确。亚洲（如日本）一些人群的发病有家族史，考虑与基因异常有关，推测可能具有遗传因素。但也可发生于任何家族人群，或者发生于动脉粥样硬化、镰状细胞贫血、既往有基底脑膜炎的患者。

大脑动脉环又称威利斯（Willis）环，即大脑前动脉、颈内动脉、大脑后动脉及前、后交通动脉连接形成的动脉环，位于脑底部，当其主要血管发生严重狭窄或闭塞时，脑底部大量小血管形成侧支循环，这些侧支血管管腔过度扩张，管壁变薄，可以形成动脉瘤。这些异常血管网的侧支血管既可以闭塞，也可破裂出血。

临床表现 女性发病率高出男性将近 50 倍。临床上该病存在一个双峰分布，最常发生于 < 15 岁的儿童和 30 ~ 50 岁的成年人。①儿童以缺血性脑血管病为主，通常表现为在运动后出现一过性的偏瘫发作或其他局灶性神经系统体征。②成年人常为脑出血，典型出血位于丘脑、基底核或白质。这些出血是基底部吻合血管的退行性变（动脉瘤样扩张和变细）和过度负载，且血管不能适应灌注所需的血容量。有时出血表现为蛛网膜下腔出血和脑室内出血。

诊断与鉴别诊断 如遇到儿童或中青年患者不明原因的脑卒中、反复交替性发作短暂性脑缺血发作、脑室出血、脑出血合并脑梗死、脑叶出血或梗死、非原位再出血等患者需考虑该病，及早进行相关检查。根据医疗设备的条件，可首选经颅多普勒筛查，怀疑颅内血管病变时，进一步行

CTA、MRA 或 DSA 确诊。

治疗 该病的治疗较为困难。①轻型患者可采用观察或内科治疗，内科治疗主要是治疗相应的脑血管病事件和对症处理。②外科手术方式可分为直接血管重建和间接血管重建。直接血管重建采用颅内外血管直接吻合，包括颞浅动脉-大脑中动脉血管吻合术、枕动脉-大脑中动脉血管吻合术等。间接血管重建主要包括：脑-颞肌贴敷术、脑-颞肌-动脉贴敷术、脑-硬脑膜-动脉贴敷术、颅骨钻孔术等，但其疗效尚待进一步评价。

预后 儿童预后相对较好，其生存和日常生活能力较好，成人往往因脑出血或蛛网膜下腔出血而影响生存和造成患者的残疾。

预防 尚缺乏有效的措施。

（王拥军）

bànpízhìxià gěngsǐ hé báizhìnǎobìng de chángrǎnsètǐ xiǎnxìng yíchuánxìng nǎodòngmàibìng

伴皮质下梗死和白质脑病的常染色体显性遗传性脑动脉病（cerebral autosomal dominant arteriopathy with subcortical infarcts and leukoencephalopathy，CADASIL）

位于 19 号染色体上的 Notch 3 基因突变所致的以中年发病、无明显血管危险因素的反复发作短暂性脑缺血发作或缺血性脑卒中、晚期逐渐出现痴呆、青年期有先兆偏头痛发作史为临床特征的遗传性脑血管病。该病最早报道的是欧洲家系。1993 年法国学者图尼耶·拉塞维（Tournier Lasserve）等发现该病的病变基因位于 19 号染色体上，并首次提出 CADASIL 的概念。CADASIL 家系已被世界多个国家发现、报道，说明该病分布在世界范围内。

病因与发病机制 19 号染色体上 Notch 3 基因的各种突变是 CADASIL 的病因。Notch 3 基因决定跨膜受体 Notch 3 的表达，该受体仅存在于血管平滑肌细胞，Notch 3 基因的各种突变导致半胱氨酸残基数量的异常，进而改变该受体的功能。CADASIL 的外显率随年龄增加而增高，35 岁时基于 MRI 特征的外显率即达 100%，至 50 岁时临床外显率达 100%。

临床表现 一般在 20 岁后出现有先兆偏头痛，35 岁时在 MRI 上全部可以见到相应影像学改变，50 岁时所有患者会出现临床表现。40 ~ 50 多岁时表现为反复发作的短暂性脑缺血发作（transient ischemic attack，TIA）或缺血性脑卒中，50 ~ 60 岁时逐渐出现痴呆，多数在 65 岁左右死亡。

偏头痛 该病最早的临床表现。约 1/3 的患者有偏头痛发作史，其中绝大多数为有先兆偏头痛，首次发作多在 20 ~ 30 岁。

脑卒中 该病最常见的临床表现。大多数患者出现反复发作的 TIA 或缺血性脑卒中，多在 40 ~ 50 多岁发病，多无血管危险因素。其中 2/3 表现为腔隙性脑梗死，如纯运动性轻偏瘫、纯感觉性脑卒中、感觉运动性脑卒中、构音障碍-手笨拙综合征或共济失调性轻偏瘫。腔隙性脑梗死反复发作，可出现认知功能损害、精神障碍、步态障碍、尿失禁、假性延髓麻痹、双侧锥体束征、帕金森综合征等。

痴呆 是该病第二常见症状。部分患者在 50 ~ 60 岁时逐渐出现痴呆，起病隐匿，发展缓慢，逐渐加重，主要表现为皮质下血管性痴呆，患者执行功能缺失明显，如制定目标、主动性、计划性、组织性、执行能力、抽象思维能力等下降，而记忆障碍相对较轻，可出现精神症状及行为异常，如焦虑、抑郁、淡漠、易激惹、人格改变、反应迟钝及运动迟缓，常伴步态障碍、尿失禁、假性延髓麻痹、双侧锥体束征等。

其他 约 10% 的患者可发生癫痫，也可发生亚临床的周围神经病变或视网膜病变。

辅助检查 包括以下几项。

病理 表现为：①侧脑室周围及半卵圆区白质脱髓鞘。②皮质下、基底节、内囊区多发性腔隙性脑梗死。③脑小动脉特异性改变：脑和软脑膜小动脉血管壁增厚、管腔明显变窄、内弹力层断裂、中层嗜酸性物质沉积，电镜下可见受累血管中层内平滑肌细胞的基底膜上有颗粒状电子致密嗜锇物质沉积，围绕在平滑肌细胞周围。④皮质一般正常。

影像学检查 CT 或 MRI 显示主要位于侧脑室周围及半卵圆区的广泛性白质脱髓鞘及皮质下、基底核、内囊区多发性腔隙性脑梗死，MRI 改变可出现在临床症状之前，并进行性发展。

其他 皮肤血管活检可见颗粒状嗜锇物质沉积。遗传学检查可发现 Notch 3 基因突变。

诊断与鉴别诊断 中年发病，无明显血管危险因素反复发作 TIA 或缺血性脑卒中，晚期逐渐出现痴呆，青年期有先兆偏头痛发作史，CT 或 MRI 显示侧脑室周围及半卵圆区白质脱髓鞘及皮质下、基底核、内囊区多发性腔隙性脑梗死时，要考虑 CADASIL。有家族史者更应高度怀疑。

应注意排除其他可引起缺血性脑卒中的遗传性疾病，如法布里（Fabry）病，糖鞘脂类沉积症、梅拉斯（Melas）综合征（线粒体脑肌病伴高乳酸血症和卒中

出血，致相应临床表现的脑血管病。男女发病无差异。动脉瘤未破裂时常无症状，常因压迫邻近脑组织或神经而产生相应临床症状，也可破裂引起蛛网膜下腔出血，是蛛网膜下腔出血最常见的原因。动脉瘤破裂的发病率（占动脉瘤人群）为1%～2%。动脉瘤的破裂决定于它的大小，破裂动脉瘤直径的平均值（10.8mm）大于未破裂的动脉瘤（7.8mm）。动脉瘤患者的大脑动脉威利斯（Willis）环异常率两倍于无动脉瘤患者。未闭合的三叉动脉、舌动脉和椎动脉的异常侧支并发脑动脉瘤的发病率比正常人高出120倍。许多家族性疾病中常伴有囊状动脉瘤，如多囊肾、纤维肌肉发育不良、马方（Marfan）综合征、遗传性出血性毛细血管扩张症、埃勒斯－当洛斯（Ehlers-Danlos）综合征等。

病因与发病机制　其形成是先天因素和后天因素综合作用的结果。脑动脉的管壁比身体其他部位同口径动脉的管壁薄，而且中层与外层的弹力纤维较薄；另外，脑动脉在颅内的走行迂回曲折，且在通过蛛网膜下腔时通常没有周围组织的支持；再者，脑的血供丰富，脑动脉所承受的血流冲击较其他部位同口径的动脉要大，加之后天因素，如高血压、动脉粥样硬化、感染、外伤，这些都易于产生动脉瘤。

分类　常见的颅内动脉瘤有以下几种。

囊状动脉瘤　曾称浆果状动脉瘤，占90%以上，一般很小，直径多为数毫米，如果瘤的直径>2.5cm，称为巨大型动脉瘤。囊状动脉瘤可分为瘤蒂、瘤底和瘤体三部分。①瘤蒂：即动脉瘤与载瘤动脉相连处，瘤蒂可以细长，使动脉瘤突出并悬挂于动脉一侧；也可短而宽，使动脉瘤仅突出于动脉之一侧。②瘤底：为与瘤颈相对的部分，瘤底常较薄，易破裂出血，亦容易与周围组织粘连。③瘤体：除瘤蒂、瘤底外的其余部分显微镜下观察可见动脉壁的中层在瘤颈处消失，弹力纤维断裂，在瘤壁内可见弹力纤维缺失。动脉瘤可进行扩张，更易于破裂出血，巨大型动脉瘤由于瘤腔内有多量分层的血凝块，可使瘤壁加固增厚，破裂机会减少，临床上往往出现颅内压增高症状。囊状动脉瘤主要分布在Willis环各分叉点或脑动脉的近端（起始点），且绝大多数位于Willis环的前半部（30%～40%在前交通动脉和大脑前动脉，20%～25%在大脑中动脉，30%在后交通动脉或颈内动脉起始段，5%～10%在基底动脉或大脑后动脉等处）。囊状动脉瘤可以单发，也可以多发。多发性动脉瘤发病率在5%～25%。

动脉瘤因受血流的不断冲击而扩大，使瘤壁愈加薄弱，可突然破裂引起蛛网膜下腔出血或脑内血肿，这种情况最为常见；由于动脉炎或动脉周围炎，引起动脉瘤内血栓形成，动脉瘤可以自愈；另一种情况即动脉瘤保持静止不变，亦无临床症状，尸检才发现。

梭形动脉瘤　又称动脉粥样硬化性动脉瘤，占7%，多是在动脉粥样硬化的病变基础上形成，以椎－基底动脉和颈内动脉的主干分叉处多见，动脉管腔呈梭形膨大，内壁凹凸不平。

粟粒状动脉瘤　又称感染性动脉瘤，为直径<0.5cm的动脉瘤，占0.5%，多为感染性，也可见于高血压和动脉粥样硬化患者。

假性动脉瘤　又称外伤性动脉瘤，占0.5%，多由颅底骨折累及动脉壁所致，鞍旁颈内动脉主干或眼动脉分支处常见，外伤后发生局部出血或小的血肿形成，之后血肿壁逐渐机化，形成与动脉管腔相通的囊腔，由于这种动脉瘤壁没有血管壁的成分，故称之为假性动脉瘤。

夹层动脉瘤　又称动脉剥离（见夹层动脉瘤）。

临床表现　中年发病多见，亦可见于儿童或老年人。由于Willis动脉环位于蛛网膜下腔，故动脉瘤破裂后主要表现为蛛网膜下腔出血症状，如头痛、恶心、呕吐、脑膜刺激征，也可有颅内出血的表现。如瘤内血栓脱落，也可出现短暂性脑缺血发作或脑栓塞的表现。也有表现为脑积水、颈动脉－海绵窦瘘等。少数动脉瘤，如海绵窦内巨大动脉瘤可在颅内、眼眶、颈部有杂音，压迫同侧颈部动脉可使杂音消失。动脉瘤破裂也可无症状。

动脉瘤引起的刺激或压迫症状与动脉瘤所在部位有密切关系。①动眼神经麻痹：为最常见症状，可由于颈内动脉与后交通动脉分叉处的动脉瘤压迫造成，也可由于大脑后动脉动脉瘤或海绵窦内的颈内动脉瘤所致。②视野缺损：可因Willis环前半部的动脉瘤特别是大脑前动脉瘤、前交通动脉瘤损害视交叉造成。颈内动脉床突上动脉瘤可压迫一侧视神经产生单眼失明或单侧鼻侧视野偏盲，颈内动脉眼支处的动脉瘤也可造成同侧失明。大脑后动脉处动脉瘤造成同向偏盲。③三叉神经损害：可以是海绵窦后部的颈内动脉瘤、基底动脉瘤、颈动脉管内的颈内动脉瘤造成。表现为患侧面部的阵发性刺痛，及相关区域内的面部浅感觉减退，同侧角膜反射减退或消失，咀嚼无力，张口下颌偏向患侧。④下丘脑症状：可因间接影响下丘脑的血供引起，也可因动脉瘤直接压迫所致。主要表现为尿崩症、体温调节障碍和脂肪代谢紊乱。

从病程来看，有三种不同的临床表现：①在用力、激动等情况下，血压升高而发病。呈剧烈头痛后，马上昏迷。由于出血量大而急剧，患者在数小时、数天后死亡。检查时可发现呼吸不规则、深昏迷、双侧巴宾斯基征阳性、有或无脑膜刺激征。②剧烈头痛、恶心、呕吐，过一段时间后神志改变，可以好转或昏迷。这一类型临床过程多见。大多数无先兆症状，少数有发作性剧烈头痛的先兆，或有短暂的一侧肢体无力、麻木或言语短暂困难等，数天或数周后出现动脉瘤破裂。一般均在用力、激动、性交等后发病。③极少数患者没有头痛等先兆，仅有意识障碍，老年人多见。

分级　为了便于预测预后、手术死亡率和评价治疗效果，便于选择手术治疗对象。常用两种动脉瘤的分级标准：①亨特和赫斯（Hunt & Hess）动脉瘤分级标准（表1）。②亚萨吉尔（Yasargil）动脉瘤分级标准（表2）。

辅助检查　包括以下内容。

CT与CTA　动脉瘤破裂引起的局限性出血及蛛网膜下腔出血有助于判断动脉瘤部位。增强检查瘤腔呈明显强化，血栓区域无增强，据此分为无血栓型动脉瘤、部分血栓型动脉瘤、完全血栓型动脉瘤、多排螺旋CT可利用多种后处理技术如MPR、MIP和VRT等，多角度观察病变，补充轴位图像信息，提高诊断准确率。

CT尚可发现有无脑梗死和脑积水的存在。

MRI与MRA　无血栓的动脉瘤T_1WI和T_2WI中均呈流空的低信号，周围可有搏动伪影，完全血栓形成的动脉瘤可见层状血栓，周边有含铁血黄素黑环，部分血栓形成动脉瘤兼具两者表现。MRA利用血液流动成像，多使用3D-TOF扫描及多种后处理技术进行检查，动脉瘤在MRA上显示为与载瘤动脉相连的囊状物，大小形态与动脉造影显示相仿。

DSA　传统观点认为DSA是诊断动脉瘤的金标准，可显示完整的颅内血管和动脉瘤形态的细节特征，提供关于动脉瘤数目、位置、形态、动脉瘤颈部、载瘤动脉、侧支循环等信息，并可根据情况采用血管腔内治疗。但其

为有创检查，随着MRI、CT扫描及成像技术的发展，在诊断方面有被取代的趋势。

诊断与鉴别诊断　中青年以上患者，如有以下情况，应考虑有颅内动脉瘤可能：①偏头痛发作，并伴有一侧眼肌麻痹。②突发的一侧动眼神经或展神经麻痹。③突发的蛛网膜下腔出血。④反复大量鼻出血，并伴有一侧视力进行性减退。⑤一侧海绵窦综合征或眶上裂综合征。

不同部位的动脉瘤，表现也多有不同。①颈内动脉床突下动脉瘤：多位于海绵窦内，表现为眼眶及额部疼痛、眼球突出、球结膜的充血与水肿、复视；动眼、滑车、三叉（眼支）、展神经麻痹，其中以滑车神经累及最早；瞳孔不等大，累及动眼神经中的

表1　Hunt&Hess 动脉瘤分级标准

分级	标准
0 级	未破裂动脉瘤
I 级	无症状或仅有轻微头痛和颈项强直
II 级	中度或重度头痛、颈项强直，但无局灶性或偏侧的神经体征
III 级	嗜睡、烦躁，轻度局灶性神经损伤
IV 级	持续性昏迷或浅昏迷、去大脑强直及自主神经功能障碍
V 级	深昏迷、去大脑强直

表2　Yasargil 动脉瘤分级标准

分级	标准
0a 级	未破裂的动脉瘤，没有神经功能障碍
0b 级	未破裂的动脉瘤，但有神经功能障碍，如动眼神经麻痹、进行性轻偏瘫等
I a 级	蛛网膜下腔出血，无神经系统功能障碍
I b 级	蛛网膜下腔出血，清醒，定向力正常，无脑膜刺激征，但有长期明显的神经功能障碍，如轻偏瘫、轻截瘫、失语、视野缺损，但没有脑神经麻痹
II a 级	蛛网膜下腔出血，清醒、头痛，有脑膜刺激征
II b 级	同 II a 级，但有明显神经功能障碍
III a 级	蛛网膜下腔出血后有嗜睡、意识障碍、定向障碍，但无神经功能障碍
III b 级	同 III a 级，但有明显神经功能障碍
IV 级	浅昏迷，对痛刺激有反应，瞳孔对光反应存在，但可有肢体伸肌增强性姿势，有或无单侧性体征。因对预后的估计意义不大，本级不再分组
V 级	深昏迷，瞳孔反应消失，伸性姿势，对痛刺激无反应，生命体征呈衰退表现

缩瞳纤维，病侧瞳孔散大，累及动眼神经的交感纤维使同侧瞳孔缩小。较大动脉瘤侵犯蝶鞍，压迫垂体，可引起垂体功能不全，此时 X 线片上有蝶鞍变化或瘤壁内有弧形钙化点。破裂时可有海绵窦内动静脉瘘，如破入蝶窦则造成鼻出血。②颈内动脉床突上动脉瘤：常在后交通动脉起始处或前脉络膜动脉起始处或颈内动脉主干或分叉处。向下压迫动眼神经可致动眼神经麻痹；向上压迫视神经或视交叉，产生视力、视野改变及视神经萎缩。巨大动脉瘤时有同侧嗅觉丧失，侵入额叶可有记忆力减退、痴呆、头痛等。③眼动脉起始处动脉瘤：病侧视力减退和视神经萎缩。少数的视神经孔扩大或破入蝶窦。④大脑中动脉瘤：在外侧裂深部，可有轻偏瘫、失语、癫痫及同向偏盲等。⑤大脑前动脉瘤：可以没有症状，也可以有同侧视力减退、嗅觉障碍。破裂出血侵入额叶时可造成精神症状。⑥前交通动脉瘤：可无症状。较大者压迫视交叉上部，产生视野下半缺失。破裂时出现头痛、昏迷或精神症状。⑦后交通动脉瘤：可引起病侧动眼神经麻痹。有时可有严重的头痛，局限于眼部、眶部或一侧前头部。后交通动脉瘤压迫视交叉后的视束，较多产生病变对侧的同向性偏盲。⑧基底动脉瘤：可突入脚间窝内，压迫大脑脚而使下肢瘫痪，压迫中脑导水管引起脑积水和动眼神经麻痹，压迫下丘脑造成内分泌或自主神经功能紊乱。也可造成脑桥或延髓损害的表现。压迫一侧三叉神经可引起三叉神经痛；压迫动眼神经或面神经可引起动眼神经或面神经麻痹。⑨小脑上动脉瘤：可压迫动眼、滑车、三叉神经。

小脑前下动脉瘤可引起同侧面肌抽搐，或似脑桥小脑角肿瘤表现，或表现为眩晕。小脑后下动脉瘤可出现延髓或小脑症状，也可造成枕骨大孔扩大。⑩大脑后动脉瘤：多位于大脑后动脉近端，较少见。如引起大脑后动脉供血不良，可致枕叶皮质梗死而产生同向偏盲。动脉瘤较大可压迫中脑产生假性球麻痹症状，并有意识障碍或无动性缄默，并可引起颅内压增高和脑积水。

此外，动脉瘤破裂者应与引起蛛网膜下腔出血的其他原因鉴别，如颅内动静脉畸形。表现为动眼神经麻痹者需要与糖尿病、重症肌无力、鼻咽癌、蝶窦炎、蝶窦囊肿、眼肌麻痹型偏头痛、蝶骨嵴内侧或鞍结节脑膜瘤、托洛萨-亨特（Tolosa-Hunt）综合征（又称痛性眼肌麻痹）等鉴别；表现为视力及视野缺损者需要与垂体瘤、颅咽管瘤、鞍结节脑膜瘤、视神经胶质瘤等疾病鉴别；后循环动脉瘤需要与桥小脑角肿瘤、小脑肿瘤、脑干肿瘤等鉴别。

治疗 奥杰曼（Ojemann）认为未破裂动脉瘤的直径大于 7mm 者必须手术或血管内介入治疗，不足 7mm 者则定期动脉造影随访。动脉瘤破裂引起蛛网膜下腔出血时，治疗同蛛网膜下腔出血。

直接手术 包括颅内动脉瘤颈结扎术或夹闭、颅内动脉瘤孤立术、动脉瘤壁加固术、载瘤动脉结扎术等。对于手术中动脉瘤容易暴露而且瘤颈部狭长，则行动脉瘤颈结扎或夹闭；对于动脉瘤分离困难，而且有良好侧支循环，分离手术中动脉瘤突然破裂，则选用载瘤动脉的远近两端结扎，闭合动脉瘤的颅内动脉瘤孤立术。为了减少动脉瘤出血，对于不能手术的动脉瘤周围可填塞肌肉、

止血海绵或人工聚合胶。对于不能作瘤颈夹闭的大脑中动脉、大脑后动脉、基底动脉上的巨形或梭形动脉瘤，做载瘤动脉的近端结扎。

间接手术 颈总动脉或颈内动脉结扎：结扎颈动脉适用于海绵窦内动脉瘤及其不能夹闭的巨大型动脉瘤。经血管造影证实脑部侧支循环良好或局部脑血流量 >30ml/（100g·min）的病例，可在数分钟至数小时内完全阻断动脉。如果侧支循环不良或局部脑血流量 <30ml/（100g·min），则用颈动脉夹，在数十天内逐渐阻断动脉，以建立脑血管的侧支循环，防止因阻断动脉后出现缺血性脑损害。有学者认为结扎性手术必须同时行颅外、颅内动脉吻合术，以减少因手术后所引起的脑缺血并发症。

血管内介入治疗 用导管带入可脱离的球囊或弹簧圈，进入动脉瘤内留置球囊或弹簧圈以闭塞动脉瘤。由于颈内动脉入颅段紧贴颅底骨质，或走行于颅底骨质结构内，形成多个生理性弯曲，发生在此处的动脉瘤外科手术难度高、创伤大，因此首选血管内介入治疗。

预后 自然病程中预后不佳。

（王少石）

jiācéng dòngmàiliú

夹层动脉瘤（dissecting aneurysm） 血液穿过病变的血管内膜进入血管壁间，或动脉壁内自发性出血引起血管内膜与中层分离，压迫动脉管腔，导致其狭窄，向外扩张形成动脉瘤样改变的脑血管病。又称动脉剥离。人群年发病率在 3/10 万左右，是导致中青年脑卒中的重要原因之一，50 岁以下脑卒中患者中，约 10% 由夹层动脉瘤所致。

病因 尚未完全阐明。颈部过度运动（如练瑜伽、刷天花板、用力咳嗽、打喷嚏、擤鼻涕、落枕等）以及外伤可引起颈部动脉夹层动脉瘤，颈部按摩也可引起颈部动脉尤其是椎动脉夹层动脉瘤。动脉疾病如动脉炎、动脉粥样硬化，血管壁退行性变以及高血压、激素代谢异常、感染、自身免疫疾病等可能导致血管壁的易损性，血管内膜易发生撕裂。遗传性结缔组织病也是自发性夹层动脉瘤明显相关的因素，如马方（Marfan）综合征、埃勒斯-当洛斯（Ehlers-Danlos）综合征Ⅳ型、常染色体显性多囊肾、成骨不全Ⅰ型、纤维肌发育不良。纤维肌发育不良者有 15% ~ 20% 发生颅内及颈部夹层动脉瘤，双侧颈内动脉发病占 50%。

临床表现 发生于不同动脉夹层的动脉瘤，其临床表现也不同。其中，慢性夹层动脉瘤可以产生隐匿性血栓栓子，成为颅内动脉栓塞的来源之一。

颈内动脉夹层　中年多见，男女发病无明显差别。临床表现多种多样，主要表现为：①一侧头、面或颈部疼痛伴同侧霍纳（Horner）征。②一侧头、面或颈部疼痛伴延迟性同侧脑或视网膜缺血症状，如对侧偏瘫等。③少数患者近颅底处动脉的扩张或动脉周围的血肿，可出现后组脑神经麻痹症状，其中以舌下神经麻痹为多见。④可听到颈部血管杂音。少部分无临床症状。

椎-基底动脉夹层　病损多在椎动脉近环椎枕骨水平。可有枕部疼痛，产生脑干、丘脑、小脑甚至颈髓缺血性卒中症状。椎-基底动脉夹层占蛛网膜下腔出血病例的 3% ~ 7%。有蛛网膜下腔出血时，多提示颅外段椎动脉夹层动脉瘤向颅内扩展或颅内段椎动脉夹层发生于小脑后下动脉起始部附近。

颅内动脉夹层　中青年男性居多。很少见。生前诊断十分困难。可表现为偏头痛、局灶性脑神经缺损症状。也可出现脑缺血表现，发病 2 周内波动性神经系统体征为颅内动脉夹层特点，发生机制可能是脑血流低灌注。

主动脉弓夹层　可出现低血压、晕厥和脑缺血症状或邻近区缺血症状（如上臂缺血症状）；累及一侧颈总动脉则有轻偏瘫等局灶性脑部症状；胸部常有疼痛并放射至后背；病变侧颈动脉或上肢肘动脉或桡动脉搏动减弱或消失。

辅助检查 包括以下内容。其中脑血管造影是诊断夹层动脉瘤的金标准，部分具有典型的"双腔征""串珠征"。

病理　由于内膜撕裂，血液在动脉压的作用下进入动脉壁夹层中。颅外动脉夹层常发生于中膜，较厚的外层组织和支持组织可能防止血管破裂或限制血管外出血。内膜和中膜间发生夹层时可导致血管腔狭窄，常有血栓形成和继发脑缺血。而颅内动脉的肌层和外膜厚度只有颅外动脉的 2/3，且外弹力膜发育不全，滋养血管少，可导致外膜下发生夹层，破裂后造成蛛网膜下腔出血。在颅内动脉夹层病例中，前循环受累常发生于儿童和青少年，而后循环病变常发生于成年人。多数后循环动脉夹层发生在近小脑后下动脉起始部（V4 段），前循环动脉夹层常见部位是颈内动脉床突上段和大脑中动脉主干。颅内动脉夹层的形成是一个动态的病理过程，约 50% 动脉夹层内形成机化血肿，随着时间延长可转归

成良性血管结构而自愈。在脑血管的夹层动脉瘤中，累及颈内动脉的占 76%（单侧占 62%，双侧占 14%），椎动脉系统占 18%，两个动脉系统同时受累的占 6%。约 1/4 的病变发生于 2 ~ 3 条血管，多发性夹层动脉瘤常常发生在同一时间内。

MRI　对诊断颅内夹层动脉瘤的敏感性很高，高分辨力 MRI 可以显示动脉腔、动脉壁以及壁间出血，而且随着血肿的吸收，其信号强度也发生变化，因此，MRI 是一种无创性检查，可作为诊断和随访夹层动脉瘤的重要手段。只要在 MRI 的 T_1WI 像上发现动脉壁间血肿、T_2WI 像上发现内膜瓣或增强，3D-SPGR 序列扫描提示动脉双腔或动脉壁及内膜的强化，均可诊断夹层动脉瘤。

MRA　对有"串珠征"、动脉瘤样扩张、假性动脉瘤及血管闭塞的患者有一定诊断价值，并可作动态观察，但 MRA 不能发现小的夹层动脉瘤，不能精确地显示狭窄程度，不能区分是慢血流腔还是壁间血肿，也不能显示双腔等特有征象，因此它对夹层动脉瘤的检查不够理想。

超声波检查　颅外多普勒、经颅多普勒和双功能超声可以用于诊断颈内动脉自发性夹层动脉瘤。这几种方法联合使用的阳性率为 95%，对高度狭窄的阳性率较高，但对低度狭窄的检出率要低得多。高度狭窄的血管在颈内动脉出现无血流，颈动脉球的部位出现双向血流，同侧颈总动脉出现高阻抗血流形式。这些改变加上无动脉粥样硬化的证据，就支持有颈内动脉夹层动脉瘤的可能。

螺旋 CT　能在极短的时间内获得血管影像，可以用于诊断颈

内动脉夹层动脉瘤。

脑血管造影 诊断夹层动脉瘤的金标准。不同的患者在疾病的不同时期可有不同的特征。壁间血肿可表现为管腔狭窄、弦线征或完全闭塞，闭塞的末端多数为逐渐变细的锥形或火焰状，也可见到圆形或小袋状；其引起的动脉瘤样扩张可为梭形、囊形或不规则形，有的甚至为管形或蛇形。壁间血肿使动脉膨大并与其近端或远端的血管狭窄共同表现为"串珠征"；若其与血管腔相通，可出现"双腔征"或"内膜瓣"，有时在造影的动脉期见到真正血管腔或者其和假腔混在一起，而在静脉期则仅见到因对比剂滞留而显示的假腔。夹层动脉瘤破裂后可形成假性动脉瘤；动脉内膜也可凹凸不平，称之为"玫瑰花征"。

最典型且具有诊断意义的是"双腔征"，但极少能见到；"串珠征"是比较可靠的证据且较常见；血管完全闭塞伴近端扩张及造影剂滞留（壁间血肿腔内造影剂滞留较多见）可作为重要的依据，其他血管疾病很少同时出现扩张和相邻部位的狭窄或闭塞，动脉瘤如果不是很大，也很少出现造影剂滞留。夹层动脉瘤如果只表现为单纯闭塞、狭窄或不同形状的动脉膨大，则很难与动脉粥样硬化性狭窄或闭塞、血管痉挛、梭形动脉瘤和外伤性假性动脉瘤等相鉴别，有些可凭借随访造影做出鉴别，随着壁间血肿的吸收或增大，病变特征可消失、加重或由不典型变为典型，而真性动脉瘤或动脉粥样硬化性狭窄很少在数周至数月后出现闭塞或恢复正常。有些病例则也要靠手术和病理证实。

诊断与鉴别诊断 其临床表现缺乏特异性，故诊断主要依据影像学表现。DSA 上观察到的"双腔征""串珠征"、血管完全闭塞伴近端扩张以及造影剂滞留等，MRI 上见到的壁间血肿或内膜瓣等，均可作为夹层动脉瘤的典型征象，但如果只发现其他非特征性影像，则要靠 DSA 或 MRI 随访，甚至手术或病理才能证实。

鉴别夹层动脉瘤、真性动脉瘤与单纯动脉夹层有利于临床正确治疗。非分叉部位动脉瘤发生蛛网膜下腔出血时，夹层动脉瘤的可能性比真性动脉瘤大。不明原因的动脉瘤，间隔数月的随访中逐渐改善，则提示为夹层动脉瘤而不是真性动脉瘤。在后循环，颅内段椎动脉的动脉瘤样扩张常发生于小脑后下动脉起始处或其附近，动脉瘤近端或远端动脉常有狭窄，常被认为是血管痉挛。

治疗 该病患者有发生血栓和栓塞的可能，所以要采取抗栓措施。如果没有缺血症状，颈内动脉狭窄不重，只需要抗血小板治疗，包括使用阿司匹林或波立维；如果出现缺血症状、颈内动脉严重狭窄，则使用肝素或华法林进行抗凝治疗（需监测国际标准化比值）。有出血倾向者禁忌抗凝治疗，向颅内发展的夹层动脉瘤亦不宜采用。

大多数颈动脉和椎动脉夹层动脉瘤可自愈，外科手术治疗和血管内介入治疗只应用于已进行足够的抗栓治疗但仍有持续性缺血症状，或夹层动脉瘤持续存在，或逐渐扩展，或因血流动力学改变引发脑卒中的病例。手术治疗措施包括切除壁间血肿、切除动脉用静脉替代、切除夹层动脉瘤+动脉搭桥术。手术指征：①残留的夹层动脉瘤有可能成为栓子来源。②有颅内夹层动脉瘤导致蛛网膜下腔出血时。③颈内动脉严重狭窄，反复出现供血区域的缺血症状。血管内介入治疗包括经皮球囊血管成形术和动脉内支架置入术。

预后 一般预后良好，有自愈倾向，尤其是仅有影像学异常而无临床症状者。有蛛网膜下腔出血、串珠样改变的夹层动脉瘤、再出血和病情反复者预后不良。夹层动脉瘤的再发风险第 1 个月为 2%，随后降至每年 1%。年轻人再发的风险较大，尤其是有家族史者。

（王少石）

lúnèi dòngjìngmài jīxíng

颅内动静脉畸形（intracranial arteriovenous malformation） 颅内动脉和静脉之间缺乏毛细血管床，直接交通，形成颅内动静脉短路的血管发育异常性疾病。颅内动静脉畸形（arteriovenous malformation，AVM）主要为先天性，可见于任何年龄，好发于青壮年，男性多于女性。颅内 AVM 是中青年颅内出血和癫痫的主要原因之一。在蛛网膜下腔出血的患者中 AVM 约占 6%。

发病机制 AVM 可发生在颅内任何部位，70% 位于幕上，病变多位于大脑半球表面，以大脑半球中线旁一侧为多见，特别在大脑中动脉分布区的颞、顶叶外侧面最为多见。其大小差别甚大，小的十分细小或仅有几毫米，大者可覆盖整个大脑半球，甚至侵及对侧。大多数 AVM 可扩展到大脑半球的灰质和白质，呈锥形，基底在皮质，尖端朝向脑室。病变中的畸形血管纠缠成团，管壁多已成熟，难以区别动脉与静脉，血管管径大小不一，由于动静脉的自由交通，血管可以极度扩张、扭曲、搏动、管壁极薄，可以见到静脉中混有部分鲜红的血液。血管内膜增生肥厚，并突向管腔，弹力层消失，引流静脉常有纤维样变或玻璃样变而增厚、异常扩张。血管壁上常附着粥样硬化斑块及血凝块，可将管腔堵塞，有的可扩张呈囊状。这些血管极易形成血栓和钙化，且易破裂出血。病变邻近脑组织由于长期缺血营养不足，血管间混杂大量胶样变脑组织，常伴有不同程度脱髓鞘改变，可反复出现小的出血性梗死，有含铁血黄素沉着，引起局限性脑萎缩和脑软化。AVM 接受一支或多支脑动脉供血，多为大脑前、中、后动脉的分支或脑膜动脉供血，少数有颅外动脉或椎-基底动脉供血。

血流经过异常的动静脉畸形管道而分流，这不但使附近的脑组织发生缺血而引起神经功能障碍，还可引起静脉内压增高，回流受阻，血流缓慢，血管扩张。这样不断地演变，使 AVM 不断扩大。大的 AVM 由于大量血流通过短路从动脉到静脉，可影响局部和全脑的供血。血液从正常动脉经畸形的血管而转向，因周围阻力低，使颅内动脉的舒张压下降，导致颅内动脉脉压增宽，继而可使体循环的脉压增宽，脑血流可高出正常 50% ~ 100%。尽管脑血流大量增加，组织的灌注却显著减少，导致脑组织慢性缺血。临床表现为癫痫发作、皮质萎缩以及痴呆。大的 AVM 对全身的影响是由于脑血流量增大使心输出量增加，引起左心负荷过重，使心脏发生过高输出量性失代偿。同时由于静脉回流过多，可使右心扩大，甚至右心衰竭。心脏的受累以小儿多见。

临床表现 少数小型 AVM 可以没有临床表现。常见表现如下。

颅内出血 是 AVM 最常见的症状，多发生在 20 ~ 30 岁。血流进入蛛网膜下腔产生蛛网膜下腔出血的症状。深部 AVM 出血后血液进入周围脑组织内，产生脑实质内出血的症状。AVM 出血的症状不像囊状动脉瘤破裂出血那么严重。出血可呈反复性，半数以上的患者出血 2 次，30% 出血 3 次，20% 出血 4 次以上。故临床上反复蛛网膜下腔出血的患者，应首先考虑 AVM 的可能性。

抽搐 亦是 AVM 的常见症状，约有 1/3 的患者有抽搐发作。多数患者呈局限性发作，可呈杰克逊（Jackson）型发作，亦可扩散为全身性发作。以额、顶叶及枕叶 AVM 最易发生。多见于青年患者，故青年人出现局限性抽搐或发作性视幻觉时，应考虑到 AVM 的可能。

头痛 约 15% 的该病患者最早表现为偏头痛发作，呈搏动性痛，多位于病变侧。因此，凡青年人固定部位的偏头痛发作，应考虑颅内血管疾患，最常见的是 AVM。

局限性神经功能障碍 巨大的 AVM 压迫周围脑组织引起脑萎缩或脑水肿，或者血流的"偷漏"现象，可出现进行性加重的偏瘫、偏身感觉障碍、偏盲、语言障碍等脑局灶性损害症状。神经功能障碍常永久性存在，且进行性加重，临床表现与颅内肿瘤相似。影响大脑大静脉时可出现脑积水和颅内压增高。后颅窝的血管畸形可出现脑干和小脑症状。较大的颞叶前端动静脉畸形时，影响眼静脉回流入海绵窦，出现同侧突眼。

痴呆 多见于较大的 AVM。由于供血区血流障碍，可导致脑部弥漫性缺血、脑发育障碍以及皮质萎缩，引起认知功能减退，产生人格和智力的改变。部分患者可在蛛网膜下腔出血后发生粘连性蛛网膜炎，引起脑积水，亦可促发认知功能减退。

颅内杂音 AVM 患者有 10% ~ 15% 的患者可出现颅内杂音。病变较大且生长在脑表浅部位时，可在病变部位听到杂音，患者自己亦能感觉到杂音。当病变累及硬脑膜及颅外软组织时，杂音更为明显。压迫颈动脉可使杂音消失。

辅助检查 包括以下内容。

CT AVM 未破裂出血时形态常不规则，可表现为团块状、条索状、结节状、蜂窝状、斑片或斑点状，边界尚清，多呈高密度、混杂密度，少数呈低密度，其中高密度影为局灶胶质增生、血栓、钙化、新出血或畸形血管团内缓慢血流和含铁血黄素沉着所致，低密度影则为小梗死或陈旧出血，病灶周围可有局限脑萎缩或脑梗死，没有明显占位效应，无周围脑水肿。AVM 破裂出血时表现为脑内出血，也可表现为脑室出血、蛛网膜下腔出血，血肿掩盖病灶，常呈不规则团块状或斑片状，周围可见低密度水肿带，可有不同程度的占位效应。CT 增强后脑 AVM 呈不均一性强化，表现为不规则畸形血管团，部分病灶周围尚可见条索状、蚯蚓状强化的迂曲扩张的血管影，其周围可见供血动脉和引流静脉，对 AVM 的确诊具有重要意义。

MRI 绝大多数 AVM 的血管巢因血管流空效应在 T_1WI 和 T_2WI 均呈低或无信号的迂曲成团的蜂窝状畸形血管团，有时可见供血动脉及引流静脉，引流静脉可因血流缓慢，T_1WI 呈低信号，T_2WI 呈高信号。当 AVM 内伴有血栓形成时，血流速度缓慢，T_1WI 表现为低信号病变内夹杂着等或高信号，T_2WI 表现为低信号区内夹杂高信号区。AVM 出血时随血肿的信号演变。病变周围有时可见软化灶或出血异常信号，亦可见局限性脑萎缩。MRI 增强可表现为蜂窝状、斑片状、索状、蚯蚓状强化的迂曲血管影。

MRA 能清楚显示 AVM 的瘤巢及其供血动脉、大引流静脉，能提供血管的三维结构，显示供血动脉及引流静脉的全程，并显示瘤巢和周围组织的三维解剖关系，其价值在于提供 AVM 结构，为治疗提供有价值信息。

DSA 需行全脑血管造影，以了解全貌，避免遗漏病变，畸形血管团动脉早期即可显影，形态各异，多数呈球形或卵圆形，血管如蚯蚓相互缠绕，密度高而边缘清楚，其近端有一根或数根粗大而显影很浓的动脉供血。动脉早期即可见到迂曲增宽的引流静脉与畸形血管团相连，可以是一条或数条引流静脉，经浅、深静脉最后注入静脉窦。病变远端的脑动脉充盈不良或不充盈。

诊断与鉴别诊断 青年自发性蛛网膜下腔出血或脑出血患者，病史中如有癫痫发作，应考虑到该病的可能性。确诊主要依靠影像学检查，以 DSA 最具特征性。

注意与以下疾病鉴别。①海绵状血管瘤：是由缺少肌层和弹力层的薄壁海绵状血窦所组成，血窦衬以内皮，其间无间质，常伴有钙化、含铁血黄素沉着以及胶质增生。多为单发。常发生在大脑半球，大小不一，边缘清楚。海绵状血管瘤是青年人反复发生蛛网膜下腔出血常见的原因之一。未出血前常无临床症状。脑血管造影常为阴性。自 CT 扫描应用于

临床以来，该病的发现逐渐增多。在 CT 扫描时常显示边缘清楚的不均匀高密度或混杂密度结节状病灶，注射造影剂后不增强或轻度增强。看不到增粗的供应动脉和早期的引流静脉。②脑静脉血管畸形：临床较少见，常引起蛛网膜下腔出血，有时还可引起颅内压增高。脑血管造影时常不能发现明显的畸形血管，有时可见一根增粗的静脉带伴有一些引流侧支。CT 扫描可显示低密度灶，增强较明显，结合脑血管造影可资鉴别。③毛细血管扩张：又称隐形血管畸形。临床上亦很少见。病变甚小，多位于皮质下，有时在基底核、脑干等处。除非出血多无症状。肉眼下病变似点状出血。光镜下可见管壁极薄的毛细血管，仅由一层内皮细胞构成，缺乏肌层及弹性纤维层，有时有胶质增生。④其他：颅内动脉瘤、颅内肿瘤、转移瘤以及癫痫等。注意 AVM 和颅内动脉瘤可在同一患者中发生，在动脉瘤的病例中合并 AVM 者占 1.4%，而 AVM 的病例中则有 5%~7% 合并有颅内动脉瘤。

治疗 目的在于阻止 AVM 发展，防止并发症。

非手术治疗 保持生活规律、避免过度用力及情绪激动、保持大便通畅、控制血压等措施均有利于防止颅内出血。如发生蛛网膜下腔出血或脑出血按照相应原则给予治疗。如反复出血可考虑给予抗纤维蛋白溶酶药物，如6-氨基己酸、氨甲苯酸等。如有继发性癫痫，可根据发作类型选择适宜的抗癫痫药物。

手术治疗 目的在于防止 AVM 破裂出血，减少或消除脑缺血现象。①AVM 供应动脉结扎术：可减少 AVM 血液供应，使血

流变慢、自发血栓形成。由于并未完全消除动静脉之间的交通，因而预防出血及消除缺血的疗效都不彻底；同时结扎术后，由于 AVM 内压力降低，可引起其他小供血动脉扩大，可使病变范围变得更大，故不是彻底的治疗方法。②人工栓塞术：由颈内动脉注入各种人工栓子，如肌肉碎片、硅胶小球、金属小球等，栓子随血流进入病变区，堵塞部分动静脉通路，使 AVM 缩小及部分栓塞。对较大而供应动脉较多的 AVM，可每次注入十几个或数十个栓子，根据患者的反应而定。人工栓子有可能进入正常的脑血管，病变部位亦可能建立新的侧支循环而使手术失败。可作为切除术前的辅助治疗，先使病变缩小，以便于切除。③AVM 全切术：最彻底的治疗方法，但对病变广泛而部位险要、彻底切除有困难者应慎重。

预后 如不给予治疗，AVM 自然发展有以下几种情况：①可发生蛛网膜下腔出血、脑出血及硬膜下出血。②AVM 小，出血引起局部组织坏死。③自发性血栓形成，使 AVM 逐渐缩小而消失。④病变保持不变，可静止若干年，临床上无症状，但最终仍要破裂出血。⑤AVM 逐渐增大，出血次数增多、病情日渐严重。上述几种情况以④、⑤最为多见，故临床上不论 AVM 是静止还是活动，一经诊断应尽早手术。

（王少石）

nǎonèi dòngjìngmàilòu

脑内动静脉瘘（intracranial arteriovenous fistula） 脑内动脉和静脉之间缺乏毛细血管床，且无畸形血管团，直接交通，形成脑内动静脉短路的血管发育异常性疾病。脑内动静脉瘘（arteriovenous fistula，AVF）是颅内动静脉畸形（arteriovenous malformation，AVM）最简单的一种形式。脑内AVF非常少见，可单独或伴颅内AVM其他类型而存在，单纯的脑内AVF发病率约占颅内AVM的1.6%，而约20%的颅内AVM存在脑内AVF。

脑内AVF可分为盖伦（Galen）静脉动脉瘤样畸形（或扩张）和非盖伦（Galen）静脉的脑内AVF，前者绝大多数发生在新生儿和婴幼儿，后者多见于儿童、青少年和成年人。

病因与发病机制　病因不清，可能与遗传、外伤及医源性损伤有关。由于AVF的动脉和静脉直接交通，所以静脉血流量显著增加，湍流形成及压力升高，使静脉壁反应性增厚和曲张，近瘘口处的静脉明显曲张，形成巨大的曲张静脉或瘤样扩张，而瘘周围脑组织由于"盗血"长期处于缺血状态，由此产生一系列神经系统损害和临床表现。

临床表现　与患者年龄、瘘口位置和大小及由此引起继发性血管损害有关。主要表现为癫痫、头痛、局灶神经功能损害、颅内压增高、颅内出血、颅内血管杂音、充血性心力衰竭（主要出现在新生儿、婴幼儿）。少数患者可无症状。

辅助检查　在CT上不易区别AVF与AVM，但是CT、MRI和MRA对瘘的评估有帮助。CT主要表现为显著增粗的动脉和扩张、迂曲的静脉占位，近半数曲张的静脉囊壁上有壳样钙化，部分曲张的静脉内有血栓形成。MRI检查能较好地显示瘘的动脉和扩张的静脉，反映瘘口大小及瘘口周围解剖关系。MRI和CT对扩张静脉囊内血栓形成显示一样，但

MRI对钙化显示不如CT。

诊断　确诊依靠超选择性脑血管造影，以下特征提示瘘口存在：①循环时间很快。②供血动脉管径扩大与病灶大小比较不相称。③动静脉连接处以"喷嘴"现象注入扩大的静脉中。超选择性脑血管造影可弄清AVF的供血动脉、瘘口位置及大小、曲张或瘤样扩张静脉的大小及引流途径。供血动脉可一根或数根，动脉增粗、迂曲较明显，一根主要供血动脉可通过一个或几个瘘口与曲张静脉交通，多根供血动脉常出现多处瘘口。曲张静脉常在脑实质外，位置、大小与临床症状有直接关系，其部位亦常预示供血动脉来源。引流静脉通常只有一根。

治疗　主要是通过闭塞瘘口来减少或完全纠正异常血流达到治疗目的。对于AVF，尤其是有症状的AVF，应该尽早积极治疗。对于单一瘘口的AVF，介入治疗是主要的治疗方式，但是对于具有多条供血动脉、多个瘘口、血管迂曲的AVF或存在微小供血动脉的病例介入治疗难度很大时，显微手术治疗也可以达到理想的治疗效果。有时二者可结合使用。

（王少石）

yìngnǎomó dòngjìngmàilòu

硬脑膜动静脉瘘（dural arteriovenous fistula，DAVF）　硬脑膜动脉和静脉之间缺乏毛细血管床，直接交通，形成硬脑膜下动静脉短路的血管发育异常性疾病。曾称硬脑膜动静脉畸形。可发生于硬脑膜的任何部位，海绵窦最常见，横窦、乙状窦其次。临床表现复杂多样，与DAVF部位和静脉引流方式密切相关。DAVF较少见，占颅内血管畸形的10%~15%。发病年龄多在40~60

岁，但也有新生儿发病的报道。

病因与发病机制　该病病因复杂，可能与以下因素有关。①静脉窦炎及硬膜窦血栓：主要来源于颈内外动脉及椎动脉的脑膜分支终止于窦壁附近，发出许多极细的分支营养窦壁硬脑膜，并与静脉有极为丰富的网状交通，称为"生理性动静脉分流"，正常情况下这些网状交通完全闭合，当发生静脉窦炎或硬膜窦血栓时，静脉回流受阻，窦内压力增高，可促使其开放而形成DAVF。②当体内雌激素水平改变时（分娩、流产、更年期），血管壁弹性降低，脆性增加，并扩张迂曲，加上血流的冲击，易形成瘘。③外伤、手术等可诱发DAVF形成，其原因在于静脉窦高压或闭塞。④也有少数新生儿和婴幼儿出现DAVF的报道，占全部病例的1%~3%，故该病也可能与先天性的颅内血管肌纤维发育不良有关。

临床表现　DAVF临床表现复杂多样，与DAVF部位和静脉引流方式密切相关，而与供血动脉的来源无关。①横窦区DAVF：典型症状为患侧颞部听诊闻及搏动性颅内血管杂音。②海绵窦区DAVF：出现明显眼部症状，如突眼、球结膜水肿、视力减退、眼肌麻痹及显著眼内压增高等。③乙状窦及颈静脉孔区DAVF：常见搏动性耳鸣，有些出现头痛、头晕、视力减退等。④岩骨尖区及大脑大静脉区DAVF：常表现肢体运动障碍、共济失调及后组脑神经麻痹症状。⑤上矢状窦区DAVF：引起肢体活动障碍，严重者可出现意识障碍。

静脉引流方式不同，临床表现亦有所不同：①自皮质向静脉窦引流，称为顺流，症状主要由动静脉分流引起，可表现为搏动

性耳鸣及颅内血管杂音，海绵窦区 DAVF 可表现为突眼，球结膜充血水肿。②血流自静脉窦逆流至皮质，称为逆流，除了上述症状外，还有静脉高压表现，此时静脉扩张、迂曲、管壁变薄，可引起颅内出血、剧烈头痛、神经功能障碍。③若静脉直接引流到蛛网膜下腔或皮质静脉，使静脉瘤样扩张，则极易引发蛛网膜下腔出血。④硬脑膜动静脉瘘伴硬膜或硬膜下静脉湖时，颅内占位效应明显，病情严重，中枢神经系统症状、颅内压增高表现最为明显，颅内出血的概率也最大。⑤枕骨大孔区 DAVF（颅颈交界区）或小脑幕 DAVF 伴有脊髓静脉引流为一特殊类型，可以导致渐进性的脊髓功能障碍，表现为上行性感觉障碍、截瘫等，因为该病不在脊髓病变的鉴别诊断之列，病灶远离体征部位，而常常出现误诊或延期诊断而影响治疗。

分型　狄贞迪（Djindjian）分型：Ⅰ型，血液引流到通畅的静脉窦，症状以颅内血管性杂音为主，很少引起颅内高压及神经系统症状；Ⅱ型，引流到静脉窦并返流到皮质静脉，以慢性颅内压增高为主，多以头痛首发，相继出现视力下降、视神经盘水肿等表现；Ⅲ型，直接引流到皮质静脉，使其扩张，甚至呈动脉瘤样变，以蛛网膜下腔出血为主；Ⅳ型，引流入静脉湖，占位效应显著，颅内压明显增高，出血率高，常有神经功能障碍。

科尼亚尔（Cognard）分型除了上述 4 型以外还包括Ⅴ型，即从颅内病变引流入脊髓的髓周静脉，50% 出现进行性脊髓功能障碍。

辅助检查　包括以下内容。

CT　头颅 CT 平扫和增强扫描时 DAVF 本身极少显影，但能显示 DAVF 的一些继发性改变，如静脉窦血栓形成，蛛网膜下腔、硬膜下或脑实质内出血，局部占位效应，脑积水以及颅骨内板血管压迹明显等。CTA 可显示异常增粗的供血动脉及扩张的回流静脉及硬膜窦，对瘘口的情况及潜在的危险吻合和细小的供血动脉则显示不清。对于轻型病例可能出现阴性结果，导致漏诊。

MRI　头部 MRI 对 DAVF 的继发性改变的分辨率及检出率较 CT 高，MRI 平扫可见广泛的血管流空现象，病情严重时，可显示大脑皮质静脉广泛迂曲扩张，呈蚯蚓状。MRA 能显示异常增粗、迂曲的动脉，而且还能较清楚的显示瘘口、增粗的供血动脉、迂曲扩张的引流静脉及静脉窦的情况，但瘘口具体的情况及危险吻合显示欠佳。MRV 对静脉窦血栓形成具有重要的诊断价值。因此，头部 MRI 平扫见广泛性血管"流空"现象，常常提示有 DAVF 可能，应进一步结合 MRA、MRV 或 DSA 检查确诊。

DSA　造影时可发现瘘的供血动脉及引流静脉均有不同程度的迂曲扩张，当静脉窦压力过高，皮质静脉回流不畅时，特别是直接由皮质静脉引流的 DAVF 可见有弥漫性皮质静脉扩张、迂曲呈蚯蚓状或瘤样扩张，引流静脉或静脉窦常在动脉期即显影，但静脉窦循环时间较正常的循环时间长。DAVF 的供血动脉相当丰富，故在检查时应作选择性双侧颈内动脉、颈外动脉、椎动脉、甲状颈干、肋颈干动脉造影，以全面了解瘘的供血动脉、瘘口的具体部位、大小、类型、引流静脉以及血流速度、颅内"盗血"情况和可能存在的危险吻合。常见的

"危险吻合"有：①脑膜中动脉颅底组前支或前组与眼动脉脑膜回返支的吻合。②咽升支、颈深支、颈升支和枕动脉肌支与椎动脉肌支在颈枕联合区及上颈段存在的广泛吻合。③脑膜中动脉与颈内动脉的吻合，脑膜中动脉岩骨后支与同侧面神经供血动脉的吻合。

诊断与鉴别诊断　根据其病史、临床表现和辅助检查等进行诊断。①询问病史：了解平时是否有耳鸣，有无头痛、癫痫及蛛网膜下腔出血病史，有无外伤史，大静脉窦炎及血栓形成史。②体格检查：有无颅内杂音、突眼、视力减退、脑膜刺激征及头皮静脉曲张等。③辅助检查：由于 CT、MRI 检查具有普及性、无创性特点，常作为神经系统疾病的首选影像学检查方法；DSA 可以较好的显示出 DAVF 本身所固有的特征，包括瘘口的部位，多发瘘口血供的特点，静脉引流方式，甚至可以间接地了解瘘口血流量的大小及颅内血流动力学特征，是确诊该病的"金标准"。因此，结合临床表现，行头颅 CT 和 MRI 检查时，如发现可疑 DAVF，应及时进行 DSA 检查。

DAVF 需与脑内动静脉畸形鉴别，特别是在未行 DSA 检查前，在 CT 和 MRI 片中看到的异常增粗、迂曲的血管或血管流空现象，常常被误诊为脑内动静脉畸形。应注意 DAVF 病变主要位于硬脑膜，而脑实质内很少出现局限性血管团块，仅为继发弥散性增粗的供血动脉或引流静脉，而且具有临床特有的与心跳一致的搏动性杂音。脑内动静脉畸形一般异常血管局限于脑实质内，二者不难鉴别。

治疗　DAVF 的治疗原则是闭合瘘口。

非手术观察或颈动脉压迫法

对于发病早期，症状较轻，瘘口血流量小而慢者，可予观察，少部分可自愈。也可试用颈动脉压迫法，机制为同时压迫颈总动脉及颈内静脉，减少动脉血供的同时，增加静脉压，使瘘口处动静脉压力梯度减小，促进海绵窦血栓的形成。鉴于大多数DAVF存在多根动脉供血，该方法的临床使用受到限制。

血管内栓塞治疗　随着神经介入放射技术的发展，血管内栓塞已成为目前DAVF的主要治疗手段。①经动脉栓塞：适应证为以颈外动脉供血为主，无或可避开危险吻合；颈内动脉或椎动脉的脑膜支供血，栓塞时可避开正常脑组织的供血动脉。并发症主要是误栓、脑神经麻痹、局部疼痛、局部感染等。②经静脉栓塞：因DAVF的临床症状多是由引流静脉造成，加之经供血动脉近端栓塞后出现丰富的侧支循环供血而导致治疗失败的病例屡见不鲜，故目前越来越多的专家提倡采用此法来治疗DAVF。经静脉入路栓塞治疗的本质即采用合适的栓塞材料永久致密地将病变的、已丧失正常生理功能的静脉窦连同瘘口闭塞，达到治愈DAVF的目的。经静脉栓塞还可以避开许多经动脉途径不得不面对的危险血管吻合，可以对受累的静脉窦进行更加彻底的栓塞，从而大大提高了血管内治疗的疗效。尤其对于海绵窦区DAVF，经静脉栓塞是首选方法。适应证为：无法由动脉入路到达供血动脉瘘口处；供血动脉极为复杂，难以将所有供血动脉闭塞；静脉窦阻塞且不参与正常脑组织引流者；可耐受静脉窦球囊阻塞试验者；Djindjian分型或Cognard分型Ⅲ型、Ⅳ型者。并发症有静脉栓塞、静脉窦壁穿破、眼上静脉血栓、颅内感染等。③动静脉联合栓塞：注意血管内栓塞治疗一定要避开"危险吻合"，以免发生误栓，造成严重的脑梗死，甚至危及患者生命。

手术切除　血管内栓塞失败或无栓塞指征者，手术切除不失为有效的治疗手段。外科手术治疗的方法包括开颅静脉窦孤立术、开颅手术切除动静脉瘘等。手术适应证：①合并颅内血肿，有占位效应。②引流静脉呈静脉瘤样扩张，有破裂可能。③如瘘口位于窦壁，血管内栓塞欠佳者，可开颅切开窦壁，直接行窦内铜丝填塞，效果肯定。④栓塞或非手术治疗无效，病变仍存在矢状窦、侧窦型DAVF。多数学者均认为上矢状窦及侧窦型DAVF最适合手术治疗。在进行外科手术前一定要结合血管造影片分析，如果受累静脉窦导致了临床症状，则需切除该窦，如果是单纯向皮质引流，而不注入静脉窦，则不能切除该静脉窦，对此类患者最好的处置方法是在引流静脉和硬脑膜壁连接处夹闭引流静脉。

立体定向放射治疗　对于瘘口细小复杂者，放疗可取得一定效果，且副作用小。机制为放射线照射损伤病变处静脉窦壁及供血动脉入窦，即瘘口处血管的内皮细胞引起其坏死、脱落、增生等炎症反应，逐渐闭塞瘘口，达到治疗目的。该法既可单独应用，亦可配合栓塞或手术治疗。具有微侵袭性，安全、有效的优点，但也存在着起效延迟、可能出现难以控制的放射性脑病以及瘘口旁重要结构损伤等缺陷。因而在病例选择上有一定的局限性，对于那些复杂、累及范围较广泛以及伴有皮质静脉回流的高风险DAVF则不适合采用立体定向放射治疗。有学者认为Cognard分型Ⅰ型，部分Ⅱ型，也称为良性DAVF，其临床症状进展缓慢，可以考虑首选立体定向放射治疗。另外，经其他治疗方法治疗后残留少量瘘口的DAVF也可考虑立体定向放射治疗。

综合治疗　因DAVF的供血动脉及引流静脉均十分复杂，单一的治疗方法不能完全治愈，往往需要多种方法联合进行治疗才能奏效。DAVF的治疗有很多方法可供选择，但未进行全面的权衡和调查前，应尽量避免采用缓解病情的方法，如使用弹簧圈栓塞供血动脉等，否则后续治疗可能变得极其困难，甚至完全丧失治愈的机会。在治疗每一例患者之前，应充分分析和汇总患者的临床和影像学资料，制定可靠的治疗方案，提高患者的治愈率。

预后　引流静脉的皮质静脉反流或引流是DAVF预后的重要影响因素。出现皮质静脉反流的患者如不彻底治疗，35%会出现颅内出血，30%出现神经功能障碍，45%死亡，年死亡率为10.4%。

（王少石）

zhōngshū shénjīng xìtǒng gǎnrǎnxìng jíbìng

中枢神经系统感染性疾病

（infectious disease of the central nervous system）　各种生物性病原体侵犯中枢神经系统实质、被膜及血管等引起的急性或慢性炎症性（或非炎症性）疾病。根据特异性致病因子不同分为病毒、细菌、立克次体、螺旋体、真菌、寄生虫等引起的疾病；根据感染的部位可分为：①脑炎、脊髓炎或脑脊髓炎：主要侵犯脑和（或）脊髓实质。②脑膜炎、脊膜炎或脑脊膜炎：主要侵犯脑和（或）

脊髓软膜。③脑膜脑炎，脑实质与脑膜合并受累。根据发病情况及病程可分为急性、亚急性和慢性感染。

脑膜炎 以脑膜炎症为特征的临床综合征。任何年龄均可发病，婴幼儿和老年人更易感，临床特点为脑膜刺激征，脑脊液中白细胞数增多。

病因 根据病因，脑膜炎可以分为细菌性脑膜炎和无菌性脑膜炎。①细菌性脑膜炎：由急性细菌感染引起，特点是急性出现的脑膜刺激征以及以中性粒细胞为主的脑脊液白细胞增多。临床上并不常见，但后果常很严重。常见的致病菌有肺炎球菌、脑膜炎球菌、B族链球菌、单核细胞增多性李斯特菌、流感嗜血杆菌、葡萄球菌、铜绿假单胞菌等。②无菌性脑膜炎：通常由病毒感染（约90%是肠道病毒，其他常见病毒有单纯疱疹病毒2型、虫媒病毒）引起，其他感染性病因有少数细菌、真菌、寄生虫等。无菌性脑膜炎通常是一种良性、自限性疾病，症状与细菌性脑膜炎相似，但存在非化脓性细胞反应，用常规方法在脑脊液检测不到细菌。在所有脑膜炎病例中，病毒性脑膜炎占大多数。

临床表现 最常见的症状为发热、头痛、颈项强直，其他症状包括畏光、恶心、呕吐，中枢神经功能异常体征如昏睡、意识模糊、昏迷。颅内压升高或渗出物包裹神经根可以导致脑神经麻痹。血管炎症以及栓塞可导致局灶性神经体征。部分患者可以出现抽搐发作。老年人，尤其伴糖尿病及肝肾疾病者，临床表现可不典型，表现为昏睡，而无脑膜症状。某些脑膜炎可以有系统性表现，如脑膜炎球菌性脑膜炎患者出现皮肤淤点、淤斑，单纯疱疹病毒2型脑膜炎患者出现生殖器疱疹，腮腺炎病毒性脑膜炎可以有腮腺炎。

辅助检查 ①急性病毒性脑膜炎：典型脑脊液改变是压力正常或升高，以淋巴细胞为主的细胞数目增多，通常为（25~500）×10^6/L，葡萄糖含量正常，蛋白含量正常或轻度升高，革兰染色、抗酸染色以及墨汁染色均阴性。脑脊液病毒抗体检测以及脑脊液聚合酶链反应检查常可明确具体致病病毒。②急性细菌性脑膜炎：典型脑脊液改变是压力升高，以中性粒细胞为主的细胞数目增多，通常>1000×10^6/L，蛋白含量增加，葡萄糖含量降低。多数患者细菌培养、革兰染色可明确病原菌。

诊断 结合临床表现和脑脊液检查等进行诊断。脑脊液检查是诊断各种类型脑膜炎的重要实验室检查方法。

治疗 包括病因治疗以及对症、支持治疗。①急性细菌性脑膜炎：应首先给予经验性抗菌治疗，待脑脊液革兰染色、细菌培养明确病原菌后，再给予特异性抗菌治疗。②病毒性脑膜炎：通常呈良性、自限性，普通病毒性脑膜炎可给予对症治疗，阿昔洛韦对于单纯疱疹病毒1型和2型感染以及EB病毒或水痘-带状疱疹病毒感染引起的脑膜炎有效。

脑炎 引起临床上神经功能障碍的脑实质炎症过程。许多脑炎患者有脑膜受累，临床上出现脑膜刺激征，称为脑膜脑炎。

病因 引起脑炎的病原体有病毒、细菌、寄生虫、朊蛋白、真菌等，其中病毒最多见，有100种以上的病毒可以引起急性脑炎。病毒性脑炎中又以单纯疱疹病毒性脑炎、虫媒病毒脑炎、肠道病毒性脑炎最常见。值得注意的是，许多脑炎患者的病因仍不清楚。

临床表现 表现为急性过程，也可以表现为慢性过程。急性脑炎与脑膜炎有许多共同的临床特征，如发热、头痛、意识水平的改变。病程早期常有精神状态改变，表现包括急性认知功能障碍、行为改变、局灶神经体征以及抽搐发作。

辅助检查 检查手段包括体液标本的培养与分析、组织活检、血清学检测、影像学检查、脑电图等。①血清学检测：如特异性IgM抗体以及急性期、恢复期IgG抗体效价，常可明确感染性脑炎的病因。脑脊液分析至关重要，有助于明确病原。②脑脊液培养：对明确病毒性脑炎的病因价值有限，但对细菌性和真菌性脑炎则有重要的意义。③脑脊液PCR检查：对于脑炎的诊断有重要意义，尤其是疱疹病毒性脑炎。④脑组织活检：已经很少被用来明确脑炎的病因，但对于病情恶化的不明原因的脑炎患者仍有重要意义。⑤影像学检查：所有患者都应进行脑MRI检查，如果无法行MRI检查，则应行CT检查。⑥脑电图：对明确病因很少有帮助。

诊断 应该在流行病学、临床线索以及实验室资料的指导下，对脑炎患者进行个体化诊断。

治疗 早期治疗对于脑炎的预后有重要影响。病毒性脑炎是最常见的脑炎，而特异性抗病毒治疗通常仅对疱疹病毒有效，所有可疑脑炎患者，在诊断明确前，应接受阿昔洛韦治疗。待明确病因后，及时调整治疗。其他治疗包括对症、支持治疗。

（王佳伟　王瑞金）

dānchúnpàozhěnbìngdúxìng nǎoyán

单纯疱疹病毒性脑炎（herpes simplex virus encephalitis，HSE）

单纯疱疹病毒感染脑组织引起的炎症性疾病。又称急性坏死性脑炎。是病毒性脑炎中最常见的一种。HSE 发病无季节、性别差异。90% 以上的 HSE 是单纯疱疹病毒（herpes simplex virus，HSV）1 型（HSV-1）引起，通常见于儿童以及成年人；近 10% 的 HSE 由 HSV-2 引起，通常见于新生儿。HSE 病灶通常位于额叶、颞叶，并累及扣带回、岛叶皮质，常不对称。HSE 在中国的发病率尚不明确，在日本约为 3.5/100 万，美国约为 2/100 万。其发病率虽不高，但病情严重，致死率以及致残率高，严重威胁着人类健康。

病因与发病机制 HSV 属疱疹病毒科疱疹病毒属，呈世界性分布。HSV 基因组是线性的、双链 DNA 分子，基因大小为 152kb，至少编码 84 种不同的多肽。HSV 有两个血清型，1 型（HSV-1）和 2 型（HSV-2），具有共同抗原，基因组结构相似，HSV-1 和 HSV-2 的全部序列中大约 50% 以上是同源性的。正常人群中约有 90% HSV-1 血清阳性，提示既往有 HSV-1 暴露。HSV-1 通常感染口咽黏膜，原发感染后，病毒潜伏在三叉神经节等处；HSV-2 通常由生殖器接触传播，病毒在生殖器、生殖器周围或肛门周围皮肤内复制，并潜伏在骶神经节。90% 以上的 HSE 由 HSV-1 引起，多数是由潜伏的病毒再激活感染引起的，劳累、情绪紧张、发热、紫外线以及组织损伤等均可引起病毒再激活，活化后的病毒沿神经轴突逆向扩散至脑内，少数 HSE 由 HSV-1 原发感染引起。近 10%HSE 由全身播散性 HSV-2 感染引起，通常见于新生儿，系分娩时与母亲生殖道接触感染所致。

临床表现 通常急性起病，表现为发热、头痛、失语、缄默、行为异常、人格改变、局灶性或广泛性抽搐发作、轻偏瘫等，常有意识模糊、谵妄、甚至昏迷等意识障碍。部分患者以精神行为异常为首发或唯一症状就诊于精神科。少数患者有口唇疱疹。部分病例临床表现不典型，症状轻微，表现为发热性脑病综合征，而无局灶神经体征以及脑脊液白细胞增多。

病理 肉眼观察可见大脑皮质出血性坏死，以颞叶、额叶，包括边缘系统病变突出为该病的重要病理学特征。约半数病例坏死只限于一侧，即使双侧发生病变，也以一侧占优势。约 1/3 病例脑坏死只限于颞叶。镜下可见软脑膜血管充血、渗出，神经细胞弥漫性变性坏死，坏死灶周围有大量淋巴细胞以及浆细胞浸润，小胶质细胞增生。苏木精-伊红（H-E）染色在高倍镜下可见神经细胞和胶质细胞核内嗜酸性包涵体，电镜下可在包涵体内见到病毒颗粒。

诊断与鉴别诊断 依据急性起病，发热伴头痛以及精神症状、意识障碍、抽搐、失语、偏瘫等脑实质受损表现，结合无菌性脑脊液炎症反应，神经影像学检查提示额颞叶病灶等，临床上应考虑 HSE。确诊需有聚合酶链反应、病毒特异性抗体检测或病毒分离等病原学证据。

HSE 应与其他病毒性脑炎（如带状疱疹病毒性脑炎、巨细胞病毒性脑炎、肠道病毒性脑炎、乙型脑炎等）、细菌性脑膜炎、急性播散性脑脊髓炎、边缘性脑炎、抗 N-甲基-D-天冬氨酸（NM-DA）受体脑炎、桥本脑病、脑肿瘤等相鉴别。①其他病毒性脑炎：各种病毒性脑炎临床症状可相似，脑脊液常规以及生化检查均提示无菌性炎症反应，鉴别的关键在于脑脊液聚合酶链反应以及特异性抗体检测。此外，神经影像学检查对鉴别也有重要的价值，HSE 病灶主要累及额颞叶，乙型脑炎则主要累及基底核和丘脑，巨细胞病毒性脑炎通常无散在的脑实质病灶。②细菌性脑膜炎：神经影像学检查脑实质通常无病灶，脑脊液检查白细胞明显升高，通常高于 1000×10^6/L，葡萄糖含量明显降低，脑脊液细菌涂片和细菌培养常能发现致病菌。③急性播散性脑脊髓炎：是一种自身免疫性脱髓鞘疾病，主要累及脑白质，丘脑也可受累，脑脊液病原学检查阴性。④边缘性脑炎：多与神经系统副肿瘤综合征相关（见副肿瘤性边缘性脑炎），主要累及边缘系统，神经影像学表现同 HSE 酷似。边缘叶脑炎常合并小细胞肺癌，通常亚急性或隐袭起病，脑脊液 HSV 病原学检查阴性。⑤抗 NMDA 受体脑炎：也表现为突出的精神症状以及癫痫发作等，但通常见于合并卵巢畸胎瘤的年轻女性患者，且血液以及脑脊液抗 NMDA 受体抗体阳性（见抗 N-甲基-D-天冬氨酸受体脑炎）。

治疗 包括以下内容。

抗病毒治疗 首选阿昔洛韦静脉治疗。20 世纪 80 年代的两项随机对照试验证实阿昔洛韦治疗 HSE 的疗效明显优于阿糖腺苷，此后阿昔洛韦替代阿糖腺苷成为治疗该病的首选药物。阿昔洛韦可被 HSV 编码的胸苷激酶磷酸化，生成单磷酸阿昔洛韦，然后被宿主细胞酶磷酸化成三磷酸衍

生物，该三磷酸衍生物抑制 HSV DNA 多聚酶，从而抑制病毒的复制。阿昔洛韦的应用大大降低了 HSE 的死亡率以及致残率，一旦疑诊该病就应及早使用阿昔洛韦。新生儿较成人对阿昔洛韦的反应要差，因此阿昔洛韦治疗的剂量以及疗程应相应增加。无论是成人，还是新生儿，阿昔洛韦的剂量和疗程不够均容易导致复发。由于 80% 以上的血液循环中的阿昔洛韦以原形形式经尿液排泄，肾功能损害者阿昔洛韦毒性增加，因此应根据肾脏清除率调整阿昔洛韦剂量。

对症支持治疗 包括脱水降颅内压、控制癫痫发作、控制体温、维持水电解质平衡、保持呼吸道通畅、预防吸入性肺炎以及压疮等。

预后 HSE 预后差，未经治疗，死亡率高达 70%。即便给予阿昔洛韦治疗，HSE 的死亡率仍高达 20%~30%，存活者常有严重神经后遗症，常见的后遗症包括记忆受损、认知以及行为异常、继发性癫痫，仅有少数患者功能恢复正常。提示预后差的因素包括年龄 30 岁以上、格拉斯哥昏迷评分低于 6 分、发病 4 天后才开始阿昔洛韦治疗。

（王佳伟 王瑞金）

dàizhuàngpàozhěnbìngdúxìng nǎoyán
带状疱疹病毒性脑炎（herpes zoster encephalitis）
水痘-带状疱疹病毒感染脑组织引起的炎症性疾病。这是带状疱疹的一种罕见并发症，免疫抑制是其主要危险因素。该病在普通人群中的发病率尚不明确，在感染该病毒的患者中，0.1%~0.2% 合并带状疱疹病毒性脑炎。

病因与发病机制 水痘-带状疱疹病毒是一种双链 DNA 病毒，属疱疹病毒科。其原发感染引起以发热和水疱疹为主要表现的水痘，通常见于儿童，成年人也可出现。原发感染期间，病毒随淋巴组织播散至皮肤，经感觉神经元的轴突逆向至背根神经节、脑神经的感觉神经节等处，潜伏感染。潜伏的病毒再激活后，引起带状疱疹，常见于老年人以及免疫功能受损者，如获得性免疫缺陷综合征、移植、恶性肿瘤患者。病毒特异性 T 细胞数量减少被认为是病毒再激活的原因。水痘带状疱疹病毒潜伏感染后再激活可引起脑炎，但临床上较罕见。

临床表现 常发生于带状疱疹后数天到数周，有时甚至数月，也可出现在带状疱疹前，甚至无带状疱疹。该病有 3 种病理改变：大血管病变、小血管病变以及脑室炎/脑膜炎。病理改变的不同可以解释其临床表现的变异性。①大血管病变性脑炎：主要累及年老的免疫功能健全患者，主要表现为急性局灶性神经缺损如偏瘫、失明等。②小血管病变性脑炎：常见于免疫功能受损患者，表现为发热、头痛、精神状态改变、癫痫发作以及局灶神经缺损。③脑室炎性脑炎：最少见，病毒感染室管膜细胞导致，可以出现共济失调和脑积水。

辅助检查 包括以下内容。

脑脊液检查 脑脊液压力通常升高，细胞数目增多，以淋巴细胞为主，蛋白含量增加，糖和氯化物通常正常，极少数糖含量可降低。

病原学检查 包括聚合酶链反应、病毒分离与培养、病毒特异性抗体检测等。酶联免疫吸附试验检测脑脊液中病毒特异性 IgM、IgG 抗体，诊断标准为 IgM 抗体阳性或双份脑脊液 IgG 抗体效价呈 4 倍以上增加。聚合酶链反应检测脑脊液中病毒 DNA，灵敏度、特异度高。从脑脊液中分离培养病毒，阳性率低，并且费时、难度大，临床较少应用。

影像学检查 脑 CT 检查通常无明显改变，MRI 可见皮质下无强化球形分离病灶，最终可融合、强化，并扩展至灰质。

脑电图检查 多数患者脑电图有轻度弥漫性慢波，但无局灶异常。

诊断与鉴别诊断 依据带状疱疹、脑组织受损的临床表现，结合脑脊液改变、影像学检查、聚合酶链反应检查、病毒特异性抗体检测等可做出诊断。

应与单纯疱疹病毒性脑炎、巨细胞病毒脑炎、细菌性脑膜炎（见脑膜炎）等进行鉴别。

治疗 该病在临床上罕见，尚无随机对照试验评价相关治疗。大量病例报告显示阿昔洛韦治疗带状疱疹脑炎有效，也可用更昔洛韦治疗。其他治疗包括降颅压、控制抽搐、控制体温、维持水电解质平衡等对症支持治疗。

预后 预后的情况不一，有研究认为多数可完全恢复，30% 患者有神经系统后遗症，也有研究认为死亡率高达 20%~50%。

预防 中老年人在患有某些疾病期间，机体免疫功能会下降，易感染带状疱疹，须及时治疗原发病。此外，加强体育锻炼、保持均衡的饮食营养，心情舒畅和避免过度劳累，可增强机体的抗病能力，减低罹患该病的风险。

（王佳伟 王瑞金）

jìnxíngxìng duōzàoxìng báizhìnǎobìng
进行性多灶性白质脑病（progressive multifocal leukoencephalopathy，PML）
JC 病毒感染少突胶质细胞引起的致命性中枢神

经系统脱髓鞘疾病。1958年，美国麻省总医院瑞查森（Richardson）等总结了两例慢性淋巴细胞白血病及1例霍奇金淋巴瘤尸检中的特殊脑组织病理改变，指出其白质内均存在众多大小不等的脱髓鞘病灶，且小病灶有融合成大病灶的趋势，推测这种融合趋势是疾病进展的表现，故命名进行性多灶性白质脑病；翌年，鲁宾斯坦（Rubinstein）等在PML病灶中的少突胶质细胞核内发现了包涵体，提示PML可能与病毒感染有关；1965年，楚·莱茵（Zu Rhein）等使用电镜在上述包涵体中发现了类似多瘤病毒的病毒颗粒，证实了前人的推测。直到1971年，该病毒才由帕吉特（Padgett）等从1例霍奇金淋巴瘤患者的脑组织中分离出来，并以患者姓名——约翰·坎宁安（John Cunningham）的首字母命名为JC病毒（JCV）。JCV属乳头多瘤空泡病毒科中的多瘤病毒，这类病毒还包括与人和猴密切相关的BK病毒（BKV）和SV40。

病因与发病机制　包括以下内容。

病原学　JCV为直径40nm的二十面体，由72个蛋白壳粒组成，内含环状双链DNA，没有包膜。其DNA与SV40、BKV具有70%的同源性。JCV的基因组分成3个区域：编码大肿瘤抗原（TAg）和小肿瘤抗原（tAg）的早期编码区；编码病毒衣壳蛋白VP1、VP2、VP3及Agnoprotein的晚期编码区；位于早、晚期编码区之间，包含病毒启动子以及复制起点的非编码控制区域。根据非编码控制区域序列的不同可将JCV分为两型：①从健康人尿中分离出来的JCV称为原型，其非编码控制区域序列包含5个片

段。②从PML病灶中分离出来的JCV，其非编码控制区域是由原型通过上述5个片段的删除及倍增而来，称为嗜神经型或PML型。正是非编码控制区域的变化使得嗜神经型JCV具有了更强的脑组织特异性和毒力。

病因学　目前普遍认为PML的髓鞘脱失和脑功能破坏的原因是JCV引起的少突胶质细胞的破坏，但从开始发病到疾病持续进展的过程仍不清楚。JCV的原发感染通常没有症状，血清流行病学研究发现80%正常成人体内存在JCV抗体。目前认为，早在婴幼儿时期，多数人就已经被感染。主要的感染途径可能是通过呼吸道吸入、粪-口传播乃至母婴传播。JCV潜伏部位包括骨髓、脾、扁桃体及肾脏，借助外周淋巴细胞、单核细胞甚至无细胞血浆，JCV可在体内循环。人类免疫缺陷病毒与JCV感染之间的联系尚不清楚。与其他获得性免疫缺陷综合征（简称艾滋病）相关中枢神经系统机会感染不同，PML往往在艾滋病发病早期，即CD4$^+$T细胞>200×10^6/L时发生。PML仍在艾滋病患者的所有死因中居次位。罹患PML的其他危险因素包括非霍奇金淋巴瘤、使用嘌呤类似物以及干细胞移植等。

临床表现　中枢神经系统JCV感染的神经病理学、影像学乃至临床表现呈多样性，与其不断扩大的疾病谱有关。

经典型PML　最常见的临床表现为偏瘫、偏身感觉障碍、视觉受累、失语、共济失调、意识模糊乃至痴呆。开始可出现部分症状，随着病灶不断扩大，症状加剧并增多，20%的患者会发生癫痫。经典型PML（classical PML，cPML）病变往往累及双侧

大脑半球，呈多发非对称性融合分布，但也可表现为单侧甚至孤立病灶。幕上病灶常源于血流最丰富的皮质下白质，状似贝壳。顶叶最常受累，其次是额叶，较少波及内囊、外囊以及胼胝体。幕下白质病灶则主要位于小脑中脚附近的脑桥和小脑，有时脑桥的病变会蔓延至中脑和（或）延髓，孤立的小脑白质或延髓白质病变较少见。cPML中脊髓受累罕见，主要也是累及白质纤维束。cPML还可同时累及丘脑和基底核等灰质结构，此类患者预后更差。病变多局限于皮质下U型纤维区域，深部及脑室周围白质较少受累是cPML的特征性表现，常用于与艾滋病及其他脑白质病的鉴别。

炎症型PML　当JCV重新激活或PML在某些情况下进展时可伴有明显的炎症反应，称炎症型PML（inflammatory PML，iPML）。iPML最常发生在接受高效抗逆转录病毒治疗（highly active anti-retroviral therapy，HAART）的艾滋病患者中，不合并艾滋病的iPML患者预后往往更差。

PML合并免疫重建炎症综合征　18%合并PML的艾滋病患者可以发生PML合并免疫重建炎症综合征（PML with immune reconstitution inflammatory syndrome，PML-IRIS）。IRIS指接受HAART的艾滋病患者，在体内HIV-1核酸水平下降、CD4$^+$T细胞数量上升的情况下，出现非机会感染或药物毒性所致的炎症反应。首次进行HAART治疗的患者最易发生IRIS。

JCV小脑颗粒细胞神经元神经病　患者只表现出小脑症状，包括共济失调以及构音障碍。JCV的这种嗜颗粒细胞性质可能与其

VP1 基因的突变有关。

其他 JCV 脑膜炎临床表现为脑膜炎，JCV 是脑脊液中唯一的病原体。JCV 脑病只有高级皮质功能障碍，而不合并局灶性神经系统功能缺陷的病例。其皮质锥体神经元、灰质与灰白质交界处的星形细胞均被 JCV 感染，同时还伴有坏死。

辅助检查 主要包括病理和影像学检查。

病理 主要涉及以下内容。

经典型 PML cPML 特征性组织学改变为少突胶质细胞的裂解性感染，表现为 H-E 染色中肿胀的少突胶质细胞核内存在嗜双色包涵体；经免疫组化或原位杂交处理，可见到少突胶质胞质及核中表达 JCV 蛋白或核酸。上述病变的少突胶质细胞在进展性病灶的边缘最常见。JCV 也可以非裂解形式感染星形细胞，产生染色质浓染的多叶核怪异细胞。cPML 的脱髓鞘程度不一，某些仅表现为髓鞘苍白，另一些则表现为变性，即轴索损害伴有大量吞噬髓鞘碎片的格子细胞出现。后者往往称为"燃尽型"，通常见于生存期较长的艾滋病患者。

炎症型 PML 病理学上，iPML 主要是 CD3$^+$T 细胞、CD4$^+$T 细胞、单核细胞、巨噬细胞、B 细胞及浆细胞在血管周围局灶或弥漫性浸润。

PML 合并免疫重建炎症综合征 多数 PML-IRIS 症状较轻，炎症程度有限。典型的病理组织学改变为脑灰质与脑白质内细胞数量增多，合并胶质增生、巨噬细胞浸润及轻微的血管周围炎。

JCV 小脑颗粒细胞神经元神经病 尽管 cPML 及 iPML 患者均常有小脑中脚、脑桥和（或）小脑半球等后颅凹结构受累，JCV

小脑颗粒细胞神经元神经病（JCV granular cell neuronopathy，JCVGCN）却是一类单独的疾病类型，以 JCV 感染小脑颗粒细胞，而少突胶质细胞不受累为特征。

影像学检查 主要涉及以下几种类型。

经典型 PML cPML 炎症反应通常很轻微，出血亦少见。CT 上通常表现为孤立或多个低密度非强化病变；MRI 中，病灶在 T$_1$WI 呈低信号，T$_2$WI 及 FLAIR 像呈高信号，无强化或水肿。

炎症型 PML MRI 上，病灶除了表现为 T$_1$ 像低信号，T$_2$ 及 FLAIR 像高信号外，还可见到由于血脑屏障破坏导致的病灶周边强化及血管源性脑水肿。

PML 合并免疫重建炎症综合征 由于仅约 56% 的患者 MRI 检查会出现病灶强化这一 PML-IRIS 进展的特征性改变，因此，出现非强化 PML 病灶，特别是临床症状恶化时不能排除 PML-IRIS。

JCV 小脑颗粒细胞神经元神经病 该病早期影像学表现无异常，但是到了晚期可有孤立性小脑萎缩并出现 T$_2$WI 高信号。

诊断与鉴别诊断 PML 的确诊依赖病理组织学证据。如不能行脑活检，确诊 PML 必须具备以下三点：①持续存在的典型 PML 临床症状。②脑脊液 JCV-DNA 阳性。③典型的 PML 影像学表现。血及尿中检测到 JCV 无诊断价值。HAART 应用前，聚合酶链反应法检测脑脊液 JCV-DNA 的敏感性为 72%～92%，目前降至 58%。因此在后 HAART 时代，影像学在 PML 诊断中的作用日益凸显。如果只有典型 PML 影像学及临床表现而无 JCV 存在证据，则应拟诊 PML。

PML 需与艾滋病痴呆综合征、多发性硬化、急性播散性脑脊髓

炎、抗 N-甲基-D-天冬氨酸受体脑炎、肾上腺脑白质营养不良症、异染性脑白质营养不良症、多发性皮质下梗死、伴皮质下梗死和白质脑病的常染色体显性遗传性脑动脉病、中枢神经系统血管炎等鉴别。病变多局限于皮质下 U 型纤维区域，深部及脑室周围白质较少受累是 cPML 的特征性表现，常用于与艾滋病脑病以及其他脑白质病的鉴别。

治疗和预后 目前临床对 JCV 感染仍无特异性治疗手段。对合并艾滋病患者，HAART 是最佳选择。HAART 出现前，艾滋病并发 PML 患者的一年生存率为 0～30%，目前上升为 38%～62%。

（王佳伟）

yàjíxìng yìnghuàxìng quánnǎoyán

亚急性硬化性全脑炎（subacute sclerosing pancephalitis，SSPE）

缺损型麻疹病毒慢性持续感染引起的以大脑白质和灰质损害为主的全脑炎为特征的致命性中枢神经系统退变性疾病。又称麻疹脑炎。该病罕见，是麻疹的神经系统并发症，常见于 10 岁以下儿童，发病率为麻疹患儿的 1/1000。一般认为麻疹病情严重程度与是否并发脑炎并不相关。1934 年，道森（Dawson）首先报道该病。1969 年，从脑组织中分离到麻疹病毒。患麻疹后数月至数年（通常数年），表现为致命性神经系统（大脑）紊乱，伴典型的智力损害，阵发性肌痉挛和癫痫。

发病机制 麻疹病毒属副黏病毒科，麻疹病毒属，为单链 RNA 病毒，呈多形性，直径 120～270nm，外面有囊膜，内有核衣壳，呈螺旋形。人是麻疹病毒的唯一宿主，病毒适宜 pH 5～10，乙醚、氯仿等能使其灭活，增加湿度能加速灭活，37℃

环境 2 小时病毒灭活。麻疹病毒颗粒至少有 6 种结构蛋白，其中 3 种位于包膜中。包膜结构蛋白中，1 种基质（M）蛋白，在蛋白颗粒包装上有重要作用；另两种是糖蛋白突起：血液凝集素（H）蛋白调节病毒对细胞的吸附，融合（F）蛋白调节细胞融合和病毒进入细胞。病毒一旦进入呼吸道上皮细胞即开始复制。这个过程造成易感细胞损害或破坏，启动细胞融合并形成合胞体，细胞骨架蛋白破裂，染色体瓦解，并且出现核内或胞质内包涵体。出疹时可检测到特异性抗体，在病毒复制的皮肤和黏膜损害区发现效应淋巴细胞。

该病发病机制尚未充分阐明。推测其分子发病机制可能是最初的麻疹病毒在体内增殖过程中发生变异或感染的是有缺陷的麻疹病毒，特别是麻疹病毒基质（M）蛋白的缺失及功能缺陷，故不能被清除。也可能是机体对麻疹病毒的免疫反应有缺陷，致使麻疹病毒感染中枢神经系统后长期潜伏，在某种条件下发病。因此，亚急性硬化性全脑炎发病可能与病毒的特点及宿主的免疫状态有关。

临床表现 麻疹脑炎的临床特征一般取决于病毒的侵入部位。神经系统体征和症状通常在出疹后 4~6 天内出现，已下降的体温可再次升高，出现意识障碍，如嗜睡、木僵，甚至昏迷。大多数患儿 3~4 天后病情好转。病情严重者可有呼吸紊乱、视盘水肿和各种局限性体征，如偏瘫、失语和共济失调等。脑膜亦可受累，造成颈强直和凯尔尼格（Kernig）征和布鲁津斯基（Brudzinski）征阳性。某些病例出现脊髓受累，表现为横贯性或弥漫性脊髓炎，

临床特征可以极似脊髓前角灰质炎。

根据病情演变大致可分为 4 期及 2 种类型。可分为亚急性发病型及暴发型，中国大陆报道的病例以亚急性发病为主。①第 1 期：为行为与精神障碍期，以健忘、学习成绩下降、情绪不稳、人格改变及行为异常为主要表现。这期患者因起病和进展隐匿而易被忽略或常被误诊为精神障碍，此期约经数周至数月。②第 2 期：为运动障碍期，主要表现为严重的进行性智力减退，伴广泛的肌阵挛、共济失调、癫痫发作及进行性脉络膜视网膜炎导致的视力障碍，此期持续 1~3 个月。③第 3 期：为昏迷、角弓反张期，出现肢体肌强直，腱反射亢进，巴宾斯基（Babinski）征阳性，去皮质或去大脑强直，可有角弓反张，最后渐进昏迷，常伴有自主神经功能障碍，此期可历时数月。④第 4 期：为终末期，大脑皮质功能完全丧失，眼球浮动，肌张力低下，肌阵挛消失，患者最终死于合并感染或循环衰竭。总病程多为 1~3 年。

辅助检查 包括以下内容。

病理 肉眼观可见弥漫性脑萎缩，触之可感到过分坚硬。镜检显示皮质与白质内血管周围淋巴细胞、巨噬细胞和浆细胞呈袖套状浸润。大脑灰质呈不同程度的神经细胞脱失。白质及白质深层有斑片状脱髓鞘和神经胶质增生，神经元和神经胶质细胞核及胞质内可见嗜酸性包涵体考德里 A（Cowdry A）和考德里 B（Cowdry B）包涵体。电镜检查显示包涵体是由与副黏病毒的核衣壳相似的空心小管组成。荧光抗体染色显示麻疹病毒阳性。急性期或病程较短者包涵体较常见，较慢

性病例可见较多的白质髓鞘脱失。

血常规检查 麻疹前驱期周围血象中白细胞减少，白细胞增多时则提示重叠感染或存在其他并发症。淋巴细胞计数严重减少（$<0.2×10^9/L$）时常常预示预后不良。

病原学检查 在前驱期和出疹早期，可以在痰、鼻分泌物和尿液标本染色中发现多核巨细胞，并且将相同标本接种在适当的细胞培养中可能分离出麻疹病毒。在受感染的呼吸道和泌尿道上皮细胞中通过荧光抗体染色可能检测到麻疹病毒抗原。

脑脊液检查 压力常正常，细胞和蛋白质正常或轻度升高，大多数病例免疫球蛋白增高，尤其是 γ 球蛋白增高，寡克隆 IgG 带阳性。血清学试验可以利用恢复期 IgG 等抗体升高和出现 IgM 抗体来诊断该病。补体结合试验、免疫酶试验、免疫荧光试验和血凝抑制试验可以从血清学上确诊麻疹病毒感染，聚合酶链反应技术检测脑脊液中麻疹病毒 RNA，有诊断意义。

脑电图检查 示特征性改变，在低平的背景电活动间隔 4~8 秒，周期性出现频率为 2~3Hz 的高波幅慢波和尖慢波，持续 0.5~2 秒，双侧大致对称，顶枕部最明显，常与临床肌阵挛同步出现。病程的不同时期脑电图有不同特点：第 1 期可正常或仅出现非特异性慢波增多，第 2 期出现特征性改变，即周期性高幅慢波，第 3 期为背景活动失节律和高波幅慢波，第 4 期脑电活动进一步恶化，节律更差，波幅下降。

影像学检查 头颅 CT 检查，疾病早期可无阳性发现，随着疾病发展，可显示皮质萎缩、脑室扩大及局灶性或多发性白质低密

定的免疫力，可消灭部分虫体，未被消灭的病原可潜隐存在于脑部、眼部，形成包囊。当宿主免疫力低下时，包囊破裂，释逸出缓殖子，进入另一些细胞进行分裂生殖，形成新的播散。在宿主感染弓形虫后，T 及 B 淋巴细胞功能受抑制。急性期有高浓度的循环抗原，但因缺乏相应抗体，且特异性抗体保护作用有限，滴度高度不具绝对临床意义，仍可再感染。T 细胞亚群变化明显，CD4/CD8 淋巴细胞倒置，其正向转化过程与临床恢复过程一致。自然杀伤细胞活性先增强后抑制，但并无明显免疫保护作用。研究发现 γ 干扰素、白介素（interleukin，IL）－1、IL-2、肿瘤坏死因子－α 均有保护宿主抗弓形虫作用，IL-4 表达水平有区别不同感染阶段的参考价值。

弓形虫的特定基因型对人体致病力有关。人类弓形虫株基因型有三型，Ⅰ型多见于先天性弓形虫病，Ⅱ型见于一般弓形虫病包括获得性免疫缺陷综合征（简称艾滋病）患者，Ⅲ型见于动物。免疫遗传控制的研究提示其发病与组织相容性复合体有关，现已证明在艾滋病患者中，弓形虫病与人类白细胞抗原 DQ3 相关联。弓形虫侵入宿主造成弓形虫血症，播散到全身器官和组织，在细胞内迅速裂殖，引起坏死性病变与迟发变态反应，形成肉芽肿样炎症，多沿小血管壁发展，引起栓塞性病变。在中枢神经系统，可见脑部散在多发性皮质梗死性坏死、血管内膜炎、血管周围淋巴细胞浸润出现炎性改变，小胶质细胞增生可形成结节。弓形虫死后形成钙化灶。炎症和坏死主要见于脑室旁、深部脑白质和导水管相邻区域。小血管壁和坏死灶内可出现钙化。坏死组织碎屑脱落或导水管壁发生病变可引起脑积水。

临床表现　该病临床表现隐匿复杂，隐匿感染较常见，一般分为先天性和后天性两种。

先天性　30%～40%的感染弓形虫母亲经胎盘传染给胎儿，引起神经系统和眼部症状。①全身症状：表现为发热、皮疹、肺炎、肝脾肿大、黄疸和消化道症状等。②神经系统病损：病变位于脑部，表现为智力障碍、脑发育不全、小脑畸形、脑积水、脊柱裂和脊膜脊髓膨出等，可见脑膜脑炎，严重者昏迷、瘫痪或角弓反张。③眼部病损：常表现为双侧视网膜脉络膜炎、白内障、视神经炎、视神经萎缩和眼组织缺损等。

后天性　①淋巴结肿大是突出表现，发病后 1～3 周有症状患者约 20% 淋巴结肿大，见于任何部位，颈部多见，无粘连及自发性疼痛，近 30% 的患者出现全身淋巴结肿大及脾大。②20%～40% 的患者有低热、头痛、腹痛、皮疹或肝脾大，高热或长期发热。③多亚急性起病，表现为头痛、癫痫发作、精神异常和局灶性神经体征，严重时出现昏迷。见于免疫功能低下或 T 细胞缺陷患者如艾滋病感染。

辅助检查　包括以下几项。

脑脊液检查　可见单个核细胞计数增多，蛋白轻至中度增多，糖和氯化物正常。

免疫学检查　临床常采用血清学及脑脊液检测特异性抗体。

病原学检查　可用显微镜直接镜检，查找弓形虫滋养体、包囊，分离弓形虫。弓形虫感染的潜伏期包囊可同时存在于星形细胞和神经元内，而在弓形虫感染的激活期其病原复制主要于星形细胞内。

影像学检查　头颅 CT 平扫，表现为脑实质内环形、线样、结节样增强。头颅 MRI，T_1WI 病灶表现为边界不清、低信号区，T_2WI 表现为高或等信号区，周围环绕有高信号水肿区，增强扫描 T_1 加权像不规则结节状环状增强，可见占位效应。头颅 MRI，对于明确脑弓形虫病和评估疗效有较高的准确性，其影像学及临床表现均在特异性治疗一周后迅速改善，并在第二周后处于相对稳定的状态。三者之间存在着近似线性的关系。特别是 T_2WI 高信号表明脑组织坏死，等信号表明脑组织脓肿，而由高信号向等信号的转变证实对抗弓形虫治疗有效。

诊断　根据流行病学史、临床表现、免疫学和病原学检查可明确诊断。最终确诊须在病理切片上找到弓形虫包囊。

治疗　该病病死率较高，一旦疑似该病即应实行抗弓形虫治疗，传统药物治疗包括磺胺类、乙胺嘧啶、螺旋霉素、林克霉素等，多需联合用药才可显示其抗弓形虫（杀灭速殖子）作用，但存在疗程长、副反应较多，不能消灭包囊，复发率高不能根治等问题。复方新诺明为儿童及成人的首选用药；磺胺嘧啶需与乙胺嘧啶同服；螺旋霉素多用于孕妇。阿奇霉素治疗弓形虫病，不仅对速殖子疗效肯定，且对包囊有一定杀灭作用，与使用磺胺嘧啶和克林霉素治疗的疗效相似。对于血清学检验阴性的患者，在有足够的预防措施或对第 2 周的治疗无效或影像学不排除其他疾病的情况下，应尽快行活检术已成为一种安全有效的手段。

预后　取决于宿主受累的器官及免疫状态，先天性弓形虫病如未经有效治疗，常半数不能生下健康儿（或出生后陆续发病）。成人多器官累及者，有相当高的病死率。

（胡学强）

脑包虫病

nǎo bāochóngbìng

脑包虫病（cerebral hydatidosis）细粒棘球绦虫的幼虫（棘球蚴或包虫）侵入脑内形成囊肿导致的颅内感染性疾病。又称脑棘球蚴病。

棘球蚴病是一种严重危害人畜健康的人兽共患寄生虫病，呈全球分布。中国有细粒棘球绦虫的幼虫引起的囊型包虫病和多房棘球绦虫的续绦期幼虫引起的泡型包虫病两种。在人体组织中的主要寄生部位是肝脏，引起颅内感染的主要是细粒棘球绦虫，其他棘球属极少感染人类的中枢神经系统。该病见于畜牧地区，在中国主要见于内蒙古、新疆、西藏、陕西、四川西部等地，为散发病例，约占棘球蚴病的2%。任何年龄均可发病，农村儿童多见。

病因与发病机制 细粒棘球绦虫寄生于狗的小肠内，狗是最终宿主。羊和牛是最常见的中间宿主，其他的中间宿主有人、马、猪等。狗的粪便中排出的虫卵污染饮食和水源，人类误食被细粒棘球绦虫卵感染的食物而患病。虫卵在人十二指肠腔内孵化成六钩蚴，穿入肠壁末梢静脉，进入门静脉，随血流至肝、肺、脑等，寄生在这些脏器，数月后发育成为包虫囊肿。

分型 可分为脑内原发性棘球蚴（原发型）、脑内继发性棘球蚴（继发型）和脊髓棘球蚴（脊髓型）。

原发型 通常是单个、圆形、单房。棘球蚴直径可达10mm。常位于大脑半球内，以顶叶多见，脑底少见，小脑偶见，亦可在硬膜和颅骨之间。由于其个体大，通常位于皮质下仅几毫米，覆盖其上的皮质扁平，并呈浅蓝色。棘球蚴的外表呈特殊的浅灰色软皮样，或微白色半透明包膜。大多数棘球蚴内含与脑脊液相似的无色清亮的棘球蚴液和小的原头蚴和子囊。有少量棘球蚴是不育囊。有些含浑浊液体，或浅黄色液体。如手术时不慎将棘球蚴内的子囊和头节污染了正常的脑组织，则迅速生长成为新的棘球蚴。

镜检见棘球蚴囊壁厚2~3mm，易从周围脑组织中分离。由宿主纤维组织组成的外膜很薄。脑内虽有棘球蚴存在，但周围脑组织的反应很轻，有纤维性神经胶质增生，邻近的血管偶有淋巴细胞浸润。

继发型 可见于两侧大脑和小脑各处。常由心肌包虫囊肿破裂至左心房或左心室，子囊和头节经主动脉、颈内动脉到达颅内，往往为多发。

脊髓型 只占全部病例的0.3%~1%，易长于胸椎的海绵组织中，可导致脊柱骨折或脱位。若长入椎管则压迫脊髓。

临床表现 好发于儿童，无明显性别差异。常见颅内压增高、癫痫发作、局灶性神经功能缺损。病情进展较缓慢，随脑内囊肿增大而逐渐加重。

原发型 多见于儿童。六钩蚴经肝、肺、颈内动脉进入颅内，棘球蚴逐渐增大压迫脑室系统和脑组织，使脑室梗阻出现颅内压增高，出现头痛、恶心、呕吐和视盘水肿；刺激大脑皮质出现癫痫发作；局部脑组织受压破坏，出现局灶性神经功能缺损，如单瘫、偏瘫、偏身感觉障碍、失语等。

继发型 多见于青年人或中年人，较原发型罕见。可分为三期。①棘球蚴破入心内期：由于大量棘球蚴突然进入血液，表现呼吸急促、心悸、心血管功能障碍、变态反应等。②潜入静止期：1~5年，棘球蚴缓慢生长，一般症状很轻。③颅内高压期：棘球蚴不断长大，出现颅内压增高的症状。

脊髓型 六钩蚴在胸椎海绵组织中生长，引起脊柱压迫或脱位，长入椎管则压迫脊髓，出现脊髓压迫症状。

辅助检查 血和脑脊液中可见嗜酸性粒细胞计数增多，囊肿未破裂时可正常。血清包囊虫补体结合实验阳性率60%~90%，包囊虫皮内实验阳性率95%。CT检查可见囊性球形病变，边缘清楚，无脑水肿。MRI检查通常为单一非增强圆形囊肿，信号强度与脑脊液相似。脑血管造影可发现病变区无血管，围绕包虫囊血管明显移位、变直、环绕成球形。

诊断 应综合分析流行病学资料、临床表现及影像学资料等进行诊断。

治疗 包括手术治疗和药物治疗等。

手术治疗 早期外科手术完全摘除囊肿常可根治。因棘球蚴体积一般均较大，手术应严密注意勿弄破囊壁；可在囊壁四周深部用力注水，将棘球蚴漂浮起来予以摘除；或在两层囊壁间注入盐水漂浮幼虫，完整的摘除包虫囊肿（内囊）。

病原治疗 甲苯咪唑可透入包虫囊壁，可杀死包虫生发层细胞，连用3~4周。硫苯咪唑连用6周。阿苯达唑连用30日。吡喹酮：用于不能手术或手术后复发，术前应用可防止或减少原头蚴污染导致继发性感染，连用30日。

对症治疗 有颅内压增高者，

可用降颅内压药物。有癫痫发作者，可用抗癫痫药物。

（胡学强）

nǎo náng chóng bìng

脑囊虫病（cerebral cysticercosis）

猪肉绦虫的幼虫（囊尾蚴）寄生于人脑所致的颅内感染性疾病。是囊虫病（又称猪囊尾蚴病）最为严重的类型。50%～70%囊虫病患者可有中枢神经系统受累。该病是中国较常见的寄生虫病之一，东北、华北、西北、西南等地区发病率较高。

病因与发病机制 人可以是猪肉绦虫的最终宿主，引起肠绦虫病；还可以是其中间宿主，引起囊虫病。虫卵随粪便排出时已经成熟，内含六钩蚴，人误食了含有虫卵的食物，卵壳被十二指肠液消化，六钩蚴溢出钻进肠壁，进入静脉及淋巴管送至全身，发育成囊尾蚴寄生在不同部位，以脑、肌肉、皮下组织常见。有3种传染方式：①内在自身感染。②外源自身感染。③外源异体感染。

囊虫（囊尾蚴）呈卵圆形，乳白色半透明，一般黄豆大小，有一个由囊壁向内翻的头节、囊虫引起组织局部的炎症反应，初期为中性粒细胞及嗜酸性粒细胞浸润，继而以浆细胞和淋巴细胞为主，成纤维细胞增生，幼虫被包裹形成自身囊。由于囊虫的发育过程不一、死亡先后不一，病情常有波动。活囊虫时期通常无临床症状，囊虫退变、死亡后引起明显的炎症反应。

临床表现 囊虫寄生的部位和数目不同以及患者的个体反应差异，脑囊虫临床症状复杂多样。急性期可有发热，全身酸痛，乏力、食欲缺乏等全身症状。根据病变部位和神经系统损害的表现可大致分为以下四型：脑实质型；脑室型；脑膜型；脊髓型。各种类型可合并存在。

头痛是最常见的症状，尤其以脑膜型脑囊虫病患者的头痛更剧烈，可出现恶心、呕吐、视盘水肿等颅内压增高的表现，查体脑膜刺激征阳性；反复发生各种类型的癫痫发作多见于脑实质型的患者，病变弥漫者可有精神异常、智力减退。囊虫侵入脊髓可出现截瘫，二便障碍。

辅助检查 包括以下几项。

常规检查 血象正常，少数患者有嗜酸性粒细胞比例轻度增高，粪便常规可查出虫卵（提示肠绦虫病）。

脑脊液检查 压力可以增高，白细胞计数轻至中度增多，一般为（10～100）×10^6/L，葡萄糖正常或减低，蛋白轻度增高。脑脊液细胞学一般为淋巴细胞性炎症，可见嗜酸性粒细胞比例轻-中度升高，也可见浆细胞等。杀虫治疗中囊虫大量死亡可加重脑脊液反应，引起脑脊液嗜酸性粒细胞显著增多。

免疫学检查 检测血及脑脊液的抗囊虫抗体或者囊虫抗原检测有助于该病的诊断及治疗监测。

影像学检查 头颅CT检查有重要作用，可以发现病变的位置，大小及数目。脑囊虫常位于脑白质及灰质交界区，囊虫不同时期，CT表现不同。存活期表现为低密度灶，边界清楚，囊虫头节为点状高密度灶；退变期表现为病灶边界不清，脑水肿明显，增强后出现病灶环形强化无头节强化；钙化期出现钙化灶，增强无强化。头颅MRI较CT的分辨率更高，能很好地显示脑实质、蛛网膜下腔及脑室的囊虫。

诊断与鉴别诊断 该病的确诊主要依据临床表现、流行病学资料、神经影像学、脑脊液检查及免疫学检查。

需要与以下疾病相鉴别。①脑膜炎：脑囊虫病引起的脑膜炎需要与结核、病毒性脑膜炎等相鉴别，神经影像学、囊虫抗体检测和细菌学检查等有助于鉴别。②脑肿瘤：特别是脑部的转移肿瘤，多见于中老年，进行性加重，有颅内压增高，偏瘫等体征。转移肿瘤头部MRI显示病灶大小不一，不规则形状，环形强化，周围水肿明显。

治疗 包括病原治疗和手术治疗。

病原治疗 常用药物有吡喹酮和阿苯哒唑。吡喹酮的成年人总剂量为300mg/kg，阿苯哒唑的成年人总剂量为300mg/kg，均建议从小剂量开始逐渐加量。根据脑内的囊虫数量和治疗反应，一般需要2～4个疗程。在病原治疗中，死亡的囊虫可引起严重的炎症和水肿，颅内压可显著升高，需要注意临床观察，可予以糖皮质激素和脱水剂等。药物杀虫治疗前还应请眼科会诊，排除眼部囊虫。

手术治疗 脑室内的囊虫可手术摘除。

预后 一般，多数经病原治疗可痊愈。脑室内的囊虫如能手术摘除，预后良好。弥漫性脑囊虫伴痴呆或精神障碍者预后不良。

预防 加强生猪肉的卫生管理，禁止销售、加工和食用患病猪肉——"米猪肉"。向群众宣传预防知识。彻底治疗绦虫病患者，也可以避免自身感染和预防他人感染。

（关鸿志）

GuǎngZhōuguǎnyuánxiànchóngbìng

广州管圆线虫病（angiostrongyliasis cantonensis）

广州管圆线虫寄生于人体产生的以急性脑膜

炎为主要表现的感染性疾病。其特点是脑脊液中嗜酸性粒细胞显著升高。嗜酸性粒细胞性脑膜炎与广州管圆线虫病几乎是等义语。该病在东南亚和中国东南沿海地区比较常见。1933 年中国陈心陶首先在广州鼠肺内发现广州管圆线虫并命名。1945 年中国台湾报告了脑脊液中检获广州管圆线虫幼虫的病例。1997 年浙江省温州市、2002 年福建省长乐市以及 2006 年北京市等地方均发生过群体感染事件。

病因与发病机制 广州管圆线虫寄生于家鼠肺动脉内，主要的中间宿主为淡水螺类，在中国主要为褐云玛瑙螺和"福寿螺"等。"福寿螺"又名亚马逊河螺，原为供人工养殖的引进物种，现在中国南方野外田间大量繁殖。广州管圆线虫成虫寄生于终宿主鼠类的肺动脉内，虫卵产出后在肺部毛细血管内孵出 I 期幼虫，幼虫排出体外，在螺类等软体动物体内发育成 III 期幼虫，鼠类等终宿主吞食软体动物后，III 期幼虫经其消化道进入血液循环，进入肝、心和中枢神经系统，最终经静脉回到肺动脉，发育为成虫。人类是偶然宿主，可发生在喜食淡水生鲜的"美食者"和流行区旅行者，多因食用含有此期幼虫的淡水螺等而感染。在流行区食入被污染的生蔬菜和果蔬汁等也可患病。在非流行区（其自然环境中未发现自然宿主动物）的感染途径常为食入了来自流行区的污染食物。广州管圆线虫幼虫在人体内移行，一般不能发育成虫。幼虫侵犯中枢神经系统，累及脑膜、脑和脊髓实质。幼虫移行和死亡虫体引起组织损伤及炎症反应，大量嗜酸性粒细胞浸润，也可形成肉芽肿。

临床表现 该病一般急性起病，患者表现为发热，常有所谓的"三痛"症状，即头痛、肌肉痛和皮肤刺痛。头痛常较剧烈且持续不缓解。可见颈抵抗、凯尔尼格（Kernig）征阳性等脑膜刺激征和恶心、呕吐、视盘水肿等颅内压增高的表现。可有脑或脊髓实质局灶性损害的表现，出现肢体瘫痪和病理征。脑神经也可受累，如面神经麻痹、眼球运动神经麻痹、听力障碍等。可有肢体痛性感觉异常或枕大神经痛样的症状。还可有其他系统损害的表现，如咳嗽等。

辅助检查 包括以下几项。

影像学检查 头颅 MRI 增强可见软脑膜的弥漫强化，提示脑膜炎；实质损害时可见脑和脊髓内的点片长 T_1 长 T_2 信号，有时可见线样的异常信号，被认为可能为虫体移行的隧道和周围组织水肿。部分病例胸片和（或）胸部 CT 发现肺部斑片影。

脑脊液检查 急性期患者的脑脊液改变明显，压力升高，蛋白升高，糖减低也较常见，白细胞计数中度增多，脑脊液细胞学可见嗜酸性粒细胞比例显著升高，常达 50%以上。周围血一般也有嗜酸性粒细胞比例升高，对诊断有重要意义。

病原学检查 极少数病例脑脊液中可检到广州管圆线虫。

免疫学检查 血和脑脊液抗广州管圆线虫抗体检测阳性具有确诊意义。

诊断与鉴别诊断 该病的确诊主要依据临床特征、脑脊液细胞学检查和血清学抗体检查。急性脑膜炎且脑脊液细胞学嗜酸性粒细胞比例 ≥50%可拟诊广州管圆线虫病。确诊需要血清抗体阳性。临床流行病学调查对确诊有

重要意义，如北京 2006 年群发病例的确诊主要依靠临床流行病学调查——从输入北京市的"福寿螺"中检出了虫体。

需要与以下疾病相鉴别。①脑囊虫病：最常见脑寄生虫病之一，目前新发病例已少。其中脑膜型脑囊虫病主要临床表现为慢性或亚急性起病的脑膜刺激症状和颅内压增高，影像学可见脑膜表面的多发囊性结节。脑脊液细胞学可见嗜酸性粒细胞计数轻度或中度增多，而嗜酸性粒细胞显著增多可见于杀虫治疗中。抗囊虫抗体或抗原检测有助于确诊。②嗜酸性粒细胞增多症：造血系统增殖性疾病，周围血嗜酸性粒细胞计数显著增多，全身症状突出，累及中枢神经系统者罕见，以多发或弥漫性脑实质损害为主，脑脊液嗜酸性粒细胞计数正常或轻度增多，脑脊液嗜酸性粒细胞比例低于周围血，确诊依靠骨髓穿刺等。③嗜酸性粒细胞性脊髓炎：病因不明，可能为变态反应性炎症，表现为急性单相病程的脊髓局灶性损害，脑脊液嗜酸性粒细胞计数轻度或中度增多，用糖皮质激素治疗有效，预后良好。

治疗 糖皮质激素可有效缓解症状，降低脑脊液和周围血的嗜酸性粒细胞比例。阿苯哒唑杀虫治疗可缩短病程。可用阿苯哒唑与糖皮质激素的联合治疗方案。

预后 该病一般预后良好。

(关鸿志)

nǎo liètóuyòubìng

脑裂头蚴病（cerebral sparganosis） 曼氏迭宫绦虫幼虫寄生于脑组织引起的颅内感染性疾病。各年龄组人群均可感染，但以 10~30 岁的儿童及青壮年的感染率高。幼虫可在人体存活 12 年，甚至长达 30 年。该病呈全球分

布，但多见于越南、泰国、菲律宾、马来西亚、印尼、朝鲜、日本等亚洲国家，欧美洲国家、澳大利亚及非洲国家也有该病的报告。该病在中国分布也较广，已有 20 个省市区有病例报告，它们是吉林、广东、四川、浙江、福建、湖南、海南、广西、江苏、云南、贵州、湖北、江西、新疆、安徽、辽宁、河南、上海、河北、台湾等省市区。

病因与发病机制　传染源主要为感染该虫的猫、犬。传播途径主要是蛙肉贴敷伤口或脓肿，以及进食未熟的蛙肉、蛇肉、鸡肉或猪肉。曼氏迭宫绦虫是犬和猫常见的肠道寄生虫，成虫寄生于猫、犬等终宿主动物的小肠内。其生活始中需要 3~4 个宿主。第一中间宿主是剑水蚤，第二中间宿主主要是蛙，蛇、鸟类和猪等多种脊椎动物可作为其转续宿主。虫卵自孕节的子宫孔产出，随宿主粪便排出体外。虫卵在水中经 7~15 天的发育后，孵出钩球蚴，外被一层具有纤毛的胚膜，内为六钩蚴。钩球蚴在水中游泳，如被第一中间宿主剑水蚤吞食后，在其血腔中发育成原尾蚴，此时如为第二中间宿主蝌蚪吞食后，逐渐发育成为实尾蚴或裂头蚴。当受感染的蝌蚪发育为成蛙，或被其他蛙、蛇、鸡、猪或人等转续宿吃食后，裂头蚴即进入其肌肉、皮下、腹腔、脑部等组织寄生。当其为终宿主猫或犬吞食后，即可在其小肠内发育为成虫。

虫体在人体寄生部位因感染方式而异。以蛙肉敷伤口时，蛙肉中的裂头蚴即钻入皮下形成皮下裂头蚴病。因进食带裂头蚴的蛙肉等而受感染，裂头蚴在肠道内穿过肠壁而进入腹腔并移行至全身组织如眼、胸腹壁、脊髓、脑部等处。如裂头蚴停留时间较久，则幼虫可为一层薄的结缔组织所包围，并形成囊壁。

临床表现　该病的潜伏期因感染方式不同而异，直接侵入而引起的感染可短至 6~11 天，经胃肠道感染者可长达 1 至数年。

临床表现可因寄生部位不同而异。脑裂头蚴病较少见，症状较重，根据受累部位不同可表现为进行性头痛、癫痫发作、意识障碍、局灶性神经功能缺损如偏瘫、失语、构音障碍等，极类似脑瘤的征象，如不及时治疗可能导致死亡。

辅助检查　包括以下几项。

血常规检查　患者末梢嗜酸性粒细胞数常可轻度增多，达 15% 左右。

病原学检查　偶有在人体肠道内发育为成虫，则在患者粪便中找到虫卵或节片；患者皮下结节或包块活检对该病的确诊具有重要价值。

影像学检查　头颅 CT 及 MRI 扫描对脑裂头蚴病的诊断具有重要意义。CT 扫描呈低密度病灶伴小点状钙化，MRI 呈 T_1 略低信号，T_2 高信号病灶，造影后显示环形、串珠状增强或扭曲的线条状增强。随访 MRI 可见病灶形态和部位的改变。

免疫学检查　血清免疫学检查对诊断也有一定的价值。

病理　其基本病理改变为嗜酸性粒细胞性肉芽肿。包块与周围组织分界不清，切面呈灰白色或灰红色，内有豆腐渣样渗出物，其中有出血区及不规则裂隙或腔穴，裂头蚴贯穿其中。镜下所见病灶为炎性肉芽肿，其中心为坏死组织形成的腔穴，周围有中性粒细胞、嗜酸性粒细胞、淋巴细胞、单核细胞及浆细胞浸润。在坏死区尚可见到少量夏科雷登晶体。腔道壁为增生的组织细胞和上皮样细胞呈栅栏状排列，偶可见多核异物巨细胞。腔内有裂头蚴 1~2 条。

诊断与鉴别诊断　其诊断主要依据患者有进食未熟的蛙肉、蛇肉、猪肉、鸡肉史以及临床表现，血常规、皮下结节活检、头颅 CT 等辅助检查。

需与脑型并殖吸虫病、脑型囊尾蚴病、脑瘤等相鉴别。

治疗　包括病原治疗、辅助治疗和手术治疗。

病原治疗　该病的主要治疗措施，吡喹酮是首选药物。

辅助治疗　病原治疗开始的同时，应用大剂量糖皮质激素，此外根据颅内压情况给予甘露醇治疗，这样可大大降低虫体被药物杀死后所出现的反应。

手术治疗　对有手术指征的患者可取出虫体并行周边病灶切除术。

预后　如能早期治疗，该病预后良好，如诊断及治疗不及时，则预后极差。

预防　不用蛙肉贴敷伤口，不吃未熟的蛙肉、蛇肉、猪肉、鸡肉，不喝生水，普查及治疗病猫、病犬。

(胡学强)

nǎoxíng fèixīchóngbìng

脑型肺吸虫病（cerebral paragonimiasis）　卫氏并殖吸虫、斯氏狸殖吸虫侵入人脑所致的颅内感染性疾病。一般多见于严重的并殖吸虫（又称肺吸虫）感染者。人群对脑型肺吸虫病普遍易感，中国的东北三省和山东、江浙地区以卫氏并殖吸虫感染为主，山西、陕西、四川、贵州、湖南、湖北、河南、江西则以斯氏狸殖吸虫感染为主。该病一般经生食或半生食溪蟹、蝲蛄而传播，生食含囊蚴的溪水也可感染。

病因与发病机制　其中枢神经系统损害主要是成虫或童虫移行所致。严重感染者虫体可循纵隔而上，由颈动脉上升，经破裂孔进入颅内，虫体多自颞叶或枕叶底部侵入大脑，以后也可侵犯白质，累及内囊、基底核、侧脑室，偶尔侵犯小脑。

临床表现　儿童及青少年多见，常为一次或连续多次吞入大量囊蚴者。由于病变范围多变，症状常视其侵犯脑组织的部位和病理改变的程度而定，以头痛、癫痫及运动神经障碍较为常见，其临床表现有以下几方面：①颅内压增高症状：头痛、呕吐、视力减退、视盘水肿等，多见于早期患者。②全身症状：畏寒、发热、乏力、盗汗、消瘦和皮疹等，肺部病变可导致咳嗽、咳铁锈色痰、气促、胸痛和呼吸困难等，腹部受累导致腹痛、腹泻等。③刺激性症状：癫痫、头痛、视幻觉、肢体异常感觉等，多因病变接近皮质所致。④脑组织破坏症状：瘫痪、感觉消失、失语、偏盲共济失调等。⑤脊髓受损症状：出现截瘫、肢体麻木、单侧或双侧肢体感觉障碍等。⑥精神症状：晚期患者出现智力障碍、痴呆和其他人格、行为异常。

辅助检查　包括以下几项。

病理　肺吸虫在脑内寄生部位，颞叶最多，枕叶和顶叶次之，额叶和小脑等少见。有时额叶和小脑虫体穿入侧脑室或第四脑室，侵入对侧大脑半球。邻近脑膜呈炎性粘连和增厚，脑实质内出现互相沟通的多房性小囊肿，呈隧道式破坏。镜下可见病灶内组织坏死和出血，坏死区见多数虫体或虫卵。

其病理过程分为三期：①浸润期或组织破坏期：虫体脑内移行造成机械破坏及出血，尚可因毒素刺激产生脑膜炎、脑炎，有时还可形成边界不清的肉芽肿。②囊肿或脓肿期：被虫体破坏的脑组织逐渐产生反应，在肉芽肿周围形成包膜其中心坏死液化形成青灰色或特殊棕灰色的黏稠液体，内可有虫体和虫卵。③纤维瘢痕期：此期虫体已死亡或移行至他处，囊液被吸收，肉芽组织纤维化或钙化，受累的皮质或皮质下结构萎缩脑沟和脑室扩大。

血常规检查　急性期白细胞可达$40×10^9/L$，嗜酸性粒细胞计数常增加，常伴随贫血。

脑脊液检查　急性期可见多形核细胞增多，慢性期淋巴细胞增多。

病原学和免疫学检查　痰液和粪便查到虫卵、血清学及皮肤试验阳性。

影像学检查　CT可见脑室扩大和伴有钙化的包块。

诊断　首先确定患肺吸虫病，根据流行病学资料如流行病区、生吃食溪蟹、蝲蛄，咳铁锈色痰等肺部症状，痰、粪便和胃液中检测出肺吸虫卵，结合脑部症状和影像学检查可诊断。

治疗　主要为病原治疗和手术治疗。

病原治疗　急性和亚急性脑膜脑炎患者可用吡喹酮或硫氯酚治疗。

手术治疗　有明显压迫症状，且病变不属于萎缩型者可采用手术治疗。手术可采用减压术。当病灶局限、形成脓肿或囊肿时也可切除病灶，术中应尽量去除成虫阻止更多的神经组织受损。若病灶与脊髓有粘连时以不损伤脊髓为原则。

（胡学强）

nǎoxíng xuèxīchóngbìng

脑型血吸虫病（cerebral schistosomiasis）　血吸虫卵在脑组织中沉积所致虫卵性肉芽肿和炎性反应的颅内感染性疾病。占血吸虫病患者的2%～4%。一般认为是血吸虫先寄生在人体门脉系统，后迁移到脑组织所致。寄生在人体内的血吸虫有六种，包括日本血吸虫、埃及血吸虫、曼氏血吸虫、间插血吸虫、湄公血吸虫、马来血吸虫。中国感染的大多是日本血吸虫，主要分布在长江流域及以南的江苏、浙江、福建、安徽、江西、上海、湖南、湖北、广东、广西、四川、重庆及云南等13个省、市、自治区。台湾省虽有日本血吸虫的动物感染，但尚未见有人体感染的病例报道。新中国成立后，血吸虫病在中国曾得到基本的控制，但近年来发病又有所增长。

病因与发病机制　血吸虫成熟尾蚴自钉螺体内逸出后，在水中游动，当人体皮肤在水中与尾蚴接触时，其透过皮肤进入循环。虫卵是血吸虫的主要致病阶段。成熟卵内毛蚴分泌的蛋白水解酶和糖蛋白等可溶性虫卵抗原可从卵壳微孔渗出。在其刺激下，机体的T细胞产生淋巴因子，吸引嗜酸性粒细胞、浆细胞聚集在虫卵周围，并同时形成虫卵肉芽肿，早期伴有虫卵周围组织的坏死，形成嗜酸性脓肿。随着卵内毛蚴的死亡和组织修复，坏死物质逐步地吸收，纤维组织增生，最后引起纤维化。重感染者，门静脉周围可出现广泛的纤维化，在肝的切面上，围绕在门静脉周围可见白色长纤维束从不同角度插入肝内，此称干线型肝硬化。由于窦前静脉的广泛阻塞，常导致门脉高压，出现肝、脾肿大及腹壁、食管-胃底静脉曲张，甚至发生上消化道出血及腹腔积液等症状，此称肝脾性血吸虫病。肠壁肉芽肿纤维化还可导致肠狭窄、肠息肉等。严重感染时，还可有异位损害，此多见于肺，其次是脑及胃等器官组织。

临床表现　临床上可分为急性和慢性两型，均多见于年轻人。

急性型　多在感染后6个月左右发病，可有以下几种主要的表现：①脑膜脑炎症状：发热、意识障碍、头痛、抽搐、尿失禁、瘫痪、四肢反射亢进、精神异常及锥体束征等。脑脊液检查正常或蛋白与白细胞轻度增高，而随着患者体温下降，症状可以有所缓解。②脊髓病变症状：主要见于曼氏血吸虫病，引起横贯性脊髓炎，表现为急性截瘫，感觉障碍和膀胱直肠功能障碍。脑脊液检查可见淋巴细胞与蛋白增多，对成虫或虫卵抗体的免疫学试验可呈阳性反应。脊髓型患者如能及早诊断与治疗可逐渐恢复，但长期受压迫引起缺血性脊髓损害，则不易恢复。③周围神经炎症状：受损神经支配范围内的感觉、运动功能异常，多发性或单一性，对称性或非对称性，常合并全身的症状。

慢性型　多见于慢性早期血吸虫病患者，主要症状为癫痫发作，以局限性癫痫多见，也有患者以颅内压增高伴定位体征为主要表现。当虫卵引起脑部动脉栓塞等病变时尚可出现突然的偏瘫和失语。此型患者多无发热。头颅CT扫描显示病灶常位于顶叶，亦可见于枕叶，为单侧多发性高密度结节影，其周围有脑水肿，甚至压迫侧脑室，使之变形。脑血吸虫病患者的内脏病变一般不明显，粪便检查可找到虫卵，血清免疫学检查有阳性发现。

辅助检查　包括以下几项。

病理　血吸虫卵经体循环、脊椎静脉系统或颅内静脉窦进入颅内，引起特异性与非特异性两种不同的脑组织病理改变。特异性病变为虫卵沉积处，如软脑膜、脑皮质、浅层脑白质的虫卵肉芽肿、瘢痕结节及假结核结节，病灶内有浆细胞浸润，病灶为毛细血管网包绕。非特异性病变为邻近病灶处的胶质细胞。

血常规检查　急性期可有白细胞计数增多，嗜酸性粒细胞比例一般占20%~40%，晚期患者脾功能亢进导致白细胞及血小板计数均减少，并有不同程度的贫血，但嗜酸性粒细胞计数增多不明显。

病原学检查　粪便涂片检查虽然简单易行，但除重度感染有腹泻的患者外，虫卵检出率不高。

免疫学检查　包括皮内试验以及检测成虫、童虫、尾蚴与虫卵抗体的血清免疫学试验，如虫卵沉淀试验、间接荧光抗体试验、尾蚴膜试验、酶联免疫吸附试验等。

影像学检查　无特征性表现。头颅CT或MRI检查，平扫在急性期主要表现为脑水肿，于脑实质内可见大小不一、程度不等的低密度水肿区，边界模糊，造影后病灶有强化。

诊断　首先确定是否患过日本血吸虫可根据：①疫源接触史。②临床特点，脑部症状出现于血吸虫感染之后。③粪便检查。④免疫学检查。其次排除其他疾病引起的脑部症状。

治疗　包括病原治疗、手术治疗和对症治疗。

病原治疗　吡喹酮是治疗各种血吸虫病的首选药物。肝脏对吡喹酮有很强的首过效应，肝门静脉中药物浓度较外周血中高10倍以上。其不良反应一般均轻微和短暂，无须特殊处理，但有个别患者发生昏厥、精神失常、癫痫发作，因此对精神病及反复癫痫发作者，治疗应慎重并作好相应措施。

手术治疗　手术的指征是大的占位性肉芽肿，有明显临床症状者可施行开颅手术切除；对脑部炎症水肿反应，造成急性颅内压增高，有脑脊液循环阻塞或脑疝形成而脱水剂疗效不能持续或无效时，根据患者情况可施行一侧或双侧颞肌减压术或脑室-腹腔引流术，但术后一般仍需内科驱虫治疗。

对症治疗　应注意休息、加强支持治疗，有脑水肿、颅内压增高表现者应以甘露醇脱水治疗，有癫痫发作者，应用抗癫痫治疗，以控制发作。

（胡学强）

zhōngshū shénjīngxìtǒng tuōsuǐqiào jíbìng

中枢神经系统脱髓鞘疾病

（central nervous system demyelinating disease）　原发病理改变发生于髓鞘，以中枢神经系统内出现大小不一的髓鞘脱失区域为基本病理改变的疾病。在脑和脊髓主要累及白质。

病因与发病机制　尚不清楚，可能与以下因素有关：①病毒感染：多发性硬化和人类疱疹病毒-6，EB病毒和内源性逆转录病毒感染；急性播散性脑脊髓炎的麻疹、风疹以及腮腺炎病毒感染。②自身免疫反应：多发性硬化主要由T细胞介导的髓鞘脱失；视神经脊髓炎AQP4产生的特异性自身抗体NMO-IgG，可能是一种离子通道性自身免疫病。③遗传因素：多发性硬化与位于第6对染色体上人类白细胞抗原相关。④环境因素：流行病学的地理特点表明，发病与纬度、寒冷等也可能有关。

髓鞘是指有髓鞘神经轴索周围的髓鞘膜，由髓鞘细胞（在周围是施万细胞，中枢神经为少突胶质细胞）的细胞膜组成。中枢神经系统髓鞘形成细胞为少突胶质细胞；周围神经系统则为施万细胞。髓鞘的生理作用为保护神经元轴突；髓鞘间形成郎飞结，加快动作电位在郎飞结间的跳跃式传播，加速神经信号的传导；发挥生物电绝缘作用。由于髓鞘细胞的核和原生质膜受损所致的脱髓鞘病变，其特征是神经纤维的髓鞘脱失，而轴索和神经细胞则保持相对完整。

病理 基本病理改变为中枢神经系统内出现大小不一的髓鞘脱失区域。该区域内神经纤维髓鞘破坏；主要分布于脑和脊髓白质区静脉周围；病灶呈现多发性、散在性、融合性和多中心性；神经细胞、轴突和支持组织相对完整；沿小静脉周围的炎性细胞浸润；无华勒变性或继发纤维束变性。

根据发病的急缓可分为急性、慢性两种病理改变：①急性病灶：常见于皮质下白质大片脱髓鞘坏死，内有大量格子细胞，多集中于血管附近。②慢性病灶：常表现为脑组织结构完整，轻者仅表现为部分髓鞘脱失或变薄，重者可出现髓鞘的完全脱失。

分型 根据病理改变可分为两大类型。①髓鞘破坏型：髓鞘形成正常，发病后髓鞘破坏。病理特点为血管周围炎性细胞浸润，多数在病毒感染后发病。主要包括多发性硬化、视神经脊髓炎、急性播散性脑脊髓炎、弥漫性硬化和同心圆性硬化等。以多发性

硬化最常见。②髓鞘形成障碍型：主要是遗传因素所致的神经鞘磷脂代谢障碍。表现髓鞘的主要成分如硫酸脂和脑苷脂发生异常沉积，引起对称性、弥漫性髓鞘脱失，又称为脑白质营养不良症。包括易染性脑白质营养不良症、亚历山大病（Alexander disease）和科凯恩（Cockaynes）综合征等。

临床表现 由于髓鞘损害可侵犯脑和脊髓的多个部位，因而出现相应的多种临床症状和体征。不同疾病有其各自的特点：①多发性硬化：临床常为青壮年起病，病史中出现反复多次发作，主要损害中枢神经系统多个部位的白质，出现视力障碍、肢体瘫痪、感觉障碍、共济失调等。②视神经脊髓炎：病变局限于视神经和脊髓，呈现视力障碍和脊髓损害征象。③急性播散性脑脊髓炎：广泛累及中枢神经系统白质的急性炎症性脱髓鞘病，以多灶性或弥漫性脱髓鞘为主要病理特征，常发生在感染后（如麻疹、水痘等）及疫苗接种后，儿童多见。④中枢神经系统髓鞘形成障碍疾病：多为遗传性疾病，主要发生于婴幼儿和儿童期，临床表现是脑功能障碍的多种症状和体征。

辅助检查 主要包括脑脊液（尤其是IgG指数、寡克隆区带），诱发电位（视觉、脑干、躯体感觉），CT，MRI，酶学和免疫学等辅助检查，虽然其在各种脱髓鞘疾病中的改变不尽相同，但仍未达到确诊的价值。

诊断与鉴别诊断 各种中枢神经系统脱髓鞘疾病发病情况及疾病过程的差异，临床征象复杂多样，辅助检查缺乏特异性，因此诊断相当困难。尽管神经免疫学、神经影像学的飞速发展为临床提供了新的诊断依据，但仍缺

乏特异的确诊手段。通常将病史、发病形式、症状和体征、疾病进展过程、辅助检查结果等综合分析，按典型和常见程度，依次对照每一种脱髓鞘疾病，逐一进行诊断。①临床症状和体征、MRI检查提示病变位于中枢神经系统白质内两个或两个以上部位，病史中有反复多次发作，脑脊液检查出现寡克隆区带以及视觉诱发电位和脑干听觉诱发电位异常，应考虑多发性硬化。②如临床征象及MRI均显示病变局限于视神经和脊髓，多可诊断视神经脊髓炎。③若病变广泛累及中枢神经系统白质，病史中仅有一次发作，病前有病毒感染史（尤其是麻疹、水痘等感染）或疫苗接种史，则需要注意急性播散性脑脊髓炎的可能。

当首次发病时，尽管有典型中枢神经系统多灶损害（如临床孤立综合征）的患者，应仔细检查有无辅助检查支持的亚临床病灶，在密切随访中观察是否这些病灶相继出现临床征象。由于缺乏确诊手段，有的也不可能等再次发病或长期随访来最后确定，因此严格排除其他疾病也成为脱髓鞘疾病临床诊断的要点。

治疗 此类疾病的病因与发病机制至今尚未明确，缺乏特异性的诊断和诊断手段，故其治疗效果尚难满意。临床较多用糖皮质激素、免疫抑制剂、免疫球蛋白、血浆置换等，还可试用干细胞移植治疗。

（胡学强）

duōfāxìng yìnghuà

多发性硬化（multiple sclerosis，MS） 病变位于脑部或脊髓，以神经系统损害症状为主，具有空间多发性和时间多发性的炎症性、免疫相关性中枢神经系

统脱髓鞘疾病。好发年龄为20~40岁，50岁后罕见。女性多于男性，西方国家报道女性发病率是男性的2倍。MS在欧美高加索人种属于常见疾病，发病率（100~200)/10万人。亚洲属于低发区，中国几个小规模的流行病学调查显示发病率在（0.88~10)/10万人。近年来全世界MS发病率呈上升趋势。

1975年库尔茨克（Kurtzke）根据MS发病率将MS发病地区分为三类：高危地区为>30/10万，中危地区为（5~29)/10万，低危地区为<5/10万。①高危地区：北欧与欧洲中部，意大利，美国北部，加拿大，澳大利亚南部，苏联部分地区和新西兰。②中危地区：欧洲南部（除意大利），美国南部，澳大利亚北部，北欧北部，苏联部分地区，南非白人区。③低危地区：有数据显示的非洲与亚洲地区。研究发现MS的地理分布与纬度有关。欧洲、美国、澳大利亚、新西兰及日本MS均呈梯度分布，靠近北部地区发病率高，邻近赤道发病率低。

分型　根据临床病程，MS可分为四种亚型。①复发缓解型MS（relapsing-remitting MS，RRMS）：其特点是反复发作，而两次复发间期病情稳定，可以完全康复也可能残留部分功能障碍。②继发进展型MS（secondary-progressive MS，SPMS）：其特点是最初为RRMS，但之后进行性加重，伴或不伴急性复发。20%的RRMS 10年之后发展成SPMS，50%的RRMS 20年之后发展成SPMS，75%的RRMS 30年后发展成SPMS。③原发进展型MS（primary-progressive MS，PPMS）：占MS 15%，其特点是从发病开始即缓慢进展，呈渐进性神经症状恶化。

④进展复发型MS（progressive-relapsing MS，PRMS）：占MS10%，其特点是发病后病情逐渐进展，有明确的急性复发，伴或不伴完全的康复，两次发作的间期病情持续进展。

病因与发病机制　MS是环境和遗传因素共同作用的结果。①遗传因素：家系研究和双生子研究显示MS患者中同卵双生同患MS的概率为25%~34%，异卵双生同患MS概率为2%~5%。美国、英国、加拿大、澳大利亚和芬兰分别对MS家系进行了全基因扫描，确定了60个基因组可能参与MS发病，但除了6p21和19q13上的位点外，其余研究结果并不完全一致。研究表明不同人种MS患者均与人类白细胞抗原（human leucocyte antigen，HLA）相关联，但是相关抗原不同，例如北欧血统高加索MS患者的易感基因为HLA-DRB1*1501-DQA1*0102-DQB1*0602单倍体，而意大利萨丁尼亚和其他地中海人群MS易感基因为HLA-DR3和HLA-DR4。日本学者研究发现亚洲MS与HLA-DR2、HLA-DR3及HLA-DR4无相关性，而与HLA-DPB1*0501有相关性。埃伯斯（Ebers）等认为尽管已经发现HLA-DRB1*1501-DQA1*0102-DQB1*0602单倍体是北欧MS的易感基因，但从全基因组扫描获得的信息表明MS易感基因是复杂的，没有哪一个基因能单独起作用。因此，北欧人群MS与HLA-DR2相关，地中海地区人群与HLA-DR3、HLA-DR4相关，亚洲人群与HLA-DPB1*0501有相关性。除HLA外，研究还发现其他非HLA基因（如IL-2R、IL-7RAPOE、CTLA4等）也影响MS易感性及病程进展。②环境因素：

MS环境因素目前研究较多为EB病毒感染和维生素D缺乏。2009年英国埃伯斯（Ebers）等证实MS患者HLA-DRB1*1501的表达受维生素D调控，首次将HLA基因和维生素D缺乏完美结合。

遗传与环境因素使得自身免疫性T细胞及抗体更容易通过血-脑屏障进入中枢神经系统。在中枢神经系统内，局部因素如病毒感染等导致血管内黏附分子表达上调。细胞内黏附分子、血管细胞黏附分子、选择素E等进一步易化T细胞进入中枢神经系统。蛋白水解酶，包括金属基质蛋白酶，通过降解胞外基质大分子进一步增加自身免疫性细胞的迁移能力。进入中枢神经系统的激活T细胞释放促炎症因子，如γ干扰素、肿瘤坏死因子，上调附近T淋巴细胞及抗原呈递细胞表面分子的表达。抗原－T细胞受体－组织相容性复合体Ⅱ 3种分子组成的复合体将诱发免疫反应增强或免疫无能，这取决于与表面协同刺激分子作用的信号类型。免疫无能将引起抗炎症反应因子的释放及辅助性T细胞（helper T cell，Th）2细胞增生。Th2细胞发送信号至激活的抗原呈递细胞，并刺激能释放修复抗体的B细胞。相反，如果免疫反应上调，促炎症因子将导致Th1细胞的增生，诱发级联反应，最终损伤髓鞘及少突胶质细胞。免疫介导的髓鞘损伤有多种可能机制，包括细胞因子介导的少突胶质细胞与髓鞘损伤、通过巨噬细胞吞噬髓鞘表面抗原（如依赖于抗体的细胞毒作用）、补体介导的损伤、CD4及CD8细胞的直接损伤。对髓鞘膜的损伤将导致轴突不能有效传递动作电位。动作电位传导异常将导致神经系统症状的出现。暴露在外的轴索更加容易受到可溶性炎症介质（如细胞因子、补体等）的损伤，最终导致轴索不可逆性损伤。

临床表现 急性起病（病情1周内达到高峰）为主，亚急性（病情1周至1个月内达到高峰）及慢性起病（病情1个月以上才达到高峰）较少。MS临床表现多样，主要取决于受累的部位。如累及脊髓，可表现为肢体无力或瘫痪；如累及视神经，可表现为视力障碍等；如累及小脑和脑干，可表现为小脑性共济失调、眼球震颤和复视。

肢体无力 一侧或双侧下肢无力最常见且最早出现。表现为急性或亚急性发生的不同程度的偏瘫、四肢瘫、单肢瘫或截瘫。

眼部症状 ①视力减退或失明：累及视神经后单眼或双眼在1天或数天内视力减退或失明，以球后视神经炎最多，少数为视盘炎。眼底早期正常或可见视盘水肿，后出现原发性视神经萎缩，表现为视物模糊、中心暗点、视野缺损、色觉异常等，眼球于运动时感到疼痛。多数患者视力可于数周后开始改善，约50%患者可遗留颞侧视盘苍白，持久失明少见。②复视与眼球震颤：是MS的主要特征，见于70%患者，以水平性眼球震颤最多见，亦有水平加垂直、水平加旋转及垂直加旋转等。以复视而不伴客观可见的眼肌麻痹为常见（约30%患者），也可出现眼外肌麻痹，以动眼神经及展神经麻痹常见。脑干内侧纵束受累，可出现核间性眼肌麻痹。

共济失调 小脑性共济失调是MS常见症状。临床主要表现为行走不稳、头晕、恶心、呕吐、构音不清。查体发现指鼻试验、跟-膝-胫试验及龙贝格（Romberg）征阳性。

感觉异常 常见不同程度的感觉异常，如肢体麻木、疼痛、烧灼感、蚁走感、胸部束带感和莱尔米特（Lhermitte）征。

抑郁 接近1/2 MS患者在其一生之中都伴随着临床症状明显的抑郁。与原发性抑郁一样，MS抑郁主要包括易怒、受挫折感和失去自信。MS因抑郁引起自杀倾向的现象较严重，抑郁也是MS死亡的一个重要原因。

认知障碍 发生率为45%~65%，其发生及严重程度与躯体残疾状况无明显相关。表现为近期记忆障碍、注意力障碍、信息处理速度减慢、视空间能力障碍、执行功能下降等，而整体智力水平和语言能力相对保存，其认知功能障碍和患者的生活能力下降有关。

疲劳 患者主观上感到缺乏体力和精神动力，客观上难以完成普通和必要的活动，影响正常的生理功能和生活质量。50%~90% MS患者有疲劳体验。疲劳与多发性硬化的抑郁、睡眠障碍、环境温度的升高，肌松药、镇静催眠药的使用以及髓鞘脱失导致的运动传导通路障碍等有关。

发作性症状 症状发生快，消失快。临床上常见的有三叉神经痛、痛性强直性痉挛发作、发作性瘙痒及发作性构音障碍等。

其他 如累及视神经以外的其他脑神经，也可出现面瘫、眩晕、构音障碍、吞咽困难、呛咳等。如累及自主神经，可表现尿急、尿失禁、排尿困难或部分尿潴留，男性可出现阳痿，晚期可出现二便失禁或完全潴留。此外，失眠、食欲缺乏也常见。

辅助检查 包括以下几项。

影像学检查 MS典型头颅MRI表现为多发的，分布于大脑半球白质部分的病灶，大小不等、边缘整齐、圆形、卵圆形或不规则形的T_2WI高信号影，也可见于内囊、皮质下、颞叶、脑桥与小脑等部位，严重者可见脑组织变性、萎缩（图1）。幕上病灶中部

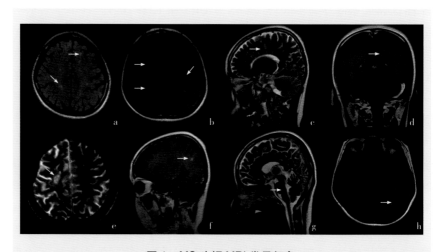

图1 MS头颅MRI常见征象

注：a为近皮质病灶，T_2 FLAIR上显示相邻皮质出现大小不等的多发病灶（箭头）；b、c为脑室旁病灶，轴位和矢状位T_2WI及T_2 FLAIR上显示多发的斑片状或卵圆形病灶，并顺延整个侧脑室旁，呈垂直侧脑室分布（箭头）；d为白质病灶，T_1WI上呈低信号（箭头）；e中病灶在T_2WI显示高信号，内部病灶呈高信号，周围呈半环状中等程度高信号（箭头）；f为T_1增强相，可见病灶增强，呈环形边缘强化（箭头）；g、h分别为幕下病灶和颞枕叶病灶（箭头）

分呈垂直侧脑室分布，其病理基础为 MS 的髓鞘脱失发生在血管周围，而脑室周围白质内血管走行与侧脑室壁相垂直［道森手指（Dawson fingers）］，此征象有一定特征性。MS 患者急性期头颅 MRI 病灶信号在 T_1WI 可为低（黑洞征）、稍低信号，在 T_2WI 多为高信号，可表现为内部病灶呈高信号，周围呈环状、半环状或片状中等程度高信号。胼胝体为 MS 的好发部位，并有相对特征性的诊断征象。胼胝体受累的特征性表现为矢状位上与侧脑室相连的异常信号灶，似呈放射状突入胼胝体内，致胼胝体边界凹凸不平。矢状位 T_2WI 扫描，尤其是矢状薄层扫描，是发现胼胝体受累的最佳方法。所以常规行矢状位扫描可提高胼胝体受累的阳性检出率。

2000 年改良巴克霍夫（Barkhof）标准要求具有以下 4 项中的 3 项：存在 1 个钆增强病灶；或者如果没有钆增强病灶，在 T_2WI 上有至少 9 个高信号病灶，至少 1 个幕下病灶，至少 1 个近皮质病灶以及至少 3 个脑室旁病灶。此标准诊断 MS 的特异度及准确度较以往诊断标准更高，并在 2001 年开始被纳入麦克唐纳（Mcdonald）诊断标准。

MRI 新技术包括 FLAIR、MRS、MTI、fMRI 等，这些新技术的应用使得临床诊断 MS 及评估 MS 的病情达到了一个新高度。

脑脊液检查 白细胞计数正常（$<5\times10^6$/L）。尽管 MS 存在不同程度的髓鞘破坏和鞘内免疫球蛋白合成，但是脑脊液总蛋白总量并无明显升高，一般认为很少超过 1g/L。IgG 指数是监测鞘内 IgG 合成的一个重要指标，而鞘内 24 小时 IgG 合成率的测定可以避免由于血清中白蛋白和 IgG 的增高对 IgG 指数产生的影响，较为真实地反应了鞘内 IgG 合成的增加。IgG 寡克隆区带（oligoclonal band，OCB）是指在脑脊液标本中出现，而在相应的血清标本中缺如的免疫球蛋白电泳区带，是 MS 重要的辅助诊断指标。目前获得公认的最佳方法是等电位聚焦法进行电泳分离，继而使用免疫斑点法或免疫固定法显示结果。其敏感性和特异性分别达到 95% 和 86%。当 OCB 定性分析结论不明确时，可检测游离 κ 轻链作为候补方法。也有在 MS 患者可检测到脑脊液寡克隆 IgM 区带。

诊断与鉴别诊断 MS 临床上以空间多发性和时间多发性为特征。在诊断上相继出现了完全基于临床的舒马赫（Schumacher）标准（1976 年）、基于电生理和脑脊液的波泽（Poser）标准（1983 年），以及最新基于 MRI 的麦克唐纳（McDonald）诊断标准（2001 年、2005 年、2010 年），但 MS 的诊断必须最终排除其他疾病。

对于常见疾病鉴别，可总结为"VITAMINP"，即血管性疾病（vascular）、感染（infectious）、外伤（traumatic）、全身免疫（autoimmune）、代谢/中毒（metabolic/toxic）、特发/先天性疾病（idiopathic）、肿瘤（neoplastic）和精神性（psychiatric）疾病。而神经免疫性疾病，则需要和急性播散性脑脊髓炎、视神经脊髓炎/视神经脊髓炎疾病谱、弥漫性硬化、同心圆性硬化、单纯脊髓炎/视神经炎相鉴别，尽管 MS 与这些疾病可能在一定时间互相转化，但 MS 在影像学和脑脊液检查有特征性表现，有助于鉴别诊断（图 2）。

治疗 药物治疗主要针对最为常见的 RRMS。RRMS 急性期仍然首选大剂量甲泼尼龙冲击治疗，丙种球蛋白和血浆置换作为二线选择。缓解期一线用药包括干扰素、醋酸格拉替雷（Copaxone）和米托蒽醌。其他可能有效药物包括间断使用糖皮质激素、免疫抑制剂、静脉注射免疫球蛋白、血浆置换等。对于较少见的 PPMS，大剂量糖皮质激素仍可能起到一定疗效。MS 治疗有三大进展值得注意：其一是 2006 年报道对于干扰素无效的进展性 RRMS，整合素抗体那他珠单抗有效；其二是 2007 年报道了 B 细胞清除剂利妥昔单抗对 RRMS 有效；其三是 2010 年报道口服芬戈莫德和克拉屈滨对 RRMS 有效。

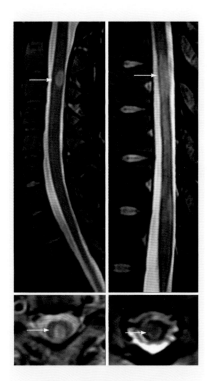

图 2 MS 脊髓 MRI 表现

注：矢状位 T_2WI 上可见单个椭圆形病灶，累及 1 个节段，界线清楚；轴位 T_2WI 可见病灶累及脊髓白质为主，偏心分布（左侧箭头）。少数患者病灶超过 3 个节段，多位于脊髓中央，灰、白质同时受累（右侧箭头）

预后 取决于 MS 分型、药物治疗是否及时、是否给予康复治疗等。一般良性型复发次数少，病情完全或基本缓解，病程可在 10 年以上，而神经功能状态仍属正常或轻残。RRMS 特点是反复发作，病情进展缓慢。SPMS 及 PPMS 病情缓慢进展，致残率高。急性型 MS 预后差，死亡率高。MS 最终多死于并发症，包括抑郁、泌尿道感染、肺炎、肺栓塞、压疮、肢体挛缩等。

（胡学强）

shìshénjīng jǐsuǐyán

视神经脊髓炎（neuromyelitis optica，NMO） 病变局限于视神经和脊髓，以反复出现的视神经炎和长节段广泛横贯性脊髓炎为主要表现的炎症性、免疫相关性中枢神经系统脱髓鞘疾病。又称德维克（Devic）病。1870 年奥尔伯特（Albutt）首次描述了反复出现的视神经炎（optic neuritis，ON）和脊髓炎之间的可能联系。1894 年，德维克（Devic）和他的学生高尔特（Gault）分析了更多病例，总结了其病理特点，首次将疾病命名为"neuro-myélite optique"或"neuroptico-myélite"综合征。早期，NMO 被定义为单相病程，双侧 ON 和脊髓炎同时出现。科学家梅奥（Mayo）根据 NMO-IgG 抗体（水通道蛋白 4 抗体）将 NMO 进一步扩展为"NMO 疾病谱"，后者包括：①局限性病灶，如长节段广泛横贯性脊髓炎（longitudinally extensive transverse myelitis，LETM）和复发孤立性视神经炎/双侧视神经炎。②合并器官和非器官特异性自身免疫性疾病的 NMO。③表现为临床与亚临床脑损伤的不典型病例。④亚洲视神经脊髓型多发性硬化（opticospinal multiple sclerosis，OSMS）。

NMO 复发病程占 80%~90%，其余 10%~20% 为单相病程。复发病程 NMO 女性占多数，女男比例为（5~10）∶1。NMO 发病年龄从童年开始到成人后期，50 岁后发病率逐渐降低，发病中位年龄是 30~40 岁。NMO 复发通常早期密集，但发作间隔期不可预知。根据梅奥（Mayo）报道，第 1 年第 2 次复发的概率是 60%，3 年内是 90%。NMO 复发多在数天内达到高峰，然后数周或数月后逐渐改善。

病因与发病机制 据报道，30% 单向病程患者和 23% 复发患者有前驱病毒感染。

NMO 主要影响非白种人及基因组成中有少量欧洲基因的人群。NMO 种族差异提示遗传因素很重要，已有极少数家族 NMO 病例报道。NMO 与 OSMS 具有相似的神经影像表现、自身抗体和免疫病理学特点，支持两者等同的假说。然而，研究表明 OSMS 与 HLA Ⅱ-DPB1*0501 等位基因相关，而欧洲 NMO 人群中并没有这些相关基因。

临床表现 ①眼部症状：视力损害严重，双侧同时发生或相继快速发生视神经炎，其他临床特征包括眼球疼痛、阳性视觉现象如运动诱导的光幻视。②脊髓损伤症状：通常表现为完全性横贯性脊髓炎，出现截瘫或四肢瘫、几乎对称的感觉平面和括约肌功能障碍。③脑干损害症状：20% 复发患者出现恶心和顽固性呃逆。其他脑干症状包括呕吐、眩晕、听力丧失、面瘫、三叉神经痛、复视、上睑下垂及眼球震颤。④其他：由于病灶可累及延髓呼吸中枢，NMO 可能发生神经源性呼吸衰竭。15% 患者可以出现脑病，下丘脑功能障碍和认知障碍，内分泌症状如闭经、溢乳、尿崩症、甲状腺功能低下或贪食。

辅助检查 包括以下几项。

影像学检查 利用短时反转恢复序列成像技术（STIR）可在 T_2WI 发现 84% 急性和 20% 缓解期患者视神经异常信号。钆增强是发现急性视神经炎的敏感指标。32.5% 患者可发现视神经的钆增强。MRI 超过 3 个或更多节段的脊髓病灶对于诊断 NMO 最为可靠（图）。病灶主要位于颈髓和胸髓中央灰质，表现为 T_2WI 高信号及相应 T_1WI 低信号。在重症病例脊髓病灶可以形成空洞。急性脊髓病灶往往占据受累节段横断面，伴肿胀和钆增强。NMO 早期可短暂出现"蛇眼"或"猫头鹰眼"征，表明脊髓动脉缺血。研究表明高达 84.8% 的 NMO 患者 MRI 出现脑病灶，但大多数病灶是非特异性和无症状的，且脑部病灶的存在与疾病严重程度不符。另有研究描述，NMO 出现云雾样增强病灶，伴有模糊边界的多发片状增强。目前认为脑部病灶不能作为 NMO 诊断的排除标准。

水通道蛋白 4（AQP4）检测 NMO 诊断和鉴别得益于 NMO-IgG/AQP4 抗体的发现。最初采用间接免疫荧光法检测。根据该法 NMO-IgG 测定灵敏度为 58%~76%，特异度为 85%~99%。另外，还有 4 项检测 AQP4 抗体的技术，包括细胞法、放射免疫沉淀分析法、荧光免疫沉淀分析法和酶联免疫吸附试验。不同方法的灵敏度和特异度不同，金标准仍有待阐明。NMO-IgG 抗体可以在 NMO 发病前数年检测到。NMO-IgG 的出现与 NMO 频繁复发和严重发作相关残疾相关。NMO-IgG 抗体梯度与疾病活动呈正相

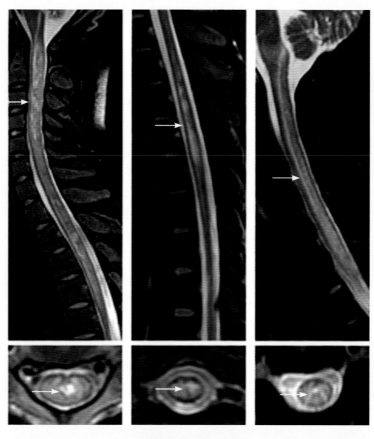

图　NMO 脊髓 MRI 表现

注：在矢状位 T_2WI 上，可见病灶节段>3 节段；在相应的轴位 T_2WI 上，可见脊髓弥漫性横贯性损伤，以中央管中心损伤最明显

关，使用利妥昔单抗、硫唑嘌呤、环磷酰胺、甲泼尼龙治疗后抗体梯度水平可下降。法国一项研究显示，NMO-IgG 的产生与 HLA-DR3 具有相关性。

脑脊液检查　14%~79%NMO 患者中可以出现脑脊液细胞计数增多，通常由单核细胞和淋巴细胞组成。13%~35% 患者细胞数>$50×10^6$/L。46%~75%病例出现蛋白比例水平升高。NMO 中寡克隆区带阳性率从 0~37% 不等，且多为短暂性。与多发性硬化、脊髓梗死和急性播散性脑脊髓炎相比，NMO 脑脊液中胶质纤维酸性蛋白升高。

视觉诱发电位　只有很少研究报道 NMO 电生理检查。一项澳大利亚的研究表明，NMO 与传统的多发性硬化相比，更常见到视觉诱发电位异常（分别为 85% 和71.4%）。

其他　眼底检查可能正常，或者有视神经炎的表现。视野检查典型表现为中心暗点。

诊断与鉴别诊断　据温格查克（Wingerchuk）等修订的 NMO 诊断标准（2006 年）：①必要条件：视神经炎；脊髓炎。②支持条件：脊髓 MRI 连续超过 3 个或多个脊髓节段病灶；MRI 检查不符合多发性硬化；血清中 NMO-IgG 阳性。具备全部必要条件和支持条件中的 2 条，即可诊断 NMO。亚洲 OSMS 与复发型 NMO 在临床、免疫学和 MRI 特征上有相似，因此 OSMS 可能是与 NMO 相同的疾病。在西方国家 NMO 的诊断需有 ON 和 LETM，而在亚洲，不管脊髓病变的长度，与 ON 和脊髓炎有关的病变均被归为 OSMS。60% OSMS 患者血清 NMO-IgG 抗体阳性。

尽管有可用的诊断标准，NMO 和其他疾病还是有重叠部分，多发性硬化依然是最重要的鉴别诊断。其他鉴别诊断包括病毒、细菌和真菌感染所致的脊髓和（或）视神经病变。毒物接触、营养和代谢疾病、缺血、肿瘤和神经退行性疾病可在脊髓和视神经出现炎症。另外，必须考虑到遗传性视神经病变和视网膜疾病。

治疗　尚无针对 NMO 治疗的前瞻性临床试验，所有报道均为回顾性分析或个案报道。①一线治疗：推荐口服硫唑嘌呤联合口服泼尼松（每天或每隔一天给予同等剂量），直到硫唑嘌呤发挥最大效力。2~3 个月后应考虑泼尼松逐渐减量。最佳治疗时间尚未确定；考虑到与治疗重症肌无力相似，硫唑嘌呤治疗应长达 2~5 年。另一个一线治疗药物是利妥昔单抗。如果一线治疗无效或患者发展为糖皮质激素依赖性临床缓解，需要考虑替代性免疫抑制治疗。②二线治疗：建议环磷酰胺、米托蒽醌或霉酚酸酯作为二线治疗。③其他可能有效药物：包括丙种球蛋白和甲氨蝶呤。④间歇性血浆置换治疗可作为升级治疗的选择。⑤支持和对症治疗：是 NMO 综合治疗的重要部分，包括治疗痉挛、强直性痉挛、NMO 相关疼痛综合征、膀胱症状、神经源性肠功能障碍、性功能障碍和认知损害。有些高颈髓损伤的患者可能需要长期的机械通气。

（胡学强）

弥漫性硬化 (diffuse sclerosis)

mímànxìng yìnghuà

亚急性或慢性起病,有广泛脑白质脱髓鞘病变的中枢神经系统脱髓鞘疾病。又称谢尔德 (Schilder) 病。由保罗·费迪南德·谢尔德 (Paul Ferdinand Schilder) 于1912年首次提出。该病罕见,多发生于5～14岁儿童。多数观点认为弥漫性硬化是多发性硬化的一种变异型。

病因与发病机制 不明。

临床表现 呈亚急性或慢性起病。症状类似于多发性硬化,可以出现偏瘫或四肢瘫、精神运动发育迟滞、人格障碍、注意力不集中、言语不清、视力及听力障碍、失语、癫痫、震颤、共济失调、二便失禁、头痛、呕吐等。

辅助检查 头颅MRI常表现为双侧大脑半球白质的巨大病灶,增强扫描可见病灶周边强化(图),不易与肾上腺脑白质营养不良症及急性播散性脑脊髓炎鉴别。两侧的大脑半球病灶可通过MRI下正常信号的胼胝体相连,亦可能出现坏死及空泡形成。脑电图可出现异常。脑脊液检查多数正常。

诊断与鉴别诊断 尚无统一诊断标准,导致统计地区发病率及患病率困难。波泽 (Poser) 等于1986年推荐的诊断标准包括:①1个或2个基本对称的大病灶

(>2cm)。②没有其他颅内病灶,外周神经无损害。③肾上腺功能以及血清极长链脂肪酸正常。④病理检查符合亚急性或慢性弥漫性硬化改变。

需要与肾上腺脑白质营养不良、多发性硬化、急性播散性脑脊髓炎以及亚急性硬化性全脑炎相鉴别。

治疗 糖皮质激素对部分患者有效。也可试用β干扰素及免疫抑制剂。康复治疗、对症支持治疗也很重要。

预后 其病程包括单相病程,复发病程以及进展性病程,不同病程预后不同。

(胡学强)

同心圆性硬化 (concentric sclerosis)

tóngxīnyuánxìng yìnghuà

脑白质脱髓鞘与正常髓鞘保留区相间,形成整齐的同心圆形结构的中枢神经系统脱髓鞘疾病。又称巴洛 (Balo) 病。于1928年由约瑟夫·巴洛 (Joseph Balo) 首先报道一例匈牙利患者,之后该病在各种族人群中均有发现,但以菲律宾和中国人报道较多。

病因与发病机制 尚未明确。

临床表现 临床上呈急性或亚急性起病。症状取决于病灶部位。以精神行为异常起病常见,可伴有偏瘫及言语吞咽障碍。查体可见精神症状、失语、偏瘫

或四肢瘫,严重者可合并去皮质状态。

辅助检查 如下所述。

病理 特点为正常白质被一系列同心圆层状结构所取代。病灶大小不等。显微镜下可见交替存在的完整束状髓鞘与脱髓鞘结构。

影像学检查 MRI可清晰显示病灶的同心圆结构。病变主要累及大脑半球深部白质和皮-髓质交界区,也可累及视交叉、丘脑、延髓、小脑和脊髓。在 T_1WI 表现为等、低信号相间的环状结构。传统 T_2WI 显示层状结构不佳,而FLAIR成像能更加清楚的显示病灶的同心圆分层表现,高信号代表脱髓鞘区,等信号代表有髓鞘区。增强扫描可见强化。同心圆病灶可同时合并出现典型的多发性硬化病灶。

诊断与鉴别诊断 MRI显示病灶的同心圆结构是诊断该病的依据。临床上需与急性多发性硬化及病毒性脑炎鉴别。

治疗 急性期以糖皮质激素治疗为主,恢复期主要为康复治疗及预防肺部感染、泌尿系统感染及压疮等并发症。

预后 以往认为巴洛 (Balo) 同心圆硬化预后差,但随着报道的增多,现在认为部分患者预后良好,甚至可以自行缓解。也有研究显示巴洛 (Balo) 同心圆病灶可以和多发性硬化病灶转化。

(胡学强)

急性播散性脑脊髓炎 (acute disseminated encephalomyelitis, ADEM)

jíxìng bōsànxìng nǎojǐsuǐyán

由免疫介导、广泛累及中枢神经系统白质的特发性、炎症性中枢神经系统脱髓鞘疾病。多见于儿童。

分型 ADEM临床上主要分

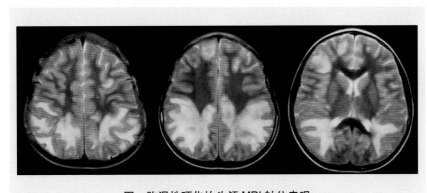

图 弥漫性硬化的头颅MRI轴位表现

为三型：单相型、复发型和多相型，以单相型 ADEM 最为多见。①单相型 ADEM：是指中枢神经系统多个部位受损的一次性急性或亚急性炎症脱髓鞘性临床事件。②复发型 ADEM：指在第一次 ADEM 事件发生 3 个月之后，出现了新的 ADEM 事件，但是新的事件只是时间上的复发，没有空间的多发，因此症状和体征与第一次相同，影像学发现仅有旧病灶的扩大，没有新病灶出现。③多相型 ADEM：指在第一次 ADEM 事件发生 3 个月之后，出现了新的 ADEM 事件，而且新的事件不管在时间上，还是在空间上都与第一次不同，因此症状、体征以及影像学检查都有新的病灶发现。

病因与发病机制 该病通常发生在感染后、出疹后或疫苗接种后，与病毒感染有关，尤其是麻疹或水痘病毒。发病数周后神经系统功能障碍改善或部分改善。用脑组织和弗氏完全佐剂免疫动物可造成实验动物模型实验性自身免疫性脑脊髓炎，具有与人类多发性硬化（multiple sclerosis, MS）相同的特征性小静脉周围脱髓鞘及炎性病灶，推测为 T 细胞介导的免疫反应，认为 ADEM 是急性 MS 或其变异型。

临床表现 常见症状包括发热、头痛、身体不适感。45%～75%患者有脑病表现，如意识障碍和精神异常。癫痫以儿童发病多见，而且以局灶运动性癫痫为主，70%发展成癫痫持续状态。周围神经损伤成年人多见，儿童罕见，而且以急性多发性神经根病变为主。ADEM 的脊髓受累常表现为横贯性脊髓炎，受损平面以下的运动、感觉和自主神经损伤。几乎所有患者出现膀胱功能受损，80%～90%患者出现感觉障碍或感觉异常，50%患者出现截瘫。

常见体征包括双侧或单侧长束征、偏瘫及共济失调；1/3 患儿有脑膜刺激征。

辅助检查 影像学和脑脊液检查对 ADEM 诊断有重要价值。

影像学检查 MRI 对鉴别 ADEM 和 MS 非常重要。特别是在 MRI 的 T_2WI 和 FLAIR 序列上尤为明显。ADEM 可表现为多发的大块（至少有一个病灶直径 > 1cm）状皮质下和中央型白质病变，累及大脑半球、脑干、小脑和脊髓；病灶可同时累及基底核的灰质或大脑半球的灰白质交界处，界限不清楚，成对称性分布。在 T_1WI 增强上，由于 ADEM 多发病灶在同一时间出现，病灶的强化表现为一致性（都强化或不强化）；随访 MRI，ADEM 无新病灶出现，27%～55% ADEM 病灶完全恢复，但更多只能部分消失。

脑脊液检查 脑脊液白细胞可以轻到中度升高，以单核和淋巴细胞为主；蛋白可以轻到中度升高，糖和氯化物正常。寡克隆区带可以出现暂时性阳性。

诊断 ADEM 的诊断尚无统一的标准。对 ADEM 的诊断主要存在以下不同看法：①单次还是多次发作。②有无复发。③持续时间。④有无精神状态改变。⑤有无前驱感染史。目前认为 ADEM 可以是单次发作，可以是原来基础上的复发，还可以是出现新的病灶的复发。一次发作的临床病程可长达 3 个月之久，而且在 3 个月内病情和症状可以波动。1/3 患者可以没有前驱感染史，因此没有前驱感染史不能排除 ADEM。

国际儿童 MS 研究小组提出的 ADEM 诊断要点必需包括脑病表现和多部位损伤的临床表现。脑病表现包括行为异常（如过度兴奋和易激怒），意识改变（如意识模糊、昏睡、昏迷）；多部位损伤的临床表现，即大脑半球、小脑、脑干和脊髓的症状。ADEM 脑病特征的出现依赖于 MRI 上多发的、大块的脱髓鞘病灶（直径大于 1～2cm），不仅病灶涉入到白质，而且累及到灰质，尤其是基底核的灰质。ADEM 的脊髓受累常表现为 ATM 或脊髓的中央受损，而 MS 病灶呈偏心分布，但仅仅 MRI 的异常是很难诊断 ADEM，其诊断必须首先依靠临床。

鉴别诊断 ADEM 主要与病毒性脑炎、多发性硬化及其变异型、视神经脊髓炎鉴别。

治疗 ADEM 的治疗目前缺乏多中心、随机、双盲的对照研究。然而，大剂量甲泼尼龙也被广泛应用于 ADEM 的治疗。儿童 ADEM 常用甲泼尼龙共 3～5 天冲击治疗。之后接着口服糖皮质激素如泼尼松或甲泼尼龙片逐渐减量至停药，共 4～6 周。短期快速减量很容易造成 ADEM 复发，一般不少于 6 周。大剂量静脉注射免疫球蛋白 3～5 天，可以与糖皮质激素联合，也可以单独应用。虽然静脉注射丙种球蛋白单独应用治疗自身免疫病已经有成功的报道，但静脉注射丙种球蛋白治疗 ADEM，还只限于病例报告水平。对于大剂量甲泼尼龙治疗无效的 ADEM 可以考虑使用血浆置换，但其效果尚待进一步证实。

预后 ADEM 的预后与病因有关。此外，还与起病缓急、病情的严重程度、对糖皮质激素治疗的反应有关。起病迅猛、病情重、对糖皮质激素反应差的患者预后差。

（胡学强）

nǎoqiáo zhōngyāng suǐqiào
róngjiězhèng

脑桥中央髓鞘溶解症（central pontine myelinolysis，CPM）

以脑桥基底部对称性脱髓鞘为病理特征的急性中枢神经系统脱髓鞘疾病。由亚当斯（Adams）于1959年首次报告。任何年龄阶段均可发生。部分患者有快速纠正低钠血症及慢性酒精中毒病史。

病因与发病机制 该病可由低钠血症与过快或过度地纠正低钠血症所引起。低钠血症时脑组织处于低渗状态，过快地补充高渗盐水、纠正低钠血症使血浆渗透压迅速升高，引起脑组织脱水和血-脑脊液屏障破坏，有害物质透过血-脑脊液屏障以及酒精中毒，均可导致髓鞘脱失。

临床表现 急性起病，出现四肢瘫、咀嚼、吞咽及言语障碍，眼球震颤及眼球凝视障碍等，可呈缄默以及完全或不完全闭锁综合征。

辅助检查 MRI可发现脑桥基底部特征性蝙蝠翅膀样病灶，呈对称分布 T_1 低信号、T_2 高信号，病变周边残存一接近正常信号的脑桥环。病灶急性期可有增强。脑干听觉诱发电位有助于确定脑桥病变。

诊断与鉴别诊断 通过病史及临床症状应该考虑CPM。MRI有助于明确诊断。该病需与脑干梗死、肿瘤、多发性硬化以及脑干脑炎相鉴别。

治疗 早期可使用大剂量糖皮质激素冲击治疗。对症支持治疗包括预防感染，纠正水电解质紊乱等。

预后 预后差，病死率高。少数存活者遗留严重的神经功能障碍。

（胡学强）

shìshénjīngyán

视神经炎（optic neuritis，ON）

累及视神经的炎症性中枢神经系统脱髓鞘疾病。表现为急性或亚急性视力障碍，70%为单眼受累，多数为单次病程，但也可反复发作，进一步发展成多发性硬化（multiple sclerosis，MS）或视神经脊髓炎（optical neuromyelitis，NMO）。ON最常见于20～50岁，发病率女性是男性的3倍。

病因与发病机制 具体病因不明，可能是某种前驱因素如上呼吸道或消化道病毒感染、精神打击、预防接种等引起机体的自身免疫反应，产生自身抗体攻击视神经使髓鞘脱失而致病。

临床表现 通常包括视力下降、眼痛以及视野缺损等表现。①视力下降：通常在发病数小时至数天内进展，可从轻微受损到完全丧失光感。视力下降几乎均伴随色彩辨别能力下降。②眼痛：发生率为62%～92%，常在眼球活动时加重。③视野缺损：80%患者出现视野缺损，中心暗点最为常见。有报道30%MS患者在无症状眼中也存在视野缺损。有学者发现MS-ON患者都有中心暗点经历，且90%的患者每次复发都出现这一症状，而NMO-ON患者中的概率显著降低，且13%从未有中心暗点经历。此外，33%NMO-ON患者出现梯度型视野缺损，而MS-ON罕见。

辅助检查 包括以下几项。

眼底检查 1/3患者可见视盘水肿，另2/3患者为球后ON，而眼底出血及视网膜渗出少见。

视觉诱发电位 65%～97.3%ON患者视觉诱发电位（visual evoked potential，VEP）异常，包括潜伏期延长和波幅降低。VEP特异性较差，诸如压迫、肿瘤浸润、非脱髓鞘性炎症等病变中也可看到这些改变，但其优势在于敏感性高，可以检测出亚临床病变。多焦VEP可以记录局部视野信号，较传统的全视野VEP更为敏感。有报道对临床已恢复的ON患者受累眼分别进行多焦VEP和全视野VEP检查，前者异常率为89%，后者为73%。此外多焦VEP波幅降低与视力症状的严重程度也存在正相关。

MRI 对急性期ON患者进行MRI增强扫描发现94%患者可见眶内段视神经强化，少数患者可观察到向颅内段延伸至视交叉的增强图像。视神经病灶的长度是否影响预后还存在争论。出现的视野缺损，可能与NMO-IgG抗体介导的血管炎造成缺血性血管病变有关。DTI可以特异性显示神经纤维走向，反映轴突缺失及排列紊乱。fMRI可以反映脑组织局部神经元的活动状态，在研究皮质神经元联系中日益受到重视。有报道fMRI显示大脑神经元功能重组在ON恢复中发挥重要作用。

光学相干成像技术 用于检测视网膜神经纤维层（retinal nerve fiber layer，RNFL）的厚度，间接反映视神经轴突损伤。ON患者发病3～6月内可发现RNFL变薄，7～12月内逐渐稳定。3～6月内RNFL厚度仍>75μm的ON患者预后良好。研究表明MS-ON受累眼及未受累眼RNFL厚度均明显小于健康人群，与VEP检查结果一致。NMO-ON患者较MS-ON患者RNFL厚度减少更为明显。NMO-ON患者受累眼及未受累眼RNFL厚度的差异较MS-ON大。

诊断 结合临床表现及辅助检查有助于诊断。

治疗 糖皮质激素是ON急性期的首选治疗。研究表明静脉大剂量糖皮质激素可以加快 ON 症状恢复，但对最终结果无影响；而长期口服糖皮质激素并无益处，并可能增加 ON 复发。

血浆置换、甲钴胺、高压氧等其他治疗方法在急性期均未显示确切疗效。阻止 ON 向 MS 和 NMO 的临床转化，减少 MS、NMO 复发在 ON 恢复期中非常重要。有报道使用 β 干扰素治疗，ON 向 MS 转化率明显降低。除了干扰素外，醋酸格拉替雷也可降低 MS 转化率。在预防 MS-ON 复发方面，β 干扰素、醋酸格拉替雷、米托蒽醌、那他珠单抗及免疫抑制剂的疗效已得到确认。阿伦单抗、克拉屈滨、芬戈莫德、干细胞移植等一些新的治疗方法还在积极研究中。试验显示 B 细胞单克隆抗体对 NMO 具有疗效。

预后 单纯 ON 及 MS 相关性 ON 预后相对良好，NMO 相关性 ON 常遗留严重的视力障碍乃至失明。30% MS 患者以 ON 为首发症状，80% MS 患者在病程中经历 ON，ON 发展成 MS 的概率为 38%~52%。头颅 MRI 异常是预测 ON 向 MS 转化最有价值的指标。有前瞻性随访研究显示 10 年后 38% ON 患者发展成 MS，而发病时头颅 MRI 有典型 MS 病灶患者转化率为 56%，MRI 正常患者仅为 22%。此外，脑脊液异常（细胞数增多，寡克隆区带阳性）患者 MS 转化率增高。而完全失明、双侧 ON、无眼球疼痛、视神经盘严重水肿和出血、视网膜渗出等临床特征则提示 MS 转化率低。对于 ON 向 NMO 转化的研究较少。有报道 NMO-IgG 是预测 ON 向 NMO 转化的重要指标。也有认为 ON 复发率及双侧 ON 可以预测疾病向 NMO 转化。

（胡学强）

línchuáng gūlì zōnghézhēng

临床孤立综合征（clinically isolated syndrome，CIS）

由视神经炎、脊髓炎和脑干脑炎所致临床脱髓鞘综合征。CIS 发作可以是单个病灶，临床上表现为神经系统单一症状；也可是多个病灶，临床上表现为多种症状。既往无类似发作，因其尚未达到时间和空间多发，故 CIS 并非多发性硬化（multiple sclerosis，MS）。

病因与发病机制 见多发性硬化。

临床表现 依据病灶所在部位不同，表现不同的神经系统症状。①横贯性脊髓炎：可以是急性起病，1~2 小时内迅速进展，也可缓慢起病，在 1~2 周内逐渐进展。常见症状包括肌无力，下肢感觉异常，二便障碍，莱尔米特（Lhermitte）征等。②视神经炎：可突然起病，也可在数小时内逐渐进展。常见症状包括视力障碍如视物模糊、视力丧失以及眼球疼痛。常伴有暗点及彩色视觉受损。③脑干脑炎：包括恶心、呕吐、复视等。

诊断 CIS 必须排除其他可能病因。要仔细追问既往病史，进行详细的实验室检查。其中最重要的检查工具当属 MRI。MRI 将显示是否存在病灶，以及病灶在中枢神经系统的位置。最常见的位置包括：①脊髓：临床上表现为横贯性脊髓炎。②视神经：临床上表现为视神经炎。③脑干：临床上表现为脑干综合征。如果同时出现以上多部位损伤，则表现为多部位症状。

脑脊液分析和诱发电位有助于 CIS 患者做出 MS 的诊断。2001 年麦克唐纳（McDonald）诊断标准对波泽（Poser）诊断标准做出了修订。新的诊断标准在维持"时间和空间多发"这两项基本条件的基础上，对 CIS 患者建议使用 MRI 和脑脊液明确第二次发作，这样对第一次 CIS 发作的患者就可以做出 MS 的诊断。

治疗 取决于 CIS 发病时的严重程度。通常急性期使用糖皮质激素，加速病情恢复。因为不能预测 CIS 是否最终转化为 MS，因此尽管许多临床试验都证实 CIS 早期使用免疫调节药物可以降低 MS 转化率，但对于缓解期是否需要治疗仍然存在争议。对于最终不转化为 MS 的 CIS 患者使用免疫调节治疗不仅浪费国家资源，而且给患者带来药物副作用。英国神经科医师协会只推荐在 MRI 上出现明确的 MS 样病灶的 CIS 患者使用免疫调节治疗。

预后 并非所有 CIS 患者均进展为 MS。如果 CIS 患者脑部白质存在病灶，2 年内 50% 发展成复发缓解型 MS（relapsing-remitting MS，RR-MS），20 年内 80% 发展成 RR-MS；如果脑部没有白质病灶，20 年后发展成 RR-MS 只有 20%。85% 最终确诊为 MS 的患者首发症状表现为 CIS。CIS 转化为 MS 的影响因素也是研究的热点。CIS 病灶部位、症状、MRI 及 CSF 均与 CIS 转化为 MS 相关。提示高转化的因素包括运动系统症状及 MRI 高病灶负荷，而感觉系统症状及正常 MRI 提示转化风险低。

（胡学强）

yùndòng zhàng'àixìng jíbìng

运动障碍性疾病（movement disorder）

累及脑皮质基底核系统，以随意运动调节功能障碍，肌力、感觉和小脑功能不受影响为主要表现的一组病变。又称锥体外系疾病。国际上基本上用"运动障碍性疾病"一词取代

"锥体外系疾病"这一术语。基底核递质生化异常和环路活动紊乱是产生各种运动障碍症状的主要病理基础。

病因 可继发于多种疾病，如感染、外伤、中毒、肿瘤、药源性、脑血管病变、免疫性疾病和代谢性疾病等。

分类 ①多动性疾病：以亨廷顿病为典型代表，主要表现为各种异常不自主运动，如舞蹈症、投掷症、肌张力障碍等。②少动性疾病：以帕金森病为典型代表，主要表现为动作减少、运动迟缓、肌强直及震颤。③其他：肝豆状核变性、进行性核上性麻痹、多系统萎缩、皮质基底核变性、泛酸激酶相关性神经变性病、特发性基底核钙化、棘红细胞增多症伴舞蹈病等神经变性病和神经遗传病都属于运动障碍疾病的范畴。有不少以运动症状为主的疾病，其病变部位及发病机制仍未阐明，如原发性扭转痉挛、抽动秽语综合征、特发性震颤、迟发性运动障碍、不安腿综合征、僵人综合征等，一般将这些疾病归入运动障碍性疾病加以介绍，这些疾病的部分症状有其自身的特点。

临床表现 以肌张力变化和异常不自主运动为主。①肌张力变化：可以是升高、降低，亦可以是游走性升高和降低。②异常不自主运动：有震颤、舞蹈症、手足徐动症、投掷症、肌张力障碍和抽动等多种表现形式，大多具有清醒时出现，情绪紧张、激动时加重，安静时减轻、睡眠时消失的特点。③运动减少。

诊断 第一步为症状学诊断，如运动徐缓/运动缺乏、肌强直、震颤、舞蹈症、投掷症、抽动、肌张力障碍、肌阵挛、手足徐动等；第二步为病因学诊断，详尽的病史资料，体格检查，辅助检查（如血清铜、尿铜、铜蓝蛋白、外周血涂片等），功能影像学（PET 或 SPECT 等），基因分析有助于疾病的病因诊断。

治疗 无论药物或外科治疗的原理都是基于对递质异常和环路活动紊乱的纠正。治疗策略是依据病因学确定的：原发者若发病机制明确，以对因治疗为主，如肝豆状核变性以驱铜治疗为主；若病因未明，则以对症治疗为主。运动障碍性疾病可继发于多种疾病，故以治疗原发病为主，如获得性肝性脑变性以保肝治疗为主、小舞蹈病以控制风湿为主、迟发性运动障碍以停用或减用诱导药物为主。

（陈生弟 吴逸雯）

pàjīnsēn zōnghézhēng

帕金森综合征（Parkinsonian syndrome，PDS） 由各种原因所致的，具有静止性震颤、肌强直、运动迟缓、姿势反射消失、屈曲姿势、"冻结"六大主症的综合征。一般按病因将其分为原发性帕金森病（即帕金森病）、继发性帕金森综合征、遗传变性性帕金森综合征和帕金森叠加综合征（即多系统变性）。该组疾病的病因不同，但其病理改变和临床表现与帕金森病颇为相似。

（陈生弟 吴逸雯）

pàjīnsēnbìng

帕金森病（Parkinson disease，PD） 黑质、蓝斑及迷走神经背核等处色素细胞变性坏死，多巴胺递质生成障碍导致多巴胺能与胆碱能系统不平衡，进而出现以静止性震颤、肌强直、运动迟缓为主征的缓慢进展性运动障碍性疾病。又称震颤麻痹、原发性帕金森病。1817 年，英国医生詹姆斯·帕金森（James Parkinson）发表了他的经典之作"论震颤麻痹"（"An essay on the shaking palsy"），报告了 6 个病例，首次提出"震颤麻痹"并对该病进行了描述。其后的法国著名神经病学家夏尔科（Charcot）又补充了肌强直体征，改名为帕金森病。1913 年路易（Lewy）发现 PD 患者黑质细胞胞质内存在一种嗜酸性包涵体，后被命名为路易（Lewy）小体，并认为是 PD 的重要病理特征。1963 年霍尼克维兹（Hornyk-iewicz）发现 PD 患者纹状体和黑质部位多巴胺（dopamine，DA）含量显著减少，认为该病可能是由 DA 缺乏所致。1967 年科齐亚（Cotzias）等用左旋多巴（L-Dopa）首次获得显著的临床疗效。1983 年兰斯顿（Langston）等证明致病祸首是化学物质 1-甲基-4-苯基-1, 2, 3, 6-四氢吡啶（MPTP）。MPTP 引发的帕金森症与 PD 十分相似。1997 年波利摩罗普洛斯（Polymeropoulos）等发现在一组意大利和希腊家系中存在致病基因 α-突触核蛋白（α-Synuclein）的突变，由此推动了遗传、环境因素、氧化应激等与 PD 发病机制相关性的研究。

PD 的患病率随年龄增长而增高，男性稍多于女性。50 岁以上患病率为 500/10 万，60 岁以上为 1000/10 万，70~79 岁年龄组达到高峰。

危险因素 杀虫剂和除草剂的使用和遗传因素是 PD 比较确定的危险因素。住在橡胶厂附近、饮用井水、农村居住、田间劳动、工业化学品厂工作是可能的危险因素。吸烟与 PD 的发病之间存在负相关，被认为可能是一种保护因素（但需强调的是吸烟有众多的危害性，不能作为 PD 的一种"保护因素"而被推荐）。

病因　仍未有公论，与以下一些学说有关：①氧化应激和自由基生成。②环境毒素，如MPTP、THPV、BMAA、6-OHDA等。③兴奋性毒性作用。④线粒体功能缺陷。⑤钙失衡的细胞毒作用。⑥神经系统老化。⑦遗传因素，如 LRRK2、a-synuclein、UCHL1 与常染色体显性遗传的 PD 相关，Parkin、PINK1、DJ-1 和 ATP13A2 与常染色体隐性遗传的 PD 相关。⑧免疫异常和炎症反应。⑨细胞凋亡等。

发病机制　普遍认为，PD 并非单一因素致病，可能多种因素共同参与。遗传因素使患病易感性增加，在环境因素及年龄老化共同作用下通过上述各种机制引起黑质 DA 能神经元变性，导致发病。此外，PD 患者的脑部主要病理改变是黑质-纹状体 DA 通路变性。黑质位于中脑因富含黑色素颗粒而得名，黑质是制造并贮存神经递质多巴胺的场所，多巴胺为纹状体的抑制性神经递质，而另一种神经递质乙酰胆碱则是纹状体的兴奋性神经递质。当脑中的黑质细胞大量坏变而消失，多巴胺的制造减少，脑内多巴胺水平降低，而乙酰胆碱水平仍保持原有"正常"水平，此时多巴胺系统和乙酰胆碱系统之间原有平衡被破坏，多巴胺释放过多或过少都会打破多巴胺与其他神经递质的平衡，影响运动的连续和流畅。一旦脑中多巴胺水平低于正常的 20% 时，乙酰胆碱的作用相对亢进，肢体僵硬、震颤等帕金森病症状随之出现。

临床表现　PD 发病年龄平均约 55 岁，大部分患者发生在 60 岁以后，偶有 20 多岁发病者。男性略多于女性。起病隐袭、缓慢发展、逐渐增剧。主要症状有静止性震颤、肌强直、运动迟缓、姿势平衡障碍。症状中孰先孰后出现，因人而异。初发症状以震颤最多（60%~70%），步态障碍（12%）、肌强直（10%）、运动迟缓（10%）等次之。初发部位及进展亦具特征性，即症状常自一侧上肢开始，逐渐波及同侧下肢、对侧上肢及下肢，即常呈 N 字型进展（65%~70%），自一侧下肢开始者（25%~30%）次之，两侧下肢同时开始者极其少见。即使处于疾病晚期阶段，其症状或多或少仍存在着左右差异者并不少见。

静止性震颤　常为首发症状，多由一侧上肢的远端（手指）开始，逐渐向同侧下肢及对侧肢体扩展，下颌、口唇、舌及头部颤抖往往没有或最后累及。帕金森病患者的肢体颤抖具有特征性，表现为拇指和屈曲的示指间节律性的"搓丸样"或"数钞票样"动作，频率为 4~6Hz，静止时出现，精神紧张时加重，随意动作时减轻，睡眠时消失。震颤是一种复合性震颤，常伴随着交替的旋前或旋后和屈曲伸展运动，而不会单纯以一种形式出现，通常是可变的。肌电图、三维加速测量器及其他一些技术可用于观察震颤的节律及频率。

肌强直　指锥体外系病变而导致的肌张力增高，协调肌和拮抗肌的张力增高，在关节进行被动运动时，增高的肌张力始终保持一致，而感到有均匀的阻力，类似在弯曲软铅管的感觉，称为"铅管样强直"；如患者同时存在震颤，则检查时可感到在均匀的阻力中出现断续的停顿，如同齿轮在转动一样，称为"齿轮样强直"。PD 的肌强直不同于锥体束损害时出现的肌张力增高，不伴腱反射亢进，病理反射阴性，关节被动活动时亦无折刀样感觉。四肢、躯干、颈部及面肌均可受累，肩胛带和骨盆带肌肉的受累常更为显著。由于这些肌肉的强直，患者出现特殊姿态，头部前倾，躯干俯屈，上肢之肘关节屈曲，腕关节伸直，前臂内收，下肢之髋及膝关节均略为弯曲。手足姿态特殊，指间关节伸直，拇指对掌。

运动迟缓　患者随意动作减少，包括始动困难和动作缓慢，加上肌张力增高，姿势反射障碍而表现下述一系列的运动障碍。①动作迟缓：起床、翻身、步行、方向变换等运动迟缓。②面肌活动减少：颜面缺乏表情，双眼凝视，瞬目减少，呈现"面具脸"。③精细运动障碍：手指作精细动作如扣纽扣、系鞋带等困难；书写时字越写越小，谓之"写字过小征"。④其他：眼球运动不协调、阶段状、讲话缓慢、语音低沉、单调，口、咽、腭的肌肉运动障碍，使唾液难以咽下，而致大量流涎，严重时吞咽食物也有困难。

姿势平衡障碍　①步态障碍：甚为突出，在疾病早期，表现走路时下肢拖曳，随病情的进展，步伐逐渐变小变慢，启动困难，但一迈步后，即以极小的步伐向前冲去，越走越快，不能即时停步或转弯，称慌张步态。在轻型患者，慌张步态只限于走下坡时有之。②平衡障碍：患者特别害怕跌倒，路上若遇有极小的障碍物，也要停步不前。当患者企图转弯时，平衡障碍特别明显，此时因躯干僵硬，乃采取连续小步使躯干和头部一起转弯。③协调运动障碍：失去联合运动，行走时上肢的前后摆动减少或完全消失，这往往是该病早期的特征性体征。④少动症状：如冻结、反常动作、开关现象、少动危象和出没现象。其中有的是属于疾病本身引起，有的则是左旋多巴等药物的副作用。

非运动症状　PD的非运动症状包括自主神经功能失调、精神症状、认知功能减退、睡眠障碍、感觉障碍（包括嗅觉减退、疼痛等）。①自主神经功能失调：比较普遍，可见皮脂腺分泌亢进所致的"油脂面"，汗腺分泌亢进之多汗，流涎（系口、咽、腭肌运动障碍引起咽下次数减少所致），消化管蠕动运动障碍引起的顽固性便秘，钡餐造影可见大肠无张力，甚至形成巨结肠，交感神经系功能障碍所致的直立性低血压，血管反射性障碍为基础的四肢循环障碍等。其中便秘为最常见的症状，约70%的患者有缺乏肠道蠕动和排便不净感，约30%患者有严重便秘，但该病不侵犯直肠及括约肌。②精神症状：抑郁最多见，发生率在40%～45%，以心境恶劣、伤心为主，自责、有罪感和自杀行为少。有研究发现在确诊PD时，有9.2%的患者伴有抑郁症，因此抑郁是PD较为肯定的运动症状期前症状。此外，相当数量的患者病前性格呈固执倾向。③认知功能减退：14%～80%患者逐渐发生痴呆，表现全面的认知功能障碍。④睡眠障碍：早期即可出现，主要症状为日间睡眠过度、睡眠行为障碍及不安腿综合征，其他症状包括入睡困难、日间瞌睡、周期性肢体运动、鲜明梦境和呼吸暂停等。⑤感觉障碍：嗅觉障碍被认为是PD运动症状期前的标志，最终可影响90%的患者。

辅助检查　该病的辅助检查无特异性：血、脑脊液常规化验均无异常；CT、MRI检查亦无特征性所见，仅在部分智力减退的患者可见脑萎缩；分子生物学及脑功能显像检测有一定意义；药物试验对PD的诊断、鉴别诊断以及药物选择具有较高价值。

脑脊液及尿液检测　采用高效液相色谱-电化学法检测可发现PD患者的脑脊液和尿中高香草酸（HVA，DA的主要代谢产物）降低，以及脑脊液中多巴胺-β-羟化酶（DβH）活性降低。

基因检测　在家族性PD中已发现某些致病基因，但在散发性PD中迄今未发现，而与PD相关的易感基因已发现很多，如细胞色素P4502D6、醌氧化还原酶（NQO1）、儿茶酚-氧位-甲基转移酶（COMT）、单胺氧化酶B（MAO-B）、过氧化氢酶、超氧化物歧化酶（SOD）等基因多态性与PD遗传易感性的研究较多。基因直接检测法主要包括DNA印迹法、聚合酶链反应、DNA序列分析等，在PD易感基因的分析中可能具有很好的应用价值。

功能显像检测　患者脑内发生的神经递质含量和受体活性的变化在生前尚不能用生化方法进行检测。随着脑功能显像的发展已可用PET或SPECT与特定的放射性核素对PD患者脑内DA转运体、DA递质、DA受体等进行检测。

药物试验　主要给予PD患者适量的抗帕金森病药物，比较服药前后患者功能评分。一般而言，原发性帕金森病患者通常对于药物反应良好，肢体震颤、肌肉僵硬等症状能得到有效的改善，而继发性帕金森病和帕金森叠加综合征患者在治疗后效果通常不佳或无效。药物试验可有效地将PD同其他类似的疾病鉴别开来，为做出正确的临床诊断提供支持和帮助。常用的药物试验包括：左旋多巴试验、阿扑吗啡试验。

诊断与鉴别诊断　主要依据发病年龄、隐匿起病及缓慢进展的三大主征"静止性震颤、肌强直、运动迟缓"，诊断一般不难。然而这些表现可能已是中期、甚至晚期患者，但在早期患者，诊断有时并不十分容易。根据生前临床诊断为PD，尸解病理得到证实的约占85%，即临床与病理诊断符合率为85%，可见仅凭临床诊断有其局限性。因此，PD的准确诊断还有赖长期的随访观察，基因诊断和神经影像学检查可能有助于提高诊断的准确率。

该病需与继发性帕金森综合征鉴别。后者常有长期用药、毒物接触、脑部感染、脑卒中、头部外伤等病史；或除锥体外系体征外，尚有锥体系、小脑、脑干或脊髓受损体征，可资鉴别。借助血、尿、脑脊液、影像学等检查可发现鉴别的佐证。该病早期应与特发性震颤鉴别，后者的震颤以姿势性或运动性为特征，饮酒或用普萘洛尔后震颤可显著减轻，无肌强直和运动迟缓，1/3患者有家族史。

治疗　常用以下药物。①抗胆碱能药：主要药物有苯海索。②金刚烷胺。③复方左旋多巴（苄丝肼左旋多巴、卡比多巴左旋多巴）：根据病情而渐增剂量至疗效满意和不出现副作用为止。④DA受体激动剂：主要有培高利特、溴隐亭、吡贝地尔、克瑞帕、普拉克索、罗匹尼罗、卡麦角林、罗替高汀。目前大多推崇DA受体激动剂为首选药物，尤其对于早期的年轻患者。⑤MAO-B抑制剂：如司来吉兰。⑥儿茶酚-氧位-甲基转移酶（COMT）抑制剂：恩托卡朋或托卡朋。前者随左旋多巴制剂同时服用，须与复方左旋多巴合用，单用无效。⑦神经保护剂：辅酶 Q10 等。

PD 的治疗没有绝对的固定模式，因为不同患者之间的症状可有区别，对治疗的敏感性也存在差异，同一患者在不同病情阶段对治疗的需求也不一样。因此，以上观点可能仅适用于一般规律，在临床应用时，需注意详细了解患者的病情（疾病严重度、症状类型等）、治疗反应情况（是否有效、起效时间、作用维持时间、"开期"延长和"关期"缩短时间、有无副作用或并发症）等等，结合医生的治疗经验，遵循原则，正确使用，灵活掌握，以期达到理想的治疗效果。

预后 PD 是缓慢进展性疾病，目前无根治方法，多数患者发病数年仍能继续工作，也可迅速发展致残。疾病晚期可因严重肌强直和全身僵硬，终至卧床不起，死因常为肺部感染、骨折等并发症。

（陈生弟 吴逸雯）

yìdòngzhèng

异动症（dyskinesia） 帕金森病患者长期服用多巴制剂（尤其短半衰期多巴类制剂如左旋多巴、阿扑吗啡等）后出现不自主运动。为帕金森病的运动并发症之一——左旋多巴诱导运动障碍（L-dopa induced dyskinesia, LID）。也有少数患者在脑深部电刺激术后出现异动症的报道。常表现为舞蹈、手足徐动、投掷或肌张力障碍样不自主运动，可累及头面部、四肢或躯干，程度轻重不一，轻者对生活质量无明显影响，重者可以是中晚期帕金森病患者最致残的症状。多数研究报告左旋多巴治疗 5 年以上帕金森病异动症的发生率为 30%~45%。

常见临床类型：①剂峰异动症：出现在服药后血药浓度的高峰期（用药 1~2 小时），临床上最为多见，与用药过量或多巴胺受体超敏有关。②双相异动症：剂峰和剂末均可出现，机制不明，可能与血浆左旋多巴浓度快速变化有关。③早晨足部肌张力障碍：约 1/3 长期服用左旋多巴的帕金森病患者可出现。主要发生于晨醒、首次服药前，可能与低水平多巴胺受体刺激有关。

发生机制 与帕金森病患者的左旋多巴、多巴受体激动剂或脑深部电刺激等治疗明确相关，也与患者发病年龄、遗传变异等因素有关。运动波动和异动症产生的主要原因是脑内多巴胺能神经元进行性减少，多巴胺的储存、释放能力减退。左旋多巴治疗的剂量越大、疗程越长，发生异动症的风险也越大；帕金森病患者应用左旋多巴与应用受体激动剂治疗比较，发生异动症的风险增加约 3 倍；帕金森病患者发病年龄越小，治疗过程中出现异动症的风险越大。

鉴别诊断 需要与多种其他原因所致的不自主运动相鉴别，包括原发及继发性肌张力障碍、亨廷顿病、棘红细胞增多症、偏侧投掷运动和精神心理源性运动障碍等。

处理原则 ①持续多巴胺能刺激是治疗中晚期帕金森病运动波动和异动症的新理念，有可能预防并减少异动症的发生，如应用长半衰期的受体激动剂，持续左旋多巴灌注等。②剂峰异动症的传统治疗方法是减少多巴制剂的剂量，但这种方法通常会导致剂末运动不能和"开关"现象；剂末异动症的机制不清，治疗困难，可尝试增加每次剂量或服药次数，或加用多巴胺受体激动剂；处理方法则可增加多巴制剂的剂量，但大剂量多巴制剂可能出现诸如精神症状等不良反应，临床上对症处理有诸多限制。③循证医学研究发现金刚烷胺、氯氮平在治疗异动症方面有一定疗效。④特别严重、药物治疗难以控制的异动症是帕金森病患者进行脑深部电刺激、苍白球毁损等功能神经外科手术治疗的最佳适应证之一。

（万新华）

jìfāxìng pàjīnsēn zōnghézhēng

继发性帕金森综合征（secondary Parkinsonian syndrome）

病因明确，临床表现与帕金森病相似的综合征。又称症状性帕金森综合征。常见的病因包括感染、中毒、药物、外伤、脑动脉硬化等。根据发病年龄、起病方式、临床特征、辅助检查等容易与帕金森病做出鉴别。

感染和感染后因素所致的帕金森综合征 如病毒、梅毒、真菌和寄生虫等感染，获得性免疫缺陷综合征和克-雅病（Creu-tzfeldt-Jakob disease, CJD）等感染后疾病所致。

中毒所致的帕金森综合征 ①锰中毒：主要表现为脂溢性皮炎、多汗、言语含糊不清、步态障碍、全身乏力、头痛、偶尔出现阳痿。主要体征是肌强直和运动迟缓，患者表现为特殊的步态，肢体和躯干肌张力障碍可导致痛性痉挛。其他的神经体征包括痴呆、小脑功能障碍等。即使脱离了锰暴露环境，上述症状体征也可能进行性加重。锰中毒的特征是缺乏震颤，在疾病早期出现肌张力障碍和姿势不稳。②MPTP

中毒：1－甲基－4－苯基－1,2,3,6－四氢吡啶（MPTP）能选择性损害黑质，产生与帕金森病相似的临床表现、生化及病理改变。多见于因注射 MPTP 中毒的吸毒者。③一氧化碳中毒：其后遗症分为进展型和迟发型两种，与前述的 MPTP 不同，并不产生典型的帕金森病运动症状。一氧化碳中毒者有急性中毒史，重症患者可出现迟发性脑病或处于植物状态，部分患者可能逐渐发生或后期发生弥散性脑损害，如全身强直、运动减少、姿势平衡障碍（如慌张步态、后冲步态等），偶见静止性震颤。④二硫化碳中毒：表现为不安、易激惹、意识模糊、定向障碍、失眠和记忆力减退。神经系统症状主要表现为周围神经运动、感觉障碍，脑神经和脑干症状，锥体系和锥体外系症状。⑤氰化物中毒：急性中毒可导致视物模糊、头痛、昏迷和惊厥，在几分钟内即可致死。死亡率达 95% 以上。少数幸存者在清醒后的数天内出现帕金森综合征症状。⑥甲醇中毒：急性甲醇中毒可导致酸中毒、精神错乱和昏迷。急性中毒数天后可出现帕金森综合征症状。

药物所致的帕金森综合征
临床上许多药物可引起帕金森综合征，包括抗精神病药、多巴胺储存和传递抑制剂、钙离子拮抗剂及止吐药等（见药物性帕金森综合征）。

血管性帕金森综合征 脑血管因素造成的一组类似帕金森病症状和体征的疾病。长期的高血压、糖尿病、冠心病、脑动脉硬化和高血脂等均可引起该病。

外伤性帕金森综合征 见于频繁遭受脑外伤的患者。多见于拳击运动员，又称拳击性脑病或

埃蒙（Hemon）综合征，是由于反复脑部外伤所引起。

其他 甲状旁腺功能异常、甲状腺功能减退、肝脑变性、脑瘤、正压性脑积水亦可出现类似于 PDS，特别是步态及姿势不稳定，有时也有运动减少，但无肌强直所致的姿势异常，亦无静止性震颤。

（陈生弟 吴逸雯）

yàowùxìng pàjīnsēn zōnghézhēng

药物性帕金森综合征（drug-induced Parkinsonism, DIP）

过量服用抗精神病等药物引起的与帕金森病症状、体征相似的临床综合征。其中以抗精神病药物最常见，此外某些抗高血压药、止吐药，钙离子拮抗剂等均可导致该病。老年人较常见。在精神病的治疗中，DIP 相当常见，发生率为 4%～40%。

病因与发病机制 引起此综合征的药物主要有：氯丙嗪、奋乃静、氟哌啶醇、三氟拉嗪、氟奋乃静、奋乃静醋脂、丙氯拉嗪、三氟丙嗪等，并与用药剂量有关。在所有的抗精神病药中，氯氮平的锥体外系副作用最小。除抗精神病药物外，还有不少药物也有可能导致帕金森综合征，如甲氧氯普胺、利血平、α－甲基多巴、氟桂利嗪、桂利嗪、胺碘酮、新斯的明、锂剂、地西泮、氟西汀、哌替啶、两性霉素 B 和 5－氟嘧啶等，它们往往都具有拮抗多巴胺（dopamine, DA）的作用。

DIP 机制为：①酚噻嗪类药物可阻滞纹状体的突触后多巴胺受体（dopamine receptor, DR），使内源性 DA 不能与 DR 结合，于是乙酰胆碱的功能水平显得过高，从而导致该综合征。②酚噻嗪核团带有氯或氟原子者特别容易诱发该综合征，而且镇静作用愈强

者愈易诱发该综合征。但氯丙嗪所致的 DIP 与用药剂量并无直接关系。③丁酰苯类药物如氟哌啶醇不含酚噻嗪核团亦可诱发该综合征。④利血平阻碍 DA 在轴突末端的储存，甲基多巴的代谢产物作为假性递质竞争 DR，均可产生 DA 缺乏的症状，诱发 DIP。⑤DIP 可能与遗传代谢异常有关，人类白细胞抗原 B44 存在于 DIP 患者，但遗传与 DIP 的关系有待进一步研究。

临床表现 表现为服用有关药物 2 周后或更长时间出现震颤、动作迟缓、肌强直、运动减少、姿势不稳等锥体外系症状，还可引起静坐不能、口、面、颈、肢体的运动障碍，亦可出现动眼危象。起病较快，症状双侧对称，进展迅速。停用相关药物数周或数月后症状减轻或消失。

诊断与鉴别诊断 主要依据临床症状和病史，如果患者服用药物的时间与帕金森样症状的出现密切相关，停药后症状好转则基本可以诊断为该病。

DIP 与原发性帕金森病相鉴别：①有服用抗精神病等药物史。②有类似原发性帕金森病症状和体征，起病较快，进展迅速。③停用抗精神病等药物数周或数月后症状减轻。④对左旋多巴类制剂不敏感，抗胆碱能药物如苯海索有效。

治疗 应注意的是：①一旦出现该综合征者应立即减量或停用该抗精神病药物，而改用具有同样效果而无阻滞 DA 受体的其他药物。②抗胆碱能药如苯海索、苯甲托品等对 DIP 可能有一定疗效。③左旋多巴（L-Dopa）和金刚烷胺是否也适用于 DIP，尚有争议。一般认为 L-Dopa 对此综合征无效，因为 DR 被抗精神病药

物所占据及阻滞，不能再与外源性 DA 结合，而且 L-Dopa 有可能使精神症状恶化，所以不宜作为常规治疗。但也有报道，在抗精神病药减量或变更困难且用抗胆碱能药无效时，在密切观察精神症状是否恶化的情况下，可试用 L-dopa。④DIP 的症状一般在 1~2 个月后常可自然减轻，即使停用抗 PD 药物，该综合征加重者仅占 25%，所以抗 PD 药物使用 1~2 个月以后，可逐渐减量至停用，但需继续随访。

（陈生弟 吴逸雯）

nǎoyánhòu pàjīnsēn zōnghézhēng
脑炎后帕金森综合征（post-encephalitic parkinsonism，PEP）

由病毒、梅毒、隐球菌、原虫感染或获得性免疫缺陷综合征及克－雅病（Creutzfeldt-Jakob disease，CJD）等累及中枢神经系统所致的与帕金森病症状、体征相似的综合征。

昏睡性脑炎所致 在 20 世纪的前几十年，昏睡性脑炎（encephalitis lethargica，EL）是引起帕金森综合征（Parkinsonnian syndrome，PDS）的主要感染性疾病。1918 年后，EL 传播至英国、德国及欧洲的其他国家，随后又曼延到北美、亚洲及非洲。许多 EL 患者产生了类似帕金森病（Parkinsonnian disease，PD）的后遗症，称为 PEP。

病因 由病毒所引起的 EL 的急性炎症过程可侵犯神经系统几乎所有部位，尤其是中脑和间脑，约 50% 的存活者发展成 PDS。

病理 可见大脑皮质轻度萎缩，黑质与蓝斑色素减退，黑质细胞明显脱失，大部分黑质被胶质斑痕所替代，少数存活的黑质细胞可出现神经原纤维缠结（neurofibrillary tangle，NFT）和神经元中 tau 蛋白（微管蛋白）的异常堆积。与 PD 不同的是在黑质、脑干神经核、丘脑下部等部位出现明显的阿尔茨海默（Alzheimer）原纤维变化，这是该病的重要病理特征。

临床表现 PEP 症状往往在不知不觉中出现，有时很难描述其确切的发病日期。迪瓦森（Duvoisn）和亚尔（Yahr）发现有一半 EL 患者在患病五年后发展至 PDS，约 80% 的患者在发病十年后出现 PDS，但亦有少数患者在 EL 的急性期即可出现 PDS 症状。PEP 的临床运动症状与 PD 有相似之处，但自主神经症状（如出汗过多、流涎过多、瞳孔异常等）更常见、更明显，并可见颇具特征性的痛性眼球上转发作，称为动眼危象，是一种发作性两眼向上或向一侧窜动的不自主性眼肌痉挛动作。在其他脑炎后是否呈现与上述同样的病症，仍有疑问。有报道日本脑炎后遗症的神经症状程度较轻，自主神经症状、震颤等少见。

诊断 一般而言，PEP 可发生于任何年龄的脑炎患者，但常见于 40 岁以前的成年人，既往曾有发热、抽搐、意识障碍、眼肌麻痹等脑炎病史。

治疗 在左旋多巴（L-Dopa）应用于治疗 PDS 之前，颠茄碱是治疗 PEP 的有效药物，由于其疗效较好及良好的耐受性，曾得到了广泛的应用。迪瓦森（Duvoisin）等认为在小剂量应用左旋多巴（L-Dopa）时，PEP 和 PD 的反应相似，可改善 PEP 的步态及动眼危象，但长期的 L-Dopa 治疗患者往往难以耐受。也有学者认为给予复方 L-Dopa 等抗 PD 药物的疗效一般不佳。

其他感染性疾病所致 1930 年后，随着昏睡性脑炎的自然消失，新发病例锐减，乃至消失，但由其他感染性疾病所致的 PDS 日益受到重视。①克－雅（Creutzfeldt-Jakob）病：是朊蛋白病，可传播的致命性中枢神经系统疾病。以快速进展性痴呆及大脑皮质、基底核和脊髓局灶性病变为特点。临床上表现为进行性智力减退、锥体系损害、癫痫发作、肌阵挛，同时伴有锥体外系症状和体征。90% 病例于病后 1 年内死亡。②获得性免疫缺陷综合征－痴呆复合征：约半数患者出现，症状呈隐袭出现，表现为进行性痴呆，知觉和行为障碍，明显的步态不稳和共济失调，并可出现四肢震颤及双下肢无力，截瘫和括约肌障碍等。③其他：日本脑炎、柯萨奇Ⅱ型病毒脑炎、A 型流感病毒脑炎、Ⅰ型单纯疱疹病毒脑炎、脊髓炎病毒和巨细胞病毒脑炎等均可导致帕金森症状和体征。

（陈生弟 吴逸文）

kàngjīngshénbìng yàowù è'xìng zōnghézhēng
抗精神病药物恶性综合征（neuroleptic malignant syndrome，NMS）

服用抗精神病药物致多巴胺急性缺乏，引起肌强直、高热、自主神经功能紊乱等的综合征。又称精神抑制药恶性综合征、恶性安定剂综合征。该病是法国医生德莱（Delay）于 1968 年首先提出的，与恶性高热一样，NMS 也是骨骼肌钙通道疾病。

病因与发病机制 引起 NMS 的主要药物以抗精神病药最为常见，其他还有锂盐、卡马西平、抗抑郁药等。目前认为抗精神病药物中几乎所有的药物均可引起 NMS，尤其是高效价、低剂量的抗精神病药物，其中以氟哌啶醇居多。NMS 可在首次应用抗精神病药时发生，也可发生在增量、换药或者在多年稳定用药过程中产生。脱水、高温环境和脑部病变可促使 NMS 发生，应用多种抗精神病药、药物的蓄积及合用锂制剂往往易诱发 NMS。

发生机制不明，认为与多巴胺（dopamine，DA）传递减少有关，可能是 DA 神经递质的不足或者纹状体、边缘系统和结节漏斗等部位的多巴胺受体（dopamine receptor，DR）被阻断。

临床表现　其主要症状是肌强直、高热、自主神经功能紊乱，还有谵妄。症状通常经过几小时到几天的时间发展起来，肌强直通常会加重高热和自主神经紊乱。体温可以高达 41℃或更高。"铅管样"强直很常见，有些不断加重的肌强直会导致坏死。患者脱水时导致的肌红蛋白尿可以严重到发生肾衰竭。自主神经症状包括血压不稳，经常同时有高血压和低血压、心动过速、多汗、面色苍白，心律失常也常发生。除了强直，也有运动异常，包括静坐不能、震颤（严重度可有波动），还有不自主运动。患者通常很困惑，经常表达不出来。意识水平在激越到昏迷之间波动，也可能发生癫痫或昏迷。上述症状通常在 3 天左右达到顶点，可持续 1~2 周。病死率高达 11%~30%，多死于吸入性肺炎、肺水肿、心肌梗死或继发性肾衰竭。在恢复期可出现帕金森综合征、迟发性运动障碍、小脑功能障碍和智力减退。

诊断　在临床工作中，NMS 的诊断常采用下述诊断标准：①发病 7 天之内应用了抗精神病药物（应用长效注射抗精神病药物为 4 周之内）。②高热，体温≥38℃。③肌强直。④具有下述症状之中的 3 项或 3 项以上：意识改变；心动过速；血压升高或降低；气促或缺氧；肌酸激酶增高或出现肌红蛋白尿；白细胞计数增高；代谢性酸中毒。⑤以上症状不是由全身性疾病或者神经科疾病所致。

治疗　该病主要是对症治疗，包括立即停用抗精神病药并给予降温、补液、纠正电解质紊乱和血液透析。用溴隐亭可缓解帕金森综合征症状，并能缩短 NMS 的病程。溴隐亭可单独使用，也可与丹曲林合用，丹曲林能缓解肌强直。左旋多巴（L-Dopa）无明显疗效，与药物性帕金森综合征不同的是抗胆碱能药物可能加重高热及自主神经功能紊乱，应避免使用。考虑到较严重的发病率和此综合征的死亡可能性，应该对发生 NMS 的患者采取撤掉经典抗精神病药的措施。对病情严重、发生过 NMS 且复发可能性大的精神病患者，建议接受一种新药试验，喹硫平或氯氮平是最好的选择。若仍不可行，建议用低效价药物如硫利达嗪的最低有效剂量。理想化的处理是 NMS 症状彻底消除后至少 4 周的时间不再继续原治疗。在这期间可用劳拉西泮治疗激越或睡眠障碍。

（陈生弟）

pàjīnsēn diéjiā zōnghézhēng

帕金森叠加综合征（Parkinson plus syndrome，PPS）

伴发帕金森病典型症状的神经系统变性病。又称多系统变性。其在病理上属于多神经系统的变性疾患，病因不清。该类综合征主要包括纹状体黑质变性（striatonigral degeneration，SND）和橄榄脑桥小脑萎缩（olivopontocerebellar atrophy，OPCA）、进行性核上性麻痹、关岛型肌萎缩侧索硬化-帕金

森综合征-痴呆复合征、皮质基底核变性等。其中，SND 即以帕金森综合征为突出表现的多系统萎缩（multiple system atrophy，MSA）亚型 MSA-P 型；OPCA 则为以小脑性共济失调为突出表现的多系统萎缩亚型 MSA-C 型。临床表现除了锥体外系症状外，还可伴有锥体系统、小脑、自主神经系统等其他多系统受累的症状和体征。与帕金森病不同的是 PPS 患者往往在疾病早期就可出现姿势平衡障碍、共济失调、认知障碍和自主神经功能损害（如性功能障碍、直立性低血压、眩晕、尿潴留等）。头颅 MRI 或 CT 扫描有时可见到小脑和脑干萎缩。由于产生 PPS 的病因不同于帕金森病，故单纯用抗帕金森病药物进行治疗，效果往往比较差。这类疾病的进展往往较帕金森病快，预后不佳。

（陈生弟　吴逸雯）

pízhì jīdǐhé biànxìng

皮质基底核变性（cortical basal ganglionic degeneration，CBGD）

以不对称性局限性肌强直、肌张力障碍、静止性和（或）运动性震颤、皮质性肌阵挛、皮质性感觉缺损、肢体异己征等为特征的神经系统变性病。由雷茨（Rebeiz）（1968 年）首先描述。

病因　不明，可能存在遗传倾向。

临床表现　多于 60 岁以后出现症状，男性略多于女性，多无家族史。隐匿起病，通常症状先于一侧出现，几年内波及对侧肢体。最常见的首发症状是受累肢体震颤、肌强直、失用和皮质性感觉缺失。

震颤　姿位性或运动性震颤，速度较快（每分钟 6~8 次），节律不规则，紧张、激动时加重，类似帕金森病，最终发展成刺激

敏感性或动作性阵挛。

肌强直　早期表现为受累肢体或手的灵活性减退或丧失，患者常称自己的手变笨了，以后逐渐发展成运动迟缓，运动不能。当肢体自主运动逐渐缓慢和笨拙，许多患者将会发展成一种特征性的强直姿势：肩内收、肘及腕关节屈曲及部分手指屈曲成抓握状，有时伴一个或多个手指呈伸直状。症状早期呈非对称性，5～7年后，发展至双侧强直，不能活动，患者常死于吸入性肺炎和压疮。

失用　CBGD常见而突出的症状之一，常为早期症状且病程早期便可致残。表现为随意动作和模仿动作困难，或不能完成原来能熟练完成的动作。若累及下肢，可出现行走困难、步态障碍，易向后跌倒，也可累及躯干部肌肉。若累及眼球运动肌，可出现眼球扫视运动和追随运动障碍。

肢体异己征　CBGD最常见的临床表现，多出现于病后1～2年。表现为由运动诱发的、有节律的自主运动行为，范围较广，或是无目的的强握摸索动作，有时可越过中线而干扰对侧肢体的运动，也可视患肢为外来的或外人的肢体。

肌阵挛　多于发病后6个月至5年出现，开始表现为受累肢体有节律的肌阵挛发作，类似震颤，肢体运动或某种姿势可使之加重。诱发腱反射，触摸或针刺患肢都可引起肌阵挛发作，通常表现为患肢反射性屈曲，因此称之为刺激敏感性肌阵挛。

皮质性感觉缺失　CBGD的早期症状，部分患者以此为首发症状。最常见的是感觉缺失和关节位置觉受损。部分患者表现为受累肢体疼痛，疼痛剧烈，呈烧灼样，通常演变为皮质性感觉缺

失伴肢体强直和肌张力障碍。

痴呆　部分患者在疾病晚期可出现。主要表现为中度普遍性认知功能减退、执行动作困难、学习困难、功能性运动技巧障碍、不对称性行为障碍（如模仿、执行标志性姿势和物件的应用障碍等）。

其他　尚可出现手足徐动，反射性睑痉挛，口、舌运动障碍，言语不清、吞咽困难、强握反射、腱反射增高及锥体束征阳性。

辅助检查　尚缺乏特异性的辅助检查手段，主要的辅助检查包括以下几项。

血、尿、脑脊液检查　一般为正常；铜、铜蓝蛋白，尿的重金属筛选也呈阴性。

影像学检查　疾病早期CT、MRI检查正常。当CBGD进展至非对称性额顶叶皮质萎缩或双侧皮质萎缩时，可以在受累的皮质下白质出现异常信号。间隔6～12个月的动态CT、MRI检查比孤立的一次检查更有价值。PET和SPECT检查显示有些患者受累肢体的对侧大脑半球葡萄糖和氧代谢率下降，纹状体摄取多巴胺功能下降。

电生理检查　脑电图检查早期正常，但当CBGD进展时，会出现非对称性慢波，疾病晚期，脑电图上会出现双侧性慢波。加速计和肌电图可对震颤进行评价，与帕金森病的静止性震颤（4～6Hz）相比，CBGD的震颤频率更快（6～8Hz），且不规则。

病理　病理改变主要位于大脑皮质和基底核。肉眼可见额叶后部、顶叶皮质萎缩，常呈明显不对称性，受累肢体对侧大脑半球皮质萎缩较明显，此乃CBGD的主要特征。80%以上尸检患者可发现非对称性皮质变性，扣带回和岛叶皮质变化不一，黑质和

蓝斑的色素脱失。颞叶和枕叶通常无改变。镜下可见明显萎缩的皮质发生神经元丢失和胶质细胞增生，额叶病变区的神经细胞减少更加明显，呈微小空泡样改变。黑质细胞减少伴胶质细胞增生，外侧重于内侧，其他神经核，如尾状核、壳核、苍白球、下丘脑及下丘脑核、红核、蓝斑有不同程度的神经元丢失和胶质增生改变。文献报道，CBGD的皮质下结构亦有大量神经原纤维缠结形成，新皮质区肿胀的神经元和胶质细胞内可见tau蛋白阳性神经丝，并可出现星形胶质细胞斑块。

诊断　主要依据临床表现进行诊断，尚无特异性的辅助检查指标。对CBGD的临床诊断标准尚有争议。维代尔特（Vidailhet）（1994）等提出的诊断条件包括：①病程呈进展性。②头颅CT或MRI未发现局灶性病灶。③病程不超过10年。④发病症状明显不对称。⑤有帕金森综合征症状（运动迟缓和肌强直）。⑥失用。⑦无自主神经功能障碍和核上性麻痹。⑧左旋多巴治疗无效。

李特文（Litvan）等学者提出CBGD的病理诊断标准：局限性额、顶叶萎缩；皮质神经元肿胀和脱失，可见tau蛋白染色阳性包涵体及大量神经纤维网丝；黑质、基底核、红核、丘脑等神经元丢失、色素脱失，皮质下胶质增生和海绵状改变；有CBGD相应的临床表现。

鉴别诊断　需与下列疾病相鉴别。

帕金森病　CBGD的早期表现仅为不对称的无动性强直时需与帕金森病鉴别。前者常伴皮质感觉缺失、失用等皮质症状及锥体束征，明显的眼球运动障碍，肢体震颤多为姿势性或运动性震

颤，而后者则为静止性震颤，但最具鉴别意义的是 CBGD 的无动性强直对左旋多巴无效。

进行性核上性麻痹 典型的进行性核上性麻痹（progressive supranuclear palsy，PSP）表现为轴性强直、姿势异常和垂直性眼球运动障碍；PSP 无失用、肌阵挛、皮质感觉缺失、肢体异己征等有助于鉴别。此外，MRI 常显示 PSP 中脑萎缩及双侧苍白球、壳核后外侧异常信号，亦有助于两者的鉴别。

皮克（Pick）病 典型皮克病以人格改变为首发症状，常有额颞叶损害症状。但部分散发患者可有锥体外系症状和类似 CBGD 的皮质症状，而且 Pick 病和 CBGD 在病理上亦有很多相似之处。因此两者之间是否有相同的病因与发病机制还需进一步研究。

阿尔茨海默病 CBGD 出现痴呆症状时应与阿尔茨海默病鉴别，前者的痴呆多出现于病程晚期并有其自身特点，如执行动作困难，无记忆储存困难，功能性运动技巧障碍，不对称性行为障碍等。而后者的病程早期可出现痴呆，在后期出现运动减少和肌强直等锥体外系症状，但常呈对称性，亦有助于鉴别。

治疗 尚无特效治疗方法。①药物治疗：左旋多巴制剂对部分患者有轻度疗效，多巴胺受体激动剂等其他抗帕金森病药物治疗均无效。氯硝西泮对运动性震颤和肌阵挛效果较好。巴氯芬能轻度改善肌强直和震颤。抗胆碱能药物无效，且耐受性较差。多巴胺受体阻滞剂（氟哌啶醇）亦无帮助。普萘洛尔对早期运动性震颤有效，但后期特别当震颤变成肌阵挛时疗效较差。②手术治疗：立体定向丘脑和苍白球切开

术可用于减轻严重的肢体肌张力增高和疼痛。随病情进展，大部分患者会发展成严重的吞咽困难，需经皮置管胃造口术。③体疗：有助于保持运动功能和预防挛缩，缓解肌张力障碍有关的疼痛。

预后 较差，在 3~5 年内出现肢体僵硬、不能活动，5~10 年内死亡。

（陈生弟 吴逸雯）

duōxìtǒng wěisuō

多系统萎缩（multiple system atrophy，MSA）

累及锥体外系、锥体系、小脑、自主神经系统等多部位，以进展性自主神经功能障碍，伴帕金森综合征、小脑共济失调及锥体束征为主要临床特征的神经系统变性病。由格雷汉姆（Graham）和奥本海默（Oppenheimer）于 1969 年首次提出。一般包括夏伊-德雷格尔综合征（Shy-Drager syndrome，SDS）、橄榄脑桥小脑萎缩（olivopontocerebellar atrophy，OPCA）和纹状体黑质变性（striatonigral degeneration，SND），三者分别对应 MSA-A、MSA-C 和 MSA-P 型。由于在 MSA 中大都可以存在或最终出现自主神经功能障碍综合征，建议仅保留 MSA-P 型和 MSA-C 型。临床表现为锥体外系、锥体系、小脑和自主神经等多系统损害；各种症状在不同亚类型中可以重叠。

多系统萎缩的历史最早追溯到 1900 年德杰林（Dejerine）和托马斯（Thomas）对于橄榄脑桥小脑萎缩的认识；此后由夏伊（Shy）和德雷格尔（Drager）于 1960 年首先描述了自主神经功能障碍的类型。这些患者大都存在自主神经功能障碍、小脑共济失调和帕金森综合征的重叠而使得严格的划分亚类存在困难。1969 年格雷汉姆（Graham）和奥本海默

（Oppenheimer）建议采用多系统萎缩一词来涵盖这些临床症候群。

MAS 发病率为（2~25）/10 万，约 1/3 的患者最初被误诊为特发性帕金森病，MSA 的高发年龄为 52.5~55 岁，常常于病后 7.3~9.3 年死亡。男女发病率为 1.9:1。神经影像学的发展对于 MSA 的早期诊断和鉴别诊断具有重要的意义。

病因与发病机制 尚未明了。推测疾病的发病机制很大程度上是基于对病理的认识。MSA 最基本的病理表现是神经细胞的脱失和胶质细胞的增生及出现胶质细胞包涵体。神经细胞的丢失以壳核背侧部、黑质、蓝斑、小脑浦肯野（Purkinje）细胞层、脑桥基底、前橄榄核、迷走神经背侧运动核和脊髓侧索最严重。受累区星形胶质细胞增生，重者出现轻度的空泡变性。胶质细胞包涵体是 MSA 较为特征的病理表现，分布在脑桥神经核、脑盖、丘脑下核、弓状核、下脚、杏仁核、海马、齿状筋膜、黑质、前橄榄核和脑干网状结构中，可能与疾病发病机制密切相关。包涵体出现在少突胶质细胞胞质内。电镜下，包涵体由微小管或微丝构成，可被抗泛素、抗 α 和 β 微管蛋白以及抗 tau 抗体标记。包涵体主要成分为 α-共核蛋白（α-synuclein），提示多系统萎缩与帕金森病和路易（Lewy）小体痴呆可能为疾病同一谱系，即共核蛋白病。其形成可能影响少突胶质细胞和轴索之间的营养物质的转运，从而导致继发性的神经元损伤。此外，蛋白泛素化降解的异常与疾病的发生亦可能有关联。

SDS 和 SND 以散发类型为主，而 OPCA 可以具有明确的遗传学因素。家族性 OPCA 基因定位于

SCA1：人 6p22-p23，D6S274 和 D6s89 之间，编码 Ataxin-1 蛋白；SCA2：人 12q23-q24.1，D12S84～D12S79。SCA-1，SCA-2 基因外显子存在一段扩展的 CAG 三核苷酸密码子重复序列，重复序列的长度与疾病严重程度相关。Ataxin-1 蛋白通过 CAG 重复序列编码的异常延长的多聚谷氨酰胺序列，选择性作用于某些易损神经元，引起神经细胞变性。

临床表现　各型表现如下。

MSA-A　大多于中年后发病，男性多见。起病隐袭，病情逐渐进展。男性患者多以阳痿为首发症状，女性患者多以闭经或直立性眩晕或晕厥为首发症状。病程为 7～8 年。①直立性低血压：由于胸腰段脊髓侧角细胞变性引起。患者卧位时血压通常是正常的，站立位时血压下降 20～40mmHg 导致一过性黑矇，甚至晕厥。发作时一般无心率变化和晕厥先兆，如苍白、出汗、恶心等。历时数秒或者 1～2 分钟后恢复。早期轻症患者需直立相当时间才出现症状，且较轻微，渐加重时，连续站立 1～2 小时即出现晕厥。严重者每次变换为直立性体位，血压即迅速下降并发生晕厥，最终被迫完全卧床不起。②其他自主神经症状：男性患者几乎都有性功能减退，阳痿系由于骶髓侧角副交感神经变性所致，女性患者表现为性感缺失、闭经。括约肌功能障碍，如尿频、尿急、更多为尿失禁，也可为排尿费力、排尿淋漓不尽，甚至尿潴留；便秘、腹泻。局部或者全身发汗异常，起初多汗，以后发展为少汗或者无汗。部分患者还出现皮肤温度异常及霍纳（Horner）征等。迷走神经背核受损可以引起声音嘶哑、吞咽困难和心脏骤停而猝死。

③部分患者可出现帕金森综合征、眼球震颤、小脑共济失调，亦可以出现锥体系损伤体征如假性球麻痹、病理征。少数患者出现脑神经及下运动神经元损害如肌萎缩。精神症状如淡漠、抑郁等。

MSA-C　多为散发病例，部分病例呈家族性发病，为常染色体显性遗传，称为家族性 OPCA。平均发病年龄约在 30 岁，男性多于女性。①小脑综合征：最常见的起始症状。多表现为步态蹒跚、易跌倒、四肢不灵活、精细动作困难、肌张力低下、意向性震颤、共济失调、构音障碍等。构音障碍最多见，几乎见于每个病例。表现为断续性、吟诗样、爆音性言语。②帕金森综合征：肌强直及运动迟缓占优势，少部分患者以此为起始症状。早期与帕金森病难以鉴别。③不自主运动：刺激引起肢体远端肌阵挛是特征性表现之一；尚可以出现痉挛性斜颈，手足徐动症、舞蹈症、投掷动作等。部分患者有眼睑痉挛，软腭阵挛。可能因病变侵及多巴胺能及胆碱能神经通路使脑干反射去抑制所致。④其他：中晚期患者可以出现智力障碍；部分患者可以出现锥体束征如反射亢进、病理征等；假性延髓麻痹导致吞咽困难、饮水呛咳见于晚期患者，是导致吸入性肺炎主要原因。脊髓及周围神经症状如肌萎缩和远端周围神经疾病体征并不少见，尤其见于家族性患者。尚有脊椎后侧凸、弓形足等。眼部症状主要表现为眼球活动障碍，"慢动眼活动"是该病特征之一，患者常呈凝视状，晚期眼球几乎固定。患者可以出现视力障碍，原因包括黄斑变性、视网膜色素变性、视神经萎缩、白内障等。部分患者声带外展肌麻痹而出现呼吸性

喘鸣，呼吸窘迫，甚至严重时需行气管切开术。睡眠障碍表现为快速眼动期睡眠缺乏，睡眠时可出现呼吸暂停等。

MSA-P　起病年龄多在 45～70 岁，平均 62 岁，病程在 3～8 年，少数对于左旋多巴治疗敏感的患者病程可达 10 年。该病起病隐袭，具有 PD 的某些临床特点，但是其发展速度较 PD 快。①帕金森综合征：肌强直和运动迟缓为早期表现。可以为齿轮样或铅管样肌强直。由于肌强直，患者常出现运动迟缓，表情缺乏，"小字征"，行走时躯干前冲，上肢固定、摆动减少，拖步，容易摔倒。5%～10% 的患者首发症状为震颤，远较原发性 PD 少见。病程中出现震颤者 30%～40%。通常 SND 患者对于左旋多巴复合制剂的疗效欠佳或是疗效短暂，此特点也有助于鉴别原发性 PD。②其他：吞咽和语言障碍并不少见，约 10%。自主神经功能障碍如排尿障碍、尿失禁、直立性低血压等，早期者 30%，晚期 70%。小脑综合征如共济失调、阔基步态、意向性震颤、小脑性语言等整个病程中为 20%～40%。少数患者出现锥体束征。部分晚期患者有认知功能减退和抑郁。

辅助检查　包括以下内容。

MSA-A　头颅 MRI 可显示壳核 T_2 信号强度明显降低，小脑和脑干萎缩。脑干诱发电位显示Ⅲ～Ⅴ、Ⅰ～Ⅲ波峰间期延长，Ⅴ波幅度下降等。直立位收缩压较卧位下降 30mmHg 以上，脉压下降 20mmHg，而无代偿性心率加快。肛门括约肌肌电图可呈神经源性改变。病理改变以胸脊髓的中间外侧柱内节前交感神经和迷走神经背核变性最为明显。

MSA-C　MRI 是目前诊断

MSA-C 最重要的辅助检查，可明显显示脑桥、小脑萎缩，如脑桥前池宽度、第四脑室宽度比值及脑桥小脑角池宽度增大，脑桥体部宽度比值缩小，小脑半球和（或）蚓部萎缩等。脑桥"十字面包征"（其形成的原因可能是脑桥核及桥横纤维变性，神经胶质增生使其含水量增加），对于诊断和鉴别诊断很有帮助。小脑活检可发现神经细胞的萎缩、坏死，有时可见典型的少突胶质细胞包涵体。病理改变以小脑及 Essick 胚胎细胞带分化的区域，如脑桥、下橄榄核、弓状核、桥延体及小脑皮质有浦肯野细胞脱失最为显著，其次是脊髓后索、克拉克（Clarke）柱细胞、脊髓小脑束等部位。脑干诱发电位和 PET 检查也具有诊断价值。

MSA-P CT 检查一般价值不大。MRI 可显示"壳核裂隙征"。壳核异常信号反映了神经元变性，星形胶质细胞增生及铁沉积，萎缩的壳核和外囊间形成组织间隙，从而出现线性 T_2 高信号影。T_1 像能够显示壳核（以及整个豆状核）的萎缩，T_2 加权像能够显示壳核的信号降低，提示铁沉积；而且降低的程度与肌强直的程度呈正相关。[18]F-Dopa PET 除可见豆状核放射性核素摄取减少外，尾状核的摄取也可明显降低，有别于原发性 PD。确诊有赖于脑活检，病理改变以苍白球、壳核变性为主。

诊断与鉴别诊断 如下所述。

MSA-A 依据中老年发病、隐袭起病、逐渐进展、直立性低血压，收缩压较卧位下降 30mmHg 以上，脉压下降 20mmHg；伴有自主神经功能障碍，如阳痿、二便失禁、无汗等；部分患者存在帕金森综合征、小脑共济失调等可以做出诊断。以下症状也提示

诊断：反复发作直立性眩晕和晕厥，男性出现性功能减退，帕金森病患者对左旋多巴制剂反应逐渐变差，夜间睡眠性呼吸障碍。

MSA-C 主要依靠临床表现，成年后起病，缓慢进行性发展，多以小脑性共济失调为首发症状，可同时出现自主神经功能损害、锥体束征、锥体外系症状及延髓麻痹等。MRI 显示小脑、脑干萎缩。基因诊断对于家族性患者有益。病理学检查能够明确诊断。需与弗里德赖希（Friedreich）共济失调及副肿瘤综合征引起的小脑性共济失调等鉴别。

MSA-P 临床确诊较为困难，只能根据患者的肌强直、运动迟缓等帕金森综合征，构音障碍，结合患者对左旋多巴不敏感的特点。MRI 检查示壳核明显萎缩可做出临床诊断。确诊需要病理学检查。需与帕金森病、肝豆状核变性、橄榄脑桥小脑萎缩、进行性核上性麻痹、MSA-A 等鉴别。

治疗 根据不同的疾病类型，治疗方法有所不同。

MSA-A ①鼓励患者适量活动以促进静脉回流，如穿着弹力裤袜、紧身衣等措施，适当增加钠盐摄入，睡眠时采用头低足高卧位姿势。②避免使用镇静药、安眠药和利尿剂，避免快速、突然的体位改变。③控制直立性低血压是治疗 MSA-A 的关键，常用药物有：米多君，一种外周 α 受体激动药，副作用有卧位高血压。盐酸去甲麻黄碱口服；盐酸哌甲酯早、中午各服 1 次。作用较强药物有 9-α 氟氢可的松口服。其他药物有咖啡因、吲哚美辛、二氢麦角碱、吲哚洛尔、普萘洛尔、甲氧氯普胺等。对于伴发震颤、肌强直等，则需要加用抗帕金森病药物，左旋多巴制剂效果欠佳，

且对血压影响较大，故一般采用抗胆碱能药物。④康复锻炼、心理治疗，及晚期患者对症支持治疗对于维持社会功能和调整患者心理状态有帮助。

MSA-C 小脑萎缩无特异性治疗措施，主要运用药物改善症状及促进神经营养作用。共济失调症状明显的患者可以尝试丁螺环酮。神经营养药如神经节苷脂、脑蛋白水解产物、神经生长因子、ATP、辅酶 A、细胞色素 C、地巴唑等有望促使神经功能恢复。干细胞移植治疗仍处于研究中。

MSA-P 出现帕金森综合征表现可用左旋多巴类药物、多巴胺受体激动剂等，部分患者有一定的疗效。其他为神经营养治疗以及康复治疗。

（陈生弟 陈晟）

jìnxíngxìng héshàngxìng mábì

进行性核上性麻痹（progressive supranuclear palsy，PSP）

以垂直性眼球运动障碍和肢体运动障碍为主要特征的神经系统变性病。又称斯-里-奥（Steele-Richardson-Olszewski）综合征。曾称眼颈肌张力障碍。由该病有头部过伸的肌张力障碍性姿势与眼球运动障碍的特征而得名。

PSP 由波西（Posey）首先报道，1946 年将该病列为独立的神经疾病单元。该病呈全球性分布，人群患病率为 1.5/100 万，大约是帕金森病（Parkinsonian disease，PD）的 1%，也有报道其年发病率为（3~4）/100 万。

病因与发病机制 尚不明确，无显著的遗传学证据和家族聚集性发病倾向。有研究认为 PSP 可能与慢性病毒感染有关，但有学者将该病尸检新鲜脑组织，接种于灵长类动物，观察 7 年但未见发病，且未能在灵长类动物中建

立起动物模型。PSP 患者脑内谷胱甘肽减少，推测其发病可能与氧化应激有关。

临床表现 多发生于 51~70 岁男性，隐袭起病，逐渐加重。约 1/3 患者在 60 岁之前发病，男性多于女性（约为 2:1）。发病无地区、种族及职业的差异，未发现家族性典型病例。主要表现为核上性眼球运动障碍、运动障碍和认知障碍。

核上性眼球运动障碍 为突出的特征性表现，主要表现为对称性眼球垂直运动障碍。最早为向下注视障碍，逐渐发生上视运动困难，后期水平运动亦受限，眼球固定于正中位，部分患者出现双眼会聚不能，瞳孔缩小，但对光反应及辐辏反应一般均存在。视觉症状如复视、视物模糊、眼部烧灼感常可能是 PSP 非特异的早期症状。

运动障碍 ①姿势平衡障碍：约 2/3 患者的首发症状为步态不稳和平衡障碍。PSP 的步态障碍较 PD 明显，且不同于 PD 的慌张步态，PSP 患者行走时呈大步状态，双下肢在膝处呈伸直僵硬状，转身时双下肢交叉，容易向后方跌倒。②肌张力障碍：颈部肌张力障碍为该病重要症状。出现颈部过伸、仰脸、下颏突出的特殊姿势。头颈部和躯干肌肉明显强直（轴性肌张力增高），四肢较轻。1/4 的患者有眼睑痉挛或面肌痉挛。1/6 的患者有手和足部的肌张力障碍或痉挛性斜颈。③假性延髓麻痹：在 PSP 患者中亦常见。患者出现构音障碍，吞咽困难，下颌反射亢进，可出现病理反射和强哭强笑等表现。④构音障碍和吞咽困难：发病后 5 年，有 68% 和 46% 的患者出现构音障碍和吞咽困难。后者容易导致吸入性肺炎。⑤锥体束受损的症状：如腱反射亢进，巴宾斯基（Babinski）征阳性。⑥震颤：5%~10% 的患者有静止性震颤，约 25% 的患者有轻微的位置性和动作性震颤。

认知障碍 患者逐渐出现性格改变、记忆力减退、智力减退，晚期患者可以出现痴呆，且多为皮质下痴呆。5%~10% 患者以认知功能衰退为首发表现。

其他 包括言语障碍和额叶症状等。主要表现为言语含糊、发音困难、语速变慢或者加快、形象思维能力减退和性格改变。此外，该病的抑郁症状相当普遍。快速眼动睡眠期明显缩短。

辅助检查 包括以下内容。

病理 典型病理改变主要为脑桥及中脑的神经元变性及神经原纤维缠结（neurofibrillary tangle，NFT）的形成。大体病理变化为中脑和脑桥被盖萎缩，黑质和蓝斑色素减退；病变累及丘脑底核、红核、黑质、上丘、大脑导水管周围灰质及海马，小脑齿状核、纹状体、苍白球、中脑网状结构、蓝斑亦可受累；晚期动眼、滑车、展神经核亦受累。镜下可见黑质、苍白球、四叠体的上丘、丘脑底核、导水管周围的白质可见明显的病理改变，呈特征性分布的、致密的 NFT 和神经纤维网丝形成；提示 PSP 可能源于细胞骨架功能的异常。PSP 的 NFT 不同于 AD，在脑干内呈小球状，在皮质内呈火焰状或线团样。电镜下脑干缠结由 15nm 的直微丝组成。此外，在患者病变神经细胞中发现 tau 蛋白聚集。其他非特异性的病理改变包括神经元脱失和胶质细胞增生。增生的星形胶质细胞最大的特点是与 tau 蛋白免疫反应呈现阳性。

影像学检查 ①头颅 MRI：最有意义，可见中脑及脑桥萎缩，尤其在中脑被盖部的萎缩，形成细长、尖锐的"蜂鸟嘴状"的形态。第三脑室和脚间池变宽，侧脑室扩大；50% 的患者可见中脑导水管和第三脑室周围区域的信号异常。②PET：多显示额叶、纹状体、丘脑、小脑糖代谢或葡萄糖利用率及氧代谢明显降低，以额叶最明显。③其他：脑电图、肌电图和诱发电位对于 PSP 诊断无特殊价值。

诊断 1996 年美国国立神经系统疾病与中风研究所（National Institute of Neurological Disorders and Stroke，NINDS）和 PSP 学会的 PSP 诊断标准包括可疑 PSP 的诊断标准、拟诊 PSP 的诊断标准和确诊 PSP 的诊断条件三类。

可疑 PSP 的诊断标准 包括必备条件、辅助条件和必须排除的条件三项。

必备条件 ①40 或 40 岁以后发病，病程逐渐进展。②垂直性向上或向下核上性凝视麻痹或出现明显的姿势不稳伴反复跌倒。③无法用排除条件中所列疾病来解释上述临床表现。

辅助条件 ①对称性运动不能或强直，近端重于远端。②颈部体位异常，尤其是颈后仰。③出现对左旋多巴反应欠佳或无反应的帕金森综合征。④早期即出现吞咽困难和构音障碍。⑤早期出现认知损害症状如淡漠、抽象思维能力减弱、言语流畅性损害、应用或模仿行为、额叶释放症状，并至少有 2 个上述症状。

必须排除的条件 ①近期有脑炎病史，肢体异己综合征、皮质感觉缺损、局限性额叶或颞叶萎缩。②与多巴胺能药物无关的幻觉和妄想，阿尔茨海默病型皮质性痴呆（严重的记忆缺失和失语或失认）。③病程早期即出现明显的小脑症状或无法解释的自主神经失调（明显的低血压和排尿障碍）。④严重的不对称性帕金森综合征，如动作迟缓。⑤有关脑部结构（如基底核或脑干梗死、脑叶萎缩）的神经放射学依据。⑥必要时可用聚合酶链反应排除惠普尔（Whipple）病。

拟诊 PSP 的诊断标准　包括必备条件、辅助条件和必须排除的条件三项。

必备条件　①40 或 40 岁以后发病。②病程逐渐进展。③垂直性向上或向下核上性凝视麻痹，病程第一年内出现明显的姿势不稳伴反复跌倒。④无法用排除条件中所列疾病来解释上述临床表现。

辅助条件和必须排除的条件与可疑 PSP 相同。

确诊 PSP 的诊断标准　经组织病理学检查证实的 PSP。

鉴别诊断　PSP 需要与帕金森病、多系统萎缩、血管性帕金森综合征、皮质基底核变性、惠普尔（Whipple）病等多种疾病鉴别。

治疗　尚无有效治疗办法。主要是对症治疗和康复训练。复方左旋多巴及多巴胺受体激动剂可尝试缓解帕金森综合征的表现，复方左旋多巴的有效率不超过 50%，且持续时间多短于 1 年。金刚烷胺亦可试用，但其作用时间更短，仅数周至数月，且对眼球运动障碍无作用。注射肉毒杆菌毒素 A 可改善 PSP 的眼睑痉挛及其他局灶性肌张力障碍。抑郁患者可尝试三环抗抑郁药，如阿米替林；选择性 5-羟色胺再摄取抑制剂（SSRIs），如氟西汀等。对提高患者的生命质量也有一定

的作用。认知功能衰退患者可以试用胆碱酯酶抑制剂。步态训练、躯干的康复训练和语言训练对于维持患者社会功能、延缓致残有帮助。

预后　不良，发病后的平均存活期 5.9～9.7 年。主要的死因是肺部感染，其次是肺栓塞、心肌梗死、心力衰竭及泌尿系统感染。对于疾病后期的患者有必要加强护理和家庭护理的培训。

(陈生弟　陈　晟)

GuānDǎoxíng jīwěisuō cèsuǒyìnghuà-pàjīnsēn zōnghézhēng-chīdāi fùhézhēng

关岛型肌萎缩侧索硬化-帕金森综合征 - 痴呆复合征

（Guamanian amyotrophic lateral sclerosis parkinsonism dementia complex，Guam-ALS/PDC）临床上以肌萎缩侧索硬化、帕金森综合征和痴呆为主要表现的地区性神经系统变性病。简称关岛病。多发生于关岛、几内亚岛以及日本纪伊岛，多于中年以后发病。通常将其分成关岛型肌萎缩侧索硬化（Guam-amyotrophic lateral sclerosis，Guam-ALS）和关岛型帕金森-痴呆综合征（Guam-PDC）两种亚型。

病因与发病机制　病因尚未完全清楚，认为与环境因素和遗传因素的共同作用有关，而环境因素起重要作用。目前发病机制包括中毒学说、无机盐代谢异常学说、病毒学说、遗传学说、自由基学说等。

临床表现　中年发病，起病隐匿，病程缓慢进展。①Guam-ALS：与典型的 ALS 相比，Guam-ALS 发病年龄较小，早期即出现上运动神经元损伤导致的锥体束征，而下运动神经元损伤的临床表现相对较轻。②Guam-PDC：帕金森综合征主要表现为运动迟缓、

肌强直。早期表现为自主运动的起动缓慢和（或）困难，晚期常伴明显肌强直。认知障碍可有生活懒散、记忆力减退（远近记忆同时受累）、过度思睡及定向障碍等。部分患者可有人格和行为改变，表现为淡漠、抑郁、敏感、易激动、幼稚、无自制力、尿失禁或攻击行为等。

辅助检查　肌电图呈典型的神经源性损害。Guam-ALS/PDC 患者可显示亚临床型上或下运动神经元损害，以上运动神经元损害多见。

诊断与鉴别诊断　典型者根据患者的临床表现及肌电图检查结果诊断并不困难，但该病常常首先表现为 Guam-ALS 或 Guam-PDC，部分患者经 1～6 年后才表现为完整的 Guam-ALS/PDC，故后者的早期诊断颇为困难。

以 Guam-ALS 起病者需与臂丛神经病、脊髓空洞症、多发性硬化鉴别；以 Guam-PDC 起病者需与帕金森病、阿尔茨海默病、额颞叶变性（Pick 病）、克-雅病（Creutzfeldt-Jakob disease）等相鉴别。

治疗　尚无特效治疗，可试用左旋多巴复方制剂、神经营养剂及各种维生素等，但疗效甚微。适当的物理治疗、功能锻炼等可能有助于延缓病情发展。

(陈生弟　吴逸雯)

yíchuán biànxìngxìng pàjīnsēn zōnghézhēng

遗传变性性帕金森综合征

（genetic degenerative Parkinson syndrome）　伴发帕金森病典型症状的遗传性神经系统变性病。主要包括常染色体显性遗传性路易小体（Lewy body）病、亨廷顿病、肝豆状核变性、脊髓小脑变性、家族性基底核钙化（见法尔

病）、家族性帕金森综合征伴周围神经病、神经棘红细胞增多症和苍白球黑质变性等。

（陈生弟 吴逸雯）

gāndòuzhuànghé biànxìng

肝豆状核变性 （hepatolenticular degeneration）

铜代谢障碍导致铜在机体各脏器（特别是肝和脑的）异常沉积而致的肝硬化和以基底核为主的脑部变性损害的神经系统变性病。又称威尔逊病（Wilson disease，WD）。由威尔逊（Wilson）于1912年详细报道。该病好发于青少年。其患病率为（0.5~3）/10万，发病率为0.2/10万。

病因与发病机制 该病是常染色体隐性遗传的铜代谢障碍疾病。WD的致病基因是 *ATP7B*，该基因由21个外显子、20个内含子组成，其编码的蛋白质产物为一个由1411个氨基酸组成的膜相关铜转运体，即铜转运P型ATP酶，该酶存在于肝、肾、角膜、脑等器官，P型ATP酶的功能主要是负责铜转运，若 *ATP7B* 基因的外显子发生突变致其功能部分或全部丧失，就不能将多余的铜离子从细胞内转运出去，使铜离子在特定的器官和组织沉积而致病。铜在中枢神经系统的过量沉积主要在基底核，因而临床上突出表现是锥体外系病征。

临床表现 该病多发生于10~25岁，男比女稍多。起病多较缓慢。10岁以下以肝脏损害多见，10岁以上以神经损害多见。①非特异性肝损害：病初常出现非特异性、慢性肝损害症状，如倦怠、无力、食欲缺乏、发热等。②肝硬化：以后可渐出现肝区痛、肝大、黄疸、蜘蛛痣、脾大、脾功能亢进、食管静脉曲张破裂出血、肝性脑病、腹腔积液等进行

性坏死性肝硬化症状。③神经系统症状：常见震颤、构音障碍、声音低沉含糊、流涎、吞咽困难、肌强直、步态障碍等，严重者产生类似帕金森病的慌张步态。部分患者可出现情感障碍、行为异常等精神症状。④其他：铜沉积于角膜、肾脏可出现角膜色素环（Kayser-Fleischer ring，K-F环）和肾小管重吸收功能障碍，血液系统也可累及，少数患者可出现急性血管内溶血。

诊断与鉴别诊断 根据患者临床特点、既往史和家族史、实验室检查（包括影像学检查、基因检测），其中最主要的是铜生化检测和阳性家族史。多在儿童或青少年期发病，可急性、亚急性及慢性起病。临床上可表现为肝病征、锥体外系病征、K-F环、肾病征及精神症状等。实验室检查低血清铜蓝蛋白和高肝铜最有诊断价值。临床上主要根据：①肝病史或肝病征/锥体外系病征。②血清铜蓝蛋白显著降低和（或）肝铜增高。③角膜K-F环。④阳性家族史等4条进行诊断。注意：符合①②③或①②④可确诊WD；符合①③④极可能为不典型的WD；符合②③④极可能为症状前WD；如符合4条中的2条很可能是WD。

肝损害者应与急性、亚急性、慢性肝炎以及班蒂（Banti）综合征、脾功能亢进症等鉴别，有锥体外系症状者应与帕金森病、继发性帕金森综合征、舞蹈病等鉴别；有精神异常者：应与精神分裂症、躁狂症、抑郁症等鉴别；有肾损害者应与为急慢性肾炎、肝肾综合征等鉴别。

治疗 原则为早期、长期、药物、对症，减少食物中铜摄取五个方面。药物治疗包括：驱铜

药物，如右旋青霉胺、二巯丙醇等；阻止肠道对铜吸收和促进排铜的药物，如锌剂。饮食应避免进食含铜量高的食物。其他对症治疗：抗胆碱能药可对抗肌强直；左旋多巴复方制剂可改善震颤及强直明显者；无论有无肝损害均需护肝治疗。

（陈生弟）

fànsuānjīméi xiāngguānxìng shénjīngbiànxìngbìng

泛酸激酶相关性神经变性病 （pantothenate kinase associated neurodegeneration，PKAN）

铁代谢障碍致铁在苍白球和黑质异常沉积导致的以进行性发展的肌强直、言语和进食困难、肌张力障碍等为主要表现的遗传性神经系统变性病。又称苍白球黑质变性。是发生于儿童与青少年的运动障碍性疾病，呈常染色体隐性遗传。

病因与发病机制 与铁代谢障碍有关。PKAN是缺乏辅酶A生物合成中关键调节酶PANK2所导致的罕见的常染色体隐性青少年神经变性疾病。*PANK2* 位于20号染色体20p12.3，其点突变或缺失突变会导致PANK2功能失调，铁代谢异常进而导致疾病发生。目前已有数十种不同的突变位点被发现。一般认为，PANK2水平直接与病情严重程度及进展速度相关。

临床表现 PKAN多见于青少年，但也存在成年人发病者。临床上可有锥体外系、锥体系协同受累，表现为步态异常、肢体远端肌张力障碍、震颤、手足徐动、舞蹈样动作等症状。早期出现构音障碍且多较严重是该病特点。部分患者可伴有智力减退，共济失调提示皮质、小脑受累。晚期患者不能起床，多数患者于

起病 10 年内死亡。

分型 按其发病年龄、临床表现及基因突变可分为典型性和非典型性，前者多是由于缺乏 PANK2 所致。较非典型患者而言，典型患者多在 10 岁前起病，病情进展较快，常伴有视网膜色素变性及 PANK2 基因突变；而非典型 PKAN 中 PANK2 突变者仅占 1/3。

病理 PKAN 病理学改变主要位于黑质-纹状体系统，以苍白球黑质变性、泛酸盐激酶相关神经变性明显，苍白球的中央部和黑质的网状区最严重，其内有脂褐质沉着（神经突触变性），有时还发现在黑质存在神经原纤维缠结和路易（Lewy）小体。电镜下发现，除铁和钙的沉积外，脂褐质内有各种细胞器，如线粒体、微管、神经原纤维等。

诊断与鉴别诊断 头颅 MRI，T_2WI 显示双侧苍白球对称高信号"虎眼征"是该病最具特征性的表现，几乎见于所有 PANK2 基因突变的典型患者中，但也有报道称病程中"虎眼征"亦可消失。患者双侧苍白球、黑质对称含铁脂色素的沉积是该病病理诊断的金标准。

PKAN 应与原发性肌张力障碍、青少年帕金森病、帕金森综合征、线粒体脑肌病、脑白质营养不良及多种类型的溶酶体沉积病包括神经节苷脂沉积病、神经鞘脂沉积症等相鉴别。除此之外，尚需与 HARP 综合征（即低前 β 脂蛋白血症-棘红细胞增多症-视网膜色素变性苍白球变性综合征）相鉴别。HARP 综合征系少见的临床亚型，其表现除传统 PKAN 表现外，还有血前 β 脂蛋白减少或缺如和棘红细胞增多症等表现。因此，对临床怀疑 PKAN 病的患者可进行血棘红细胞和血清蛋白电泳等检查。

治疗 尚无有效药物，主要是对症治疗，对于肌张力增高-运动迟缓者，左旋多巴有一定效果；以舞蹈徐动症为主要表现者可选用镇静药物；铁络合剂治疗尚未证实有效。抗抑郁药物可用于改善患者情绪；神经营养药物效果不明显。脑深部电刺激，尤其是选择双侧丘脑底核脑深部电刺激，对于缓解运动症状显示出明显的作用。

（陈生弟　陈晟）

Fǎ'ěrbìng

法尔病（Fahr disease） 以两侧对称性基底核钙化为特征性病理改变，以运动障碍、精神障碍和智力减退为主要表现的神经系统变性病。又称特发性基底核钙化。由法尔（Fahr）于 1930 年首先报道一例成年人病例而得名。

病因 尚不清楚，可能与遗传、外源性毒性物质、铁钙磷代谢障碍以及免疫因素有关。

临床表现 钙盐沉积部位不同临床症状亦不同。多于青春期或成年起病，有遗传早发现象，即家族性者发病年龄一代比一代早。①运动障碍：主要表现为各式各样的运动障碍，如扭转痉挛、手足徐动、震颤、共济失调等。某些患者可表现为以肌强直为突出表现的帕金森综合征及扭转痉挛、手足徐动等。②精神障碍：如抑郁、躁狂、强迫行为、攻击性、易激惹、淡漠、性别倒错、谵妄等。③痴呆：是该病最常出现的临床表现之一，早期主要表现为智力减退，多是隐匿性的，其后出现记忆力、语言能力、时间空间定向力的减退。④部分患者可同时伴发一些少见的遗传性疾病，如假性甲状旁腺功能减退

Ⅱ型、难治性贫血、自身免疫性多内分泌腺疾病等。

辅助检查 ①CT：可见对称性基底核钙化斑，有时其他脑区如小脑齿状核以及大脑皮质也可以被累及。大脑基底核的钙化斑 $>800mm^2$ 是该病重要的诊断标准。②MRI：在显示脑内钙化灶方面的敏感性远不如 CT。

诊断与鉴别诊断 首先根据临床上出现上述运动障碍，尤其伴有精神障碍、智力减退，头颅 CT 可见广泛而对称性的双侧基底核钙化斑即可诊断，若有家族史更支持诊断。其次应积极寻找致病因素，明确是特发性还是某些特殊原因所致。1971 年莫斯科威特（Moskowitr）提出法尔（Fahr）病新的诊断标准：①CT 或 X 线片上有对称性的双侧基底核钙化。②无假性甲状旁腺功能减退的临床表现。③血清钙、磷正常。④肾小管对甲状腺素反应正常。⑤无感染、中毒和其他病因。⑥有或无家族史。

主要与各种原因引起的法尔病进行鉴别，如特发性甲状旁腺功能减退症、手术后甲状旁腺功能减退症、假性甲状旁腺功能减退症、碳酸酐酶Ⅱ缺乏症、脑炎后、产伤等所致法尔病。

治疗 尚无特效治疗方法，主要是对因及对症治疗。可使用抗帕金森病药物和治疗手足徐动症的药物等，有精神症状者可使用抗精神病药物治疗。

（陈生弟）

yàowùxìng jìngzuòbùnéng

药物性静坐不能（drug-induced akathisia） 服用抗精神病药物致急性锥体外系反应的运动障碍性疾病。临床上易被误认为患者精神症状加重而盲目加大抗精神病药物的治疗剂量，从而导致患者

的痛苦体验加重。通常发生在抗精神病药物治疗 1～2 周内，80% 患者发生在用药后 4 周内，发生率约为 20%，急性起病者超过半数可以合并有其他的锥体外系症状，如急性肌张力障碍等；迟发者与迟发性运动障碍的症状可有重叠。

病因与发病机制　任何的抗精神病药物中均可以见到，但在传统抗精神病药物如氯丙嗪、氟哌啶醇中的发生率较非典型抗精神病药物如氯氮平、奥氮平、利培酮发生率高；用药剂量大者发生率更高。

其发病机制尚不完全明朗，可能存在以下机制：①多巴胺机制：抗精神病药物阻断黑质-纹状体-多巴胺系统，造成多巴胺和乙酰胆碱功能失衡。②非多巴胺机制：包括肾上腺素能、5-羟色胺、γ-氨基丁酸神经递质的失调。

临床表现　①主观方面：为内源性紧张和不安感的体现，导致患者主观要求不断运动，部分患者甚至感到被一种外来的力量所驱使。轻度患者常诉心中"惴惴不安"，有恐惧感、缺乏耐心和焦虑。腿部有难以形容的不适致不能保持腿部安静。不安感来源于思想、身体、腿部的比例分别为 45.2%、65.7% 和 27.3%。患者通常很难描述静坐不能，如"即将爆炸感"。部分患者可以出现攻击性躁狂行为、这些患者常常试图通过暴力行为来控制身体。②客观方面：表现为不能控制的运动。最常见的是腿部运动、站立时反复交换双腿、原地踏步。严重者可以出现不能静卧、反复上下楼梯或快速奔跑。

诊断与鉴别诊断　主要依靠用药史及临床表现。修订的桑普森（Sampson）锥体外系副反应量表评定标准中：静坐不能项评分 ≥2 分者提示有静坐不能。

需要与焦虑症、强迫症和原发性不安腿综合征（见不安腿综合征）相鉴别。原发性不安腿综合征可有家族史、表现为腿部难以形容的不适感需要行走方能缓解、有快动眼睡眠的异常、部分患者可有帕金森病或其他系统疾病病史以及对于多巴胺能药物治疗有效的特点有助于鉴别。

治疗　包括减少抗精神病药剂量，或选用锥体外系反应低的药物；苯二氮䓬类药如地西泮、氯硝西泮和 β 受体阻断药如普萘洛尔可使部分患者获益。抗胆碱能药物疗效欠佳。

（陈生弟　陈晟）

chǐzhuànghé-hónghé-cāngbáiqiú-qiūnǎoxiàhé wěisuō

齿状核-红核-苍白球-丘脑下核萎缩（dentatorubral-pallidoluysian atrophy，DRPLA）

主要累及小脑和苍白球，以共济失调、进行性肌阵挛性癫痫和认知功能减退等为典型表现的常染色体显性遗传性神经系统变性病。1958 年史密斯（Smith）等首先发现一例小脑性共济失调患者存在严重的齿状核、红核、苍白球和丘脑下部萎缩。1972 年内藤（Naito）等报道了两例进行性肌阵挛性癫痫（progressive myoclonie epilepsy，PME）、认知功能衰退、共济失调为特征的日本家系，其遗传学特征呈常染色体显性遗传。1975 年史密斯（Smith）将该病命名为"齿状核-红核-苍白球路易体萎缩"。绝大部分的 DRPLA 的家系都是来自于日本，但包括美洲、欧洲和非洲也均有该病的报道。该病在日本人群中的发病率约为 0.6/10 万。

病因与发病机制　DRPLA 的发病机制已被逐步阐明，致病基因已被克隆，定位于染色体 12p13.31；该区域内的一段不稳定三核苷酸序列（CAG）n 的杂合性扩增是 DRPLA 的分子学基础。正常等位基因为 7～34 次重复，DRPLA 为 49～88 次重复。

人类 DRPLA 基因由 10 个外显子和 9 个内含子组成，翻译的产物为 Atrophin-1 蛋白。位于基因 5 号外显子中 CAG 重复的结果将产生一段多聚谷氨酰胺肽链。研究发现含多聚谷氨酰胺肽链残基的 Atrophin-1 参与变性神经元的泛素化核内包涵体的形成，并与包括细胞凋亡和氧化应激损伤在内的多种信号转导通路相关联。含有大量多聚谷氨酰胺残基的突变蛋白 Atrophin-1 在胞质中通过蛋白-蛋白相互作用，最终导致了神经细胞的进行性变性。

相关性分析证实（CAG）n 扩增数与 DRPLA 患者的发病年龄存在负相关，而和病情严重程度存在正相关。此外，临床表型也与（CAG）n 扩增有关：PME 扩增次数较舞蹈、手足徐动症者多。前者多见于少年型患者，而后者则多成人患者。DRPLA 存在遗传早现现象，尤其见于父系遗传。父系遗传每代可提前 26～29 年发病，而母系遗传则提前 14～15 年发病；此外，男性 DRPLA 患者发病较早，且比女性患者病情重。这些与精子的扩增（CAG）n 结构在减数分裂过程中极不稳定有关。

临床表现　DRPLA 患者在各个年龄阶段中均可发病。发病年龄高峰分别为 10～20 岁，30 岁和 40 岁左右。症状出现后患者的平均生存期为 10 年。临床症状以认知功能减退、PME、舞蹈症、肌张力障碍、共济失调和语言障碍等表现的不同组合为特征。按其发病年龄不同，分为少年型，早发成年型和晚发成年型。

少年型　发病年龄小于20岁，该组患者特征表现为PME。病程中出现精神发育迟滞、肌阵挛发作和共济失调，最终进入癫痫持续状态和植物状态。患者需要和PME的其他类型鉴别，包括翁隆（Unverricht-Lundborg）病、拉福拉（Lafora）病、涎酸沉积病、神经元蜡样质脂褐质沉积病、线粒体脑肌病、戈谢（Gaucher）病等。

早发成年型　20~50岁发病，主要表现有共济失调、步态不稳、意向性震颤、舞蹈症、手足徐动症、肌张力障碍、肌阵挛和构音障碍。其他表现有进行性痴呆和锥体束征。癫痫发作出现较晚，也可缺如。需与亨廷顿病（Huntington disease）相鉴别。

晚发成年型　50岁后发病，临床特点包括共济失调、舞蹈症、手足徐动症、肌张力障碍、肌阵挛、构音障碍并缓慢出现认知功能减退。症状与早发成年型相似，但较前者轻。较少出现痫性发作。

辅助检查　包括以下内容。

病理　其病理表现在不同家系中存在着差异，但严重的病理改变常局限在小脑和苍白球的传出系统：包括严重的齿状核、外侧苍白球与丘脑下核的萎缩；轻至中度的小脑上脚以及红核的变性和胶质增生；大部分患者出现脑干被盖部萎缩。

影像学检查　头颅MRI显示小脑齿状核、脑干被盖部和大脑皮质萎缩。①早发成年型：患者可出现大脑白质的弥漫性异常信号。②晚发成年型：患者的MRI T_2 加权像上大脑白质、苍白球、丘脑、中脑脑桥和小脑可出现对称性异常信号。

脑电图检查　①少年型：超过90%的少年型患者有痫性发作，脑电图可见阵发性棘-慢复合波放电，与肌阵挛癫痫发作一致。光刺激可诱发重复棘波发放。随着年龄增长，脑电图上的棘-慢波可逐渐消失。与晚发成年型DRPLA患者的脑电图存在明显差异。②晚发成年型：患者可没有痫性发作，脑电图也可无异常。

诊断与鉴别诊断　主要依据以下五条标准：①常染色体显性遗传模式。②典型的临床表现：少年型患者的进行性肌阵挛性癫痫，成年型患者的锥体外系表现、小脑综合征以及认知功能减退。③影像学提示小脑齿状核、脑干被盖部萎缩。④基因分析（CAG）n 杂合性扩增。⑤病理学提示小脑齿状核、红核和苍白球变性。

需与HRS综合征（Haw River syndrome，HRS）相鉴别：HRS为常染色体显性遗传病，基因定位于12号染色体。大多数患者在15~30岁起病，临床表现极为类似早发成年型DRPLA，但绝大部分的HRS患者均出现强直阵挛性癫痫发作。神经病理学发现HRS除了拥有DRPLA的苍白球、小脑齿状核变性外还有基底核钙化以及脑白质脱髓鞘等改变。分子遗传学证实HRS患者CAG杂合性扩增。目前认为HRS可能是DRPLA的变异型。

治疗　无特殊治疗。主要以对症治疗控制癫痫发作和锥体外系表现。神经保护治疗的疗效不确切。

(陈生弟　陈晟)

jīzhānglì zhàng'ài

肌张力障碍（dystonia）　肌肉不自主、持续性收缩引起躯体不同程度的扭曲、重复运动或姿势异常的运动障碍性疾病。该病由多种病因引起，可累及躯体任何部位，如发生在颈、胸、腰、下肢、手足等。

病因与发病机制　包括以下内容。

原发性　病因尚不清楚，可能与遗传因素、环境因素等有关。随着分子遗传学的发展，遗传易感性或保护性机制的研究近来颇受关注。已定位了25种遗传性原发性肌张力障碍的基因型异常，为 DYT1-DYT25；痉挛性斜颈和眼睑痉挛的发病可能与多巴胺转运体和（或）D5受体的基因多态性有关。

继发性　多数病因明确，如感染（脑炎、亚急性硬化性全脑炎、人类免疫缺陷病毒等）、药物（多巴胺受体阻断剂、抗癫痫药、左旋多巴、多巴胺受体激动药、钙离子通道阻断药等）、中毒（锰、一氧化碳、甲醇等）、围生期损伤（脑瘫、胆红素脑病等）、脑血管病（脑卒中、动静脉畸形）、肿瘤、变性、外伤、代谢障碍等。病变部位在纹状体、丘脑、蓝斑和脑干网状结构等处。

临床表现　取决于受累肌肉的部位、收缩强度和不同肌肉的组合。①轻度：可能仅表现为基本正常的动作而略有夸张。②中度：动作则有重复、扭曲，姿势异常或震颤、抖动。③重度：可呈现固定的姿势异常和随意运动不能，造成明显残疾。

其主要特点为：①不自主运动的速度可快可慢，持续时间可长可短，可以不规则或有节律，但其典型特征是不自主的扭曲样运动，在收缩的顶峰状态有短时持续，表现为奇异动作及因肢体远端和躯干肌肉缓慢、持久性收缩而呈现的特殊姿势。异常姿势或动作可间歇性反复出现，常见形式有头颈部肌肉强直收缩、表情怪异，躯干、上肢远端扭转、异动，足趾过伸或过曲等。②受累部位：不自主运动可波及全身骨骼肌，但某些部位的肌肉更易受累，如头颈部的眼口轮匝肌、胸锁乳突肌，躯干肌肉，肢体的旋前肌、指腕屈肌、趾伸肌、跖屈肌等。③发作间歇时间不定，但异常运动的方向及模式几乎不变，受累的肌群较为恒定。④不自主运动常在随意运动时加重，并且可能只伴随特定动作出现（动作性肌张力障碍）。某些患者的症状呈进行性发展，开始表现为特定动作的肌张力障碍，如书写痉挛、音乐家痉挛等，继而其他各种非特异性活动也可诱发症状；晚期患者症状趋于恒定，最终可致受累部分呈固定性姿势畸形。⑤在病程早期某些特定动作常能使症状意外改善，称之为感觉诡计。例如眼睑痉挛或梅杰（Meige）综合征（见口-下颌肌张力障碍），患者常摸耳垂或额头，或戴墨镜、打哈欠以缓解症状；痉挛性斜颈患者行走时往往要用手轻触下颌、颈枕或口中含物等；保持特殊姿势或持续发声可减轻某些口下颌肌张力障碍患者的症状，这是其他不自主运动少有的特点。⑥肌张力障碍的症状也常因精神紧张、生气、疲劳等因素而加重，卧床休息、情绪平和则减轻，睡眠后可完全消失。不少患者因此被认为有功能色彩或诊为精神疾患。

分型 可根据发病年龄、受累部位、病因、遗传基础、药物反应等因素进行分类。临床最常用如下分型。

根据发病年龄分型 ①早发型：≤26 岁，一般先出现下肢或上肢的症状，常常进展累及身体其他部位。②晚发型：＞26 岁，症状常先累及颜面、咽颈或上肢肌肉，倾向于保持其局灶性或有限地累及邻近肌肉。

根据症状分布分型 ①局灶型：单一部位肌群受累，如眼睑痉挛、书写痉挛、痉挛性构音障碍（见喉部肌张力障碍）、痉挛性斜颈等。②节段型：2 个或 2 个以上相邻部位肌群受累，如 Meige 综合征、轴性肌张力障碍等。③多灶型：2 个以上非相邻部位肌群受累。④全身型：下肢与其他任何节段型肌张力障碍的组合，如扭转痉挛。⑤偏身型：半侧身体受累，一般都是继发性肌张力障碍，常为对侧半球、尤其是基底核损害所致。

根据病因分型 包括以下几种类型。

原发性或特发性 肌张力障碍是临床上仅有的异常表现，没有已知病因或其他遗传变性病，如 DYT1、DYT2、DYT4、DYT6、DYT7、DYT13 型肌张力障碍。

肌张力障碍叠加 肌张力障碍是主要的临床表现之一，但与其他的运动障碍性疾病有关，没有神经变性病的证据，如 DYT3、DYT5、DYT11、DYT12、DYT14、DYT15 型肌张力障碍。

遗传变性病 肌张力障碍是主要的临床表现之一，伴有一种遗传变性病的其他特征，如肝豆状核变性、脊髓小脑性共济失调、亨廷顿病、帕金森综合征等。

发作性肌张力障碍 表现为突然出现且反复发作的运动障碍，发作间期表现正常。依据诱发因素的不同可分为 3 种主要形式：①发作性起动诱发的运动障碍（PKD，DYT9），由突然的动作诱发。②发作性过度运动诱发的运动障碍（PED，DYT10），由跑步、游泳等持续运动诱发。③发作性非运动诱发的运动障碍（PNKD，DYT8），可因饮用酒、茶、咖啡或饥饿、疲劳等诱发。

继发性或症状性 肌张力障碍是已知其他神经系统疾病或损伤的一种症状，病因多样，如脑外伤后、颅内感染、接触某些药物或化学毒物等。以下临床线索往往提示为继发性肌张力障碍：①起病突然，病程早期进展迅速。②持续性偏身型肌张力障碍。③早期出现固定的姿势异常。④除肌张力障碍外存在其他神经系统体征。⑤早期出现显著的延髓功能障碍，如构音障碍、口吃和吞咽困难。⑥混合性运动障碍，即肌张力障碍叠加帕金森综合征、肌强直、肌阵挛、舞蹈样动作及其他运动。⑦成年人单个肢体的进展性肌张力障碍。⑧成人发病的全身性肌张力障碍。

诊断与鉴别诊断 根据详细的病史询问和体格检查，特征性的不自主运动和异常姿势，尤其是患者充分暴露于各种加重诱因时的观察、记录，可以进行临床诊断和分类。肌张力障碍的诊断可分为三步：即首先明确是否肌张力障碍，其次判断肌张力障碍是原发性还是继发性，最后尽可能明确肌张力障碍的病因。

临床上儿童肌张力障碍多为广泛性或全身性肌强直、扭转等异常的动作和姿势，成年人肌张力障碍大多见于局灶型，最常累及颅颈部，如痉挛性斜颈、眼睑痉挛等。①眼睑痉挛需与眼疾、抽动症、强迫症、重症肌无力、开睑失用等相鉴别。②口-下颌肌张力障碍的鉴别诊断包括颞下颌关节病、破伤风、歇斯底里、脑干病变、迟发性运动障碍、磨牙症等。③痉挛性斜颈应注意鉴别颈骨关节炎或畸形，先天性斜颈、疼痛或眩晕所致强迫头位、第Ⅳ脑神经麻痹形成的代偿性姿势等。肌张力障碍性异常运动的持续性、模式化、特定条件下加重的特点使其有别于肌阵挛时单一、电击样的抽动样收缩；也不同于舞蹈病变换多姿、非持续性的收缩。震颤显然不同于肌张力障碍，但姿势性震颤可以是原发性肌张力障碍的一种临床表现（肌张力障碍性震颤）；原发性震颤患者也是发生肌张力障碍的高危人群。

治疗 原则上应根据肌张力障碍患者的具体情况，权衡利弊，选择一般支持治疗、理疗、口服药物治疗、肉毒毒素注射治疗和手术治疗等综合措施，实现运动功能的最大改善。除少数症状性肌张力障碍（如威尔逊病、心因性肌张力障碍及多巴反应性肌张力障碍）可制定针对病因的治疗方案外，大多数肌张力障碍只能对症治疗。

口服药物治疗 抗胆碱能药物对一些患者有效，主要见于全身型或节段型的儿童肌张力障碍。对成年患者疗效不佳，且易出现副作用。抗胆碱能药物剂量应缓慢增加，直至症状改善或不能耐受。如果依然无效，可酌情选用巴氯芬、苯二氮䓬类、卡马西平和丁苯那嗪，因为这些药少有引起持久的副作用。巴氯芬有时可明显改善症状。多巴胺受体拮抗剂可能比以上药物更为有效，但能引起持久的迟发性运动障碍及迟发性肌张力障碍。对儿童或成人发病的节段型及全身型肌张力障碍，应试用小剂量、短疗程左旋多巴治疗，因为5%~10%的儿童型肌张力障碍［濑川（Segawa）综合征］对左旋多巴有效。某些

患者可能需要多种药物结合治疗，包括抗胆碱能药如苯海索、单胺氧化酶抑制剂如司来吉兰和多巴胺受体拮抗剂如氯氮平等。单用丁苯那嗪或与抗胆碱能药合用，对迟发性肌张力障碍尤其有效。

局部注射A型肉毒毒素治疗 对局灶或节段型肌张力障碍，局部注射A型肉毒毒素是首选的治疗方法。在异常兴奋的肌肉直接注射少量毒素，通过化学性失神经作用，使靶肌肉松弛，消除或缓解异常及过度的肌肉收缩，重建主动肌与拮抗肌之间的力量平衡，达到减轻症状、矫正姿势、提高和改善运动能力的目的。对全身或节段型肌张力障碍，局部注射A型肉毒毒素能有效控制最突出的症状，可作为口服药物治疗的补充。应避免频繁追加注射以减少抗体形成的风险。

手术治疗 对特别严重或非手术治疗无效的肌张力障碍患者，可考虑脑深部电刺激术治疗。

预后 多数局灶型及全身型肌张力障碍的患者通过恰当的综合治疗，可维持相当的运动功能及生活能力，部分可长期保持较好的生活质量，约1/3患者可能致残。

（万新华）

jíxìng yàowùxìng jīzhānglì zhàng'ài

急性药物性肌张力障碍（acute drug-induced dystonia）

药物所致急性发作的全身型肌张力障碍。常由抗精神病药物引起，亦见于其他药物。服用某种药物后出现肌肉间歇、持续的收缩，造成患者重复不自主运动和异常扭转的姿势，常使患者痛苦、焦虑甚至恐惧。该病发作突然，一旦诊断明确，药物治疗并不困难，应引起重视。

病因与发病机制 引发急性

肌张力障碍的药物：除抗精神病药物如氟哌啶醇、奋乃静、奥氮平外，还有阿米替林、苯妥英、苯巴比妥、乙琥胺、卡马西平、丙戊酸盐、咪达唑仑、地西泮、桂利嗪、普萘洛尔、西咪替丁、雷尼替丁、多潘立酮、甲氧氯普胺和拉米夫定等。

发病机制还不明确，抗精神病药物引起者，推测与尾状核、壳核、苍白球的多巴胺受体被阻滞有关。多巴胺受体被阻滞，基底核区胆碱能相对亢进，引发以运动增多为特征的急性肌张力障碍。然而，不是所有急性药物性肌张力障碍都能被抗胆碱能药物缓解。随着非抗精神病药物引发急性肌张力障碍的报道增多，上述推断受到怀疑。抗组胺药为多巴胺再摄取抑制剂，其诱导急性肌张力障碍的发生可能与神经突触间隙多巴胺浓度增加有关；抗抑郁药5-羟色胺（5-HT）受体阻断剂能够抑制5-HT的再摄取，使5-HT与组胺的平衡破坏而致急性肌张力障碍；可卡因能增加突触间隙去甲肾上腺素和5-HT浓度，为急性药物性肌张力障碍的危险因素；用利培酮治疗的患者加用米君多后出现急性肌张力障碍可能与后者促进去甲肾上腺素活性有关；苯二氮䓬类药物为γ-氨基丁酸受体兴奋剂，其诱发急性肌张力障碍的报道提示γ-氨基丁酸抑制黑质纹状体系统多巴胺的分泌可能与该病的发生有关。总之，该病的发生因引发药物的不同存在多种机制，但最终可能与基底核区的多巴胺和乙酰胆碱之间的平衡紊乱有关。

临床表现 95%症状发生于开始使用药物或药物增加剂量后的96小时内，几乎所有肌群都可受累，以头颈部肌群受累为多。

按照受累肌群不同，可以分为痉挛性斜颈、口面下颌肌张力障碍、动眼危象、扭转痉挛等。咽部肌肉运动障碍可造成呼吸困难，严重时急性肌张力障碍可由一处发展为多处肌群受累，表现出全身症状。该病很少造成其他脏器损害，但也可发生横纹肌溶解甚至猝死。一旦诊断明确并给予及时、适当的治疗，症状往往会很快缓解。

诊断与鉴别诊断　有近期使用能引发肌张力异常的药物史，临床主要表现为发作性或持续性肌肉痉挛的异常姿势，除发作性肌张力障碍外无其他神经系统阳性体征，停用药物或用抗组胺药、抗胆碱能药可以使症状迅速缓解。以上病史、临床表现及转归支持急性药物性肌张力障碍的诊断。

应注意与癫痫、心因性疾病、抗精神病药物引起的其他锥体外系副作用，如迟发性运动障碍、恶性综合征等相鉴别。①癫痫：癫痫发作为快速、刻板、重复的运动，既往常有癫痫病史，发作时可伴有短暂意识丧失。②心因性疾病：该病患者常伴有精神症状，特别是当恐惧、焦虑明显时应避免误诊为神经症或其他心因性疾病。③迟发性运动障碍：与急性肌张力障碍的临床表现近似但发生时间不同，前者发生于至少服用抗精神病药物3个月以后。④恶性综合征：一般也发生在长期应用抗精神病药物的患者，与药物的起始应用或增加剂量无关，抗胆碱能药物治疗无效，典型临床表现为高热、肌僵直和意识障碍，并有全身多脏器损害。

治疗　该病诊断一旦明确，应停用引发症状的药物，并用抗胆碱能药物如东莨菪碱肌内注射；也可用抗组胺药如异丙嗪肌内注

射，一般30分钟内症状即会缓解，有时可能需要第2次或第3次注射，但应注意间隔半小时以上。急性症状控制后，建议再小量口服抗胆碱能药物如苯海索3~7日，以防止症状反复。

预后　停药及对症治疗后，一般预后良好，不留后遗症。

预防　尽量选用非典型抗精神病药物是可行的预防措施，当不得不将典型抗精神病药物作为治疗的首选时，可用抗胆碱能药物如苯海索预防急性肌张力障碍的发生。

（万新华）

duōbā fǎnyìngxìng jīzhānglì zhàng'ài
多巴反应性肌张力障碍（dopa-responsive dystonia，DRD）

左旋多巴治疗有明显疗效的全身型肌张力障碍。儿童型肌张力障碍变异型。由濑川（Segawa）等于1971年首次报道，这种运动障碍病常在儿童和青少年时期起病，表现为步态的异常和进行性的肌张力障碍，而且肌张力障碍症状晨起较轻，午后和晚间逐渐加重，呈现"晨轻暮重"的特点；小剂量左旋多巴有效，濑川等将其命名为伴随症状波动的遗传性进行性肌张力障碍。1988年尼高（Nygaard）等将该病正式命名为多巴反应性肌张力障碍。发病率为（0.5~2.0）/100万。

病因与发病机制　最初研究发现，该病患者脑内黑质部位神经黑色素显著减少，而黑色素的合成需要多巴胺或其他单胺作为前提，因而推测这种疾病可能源于黑质纹状体多巴胺功能的异常。进一步检测发现患者脑内多巴胺浓度显著下降，但多巴胺能神经元形态完整，无神经元丢失。种种证据表明该病是遗传因素造成的多巴胺缺陷综合征，不伴有器

质性的神经变性。

两种基因的突变与DRD相关。常染色体显性遗传的多巴反应性肌张力障碍（autosomal dominate DRD，AD-DRD，DYT5a）患者症状较轻，其基因定位于14q22.1，编码三磷酸鸟苷环化水解酶1（GCH1）。常染色体隐性遗传的多巴反应性肌张力障碍（autosomal recessive DRD，AR-DRD，DYT5b）的患者症状较重，基因定位于11p15，编码酪氨酸羟化酶（TH）。全球范围内已报道70多种位于GCH1基因编码区或内、外显子结合区的不同突变。GCH1的突变致使外周血GCH1水平显著下降，此外，GCH1自发突变率高达50%~60%，这可以解释部分患者并没有明确的家族背景。TH突变少见，有学者对6个AR-DRD家系7例患者进行连锁分析，并在其中一个家系中发现TH基因第11外显子上的纯合子突变1141C-A。AR-DRD家系中已发现8种TH基因突变；更为重要的是，TH基因的突变几乎均能够导致其编码蛋白催化功能的影响。TH为儿茶酚胺合成的限速酶，活性的严重降低会直接影响到多巴胺的合成，导致脑脊液中多巴胺浓度的下降，引发临床症状。

该病发病的最终信号是多巴胺合成的受限，导致脑内多巴胺水平不足。在多巴胺合成的途径中的第一个关键因子就是GCH1，GCH1是合成四氢生物蝶呤途径中的重要限速酶，四氢生物蝶呤则是合成包括多巴胺在内的儿茶酚胺类激素必需的辅助因子，尤其能够与TH的催化基团结合，维系正常TH的功能。当GCH1的活性低于正常的50%时，就能致使多巴胺合成通路的异常。事实上，GCH1的突变导致GCH1活性下降

至正常的 20%~30%，足以导致症状的发生。TH 催化儿茶酚胺生物合成的第一步，将左旋酪氨酸转变成左旋多巴（儿茶酚胺生物合成的限速酶），其功能的正常发挥需要辅因子四氢生物蝶呤的参与。所以，各种遗传因素导致 GCH1 和 TH 活性的下降均将影响多巴胺正常的生物学合成，从而出现相应临床症状。

临床表现　多有阳性家族史，大部分呈常染色体显性遗传，少数呈常染色体隐性遗传，个别可呈散发。各年龄阶段都可以发病，发病的高峰时段为 6~12 岁；也有早至婴儿期起病，晚至 60 岁发病的患者。女性多于男性，男女发病率 1:（2~4）。肌张力障碍在前 20 年内处于发展阶段，可发展至全身型，以后逐步趋于缓和，40 岁后病情稳定。①首发症状多为起自一侧或双侧足部、手部的肌张力障碍。若早期累及足部，可表现为步态不稳、马蹄内翻、下肢僵直、足尖点地、痉挛性步态，因而早期容易和脑瘫、痉挛性截瘫相互混淆；累及上肢者，常表现为类似书写痉挛的症状，手指僵硬、扭曲。病情逐渐进展，可逐步累及其他肢体和躯干，甚至出现脊柱弯曲、头颈倾斜等表现。②肌张力障碍症状晨起时较轻，午后，傍晚较重，"晨轻暮重"是该病一个特点。精神紧张、应激反应能使症状加重，放松、休息、睡眠可使症状减轻。③帕金森症状常见，可先于或后于肌张力障碍出现。多见上肢震颤、强直、运动迟缓，尤以成人起病者常见，甚至为首发表现。④锥体束征在某些患者中可以见到，尤其是年轻患者中，反射亢进常出现在下肢，甚至出现病理反射。⑤口服小剂量左旋多巴制剂有显著且持久的疗效，且药物治疗过程中并不会出现帕金森病治疗中的症状波动或运动障碍等并发症。⑥该病患者通常不出现智力障碍、感觉系统异常和自主神经功能的紊乱。

诊断与鉴别诊断　目前诊断标准主要依据濑川和尼高的标准：①儿童期起病，成年期起病相对少见。②女性患者较多见。③临床表现以肌张力障碍为主，儿童期多以一侧下肢或始自足部的肌张力障碍、步态异常、震颤等为首发症状，成年发病者多以帕金森病样表现为首发症状。④症状多有明显的晨轻暮重现象。⑤小剂量多巴制剂有明显疗效，长期服用无明显副作用。⑥有阳性家族史，大部分患者呈常染色体显性遗传，少数呈常染色体隐性遗传，个别病例呈散发性。⑦未经多巴制剂治疗，肌张力障碍在 15 岁以前进展较快，随后进展减慢，30~40 岁相对稳定。其中⑤为临床诊断的必备条件。

治疗　①小剂量美多巴，一般 3~7 天起效，疗效稳定且持久。②对于长期肌张力障碍所致脊柱、足部畸形者，可采用器械康复治疗，功能锻炼等综合性方法帮助恢复。

（陈生弟）

chífāxìng jīzhānglì zhàng'ài

迟发性肌张力障碍（tardive dystonia）　抗精神病药物等所引起的慢性而持久的肌张力障碍。是迟发性运动障碍的一种表现形式。其病因与发病机制、治疗等见迟发性运动障碍。

（万新华）

yǎnjiǎn jìngluán

眼睑痉挛（blepharospasm）　控制眼睑闭合的肌肉（眼轮匝肌）不自主收缩，产生不可控制挤眼动作的肌张力障碍。常累及双眼。眼睑痉挛通常特指良性原发性眼睑痉挛，是局灶型肌张力障碍的一种类型。眼睑阵发性或持续性闭合，合并额肌、鼻肌、面下部肌肉不自主收缩时，称为颅面肌张力障碍或梅杰（Meige）综合征。眼睑痉挛可损害患者从事日常活动的能力，眨眼渐进行加重，导致睁眼困难，甚至产生功能盲。

病因　尚不明确，可能与遗传易感性、焦虑抑郁状态、眼疾和神经变性病等因素相关。眼睑痉挛患病风险增高的因素包括：有肌张力障碍或姿位性震颤的家族史、伴意识丧失的头部外伤史、既往患眼睑炎或角膜炎等眼疾。有研究发现吸烟、饮用咖啡会降低眼睑痉挛患病的风险。

临床表现　约 2/3 的眼睑痉挛患者于 50 岁以后起病，女性为男性的 2.3 倍、女性比男性发病平均晚 4.7 年。眼睑痉挛可以持续进展数年，早期常表现为眨眼次数增多，眼内异物感或眼部刺激症状，进而在注视人、物时出现阵发性双眼睁开困难。随着病情的进展，眨眼变得越发频繁、强力并难以控制。晚期出现持续性眼睑闭合，影响日常生活，患者不能直视对话者、不能阅读或看电视、不能驾驶，部分患者甚至出现功能盲，独自行走困难。少数患者可以单侧起病，随病程进展均会双侧眼睑受累。

眼睑痉挛多系自发性，也可因强光刺激或风、烟入眼诱发。强光刺激通常会加剧眼睑痉挛，因此一些患者在室内及室外均习惯佩戴太阳镜。患者往往自觉越想睁眼就越睁不开，不经意时又可睁眼如常，常在说话、唱歌、阅读、转移注意力做事、打呵欠、睡眠、放松等状态下暂时缓解或减轻。另外，大部分患者有感觉诡计现象，如触摸颌面部某处可使眼睑痉挛症状缓解或消失。焦虑、抑郁、紧张等刺激因素则往往使病情加重。

诊断与鉴别诊断　诊断主要依据其临床表现，神经科及眼科检查一般没有其他异常体征，临床常规化验及头颅影像学检查亦无特殊所见。

需与干眼症、结膜炎、面肌痉挛、抽动症、强迫症、重症肌无力等相鉴别。

治疗　包括以下内容。

一般治疗　佩戴护目镜、眼睑支架有助于部分患者改善症状。有时生物反馈治疗与减压疗法等也可能使症状减轻，尤其对精神因素使症状加重的患者有效。

口服药物治疗　疗效尚不明确，需要在神经科医师的严密观察下尝试。某些患者应用氯硝西泮、盐酸苯海索或巴氯芬等有效，但大部分患者对多种口服药物治疗无明显效果。

局部注射 A 型肉毒毒素治疗　目前认为，局部注射 A 型肉毒毒素是成人眼睑痉挛的一种标准治疗，约90%的患者可以获得中度到明显的改善。通常注射后2~5天症状开始出现缓解，平均有效作用时间 3~6 个月。少数可能出现不同程度的不良反应，如眼干、眼睑下垂、视物模糊或复视、流泪、局部淤血等，但一般不影响功能，并且通常在 2~3 周内自行消失，未发现有不可逆性损害。症状复发后重复注射依然有效。

其他　①化学性肌去除治疗：应用引起肌肉坏死的药物如柔红霉素进行化学性肌去除治疗，已经试用于一些眼睑痉挛及面肌痉挛的患者，但严重的局部刺激反

应限制了其实用性。②经颅重复磁刺激：是一种治疗眼睑痉挛的新方法。③手术治疗：对常规或内科保守治疗效果不满意的患者可考虑外科手术治疗。眼轮匝肌切除术曾广泛应用于眼睑痉挛的治疗，但因其术后并发症（如血肿、暴露性角膜炎等）及肉毒毒素治疗的普及，现已很少应用。④脑深部电刺激：用于治疗严重的包括眼睑痉挛在内的颅面部肌张力障碍，主要应用于其他治疗无效患者。

预后　疗效因人而异。多数患者通过适当的治疗可以减轻症状，维持基本正常的生活能力。少数没有治疗或治疗不当的患者，尤其是神经变性病相关者预后不良，可以造成功能盲，肌肉异常收缩也可发展到身体其他部位。

（万新华）

kǒu-xiàhé jīzhānglì zhàng'ài

口-下颌肌张力障碍（oromandibular dystonia，OMD）

口、舌、下颌和颈部肌肉持续不自主收缩致下面部异常动作和怪异表情的局灶型肌张力障碍。临床类型可分为：下颌闭合型，约占50%以上；下颌张大型；下颌偏斜型；口周多动型；咽喉型；复合型。

病因与发病机制　病因尚不清楚，可能与遗传、环境因素及其相互作用有关。目前认为主要是大脑基底核-丘脑-皮质环路功能失调而致病，与感觉及运动皮质的可塑性异常有关。

临床表现　大多成年人发病，女性更为多见。呈慢性波动或进展性病程。患者表现为口、舌、下颌及颈部肌肉持续不自主的异常收缩，严重者尚有咽喉肌及呼吸道受累，呈下面部的怪异运动和奇异表情，常有感觉诡计现象。

肌张力障碍累及咀嚼肌、面颊肌和舌肌，引起不自主张口、闭口、口唇各方向移动、咬牙、磨牙、下颌扭动、舌在口内伸缩转动等。一般在讲话、进食时更为明显，以致食物不能送入口中、咽下，进食、言语困难。手摸下颌、嚼口香糖等感觉诡计现象有减轻症状的作用。

部分患者尚伴有眼睑痉挛，可前后相继出现或同时存在，眼睑痉挛和口-下颌肌张力障碍的组合称之为梅杰（Meige）综合征或颅面肌张力障碍。口-下颌肌张力障碍也可能是节段型或全身型肌张力障碍的一部分。

诊断与鉴别诊断　诊断主要依据其临床表现，神经科及眼科检查一般没有其他异常体征，临床常规化验及头颅影像学检查亦无特殊所见。

需要与以下症状或疾病相鉴别：如颞下颌关节病、破伤风、歇斯底里、脑干病变、迟发性运动障碍、低体温、磨牙症等。①迟发性运动障碍：常表现为口面下颌异常症，需了解患者详细、确切的药物治疗史。②还应注意鉴别抽动症、偏侧面肌痉挛、肌蠕动、面瘫后面神经错位再生导致的面肌连带动作等。③磨牙症相关的下颌肌肉收缩一般出现在夜间，这不同于肌张力障碍通常夜间或睡眠时减轻或消失的特点，但因表现及病因的某些相似，也有人提出可能为口-下颌肌张力障碍的变异型。

治疗　主要是对症治疗，包括一般支持治疗、理疗、口服药物治疗、肉毒毒素注射治疗和手术治疗等综合措施，减轻患者痛苦，改善自主运动功能。A 型肉毒毒素治疗显效率为 50%~70%。注射方法和剂量因人而异。常选

择的注射肌肉为眼轮匝肌、咬肌、颞肌、翼内外肌及二腹肌，多需在肌电图仪引导下进行治疗。每块肌肉分 3~5 点注射，疗效持续 3~6 月，少数患者疗效可持续一年以上。不良反应包括某种程度的吞咽困难、构音障碍、咀嚼无力、复视等，一般数周内可以恢复。

预后 成年人发病者较少进展为全身型，多趋于局部固定肌群的受累，很少自发缓解。少数患者可发展累及邻近部位，成为节段型或全身型肌张力障碍。

(万新华)

hóubù jīzhānglì zhàng'ài

喉部肌张力障碍 （laryngeal dystonia） 讲话、喉肌动作时出现声带痉挛，致讲话费力、痉挛性发音的局灶型肌张力障碍。又称痉挛性构音障碍。早在 1871 年特劳贝（Traube）就有病例报告，但以往多认为是功能性疾患；现已确定为局灶型肌张力障碍的一种表现形式。

病因与发病机制 病因尚不清楚，可能与遗传、环境因素等有关。一般认为主要是大脑基底核-丘脑-皮质环路功能失调而致病，与感觉及运动皮质的可塑性异常有关。

临床表现 患者多于 30~50 岁起病，女性多见（63%）。直接喉镜证实在讲话、喉肌动作时出现声带痉挛，松弛时正常。可分为两型。①内收型：较多见，约占 80%，有不自主、不规则的声带内收，主要累及环杓侧肌和甲杓肌，声门不恰当关闭导致特征性痉挛性发音和窒息样发音中断。临床表现为呛咳、讲话断断续续、发音紧束感，音调正常或偏高。②外展型：较为少见，为不自主、不规则的声带外展，累及环杓后

肌和环甲肌，声门不恰当张开导致窃窃私语样发音和带呼吸声的发音中断。临床表现为发音困难、音调低哑如耳语。两型均起病缓慢，开始在上呼吸道感染后或工作紧张、情绪不稳时引发讲话费力、失音，紧张时明显，部分患者发现某些"技巧"可以改善讲话，包括咀嚼，支撑头部，口音或声音改变等。有患者报告手压枕部或腹部可减轻症状。用唱歌的语调或在大笑时讲话常常变得流畅，可能与其动作特异性的特点相关。1~2 年后呈持续状态，感觉诡计通常作用不大，20% 合并颈部肌张力障碍。1/3 病例可伴有肌张力障碍性震颤。

诊断与鉴别诊断 主要依据详细病史和连续讲话过程中声门的直视检查诊断。观察声门最好采用纤维喉镜，因为使用直接或间接喉镜时，为了暴露声带的拉舌动作，使患者不能连续讲话，可能掩盖该病特有的声带运动特点。

鉴别诊断包括口吃、特发性语音震颤、进行性延髓麻痹及其他导致发音异常的继发性病因。

治疗 包括以下内容。

语言训练 作为辅助治疗可能有一定帮助，但仅此方法往往不会产生明显改善。

口服药物治疗 镇静药如苯二氮䓬类药物和酒精可使部分患者症状改善。抗精神药物治疗可以帮助患者克服疾病所致的社交紧张，减轻紧张引起的症状加重。

局部注射 A 型肉毒毒素治疗 布利策（A. Blitzer）1984 年首次应用 A 型肉毒毒素注射治疗喉部肌张力障碍，取得明显疗效，此后逐渐在临床广泛使用，目前已被多数专业组织推荐为治疗该病的首选方法。A 型肉毒毒素治

疗该病须在肌电图监视下进行，最好与喉科医师合作。内收型注射甲杓肌，或同时注射环杓侧肌；外展型注射环杓后肌，严重者尚需注射环甲肌。双侧注射毒素剂量要小，而单侧注射时剂量可稍大。单双侧注射的疗效和副作用相似，发声功能多能恢复到正常水平的 70%~90%。注射后 2~3 天起效，疗效平均持续 3~4 月。并发症有短暂的失音、轻度吞咽困难或饮水呛咳及喘鸣，没有严重或持久的不良后果。有医师经口通过间接喉镜进行肌内注射，则更为方便、准确。虽然该治疗很少能恢复完全正常的声音，但可显著改善发音功能，已是目前最满意的治疗。

手术治疗 包括喉返神经部分撕脱术或切除、喉上神经切除、甲杓肌缩减术、前联合松解术、甲状软骨侧方成形术以及内收肌去神经治疗等，目前观点只适用于少数 A 型肉毒毒素注射治疗无效者。

预后 成年人发病者较少进展为全身型，多趋于局部固定肌群的受累，少数患者可发展累及邻近部位，成为颅颈或节段型肌张力障碍。

(万新华)

shūxiě jìngluán

书写痉挛 （writer cramp） 书写动作诱发的局部肌肉不自主收缩，造成书写姿势异常及书写困难的局灶型肌张力障碍。又称职业性痉挛。是最常见的局灶型肌张力障碍的一种形式。

病因与发病机制 临床上常见于长期用手作精细动作的职业人员，例如教师、编辑、秘书、作家、书法家、誊抄员、绘图员、打字员、电报员等，也见于音乐人、高尔夫球手等。认为与感觉

运动皮质的可塑性异常有关。由于职业因素或强化训练，长期反复的手部精细动作引起神经系统功能性改变，大脑基底核–丘脑–皮质环路功能失调而致病。新纹状体功能亢进导致苍白球抑制功能减低，进而导致丘脑皮质投射过度兴奋，使皮质兴奋性增高，出现运动筹划紊乱不协调。约5%患者有阳性家族史，因此可能与遗传因素有关。

临床表现 多发生于中青年，好发年龄为30~50岁，男性明显高于女性。有过度书写行为、性格内向、争强好胜者易发生。主要表现特定动作时手指运动的不灵活、不协调；手部肌肉出现痉挛性收缩或颤动，甚至整个手臂的肌肉发生不自主收缩，致使手的运动功能发生障碍，无法用手完成精细工作如书写、弹琴等；粗大或其他非特定动作不受影响。典型者可见持笔困难、写字歪斜、手指及上肢不自主运动、书写或演奏姿势明显异常。症状常呈渐进性发展，重者完全无法握笔写字或完成特定动作。

诊断与鉴别诊断 通常根据病史和观察特定动作异常的特点而做出诊断。

需与局限性神经嵌压综合征（腕管综合征、尺神经病、胸廓出口综合征）、原发性震颤、帕金森病、肝豆状核变性等鉴别。

治疗 包括以下治疗方法。

口服药物治疗 抗胆碱能药物如苯海索、镇静催眠药物如氯硝西泮、肌松药如巴氯芬可能对部分患者有效。

局部注射A型肉毒毒素治疗可以明显改善某些患者的症状，疗效取决于患病类型及治疗者的经验或技术水平。通常需要仔细观察患者的书写动作，进行肌电图检测，确定异常兴奋的靶肌肉或肌束，然后将肉毒毒素注射在相应肌肉的肌腹，达到选择性松弛肌肉或肌束，恢复主动肌与拮抗肌的协调收缩，重建正常运动模式的目的。因为书写痉挛患者受累肌肉的多少、大小不同，肌肉痉挛的程度不同，肉毒毒素的注射剂量需要相应调整，一般一块肌肉选择注射1~2个位点，注射剂量多为50~200U。主要不良反应是注射肌肉一定程度的无力，影响书写或手指的精细动作，但并不持续存在。适用于书写时不自主动作单纯、受累肌肉局限、肌张力障碍姿势明显的患者。疗效一般持续3~6个月，症状复发时需要进行重复注射以维持疗效。

手术治疗 少数书写痉挛患者采用立体定向丘脑毁损或深部脑刺激术后症状减轻或消失，手指运动功能恢复。

其他 有研究报道经颅磁刺激治疗有效。

预后 书写痉挛一旦发生，症状通常会持续存在，即使在减少书写或改换手书写后仍然可能加重。症状常呈渐进性发展，肌肉的不自主收缩可以自手扩展到前臂、肩膀和颈部肌群。职业行为指导、针对性的康复训练可能改善预后。

预防 连续书写或手工操作一段时间后，休息片刻或暂停用手精细用力，避免手指的极度疲劳。当出现"手不从心"的痉挛症状后，可通过自我按摩、生物反馈治疗、改变运动模式等方法来减轻或消除症状。

（万新华）

jìngluánxìng xiéjǐng

痉挛性斜颈（cervical dystonia） 颈肌阵挛性或强直性收缩致头部的姿势异常和不自主运动，常伴有姿势性震颤、某些特定的运动不能及相应肌肉痉挛性疼痛的局灶型肌张力障碍。又称颈部肌张力障碍。是临床上最为常见的局灶型肌张力障碍。依据受累肌肉不同可造成不同程度的残疾，影响患者进食、行走等基本生活运动能力，给患者带来极大的身心痛苦。痉挛性斜颈可以是一种独立存在的形式，也可为更广泛分布的节段型或全身型肌张力障碍的一部分。

病因与发病机制 大多数患者的病因尚不明确，一般认为与遗传易感性以及后天环境因素的相互作用有关。少数患者的致病原因与累及基底核，尤其是壳核的病变，抗精神病药物、代谢性疾病、颅颈椎畸形以及头颈部外伤等有关。

临床表现 成年人发病最常见的肌张力障碍类型之一。一般30~40岁发病，多数患者起病隐袭，症状进行性加重，尤其在病程前5年，以后则多趋于平缓。最初的症状是颈部僵硬、牵扯感，患者常以为是"落枕"和"颈椎病"，头部活动受限，逐渐出现头部不自主转动，形成异常姿势，可伴有不自主震颤和颈肩部疼痛。患者呈现头颈部不自主的扭转、侧倾、前屈和后仰动作，常累及胸锁乳突肌、头夹肌、斜角肌、斜方肌及肩胛提肌等。临床表现及病程个体差异较大，多表现为不同运动方向、不同程度的肌肉收缩组合，但以一种或两种成分为主。

分型 根据姿势异常表现可分为四种基本类型。①扭转型：不自主地头绕身体纵轴向一侧呈痉挛性或阵挛性旋转。根据头与纵轴有无倾斜，又分为3种：水平旋转、后仰旋转和前屈旋转。

②后仰型：不自主地头部痉挛性或阵挛性后仰，面部朝天。③前屈型：不自主地头部向胸前痉挛性或阵挛性前屈。④侧倾型：不自主地头部偏离纵轴向左或右侧倾，重症患者的耳、颞部可与肩膀逼近或贴紧，并常伴同侧肩膀上抬现象（图）。

诊断与鉴别诊断　多于30~40岁发病，常为慢性进展性病程，也可急性起病，临床主要表现为头颈部不自主扭转、侧倾、前屈或后仰动作，形成头颈部姿势异常，可伴有震颤及疼痛。常有感觉诡计现象。神经科及眼科检查一般没有其他异常体征，临床常规化验亦无特殊所见，影像学检查可发现寰枢关节半脱位。诊断时需除外其他原因所致继发性或症状性斜颈。

颈部姿势异常的其他原因很多，包括先天性斜颈、疼痛或眩晕所致强迫头位、第Ⅳ对脑神经麻痹形成的代偿性姿势、颈骨关节炎或畸形、颈部外伤或肿瘤、颈部软组织感染继发的颈部姿势

异常等。帕金森病、多巴反应性肌张力障碍、迟发性运动障碍和多系统萎缩等也可以有颅颈部肌张力障碍的表现，应注意与该病鉴别。

治疗　包括以下治疗方法。

支持治疗　包括心理治疗、特殊生活技能训练，生物反馈治疗、佩戴颈托等，可能有助于某些患者的症状缓解，减轻致残程度。患者应学会放松，避免紧张、情绪波动，有条件还应结合理疗、按摩，以松解肌肉痉挛。

病因治疗　症状性或继发性颈部肌张力障碍需针对可能的病因进行治疗。如迟发性运动障碍可用抗胆碱能治疗，多巴反应性肌张力障碍可用小剂量左旋多巴治疗，斜颈-食管裂孔疝可行手术治疗。

口服药物治疗　一般而言，原发性痉挛性斜颈的口服药物都是尝试性对症治疗，疗效因人而异。常用药物有以下几种：抗胆碱能药、苯二氮䓬类、左旋多巴及多巴胺受体激动剂、多巴胺阻

滞剂及抗癫痫药物。肌松药巴氯芬口服或鞘内注射对部分患者有效。单药口服治疗无效时，可联合用药。

局部注射 A 型肉毒毒素治疗是目前国内外运动障碍性疾病领域治疗痉挛性斜颈指南推荐的首选方法。痉挛性斜颈也是临床上肉毒毒素注射治疗的最主要适应证之一。

手术治疗　伴有或不伴有肌肉切除的选择性周围神经离断手术可部分改善或暂时缓解局灶性肌张力障碍。立体定向丘脑腹外侧核或苍白球毁损术和脑深部电极植入刺激术可用于症状严重而其他治疗无效的患者。

预后　5%~20%的患者在起病最初的 1 年内可有自发性缓解，但大部分患者在 5 年以内复发。少数成人发病的痉挛性斜颈可扩展为节段性肌张力障碍，以上肢及口-下颌肌张力障碍多见。多数患者一直保持症状的局限性，但长期肌肉痉挛可致肌肉挛缩，继发周围软组织和骨骼改变，若不治疗最终可造成受累部分呈现固定性姿势畸形。

（万新华）

fāzuòxìng jīzhānglì zhàng'ài

发作性肌张力障碍（paroxysmal dystonia）

以突然出现且反复发作不自主运动为特征，表现为多种形式运动增多症状的常染色体显性遗传性运动障碍性疾病。又称发作性运动障碍。该病患者表现出的运动增多症状可有肌张力障碍、舞蹈、手足徐动和抽搐等，这些症状可单独出现也可以有不同组合，发作间期无异常表现。

病因与发病机制　大多为原发性，与遗传因素有关；少数患者可能继发于多发性硬化、头部外伤、基底核病变、甲状旁腺功

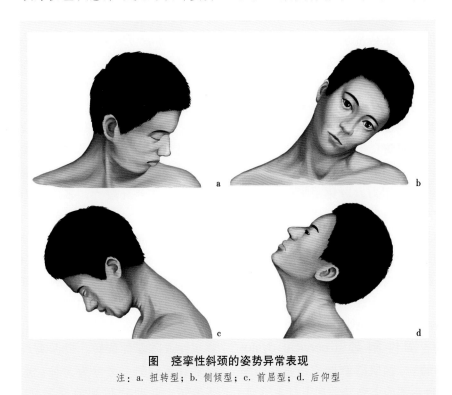

图　痉挛性斜颈的姿势异常表现

注：a. 扭转型；b. 侧倾型；c. 前屈型；d. 后仰型

能减退症等。由于其临床上呈发作性表现，部分病例合并癫痫，且对抗癫痫药物治疗有效，因此有学者认为该病是一种累及丘脑和基底核的反射性癫痫；但更多研究提示与编码离子通道蛋白相关的某些基因突变可能是其病因。发作性肌张力障碍与癫痫、发作性共济失调、偏头痛等并存者较多，推测这些具有不同临床表现的发作性疾病的共存可能存在共同的生物学基础及离子通道缺陷。

临床表现 1995年迪米基兰（Demirkiran）和扬科维奇（Jankovic）根据不自主运动的诱发因素、临床表现、发作时间和病因将其分成四类。

发作性起动诱发的运动障碍 临床上最为常见的类型，多在儿童期和青少年期发病（6个月~40岁），可随年龄增长发作逐渐减少甚至消失，常常有明确家族史，呈常染色体显性遗传，部分为散发病例。男女比例为（2~4）:1。发作性起动诱发的运动障碍（paroxysmal kinesigenic dyskinesias，PKD）的不自主运动常因突然的动作，如从坐位突然站起，或受到惊吓、过度换气，或改变运动形式等诱发，有些患者有感觉先兆，常为单侧亦可累及双侧或两侧轮流出现，发作时表现为肌张力异常、舞蹈、手足徐动症、投掷样动作、抽搐等，肢体、躯干肌肉受累多见，发作时意识清楚，如面颈部肌肉受累可导致有些患者不能说话。发作持续时间短暂，通常持续数秒至1~2分钟，一般不超过5分钟，发作非常频繁，一天内发作可达数十次至上百次。发作可以使患者丧失活动能力，干扰其行走、工作和日常活动。发作间期神经系统检查正常，多数患者无脑电图的阳

性改变。

发作性运动诱发的运动障碍 多在儿童期发病（2~30岁），散发病例男女比例相等，家族病例则女性为多。发作性运动诱发的运动障碍（paroxysmal exercise-induced dystonia，PED）的不自主运动常在长时间运动如跑步、游泳等持续运动后发生；发作通常累及双侧下肢、面颈部和躯干肌肉，也可累及上肢或单侧受累；表现为肌张力障碍、手足徐动或舞动等。被动的肢体运动、讲话、咀嚼、应激、热冷刺激、饮酒等可促发。发作频率较PKD为少，每天1~2次至每月数次。不自主运动通常持续5~30分钟，但亦可更长。

发作性非运动诱发的运动障碍 多数在儿童期或青少年期发病，一般<20岁，家族性病例中男性略多。发作性非运动诱发的运动障碍（paroxysmal non-kinesigenic dyskinesias，PNKD）可以自发出现或由饮酒、咖啡、茶和疲劳、饥饿、焦虑、情感刺激、月经、排卵等多种因素而诱发。发作频率比PKD少，可以1个月2~3次或每天20多次，持续时间通常数分钟至数小时。发作表现类似于PKD，通常单侧或不对称，也可以是双侧受累。

发作性睡眠诱发的运动障碍 通常发生在儿童，男女比例多为4:1。发作性睡眠诱发的运动障碍（paroxysmal hypnogenic dyskinesia，PHD）通常是在睡眠中发生不自主运动，一般发生在非快动眼睡眠期的Ⅱ期，且在觉醒之后发生，患者可以睁开眼睛，手足舞动或徐动，躯干姿势扭曲，发作后患者常常入睡，但是在醒后能想起发作情形。应激、白天活动增加和月经期可加重PHD。

前驱症状少见，发作时可伴有呼吸不规则、不自主发声或心动过速。发作频率可每晚4~5次至1年数次，通常每次发作持续20~50秒。PHD常和其他类型的发作性运动障碍共存，同一家族的不同成员常有不同表现类型的发作性运动障碍。

诊断与鉴别诊断 尚无明确的诊断标准，诊断主要根据其临床特点、治疗反应及基因突变的检测而定。该病的主要特点：多在青少年期发病，随年龄增长病情呈缓解或自愈趋势。表现为突然发作的运动障碍或不自主运动，以肢体受累最为常见，亦可累及颈、面部及躯干，可为一侧、双侧及四肢受累，也可表现为姿势性肌张力障碍、舞蹈、手足徐动及投掷样动作等。持续时间多为数秒至数十秒，也可长达数十分钟至数小时，意识清楚。发作间歇期运动功能完全正常。发作期及间歇期脑电图、神经影像学及病理学检查多正常。多数患者对小剂量抗癫痫药反应良好。

需排除其他多种可导致发作性运动异常的病因。PKD及PNKD的继发性病因以多发性硬化较为常见，其他病因包括头外伤、脑卒中、脑炎、围生期缺氧、胱氨酸尿症、甲状旁腺功能减退、假性甲状旁腺功能减退、甲状腺功能亢进、非酮性高血糖症和糖尿病、低血糖、基底核钙化和获得性免疫缺陷综合征等。

治疗 大多数短程发作的病例对卡马西平治疗有效，有一些病例对苯妥英钠有效，也可苯巴比妥和苯妥英钠合用，部分患者对乙酰唑胺有效。①PKD对小剂量抗癫痫药常有明显疗效，卡马西平和苯妥英钠均能明显减少甚至终止发作。②PED尚无满意的

治疗方法，抗惊厥药物如苯妥英钠、苯巴比妥、氯硝西泮、卡马西平等无效，左旋多巴、色氨酸、乙酰唑胺对少数病例有效，皮质类固醇对个别病例有效。③PNKD可能对氯硝西泮、丙戊酸治疗有效。

预后　PKD 与 PNKD 的发作频率常随着年龄的增长而减少，偶尔可自发缓解。PHD 的发作频率不随年龄增长而减少，只有少数病例可自发中止。多数患者需要长期的药物治疗以控制症状，减少发作。

（万新华）

chífāxìng yùndòng zhàng'ài

迟发性运动障碍（tardive dyskinesia）

长期服用抗精神病药等药物后，出现节律性刻板、重复、持久不自主运动的运动障碍性疾病。是抗精神病药物治疗继发最严重、棘手的一种锥体外系表现。

病因与发病机制　确切病因和发病机制尚不清楚。主要见于长期大剂量服用抗精神病药的患者，偶见长期服用抗抑郁药、抗帕金森药、抗癫痫药和抗组胺药等患者。目前认为多数抗精神病药物都是通过阻滞多巴胺受体发挥疗效，但多巴胺受体长期被药物阻滞可反馈性地导致体内多巴胺合成和释放的增加，多巴胺受体对多巴胺的敏感性相应增强，体内乙酰胆碱与多巴胺这两种神经递质之间的平衡受到破坏，患者可能出现多种形式的不自主运动。

并非服用抗精神病药的患者均可出现迟发性运动障碍，可能与以下因素有关。①服药的时间、剂量：在长期服用抗精神病药物的患者中，发病率为 15%～50%。②药物的种类：传统的抗精神病药物，特别是酚噻嗪类（如奋乃静）和丁酰苯类（如氟哌啶醇）

药物的风险较大，其中又氟奋乃静、三氟拉嗪和氟哌啶醇等含氟元素的抗精神病药更为常见。目前不典型抗精神病药物如氯氮平、奥氮平、利培酮或喹硫平在临床中的应用越来越多，这些药物相对安全，出现迟发性运动障碍的风险远远小于经典的抗精神病药物。③患者自身特点：一般认为老年、女性、具有器质性脑病或以阴性症状为主的精神分裂症病史，是迟发性运动障碍的危险因素。如既往服用抗精神病药物或镇吐药物时曾出现急性运动障碍，长期服用抗精神病药物出现迟发性运动障碍的风险明显增加。吸烟或合并糖尿病也会增加风险。

临床表现　多数该病患者服用抗精神病药物超过一年，少数服药 1～3 个月后出现症状。临床表现复杂多样，主要为不自主、有节律的重复刻板运动，可呈震颤、舞蹈、肌张力障碍、抽动或手足徐动。①最早期的表现可以是舌震颤或流涎，患者最初可能对自己的异常动作毫无觉察，常由其家人或朋友最早发现。②下面部的"口-舌-颊三联征"较为常见，口唇、下颌及舌头重复、不可控制地运动，如吸吮、转舌、舔舌、伸舌、张口、闭口、咀嚼、噘嘴、鼓腮、歪颌等动作，有时舌不自主地突然伸出口外，称为"捕蝇舌征"，但要求患者主动伸舌时却无法完成。③上面部常表现为过度眨眼和皱眉，头颈不自主后仰伴上肢旋转伸直样动作亦较常见。④震颤、肌阵挛、抽动、舞蹈、手足徐动及肌张力障碍等多种不自主运动可以合并存在。⑤老年患者常出现口面部异常运动，躯干和肢体受累则在年轻患者中多见。⑥症状具有波动性，情绪紧张、激动时加重，主动活

动或控制时减轻，睡眠时消失。此外，长期应用抗精神病药物的患者突然停用可能出现急性撤药综合征，被认为是迟发性运动障碍的一个亚型。部分患者与药物性静坐不能、药物性帕金森综合征等同时并存，增加了诊断和治疗的困难。

诊断与鉴别诊断　诊断需符合服用抗精神病药或长期服用抗抑郁药、抗帕金森药、抗癫痫药或抗组胺药史；服药过程中或停药后发生运动障碍；表现为节律性刻板、重复、持久的不自主运动。一般服用抗精神病等药物至少 3 个月，60 岁以上的老年患者至少服药 1 个月，运动障碍症状发生于服药中或停止服药 4 周以内。

迟发性运动障碍既不同于服用抗精神病药、镇吐药等出现的急性运动障碍，也不同于药物性帕金森综合征和药物性静坐不能。此外，以口面部不自主运动为主要表现的患者应与口-下颌肌张力障碍鉴别；以舞蹈样动作为主要表现的患者应与亨廷顿病（Huntington disease）、风湿性舞蹈症鉴别；以震颤、抽动为主要表现的患者应与特发性震颤、抽动症鉴别；同时存在多种不自主运动的患者应与肝豆状核变性、神经棘红细胞增多症等锥体外系疾病相鉴别。

治疗　其治疗比较困难，尚未发现任何药物有显著的疗效，因而重在预防。由于该病与抗精神病药物关系密切，应在医师指导下谨慎、合理地应用抗精神病药物。①应缓慢增加药量，尽量以最小剂量控制症状，避免长期用药。停用或更换抗精神病药时，应逐渐减量，而不要骤然停药。②一旦出现了迟发性运动障碍，

应及时将药物减量或停用，目前认为早期症状还是有可能消失的，但减量或停药的早期，可能有一过性运动障碍症状加重的过程。③如果患者由于病情需要继续服用抗精神病药物时，可换用氯氮平、奥氮平、利培酮或喹硫平等不典型抗精神病药物。抗胆碱能药物可能加重病情，应避免使用。④如果患者的症状特别严重，可以短期应用多巴胺的耗竭剂（如利血平）、多巴胺受体阻滞剂（氟哌啶醇）或锂剂控制症状，如果继续增加抗精神病药物，症状可以被短期掩盖，但长期应用可加重病情。抗组胺药（如异丙嗪）、苯二氮䓬药物（如地西泮）、β受体阻断药（如普萘洛尔）可能有一定疗效。⑤肉毒毒素注射和外科手术（主要是深部电刺激）在迟发性运动障碍的治疗方面有一定疗效。

预后　总体上看，迟发性运动障碍的治疗效果并不理想。早期症状轻微的患者经过数月或1~2年的恢复后有可能恢复。由于没有特效的治疗药物，症状严重的患者即使停用抗精神病药物，恢复起来也比较困难。症状相对局限的患者可以考虑肉毒毒素局部治疗以改善症状，不自主运动比较广泛的患者，如果经济条件允许，可以考虑外科手术治疗。

预防　由于目前没有针对迟发性运动障碍的特效治疗，预防就显得尤其重要。在应用抗精神病药物治疗时应注意以下方面：①应在医生指导下应用抗精神病药物，如果条件允许，可以选择新一代不典型抗精神病药物。②从小量开始，逐渐加量，不能操之过急，尽量避免多种药物联合应用，争取最小剂量控制症状，特别是对年老体弱有合并症的患者。③根据患者的病情及时与医生沟通，调整用药，必要时可以采用"假日疗法"，每周停药2天，以避免长期大剂量用药。④抗精神病药物应逐渐减量，避免骤减骤停。⑤早期发现症状应早期就诊，及时减量或停药，或换用其他药物。

（万新华）

piāncè miànjī jìngluán

偏侧面肌痉挛（hemifacial spasm）　面神经部分受损致其支配的面部肌肉发生同步、不自主、反复发作性抽搐的周围面神经病。该病常见。

病因与发病机制　面神经在出脑桥根处受伴行的小血管压迫引起局部神经病变，是面肌痉挛的主要病因。这些血管常为小脑前下和后下动脉，也有曲张的粗大静脉。受压部位大多位于面神经刚离开脑干的几毫米处。中年以后，这些正常和神经交叉伴行的血管开始硬化或血压升高，且随年龄增加脑干下移，均使神经根易受血管压迫。神经长期受压可发生脱髓鞘变性，使神经轴索间发生串电现象，可有大量异常兴奋蓄积和发放，引起面肌痉挛发作。但也有很多人面神经受血管压迫并不发生面肌痉挛，面肌痉挛患者也有部分查不到神经受血管压迫。其他临床少见的病因为局部肿瘤压迫或局部炎性病变，如中耳乳突炎症、肿瘤、桥小脑角的占位性病变（胆脂瘤和听神经瘤）及脑炎、蛛网膜炎、多发性硬化、佩吉特（Paget）病和颅底凹陷症等。

临床表现　单侧的反复发作的眼睑和（或）嘴角抽动是面肌痉挛的主要临床表现。患者面肌抽搐绝大多数限于一侧，有极少患者双侧发病，常始发于上下眼睑，类似眼睑痉挛，之后范围逐步扩大，数月或数年后渐累及颊部、嘴角，直至颈阔肌。部分患者可有同侧耳部杂音。发作前多无先兆，发作时表现为肌肉快速频繁的抽动，每次发作数秒钟至数分钟，间歇期一切如常人。面部自主运动、咀嚼、瞬目或随意的表情动作可诱发面肌抽搐发作，并可因情绪激动、紧张、劳累或阅读时间过长等因素而加重，休息或情绪稳定时症状减轻。发作严重者可抽搐不停，睡眠中甚至也可抽搐。有些患者可因眼睑强制性收缩导致睑裂变小，个别甚至面部肌肉也呈强直性收缩致口角持续向患侧歪斜。

诊断与鉴别诊断　主要根据病史、典型临床表现及影像学检查进行诊断，需除外其他引起偏侧面肌抽搐的病因。

需要与以下疾病相鉴别。①原发性眼睑痉挛：一般为双侧性，老年女性多见，严重时可有功能盲。②局灶性运动性癫痫持续状态：抽搐可以局限于面部，但是发作频率往往较面肌痉挛低。③面肌蠕动：以面部肌肉持续、微细、波浪样颤抖为特征，常常局限于较小的范围。④面部抽动症：通常不仅局限于一侧，常常为青少年发病，主要表现为挤眉弄眼等刻板重复动作，并可伴有喉部发音等症状。⑤贝尔（Bell）麻痹或其他周围面神经损伤所导致神经异常再生和面肌的联合运动：患者在面肌痉挛前有明确的周围性面瘫病史。⑥局部肿瘤压迫或局部炎性病变所致偏侧面肌抽搐。

治疗　常用治疗方法如下。

口服药物治疗　可试用地西泮、卡马西平、加巴喷丁、巴氯芬、氯硝西泮等。

局部注射 A 型肉毒毒素治疗目前常用的对症治疗方法，安全有效，简单易行。在痉挛肌肉处注射极少量肉毒毒素可产生选择性肌松效应，减弱或消除肌肉痉挛，90%以上患者的症状得到明显改善。常在注射后 3～7 天起效，疗效持续 4～6 个月。常见并发症有注射部位局部出血、淤斑等，一般几天后能自行消退；偶见的并发症有上睑下垂、复视、干眼症、注射侧轻度面瘫等，这些症状常在 1～6 周逐渐消退，通常不需要特殊治疗；皮疹、流感样症状罕见。尚未见远期副作用的报道。

射频温控热凝疗法　用射频套管针依法刺入茎乳孔内，利用电偶原理，通过放电使神经纤维间产生热能，温度 65～70℃。在面神经功能监测仪监护下，控制温度使神经热凝变性，以减少传导异常冲动的神经纤维。控制症状疗效较好，但术后易发生面瘫，在 1～2 年内的面瘫逐渐恢复过程中痉挛症状常会复发。

显微神经减压术　20 世纪 80 年代开始，显微神经减压术渐成为治疗面肌痉挛的重要方法。通常在患侧耳后钻开 1.5～2.0cm 直径大小骨孔，显微镜下暴露面神经根部，找到压迫面神经根部的血管后将其游离，用特氟龙（Teflon）棉将压迫血管与神经隔开，消除引起面肌痉挛的病因，面肌抽搐常会立即或逐渐停止。有效率 80%～95%。手术的疗效、安全性和并发症等主要取决于术者的经验及患者的具体情况。该手术最多见并发症为听力障碍，发生率 2%～5%，很少有小脑损伤、脑脊液漏等并发症。5%～10%的面肌痉挛患者可能在术后 1～2 年内复发。术后复发的常见原因包括：①责任血管随着时间的延长，继续发生迂曲，产生新的神经压迫造成症状复发。②手术周围的非责任血管随着时间延长而改变，可能成为新的责任血管，导致面肌痉挛复发。③手术技术不够成熟等。

预后　该病呈慢性病程，绝大部分不会自行缓解。可迁延终生，所以一般需要医疗干预。偏侧面肌痉挛虽不缩短患者的预期生命，但对工作、精神和生活均产生很大影响。

（万新华）

shuìmián jīzhènluán

睡眠肌阵挛（nocturnal myoclonus）

睡眠期反复发生足和腿部类巴宾斯基（Babinski）征反应。又称睡眠周期性肢体运动。可累及上肢。

病因与发病机制　均不清楚，既可独自出现，也可与不安腿综合征、睡眠呼吸暂停综合征、发作性睡病一同出现。应用三环类抗抑郁药和单胺氧化酶抑制剂可诱发或加重该病。多巴胺能药物可显著抑制该病症状，可能与脑内多巴胺能通路有关。也有认为腿部多动源于脊髓。

临床表现　多于成年人发病，儿童罕见。运动障碍主要累及胫骨前肌，有时伴有足或大趾的背屈，动作类似巴宾斯基（Babinski）征反应，每 20～90 秒发生 1 次，反复发作可持续几分钟至 1 小时。多发生于前半夜。轻者对睡眠无大影响，患者常无感觉，多由同睡者发觉。严重者可导致患者反复觉醒而影响睡眠质量。患者常诉说入睡困难，夜间反复觉醒，白天困倦。不安腿综合征常与该病同时出现。

诊断与鉴别诊断　出现睡眠障碍伴睡眠中反复刻板的肢体运动，结合多导睡眠图的典型表现，排除其他躯体与精神疾病及其他类型睡眠障碍可确诊。应与睡眠惊跳及肌阵挛性癫痫鉴别。

治疗　不影响睡眠者无需治疗。影响睡眠者可用多巴胺能药物如多巴丝肼、卡左双多巴等治疗，也可用肌松药如巴氯芬、氯硝西泮等缓解症状。对伴发睡眠呼吸暂停综合征、发作性睡病者，应积极治疗。对由三环类抗抑郁药和单胺氧化酶抑制剂诱发者应避免或减量使用。

预后　良好。

（陈海波）

quēyǎnghòu dòngzuòxìng jīzhènluán

缺氧后动作性肌阵挛（post-anoxic with intention myoclonus）

大脑缺血、缺氧后导致意识丧失，在意识恢复后出现全身短暂、自发性肌肉痉挛。又称缺氧后意向性肌阵挛。

病因与发病机制　多由麻醉意外、心脏骤停、哮喘及呼吸衰竭、呼吸道阻塞（窒息）或药物中毒所致。病变的确切部位尚不能确定。有研究应用氟代脱氧葡萄糖正电子发射断层扫描技术（FDG/PET），发现双侧丘脑腹外侧核和脑桥被盖部呈高代谢表现，但其是否有定位意义尚不明确。发病机制可能与 5-羟色胺（5-HT）代谢障碍有关。研究发现患者脑脊液中 5-HT 代谢产物 5-羟吲哚乙酸（5-HIAA）含量降低，成功控制症状后 5-HIAA 含量则升高。另外，应用 5-羟基色氨酸（5-HTP）治疗有效也支持这一理论。

临床表现　大脑急性缺氧后意识尚未恢复时，可出现肌阵挛。此类型是全身短暂、自发的肌肉痉挛，约每秒 1 次，往往提示预后差。清醒以后，患者出现自发的或动作诱发的，或刺激-感觉性肌阵挛，即缺氧后动作性肌阵挛。可伴有小脑性共济失调和致残性肌阵挛，发作可能持续存在。肌阵挛的皮质起源常是多灶性，表现为全身急速抽动，可能使患者的正常动作被打断，造成患者说话、进食的不便，有些患者则出现步态异常，甚至在行走中突然跌倒。认知损害可以正常或轻度损害。可能伴有皮质盲。

辅助检查 电生理检查可证实皮质动作性肌阵挛，其中可能混合了皮质反射性肌阵挛、对感觉刺激的过度惊跳反射及脑干网状结构反射性肌阵挛。

诊断与鉴别诊断 各种原因导致大脑缺血、缺氧致患者昏迷，清醒后出现动作或各种刺激诱发的肌肉急速抽动和痉挛，即可做出诊断。

急性脑炎性疾病或感染后播散性脑脊髓炎亦可出现多灶性和全身性肌阵挛，与该病相似，但病因明显不同，不难鉴别。另外亚急性硬化性全脑炎及克-雅病也可出现肌阵挛，应注意鉴别。

治疗 单用 5-HTP 或与卡比多巴联用可减缓肌阵挛症状。卡比多巴可以降低 5-HTP 在周围血中的降解，使得更多的 5-HTP 进入脑内转化为 5-HT 而减缓肌阵挛症状。丙戊酸钠、氯硝西泮对缺氧后肌阵挛也有较好的疗效。

预后 缺氧后意识已恢复者预后良好。肌阵挛多能良好控制。

预防 主要预防原发病的发作。对有心脏疾患、哮喘者应坚持治疗，定期检查，避免心脏骤停及窒息的发生。

（陈海波）

wǔdǎozhèng

舞蹈症（chorea） 面部、躯体和肢体肌肉运动过度且不受意识控制的不自主运动。舞蹈症是一种不规律、无目的、非节律、突然快速变化的运动，运动从一个肢体转到身体的其他部位。

可导致舞蹈症最重要的疾病有：亨廷顿病、风湿性舞蹈症、老年性舞蹈症、妊娠性舞蹈症、棘红细胞增多性舞蹈症、偏侧舞蹈症-偏侧投掷运动等。非酮症性高糖血症、炎性脱髓鞘、脑血管病、外伤以及感染等亦可引发舞蹈症。

发生机制 尚未完全清楚。直接或间接通路理论可以较好地解释舞蹈症的发病机制。大脑基底神经节内部存在着两条重要的纤维联系，即直接通路和间接通路。①直接通路：从纹状体直接投射到苍白球内侧核-黑质网状部复合体，为正反馈环路，易化运动。②间接通路：从纹状体经苍白球外侧核和丘脑底核至苍白球内侧核-黑质网状部复合体，产生负反馈环路，抑制不需要的运动。正常情况下两者处于平衡状态，产生正常运动。疾病情况下，间接通路受损，对不需要的运动抑制减弱，从而产生舞蹈症。

临床表现 动作变幻不已，具有连续性。运动发生的时间、受累部位及运动方向不可预测。可由患者的意志力部分短暂抑制。①累及肢体近端时，动作幅度往往较大，出现肩肘关节的快速收展、屈伸、举垂等不规则运动。②累及肢体远端时，出现腕关节轻垂、中小幅度的屈伸不停，掌指关节过伸、指间关节轻度伸屈、展收不停，并伴有扭转的指部舞蹈样动作和前臂旋转样动作。患者常不能持续地握拳。③累及下肢时，表现为踏步行走无序快速，步态颠跛。④累及躯干时，出现身体扭转。⑤累及面部时，则出现挤眉弄眼、噘嘴缩舌，出现鬼脸样动作，伸舌动作常不能持续保持。

鉴别诊断 舞蹈症应与抽动症、肌阵挛及肌张力障碍相鉴别。舞蹈症的症状常从一个肢体转移到另一个肢体。而后三种症状常在同一部位反复发生，不会在身体的不同部位来回转移。

（陈海波）

hēngtíngdùnbìng

亨廷顿病（Huntington disease, HD） 以舞蹈样不自主运动与进行性认知障碍为主要表现的遗传性运动障碍性疾病。又称遗传性慢性进行性舞蹈病。由乔治·亨廷顿（George Huntington）于 1872 年对该疾病做了较为全面的描述，并阐明了其遗传形式而得名。多发生在中年人，隐袭起病，缓慢进展，HD 广布世界各地，影响所有民族。

病因与发病机制 该病为常染色体显性遗传病，含致病基因的纯合子或杂合子都会发病。HD 的相关基因 *IT15* 编码名为 Huntington（亨廷顿因子，Ht）的多肽。*IT15* 基因有一个多态性的（CAG）n 三核苷酸重复序列，该序列的重复拷贝数 n 的正常值一般在 34 以下；而在 HD 患者，此序列的 n 值明显增加，为 42~66，中值为 45，有些可高达 100 以上，致使机体细胞错误地制造亨廷顿因子，这些异常蛋白质积聚成块，损坏脑细胞，从而认为（CAG）n 三核苷酸重复长度达一定范围是导致 HD 的病因。

临床表现 临床病症多始于 35~40 岁，男女同样受累。主要表现为运动障碍、精神障碍与痴呆。①运动障碍：舞蹈样不自主运动是最有诊断价值的异常运动。随疾病进展，舞蹈样不自主运动渐次减少，代之以缓慢进展的肌僵直、动作迟缓、姿势平衡障碍等帕金森综合征。某些患者在疾病晚期可出现吞咽困难、手足徐动、口舌部运动障碍、肌阵挛以及类似于抽动秽语综合征的抽搐（tic）及不自主发声等。②痴呆：注意力减退、记忆力降低、认知功能不全与进行性智力减退也是HD的特征，表现为认知思维缓慢、言语流畅性减退、思想转换困难、回忆不良、实施计划与完成复杂任务的能力降低，影响判断，终致痴呆。③精神障碍：一般30%~50%的患者在疾病早期有情绪异常，以抑郁为常见，常伴自卑、伤感、罪责、日常活动减少，在日常活动中缺乏喜悦感，注意力难于集中等。

诊断与鉴别诊断　依据特征性的舞蹈样动作、行为人格改变与痴呆三联征，结合家族史考虑诊断。没有家族史时，临床确诊有一定困难。基因测试是最具诊断价值的检查方法。对可疑病例可行（CAG）n三核苷酸扩展大小的检测，若得40以上的重复扩展，则有利诊断HD；34~38的重复扩展没有诊断意义，此范围内存在着正常人与患者两者的重叠；少于34个重复时，未必能诊断HD，但尚不能完全除外。

需与以下疾病鉴别，如风湿性舞蹈病、遗传性非进行性舞蹈症（良性家族性舞蹈症）、先天性舞蹈病、棘红细胞增多性舞蹈症、抽动秽语综合征、迟发性运动障碍等。

治疗　尚无阻止或延迟HD发生、发展的方法，治疗重点集中在对心理与神经病症两方面的症状治疗，同时注意给予必要的支持治疗。①对于抑郁、焦虑，可用三环类抗抑郁剂如阿米替林、丙咪嗪等，但必须注意抗抑郁药的抗胆碱能作用可加重患者的异常运动。②对于舞蹈样不自主运动，应选择既能减少舞蹈样动作又能改善活动质量的药物，包括舒必利、丁苯那嗪、氯氮平等抑制或耗损多巴胺能药物，这些药物可有致帕金森综合征、迟发性运动障碍等副作用，进而加重原有运动障碍，必须谨慎使用，宜从小剂量起用，缓慢加量。③对于运动过缓、运动不能、强直，可选用抗帕金森病药物如左旋多巴类、金刚烷胺等药物，用药也宜从小剂量开始，缓慢渐次加药，以期改善运动功能而尽可能减少副作用。

（陈生弟）

lǎoniánxìng wǔdǎozhèng

老年性舞蹈症（senile chorea）

发生于老年期，以舞蹈样动作为主要表现且不伴痴呆及明显精神障碍的运动障碍性疾病。病因尚未完全清楚。可能是脑动脉硬化性脑血管病导致纹状体梗死；也可能是脑部病变部位与亨廷顿病相似，尾状核及壳核大、小神经细胞变性，皮质多不受累，发病机制不详。脑血管病引起者起病常较快速，舞蹈样动作较轻且可以为唯一症状，或伴有脑血管病的其他特征。慢性起病者呈慢性进展，也有不进展者。症状较轻，双侧舞蹈样症状。口面舌部也有不自主动作。一般不伴痴呆，可有轻度抑郁。此种类型为散发性，无家族史。也有人认为可能是亨廷顿病的一种变异型。老年期发病，无家族史，以舞蹈样动作为主要表现，不伴痴呆及明显精神障碍，可以诊断老年性舞蹈病。应注意与老年期起病的亨廷顿病及非酮症性高血糖症所致舞蹈病相鉴别。治疗以控制舞蹈症状为主。可以选用多巴胺阻滞剂如氟哌啶醇、氯丙嗪、氯氮平等治疗。脑血管病引起者可以改善脑循环治疗。脑血管病引起者经治疗多能缓解。慢性起病者舞蹈症状常长期存在。加强脑血管病的预防可能减少脑血管性舞蹈症的机会。

（陈海波）

jíhóng xìbāo zēngduōxìng wǔdǎozhèng

棘红细胞增多性舞蹈症（chorea with acanthocytosis）

以进行性神经退行性变伴舞蹈样动作及棘形红细胞增多为特征的神经系统变性疾病。又称神经棘红细胞增多症或棘红细胞增多症。

病因与发病机制　除亨廷顿病外，最常见形式的遗传性舞蹈病。根据脂蛋白是否缺如，该病分为以下几种。①正常脂蛋白：包括常染色体显性和隐性遗传（病变位于9q21）及散发。②低β脂蛋白血症。③无β脂蛋白血症：致病基因定位于常染色体4q22-q24。④无前β脂蛋白血症。⑤低前β脂蛋白血症。⑥X-连锁麦克劳德（Mcleod）综合征（病变位于Xp21）。

病理生理学示患者全脑多巴胺水平降低，壳核、苍白球内去甲肾上腺素水平升高，纹状体、黑质P物质水平降低。舞蹈样动作是纹状体变性，尤其是尾状核变性所致，但具体的发病机制有待进一步研究证实。

临床表现　多于青春期起病，发病年龄8~62岁，男性多于女性，男女之比约为1.8:1。主要表现为进行性舞蹈样运动，以口面部不自主运动开始，逐渐扩散至全身。肢体舞蹈样动作最常见，常表现为进食困难、步态不稳，时有自咬唇、舌等。也可出现其他运动障碍，如肌张力障碍、运动不能性肌强直、抽动症、帕金森综合征等。在小年龄起病患者常以帕金森综合征或肌张力障碍为主要表现。

与亨廷顿病类似，约半数以上患者可有进行性智力减退；约1/3患者可出现癫痫发作，以强直痉挛性全身发作多见。

辅助检查 病理特征为尾状核高度萎缩，尾状核和壳核存在明显的中小型神经元丢失伴胶质细胞增生，苍白球改变较轻，丘脑、黑质和脊髓前角亦可见神经元丢失。血涂片找到棘红细胞为该病的特征（图）。

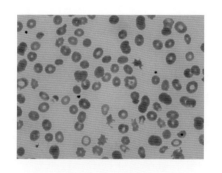

图 棘红细胞增多性舞蹈症血涂片

诊断与鉴别诊断 主要依靠临床表现及辅助检查，有典型运动障碍，加上周围血棘红细胞比例>15%及血清肌酸激酶增高即可诊断。

临床上应与亨廷顿病、苍白球黑质红核色素变性及抽动症等鉴别。

治疗 无特效治疗，主要以对症及支持治疗为主。抗多巴胺能药物对舞蹈运动或许有一定的抑制作用。

预后 不佳。病程7~24年，存活最长者达33年。以好发年龄起病者多于30~50岁死亡。

（陈海波）

风湿性舞蹈症（rheumatic chorea）

A组β溶血性链球菌感染引起自身免疫反应，致舞蹈样动作、肌张力低下、肌无力和（或）精神障碍的运动障碍性疾病。又称小舞蹈病、西德纳姆（Sydenham）舞蹈病。是少年儿童中最常见的获得性舞蹈病。10%~20%的风湿热患者可出现该病。

病因与发病机制 该病是在A组β溶血性链球菌感染后产生抗神经元抗体，该抗体与尾状核丘脑底核等部位特殊神经元抗原起交叉免疫反应，从而产生舞蹈样动作。

临床表现 患者一般为5~15岁的儿童和青少年，病前常有呼吸道感染，咽喉炎等A型溶血性链球菌感染史。大多数为亚急性或隐袭起病，少数为急性起病。早期表现情绪激动、注意力涣散、学业退步，可有手足活动不协调、字迹歪斜、手持物体易失落、行走摇晃不稳，逐渐出现舞蹈样动作和肌张力改变。舞蹈样动作常为双侧性，面部明显，表现挤眉弄眼、噘嘴吐舌和表情怪异等，由于软腭和咽部肌肉的不自主动作，可引起吞咽和咀嚼困难。近一半患者出现构音障碍，可能反映了咽部肌肉的不自主运动。肢体出现极快的不规则、无目的的不自主运动，上肢各关节交替伸直、屈曲和内收，手指不停地屈伸和内收，重者上肢可出现挥舞样动作，使正常的自主运动中断。下肢步态颠簸，行走摇晃，易跌倒，脊柱不停地弯、伸或扭转。由于手部肌肉的肌张力异常，检查患者握力时可感到患者的紧握程度并不恒定，时紧时松，变幻无常，称为"挤奶握力征"。该病常在2~4周内加重，3~6个月内

自行缓解。肌张力和肌力减退、舞蹈样动作和共济失调构成小舞蹈病三联征。可出现失眠、躁动、不安、精神错乱、幻觉、妄想等精神症状，随舞蹈症状解除，精神症状也很快缓解。患者可有风湿性心肌炎、二尖瓣反流或风湿热的其他表现。

辅助检查 MRI检查显示颅脑尾状核头部、基底核呈长T₂信号；PET显示纹状体代谢增强。

诊断与鉴别诊断 根据起病年龄、特征性舞蹈样动作、随意运动不协调、肌张力和肌力减低等，如有关节炎、扁桃体炎、心脏病及红细胞沉降率增快等急性风湿热表现诊断更加肯定。

需注意与习惯性痉挛、先天性舞蹈病、抽动秽语综合征、亨廷顿病、扭转痉挛相鉴别。

治疗 该病需卧床休息。急性期予以普鲁卡因青霉素，1~2周后予以长效青霉素治疗，维持5年以防风湿热复发。舞蹈症状可采用对症治疗，如氟哌啶醇、丁苯那嗪等。

预后 该病为自限性，即使不经治疗，3~6个月后也可自行缓解，治疗可以缩短病程。约1/4患者可以复发。预后主要取决于心脏合并症的转归。

预防 一旦确诊应给予抗生素治疗以预防风湿性心脏病。

（陈海波）

妊娠性舞蹈症（chorea gravidarum）

发生于妊娠期，以舞蹈样动作为主要表现的运动障碍性疾病。病因不详。约1/3的患者有风湿性舞蹈症病史，提示与风湿热有关，在基底核病损时孕酮与雌激素的增高易引发舞蹈症。多发生于17~23岁的初产妇。症状类似于风湿性舞蹈症，但程度

常较重，病死率较高。妊娠中止后舞蹈样运动常在 1 个月消退。依据特征性的舞蹈样运动，出现于年轻的妊娠期妇女，即可诊断。需与风湿性舞蹈症、亨廷顿病、药源性舞蹈样运动进行鉴别。病死率可达 13.1%。治疗原则同风湿性舞蹈症。严重者应中止妊娠。再孕有再发的可能。应避免再次受孕。

(陈海波)

chōudòngzhèng

抽动症（Tourette syndrome）以多发性抽动、不自主发声、言语及行为障碍为特征，儿童期多发的遗传性运动障碍性疾病。又称图雷特（Tourette）综合征。于 1825 年由伊塔德（Itard）首先报道，后因图雷特（Tourette）于 1885 年首次详细描述而得名。好发于儿童及青少年，男性多见。发病年龄 2~15 岁，5~9 岁多见，男女比例为（2~10):1，发病率为（0.5~1）/10 万。

病因与发病机制　尚不清楚，可能与一种或多种影响突触的神经递质（如多巴胺）代谢障碍或受体超敏有关。多呈常染色体显性遗传（可改变外显率），已经有 10 余种候选基因被排除，但致病基因仍未明确。也可能是链球菌感染后交叉免疫反应所致的神经精神障碍。

临床表现　症状呈波动性，数周或数月内可有变化。病程较长，至少持续 1 年。可表现为运动抽动、发声抽动和行为、精神症状。患者有一定自控力，可遏制不自主抽动数分钟或更长时间。病程有缓解复发。除抽动外无其他异常体征。

运动抽动　一般首发于面部，逐渐向上肢、躯干或下肢发展，表现为眼肌、面肌、颈肌或上肢肌反复、迅速的不规则抽动（运动痉挛），根据表现形式可以分为以下两种。①单纯性抽动：可分为阵挛性、肌张力障碍性和强直性三种。阵挛性：皱眉、眨眼、耸鼻、点头、甩头、仰头、耸肩；肌张力障碍性：眼睑痉挛、夜间磨牙、眼球转动、肩膀旋转、持续下颌张开、斜颈；强直性：腹部挛缩、肢体伸展、肢体弯曲。②复杂性抽动：表情怪异、猥亵行为、模仿动作、摇头、袭击、乱踢、投掷、躯干弯曲、躯干扭转、嗳气、干呕、用力吸气等行为。每日抽动十余次至数百次，紧张、情绪激动时加重，精神松弛时减轻，睡眠时消失。

发声抽动　喉部肌肉抽动发出的怪声（发声痉挛），根据表现形式可以分为以下两种。①单纯性发声抽动：吹风声、咳嗽声、呼噜声、呃逆、大笑、吸鼻声、吸吮声、清嗓声。②复杂性发声抽动：无意识刻板地发出咒骂，说粗话，淫秽语言（秽语症）或模仿他人语言（模仿语言）和经常重复词或短语（重复语言）。发声抽动见于 30%~40% 的患儿。

行为精神症状　部分患儿出现轻中度行为紊乱，轻者表现为烦躁不安、易激惹，约半数患儿伴注意力缺乏多动症，即注意力不集中、多动、坐立不安。有的患者有反复洗手和检查门锁等强迫行为，也可有指甲严重咬伤、拽头发、咬嘴唇或舌等自残行为。智力一般不受影响，因为注意力缺乏多动症，可能导致学习能力下降，阅读、书写及作文困难。

辅助检查　多无特异性，少数显示非特异性脑电图异常，或 MRI 示双侧尾状核、豆状核较健康人小，双侧基底核不对称。

诊断与鉴别诊断　符合以下五项者考虑为该病：①18 岁前发病。②在疾病期间有时存在多发性运动抽动和一或多种发声抽动。③抽动一天内发作数次（通常为阵发性），几乎是每天或一年多期间间歇性发作，在此期间从未有连续超过 3 个月的无抽动发作。④疾病造成患者很大的痛苦或严重影响患者的社交、学习和其他重要功能。⑤疾病不是由于兴奋剂或其他疾病（如亨廷顿病或病毒性脑炎）的直接生理性反应所致。

需要与下列疾病进行鉴别。①短暂性抽动障碍：好发于儿童及青少年，单个或多个运动抽动或发声抽动，抽动症状此消彼长，症状至少持续 2 周，但<12 个月。②慢性运动或发声抽动障碍：好发于儿童及青少年，有运动抽动或发声抽动，两者不同时存在，没有持续 2 个月以上的缓解期，病程至少持续 1 年。③风湿性舞蹈症：近期无风湿热或关节炎病史及心脏受累证据者，较难鉴别。风湿性舞蹈症一般无发声痉挛，为自限性疾病，血清相关抗体阳性，常在 3~6 个月消失，抗风湿治疗有效。④肝豆状核变性：有肝脏受累，角膜 K-F 环（+），血清铜和铜蓝蛋白异常可鉴别。⑤亨廷顿病：可有舞蹈、阵挛或痉挛样抽动，多中年起病，智力明显减退，呈常染色体显性遗传，基因检测示 CAG 重复序列>35。⑥棘红细胞增多性舞蹈症：可有嘴角抽动、咬唇、痉挛发声和共济失调，多于儿童或青年期起病，呈常染色体隐性遗传，血常规示棘红细胞比例>15%，血生化示血肌酸激酶升高。

治疗　首选健康教育，以药物治疗为主，辅以心理治疗及手术治疗。①心理治疗：轻症患者不必用药，只需心理治疗，适当减轻患儿的学习压力及生活压力。②药物治疗：抽动影响日常生活、学习或社交活动，心理治疗效果不佳，需加用药物治疗，如可乐定、氟哌啶醇、氟奋乃静、利培酮、丙戊酸钠、氯硝西泮等可用于减轻抽动症状的治疗；选择性5-羟色胺再摄取抑制剂类药物如氟西汀、西酞普兰等可用于强迫观念、强迫行为的治疗。③手术治疗：对于多种药物治疗无效的难治性病例，或出现严重自伤行为者手术治疗可能有效。

预后　良好，大多数患者用药物可控制发作，抽动症状随年龄增长趋向减轻，约3%患者可自行缓解。

（陈海波）

bù'āntuǐ zōnghézhēng

不安腿综合征（restless leg syndrome，RLS）

以夜间睡眠时双下肢不适感、常需捶打或下床走动才能缓解为特征的综合征。又称埃克波姆（Ekbom）综合征。患病率为0.1%～11.5%，在西方人种多发，亚洲人种少见。最早由英国的托马斯·威利斯（Thomas Willis）描述。

病因与发病机制　可分为特发性和继发性。①特发性RLS：病因不明，25%～50%的特发性RLS患者有家族史，呈常染色体显性遗传，与CAG三核苷酸重复序列数有关。RLS患者脑脊液中多巴胺代谢产物高香草酸水平降低，PET显示尾状核D2受体结合率减低，壳核明显降低，提示多巴胺代谢障碍参与到RLS的发病机制中。②继发性RLS：可见于尿毒症、缺铁性贫血、叶酸和维生素B_{12}缺乏、妊娠、干燥综合征、周围神经病、帕金森病等。

临床表现　RLS可发生于任何年龄，中年以上男性常见，严重病例老年人多见。患者夜间睡眠中或安静时出现双侧大腿和小腿难以描述的不适感、蚁走感、蠕动感、烧灼感、沉胀感、酸痛或紧箍感等，典型主诉为双侧小腿深部肌肉或骨内非疼痛性不适感，膝-踝间或腓肠肌最明显，偶发于大腿和足部，通常持续数秒钟或1分钟，反复发生，难以忍受，可表现强迫性动作和不安，需捶打或下床不停走动可暂时减轻，一夜数次。夜间入睡后最明显，休息时也可诱发，早晨和工作紧张时很少出现。可引起入睡困难或早醒，睡眠中不停翻身和移动下肢，周期性肢体运动（次数超过5次）。

辅助检查　神经系统检查无异常。偶查体可发现贫血、糖尿病或尿毒症、周围神经病等。

诊断与鉴别诊断　2014年国际不安腿综合征研究组制定的RLS诊断标准如下。诊断RLS必须具备以下五项：①活动双下肢的强烈愿望，常伴随着双下肢不适感，或不适感导致了活动欲望。②强烈的活动欲望，以及任何伴随的不适感，出现于休息或不活动（如患者处于卧位或坐位）时，或于休息或不活动时加重。③活动（如走动或伸展腿）过程中，强烈的活动欲望和伴随的不适感可得到部分或完全缓解。④强烈的活动欲望和伴随的不适感于傍晚或夜间加重，或仅出现在傍晚或夜间。⑤以上这些临床表现不能单纯由另一个疾病或现象解释，如肌痛、静脉淤滞、下肢水肿、关节炎、下肢痉挛、体位不适和习惯性拍足。

需与下列疾病或状态鉴别。①夜间腿肌痉挛：为夜间突然起病的肌肉疼痛痉挛，伸展腿部、站立、走动可使症状缓解，但有比较严重的肌肉疼痛。单侧肢体和局限性多见，常可触及挛缩的肌肉。②药物性静坐不能：应用多巴胺受体阻断剂后因内心的不安宁感而出现的坐立不安。常伴轻度锥体外系症状，无家族史，昼夜变化规律，很少影响睡眠。③多发性神经病：如糖尿病、尿毒症或原因不明的多发性神经病，主要表现为疼痛，可伴感觉异常，神经传导测定异常，进而可与RLS鉴别。

治疗　可分为非药物治疗与药物治疗。

非药物治疗　去除各种继发性RLS的病因；停用诱发RLS的药物，如多巴胺能阻滞剂、镇吐药、抗抑郁药、抗组胺药；培养健康的睡眠作息习惯，适度活动。

药物治疗　如何选择治疗药物取决于RLS是原发性还是继发性及是否缺铁引起，如果系缺铁引起，则需补充铁剂治疗；如果为继发性需处理原发病；如果为原发性RLS，则可选用复方左旋多巴制剂，非麦角类多巴胺受体激动剂或加巴喷丁或苯二氮䓬类药物如氯硝西泮治疗。

预后　该病呈慢性病程，可长达数十年，病程中症状有波动，多为良性经过。

（陈海波）

jiāngrén zōnghézhēng

僵人综合征（stiff person syndrome）

躯干和四肢近端肌僵硬，呈持续强直性痉挛伴痛性痉挛的综合征。该病罕见。患者体内可检出多种高效价自身抗体，常伴其他自身免疫病或肿瘤。1956年莫希（Moersch）和沃尔特曼（Woltman）首先报道和命名。男女的发病率差异无统计学意义。

病因与发病机制　尚不清楚。

索利梅纳（Solimena）等发现半数以上患者有循环谷氨酸脱羧酶自身抗体（GAD-Ab），当谷氨酸脱羧酶（GAD）作为蛋白质抗原与 GAD-Ab 结合，造成 γ-氨基丁酸（GABA）合成减少或功能障碍，对脊髓运动神经元的抑制作用减轻，脊髓 α 运动神经元持续过度兴奋，出现持续性僵硬和阵发性痉挛。睡眠或全身麻醉时近端神经阻滞症状消失，提示肌强直为中枢源性。该病可合并其他自身免疫病如甲状腺炎、恶性贫血或免疫介导白癜风等，还可以合并恶性肿瘤，可能与自身免疫有关。

临床表现　常中年起病，发病隐袭、进展缓慢。①发病初期肌僵硬和痉挛间歇发作，之后肢体近端（下肢明显）和躯干肌逐渐出现持续性肌僵直、疼痛。肌僵硬可为全身弥漫性，也可局灶性受累，骨盆带、肩胛带、棘旁肌、腹肌受累最多见。②小腿后部肌群较前部肌群收缩力大，故可出现趾屈畸形。病程中亦常见骨骼畸形，尤其是脊柱腰段前凸畸形。③睡眠时肌僵硬可减轻或消失。④声音或其他刺激、试图被动或主动运动、情绪激动可突然出现痛性痉挛，此时患者常伴恐惧、疼痛、大声嚎叫、大汗、气促、心动过速、瞳孔散大、血压升高、体温升高等严重的发作性自主神经功能紊乱。⑤痉挛力量超过肌肉自主收缩力量，可发生自发性骨折，发作持续数分钟至十几分钟，可自行缓解。⑥少数患者可累及呼吸肌、吞咽肌、面部肌群及胸锁乳突肌，罕见眼肌受累，不出现破伤风的牙关紧闭征象。⑦有的患者还存在情感障碍如抑郁、失眠、幻觉、妄想等。

查体可发现肌肉僵硬，步态缓慢或受限，被动活动受累的肢体有"巨石样"不可移动感，腱反射正常或增强，少数可伴锥体束征。

辅助检查　肌电图可见持续性运动单位活动，主要在受累肌肉上可见形态正常的持续运动单位电位发放，受累肌肉多为棘旁肌、腹肌、肛门括约肌。痉挛发作时肌电发放增强，注射地西泮后电位发放减弱或消失。血液中可检出自身免疫性抗体（抗 GAD 抗体）。

诊断与鉴别诊断　根据以下可确诊该病：①典型的临床症状体征：躯干肌及肢体近端肌肉（含面肌、咀嚼肌）持续僵硬并强直，睡眠后减轻或消失；异常的躯干姿势（常为过度的腰脊柱前凸）；突发痛性痉挛。②肌电图静息电位：可有持续运动单元电位发放，发作时肌电发放增强，注射地西泮后电位发放减弱或消失。③用镇静类药物治疗有特效。④注意排除肿瘤所致的副肿瘤综合征。

应与下列疾病鉴别。①破伤风：多有外伤史，临床特征是肌肉强直性麻痹，可表现为咀嚼及张口困难、牙关紧闭、苦笑面容、角弓反张、腹肌痉挛如木板，肌痉挛呈阵发性，外界刺激可加重。病情进展可使肢体肌肉受累，表现为双手握拳、手臂屈曲内收和小腿伸展，可因呼吸肌麻痹而死亡。②神经性肌强直：儿童或成人期起病，任何肌群均可受累，表现为肌肉抽搐、痛性痉挛和肌纤维颤搐。晚期可有全身肌肉僵直和一定程度的肌无力。电压门控钾通道抗体阳性。③先天性肌强直：该病特点是运动停止后横纹肌仍继续收缩，叩击有肌球反应，肌电图有典型肌强直放电。④有机磷农药中毒：患者存在农药接触史，早期可有或无农药中毒反应，多数患者存在肌束震颤，个别可出现肌肉呈板样强直，用镇静类药无效而用阿托品及碘解磷定等有机磷酸酯类药有特效。

治疗　首选地西泮，从小剂量逐渐加量。氯硝西泮也有显著疗效。针对该病可能的自身免疫异常，也可采用血浆置换、大剂量糖皮质激素或静脉注射免疫球蛋白治疗。

预后　如无并发症，多数预后良好。

（陈海波）

máoxì xuèguǎn kuòzhāngxìng gòngjì shītiáo

毛细血管扩张性共济失调

（ataxia telangiectasia，AT）ATM 基因突变致 DNA 修复缺陷，引起以进行性中枢神经元变性、免疫缺陷、对放射线敏感和患癌率高为特点的常染色体隐性遗传病。又称路易斯-巴尔（Louis-Bar）综合征。发病率为（1~25）/10 万，无性别差异。

病因与发病机制　该病为单基因遗传病，常染色体隐性遗传。由 ATM 基因突变所致。ATM 基因突变导致 DNA 修复缺陷，14 号染色体有多种断裂、易位、断裂点位于 14q11、7p13-p15 和 7q32-q35。某些免疫球蛋白如 IgA、IgE 及同位型缺失或减少。受到辐射后发生 DNA 错误修复。

临床表现　起病年龄多为婴儿至 10 岁儿童。出生后几年多正常，4~5 岁时出现共济失调，可有舞蹈样动作、手足徐动、表情怪异及构音障碍。3~5 岁以后出现特征性毛细血管扩张横贯于视盘下静脉丛，球结膜外侧明显，逐渐波及双耳、颈部暴露部位、鼻翼和颊部，呈蝴蝶形，也可见于前臂屈侧皱褶处，日晒、辐射及摩擦后病损加重。多数患儿发育迟滞并有早老性改变，如毛发和皮下脂肪减少或消失、头发早白、皮肤白斑、牛奶咖啡斑等。许多患者有内分泌改变，如第二性征发育不全、糖耐量异常等。由于免疫异常，患者易发生各种感染，恶性增生性疾病的发病率较高。多于十几岁时死于呼吸道感染及肿瘤。

辅助检查 血甲胎蛋白明显增高。大部分患儿 IgA、IgE 缺乏。染色体检查可发现易位、断裂。裂隙灯检查可见多种异常。CT 或 MRI 可发现小脑萎缩。

诊断与鉴别诊断 根据婴儿期或儿童期出现共济失调-运动障碍综合征，眼及皮肤毛细血管扩张，发育迟缓及早老性改变，甲胎蛋白增高，IgA、IgE 缺乏，多种染色体异常可做出诊断。

应与其他类型的遗传性共济失调或舞蹈-手足徐动症鉴别。

治疗 该病无特效疗法，可用大剂量免疫球蛋白静脉滴注、胸腺素肌内注射等提高患者的免疫功能，积极控制感染。避免接触各种射线、烷化物和其他致癌物质，防治 DNA 断裂。

预后 不良，多于 10 多岁时死于感染或肿瘤。

(陈海波)

Mǎcháduō-Yuēsèfūbìng

马查多-约瑟夫病（Machado-Joseph disease，MJD）

4 号外显子 CAG 异常扩增所致，以小脑性共济失调、锥体系及锥体外系症状、进行性眼外肌麻痹、远端肌萎缩为主要表现的常染色体显性遗传病。又称脊髓小脑性共济失调 3 型。属于常染色体显性遗传小脑性共济失调 I 型，是脊髓小脑性共济失调最常见的类型。中野（Nakano）等于 1972 年最先描述一个常染色体显性遗传小脑性共济失调的马查多（Machado）家系，之后罗森伯格（Rosenberg）于 1976 描述了以黑质-纹状体变性为主的约瑟夫（Joseph）家系，研究认为这些家系属于以共济失调为主要表现的同一疾病，将其命名为马查多-约瑟夫病。

病因与发病机制 该病为常染色体显性遗传，致病基因位于14q24.3-q32，至少含有 4 个外显子，编码 960 个氨基酸残基组成的 ataxin 蛋白，分布在细胞质中。MJD 患者基因突变位于 4 号外显子，扩增拷贝为 62～84（正常 12～41），CAG 异常扩增可产生多聚谷氨酰胺链，其片段可以进入细胞核内形成神经元核内包涵体，导致神经细胞凋亡。

临床表现 患者多 30～40 岁隐袭起病，缓慢进展，首发症状多为下肢共济失调，走路摇晃，可突然跌倒；可有眼球慢扫视运动、凝视时眼球震颤明显、复视、眼睑退缩形成凸眼；发音困难、吞咽困难、面肌及舌肌纤颤；肌萎缩、双手笨拙和痉挛步态、舞蹈症、帕金森综合征和周围神经病。智力通常不受损。有遗传早现现象，同一家系的发病年龄逐代提前，症状逐渐加重。常于发病后 10～20 年不能行走。查体可有眼球震颤、意向性震颤、共济失调、腱反射亢进、病理征阳性、深感觉减退。

辅助检查 CT 或 MRI 示脑干和小脑萎缩。脑干诱发电位可异常，肌电图示周围神经损害。基因检测可发现相应基因 CAG 异常扩增的情况。

诊断与鉴别诊断 根据典型的共济失调症状及肌萎缩、肌阵挛、面肌舌肌纤颤、眼睑退缩形成凸眼，MRI 示小脑、脑干萎缩，排除其他累及小脑及脑干的变性病，可临床诊断。确诊需要基因诊断。

不典型者需要与多发性硬化、克-雅病及感染所引起的共济失调相鉴别。

治疗 尚无特效治疗，对症治疗可缓解症状。左旋多巴可缓解锥体外系症状，巴氯芬可减轻痉挛，金刚烷胺能改善共济失调，共济失调伴肌阵挛可选用氯硝西泮，可辅以理疗、康复及功能锻炼。

预后 因无有效的治疗方法，不能改变疾病的进程，故而预后不良。

预防 遗传咨询和产前诊断可减少患儿的出生。

(陈海波)

Láishī-Nài'ēn zōnghézhēng

莱施-奈恩综合征（Lesch-Nyhan syndrome）

X 染色体上 *HGPRT* 基因变异致次黄嘌呤鸟嘌呤磷酸核糖基转移酶（HGPRT）缺乏，引起高尿酸血症、运动障碍、认知障碍和行为障碍的 X 染色体隐性遗传病。1964 年，由美国人莱施（Lesch）和奈恩（Nyhan）首先报道。

病因与发病机制 X 连锁的嘌呤代谢异常性疾病，HGPRT 活性几乎完全丧失。*HGPRT* 基因位于 Xq26-q37。编码区长 654 个核苷酸，有 9 个外显子。莱施-奈恩综合征患者该基因终止、缺失或插入突变。HGPRT 可以将代谢产生的次黄嘌呤和鸟嘌呤回收再利用而转变成次黄苷酸和鸟苷酸，为嘌呤核苷酸补救合成途径提供重要而经济的合成原料。HGPRT 缺陷使嘌呤核苷酸补救合成途径障碍，导致次黄嘌呤和鸟嘌呤堆积，从而转变为最终代谢产物——尿酸。

临床表现 ①高尿酸血症：婴儿及儿童时期就易发生高尿酸血症，发病早者出生后6～8个月即可出现明显症状。首发症状通常为高尿酸血症所致，很大一部分婴儿尿中有橙色颗粒排出，尿酸过度产生导致尿酸结晶在肾、膀胱沉积，有可能导致急性肾衰竭，在关节沉积可产生痛风性关节炎。②运动障碍：患儿多在3～6个月出现发育迟缓，起坐延迟，大部分不能行走。1～2岁出现锥体外系症状（如肌张力障碍、肌肉控制能力减弱、舞蹈样动作）和锥体系症状（如痉挛、腱反射活跃、病理反射阳性）。③行为障碍：多出现于2～3岁，患儿有持续的自残行为（咬手指、嘴唇、手、脸颊），敲击头部或肢体是该病的特点。④认知障碍：大部分患者有智力障碍和冲动控制障碍如攻击他人、向他人吐口水或者使用社会不能接受的语言。

诊断与鉴别诊断 根据高尿酸血症、肌张力障碍、认知障碍和自残行为，可做出该病的诊断。组织细胞HGPRT酶活性降低至正常细胞的1.5%以下可明确诊断。*HGPRT1*基因筛查有助于诊断。

该病需与其他早发性肌张力障碍鉴别。

治疗 降尿酸治疗减低痛风性关节炎及肾病的风险，但对行为障碍及神经系统症状无改善。肾结石可能需要手术治疗；巴氯芬或苯二氮䓬类药品可改善痉挛，精神行为治疗和保护性措施可以减少自残或其他有害行为导致的并发症。

预后 因无特效药物，预后不良。

（陈海波）

Léitè zōnghézhēng

雷特综合征（Rett syndrome）

婴幼儿出现语言倒退、手失用、刻板动作伴严重精神运动发育迟滞及倒退的神经系统发育障碍性疾病。该病主要累及女性，活产女婴发病率为（1～1.5）/万。于1966年由奥地利人雷特（Rett）首先报道。

病因与发病机制 该征为X连锁遗传病，主要致病基因为位于染色体Xq28的甲基化CpG结合蛋白2基因（*MECP2*）。该基因对维持与修饰神经元成熟（神经元轴突伸展和突触形成）和可塑性起重要作用。*MECP2*基因突变导致甲基化CpG结合蛋白2功能异常，不能发挥转录抑制作用，使靶基因异常转录，对神经系统的生长和发育造成损害。95%～97%的典型患者和50%～70%的非典型患者可以发现*MECP2*致病性突变。

临床表现 发病年龄为6～18个月，绝大多数患者为女性，大部分病例为散发性，有家族史者占0.5%～1%。发病初期有哭闹不安、睡眠减少等激惹现象或孤独症表现。患儿自发病起，饮食和尿便均不能自理。主要表现为手失用、语言倒退、步态异常与刻板动作、惊厥等。①手失用：患儿手功能减退或消失。②语言倒退：大部分患儿发病前语言发育正常，发病后语言开始倒退或完全丧失。③步态异常：行走能力下降，部分患儿不能独立行走。④手部刻板动作：主要表现为频繁搓手、绞手、拍手、洗手样动作、吸吮手指、单手的手指搓动，一般持续存在，睡眠中消失。⑤惊厥：部分患者有惊厥发作，为全身性强直或强直-阵挛发作，多数病例持续数月至数年，药物治疗反应可，仅少数发作难以控制。⑥其他：患儿头围低于同龄人均值，有些患儿存在呼吸节律异常，如过度换气、屏气、呼吸频率增快；脊柱侧弯、咬牙、手足发凉见于部分患儿。

分期 临床病程共分为四期。Ⅰ期：早期发育停滞期，6～18个月起，可持续数周至数月；Ⅱ期：快速发育倒退期，1～3岁起，可持续数周到1年；Ⅲ期：假性稳定期，4～7岁起，临床表现稳定，可持续数年；Ⅳ期：晚期运动恶化期，5～15岁至成年。

诊断 6～18个月起病女婴，符合以下主要诊断标准：①部分或完全手失用。②部分或完全丧失已获得的口语功能。③步态异常，行走能力下降或不能行走。④手部刻板动作。排除外伤后脑损耗、神经代谢疾病或严重感染导致的神经系统异常；出生后6个月内整体精神运动发育正常，可考虑诊断该病。

治疗 该病缺乏特效治疗，大剂量维生素B_6、镁均无效，有研究认为左旋肉碱可改善患儿的睡眠、能量水平和交流能力。对于伴有惊厥发作的患儿，可采用丙戊酸钠等抗惊厥药物治疗。

预后 该病无法治愈，丧失行走能力、全身衰竭、呼吸与消化系统感染是主要的致死原因。

（陈海波）

jīzhènluánxìng xiǎonǎo xiétiáo zhàng'ài

肌阵挛性小脑协调障碍（dyssynergia cerebellaris myoclonica）

以肌阵挛、小脑性共济失调、癫痫为主要临床表现，大脑皮质和小脑齿状核变性为主要病理改变的慢性进行性病变。又称肌阵挛性小脑协调不能和拉姆齐·亨特（Ramsay Hunt）综合征。由拉姆齐·亨特于1921年首次报道而得名。临床罕见。可分为两大类：一类是进行性肌阵挛性癫痫，指肌阵挛伴有癫痫发作和进行性神经功能衰退，如轻度共济失调和痴呆；另一类是进行性肌阵挛性共济失调，是指肌阵挛、进行性共济失调，癫痫发作并不频繁。

病因与发病机制 尚不明确，与遗传有关，可发生于同一家族，男女均可发病，可能为常染色体显性遗传，外显不全，或常染色体隐性遗传。

病理 改变主要为齿状核和红核神经元变性，特别是齿状核神经元几乎完全消失或仅遗留少数细胞，齿状核中央与结合臂的神经纤维发生脱髓鞘改变。

临床表现 多于7~21岁发病，可发生于同一家族中，也可散发。主要表现为肌阵挛、小脑性共济失调和癫痫，可伴有智力减退或轻度认知障碍。①肌阵挛：表现为短暂的、突发的、无规律性的肌肉收缩，可为全身的或局限于一组或多组肌群收缩，无意识障碍，对运动、光、声音刺激敏感。②小脑性共济失调：表现为构音不清、意向性震颤、辨距不良等。③癫痫：主要为强直-阵挛发作或肌阵挛发作。

诊断与鉴别诊断 主要依据临床特征：青少年起病、肌阵挛、强直-阵挛发作、小脑性共济失调，并排除其他相关疾病，可做出诊断。

应与下列疾病鉴别。①原发性肌阵挛：为常染色体显性遗传，多在儿童期发病，以突然、快速和短暂的收缩为阵挛发作形式，精神紧张或注意力集中时加重，睡眠时消失。年龄较大的患者常伴有意向性震颤、共济失调、抽搐及构音障碍。②肌阵挛性癫痫：

临床表现肌阵挛、癫痫发作，脑电图有癫痫波形，且当脑电图出现尖波时，肌电图同时出现棘波。

治疗 主要是对症治疗，镇静催眠药、丙戊酸钠、扑痫酮可以改善肌阵挛症状；丁螺环酮可能改善小脑性共济失调。

(陈海波)

shénjīng xìtǒng biànxìngbìng

神经系统变性病（neurodegenerative disease，NDD）

中枢神经系统不同部位神经元进行性丢失，引起相应功能障碍的慢性进行性病变。神经系统变性病是一个临床病理概念，诊断的确立依赖于神经病理的评价。已经证实神经系统变性病是不同类型的蛋白异常沉积，进而相应神经元损害导致的中枢神经系统功能障碍的慢性进行性疾病，表现为痴呆、运动障碍分别出现或同时出现的一组疾病，如痴呆、运动神经元病、影响中枢神经系统的多系统萎缩以及脊髓小脑性共济失调等。

20世纪初是神经系统变性病认识发展史上的第一个黄金时代，当时的重要认识均来自德国。1892年尼斯尔（Nissl）的尼氏染色，1903年贝尔·乔夫斯基（Biel chovsky）的银浸染色以及阿尔茨海默（Alzhermer，1907年）、皮克（Pick，1906年）和路易（Lewy，1912年）等观察到的缓慢进展的神经系统病变过程，帮助神经病理医师在疾病终点得到的病理形态特征，从而认识了神经系统变性病为神经元或胶质细胞的变化：不同神经变性病丢失不同功能区、不同部位的神经元，出现不同类型的包涵体，不同种类和（或）不同方式的蛋白沉积。不同解剖部位的神经元进行性丢失，出现各自不同的临床症状。1975年微管相关蛋白tau蛋白分离后，其过

度磷酸化的形式最初作为阿尔茨海默病神经原纤维缠结的主要成分被认识，进而认识了以高度磷酸化tau蛋白沉积为主要特征的一组疾病。过度磷酸化的tau蛋白沉积在不同解剖部位的神经元或胶质细胞形成了临床表现各不相同的一组tau蛋白病，如阿尔茨海默病（Alzheimer Disease，AD）、额颞叶变性、皮质基底核变性、进行性核上性麻痹、嗜银颗粒病以及全脑胶质tau蛋白病等。突触核蛋白作为结构家族的一员有多个成分，其中的α-突触核蛋白首先作为路易体的主要成分被认识，逐渐地发现其主要可见于帕金森病、路易体痴呆、多系统萎缩。另外，在家族性和散发的AD患者脑组织中偶可见α-突触核蛋白，在路易体痴呆患者的脑组织中可见β淀粉蛋白沉积，也偶可见tau蛋白过度磷酸化后的沉积。

病因 神经系统变性病在神经元中的不同水平发生，从分子、细胞结构的亚单位、细胞到系统的不同水平发生蛋白或结构的异常，以及相应的神经功能异常。基因突变被认为是某些神经系统变性病的重要致病因素，认识比较明确的是基因突变导致的CAG三核苷酸重复异常，进而多聚谷氨酸异常而称为多聚谷氨酸病。有多种遗传型神经系统变性病属于多聚谷氨酸病，最具代表性的是亨廷顿病和脊髓小脑共济失调。

发病机制 包括如下内容。

蛋白折叠异常导致的蛋白异常积聚 proteopathies 其中α-突触核蛋白聚集形成不溶的纤维，主要见于路易体内。可见于帕金森病、路易体痴呆以及多系统萎缩。在AD患者的老年斑内可以见到非β淀粉样蛋白成分、α-突触核蛋白的碎片。高度磷酸化的

tau 蛋白是 AD 患者神经元纤维缠结的主要成分；β 淀粉样蛋白是 AD 患者老年斑的主要成分。

蛋白分解途径异常导致的蛋白异常沉积 proteinopathies 帕金森病和亨廷顿病都是晚发的相关于细胞内毒性蛋白聚集的神经系统变性病。①蛋白主要在细胞质内沉积：帕金森病、亨廷顿病。②蛋白主要在细胞核内沉积：脊髓小脑性共济失调。③蛋白主要在内质网内沉积。④蛋白主要在细胞外沉积：AD 的 β 淀粉样蛋白。各种蛋白的异常积聚可以通过神经细胞膜的损害而损害神经细胞。

轴索转运障碍 神经系统变性病中可以见到轴索的肿胀以及轴索的鱼类样变。轴索改变不仅仅是来自于神经元，更多的是细胞器本身的改变造成的轴索本身变化，一旦启动既可出现所谓轴索的华勒（Wallerian）样变性。

程序性死亡 是神经变性病的另一重要机制：①程序性死亡 I 型：凋亡。外源性凋亡：细胞外的因素激活细胞表面的死亡受体；内源性凋亡：细胞器线粒体等扳机凋亡。②程序性死亡 II 型：自嗜现象。此为神经变性病发生机制的一种理论假设。③程序性死亡 III 型：细胞质性细胞死亡。胞质内异常积聚过多，或代谢必需物质过少都可能造成细胞死亡。

其他 线粒体功能异常以及氧化应激也是神经系统变性病的重要发病机制之一。

临床表现 损伤部位不同，临床表现亦有不同。共同的特点是隐袭起病，缓慢进展的中枢神经系统功能障碍。有的以认知障碍痴呆为主：如 AD 主要表现为缓慢进行性的近记忆障碍，额颞叶变性主要表现为精神行为异常、人格障碍或语言障碍，皮质基底核变性的患者失用比较突出，后部皮质萎缩的患者失认突出，进行性非流利性失语的患者口吃失语突出等；有的运动障碍突出：如帕金森病患者的动作迟缓、僵直，亨廷顿病患者的舞蹈样动作，脊髓小脑共济失调的共济失调等，还可以有肌肉萎缩和无力，如肌萎缩侧索硬化的肌萎缩、无力、束颤；有的患者既有认知障碍又有运动障碍。

辅助检查 ①影像学检查：如 MRI 或 CT 可以见到不同类型变性病相应部位的萎缩，如 AD 患者内侧颞叶和顶叶的萎缩，额颞叶变性患者额叶和颞叶的萎缩，进行性核上性麻痹患者中脑突出的萎缩，亨廷顿病患者突出的尾状核头萎缩等等。②电生理检查：对不同类型的疾病诊断有不同的意义，包括脑电图、肌电图、诱发电位等。③其他：排除诊断相关的检查是必要的。如后天的代谢营养因素，药物以及中毒因素，炎症感染因素，血管因素以及肿瘤等。

诊断 所有的神经系统变性病临床诊断的最高级别都是可能的诊断。每一个神经系统变性病都有其各自的国际诊断标准。

治疗 对因治疗的研究和探索在不断进行中，仍没有有效地治疗。目前主要的治疗还都是对症的治疗。

预后 缓慢进展。个别疾病病程中有波动，总的趋势是逐渐加重的。患者常常因并发症危及生命。

(高晶)

chīdāi

痴呆（dementia） 在意识清楚的前提下，出现两种以上已经获得的认知功能障碍或下降并影响了独立生活能力的综合征。认知功能障碍是指与同年龄、同文化背景、同教育水平的正常人相比的异常。认知功能下降是指相对于过去，患者出现重于年龄变化的异常下降。认知功能的诸方面都可能单独或同时出现异常：记忆、学习能力、定向力以及注意力、视空间结构运用能力、语言能力、理解、判断、概念、推理、计算等问题解决能力，以及高级执行功能如计划、组织、按程序执行任务等。还可以出现其他神经心理问题，如行为人格问题、情绪问题甚至精神问题；独立生活能力障碍是指患者独立完成其原有的家庭角色、社会或职业角色的能力下降。18 岁以下没有获得完整的认知功能者的认知、行为问题称为精神发育迟滞。1789 年由菲利普·皮内尔（Phillipe Pinel）最早提出了痴呆的概念。痴呆不是一种疾病，是多种疾病可以出现的临床表现之一。

病因与发病机制 最常见的有进展性痴呆、不可逆性痴呆以及原发性痴呆（即神经系统变性病性痴呆）。这类疾病很多：最常见的如阿尔茨海默病（Alzheimer Disease，AD），另外还有路易体痴呆（dementia with lewy bodies，LBD）、亨廷顿病、额颞叶变性（frontotemporal lobe degeneration，FTLD）、嗜银颗粒病（argyrophilic grain disease，AgD）以及朊蛋白病等。

变性病性痴呆的病因以及发病机制至今未明。目前的理论仍然是基于病理认识的异常蛋白细胞内聚集，各种包涵体和（或）细胞外沉积，老年斑等，如：tau 蛋白病、TDP43 病、FUS 蛋白病、谷氨酸异常循环增多的多聚谷氨酸病（POLYQ）、朊蛋白病、β 淀粉样蛋白病等。还有一些混合因素造成的痴呆：如脑血管病+阿尔茨海默病，脑血管病+额颞叶变性，正压性脑积水+阿尔茨海默病；血管性痴呆+变性病性痴呆。肿瘤以及其他原因的颅内占位性病变（肿瘤及硬膜下血肿）都可以表现为痴呆综合征。有些遗传代谢病造成的痴呆亦可以是继发出现的、慢性进展的、不可逆的，如先天的代谢性酶缺陷（如肝豆状核变性、蜡样脂褐质沉积病、脑腺黄瘤病、白质营养不良、线粒体病等）。其他慢性进展的痴呆可见于拳击手痴呆——反复多次脑外伤造成的慢性脑病，进行性多灶性白脑病等。

可逆性痴呆更多的是有可以治疗的临床病变继发的痴呆：感染性疾病如梅毒、获得性免疫缺陷综合征、真菌、结核、脑膜炎、单纯疱疹脑炎、惠普尔（Whipple）病。非特异性炎性疾病如自身免疫性脑炎、血管炎、结节病、同心圆硬化、急性播散性脑脊髓膜炎等。后天的营养代谢因素如维生素 B_1、维生素 B_{12} 缺乏，酒精中毒，肝性脑病，肾功能不全，甲状腺功能异常、甲状旁腺功能异常、肾上腺功能异常，高同型半胱氨酸血症等都可以出现一定程度可逆的痴呆。正常颅压性脑积水也可独立存在并造成一定程度可逆的痴呆。

临床表现　患者在意识清楚的前提下可以表现为记忆力下降、交流困难、判断力、解决问题能力下降，性格改变，行为改变，情绪变化，人际关系异常，甚至精神异常（妄想、不安、淡漠、幻觉等）。可导致患者独立生活能力障碍，不能管理个人卫生以及衣着，服药进食异常，家务能力下降，财务管理障碍易于受骗，

器具操作能力障碍等。由于认知功能并不是同时受累，因而经常能够掩饰认知缺陷，佯装正常或不承认有问题。

诊断　梯度递进的诊断程序是重要的。对于痴呆的诊断，临床发生发展的过程尤为重要，同样要根据病史、症状、体征、辅助检查逐步明确诊断。①病史采集：要注意哪种认知功能障碍的症状出现早或更突出，症状是隐袭的缓慢进展的、还是突然出现的或是梯度递进的，是持续的还是波动的或是可逆的，是否伴有其他问题，有无家族史。②症状和体征：来自于患者和知情人（照料者、亲属、同事、甚至有经验的临床医师），神经系统查体也是必须完善的。③认知功能评价：是认识痴呆体征至关重要的方法，认知功能与同年龄组同文化正常人比较，与患者基线水平比较的变化程度对于诊断来讲非常重要，除了应用简易精神状况评价量表（mini-mental state examination，MMSE）或蒙特利尔认知评价量表（Montreal cognitive assessment，MoCA）完成认知功能筛查外，一定要根据情况进行完整的认知功能系统评价。④其他：神经心理评价是必须进行的检查。另外情绪、精神行为的评价，以及日常生活能力的评价也不可或缺。神经系统生化电生理以及影像的检查都是必须完善的。

鉴别诊断　痴呆需要与其他原因引起的假性痴呆相鉴别。最常见的是情绪异常如抑郁、癔症引起的假性痴呆。更要注意与谵妄鉴别。还要注意鉴别意识障碍时认知功能评价不准确而误诊的痴呆。

治疗　根据不同病因进行治疗。对于变性病性痴呆尚无有效

的对因治疗。胆碱酯酶抑制剂对于改善神经突触的有效传递功能有价值，广泛应用于 AD 的治疗。任何一种痴呆在进行认知功能评价后都可以对患者以及照料者进行有价值的康复指导。

预后　病因不同，预后差别较大。如变性病性痴呆总的趋势是进行性加重且不可逆，但有的患者，如 AD 可以有日间波动，出现"日落现象"，午后或傍晚症状重。路易体痴呆的认知功能也会出现阶段波动。脑肿瘤患者的痴呆波动最突出。有些代谢相关的痴呆如血糖异常、肝性脑病等，随着原发病的治疗，症状可以迅速好转。

（高　晶）

ā'ěrcíhǎimòbìng

阿尔茨海默病（Alzheimer disease，AD）

以记忆力减退为突出表现，逐渐发展为全面认知功能损害的原发性、退行性的脑神经变性病。又称老年痴呆或老年性痴呆。部分少见病例可以语言障碍、精神行为异常为首要的或突出的表现。AD 都会出现日常生活能力的改变，并可以出现情绪、人格行为以及精神障碍，是最常见的变性病性痴呆。隐袭起病、缓慢进展。由阿尔茨海默（Alzheimer）于 1906 年 11 月 3 日在第 37 届德国西南精神科学会会议上报道了一例确认具有老年斑和神经原纤维缠结（neurofibrillary tangles，NFT）病理改变的病例，并于 1910 年由埃米尔·克雷佩琳（Emil Kraepelin）将该病命名为阿尔茨海默病。

一直以来，对 AD 的定义是以临床痴呆为核心，以 AD 的临床过程为主线，以病理典型特征 β 淀粉样蛋白（β-amyloid，Aβ）沉积形成的老年斑和高度磷酸化

tau 蛋白沉积形成的神经原纤维缠结为确诊依据。多项研究已证实 AD 典型病理改变可以见于临床无痴呆的患者或仅有轻度认知功能障碍的患者。因而，2011 年诊断标准中将 AD 定义为"以 β 淀粉样蛋白沉积相关的生物标记为核心，而根据不同的临床表现分为有 Aβ 沉积而无症状的临床前期 AD、有 Aβ 沉积有轻度认知功能障碍而无痴呆的轻度认知功能障碍期 AD 以及有痴呆的 AD 痴呆"。

虽然随着年龄的增长，AD 患病率逐渐增高（85 岁以上人群，患病率>50%），但 AD 并不是老化的必然结果，其本质是一种导致不正常老化的蛋白病。目前的研究 AD 可以见于不同年龄，<30 岁的早早老年痴呆，<65 岁的早老年痴呆，>65 岁的老年痴呆以及>90 岁的老老年痴呆。

病因与发病机制　目前，老年斑和神经原纤维缠结中的丝状结构成分被认为是 AD 的主要致病成分。其中 β 淀粉样蛋白为老年斑的主要成分，tau 蛋白为神经原纤维缠结的主要成分。

自然状态的 Aβ 长度为 36~43 个氨基酸。而多数分布于 AD 患者新皮质的 Aβ 由 40~42 个氨基酸构成。淀粉样前体蛋白（amyloid precursor protein，APP）由系列的酶作用，如 β 位 APP 裂解酶（BACE1）、β 分泌酶、γ 分泌酶以及早老素蛋白复合体等转化为不同类型的 Aβ 单体、中间型或寡聚体等，具有较强的细胞突触毒性，可能导致突触功能降低。

Tau 蛋白是构成神经原纤维缠结的主要成分，高度磷酸化的聚集型的 tau 蛋白构成了锥体神经元包涵体——神经原纤维缠结。它不仅见于 AD，也可以见于其他神经变性病。正常情况下，轴索中有丰富的可溶性 tau 蛋白，稳定微管以及突出泡的传递，而高度磷酸化的 tau 蛋白是不溶性的，不能维持微管的正常功能，且可以有细胞毒性的。一方面，Aβ 和 tau 蛋白被认为是 AD 的特征性病理变化，理论上认为 Aβ 的长期慢性聚集沉积导致了认知功能的下降，是致病的重要因素；另一方面，病理资料证实的或 PET 显示的 Aβ 的沉积可见于 1/3 或 1/4 的非痴呆老年人。与 Aβ 相比，tau 蛋白更多的与认知功能的衰退相关。越来越多的证据表明 Aβ 和 tau 蛋白相应的病理变化都可见于认知功能正常的老年人。有学者以此假设病理变化可能出现在临床症状之前，可以是疾病的临床前期。

突触及神经传递　突触的有效传递功能是认知功能保持完整的基础。老化本身也可以引起突触丢失。与 β 淀粉样蛋白沉积以及过度磷酸化 tau 蛋白的聚集相比，AD 患者突触的丢失、突触有效传递功能的降低与认知功能的损害关系最密切。目前有动物实验提示在没有老年斑形成时 Aβ 就已扳击了突触的破坏。轻的 AD 患者突触前膜的囊泡蛋白中突触素也有降低。

遗传因素　家族性的 AD 只占 1%以下，多数的患者为散发性 AD。其中遗传危险因素中最受关注的 *APOE*4 等位基因，被认为是 AD 的主要遗传风险。但是，在可能的 AD 患者中发现了 *APOE*4 等位基因的存在，并不能增加诊断级别。AD 常染色体显性遗传的相关基因突变发生在三个基因：淀粉前体蛋白、早老素 1 和早老素 2。在可能的 AD 患者中如果发现了 *APP*、*PSEN*1、*PSEN*2 的基因突变即可以提高诊断级别。

另外，线粒体、氧化应激、炎症、胰岛素信号传导、钙平衡、血管因素、神经营养因子，甚至胆固醇代谢都可能与 AD 的形成相关。

临床表现　AD 的临床症状就是痴呆——认知功能障碍，精神行为异常以及对日常工作生活能力的影响。病程以数月数年计的缓慢进行性加重。认知功能包括记忆、语言、视空间和结构功能、定向力、注意力、洞察力和解决问题的能力，以及执行功能等诸多方面。

该病最常见的表现为隐袭发生、缓慢进展的近记忆减退，也是最常见的首发症状，其中最容易出现的情景记忆障碍被认为是 AD 痴呆最早的症状标记。症状常常包括无效学习、不寻常的重复提问、重复叙述、个人物品放置异常、忘记近期经历的事件或约定等。患者也会因为近记忆的问题出现错构和虚构。近记忆的空缺还会使患者更多的用相对好的长时记忆填补空缺，表现为细节详细、情节合理的反复讲述早年的经历。病程进展后长时记忆也会受到影响。

其他认知障碍的症状包括患者注意力集中时间下降，执行功能障碍。最早最常损害的是推理、判断以及问题解决能力。不能正确判断安全风险：无目的大宗购物、交通安全意识下降。不能完成熟悉的家庭事务、游戏以及相关操作。出现定向障碍：如不知季节、年月日，时程判定障碍，不知身在何处，错将伴侣误为兄妹等。不认表，日夜颠倒。语言障碍最早最突出的表现为找词困难，说话犹疑，错语，错读，错写等。患者难于参加谈话而表现相对安静。视空间障碍最早最突出的问题是失认：物体失认、人面失认、同时性失认，不认识镜中自己，穿衣障碍，还可能出现失读。

人格情绪行为异常常表现为性格改变：过去暴躁变为乖巧或相反，变得恐惧、依赖、不安、淡漠等。主动性差，停止社交活动。刻板行为，语言或行为攻击。不注意仪表以及礼仪，甚至不注意个人卫生，拒绝洗澡、更衣或频繁更衣、洗漱。也可以出现幻觉、妄想。

也有病理证实的 AD 患者首发症状是语言障碍、精神行为异常或执行功能障碍。早期甚至中期患者都有相对好的运动功能。由于风险意识的障碍，可能健步如飞，也可能因为失用而表现为假性的运动障碍。

辅助检查 正规的神经心理评价可以客观评价认知功能，是正确诊断 AD 痴呆的基本保证。神经心理评价首先需要强调的是有中国的常模工具。除个别测验被认为是跨语言的测验外，作为诊断工具不可以把不同语言文化背景的量表直接翻译应用。其次检查的环境安静无干扰对于获得神经心理评价的可靠结果非常重要。检查者更要态度亲切且严格遵循神经心理评价的原则严格操作。国内外接受程度最广、应用时间最长的筛查量表是简易精神状况评价量表（the mini-mental state examination，MMSE）。常用的筛查测验还有蒙特利尔认知评价量表（Montreal cognitive assessment，MoCA）、简易认知分量表（Mini-cog）、画钟测验以及 AD8 等。2011 年新的诊断标准提出在临床表现典型而且 MMSE 结果明确异常时可以进行诊断。但是绝大多数情况在进行了筛查测验后，

还要进行系统的神经心理评价。筛查之后应该进行各项认知功能的综合系统评价，以确认患者有哪些认知功能障碍，如果发现了突出的语言问题，再进行失语症的综合评价，如果发现了突出的视空间结构问题，再进行更详细的视空间功能评价。神经心理评价固然重要，但是不能仅依据某个量表诊断 AD 痴呆。阿尔茨海默病认知功能评价量表（Alzheimer's disease assessment scale-cognitive subscale，ADAS-cog）虽然是专门为诊断 AD 而设计，但更多的应用在临床药物研究和病程中评价病变程度变化，2011 年版的 AD 诊断标准提出不建议此量表用于 AD 的诊断。日常生活能力的评估不可或缺，无论是诊断还是病程随访。

AD 的生物标记越来越多的受到研究者的关注，也在不同程度上帮助 AD 的诊断和鉴别诊断。最重要的是脑脊液（cerebral spinal fluid，CSF）中 Aβ42 的减少，PET 显示的 Aβ 在大脑皮质的沉积；其次，CSF 中总 tau 蛋白和磷酸化 tau 蛋白的增加；另外，标记葡萄糖代谢能力的 FDG-PET 显示的颞顶区后扣带回糖代谢的减低，以及结构影像显示的颞叶内侧、外侧以及底部的萎缩，顶叶尤其是内侧顶叶的萎缩，都可以支持 AD 的诊断。截止 2012 年上述的生物标记并不被推荐为 AD 诊断必须检查项目。一是因为还需要更多的研究验证其对 AD 诊断的敏感性特异性，另一个因为这些检查的方法并不能广泛应用，作为诊断标准还有待很多的研究使其完善。

为了充分的鉴别诊断有许多项目必须完成：仔细询问疾病临床发生发展的过程之外还要检查

患者的全血细胞计数，肝功能甚至血氨，肾功能，电解质，血糖，血叶酸维生素 B_{12}，甲状腺功能，在多数有感染机会的人检查梅毒、获得性免疫缺陷综合征、以及包氏螺旋体等，药物应用情况，中毒的可能等。为了鉴别诊断，头的影像学检查是必须进行的。

诊断 包括临床诊断和病理诊断两部分。

临床诊断 分期——关于 AD 的诊断已经关注到痴呆发生前的两个阶段：痴呆前期和轻度认知功能障碍期。①痴呆前期（1~3 期）：第 1 期为无症状的淀粉样蛋白沉积，PET 见到较多的淀粉样蛋白沉积，脑脊液中 Aβ42 减少；第 2 期为无症状有淀粉样蛋白沉积和神经变性，如顶叶后部颞顶叶 FDG-PET 显示的皮质低代谢，CSF 总 tau 蛋白和磷酸化 tau 蛋白增加，磁共振显示皮质变薄或海马萎缩；第 3 期为淀粉样蛋白沉积和神经变性以及隐袭的认知功能下降，进一步增加了与基线相比隐袭出现的认知功能减退，较多的认知测验完成障碍，但是未达到轻度认知障碍的程度。②轻度认知障碍期：有轻度认知功能障碍但是不影响日常工作和生活能力。

痴呆的诊断也更多的强调了临床和病理生理过程。其临床诊断的最高级别仍然是可能的 AD（probable AD）。患者隐袭起病，缓慢持续进展，有近记忆障碍为主的两个以上的认知功能障碍和精神行为异常，影响日常工作和生活能力，没有意识障碍和谵妄，且可除外其他原因引起的痴呆，如脑血管病、各种脑病、各种代谢感染因素。如果同时存在 *APP*、*PSEN*1、*PSEN*2 基因突变可以增加诊断级别。如果能够得到证据

如 CSF 中 Aβ42 的减少、皮质 Aβ 沉积、FDG-PET 颞顶叶代谢减低、后扣带回代谢减低、磁共振显示颞叶和顶叶萎缩尤其是内侧顶叶萎缩也可以提高诊断级别。当患者的临床过程不够典型，有两种以上的认知障碍，影响了日常生活能力，有可能合并脑血管病、脑白质改变等也可以诊断有可能的 AD（possible AD），此时 CSF 中 Aβ42 的减少、皮质 Aβ 沉积、FDG-PET 颞顶叶代谢减低、后扣带回代谢减低、磁共振显示颞叶和顶叶萎缩也可以提高诊断级别。

病理诊断 美国国家衰老研究所（National Institute on Aging，NIA）以及阿尔茨海默病学会（Alzheimer Association，AA）1997 年的病理诊断标准是在临床痴呆诊断的基础上存在老年斑和神经原纤维缠结而建立的。2011 年新发表的 AD 病理诊断需涵盖临床分期中的 AD 临床前期、AD 轻度认知功能障碍期以及 AD 痴呆，因而，病理现象老年斑和神经原纤维缠结是诊断的核心。

神经原纤维缠结 最初是形成并聚集于神经元内的，由异常 tau 蛋白组成。银浸染色和免疫组化染色可以显示。在神经毡上也可以见到 tau 蛋白相关的神经线、丝样结构，有人认为是 NFT 形成的初级阶段，是 tau 蛋白在树突或轴突的部分聚集形成的病理现象。

老年斑 多数人认为 Aβ 于一定阶段沉积在细胞外形成的特殊病理变化，分为两种：神经斑和弥散斑。神经斑是经典的常见的中心有淀粉样蛋白沉积，Aβ 免疫组化染色阳性，刚果红染色阳性，周边有 tau 蛋白阳性的变性神经突起轴索构成的。可以伴发星形细胞增生和小胶质细胞激活。弥散斑或棉毛斑或淀粉样蛋白湖，

苏木精-伊红（H-E）和刚果红染色不显色，只有 Aβ 免疫组化可以显色。神经斑与神经损伤关系最密切。

除了老年斑和神经原纤维缠结外还可以有突触丢失、神经元丢失、脑萎缩、血管改变等。

鉴别诊断 鉴别诊断是最重要的。尤其要鉴别可以治疗的可逆性痴呆，如甲状腺疾病、维生素缺乏、肝功能异常、电解质异常、感染中毒相关的痴呆。还要鉴别其他类型的变性病性痴呆如额颞叶变性、路易体痴呆等。

治疗 目前的有效治疗仍然局限于改善突触传递功能的胆碱酯酶抑制剂。其中的代表药物是多奈哌齐、卡巴拉汀和加兰他敏，对于认知功能的改善三者没有明显差别，但对于精神行为的改善多奈哌齐优于其他二者，NMDA 受体激动剂美金刚对于 AD 精神行为异常的治疗效果受到了高度重视。

精神行为异常的治疗最重要的方法是教育照料者。其次为应用和调整胆碱酯酶抑制剂的应用，后再加用美金刚以及其他药物。当其影响了患者本人或周围人的人身安全时，需要加用精神症状的对症治疗药物。

照料者指导是 AD 治疗非常重要的方面。AD 患者的康复治疗也是重要的，是改善患者生存质量的更有效的方法。对患者的认知功能主张"扬长避短"。

预后 AD 的临床前期要数十年，痴呆期还有待更多的研究。过去认为，可存活 3～10 年，但是目前越来越多的患者可以存活 10 年以上。患者常常合并感染、进食障碍、营养障碍等。

预防 动物研究提示，环境干预、学习干预以及饮食、ω-3

脂肪酸，在动物实验中可以减少 tau 蛋白磷酸化酶，进而减少 tau 蛋白沉积，可能帮助预防 AD。人群研究证实，丰富的生活内容、常走路、运动、防治脑血管病危险因素可能降低痴呆的患病率。

（高 晶）

énièyèbiànxìng

额颞叶变性 （frontotemporal lobe degeneration，FTLD） 额叶和（或）颞叶、双侧不对称的局灶皮质萎缩引起的由精神行为异常、语言障碍逐渐发展为全面痴呆的慢性进行性中枢神经系统变性病。又称额颞叶痴呆（frontotemporal dementia，FTD）。曾称皮克（pick）病。由阿诺德·皮克（Arnold Pick）于 1892 年首次报告。是变性病性痴呆中较常见的类型。通常包括两类：行为异常型 FTLD 和原发性进行性失语，后者又可分为进行性非流利性失语和语义性痴呆。而额颞叶变性除此之外还涵盖了进行性核上性麻痹/皮质基底核变性，以及 FTLD 伴帕金森样运动障碍，FTLD 合并运动神经元病的等。

通常认为额颞叶变性是一种早老年痴呆，发病年龄多数在 45～65 岁，但是皮克（Pick）最早报告的病例年龄即有 73 岁，目前已经证实至少有 1/4 的额颞叶变性是 65 岁后发病的。

病因及发病机制 尚不清楚。可分为散发性和家族性。目前认为与疾病相关的蛋白主要为 tau 蛋白、FUS 以及 TDP43，已经用于疾病的分型，但是它们与疾病发生的相关机制还在研究中。FTLD 中一大部分为 tau 蛋白病，一部分为 TDP43 蛋白病，一部分为 tau/TDP43 阴性而 FUS 蛋白阳性的疾病，后者与肌萎缩侧索硬化（amyotrophic lateral sclerosis，ALS）

有更多的重叠。

FTLD 的家族史略高于阿尔茨海默病（Alzheimer disease，AD）。主要相关的基因突变有：微管结合蛋白 tau 基因（*MAPT*）、*PGRN*、*VCP*、*CHMP2B*、*C9ORF*72 等。

病理 tau 蛋白（+）为 tau 蛋白病的一部分。皮克（pick）体为最先证实 tau 蛋白存在的结构。有 tau 蛋白阳性表达的疾病主要有 FTLD、皮质基底核变性和进行性核上性麻痹等，又称为 FTLD-tau。有的病例 tau 蛋白（−），FUS 蛋白（−）而泛素中的 TDP43（+）称为 TDP43 病。

临床表现 起病隐袭，进行性加重。三个临床亚型有各自不同的临床表现。所有三种类型都是早期记忆相对保留。疾病发展后会逐渐损伤注意力、定向、视空间以及记忆力等而出现全面性痴呆。

特殊类型的额颞叶变性有合并帕金森样表现者，合并运动神经元病者，以及进行性核上性麻痹，皮质基底核变性等。

行为异常型 早期改变时判断力、行人、性格甚至人格的改变，表现为不恰当的社交行为，自我监控不能、自我忽视或自我为中心，缺乏自省、缺乏情感致亲人离世无动于衷，行为不端至入店行窃、暴力，脱抑制致行为猥亵、放纵，行为刻板重复等。忽视个人卫生以及修饰，饮食习惯和口味的改变也是重要的临床表现，有的嗜甜，有的过度饮酒或饮料，有的过度吸烟。早期易被误诊为焦虑、抑郁、双向情感异常、人格障碍等。执行功能改变突出，程序性行为障碍表现为行为顺序紊乱、重复、拖沓、无目的，但器具操作功能相对保留。

进行性非流利性失语 表达性语言障碍突出，早期表现为口吃、找词困难，语言表达异常逐渐加重至只说半句话或仅单字表达直至缄默。

语义性痴呆 主要为语言概念形成障碍，患者可能分别或同时出现口语、书面语的异常，损伤词义的理解至患者听不懂话或不能阅读。

辅助检查 神经心理评价：MMSE 不能准确评价额颞叶变性。额叶相关的评价、语言相关的评价更容易发现其认知功能障碍。脑电图可以正常。

结构影像：头 CT 或头 MRI 有突出的额叶和（或）颞叶萎缩，可以一侧突出。

功能影像：FDG-PET 显示一侧或双侧的额叶和（或）颞叶低代谢，SPECT 显示一侧或双侧的额叶和（或）颞叶低灌注。

诊断 主要依靠临床表现、神经心理评价、结构影像以及功能影像。伦德（Lund）和曼彻斯特（Manchester）工作组的诊断标准目前广泛应用。①行为异常型：核心症状为隐袭起病，逐渐进展；早期出现社交中人际交流行为障碍；早期损害个人行为、品格；早期情感迟钝；早期失去洞察力。支持诊断的证据为行为紊乱；有语言和言语问题；可有局灶运动性神经体征。②进行性非流利性失语：诊断的核心症状更强调非流利性自发语言，有语法障碍，常见语音性错语和命名障碍。支持诊断为口吃或口语失用、复述障碍、失读失写、早期词语理解保留、晚期缄默。这一类型早期社会技能保留。晚期行为改变与所有额颞叶变性相同。体征：晚期可见原始反射存在，运动不能，僵硬以及震颤。③语义性痴呆：核心症状强调语言障碍和知觉障碍，保留知觉匹配和绘画色彩再现功能，保留单词复述功能，保留朗读和听写的功能。

除上述表现外，65 岁前发病、一级亲属中有阳性家族史、伴有延髓麻痹、肌无力及萎缩等都支持额颞叶变性的诊断，但是突发事件相关的急性痴呆、有相关的脑外伤、早期空间定向障碍而至迷路以及置物障碍、早期记忆障碍突出、早期失用突出、有肌阵挛、小脑共济失调以及皮质性延髓麻痹、早期脑电严重异常则可以除外额颞叶变性的诊断。

额颞叶变性与所有的变性病性痴呆一样，目前的临床诊断只能是可能的诊断。确定诊断依赖病理。

鉴别诊断 需与其他变性病性痴呆鉴别。临床诊断中进行鉴别最多的是阿尔茨海默病。临床早期表现的不同，如阿尔茨海默病早期主要表现为记忆障碍；结构影像的不同，阿尔茨海默病顶叶和海马萎缩突出；功能影像的不同，阿尔茨海默病顶叶、颞叶、后扣带回以及额叶低代谢等等都有助于临床鉴别诊断。规范的神经心理评价对于鉴别诊断尤其重要。另外，还要注意与精神疾病鉴别。

治疗 尚缺乏有效的治疗手段，以对症和支持治疗为主。神经心理评价结果利于指导患者的照料以及生活质量的相对提高。照料者的培训指导也是治疗的重要方面。

（高 晶）

Lùyìtǐ chīdāi

路易体痴呆（dementia with lewy body，DLB） 以波动性的认知障碍、帕金森样运动障碍、幻觉妄想为主要表现的突触核蛋白病变。是路易体病疾病谱中的一个重要疾病。还会有自主神经功能异常，快速眼动期的睡眠行为异常，抗精神病药物的过度敏感。有些人会出现不明原因的跌倒、意识丧失等。

1912 年病理学家首先定义了神经元胞质内包涵体之一路易（Lewy）体的形态学特征，描述了其与帕金森病的相关性。1923 年，弗里德里希·路易（Friedrich Lewy）报道了一组有路易体包涵体的帕金森病患者，不同于经典的"震颤麻痹"，不仅有运动障碍、感觉正常，其中 50% 还有痴呆。20 世纪 80 年代，小坂（Kosaka）描述了有痴呆，有运动障碍，病理研究还证实其大脑皮质有大量路易体的一组患者，路易体痴呆开始受到特别关注。这时病理研究手段已经有了很大的发展，尤其是泛素以及突触核蛋白免疫组化确认技术的成熟，让人们看到了更多常规病理染色见不到的路易体，进一步确立了路易体痴呆这一疾病实体。它既有痴呆、运动障碍、视幻觉，皮质神经元又有大量的路易体，经常同时存在阿尔茨海默病（Alzheimer disease，AD）的病理改变，如皮质的淀粉样蛋白沉积。

由于 LBD 临床表现与帕金森病痴呆（Parkinson disease dementia，PDD）相近，病理又同时存在路易体，路易体病（Lewy body disease，LBD）的概念也常常应用，也被称为路易体痴呆或路易体病疾病谱。持此观点的学者认为即使 LBD 与 PDD 有些许差异：诸如运动症状对左旋多巴的反应有所不同，认知障碍的发生时间和表现有些不同，睡眠障碍的形式以及对抗精神病药的反应不同，病理上 PDD 的黑质神经元丢失更多等，但 LBD 和 PDD 的最终临床表现是相同的，因而强调二者是

同源的。但是也有学者认为不能过早结论 PDD 与 LBD 的共同。

LBD 流行病学尚待进一步的研究，至 21 世纪初 LBD 约占痴呆患者的 10%，男性患者略多。

发病机制　突触核蛋白为特征的异常蛋白在神经元以及神经突出中的沉积是 LBD 和 PDD 的病理基础。只是 LBD 患者的路易体更多的分布在新皮质且苏木精-伊红（H-E）染色或常规病理不易观察，但是应用免疫组化方法进行的突触核蛋白染色能够明确的定义此类路易体的存在和分布。PDD 患者的路易体则更多的分布黑质纹状体系统。痴呆及突触核蛋白异常沉积的病因未明。

按路易体分布的部位不同，确定了 DLB 疾病谱的病理分型：Ⅰ 型路易体主要分布在黑质；Ⅱ 型路易体主要分布在边缘叶中的经内嗅皮质和扣带回；Ⅲ 型路易体弥漫分布于新皮质（额叶、颞叶等）。LBD 患者常常伴有 AD 患者常见老年斑——淀粉样蛋白沉积。但是过度磷酸化 tau 相关的神经元纤维缠结相对少见。也有学者因为 LBD 中路易体广泛分布在新皮质将其称为弥漫性路易体病（diffuse LBD，DLBD）。

LBD 绝大多数散发，个别有家族史的患者在 4 号染色体见到了突触核蛋白相关的基因，在 2 号染色体见到了新突变基因。有报告过男性 LBD 患者与 *ApoE*4 等位基因的相关性。

临床表现　路易体痴呆是一种较常见的痴呆。

核心症状　其特征性临床表现是复发性视幻觉，波动性认知障碍，以及自发的帕金森样运动障碍。①波动性的认知障碍：数分钟、数小时、数天的认知功能减退像月亮盈亏圆缺，照料者会

抱怨其日间困倦或睡眠，间断性糊涂，今天丢掉的功能几天后又可能获得，节段性的表情茫然木讷、发呆、心不在焉。单纯的认知功能评价可能发现其认知功能损害类似于阿尔茨海默病。其认知障碍主要表现为注意、视空间功能以及执行功能障碍，有些患者概念形成障碍更突出。注意广度缩窄或波动，视知觉视结构异常以及执行功能的变化也有突出的波动性特征。②复发性视幻觉：视幻觉经常出现在疾病的早期，存在至疾病晚期，常常表现为细节详尽，事件、人物/动物/物体均存在的视幻觉。精神症状的波动有时会被误为谵妄。视幻觉对胆碱酯酶抑制剂有较好的反应。此外，视错觉也是可以见于 LBD 患者的视觉症状。锥体外系症状包括面具脸、肌强直、运动迟缓都常见，只是静止性震颤不常见。③帕金森样运动障碍：帕金森样症状通常是双侧的。相对于原发性帕金森病，轴性肌强直和面具脸更常见于路易体痴呆。

提示诊断症状　包括快速眼动期睡眠障碍（rapid eye movement，REM）和严重的抗精神病药物变态反应。其中 REM 可能出现在疾病前许多年，表现为睡眠行为异常：生动的或暴力倾向的梦境，按梦境活动：语言、行为、甚至有目标的暴力动作；可以有坠床、踢、打、跑、跳、谈话、喊叫、骂人等等。患者几乎不自知不记忆，因此需要同伴提供信息。50%~60% 的 DLB 患者对多巴胺 D2 受体阻滞的抗精神病药物敏感，甚至造成不可逆的损害。多数为传统抗精神病药物，如氟哌啶醇、盐酸氟奋乃静、硫利达嗪等，表现为：夸张的锥体外系症状，过度镇静，不动，体位相关的跌倒，

线片，首先由鼻根至蝶鞍中心连线，再由蝶鞍中心向枕骨大孔前缘连线，二者所成角度即为颅底角，即蝶鞍和斜坡所形成的角度。如颅底角>143°，具有诊断价值。但是在新生儿诊断时应慎重，因为在发育过程的某个阶段中可出现颅底角>143°的情况。该病名称有时和颅底凹陷症混用，但实际上二者临床上明显不同。单纯的扁平颅底无需治疗。预后一般良好。

（倪　俊　刘明生）

xiǎonǎo biǎntáotǐ xiàshàn jīxíng

小脑扁桃体下疝畸形（Arnold-Chiari malformation）

胚胎期发育异常导致延髓下段、小脑扁桃体及第四脑室下部疝入椎管内，后组脑神经和上部颈神经根受牵拉下移，枕骨大孔和颈椎管上段被前述组织充填的先天性发育畸形。又称阿-奇（Arnold-Chiari）畸形。当脑脊液循环受阻时，可引起脑积水，患者常伴发脊髓或延髓空洞症。该病是由约翰·克列兰（John Clelan）于1883年首先报道，基亚里（Chiari）于1891年详细描述及分类。

病因与发病机制　胚胎期枕骨大孔区结构发育不平衡所致，可能与神经组织过度生长或脑干发育不良以及脑室系统-蛛网膜下腔之间脑脊液动力学紊乱有关。

该病具体发病机制并不清楚，有多种假说，如分子遗传学说、牵拉学说、挤压学说等，但每种假说均不能解释疾病的全貌。其中牵拉学说最为流行，认为在生长发育过程中，脊柱和脊髓生长速度不同，脊髓不能按正常情况上移，造成脑干和小脑组织向下迁移，而产生小脑扁桃体下疝。也有认为是脑干、小脑、脊髓、枕骨大孔区原发性畸形，在发育过程中，后颅凹容积小，脑组织生长过度以致部分疝入枕骨大孔。另外，还可能存在遗传基因的异常，特别是在Ⅱ型和Ⅲ型。

临床表现　多在青少年或成年起病，男性多于女性。起病隐袭，进展缓慢。

根据临床表现和影像学特点可以分为三型。①Ⅰ型：症状最轻，经常至青少年或成年期才出现症状，影像学表现为小脑扁桃体疝入椎管，延髓轻度前下移位，第四脑室位置正常。②Ⅱ型：最为常见，因临床表现明显，常于产前或生后即被发现，影像学表现为小脑扁桃体伴或不伴蚓部疝入椎管，第四脑室变形下移，常有非交通性脑积水，合并颈胸段脊髓空洞症。③Ⅲ型：较为罕见，临床症状最重，死亡率高，幸存患儿多伴有严重的神经功能缺损，如智力障碍、癫痫、低张力或痉挛等，影像学表现为延髓、小脑蚓部、第四脑室及部分小脑半球疝入椎管上段，严重时整个小脑均疝入椎管，常伴有头颈部畸形、脑膜脑膨出、颈脊柱裂。

根据受累结构的不同，可以出现相应的临床症状及体征：①脑神经和神经根症状：如声音嘶哑、饮水呛咳、舌肌萎缩、颈枕部疼痛、上肢根性分布的麻木无力、肌萎缩、腱反射减低或消失。②脊髓损害症状：绝大多数患者的临床表现是脊髓空洞症所致，也是该病的常见表现，表现为四肢运动、感觉障碍和锥体束征，晚期可出现二便障碍，可出现节段性分离性感觉障碍。③小脑受累症状：明显时可出现头晕、共济失调和眼球震颤。④脑脊液循环系统受阻症状：严重患者可出现颅内压增高，甚至形成脑疝。

诊断与鉴别诊断　主要依靠临床表现和影像学检查。根据成年隐袭起病，缓慢进展，表现有颅底结构组织受累的症状体征；颅颈部MRI检查可以清晰显示枕骨大孔处小脑、延髓、颈髓、脑室系统结构异常，如小脑扁桃体下疝，如颈段椎管，延髓下疝受压，颈髓向下移位，小脑发育不良，脑干显著延长，第四脑室扩张变形等，具有确定诊断作用。当小脑扁桃体低于枕骨大孔5mm以上时，为病理状态。MRI检查还可同时发现伴随的颅底颈椎畸形，合并的脊髓空洞症等。

需与多发性硬化、颅底或脊髓肿瘤等进行鉴别，影像学检查是鉴别诊断的关键。

治疗　手术是治疗该病的唯一方法，包括减压术和分流术。手术目的在于解除枕骨大孔和上颈椎对小脑、脑干、脊髓、第四脑室以及该区域其他神经结构的压迫，解除神经症状，缓解脑积水，稳定颅颈部的各骨关节的力学关系。对于出现梗阻性脑积水或颅内压升高、有明显神经症状者，均应手术治疗。对于偶然发现，无临床症状或症状轻微者，可先非手术治疗，继续观察临床和影像学变化。

预后　临床症状轻微者，即使存在畸形，预后也相对较好。Ⅲ型患者预后较差。

（倪　俊　刘明生）

pízhì fāyù bùliáng

皮质发育不良（cortical dysplasia）

神经元和神经胶质细胞增殖、分化异常导致的发育畸形。又称局灶性皮质发育不良（focal cortical dysplasia，FCD）。1971年由英国神经病学专家泰勒（Taylor）和福尔克纳（Falconer）首次描述。该病被认为是造成儿童期局灶性难治性癫痫的主要病因，同时也是需手术治疗的成年人癫痫的第二位常见病因。难治性癫痫被认为与发育不良的皮质组织所固有的致痫性密切相关。关于该病的发病率中国尚无有效的流行病学统计数据，国外该病的发病率约为1/2500。

分型 FCD可分为Ⅰ、Ⅱ两型。①Ⅰ型：无异形神经元或气球样细胞，又分为A、B两型。ⅠA型：独立的构型异常；ⅠB型：构型异常伴巨大神经元或未成熟神经元，无异形神经元。②Ⅱ型：泰勒（Taylor）型FCD（伴或不伴气球样细胞的异形神经元），也可分为A、B两型。ⅡA型：构型异常伴异形神经元，但无气球样细胞；ⅡB型：构型异常伴异形神经元及气球样细胞。

病因与发病机制 病因尚不明确。有研究认为cnt-nap2基因的纯合突变可能与该病相关。部分学者认为该病与胚胎时期神经系统发育过程中神经元和神经胶质细胞增殖及分化过程因内在的和（或）外在的病理因素刺激而出现异常造成，这一假说来源于病理学家在发育不良的皮质中找到了气球样细胞（未分化的细胞或介于神经元与神经胶质细胞之间的中间型细胞，镜下表现为大而圆的、含有嗜酸性胞质的气球样细胞）。

临床表现 ①Ⅰ型：部分患者出现癫痫；无癫痫的患者可能处于亚临床状态或表现为学习障碍或其他类型的认知功能受损。②Ⅱ型：大多数患者都表现为难治性部分性癫痫，常伴有运动失能和继发全面性癫痫发作，包括癫痫持续状态。这类患者在术前一般可明确诊断，但手术疗效在许多患者中不尽如人意。

一般来说，与Ⅰ型相比，Ⅱ型癫痫症状往往出现更早，发作频率更高，并且其痫样放电的起源一般不在颞叶。

辅助检查 尚不明确现有的MRI是否能够显示出Ⅰ型FCD的活体病灶。Ⅱ型FCD的MRI主要表现为局灶性病变，包括皮质增厚、灰/白质界限不清、T_2加权相或FLAIR相（尤其是有气球样细胞的亚型）上高信号以及（或）穿通型发育不良。

诊断与鉴别诊断 主要依靠临床表现和影像学检查（主要是MRI），必要时可行脑活检。临床表现为难治性癫痫需高度警惕该病的可能性。

需要与引起难治性癫痫的其他病因如海马硬化、海绵状血管瘤、结节性硬化症、拉斯穆森（Rasmussen）脑炎等以及引起认知功能障碍的其他病因如神经系统变性疾病、慢性酒精中毒等相鉴别。

治疗 尚缺乏有效的治疗手段，以对症和支持治疗为主。合并难治性癫痫的患者在接受评估后可采取手术切除病灶治疗，但疗效有限。

预后 部分患者在接受手术后癫痫发作可得到有效控制。

（倪俊 卢强）

wúnǎohuí

无脑回（lissencephaly）神经系统发育过程中，孕12~14周神经元迁移异常导致大脑沟回缺如的发育畸形。又称光滑脑。是神经元迁移异常所引起的畸形中最严重的一种。广义的无脑回包括：完全性脑沟回缺如（agyria）和部分性脑沟回缺如（pachygyria，又译为巨脑回畸形）；狭义的无脑回则仅指前者。无脑回在临床上可引起严重的智力发育迟缓和难治性癫痫。该病较为罕见，关于该

病的发病率尚无有效的流行病学统计数据。

分型 可分为两型。①Ⅰ型：又称经典型无脑回畸形。大脑外观类似于发育12周的胎儿，由外向内依次为疏细胞层、弥漫细胞层（包含具有低层次皮质特征的神经元）、异位神经元柱和白质。可伴有脑室扩张和胼胝体发育不全。②Ⅱ型：大脑皮质中神经元呈簇或环状分布，彼此之间以胶质细胞和血管隔为界，没有可辨认的分层结构，有明显的神经元异位（又称"鹅卵石无脑回畸形"）。其显著特点是正常皮质表面的软膜结构完整性不复存在。该型患者可同时合并肌营养不良和视网膜畸形。

病因与发病机制 病因尚不明确，可能与宫内感染、孕早期胎儿脑血供不足有关。无脑回本质上是广泛的神经元迁移障碍所导致的严重的弥漫性神经系统损伤。LIS1、DCX、ARX、TUBA1A和RELN等基因异常可能与该病的发生相关。在呈X染色体遗传模式的家系中，女性患者症状往往比男性轻微。

临床表现 各型的表现如下。

Ⅰ型 可独立存在（isolated lissencephaly sequence，ILS）或合并颅面和颅外畸形［米勒-迪克尔综合征（Miller-Dieker syndrom，MDS）；又称"无脑回畸形综合征"］。ILS儿童患者可表现为双颞中空，小下颌畸形，早期肌张力减低，后期四肢痉挛性轻瘫，癫痫发作多从出生后第一年开始出现，还可伴有严重的智力发育迟缓。MDS患者除了双颞中空和小下颌畸形外，往往具有特征性面容，即鼻子短而上翻、上唇长而薄且明显隆起、面部中央扁平。MDS患者还可能同时合并生殖器、

心脏和肢体的畸形。这些畸形往往会导致 MDS 患者出现严重的智力发育迟缓、癫痫发作和四肢痉挛性轻瘫，患儿往往在出生后一年内死亡。

Ⅱ型 与该型无脑回畸形密切相关的三类疾病分别为沃克-沃伯格综合征（Walker-Warburg syndrom，WWS）、福山型先天性肌营养不良（Fukuyama congenital muscular dystrophy，FCMD）和肌-眼-脑病（muscle-eye-brain disease，MEB），这三种病均为常染色体隐性遗传，且均同时具有Ⅱ型无脑回畸形和先天性肌营养不良的表现。①WWS：常出现脑积水、无脑回、视网膜发育不良、伴或不伴合并巨颅的脑膨出、小脑蚓发育不全或缺如［伴或不伴丹迪-沃克（Dandy-Walker）畸形］和肌营养不良，临床上可表现为严重的癫痫发作和智力发育迟缓，还可因合并肌肉疾病而出现明显的肌张力减低和肌力下降。②FCMD：与 WWS 相比，FCMD 的无脑回畸形较轻微，并且不会出现视网膜发育不良。③MEB：与 WWS 临床表现非常类似。Ⅱ型无脑回畸形的患儿多在婴儿期早期即死亡。

辅助检查 ①MRI：主要表现为皮质表面光滑、结构排列紊乱，脑沟、脑回缺如，病变区可见菲薄的皮质与皮质下神经元被一层疏细胞带分隔开来，可伴有空洞脑。②产前超声检查：可能有助于早期诊断，但必须结合其他检查结果综合考虑。

诊断与鉴别诊断 主要依靠临床表现和影像学检查（主要是MRI）。临床表现为癫痫、智力发育迟缓、肌营养不良、肌力和肌张力减低、视网膜发育不良等应警惕该病的可能性。

需要与其他引起癫痫、智力发育迟缓、肌营养不良、肌力和肌张力减低、视网膜发育不良的病因及其他皮质发育异常如巨脑回畸形、多小脑回畸形等相鉴别。

治疗 尚无有效的治疗手段。

预后 不良，病变严重者往往于 10 岁前死亡。

（倪 俊 卢 强）

jùnǎohuí jīxíng

巨脑回畸形（pachygyria）
神经系统发育过程中，神经元迁移异常导致大脑沟回异常增宽，数目减少的发育畸形。又称部分性脑沟回缺如。该病较为罕见，国际上尚缺乏有关发病率的流行病学数据。

病因与发病机制 病因尚不明确。巨脑回畸形本质上是神经系统发育过程中神经元迁移障碍所导致的畸形，其结局常常是细胞建构异常，无法形成正常皮质的六层细胞结构，进而导致一系列功能障碍，如癫痫、智力发育迟缓、认知功能障碍等。

临床表现 表现为患儿常在儿童期表现出智力发育迟缓和癫痫发作，其严重程度取决于病变的程度。部分患者亦可表现为其他方面的认知功能障碍或处于亚临床状态。典型的巨脑回畸形患者在儿童期可出现智力发育迟缓和癫痫发作，其严重程度取决于皮质异常的程度，患者在婴儿期还可表现为婴儿痉挛。

诊断与鉴别诊断 主要依靠临床表现和影像学检查（主要是MRI）进行诊断与鉴别诊断。临床表现为癫痫、智力发育迟缓等应警惕该病的可能性。MRI 主要表现为病变区脑回变厚变宽、数目减少，脑沟变浅。

需要与其他引起智力发育迟缓的病因如先天性遗传代谢异常、中毒、感染等，引起癫痫的病因如感染、肿瘤、外伤等，以及其他皮质发育异常如无脑回畸形、多小脑回畸形等相鉴别。与无脑回畸形类似，但病变较轻，表现为部分脑回异常增宽，大脑皮质异常增厚和结构紊乱，神经元数目一般没有明显减少。

治疗 尚无有效的治疗手段，主要为对症和支持治疗。

预后 病变程度较重者预后不良。

（倪 俊 卢 强）

duōxiǎonǎohuí jīxíng

多小脑回畸形（polymicrogyria，PMG）
神经系统发育过程中，神经元迁移障碍导致脑表面分布着大量小脑回，脑沟变浅的发育畸形。部分脑回可发生融合，外观酷似皱缩的栗子。PMG 常合并其他皮质发育异常，如脑裂、脑组织异位等。PMG 还与多种遗传综合征相关，如肝脑肾综合征、艾科迪（Aicardi）综合征、沃克-沃伯格（Walker-Warburg）综合征等。PMG 是最常见的皮质发育异常之一，关于其确切的发病率尚无有效的统计学数据。

分型 PMG 主要可分为四层皮质型和无分层皮质型。两种亚型可在同一患者中共存，提出这两种亚型可能为病变发展的不同阶段。①四层皮质型：更常见。第 1 层相当于正常的皮质分子层；第 2 层为来自正常皮质Ⅱ、Ⅲ、Ⅳ层神经母细胞的混合体；第 3 层为正常皮质Ⅴ层组织，但有部分已发生坏死；第 4 层为正常皮质Ⅵ层的深层组织。②无分层皮质型：一般来说，无分层皮质型病变范围更广，临床症状更重，并常伴有其他的发育异常，如胼胝体发育不全、脑组织异位、小头畸形等。

病因与发病机制 已知病因包括：遗传因素、病毒感染和宫内血供不足，但大多数病因难以确定。研究表明与 PMG 相关的基因包括：*SRPX2*（Xq21.33-q23）、*RAB3GAP1*（2q21.3）、*EOMES*（3p21.3-p21.2）、*TUBB2B*（6p25）、*K1AA1279*（10q22.1）、*PAX6*（11p13）、*COL18A1*（21q22.3）以及位于 22q11.2 位点上的多个基因。

临床表现 PMG 的病变范围复杂多变，包括单侧、双侧对称性、双侧不对称性等等，临床表现亦因病变部位和程度的不同而具有高度的异质性。PMG 最常累及的部位是外侧裂周围区域，其次为额叶。①外侧裂周围区域 PMG：主要表现为不同程度的语言发育迟缓。②额叶 PMG：则通常表现为四肢痉挛性轻瘫、运动和语言发育迟缓、智力发育迟缓。③顶叶 PMG：往往表现为难治性癫痫。

辅助检查 MRI 主要表现为病变部位脑表面不规则，分布大量小脑回，脑沟变浅，脑皮质由于小脑回融合而异常增厚。

诊断与鉴别诊断 主要依靠临床表现和影像学检查（主要是 MRI）。临床表现为语言发育迟缓、智力发育迟缓、四肢轻瘫、癫痫等应警惕该病的可能性。

需要与引起语言发育迟缓、智力发育迟缓、四肢轻瘫、癫痫的其他病因及其他皮质发育异常如巨脑回畸形、无脑回等相鉴别。

治疗 尚无有效的治疗手段，主要为对症治疗，如抗癫痫和支持治疗。

预后 病变轻者可存活至成年，病变重者则可在幼年时即由于癫痫或肺炎等并发症死亡。

（倪 俊 卢 强）

diānxián

癫痫（epilepsy） 持续存在能产生脑神经元异常放电的脑部持久性改变，并出现相应的神经生物学、认知、心理学以及社会等方面后果的综合征。

癫痫的发病率仅次于脑卒中。癫痫年发病率为（50~70）/10 万，患病率约 5‰，儿童患病率约 12.5‰；发达国家癫痫患病率 3.5‰~20.0‰，平均 9.2‰；发展中国家癫痫患病率 2.3‰~37.0‰，平均 11.9‰。世界卫生组织与中国合作的流行病学调查（2001 年）显示，中国癫痫终身患病率为 7‰，其中近 5 年内仍有发作的活动性癫痫患病率为 5.4‰，推算中国约有 900 万癫痫患者，活动性癫痫约 600 万，每年有 65 万~70 万新发患者。

病因 癫痫的病因极其复杂，除遗传因素外，脑部疾病或影响脑部正常结构或功能的系统性疾病均可导致癫痫。

脑部疾病 ①先天性异常：胚胎发育过程中各种病因导致脑穿通畸形、小头畸形、先天性脑积水、胼胝体缺如及大脑皮质发育不全，围生期胎儿脑损伤等。②获得性脑损伤：某些临床事件，如脑外伤后癫痫的发病率为 20%，颅脑手术后为 10%~50%，脑卒中后为 4%~20%，颅内感染后为 30%~80%，急性酒精中毒后为 24%。③产伤：新生儿癫痫发作的发病率约为 1%，分娩时合并产伤多伴脑出血或脑缺氧损害、新生儿合并脑先天发育畸形或产伤，癫痫发作的发病率可高达 25%。④炎症：包括中枢神经系统细菌、病毒、真菌、寄生虫、螺旋体感染及获得性免疫缺陷综合征神经系统并发症等。⑤脑血管疾病：如脑动静脉畸形、脑梗死和脑出血等。⑥颅内肿瘤：原发性肿瘤如神经胶质瘤、脑膜瘤的癫痫发作发病率约 10%，脑部转移瘤约 30%。⑦遗传代谢性疾病：如结节性硬化症、脑－面血管瘤病、GM_2 神经节苷脂沉积病变异型 B、苯丙酮尿症等。⑧神经系统变性病：如阿尔茨海默病、皮克病等约 1/3 患者合并癫痫发作。

系统性疾病 ①缺氧性脑病：如 CO 中毒窒息、N_2O 麻醉、麻醉意外和呼吸衰竭等。②代谢性脑病：如低血糖症、低钙血症、低钠血症、尿毒症、透析性脑病、肝性脑病和甲状腺毒症等。③心血管疾病：如心脏骤停、高血压脑病等。④子痫。⑤中毒：如酒精、醚、氯仿、樟脑、异烟肼、卡巴唑等药物及铅、铊等重金属中毒等。

发病机制 脑神经元异常放电是癫痫发作的病理生理基础，因脑部病变及放电起源部位不同，癫痫发作可表现运动、感觉、意识、精神、行为和自主神经等异常。癫痫放电的特征性变化是脑内局限区域许多神经元陡然同步激活 50~100 毫秒，而后抑制，脑电图出现一次高波幅负相棘波放电，紧跟一个慢波。局限区域神经元重复同步放电数秒钟可出现单纯部分性发作，放电经脑扩散持续数秒至数分钟，可出现复杂部分性或全面性发作。癫痫发作的发病机制涉及离子泵及离子通道异常、神经递质、神经肽及其代谢酶、受体功能失衡等多个方面。

临床表现 癫痫的症状多种多样，大多数患者在发作间期可完全正常，只在发作期表现为癫痫发作。

诊断与鉴别诊断 癫痫诊断主要根据发作史（至少需要 2 次癫痫发作），目击者对发作过程提供的详细描述，辅以脑电图病性放电证据。某些患者无目击者提供可靠病史，或在睡眠时发作不能提供全面准确的描述，有时会给诊断带来困难。

癫痫的诊断应考虑以下四方面的问题：①发作性症状是否为癫痫？患者就诊时绝大多数在发作间歇期，体格检查无异常。因此诊断应根据病史，包括对发作时的环境，发作时程，发作时的姿态、面色、声音，有无肢体抽搐和大致顺序，有无怪异行为和精神失常等的了解。发作时有无意识丧失对诊断强直-阵挛发作非常关键，其间接证据包括舌咬伤、尿失禁、可能发生的跌伤和醒后头痛、肌痛等。②如果是癫痫，发作类型是什么？是否为特殊的癫痫综合征？如能掌握各类型发作的特点，通过仔细询问病史，大多数发作类型的判断并不困难，但确有少数患者其发作类型难以从病史得到明确的答案，视频脑电图监测对此有很大帮助。③如果是癫痫，是否有局限性病灶？病因是什么？是原发性癫痫还是症状性癫痫？临床应根据家族史、发病年龄、发作现象以及体征等方面综合考虑。症状性癫痫在病史及体格检查两方面可找到线索。病史方面，如围生期异常头颅外伤、脑炎、脑膜炎等，或同时有其他神经系统症状，如剧烈头痛、偏瘫或单瘫以及智力低下等，也可以有全身症状，如低血糖发作、代谢或内分泌障碍、阿-斯（Adams-Stokes）综合征、寄生虫如血吸虫、肺吸虫、猪绦虫等。对于发病年龄在中年以上的患者即使体格检查和脑电图均未发现异常也不能完全排除症状性癫痫，尚需随访复查，必要时做其他辅助检查。④对于症状性癫痫应鉴别病因是脑部疾病还是全身性疾病。

治疗 癫痫治疗主要是控制发作，以药物治疗为主。①药物的选择：不同的抗癫痫药物对不同的发作类型疗效不一样，选择不当可加重发作。②用药时机的选择：明确癫痫诊断是用药的前提，如1年内有2次或2次以上的癫痫发作应予抗癫痫药物治疗。如存在明确的促发因素如药物、酒精、疲劳、紧张、光敏等，应先去除这些因素，经过观察，依据情况再行药物治疗。③长期用药：一旦确定可以完全控制发作的药物和剂量，就应不间断应用。一般应于发作完全控制后，如无不良反应再继续服用2~5年，方可考虑停药。还应根据病因、发作类型及发作频率等进行相应处理，如有脑炎史、产伤史的症状性癫痫用药时间应长，复杂部分性发作停药应慎重，发作频繁而脑电图异常者亦应长期用药。④规范用药：在长期用药的同时应规律按时服用，以保持稳态有效血浓度达到抗癫痫的目的。⑤联合用药：两种或两种以上抗癫痫药物联合使用易致慢性中毒，中毒后易使发作加频，所以目前多主张首先选用一种药物；如排除选药有误、剂量不足、服药不规则等因素且确认单药治疗失败，方可加用第2种药物。如失神发作或肌阵挛发作无法用单药控制者，可合用乙琥胺和丙戊酸钠。但化学结构相同的药物，如苯巴比妥和扑米酮（扑痫酮），氯硝西泮和地西泮等不宜联合使用。⑥调整用药剂量原则：一般宜从小剂量开始，然后逐渐增量，以既能控制发作，又不产生毒性反应的最小有效剂量为宜。由于存在个体差异，用药需采取个体化原则。儿童需按体重计算药量，

婴幼儿由于机体对药物代谢较快用药剂量比年长儿童相对较大。⑦换药原则：换药宜采取加用新药以及递减旧药的原则，至少有3~7天的过渡期，不宜加用新药后骤然停用原来的旧药，会引起癫痫发作加重或诱发癫痫持续状态。⑧减药及停药原则。目前多主张癫痫完全不发作后，再根据发作类型、发作频率、药物毒性反应的大小，再继续服药2~5年，然后逐渐停药。全面强直-阵挛性发作的停药过程不少于1年，失神发作不少于6个月，原来用药量较大者，停药所需的时间也应较长。切忌突然停药，常可导致癫痫持续状态。明确的器质性脑病、神经系统有阳性体征、精神障碍、持续存在的脑电图阵发性异常、部分性或混合性发作均影响停药时间。有些器质性脑病的癫痫患者一般需要终身服药。

预防 癫痫的预防非常重要，不仅涉及医学领域，而且与全社会有关。预防癫痫应着眼于三个层次：一是着眼于病因，预防癫痫的发生；二是控制发作；三是减少癫痫对患者心理和社会的不良影响。

（肖　波）

diānxián fāzuò

癫痫发作（epileptic seizures）
脑部神经元异常高度同步化活动致重复性、发作性、短暂性，通常也是刻板性脑功能失调的病理现象。由于起源神经元位置不同、传播过程不一致，这种脑功能失调所表现的症状和体征可以是感觉、运动、自主神经、意识、精神、记忆、认知、行为异常或兼而有之。患者可有一种或几种类型的癫痫发作。脑部神经元高度同步化的异常活动、发作的短暂性、特殊的临床现象是癫痫发

作的三要素。其临床表现有两个主要特征。①共性：癫痫发作的共同特征，表现为发作性、短暂性、重复性、刻板性。发作性指癫痫发作突然发生，持续一段时间后迅速恢复，间歇期正常；短暂性指发作持续的时间非常短，数秒钟、数分钟或数十分钟，除癫痫持续状态外很少超过半小时；重复性指癫痫都有反复发作的特征；刻板性指就某一患者而言，每种发作类型的临床表现几乎一致。②个性：不同类型癫痫发作都具有特殊的体征。根据癫痫发作时的临床表现和脑电图特征，一般分为全面性癫痫发作、局灶性癫痫发作和癫痫持续状态。

（肖　波）

quánmiànxìng diānxián fāzuò

全面性癫痫发作 （generalized seizure）

起源于分布在双侧大脑半球网络（包括皮质和皮质下结构，但不一定包括整个皮质）中的某一点，并快速扩散的癫痫发作。1981 年国际抗癫痫联盟定义为最初的临床和脑电图表现提示双侧半球均受累的癫痫发作。2010 年修订为目前定义。

两侧大脑半球同时受累为全面性癫痫发作的特征。其临床表现多样，主要包括强直-阵挛发作、强直性发作、阵挛发作、失神发作、肌阵挛发作、失张力发作等类型。发作形式可为抽搐性或非抽搐性，多伴意识障碍。意识障碍可以是全面性癫痫发作最早的症状。

病因　比较复杂，大多数患者找不出确切病因。在已知病因中，产伤、脑外伤、脑瘤等较常见。此型癫痫发作可因闪光、声音刺激等诱发，过劳、过食、饥饿情绪波动、感染、手术等因素可加重发作。月经初潮和经期有发作加重的趋势，可能与经期黄体酮减少有关，因为黄体酮具有抗惊厥作用；也可能与经期脑细胞内外水分的分布改变有关。

发病机制　涉及以下方面。

病理形态学异常　在癫痫发作的动物模型和患者中可见到多种特征性病理学改变，如大脑海马门区的神经元丢失、齿状回颗粒细胞层的弥散化、痫性病灶周围胶质细胞的增生、灰质异位、微小胶质细胞瘤或毛细血管瘤等。此外电镜观察超微结构可见痫性病灶神经突触间隙电子密度增加，提示突触传递活动的囊泡排放明显增多。

神经递质失衡　癫痫发作可能与脑内抑制性神经递质和兴奋性递质的异常有关。神经递质受体和离子通道在信息传递中起重要作用，抑制性神经递质主要包括单胺类（多巴胺、去甲肾上腺素、5-羟色胺）和氨基酸类（γ-氨基丁酸、甘氨酸）。γ-氨基丁酸（GABA）仅存在于中枢神经系统中，分布较广，是中枢神经系统重要的抑制性递质。兴奋性神经递质主要包括乙酰胆碱和氨基酸类（如谷氨酸、天冬氨酸、牛磺酸），其中谷氨酸有 3 种受体：红藻氨酸受体、使君子氨酸受体和 N-甲基-D-天冬氨酸（NMDA）受体。痫性发作时谷氨酸蓄积，作用于 NMDA 受体和离子通道，使突触过度兴奋，易导致癫痫反复发作。

电生理及神经生化异常　神经元过度兴奋可导致异常放电，是癫痫发作的重要机制之一。用细胞内电极记录癫痫动物模型大脑皮质的神经元电生理活动发现其动作电位暴发后出现连续除极和超极化，产生兴奋性突触后电位和除极飘移，使细胞内 Ca^{2+} 和 Na^+ 增加，细胞外 K^+ 增加和 Ca^{2+} 减少，出现大量除极飘移，并以比正常传导快数倍的速度向周围神经元扩散。此外，颞叶和海马区域的神经元除极时可释放大量兴奋性氨基酸及其他神经递质，激活 NMDA 受体后大量 Ca^{2+} 内流导致兴奋性突触进一步增强；而痫性病灶细胞外 K^+ 增加可减少抑制性氨基酸释放，降低突触前抑制性 GABA 受体功能，使兴奋性放电易于向周围和远隔区投射。抗癫痫药正是作用于上述不同的环节而达到抗癫痫效果的：如苯妥英（苯妥英钠）、卡马西平、苯巴比妥和丙戊酸都通过阻断电压依赖性钠通道减少高频重复放电，不影响单个动作电位；苯巴比妥和苯二氮类增强 GABA 介导的抑制，乙琥胺阻断神经元低阈值短暂钙电流，非尔氨酯降低兴奋性递质作用，拉莫三嗪减少谷氨酸释放和影响电压依赖性钠通道，稳定神经元膜等。

临床表现　各发作类型的表现各有其特点。

诊断　主要依靠详细的病史资料，尤其是发作期临床表现和辅助检查（包括脑电图和神经影像学检查）做出诊断。各类全面性癫痫临床发作形式多种多样，但其脑电图均有特异性表现，诊断时可以将临床与脑电图相结合进行分析。

治疗　全面性癫痫发作一旦确诊，均应及时应用抗癫痫药物控制发作。首选丙戊酸。但是在用药时应考虑到药物的不良反应患者是否可以耐受，其次对首次发作、发作有诱发因素或发作很稀少者，应酌情考虑是否用药。

新就诊患者开始治疗前应慎重考虑以下因素：①抗癫痫药长期治疗的潜在不良反应。②2 次或更多次发作后即使未发现病因，应开始治疗，除非每次发作的间歇很长，如间隔 12 个月以上。③首次发作虽无诱因，但有过有诱因的发作（如热性惊厥）或兄弟姐妹有癫痫史者应给予抗癫痫药物治疗。④首次发作可以找到明确病因者，如灰质发育异常、颅内血管畸形、结节性硬化症、颅内占位病变等，在可能的情况下应同时治疗原发病和抗癫痫药物治疗。⑤病史中有明确导致发作原因者，如产伤、脑外伤、中枢神经系统感染者应给予抗癫痫药物治疗。

预防 一方面需从病因上预防癫痫的发生，并控制发作；另一方面需减少癫痫患者的精神和社会负担，预防癫痫患者的情绪障碍及自杀（见癫痫）。

（肖　波）

qiángzhí-zhènluánfāzuò
强直-阵挛发作（tonic-clonic seizure）
意识突然丧失，全身强直后出现阵挛的全面性癫痫发作。是全面性癫痫发作最常见的发作类型。

发病机制 主要涉及离子通道失衡和异常神经网络。

离子通道失衡 神经元高度同步化异常放电是产生癫痫的病变基础，而异常放电的原因由离子异常跨膜运动所致，它与离子通道结构和功能异常有关，调控离子通道的神经递质功能异常又是引起离子通道功能异常的重要原因，离子通道蛋白和神经递质多为基因表型产物，其异常往往与基因表达异常有关。

异常神经网络 癫痫疾病发作可导致神经元坏死，坏死后病灶内残存的神经元、新生神经元及增生的胶质细胞将形成新的异常网络。而当这种网络有利于癫痫形成并传播时，就会导致癫痫的发生。此后，每一次癫痫发作都有可能引起新的神经元坏死，坏死区域残存神经元、新生神经元及胶质细胞又会形成新的网络，加剧癫痫的发生，成为新癫痫发作的病因，形成癫痫反复发作的恶性循环。

临床表现 可发生在任何年龄，发病无明显性别差异，表现为全身肌肉强直和阵挛，伴有意识丧失及自主神经功能障碍。在临床上分为三期。

强直期 患者突然意识丧失，全身骨骼肌强直性收缩，颈部及躯干自前屈转为角弓反张，上肢上举后旋转为内收前旋，下肢自屈曲转变为强烈伸直及足内翻，呼吸肌强直收缩导致呼吸暂停，面色由苍白或充血转为发绀，眼球持续上翻。10~30 秒后肢端出现细微震颤，待震颤幅度增大并延至全身即进入阵挛期。

阵挛期 肌肉交替性收缩与松弛，呈一张一弛交替抽动，阵挛频率逐渐变慢，松弛时间逐渐延长，本期持续 30~60 秒或更长，最后一次强烈阵挛后抽搐突然终止，所有肌肉松弛。上述两期均可伴心率加快、血压升高、瞳孔散大和光反射消失等自主神经改变。

发作后期 阵挛期后可出现短暂的强直痉挛，以面部和咬肌为主，导致牙关紧闭。本期全身肌肉松弛，可发生尿失禁。呼吸首先恢复，心率、血压和瞳孔也随之恢复正常，意识逐渐苏醒。患者发作后有一段时间意识模糊、定向障碍或易激惹（发作后状态），意识模糊期通常持续数分钟。发作开始至意识恢复历时 5~10 分钟，部分患者可进入昏睡，持续数小时或更长。清醒后常伴头痛、周身酸痛和疲乏。

辅助检查 发作期间脑电图为典型的暴发性多棘波和棘-慢复合波，每次棘-慢复合波可伴有肌肉跳动。

诊断与鉴别诊断 主要依据临床表现和特征性脑电图进行诊断。

治疗 癫痫治疗的目标是完全控制发作，没有或只有轻微的药物副作用，且尽可能少地影响患者生活质量，在控制发作和提高生活质量之间选择最佳的平衡。对无明确病因、或虽有明确病因但不能及时根除病因的强直-阵挛发作，一旦确诊均应考虑药物治疗。治疗原则。一线治疗首选单药治疗，药物首选丙戊酸，除此之外还可考虑托吡酯和拉莫三嗪；在丙戊酸治疗失败后，可用药物首选拉莫三嗪，其他一线治疗药物还有托吡酯和左乙拉西坦。在联合用药时，丙戊酸也是与其他药物联合治疗的首选药物，推荐 2 种不同作用机制的药物联合治疗，还应避免具有相互作用的 2 种抗癫痫药物联合治疗。

预防 一方面着眼于病因预防癫痫的发生，并控制发作；另一方面减少癫痫发作对患者心理和社会的不良影响，预防患者的不良情绪和自杀。

预后 其临床表现较为典型，受到患者及家属的重视，及时就诊率较高，同时可能合并其他发作类型。尽快完成相关检查、明确诊断、及时治疗，正确选用抗癫痫药物，做好癫痫知识宣教，这些都是良好预后的保证。

（肖　波　胡　凯）

jīzhènluán fāzuò
肌阵挛发作（myoclonic seizure）
快速、短暂、触电样肌肉收缩，可遍及全身，也可局限于某个肌群，常成簇发生的全面性癫痫发作。突发短促的震颤样肌收缩，可对称累及双侧肌群，表现全身闪电样抖动。是儿童及青少年期较为常见的癫痫发作形式。肌阵挛一般分为两类：肌肉的不自主收缩称为正性肌阵挛，肌肉活动突然不自主中断称为负性肌阵挛。负性肌阵挛与正性肌阵挛同时存在，见于进行性肌阵挛性癫痫、缺氧后运动性肌阵挛、小脑性共济失调。

病因与发病机制　癫痫性肌阵挛发作按病因可分为遗传性和获得性两类。①遗传性肌阵挛癫痫：病因包括良性原发癫痫综合征、严重肌阵挛癫痫综合征、进行性肌阵挛癫痫综合征等。②获得性肌阵挛癫痫：常见的病因包括神经皮肤综合征（结节性硬化症、神经纤维瘤病）、染色体异常、脑发育畸形、出生前及围产期脑损伤如缺血缺氧性脑病、颅内出血、感染、药物及过敏等。

目前发病机制尚不清楚，但离子通道基因突变被认为与之密切相关，已有学者证实青少年肌阵挛癫痫（juvenile myoclonic epilepsy，JME）、家族性成人肌阵挛癫痫，与染色体 8q24 位点上的电压门控钾通道基因区域有关。

临床表现　常于清晨醒来后不久发作，发作时身体某个部位突然、快速、有力地抽动，主要是这些部位肌肉突然收缩引起。患者可表现为突然点头，弯腰或后仰，也可表现整个身体突然后倾或倒向一侧，也有的并不倒地。当发作摔倒时，两手不会扶地。一般发作前没有先兆，有的因突然低头，以致前额或下颌部碰伤。如果四肢肌肉突然收缩，常表现为肢体突然抖动，手中的物品也会摔出。抽动前后意识不丧失，

摔倒后能很快站起来。有时在一次肌阵挛发作后，数秒钟或数分钟后再发作，连续数次，甚至一天发作多达几十次。

肌阵挛发作可见于青少年肌阵挛癫痫、婴儿良性肌阵挛癫痫、林-戈（Lennox-Gastaut）综合征、婴儿痉挛症、早期肌阵挛脑病等，并可合并其他类型的发作。其中常见的婴儿良性肌阵挛癫痫起病年龄多在 2~6 个月，频繁累及头、躯干的强直、肌阵挛样痉挛，也可出现眨眼、短暂肢体痉挛，肌阵挛呈簇样发作，发作时眼球活动灵活，有的可凝视，安抚后可制止发作，哭闹或兴奋时易诱发，无意识障碍。智力、运动发育正常。多在发作后 3 个月自然停止，是一种自限性疾病，预后好，无需应用抗癫痫药物治疗。

辅助检查　脑电图特征取决于肌阵挛的类型和癫痫综合征类型，在青少年肌阵挛癫痫表现为广泛性频率为 3.5~5Hz 的棘-慢复合波、多棘-慢复合波暴发，常有光敏性反应。

诊断与鉴别诊断　诊断主要依靠临床表现和脑电图检查。临床表现为全身、或者限于局部肌肉或肌群不自主、快速短暂、闪电样抖动。发作期典型的 EEG 表现为全面性（多）棘波或（多）棘-慢复合波。

需要与多发性抽动症相鉴别，多发性抽动绝大多数起病于 2~15 岁，主要表现为多种抽动动作和一种或多种不自主发声，抽动与肌阵挛发作相似，表现为眨眼、歪嘴动作或摇头等，而后逐步向颈、肩、肢体或躯干发展，但抽动通常比较慢，并能受意志克制，抽动前后脑电图无改变。

治疗　治疗原则与全面性癫痫发作相同。治疗上，肌阵挛发

作可选药物包括丙戊酸钠、氯硝西泮、左乙拉西坦等。应注意避免选用加巴喷丁、卡马西平、苯妥英及氨己烯酸，因为这些药物有加重肌阵挛发作的风险。

预后　由于肌阵挛发作表现为全身或部分肌群的短暂收缩，无意识障碍，不易引起患者及其家属的重视，且多与其他类型的癫痫发作形式合并出现，尤其在合并全身强直-阵挛发作或失神发作时，易造成误诊及漏诊。尽快明确肌阵挛发作的诊断，缩短病程，正确选择抗癫痫药物，做好癫痫知识的宣教是肌阵挛发作良好预后的保证。

预防　其预防不仅在于病因学和症状的积极控制，还应包括精神心理的辅导和预警评估（见癫痫）。

（肖　波）

shīshén fāzuò
失神发作 （absence seizure）
突然发生且突然中止的意识丧失的全面性癫痫发作。多见于儿童和少年期，没有先兆。

病因与发病机制　目前认为失神发作的机制与丘脑皮质环路的异常振荡节律有关，异常振荡直接导致双侧同步的棘-慢复合波发放和失神发作。主要有丘脑皮质环路震荡学说：①丘脑起源：刺激丘脑内侧可引起皮质放电，丘脑神经元具有内源性暴发动作电位，典型失神患者功能 MRI 或 MRS 有丘脑功能不全的证据。②局部皮质起源：动物实验证实刺激额区皮质可引起广泛性频率为 3Hz 的棘-慢复合波节律和失神发作，放电首先从原发感觉皮质的口周代表区开始，而后才出现皮质丘脑的环路震荡。单纯的皮质或丘脑均不能维持放电。

临床表现　临床特点为短暂

的意识丧失，突发突止，发作时正在进行的活动中断，双目凝视，眼球短暂上翻，如患者在行走表现为突然呆立不动、在说话表现为突然停止或减慢速度、正进食则表现为食物停放在嘴边，整个过程持续几秒钟之后突然消失。失神发作常可同时伴有轻微的阵挛、失张力、强直或自动症，也可单纯表现为意识障碍。典型失神发作可通过过度换气试验诱发，其他特殊的可诱发因素包括光、图案、电视和思考等。与典型失神发作相关的癫痫综合征有儿童失神癫痫、少年失神癫痫、少年肌阵挛、少年肌阵挛性癫痫、肌阵挛失神癫痫、眼睑肌阵挛伴失神和口周肌阵挛伴失神等。

根据临床表现可分为简单失神发作和复杂失神发作，同一患者可同时具有。简单失神发作仅表现为发作性意识障碍，不伴其他运动症状，持续时间短。复杂失神发作分为六种。①失神伴轻微阵挛成分：主要表现为失神发作时伴有眼睑、眉弓或眼球的轻微节律性肌阵挛抽动，很少累及四肢、躯干、口角或下颌。②失神伴强直成分：主要表现为失神发作时姿势性张力轻度增加，以影响伸肌为主，最常累及眼肌，引起眼球向上凝视。累及范围可进一步扩大到颈部或躯干，导致头向后仰或躯干部后伸成弓形。不对称的姿势性强直可导致头或躯干转向一侧，需要与部分性发作鉴别。③失神伴失张力成分：常表现为头缓慢下垂，偶有弯腰、手臂下垂或抓握放松，手中物体落地，但很少引起跌倒。④失神伴自动症：自动症在典型失神发作中非常常见，发生率约为60%，且随失神发作持续时间的延长而增加，多表现为口部自动症如咂嘴、吞咽、咀嚼、咬牙或手的摸索动作，更复杂的自动症少见。失神伴自动症可与失神伴上述其他运动成分同时存在。⑤失神伴自主神经症状：失神发作时部分患者可观察到自主神经症状，如面色苍白或潮红、出汗、瞳孔扩大、呼吸和心率改变、尿失禁等。⑥失神伴局部运动成分：伴幻觉或其他特殊感觉和其他新皮质或边缘系统起源的症状，在失神持续状态时更常见。

辅助检查 发作期脑电图表现为双侧对称同步频率为3Hz的棘-慢复合波节律性暴发，少数可有多棘-慢复合波。暴发起止突然，持续数秒至数十秒不等，容易被过度换气诱发。棘-慢复合波的最大波幅位于额中央区。有时枕区棘波成分很低甚至不出现，仅有节律性慢波成分。发作间期清醒期可见少量散发或持续3秒以内的广泛性3Hz棘-慢复合波发放，偶可见局限在一侧或双侧额区的单发棘波或棘-慢复合波。

诊断 主要依靠临床表现和脑电图检查。临床表现为发作性意识障碍，动作的突然中止或明显减慢，伴有或不伴有轻微的运动症状（如阵挛、失张力、强直、自动症）等。典型失神发作脑电图表现为双侧对称同步的3Hz棘慢复合波暴发。不典型失神发作脑电图表现为慢的（<2.5Hz）棘-慢复合波节律。

治疗 与全面性癫痫发作的治疗原则相同，但有些抗癫痫药物如卡马西平、苯妥英、加巴喷丁及氨己烯酸可激发或加重失神发作，应避免使用（见癫痫）。

（肖 波）

shīzhānglì fāzuò

失张力发作（atonic seizure）
肌张力突然减低，猛然倒地，轻者只有头下垂或一侧肢体下垂，意识丧失很短暂的全面性癫痫发作。又称站立不能发作。常见于发育性障碍疾病和弥漫性脑损害，如林-戈（Lennox-Gastaut）综合征、多泽（Doose）综合征和亚急性硬化性全脑炎早期等。多合并其他类型发作，如不典型失神发作、肌阵挛发作、复杂部分性发作，以失张力发作为唯一临床表现地较为罕见。

发病机制 尚不完全清楚。有学者认为失张力发作可能起源于脑干，主要是脑桥网状结构，实验表明直接或间接刺激该区域均可引起失张力发作；另一种推测认为与皮质短暂而强烈的抑制有关，因为刺激皮质的某些区域可引起自主活动的抑制。

分型 加斯陶特（Gastaut）根据失张力发作时间进行分型。①短暂型：又称跌倒发作，跌倒后1~2秒甚至更快可起来。②稍长型：又称延长失张力发作。发作时间持续1至数分钟。

小国（Oguni）等则根据发作形式分为三种类型。①屈肌阵挛型。②肌阵挛-失张力型。③失张力型：包括有短暂的前驱症状和无前驱症状两种亚型，前驱症状包括暂时的面部表情改变，如突然眼裂增大和肢体远端的抽动，随之跌倒，这种前驱症状肉眼很难发现，往往需要通过录像监控系统反复、仔细地观察才能发现。

临床表现 典型表现是伸肌和屈肌位置性肌肉突然失张力，可能先有一次或多次的肌阵挛。通常持续1~2秒，轻重不等，可仅有点头，也可突然跌倒，如果患者处于坐位或平躺时则很难识别。大部分失张力发作合并肌阵挛成分。发作中可有短暂意识障碍，发作后的意识模糊罕见。光刺激可诱发失张力发作，发热可致发作延长，也可伴尿失禁；很少在睡眠中发作，也可由戊四氮诱发。

辅助检查 脑电图表现无特异性，多为弥漫性的、双侧同步的、单个或多个棘-慢波，也可以是低波幅快节律样表现，或广泛的棘波暴发，顶区和中央区最明显。棘-慢波节律一般持续 1~3 秒，继之出现慢波。通过录像监控系统和同步肌电图多导记录发现：发作的失张力成分与棘-慢复合波的慢波成分相关，而发作强度与慢波的波幅相关，短暂的前驱症状与棘波成分相关。失张力发作持续时间短暂，最短 0.3 秒，有的可持续数秒钟，但不超过 60 秒。

诊断 失张力发作的诊断主要依靠临床表现和脑电图检查。临床表现轻重不一，轻者可仅有点头动作，重者则可导致站立时突然跌倒，且多合并其他类型的发作。发作期典型的 EEG 为短暂全面性（多）棘-慢复合波发放或突然电压减低。

治疗 首选丙戊酸钠。

（肖　波）

zhènluán fāzuò

阵挛发作 （clonic seizure）

肌肉收缩与松弛交替，频率逐渐减慢，松弛时间逐渐延长，一般持续 30~60 秒或更长，最后一次强烈阵挛后抽搐突然终止，所有肌肉松弛的全面性癫痫发作。类似强直-阵挛性癫痫持续状态的阵挛期发作形式。

临床表现 多见于婴幼儿，以发作时全身肌肉重复阵发抽动而没有强直为特征，开始就有意识障碍和肌张力松弛而导致跌倒，持续数秒或数分钟，发作后通常恢复较快。单纯全身性阵挛发作

不多见，可出现在某些小儿热性惊厥发作。有少数患者随后可出现强直-阵挛发作，形成阵挛-强直-阵挛发作。

辅助检查 发作期脑电图为广泛同步的高波幅棘-慢复合波、多棘-慢复合波节律暴发或以相似的间隔反复发放，与阵挛运动同步；也可表现为不规则的棘-慢复合波发放，与阵挛运动不完全同步。发作间期可有数量不等的广泛性阵发性放电，偶尔可见局限性放电。

诊断 主要依靠临床表现和脑电图检查。临床表现为全身肌肉重复节律性抽动，不伴有强直。发作时典型脑电图表现为与阵挛运动同步的广泛性（多）棘波或（多）棘慢复合波。

治疗 同全面性癫痫发作。

（肖　波）

fùxìng jīzhènluán fāzuò

负性肌阵挛发作 （negative myoclonic seizure）

表现为短暂的张力性肌肉活动突然不自主中断的全面性癫痫发作。与脑电图上棘波、尖波有锁时关系的维持姿势的肌肉张力丧失，在同步肌电图上表现为电静息。2001 年第 24 届国际癫痫学术会议上由国际抗癫痫联盟提出的一种新的癫痫发作类型。负性肌阵挛作为一种新的分类，实际上是一种非常短暂的失张力发作。与肌阵挛-失张力发作不同，负性肌阵挛发作没有肌肉的不自主收缩，只是肌肉活动突然不自主的中断。

病因与发病机制 ①全身性负性肌阵挛发作：常见于代谢中毒性脑病引起的扑翼样震颤、全身麻醉后的恢复期以及长期服用抗惊厥药物的患者。②部分性负性肌阵挛发作：多见于丘脑、顶叶皮质、内囊、额叶中部损害的

患者。

负性肌阵挛发作是运动皮质痫性电活动导致局部激动肌和拮抗肌张力同时丧失所致。

临床表现 临床上以肢体下垂和点头为主要表现，持续时间<500 毫秒。临床上常见以下四种。①生理性负性肌阵挛发作：这种肌阵挛多见于正常人因困倦即将入睡时，过度劳累后容易发生，惊吓和无防备的感觉刺激可以诱发。②扑翼样阵颤：常表现为非节律性的不自主肌张力降低，并由此引起上肢如同飞鸟拍动翅膀的动作，两侧可以不对称。这种类型的负性肌阵挛多见于各种代谢中毒引起的脑病，如肝性脑病等。③发作性固定姿势保持不能：临床表现为维持身体姿势的张力肌肉——颈部、躯干和股近端肌肉发作性活动障碍，导致姿势不自主改变，常伴有脑电图上肌阵挛性电活动。④癫痫性负性肌阵挛：其发生与脑电图上短暂的棘波、尖波或棘-慢综合波发放具有锁时关系，发作前后激动肌和拮抗肌均无正性肌阵挛的表现。在特发性、隐源性和症状性癫痫中，均可出现癫痫性负性肌阵挛发作，由于一般比较短暂，常被患者及临床医师忽视。有些患者仅表现为单纯性的负性肌阵挛发作，但极其罕见。在大多数皮质性肌阵挛患者中这种不随意的运动障碍常是正性和负性肌阵挛共存，典型表现是缺氧后运动性肌阵挛和进行性肌阵挛性癫痫。

辅助检查 脑电图和肌电图同步记录等电生理检查对于负性肌阵挛发作的诊断具有重要的参考意义。

诊断与鉴别诊断 其诊断主要依靠临床表现和电生理检查（包括脑电图、肌电图检查）。临

床表现为肌肉活动突然不自主的中断，常见为肢体下垂和点头等，持续时间短暂。发作期脑电-肌电同步锁时检查表现为脑电图上棘波、尖波，同步肌电图为电静息。负性肌阵挛发作需与发作性起动诱发的运动障碍（paroxysmal kinesigenic dyskinesia，PKD）相鉴别。PKD 是发作时运动障碍中最常见的类型，在儿童期或青少年期发病，由突然的运动诱发，常常出现在突然从坐位站起时，突然的惊吓、过度换气等也可诱发。表现为姿势性肌张力不全或舞蹈-手足徐动症，持续数秒至 1 分钟，一般不超过 5 分钟，每天可有多次发作，发作时意识清楚。发作间期神经系统检查无异常，发作期和发作间期脑电图检查也正常。

治疗 负性肌阵挛发作具有局灶性癫痫的某些特点，发作时患者大多可被苯二氮䓬类药物控制。左乙拉西坦对负性肌阵挛可能有效。其治疗还需进一步的大规模临床研究。

（肖 波）

júzàoxìng diānxián fāzuò

局灶性癫痫发作（focal seizure）

起源并局限于一侧半球网络的癫痫发作。这个网络可是局部或更广泛的分布，局灶性发作可起源于皮质下结构，对于每一种发作类型而言，每次发作的起始部位固定，易于扩散，可累及对侧皮质。但在有些病例，不只存在一个起源网络，可有多种发作类型，但每种发作类型有其恒定的起源部位。1981 年国际抗癫痫联盟定义为临床症状和脑电图提示发作起源于一侧脑部的癫痫发作。又称癫痫部分性发作，是成年期痫性发作最常见的类型。2010 年修订为目前定义。

病因 目前的病因学研究主要集中在围生期脑损伤、高热惊厥、获得性脑损伤。获得性脑损伤包括：①颅脑外伤。②神经外科手术。③脑血管病。④颅内感染。⑤中枢神经系统变性病。⑥神经系统脑肿瘤。⑦代谢性脑病。

临床表现 主要包括单纯部分性（如局灶运动性发作、局灶感觉性发作）、复杂部分性（如自动症）、部分性继发全身性发作等类型，后者系神经元异常放电从局部扩展到双侧脑部时出现的临床发作。局灶性癫痫发作常有某种先兆，如某一局部发麻、刺痛或痉挛感，而无意识障碍。常出现运动性或肌肉阵挛性抽搐，多限于一侧半球，产生偏身性进展性抽搐。历时半分钟至数分钟，发作肢体有暂时性瘫痪。亦可发作扩散至全脑，引起全身抽搐、意识丧失，称局灶性继发全面性发作。

辅助检查 脑电图可有阳性发现。头颅 CT 或 MRI 检查常可明确局部病变，但亦可能只见到脑室扩大或局部脑皮质萎缩，1/4～1/3 可完全无病变发现。定期追踪复查对后者是必要的。

诊断与鉴别诊断 主要依靠完整详细的病史资料，尤其是发作前期诱发因素、发作最初症状体征、发作时的表现及演变过程、发作后期表现等，辅助检查（包括脑电图和神经影像学检查）也有非常重要的作用。局灶性癫痫因病灶部位异常放电传播途径、影响范围等各不相同，其发作形式多种多样，局灶运动性发作大多见于口角、眼睑、手指、足趾抽动，发作时间大都短暂，一般不伴有意识障碍；局灶感觉性发作常见于手指或足趾等部位的感觉异常。发病最初常被误诊为循环、消化系统或神经系统的其他疾病。脑电图对于局灶性癫痫发作的鉴别，具有重要诊断价值。

治疗与预防 包括以下内容。

预防癫痫的发生 遗传因素使某些儿童具有惊厥易感性，在环境因素的促发下产生癫痫发作。对此要特别强调遗传咨询的重要性。对于继发性癫痫应预防明确的特殊病因，产前注意孕母健康。对小儿中枢神经系统疾病要积极预防、及时治疗，减少后遗症。

控制发作 主要是避免癫痫的诱发因素和进行综合性治疗，以控制癫痫的发作。及时诊断，及早治疗，正确合理用药，及时调整剂量，注意个体化治疗，疗程要长，停药过程要慢，且应坚持规律服药，必要时对所用药物进行疗效评估和血药浓度监测。去除或减轻引起癫痫的原发病对反复发作的病例也有重要意义。

传统抗癫痫药物卡马西平，是部分性发作的首选药物。血浆半衰期为 18～30 个小时，服用后 3～4 天可达稳态血药浓度，有效治疗浓度为 4～10μg/ml。主要不良反应有头晕、嗜睡、视物模糊和共济失调，少数患者出现皮疹和粒细胞减少。此外，苯妥英钠、苯巴比妥及一些新型的抗癫痫药如奥卡西平、拉莫三嗪、托吡酯、左乙拉西坦、唑尼沙胺等亦可用于局灶性发作的治疗。

（肖 波）

júzào yùndòngxìng fāzuò

局灶运动性发作（focal motor seizure）

身体某一局部发生不自主抽动的局灶性癫痫发作。多见于一侧眼睑、口角、手指或足趾，也可涉及一侧面部或肢体。

分型 根据发作形式可以分为单纯阵挛性运动、不对称强直性运动发作、过度运动性自动症和局部负性肌阵挛等多种类型。

单纯阵挛性运动发作　发作起源于中央前回的运动皮质。由于面部和手在运动皮质的代表区最大，局部阵挛性发作最常由一侧面部或手开始，可伴有同侧的杰克逊发作，或经胼胝体传导至对侧皮质相应区域。发作时脑电图（electroencephalography，EEG）为局部或一侧性棘-慢波暴发，范围可逐渐扩大。

不对称强直性运动发作　由于局部强直性收缩导致各种姿势异常，发作时一侧颈部和眼肌强直性收缩导致头和眼向一侧强迫性偏转，伴该侧上肢外展、上举并外旋，肘部轻度屈曲，患者如同注视上举的手臂，双下肢屈曲或伸展。偏转性发作多起源于额叶前运动区或辅助运动区，发作期 EEG 为弥漫性低电压快活动，或额及颅顶起源的节律性放电。也可见于枕叶或颞叶起源的发作。

过度运动性自动症　发作多起源于额叶内侧的辅助运动区，表现为躯干及四肢大幅度不规则运动，上肢可表现为划船样或投掷样舞动，下肢可为蹬车样交替划圈或乱踢乱伸，躯干可表现为髋部向前运动或扭来扭去等，发作时常伴发声。常在睡眠中发作，持续时间短暂，多为数秒或数十秒，很少超过 1 分钟，但常有频繁成簇发作。EEG 在发作期常因剧烈运动的干扰而无法分析，发作间期常有额叶放电的线索。

局部负性肌阵挛发作　其发作形式同负性肌阵挛发作，但局限于一侧肢体。

临床表现　可有以下发作形式。①杰克逊（Jackson）发作：严重者异常运动从局部开始，沿皮质功能区移动，如从手指-腕部-前臂-肘-肩-口角-面部逐渐发展，称为。发作后可遗留短暂性肢体瘫痪，称为托德（Todd）麻痹。②持续性部分性癫痫：局部抽搐偶可持续数小时或更长。③旋转性发作：表现为双眼突然向一侧偏斜，继之头部不自主同向转动，伴有身体的扭转，但很少超过 180°，部分患者过度旋转可引起跌倒，出现继发性全身性发作。④姿势性发作：发作时一侧上肢外展、肘部屈曲、头向同侧扭转、眼睛注视同侧。⑤语言性发作：即不自主重复发作前的单音或单词，偶可有语言抑制。

诊断　主要依据对发作期运动症状的观察和 EEG 做出诊断。

治疗　见局灶性癫痫发作。

（肖　波）

júzào gǎnjuéxìng fāzuò

局灶感觉性发作（focal sensory seizure）

大脑皮质局部神经元异常放电引起的部分感觉异常的局灶性癫痫发作。患者通常保留意识。

病因　见局灶性癫痫发作。

临床表现　分为基本感觉症状和体验性感觉症状两类。

基本感觉症状　起源于躯体感觉（痛觉、温度觉、触觉、运动觉、位置觉）、特殊感觉（视觉、听觉、嗅觉、味觉）、内脏感觉等初级感觉皮质，引起一种没有内容或不成形的感觉症状。①躯体感觉性发作：起源于中央后回，扩散方式与运动性发作相似，表现为一侧面部、肢体或躯干的麻木、刺痛，偶有本体或空间知觉异常，但很少为单纯的疼痛感；发作常常扩散至中央前回，引起感觉运动性发作。②特殊感觉性发作：出现视、听、味、嗅幻觉。视觉性发作，起源于枕叶距状回，主要症状为简单的视幻觉，如简单颜色、闪光、暗点、黑矇、视野缺损等；听觉性发作，起源于颞上回后部，症状为简单的声幻觉，如蜂鸣音、敲鼓声或噪声感；嗅幻觉和味幻觉性发作，多为令人不快的味道，即"钩回发作"，病变多累及杏仁核-海马或岛叶及额叶顶盖区。③眩晕性发作：表现为坠落感、飘动感或水平/垂直运动感。

体验性感觉症状　发作主要表现为高级皮质功能障碍，如记忆障碍、知觉障碍、情感障碍等。①记忆障碍：如陌生感、似曾相识感、过去经历的全景式回闪等。②知觉障碍：如梦样状态、时间或空间感觉异常、一侧忽视等。③情感障碍：如恐惧、生气、抑郁、躁怒、欣快等。④人格解体感等幻觉或错觉。这类发作多起源于边缘系统或颞-顶-枕交界区的联合皮质。在小儿癫痫患者中，受个人经历、感受能力及表达能力的限制，体验性感觉症状一般比较简单，多表现为情感障碍。

诊断　主要依靠对发作期异常行为的观察和脑电图做出诊断。由于仅有主观感觉而缺乏客观的行为表现，单纯感觉性发作的诊断比较困难，对缺乏表述能力的婴幼儿，诊断尤其困难。

治疗　见局灶性癫痫发作。

（肖　波）

zìdòngzhèng

自动症（automatism）

癫痫发作的过程中或发作后，患者意识尚处于混浊状态时出现清醒后不能回忆、貌似协调的，重复、无意识动作的局灶性癫痫发作。

病因与发病机制　从本质上来说，自动症通常是患者所处的环境诱发或在其发作时幻觉、错觉的反应动作等。富于行为异常的复杂自动症常见于颞叶癫痫

（如口咽自动症，多起源于杏仁核或杏仁旁区域），也可发生于颞叶外的癫痫（如额叶癫痫），但在典型失神癫痫中罕见。

临床表现　表现形式多样，可以是重复原先正在进行的动作，也可能是新的无意识动作。其发作大多合并意识障碍，事后往往不能回忆。

分型　常见以下几种类型。①饮食性自动症/口咽自动症：临床上最多见，常为口部重复动作，如吸吮、咂嘴、咀嚼、舔食、伸舌、清喉、呕吐等，而心脏、膀胱和性的表现相对较少见，可伴有情感反应，一般以恐惧、害怕、生气等不愉快的感觉为主。②习惯性自动症：无意识地重复某种简单的动作，如搓手、抚面、解扣、脱衣、摸口袋、移动桌椅等。③姿态性自动症：无意识地重复某种简单姿态。④神游症：为激动性自动症。多发生在白天，患者对周围环境有部分感知，并可做出相应反应，可较长时间进行复杂而协调的活动，如行走、奔跑、乘坐或驾驶车辆、简单交谈、购物等，一般持续数分钟，若不注意，常难以发现。⑤言语性自动症：多为简单语言的重复或发声、叫喊等，连贯语言的词语性自动症与非优势半球起源的癫痫发作相关。

辅助检查　可能正常或间歇期出现局灶性棘波。

诊断与鉴别诊断　一般根据其临床表现和脑电图检查进行诊断。

临床上需要重视自动症与失神发作的区别。①相同点：均表现为意识短暂中断，双眼发直，可伴有吞咽、咂嘴和手摸索等自动症样动作。②不同点：自动症属于复杂部分性发作，可能还伴

有其他部分性发作的特征，见于各种年龄的患者；失神发作属于全面性发作，脑电图呈双侧对称3Hz棘-慢复合波暴发，症状大多在青春期以后消失。

治疗　见局灶性癫痫发作。

（肖　波）

piàncè zhènluánxìng fāzuò
偏侧阵挛性发作（hemiclonic seizure）

常从局部或一侧口角、手的阵挛发作开始，扩散到同侧上肢、下肢、头、眼等部位的局灶性癫痫发作。偏侧阵挛性发作是一种新定义的发作类型，是偏侧惊厥-偏瘫综合征（hemiconvulsion-hemiplegia syndrome，HHS）的主要发作类型。HHS好发于4岁以内小儿，发病高峰年龄在2岁以内。

病因　HHS患儿最初的偏侧阵挛性发作多发生于高热病程中，而高热通常由中枢神经系统感染引起，如单纯疱疹病毒性脑炎。其他病因包括产前或围生期半球损伤、硬膜下病变和血管病变等。

临床表现　阵挛的节律、程度、部位、累及范围、持续时间及意识损伤程度均不恒定，也可扩散至对侧。常伴有明显的自主神经症状，如发绀、呼吸障碍等。若未经治疗，HHS的偏侧阵挛性发作可持续数小时或数天，可从一侧扩散到另一侧，或出现更罕见的双侧交替发作。发作时意识可保留，惊厥发作后的同侧瘫痪见于全部病例，通常超过1周，并且在80%以上的患者中持续存在，有时半球受累尚会出现失语。

辅助检查　脑电图表现为双侧半球节律性慢波，阵挛发作对侧波幅更高，该侧半球并可伴有10Hz的募集性节律，尤以后头部突出。长时间发作时，脑电图放电的波形、频率及部位呈动态改

变，多导图记录显示有时阵挛性的肌肉抽搐与脑电图棘波没有同步的相关性。

诊断　主要依据临床表现和脑电图检查进行诊断。

治疗　关键是及时制止阵挛性发作，防止对中枢神经系统进一步损伤。药物治疗同全面性癫痫发作，可选抗癫痫药物包括丙戊酸钠、拉莫三嗪和苯二氮䓬类药物（如硝西泮、氯硝西泮等）。癫痫持续状态时，需立即终止发作，首选地西泮静脉推注，必要时可以静脉滴注维持。对发热和潜在疾病的治疗也同等重要。有时药物难以控制发作，半球切除术/离断术可能获益更大，胼胝体切除术等手术疗法亦可采用。

（肖　波）

chīxiào fāzuò
痴笑发作（gelastic seizure）

以突发情感变化为特征、以发笑为主要表现的局灶性癫痫发作。痴笑发作一词来自希腊语，强调笑声是这种发作的主要特点。1877年特鲁索（Trousseau）首次报道，加斯科涅（Gascon）和隆布洛索（Lombroso）于1971年提出痴笑性癫痫的诊断标准："没有诱因的、刻板的、反复发作的痴笑，常伴有其他癫痫发作表现。发作期和发作间期脑电图可见痫样放电，没有其他疾病能解释这种发作性痴笑，有些患者则以哭为主要临床表现。

病因与发病机制　正常发笑是脑内多个结构协同作用的结果，这些结构包括额、颞部新皮质，视、嗅、听相关区域，边缘系统扣带回及脑干。笑的过程是由笑的动作及当时的情绪变化（如兴奋、愉悦）组成的。痴笑与正常发笑的发生机制不同，病因多为下丘脑错构瘤（偶可为其他结构

的肿瘤）。

临床表现 表现为反复发作性发笑、可伴有知觉丧失和（或）癫痫的其他表现。单纯痴笑发作表现为不自然的发笑，如憨笑、面露喜悦的笑，表情古怪，发作持续时间短暂，约30秒。如果痴笑作为癫痫发作的一部分，则发笑时间可延长。痴笑发作多无意识障碍，清醒或睡眠状态下均可出现，与自然发笑非常近似，极易造成漏诊。

根据症状出现时间、有无情绪改变（如愉悦或者悲伤）及意识受损状况将痴笑发作分为两种类型：①发病年龄在5岁以内，多为单纯性痴笑发作，既无情绪变化又无意识改变，多不伴有其他癫痫症状，发作较频繁（每日可有数次至数十次发作），一般情况较好；病灶多位于下丘脑，以错构瘤最常见。低分化下丘脑星形胶质细胞瘤、下丘脑出血的患者也可有痴笑发作表现。随着年龄的增长，到了学龄期可出现其他类型的癫痫发作，并伴有认知损害及严重的行为异常，这种发作通常预后较差。②发病年龄>5岁，常为下丘脑错构瘤以外的病灶所致。痴笑发作可以在其他癫痫症状出现后或同时出现，发作频率较低，伴发的情绪及意识受损表现多与病灶密切相关，主要见于两种情况：颞叶损害（包括肿瘤、颞角扩张、颞叶萎缩、结节性硬化症及感染等），少数患者有"一种奇妙的、难以描述的感觉"，但绝大多数患者没有任何情绪变化，可伴随自主神经症状（如面红、瞳孔散大）及自动征（如哭、跑、跳）；额叶损害，以肿瘤和血管瘤多见，多数被描述为"不自然"发笑，也有以哭泣为主要表现。

辅助检查 发作间期和发作期脑电图有痫性放电，但无特异性改变，可见局灶性或全面性的棘波放电。

诊断与鉴别诊断 其诊断主要依靠临床表现和脑电图检查。临床表现为无外界诱因反复发作刻板样痴笑，可伴有或不伴有其他类型发作，持续时间短暂，一般无意识障碍，表现多与病灶密切相关。需与精神心理行为异常相鉴别。

治疗 药物治疗多难以控制发作。如临床以痴笑发作就诊，应考虑到下丘脑错构瘤的可能，并做进一步的影像学检查确诊。

(肖 波)

diānxián chíxù zhuàngtài

癫痫持续状态（status epilepticus, SE） 发作频繁，发作间期患者意识未恢复或1次发作持续在30分钟以上的癫痫发作。任何类型的癫痫都可以发生持续状态，以全面性强直-阵挛发作持续状态最常见，也最危险。癫痫持续状态发生率占癫痫患者的2.6%～6%，病死率10%～15%。年发病率为（41~61）/10万，年病死率为（9~17）/10万。其中13.3%反复发作，58%以前无癫痫持续状态史。老年人发病率和病死率最高。发病高峰年龄为1岁前和65岁后，在这些年龄组发作持续时间有延长的趋势。

分类 癫痫持续状态有多种不同的分类方法。一般根据是否出现典型的惊厥发作，将癫痫持续状态分为惊厥性癫痫持续状态、非惊厥性癫痫持续状态两类。前者较为常见，主要包括全身性（如强直-阵挛、肌阵挛等）和部分性（如持续性部分性癫痫）癫痫持续状态；后者临床相对少见，包括全身性（如失神持续状态）、部分性（如复杂部分性持续状态）

两类。

2001年国际抗癫痫联盟（International League Against Epilepsy, ILAE）提出的癫痫分类标准中，将癫痫持续状态根据发作类型分为全面性发作持续状态与局灶性发作持续状态两大类。

病因与发病机制 其病因往往与癫痫本身的病因密切相关或相同。已诊断癫痫的患者，停或减抗癫痫药物、代谢障碍、基础疾病加重等均可导致癫痫持续状态的发生，其中症状性癫痫比原发性癫痫更多发生癫痫持续状态，约5%成年人癫痫患者有持续状态发生，儿童则为10%～25%。既往无癫痫者，常由急性脑病引起癫痫持续状态，最常见为脑外伤、脑血管病、脑肿瘤、急性中毒和代谢疾病、缺氧、发热等。其发生机制尚不完全清楚，认为主要与正常状态下使惊厥单次发作停止的抑制机制失效有关，这种失效可能是异常持续、过度兴奋或募集抑制无效所致。

临床表现 ①惊厥性癫痫持续状态：发作时以全身或局部肌肉抽搐为主。②非惊厥性癫痫持续状态：以意识障碍和（或）精神行为异常为主要表现，可为癫痫的首发症状。其中，复杂部分性癫痫持续状态可表现为不同程度的意识障碍，凝视、语言中止、自动症和各种精神症状。常有面部阵挛或抽动，亦可进展为全身性惊厥发作。可持续数小时、数日甚至数月，中间可有波动。脑电图异常电活动常见于颞区、额区或枕区。

诊断与鉴别诊断 ①惊厥性癫痫持续状态：诊断一般不困难，根据惊厥发作时间即可明确诊断。②非惊厥性癫痫持续状态：临床诊断有时比较困难，当癫痫患者出现长时间不可解释的意识障碍或行为异常时，应注意非惊厥性癫痫持续状态的可能，及时进行脑电图检查，如显示持续痫样放电则可确诊。

治疗 治疗原则：尽快终止发作、保护神经元、去除诱发因素与保护心肺功能。①一般治疗：包括立即进行病情评估，纠正发作引起的生理指标紊乱。②药物治疗：理想的抗癫痫持续状态药物应有以下特点：能静脉给药；可快速进入脑内，阻止癫痫发作；无难以接受的副反应，在脑内存在时间足够长可防止再次发作。药物的选择应基于特定的癫痫持续状态类型及其药代动力学特点和易使用性。目前常用苯二氮䓬类、巴比妥类、苯妥英钠、硫喷妥钠和异丙酚等。

预后 惊厥性癫痫持续状态的病死率随着发作持续时间的延长而增加。随着癫痫诊疗技术的发展，病死率已由 20 世纪 70 年代的 11% 下降至 3%～6%，儿童仅为 2.5%。非惊厥性癫痫持续状态虽很少引起死亡，但可引起认知功能损害，亦应引起重视。

（洪 震）

quánmiànxìng fāzuò chíxù zhuàngtài

全面性发作持续状态（generalized status epilepticus） 双侧大脑半球同时受累的癫痫持续状态。可分为全面性强直-阵挛发作持续状态、强直发作持续状态、肌阵挛发作持续状态和失神发作持续状态。

（洪 震）

quánmiànxìng qiángzhí-zhènluán fāzuò chíxù zhuàngtài

全面性强直-阵挛发作持续状态（generalized tonic clonic status epilepticus，GTCS-SE） 以强直-阵挛发作为主要发作类型的

癫痫持续状态。GTCS-SE 是临床常见的危急症。部分患者可由部分性发作起始，继而泛化为全面性强直-阵挛性癫痫持续状态。GTCS-SE 存在意识障碍的同时，可合并高热、代谢性酸中毒、低血糖休克、电解质紊乱（低血钾及低血钙等）和肌红蛋白尿等，也可发生多器官功能障碍综合征及生命体征改变甚至死亡，增加癫痫持续状态的致残率，甚至病死率。

病因与发病机制 常见病因是不恰当的停用抗癫痫药物或因急性脑病、脑卒中、脑炎、外伤、肿瘤和药物中毒等引起，个别患者病因不明。

其发病可能与神经系统兴奋性失调机制有关。脑功能、代谢障碍在发病机制上起重要作用。大脑神经细胞兴奋性取决于兴奋性神经递质与抑制性神经递质的平衡，如乙酰胆碱、谷氨酸、门冬氨酸等兴奋性神经递质合成、释放过多，γ-氨基丁酸、甘氨酸、牛磺酸等抑制性神经递质合成、释放过少或受体数目过少或功能失调，都可造成癫痫发作与持续状态。神经细胞内 Na^+-K^+-ATP 酶减少，细胞膜离子通道功能障碍，细胞内 Na^+、Ca^{2+} 增多，K^+ 外流，能诱发膜电位变化，引起扩步性动作电位，并转化为锋形电位，致使神经细胞过度放电而发作。

临床表现 主要表现为强直-阵挛发作反复发生，意识障碍伴高热、代谢性酸中毒、低血糖、休克、电解质紊乱（低钾血症、低钙血症）和肌红蛋白尿等，可发生脑、心、肝、肺等多器官功能障碍综合征，自主神经和生命体征改变。

诊断 一般依据其临床表现

和脑电图改变，诊断并不困难。

治疗 包括以下内容。

治疗原则 迅速控制癫痫发作，可以选用速效抗癫痫药物，维持静脉用药，纠正癫痫发作所引起的生理指标紊乱。控制癫痫发作后改为长效口服抗癫痫药。合理应用抗癫痫药物以及对中枢神经系统基础疾病的及时、有效的治疗均能较好的防治癫痫持续状态。

一般措施 注意生命体征监测，保持呼吸道通畅，如呼吸道受损或呼吸受抑制时应行气管插管。

抗癫痫药物治疗 ①地西泮：GTCS-SE 的首选药，口服或静脉推注。控制不佳者，可重复给药。不良反应主要为呼吸抑制，注意呼吸功能监测。②10% 水合氯醛：加等量植物油保留灌肠。③咪达唑仑（咪唑安定）：地西泮控制不佳者可选用本品。不良反应为呼吸抑制，注意呼吸功能监测。④苯巴比妥：主要用于癫痫控制后维持用药。可同时增加相应的口服抗癫痫药，待口服抗癫痫药物浓度稳定后逐渐停用本药，需注意肝肾损害及呼吸抑制。⑤副醛：多用于儿童，用植物油稀释保留灌肠。⑥劳拉西泮：与地西泮控制持续状态的效果相似，但其呼吸抑制的不良反应较小。如上述方法均不能控制发作，可试用丙泊酚或硫喷妥钠静脉注射或乙醚吸入麻醉。

对症治疗 ①20% 甘露醇快速静脉滴注防治脑水肿，可加地塞米松增强脱水效果。②酌情预防性应用抗生素预防感染。③高热者予以物理降温。④纠正代谢紊乱，如低血糖、低血钠、低血钙、高渗状态或肝性脑病。⑤纠正水、电解质及酸碱平衡失调。

⑥预防多器官功能障碍综合征及给予营养支持治疗。

预后 主要取决于大脑的基础疾病，特发性癫痫的预后好于症状性癫痫；过去有过反复发作的 GTCS-SE 者好于首次持续状态发作者。病因是判断预后的重要因素，如颅内感染、颅脑外伤、全身性疾病所致的持续状态，多预后欠佳。

(洪 震)

qiángzhí fāzuò chíxù zhuàngtài

强直发作持续状态（tonic status epilepticus）

以反复发作的强直发作为特点的癫痫持续状态。由加斯陶特（Gastaut）于 1967 年首次报道。属于特发性全面性发作持续状态，但并不常见。

病因 常发生于严重脑部损伤者或重症癫痫患者，如林-戈（Lennox-Gastaut）综合征等，并伴有广泛的脑功能损害。部分患者是突然减停抗癫痫药物、错误用药或静脉用地西泮或氯硝西泮所致。

临床表现 其持续时间从 14 小时至 21 天不等，平均 9 天，加斯陶特（Gastaut）曾报道最长的病例达 4 个月，一般长于全面性强直-阵挛发作持续状态。患者主要表现为反复的强直发作，在每次发作之间没有意识状态的恢复，或者发作持续 30 分钟以上。

辅助检查 脑电图常常为弥漫性改变，但有时亦可为局灶性异常。

诊断 依据患者临床表现及脑电图改变，诊断并不困难。

治疗 原则是必须在最短时间内使发作中止，并保持 24～48 小时不再复发。同时应保持气道通畅和正常换气。在积极治疗病因的同时，选用地西泮、苯妥英钠、氯硝西泮等药物静脉注射，

个别病例报道有自然缓解趋势。

(洪 震)

jīzhènluán fāzuò chíxù zhuàngtài

肌阵挛发作持续状态（myoclonic status epilepticus）

以肌阵挛发作为主要发作类型的癫痫持续状态。分为两类：原发性和继发性。肌阵挛在原发性中是双侧对称的，而在继发性中则是不同步非对称的。原发性的脑电图显示和肌阵挛紧密联系的多棘波；继发性的脑电图通常显示非节律性反复的棘波。原发性肌阵挛行癫痫持续状态的预后较好，而继发性较差。治疗见全面性强直-阵挛发作持续状态，选用地西泮维持、丙戊酸针剂等，拉莫三嗪、左乙拉西坦等新型抗癫痫药物亦有效，但有报道称大剂量拉莫三嗪可能会加重肌阵挛发作；用于治疗部分性发作的药物，如卡马西平、奥卡西平及苯妥英钠等，都会加重其发作。在应用抗癫痫药物治疗的同时必须对原发病进行积极的处理，对改善患者预后将有较大意义。

(洪 震)

shīshén fāzuò chíxù zhuàngtài

失神发作持续状态（absence status epilepticus）

以失神发作为主要发作类型的癫痫持续状态。可出现短暂意识丧失，突发突止，发作时正在进行的活动中断、双目凝视，通常持续数秒，发作后即可恢复正常，继续原来的活动。失神发作持续状态并非长时间的单纯失神发作，不一定有意识丧失，属于非惊厥性癫痫持续状态。可见于任何年龄，多数为已诊断的癫痫患者，但有 15% 为首次癫痫发作。

病因与发病机制 发作诱因包括睡眠剥夺、感染、妊娠、过度换气、闪光刺激、撤药等。发

作常与睡眠觉醒周期有密切关系。部分女性患者与月经周期有关。当儿童或少年失神发作频繁时，失神发作持续状态的发生率较高。

临床表现 为不同程度的意识和（或）行为改变，这种改变的严重程度在同一患者或不同患者之间可有很大的差别。最轻微的可貌似"正常"，或仅为"缺乏效率"，严重时则丧失任何反应。多数患者表现为反应迟钝、朦胧状态或称梦样状态、行为懒散、冷淡，常有嗜睡、动作缓慢、自发性的动作或语言减少、定向力降低或丧失等，可伴有自发或环境诱发的自动症，如无意识的摸索及咂嘴等。患者可以进食、饮水、自己穿衣，能躲避疼痛刺激，可以行走，甚至可以执行简单的命令。

辅助检查 发作期脑电图表现为广泛 3Hz 的棘-慢波持续发放，主要见于以往为典型失神发作的病例；也可见 1～2Hz 的慢棘-慢波、4～6Hz 的快棘-慢波或不规则的棘-慢波。

诊断与鉴别诊断 主要依靠发作期临床表现和脑电图诊断。该病可由一次强直-阵挛发作诱发开始或最终以强直-阵挛发作结束。发作过程中偶有肢体的肌阵挛性抽动，眼睑肌阵挛更常见。脑电图是不可缺少的诊断依据。任何以往有癫痫特别是失神发作的患者，如出现长时间的、不能解释的意识障碍或行为改变，均应考虑失神发作持续状态的可能性并及时进行脑电图监测。

治疗 发作期可静脉注射氯硝西泮，可在短时间内终止发作。发作间期治疗同失神发作，丙戊酸等有明显效果。

预后 发作频繁可引起认知功能损害。

预防 应注意寻找和避免诱发因素。

（洪 震）

júzàoxìng fāzuò chíxù zhuàngtài
局灶性发作持续状态（focal status epilepticus）

发作起源并局限于一侧半球网络的癫痫持续状态。国际抗癫痫联盟（International League Against Epilepsy，ILAE）将其分为科惹夫尼克夫（Kojewnikow）部分性持续性癫痫、持续性先兆、边缘叶性癫痫持续状态及伴有轻偏瘫的偏侧抽搐状态。

Kojewnikow 部分性持续性癫痫 又称科惹夫尼克夫综合征（Kojewnikow syndrome）。由 Kojewnikow 在 1985 年首次报道，主要表现为持续数小时、数天甚至数年的、仅影响身体某部的节律性肌肉收缩，每秒 1~2 次，睡眠中不消失。60% 的患者除了上述发作外，还有其他类型的癫痫发作，部分患者伴有不同程度的肌无力、感觉缺失和腱反射改变。每个患者都需要进行全身和神经系统检查以了解有无代谢性和遗传性疾病，需行头颅 MRI 了解有无脑损伤，SPECT、PET 和 fMRI 检查有助于确定病灶起源，脑电图可发现中央区有局灶性的棘-慢波，但无特异性。治疗上尽可能寻找病因，抗癫痫药物可选用丙戊酸、乙琥胺、氯硝西泮等。除抗癫痫药外，糖皮质激素治疗也有指征。该病若出现在代谢性疾病早期，预后较好；由抗生素、泛影葡胺等药物引起的停药后可消失；伴有良性儿童癫痫综合征的患者对抗癫痫药反应良好；伴有俄罗斯春-夏脑炎的患者可能持续多年都有发作，并对抗癫痫药耐药，手术治疗是唯一希望；其他类型虽非进行性，但对抗癫痫药反应极差，手术切除病灶后可能出现缓解。

持续性先兆 先兆是意识丧失前癫痫发作的一部分，此时患者记忆保留，事后能够回忆。在单纯部分性发作中，先兆就是一次癫痫发作，在复杂部分性发作中先兆就是首发症状，随后有意识丧失。

边缘叶性癫痫持续状态 起源于边缘系统，发作至少持续 30 分钟，呈急性或隐袭性起病，常表现意识障碍（意识模糊）和精神症状，如活动减少、反应迟钝、呆滞、注意力丧失、定向障碍、缄默或只能发单音调、紧张、焦虑不安、恐惧、急躁、冲动行为、幻觉妄想和神游等，持续数天至数月，事后全无记忆。脑电图可见局限于边缘系统、与部位有关的高频强直性放电，也可伴有快速阵挛或慢阵挛的痫样放电。头颅 MRI 可发现颞叶内侧非特异性结构的病变如胶质增生、海马硬化等。治疗首选咪达唑仑。

伴有轻偏瘫的偏侧抽搐状态 由加斯陶特（Gastaut）等于 1957 年首次报道。病因为颅内感染、颅脑外伤、脑缺血病变或脑静脉血栓形成、围生期病变导致脑病等。多发生于幼儿，表现一侧抽搐，患者通常意识清醒，伴发作后一过性或永久性同侧肢体瘫痪，常伴有发热。偏侧抽搐以偏侧阵挛性发作为主，表现为头、眼向一侧强迫性偏转，一侧肢体节律性抽动，如不治疗可持续数小时，并可累及对侧。发作时可伴有不同程度的意识损伤。发作期脑电图为双侧节律性慢波，发作对侧半球的波幅更高。偏侧惊厥终止后出现惊厥一侧的运动障碍，程度不等，可为持续而严重的偏瘫，也可为逐渐减轻的轻偏瘫，主要与惊厥的持续时间和原发病有关。偏瘫进行性加重，约半数患者出现偏盲可有偏身感觉障碍、构音困难或语言障碍，患者智力可受损，抗癫痫药难以控制发作，预后不良。应与小儿交替性偏瘫鉴别，后者一般无发热及惊厥，偏瘫多为反复交替性发作，发作期脑电图无痫样放电，抗癫痫治疗无效，可资鉴别。治疗的关键是及时控制持续的热性惊厥，特别是偏侧阵挛性发作，应作为急诊处理。

（洪 震）

chíxùxìng xiānzhào
持续性先兆（aura continua）

持续出现的、没有明显运动成分的感觉性癫痫发作。又称先兆持续状态。患者主观感觉到发作现象，可能先于所观察到的发作出现，如果单独出现即为感觉性发作。国际抗癫痫联盟于 2001 年癫痫分类中新确定的一种发作类型，列为癫痫持续状态的 9 个亚型之一。卡尔博夫斯基（Karbowski）等人将持续性先兆作为持续性感觉运动性癫痫状态的同义词，在新的癫痫词汇表中把持续性先兆作为癫痫状态的一个亚型和部分性癫痫状态的同义词。

病因 持续性先兆可以是原发性的，但在很多情况下，常见于明确的局灶性癫痫，特别是颞叶癫痫患者。持续性先兆似乎更多见于有明显脑部形态学改变的症状性局灶性癫痫，这可能是因为某些病理改变如脑部肿瘤及局部皮质发育不良等与持续性先兆更具相关性，但还需要进一步研究的支持。

临床表现 临床可分为四种亚型。①躯体感觉：如躯干、头部及四肢的感觉迟钝等。②特殊感觉：如视觉、听觉、嗅觉、平衡觉及味觉异常等。③自主神经症状：如腹部感觉异常、呼吸困难、心律失常或心动过缓、胸痛、发绀、性欲亢进、过度换气、流泪、瞳孔缩小或扩大、出汗、竖毛运动、尿急或尿失禁、呕吐等。④精神症状：如似曾相识感、发作性回忆、恐惧感等。

诊断与鉴别诊断　其诊断需要同时具有表现为躯体感觉、特殊感觉、自主神经症状及精神异常的持续性先兆的临床表现和脑电图上见到痫样放电。如果头皮脑电图或深部电极记录未见异常，发作期 SPECT 或 PET 对诊断也有帮助，抗癫痫药治疗有效也有助于持续性先兆的诊断。

需与持续性先兆神经症状鉴别的疾病有以下几类。①内分泌系统疾病，如类肿瘤、嗜铬细胞瘤、低血糖。②器质性胃肠道疾病。③惊恐发作。

需与持续性先兆精神症状鉴别的疾病有：①偏头痛。②精神疾病。反复间歇性精神症状、精神分裂症、类精神分裂症。③心理障碍，如惊恐发作等。④由基本感觉丧失所致的幻觉或错觉。⑤睡眠障碍，如梦魇、夜惊、快速眼动睡眠紊乱等。

治疗　地西泮、氯巴占、咪达唑仑及劳拉西泮可作为治疗的首选。咪达唑仑作用时间短，必要的话可以长时间滴注。在有大田原（Ohtahara）综合征和伴有皮质发育不良的持续性部分性发作的儿童患者，维生素 B_6 治疗具有很好的疗效。

预后　该病一般不会引起永久的神经系统功能损伤，多数发作后都可完全恢复正常。有些可出现脑功能障碍，如少数精神运动状态患者。少部分留下后遗症。

（洪震）

jīngshén yùndòngxìng fāzuò chíxù zhuàngtài

精神运动性发作持续状态

（psychomotor status epilepticus）　持续数小时或数天，以意识障碍和精神症状为主要表现的局灶性发作持续状态。由普里查德（Prichard）于 1822 年首先描述了以癫痫性神游症、暴怒与狂喜为主要表现的病例。由加斯陶特（Gastaut）与朔尔施（Schorsch）于 1963 年明确描述了朦胧发作的持续状态，并提出了精神运动性发作持续状态这一概念。沃尔夫（Wolf）于 1970 年最早完成了有关该病的文献综述，主要描述其症状学。他还指出，若两次精神运动性发作的间隔大于 2 分钟，即为非精神运动性发作持续状态。

分型　詹兹（Janz）将该病分为两种：①持续的感觉或躯体感觉或精神性发作。②朦胧状态并伴有精神症状。从临床的角度看，卡尔博夫斯基（Karbowski）将该病分为四种：①反复的精神运动性发作，发作间期意识恢复。②持续的朦胧状态与精神病样状态，伴或不伴自动症。③伴有这些表现的局灶性发作持续状态。④局灶性发作持续状态伴有感觉幻觉，如嗅觉、嗅觉-味觉、复杂听觉与视觉。

诊断　标准如下：①反复的精神运动性发作，发作间无意识恢复，或持续性癫痫性朦胧状态，持续 30 分钟以上，期间可伴无应答与半应答期。②发作时脑电图呈持续性的癫痫样放电。③静脉用抗癫痫药物对改善脑电图放电与临床症状均有效。④发作间期脑电图提示有固定的癫痫灶，常在一侧或双侧颞叶。

治疗　由于该病持续时间长，因此应采用积极的措施来防止由

此带来的脑损伤。可分为一般治疗和药物治疗。

一般治疗　包括立即进行病情评估，纠正发作引起的生理指标紊乱。

抗痫药物治疗　①苯二氮䓬类：首选劳拉西泮，但疗效可能只是暂时的，需要辅助给予长效的抗癫痫药物，多数患者口服即可，根据需要也可静脉给药，但应注意静脉用抗癫痫药物的不良反应，如低血压、呼吸抑制，偶然会出现呼吸心脏骤停。②丙戊酸盐：若苯二氮䓬类静脉注射无效或有禁忌证，可静脉注射丙戊酸盐。

预后　取决于意识损害的程度和基础病因。

（洪震）

shuìmiánzhōng diānxiánxìng diànchíxù zhuàngtài

睡眠中癫痫性电持续状态

（electrical status epilepticus during sleep，ESES）　睡眠中持续存在局限性或广泛性癫痫性电活动的状态。帕特瑞（Patry）等对"持续"的定义为：①至少达非快速眼动性睡眠（non-rapid eye movement sleep，NREM）时间的 85%。②一月中出现 3 次或 3 次以上 NREM 睡眠中棘-慢波持续发放。ESES 并不常见，森川圭（Morikawa）等报道 ESES 在儿童中的发病率为 0.5%。男女发病概率无差异。多于癫痫发作 1~2 年后出现，也可出现于癫痫综合征如儿童良性癫痫伴有中央颞部棘波、获得性癫痫性失语和癫痫伴慢波睡眠期持续棘-慢波。

临床表现　几乎所有 ESES 均会出现神经心理功能障碍，如注意力减低、多动、易激惹和接触困难等。ESES 停止后，神经心理功能可得到改善，但仍有部分患

者遗留神经心理功能障碍。ESES通常有癫痫发作，也可无癫痫发作，这些癫痫发作包括：头和（或）眼偏转发作、上肢痉挛发作、头面部痉挛、口中发声、流涎、语言障碍、下肢痉挛、闪光、自动症、肌张力减弱和肌阵挛发作等，但未发现强直性发作患者出现 ESES。

诊断 ESES 首先是一个脑电图诊断，其次才是一个临床诊断。主要特征是 NREM 持续 1.5～2Hz 的棘-慢波发放，至少达 NREM 时间的 85%。

治疗 尚无推荐的治疗药物。促肾上腺皮质激素、卡马西平、氯巴占、硝西泮和丙戊酸钠对临床癫痫发作有效。脑电图异常病例通常治疗反应不佳。可应用氯巴占、硝西泮和促肾上腺皮质激素减少特征性的棘-慢波发放，改善神经心理功能。

预后 临床癫痫发作和 ESES 通常在 15 岁前停止，神经心理功能也相应有一定程度改善。

（洪 震）

zhěnyè diānxián

枕叶癫痫（occipital lobe epilepsy）

起源于枕叶，以发作性视觉症状为特征的癫痫综合征。相对少见。其诊断的最大困难在于枕叶起源的发作性电活动常常迅速向其他脑区传播扩布，并在这些脑区产生相应的发作症状和脑电活动，导致错误的定位诊断。有学者曾对这一现象进行阐述，认为枕叶癫痫发作的传播扩布常常是向前头部的。例如经侧裂下部向颞叶内侧结构或外侧皮质的扩散可能只表现为伴自动症的复杂部分性发作，并出现胸腹不适、恐惧、似曾相识感等先兆，类似于颞叶起源的发作；而经侧裂上向中央区扩散的发作可以引起明显的运动或感觉症状，扩散至辅助运动区时还可以产生异常的姿势，也可以扩布至额叶，产生类似额叶发作的症状和脑电活动。

病因与发病机制 枕叶癫痫根据病因分为特发性、症状性与隐源性。常见的病因有出生前发育异常，如侧脑室枕角扩大、灰质异位、局灶性皮质发育不良及多小脑回畸形；围生期及产后脑损伤，如缺氧性脑损伤和急慢性感染性疾病；年长者以出血性或缺血性脑梗死为常见；其他特殊的综合征，也可以枕叶癫痫为首发症状，如慢性拉斯马森（Rasmussen）脑炎、拉福拉（Lafora）病、斯特金-韦伯（Sturgeon-Weber）综合征、线粒体脑肌病、神经纤维瘤病、库夫斯（Kufs）病等。与视觉刺激有关的反射性癫痫也被认为与枕叶皮质功能障碍有关。

临床表现 其发作形式主要为简单部分性发作和继发全身发作，复杂部分性发作时因发作扩展到枕叶以外的区域引起的。发作表现通常包括视觉症状、非视觉症状及癫痫扩散的症状。

视觉症状 ①初级的视幻觉及视错觉发作，表现为发作性盲点、偏盲、黑矇（阴性视觉现象）或者表现为火花、闪光、闪耀色或闪耀白光、光幻视及复视（阳性视觉现象），这种感觉出现在特殊视发放皮质的对侧视野中，但可扩展到整个视野，也可能发生知觉性错觉，如视物大小的变化或距离的变化，在特定空间平面上的物体变为倾斜或物体形状的突然变形（视物变形）。②复杂的视知觉：如见到千变万化丰富多彩的景象，见到景象变形或变小，个别患者能看到自己的形象（自窥幻觉）。

非视觉症状 开始症状可能表现为眼和头的强直性和（或）阵挛性向对侧或同侧转动，有时只有眼球运动（眼球阵挛性或旋转性偏转），矛盾性头眼偏转，眼睑抽动和强迫性眼睑闭合。

癫痫扩散的症状 发放可能扩展到颞叶，诱发外侧后颞部发作症状或海马杏仁核发作；若原发灶位于距状裂上区，发放能向前扩展到大脑外侧裂上端的凸面或近中线表面，出现类似顶叶或额叶发作；扩展到边缘结构可出现头痛呕吐；偶尔发作有变成继发全身发作的倾向。

诊断与鉴别诊断 上述发作性视觉症状、眼部的非视觉症状及扩散症状是诊断枕叶癫痫的重要依据。发作间期脑电图对枕叶癫痫的诊断有重要作用。

在病因鉴别诊断方面，MRI优于 CT，MRI 能发现枕叶皮质局灶性增厚、灰质异位、多小脑回、枕角扩大以及肿瘤、血管畸形等结构损害。

治疗 儿童良性枕叶癫痫首选抗癫痫药物治疗，预后多数良好。继发性者宜采用手术治疗。枕叶癫痫的治疗基本同局灶性癫痫发作。

预后 取决于患者基础疾病。总的来说，原发性枕叶癫痫患者相对继发性者好。

（洪 震）

dǐngyè diānxián

顶叶癫痫（parietal lobe epilepsy）

起源于顶叶，以简单部分性异常体表感觉症状为主的癫痫综合征。临床上较少见。顶叶位于额叶、颞叶、枕叶交汇区域，位置特殊，汇聚了额叶、颞叶和枕叶间的相互联系纤维，从而导致其临床表现非常复杂。

病因 有研究发现，63% 起

自顶叶的发作与肿瘤有关，最常见的是星形细胞瘤，其次为脑膜瘤、少突胶质细胞瘤、血管瘤和转移癌，其他病因有产时及产后头外伤、炎症后脑部瘢痕等。此外，脑血管病、中枢神经系统感染、代谢性脑病及遗传性疾病也可引起顶叶癫痫。与认知及体感刺激有关的反射性癫痫可能与局灶性顶叶皮质功能障碍有关。

临床表现　发作的类型主要为简单部分性发作和继发性全身发作，临床表现为具有很多特点的感觉症状。其中，阳性症状包括麻刺感和触电感，这种感觉可局限于一个部位或可呈杰克逊（Jackson）发作方式扩散。最常受累的部位是具有最大皮质代表区的部位（如手、臂和面区），可能出现舌蠕动、舌发硬或发凉的感觉。在少数情况下可出现疼痛，呈浅表烧灼样的感觉障碍，或呈境界不清非常严重的疼痛感觉。顶叶视觉现象可呈现多变的幻觉。阴性症状包括麻木、身体一部分感觉的缺失，或对身体的一部分或半身的存在无知，也可出现多肢幻觉。顶叶癫痫发作持续时间数秒钟至数分钟。

诊断与鉴别诊断　有明确的躯体感觉症状与体征的简单部分性发作者，高度提示顶叶癫痫。根据受累的部位不同，发作表现有所差异。顶叶癫痫发作间期头皮脑电图往往是正常的或呈局灶性慢波。CT、MRI 有助于发现顶叶癫痫的病因或病灶。

治疗　分为药物治疗和手术治疗。抗癫痫药物对顶叶癫痫的疗效与起始于其他脑叶的癫痫无明显差异。手术治疗可以行病灶切除术，致痫区多灶性软膜下横切术或两者之结合。

（洪　震）

éyè diānxián

额叶癫痫（frontal lobe epilepsy）　起源于额叶，发作频繁、短暂、刻板，有强直或姿势性发作及粗大的躯体自动症的癫痫综合征。早在 20 世纪 50 年代，朋菲尔德（Penfield）就提出了额叶癫痫的概念，随着人们对额叶癫痫的起源、临床特征等有了更为详尽的认识，额叶癫痫已作为一个特定类型的综合征，在癫痫和癫痫综合征的国际分类中被列出。

病因与发病机制　病因多种多样，部分患者属于症状性，部分属于隐源性，常染色体显性遗传夜间发作性额叶癫痫（autosomal dominant nocturnal frontal lobe epilepsy，ADNFLE），是一种原发性部分性额叶癫痫。症状性额叶癫痫中，常见的病因为颅内感染、脑肿瘤、脑血管病，次要病因为脑外伤、颅脑手术、颅脑畸形、颅内钙化和脑萎缩等。

临床表现　从新生儿到成人均可发病，无明显性别差异。特点为简单部分发作、复杂部分发作及继发性全身发作或这些发作类型的混合。

一般特点　①通常发作时间较短。②起源于额叶的复杂部分性发作，通常只有轻微的发作后意识障碍或不发生。③很快引起继发性全身发作（相比颞叶癫痫更常见）。④强直性或运动性姿势症状突出。⑤常在起病时有复杂的姿势性自动症。⑥当放电为双侧时常导致跌倒。

临床各类型发作特点　包括以下内容。

简单部分性发作　表现为单纯的强迫性思维、遗忘、恐怖感等而无意识丧失，或为单纯运动性部分性发作，如强直性眼侧视发作。

复杂部分性发作　额叶复杂部分性发作表现多种多样，对这些症状尚无一致的解释。

发作先兆：通常无特异性，有时具有复杂的精神或幻觉的性质，也有表现为局部感觉异常或完全无先兆。

发作频率：额叶癫痫的特征是频繁、短暂的发作，具有夜发性及连发性倾向，通常每天发作数次至数十次，发作持续时间一般少于 60 秒。开始和终止都很迅速。此发作特征可作为确定额叶癫痫的依据之一。

意识障碍：发作时有意识障碍，表情多为茫然，有时带有感情色彩，如发笑或痛苦状。发作开始和结束通常迅速而无发作后朦胧或很轻。

自动症：①半目的性运动自动症，常为躯干运动（左右或前后方向）、上下肢或头部运动，其性质介于抽搐和自主运动之间，故有时易被误诊为癔症发作。②性的自动症，如手淫、性交动作等。③双侧基本协调的手足运动，是额叶复杂部分性发作运动性自动症的一个特点，这种无目的手足运动性自动症有时伴有表情怪异等表现。

发声症状：为简单的哼声或秽语，有时发出很古怪的声音或有节奏的重复的声音。

持续状态：发作表现奇特，形式固定，常被误诊为癔症。

辅助检查　头皮记录的脑电图的意义各家报道不一，改变也较为多样。

常规脑电图　发作间期：①无异常。②有时背景不对称，前额区出现棘波或尖波。③尖波或慢波（可见于单侧或更常见于双侧或见于单侧的多数脑叶）。颅内描记有时能区别单侧性和双侧性损害。尽管发作间期脑电图与癫痫起源不一定存在直接关系，但其异常率较高，且常能提示额叶病变，故对额叶的诊断有帮助。发作期脑电图描记较为困难，因为发作时的癫痫样发放常被大量的动作伪差所干扰。

视频脑电图 监测以最先出现的异常波为依据，表现为一侧或双侧额部导联的爆发性活动，主要表现：①暴发性快波节律。②暴发性慢波节律。③暴发性棘波、尖波或棘-慢复合波。④可疑异常节律，由于大量的动作伪差而识别困难。在少数情况下，EEG 异常在临床发作发生之前出现，为定位提供重要信息。

诊断 典型的临床表现常常可提供诊断的依据，特别是短暂而刻板的发作及发作后无意识障碍，再结合辅助检查，即可诊断。

治疗 包括以下内容。

药物治疗 按部分性癫痫治疗，首选卡马西平，一般能获得满意疗效。部分难治的病例可根据情况采用 2~3 种抗癫痫药物的联合治疗。

手术治疗 患者经过抗癫痫药物治疗无效者，病灶只局限于额叶时可考虑额叶致痫灶切除。手术效果取决于定位的准确性。约 1/3 患者术后发作可完全消失；1/3 发作次数明显减少，发作程度减轻；余 1/3 患者无变化或发作频率轻微减少，手术疗效逊于颞叶癫痫。

预后 药物治疗疗效不理想。手术治疗疗效不如颞叶癫痫，但病残率低。影响额叶癫痫预后的因素复杂多样，与起病年龄、病因、病程、发作频率、发作类型、有无神经精神缺陷、围产期损伤、脑电图改变以及家族史等密切相关。其中，合理的药物治疗以及

治疗前的病程与发作频率是影响额叶癫痫预后的重要因素，因此早期识别额叶癫痫与合理治疗可有效改善额叶癫痫的预后。

（洪震）

nièyè diānxián

颞叶癫痫（temporal lobe epilepsy） 起源于颞叶，以简单部分性自主神经和（或）精神症状、特殊感觉及复杂部分性自动症为典型表现的癫痫综合征。占药物难治性癫痫的 50%~80%。

病因与发病机制 根据病因学可将颞叶癫痫分为三类。①症状性：多具有明确病因，由颞叶的异常组织病变引起，如海马病变、血管畸形、肿瘤等。②特发性：主要为遗传因素导致。③隐源性：其病因不明。

目前发病机制不清。认为颞叶癫痫是一种伴或不伴基因表达模式改变的情况下，细胞膜由于神经传递和信号传导异常、兴奋性和抑制性受体功能紊乱、神经细胞骨架改变及损伤等因素引起局部高兴奋性和对部分性癫痫的易感，从而促使离子通道和离子转运出现一定的异常的疾病。

临床表现 主要发生于青少年（10~20 岁），62% 的患者首次发作在 15 岁以前。发作类型包括简单部分性发作、复杂部分性发作以及部分继发全身性发作，部分患者有热性惊厥病史和癫痫家族史。发作以一定间隔成群出现，或不规则的出现。具有诊断意义的特征包括：①简单部分性发作的典型特点是具有自主神经和（或）精神的症状及某些特殊感觉（如嗅、听）现象（包括错觉在内）。最常见的是上腹部一股气往上冲的感觉。②复杂部分性发作往往以停止运动开始，随后出现消化道自动症的典型症状，也经

常随之发生其他自动症。时程往往大于 1 分钟。经常出现发作后意识混乱，发作后遗忘，逐渐恢复意识。

有上述典型临床表现者强烈提示颞叶癫痫诊断的可能，在观察中还应重视询问发作先兆，大约 3/4 的颞叶癫痫患者存在多种先兆，除幻听、幻嗅外，人格解体、似曾相识、缺乏任何目的的自主运动都可见到，兴奋、欣快、攻击行为、暴躁情绪、愤怒恐惧状态、狂躁不安、发作性精神错乱应与精神运动发作同等看待。

辅助检查 包括以下内容。

脑电图检查 发作间期头皮脑电图可呈如下表现：①无异常。②背景活动轻度或显著不对称。③颞叶棘波、尖波和（或）慢波，单侧或双侧，同步性，但也有不同步性的，这些发现并不常限于颞区。一般头皮电极脑电图只能使 1/4 患者得到确诊，可加用蝶骨电极以提高诊断的准确率。颅内记录则能更准确的发现发作间期异常的颅内分布。

发作时脑电图包括：①单侧或双侧背景活动中断。②颞叶或多叶低幅快活动、节律性棘波或节律性慢波，但脑电图的起始与临床起病并不一致。颅内记录可提供有关放电时间及空间进展的其他信息。

其他 如颅骨 X 线片、脑血管造影及 CT、MRI 检查可发现中颅凹底变小、颞叶发育不良、肿瘤、侧脑室颞角扩大或因占位病变受压移位、变形、血管畸形及其他占位病变等。MRI 技术的发展为非特异性结构病变，如胶质增生、海马硬化的诊断提供了可靠保证。此外，SPECT、PET 亦能提供极有价值的定位诊断资料。

诊断 具有典型临床表现者强

烈提示该病诊断的可能，而脑电图是诊断该病及定位的主要手段。

其鉴别诊断主要分为两方面：①是否癫痫。②明确发作起源。颞叶癫痫易于与精神病混淆，但癫痫具有发作性特点，结合脑电图痫样放电等特征即可进行鉴别。一般认为颞叶自动症以口消化道简单自动症为主；额叶癫痫则多为粗大的躯体自动症，；枕叶癫痫多有视觉先兆；顶叶癫痫常常表现为因相应功能区受累而表现出的一侧肢体的感觉或运动症状，以简单部分性起始伴或不伴继发全身强直阵挛发作。因此将临床表现结合脑电图特征易将这些部分性癫痫的发作起源进行区分。

治疗　患者必须首先经过系统、正规的抗癫痫药物治疗，常用药物有卡马西平、苯妥英钠、扑米酮、托吡酯、拉莫三嗪等的单药或联合治疗，当药物治疗无效时可考虑手术治疗。药物治疗不能有效的控制发作时，应争取尽早手术。手术方法有前颞叶切除术、选择性杏仁海马切除术、裁剪式颞叶切除术、选择性新皮质颞叶切除术等。

（洪震）

értóng liángxìng diānxián bànyǒu zhōngyāng nièbù jíbō

儿童良性癫痫伴有中央颞部棘波（benign childhood epilepsy with centro-temporal spikes, BECT）

以短暂的简单部分性半侧面部运动发作为特征，常伴有躯体感觉症状，可继发强直-阵挛发作的儿童良性癫痫。是儿童期最常见的部分性良性癫痫。一般于2~14岁起病，5~10岁为发病高峰，患儿既往多无脑部损害病史或神经精神征象，15岁前小儿年发病率为（7~21）/10万。

病因与发病机制　BECT的发病主要与遗传因素有关，约30%的病例有癫痫家族史，在患儿的同胞中，15%有癫痫发作并有中央颞区棘波，19%有中央区棘波但不伴有临床发作。一般认为该病是常染色体显性遗传，伴年龄依赖性外显。也有学者认为其发病机制可能与遗传有关的多因素所致，约10%的BECT患者既往有产伤、中枢神经系统感染、头颅外伤、高热惊厥或其他病史。

临床表现　典型发作为局限性发作，有些可以继发全面性泛化，该癫痫类型与睡眠关系密切，大部分患儿的发作在睡眠中，入睡后不久和清晨将醒时发作尤为多见；一般以面部及口腔的感觉、运动性发作最为多见，表现为口面部的局灶性阵挛，可伴有该侧面部的麻木感，也可牵涉到同侧上肢及下肢，个别病例可出现典型杰克逊（Jackson）发作（见局灶运动性发作），甚至继发形成强直-阵挛发作。较为少见的症状包括口腔内异常感觉，如干燥或刺痛及唇舌僵硬等，窒息感，发音、吞咽困难，口唇不自主动作，嚼肌强直，流涎，胃痛、呕吐等。发作初期部分患者还有语言不能，但能听懂他人言语。

诊断　目前比较公认的诊断标准为：发病年龄2~14岁，以5~10岁为多见；如上所述的癫痫发作表现；特定的脑电图特征以及神经系统检查。发作间期脑电图具有一定特点，一般为在单侧或双侧中央和中颞区附近出现高波幅双相尖波，可扩散；痫样放电于清醒期较少且相对局限，入睡后发放频度明显增加，易于扩散，甚至出现睡眠中痫性放电持续状态现象。目前认为部分患者可以出现全面性广泛放电特征。

治疗　对多种抗癫痫药物均有满意疗效。常用药物有丙戊酸、卡马西平、苯妥英钠、苯巴比妥等。大多数病例单药治疗效果良好，有报告认为卡马西平可引起个别患者脑电图异常加重，因此治疗期间应随访脑电图变化。

预后　良好。绝大多数发作不超过16岁，多在青春期前后可痊愈。

（洪震）

zǎofāxíng'értóng liángxìng zhěnyè diānxián

早发型儿童良性枕叶癫痫（early onset benign childhood occipital epilepsy, EBOS）

以发作性呕吐、意识障碍等为主要特征的年龄相关性特发性儿童良性癫痫。是儿童良性枕叶癫痫的一种类型，因起病年龄相对早而得名。1982年，加斯陶特（Gastaut）最先提出一种新的癫痫综合征：儿童良性癫痫伴枕叶暴发（benign childhood epilepsy with occipital paroxysm, BEOP）。1989年帕纳约托普洛斯（Panayiotopoulos）提出一种BEOP综合征以区别由Gastaut描述的经典BEOP，后来称之为早发型儿童良性枕叶癫痫。1999年国际抗癫痫联盟建议BEOP分成两型：早发型（Panayiotopoulos型）和晚发型（Gastaut型）。EBOS是儿童最常见的部分性癫痫综合征之一，发病率仅次于儿童良性癫痫伴有中央颞部棘波。EBOS发病年龄一般较小，4~5岁为高峰。

病因与发病机制　见枕叶癫痫。

临床表现　发病无性别差异。约2/3病例为夜间发作，其余1/3发生于日间或日夜均有发作。约2/3的发作持续5~10分钟，1/3发作持续半小时至12小时不等。发作的主要表现如下。

发作性呕吐　其发生率为70%~100%，常与眼的强直性偏转同时发生，可见于临床发作的任何阶段，但通常发生于发作之初。

眼偏转发作　见于80%以上的病例，常与呕吐相伴发生，通常表现为双眼水平方向缓慢偏向一侧，有时伴有头的同向偏斜，可持续数分钟至数小时不等。

肢体及面部痉挛性抽搐和继发全身强直-阵挛发作　眼球偏转和（或）呕吐之后，20%~25%EBOS病例发生半侧肢体及面部的痉挛性抽搐，约50%继发全面强直-阵挛性发作。

意识障碍　见于80%~90%的病例，可出现于发作之初，更多地见于发作过程中。意识障碍可为轻度或中度，患儿能听到别人讲话，但无法做出回答。

视觉症状　视幻觉、视错觉和黑矇等症状较少见。

头痛　可为发作性或于癫痫发作结束后出现。远较晚发型儿童良性枕叶癫痫的头痛少见。

其他发作性症状　自主神经症状（如面色苍白、恶心），自动症，运动性失语，咳嗽，眼球震颤，二便失禁等，均相对少见，不超过10%，常伴发于其他发作性症状。

辅助检查　①发作间期：枕叶暴发是 EBOS 重要的脑电图特征，见于20%~74%的病例，表现为形态类似于中央颞区的尖慢综合波长程发放，睡眠及去注视时增多，见于双侧枕区，当见于一侧枕区时往往位于右侧。除枕叶暴发外，EBOS 发作间期脑电图还可表现为：枕区棘-慢波、低波幅小棘波、阵发全导放电、甚至正常。②发作期：脑电图资料相对较少。可表现为一侧弥漫性、以枕区为主的高波幅尖慢节律，夹杂

快波及棘波；或表现为枕叶暴发消失，代之以枕区尖波节律，逐渐演变为双侧枕区的单一 θ 节律。

诊断与鉴别诊断　EBOS 的诊断需具备：①临床表现以发作性呕吐起始，继之眼球偏斜，可继发全身发作。②起病前精神运动发育正常。③神经影像学检查正常。④起病年龄1~8岁。⑤于12岁前发作消失。⑥脑电图见枕区痫样放电，随年龄增长放电位置可转移至中颞或额区。临床出现延长性发作时，易被怀疑存在中枢神经系统感染及脑病等神经系统严重状况，但 EBOS 发作结束后很快恢复正常。

需与特发性光敏感性枕叶癫痫及症状性枕叶癫痫相鉴别，结合起病年龄、特殊诱发因素、临床表现及影像学检查即可鉴别。

治疗　①发作期：发作超过10分钟需给与适当治疗。保持患儿气道通畅并予吸氧，经静脉或直肠应用抗癫痫药物以终止发作，常首选苯二氮䓬类。②发作间期：绝大多数 EBOS 患儿发作次数不超过10次，可不用药。对于少数发作频繁（约5%患儿发作超过10次）和家长坚持用药者可予口服抗癫痫药物治疗。可以选用苯巴比妥钠、卡马西平、丙戊酸，临床选用更多的是卡马西平。

预后　EBOS 发作较少，预后良好。约30%病例仅有一次发作，平均发作次数为3次，通常于发病后1~2年发作停止，一般不遗留神经系统后遗症。

（洪震）

wǎnfāxíng'értóng liángxìng zhěnyè diānxián

晚发型儿童良性枕叶癫痫

（late onset benign childhood occipital epilepsy，LOE）　以简单视幻觉、黑矇等为主要特征的年

龄相关性、特发性儿童良性癫痫。该病较为少见，起病年龄为3~16岁，平均8岁。男女发病概率无差异。发作持续时间2~5分钟，不超过2小时。

病因与发病机制　见枕叶癫痫。

临床表现　视觉症状是 LOE 主要的症状表现，包括简单视幻觉、黑矇或兼有之，发作较频繁，通常为双侧性，发作时间短暂。①简单视幻觉：是最常见、最具特征性的发作症状，表现为视野周边多个彩色环形图像，随癫痫发作环形图像逐渐变大，常常向另一侧水平移动，持续1~3分钟。简单视幻觉常常是最早出现的甚至是唯一的发作症状，可与其他枕叶发作表现并存，如眼球运动错觉、眼球疼痛、眼偏转发作和反复眨眼等。②黑矇：通常持续2~3分钟。③其他：发作过程中通常无意识障碍，除非发作转为其他癫痫综合征或痉挛发作。发作后头痛可见于1/3病例，有时与偏头痛难以鉴别。复杂视幻觉、视错觉较少见。

诊断与鉴别诊断　依据典型的临床表现和脑电图特征。其脑电图表现与早发型儿童良性枕叶癫痫相似，但易游走泛化，部分患者发作间期脑电图正常。对有发作后头痛的患者需与有视觉先兆的偏头痛鉴别。二者发病年龄及脑电图表现均不相同，最主要的鉴别点是 LOE 视觉症状短暂，具有多彩环形图像，发作较偏头痛频繁，可每天均有发作，可出现其他枕叶及其他脑叶癫痫的临床表现等。

治疗　卡马西平对90%的患者有明显疗效，但有30%~40%的病例仍有视觉症状发作，偶可有继发性强直痉挛发作。治疗反

应较早发型儿童良性枕叶癫痫差。

预后 尚不明确。有的患者仅有 1~2 次发作，但有的患者发作不能得到控制。

（洪震）

伦诺克斯-加斯托综合征
（Lennox-Gastaut syndrome, LGS）

Lúnnuòkèsī-Jiāsītuō zōnghézhēng

具多种类型的癫痫发作及特征性脑电图改变，伴精神发育迟滞的儿童癫痫综合征。俗称小发作变异型。是儿童癫痫中常见的、最严重的难治性癫痫之一。发病年龄在 4 个月到 11 岁，以 1~5 岁发病最多。

病因 大多为多种弥散性脑病，各种围生期及产前因素如颅内出血、缺血缺氧性脑病、各种产伤、重度窒息、高胆红素血症或代谢障碍。另外出生后脑炎或脑膜脑炎、偏侧抽搐-偏侧瘫痪-癫痫综合征、各种脑发育畸形、灰质异位症、结节性硬化症、脑积水、脑肿瘤等均可成为 LGS 的病因。17.5%~41% 的 LGS 继发于韦斯特（West）综合征。

临床表现 发作具有多种形式，主要表现为不典型失神、轴性强直、失张力发作，也可有肌阵挛、部分性发作、全面强直-阵挛性发作等其他形式；74%~90% 的患者有强直性发作，为该病的主要特征之一。一例患儿可以同时存在几种发作形式，也可由一种形式转变为其他形式。

辅助检查 脑电图背景活动紊乱，大多呈现阵发性、弥漫性 2~2.5Hz 的慢棘-慢复合波，部分患儿还可见局灶或多灶性慢波、棘波、棘-慢波发放，部位固定或不固定，多位于额部或颞部，慢波睡眠期上述异常放电增加，弥漫性棘-慢波更为同步、更有节律，睡眠时出现特征性的 10Hz 左右快波活动。

诊断 主要标准为一种或多种典型的发作形式，且脑电图呈弥漫性棘-慢波，患儿有精神发育迟滞；次要标准为反复发作难以控制及不典型的发作形式。必须获得详尽的脑电图资料，才可对该病确诊。

治疗 治疗困难，常具有显著的抗药性，常用抗癫痫药物多不能完全控制病情，通常需要联合用药或合并使用免疫治疗，癫痫发作可持续到青春期甚至到成年。单药治疗首选丙戊酸或氯硝西泮，使用苯二氮䓬类起始剂量不宜过大，以免因镇静而诱使发作增加；有部分性发作或全面强直阵挛发作可考虑加用卡马西平。

预后 一般情况下该病持久，虽发作症状会有所好转，但精神症状逐渐加重，长期预后不良，患儿常可合并程度不等的智力发育障碍。

（洪震）

拉斯马森综合征
（Rasmussen syndrom, RS）

Lāsīmǎsēn zōnghézhēng

以部分性癫痫持续状态和偏瘫为特点的儿童癫痫综合征。又称拉斯马森（Rasmussen）脑炎。该病罕见，由拉斯马森（Rasmussen）及其同事于 1958 年所描述。

病因 尚未完全清楚，可能与病毒感染有关，然而尚未有报道发现病毒感染的证据。RS 可能为一种自身免疫性疾病。目前谷氨酸抗体可作为该病的一个监测指标。

临床表现 难治性部分癫痫发作、进行性偏瘫及认知障碍为该病的三主征。多以局灶性癫痫发作起病，起病年龄常为 1~14 岁，10 岁以内者占 80%。典型表现：发育正常的患儿突发癫痫发作，继而癫痫逐渐加重，并出现偏瘫和认知障碍。

病初的癫痫发作形式主要是单纯运动性发作。病程进展时约半数表现为持续性部分性癫痫（epilepsia partialis continua, EPC），从初次癫痫发作到出现 EPC 之间的间隔时间不定，一般可为 1~2 年。

病程进展多为数月到数十年不等，最终都发展为持续性癫痫发作、偏瘫、认知缺陷和行为异常。可以将全部病程大致分为三期。①第一期：以进行性癫痫发作为主要表现，尚未出现永久性偏瘫和认知障碍。典型病例有EPC，因此诊断较易。②第二期：出现进行性偏瘫，85% 以上出现认知缺陷、智力减退。约 1/4 在此期有性格改变和行为异常。此外还有大脑半球其他功能受损的表现，如失语、偏盲、躯体感觉障碍、构音障碍、视觉障碍、舞蹈样不自主动作等。此期持续时间从 2 个月至 10 年不等。③第三期：病情相对稳定，发作频率减少或停止，但仍处于瘫痪和智力衰退状态。

辅助检查 包括以下几项。

病理 其典型病变的病理表现为一侧大脑半球皮质为主的局灶性慢性非特异性炎症，表现为血管周围淋巴细胞浸润，小胶质细胞结节，神经元脱失，可有血管周围噬神经细胞现象。

脑脊液检查 脑脊液可为正常，或有少量淋巴细胞和轻度蛋白增多。

脑电图检查 可见背景活动偏慢，或有 δ 波暴发，多为双侧性异常，以一侧为主，90% 两侧不对称。发作间期可见弥漫性、以一侧为主的棘波灶，以额、颞区为著。

影像学检查 有助于确定局部病变的性质、范围，病情进展情况及治疗效果的判定。CT 或 MRI 可见半球或广泛脑萎缩。PET 或 SPECT 可能对早期诊断比较有价值。

诊断与鉴别诊断 RS 诊断是根据临床表现和脑病理学改变。临床的 3 个主要症状是难治性部分癫痫发作、进行性偏瘫和认知障碍，但尚需实验室检查的确诊。

治疗 包括以下几方面。

抗癫痫治疗 RS 的癫痫多为难治性癫痫，各种经典及新型抗癫痫药物的联用，均未得到满意效果。

抗病毒治疗 有学者认为 RS 是由病毒感染引起，可用抗病毒药物，如阿昔洛韦、齐多夫定、更昔洛韦等。然而，除个别病例能延缓病程外，余均未见明确疗效。

免疫抑制治疗 多数研究证明，免疫机制参与了 RS 的发病过程，因此大剂量糖皮质激素冲击、静脉注射免疫球蛋白、血浆置换及免疫抑制剂等被推荐用于治疗 RS，部分患者癫痫发作减少，且能延缓病程进展，但没有治愈的患者。因此免疫治疗可以试用。

外科治疗 目前控制癫痫发作最有效的方法。手术进行越早，病程越短，年龄越小，效果越好，可使患儿生活质量改善，防止由于持续性癫痫发作造成的认知功能下降。目前常用的手术方法有：一侧大脑半球切除、次全切除、局部病灶切除、胼胝体切断术。但无论如何，外科手术还不能认为是该病最终的治疗方法，针对 RS 的自身免疫机制寻找更好的预防和干预方法才是当务之急。

预后 该病自起病后呈进行性进展，多数遗留有肢体功能障碍，预后不良。手术虽然可以使发作次数减少，但是不能解决偏瘫等问题。

（洪 震）

yīng'ér jìngluán

婴儿痉挛（infant spasm） 婴儿期特有的，以频繁的痉挛发作、脑电图高峰节律紊乱和（或）不同程度的精神运动性发育迟滞为特点的癫痫综合征。又称韦斯特（West）综合征。1841 年由韦斯特（West）首次描述，并由此得名。每年全球有 2 万~5 万新发病例，以婴儿期起病为主，3~7 个月为发病高峰。

病因与发病机制 根据病因可分为特发性、隐源性与症状性，症状性多见，如脑炎、产伤、脑外伤、苯丙酮尿症、宫腔内感染史、结节性硬化症、缺氧等。

临床表现 主要表现为痉挛发作和精神运动性发育迟滞。

痉挛发作 分为三种形式。①鞠躬样痉挛：见于 70% 患儿，发作前有一声喊叫或一笑即过，迅速全身肌肉痉挛，躯干、下肢、颈部屈曲一下，双上肢急剧伸直，形如鞠躬，瞬间即过，恢复正常。②点头样发作（痉挛）：表现为头颈部肌肉瞬间迅速痉挛，瞬间突然向前倾的点头，导致前额和面受伤。③还有呈闪电样抽搐，偶尔有角弓反张状或一侧肢体抽动发作。上述各种形式发作仅数秒钟即过，每日发作次数不等，严重时 2~3 分钟内可有很多次连续发作。

精神运动性发育迟滞 约有 90% 以上患儿低能，注视、竖头、翻身、坐、站立、行走的动作发育落后于同龄儿童。言语发育落后，仅 5%~10% 患儿智力正常。

辅助检查 典型的脑电图表现为高峰节律紊乱伴间歇现象，也有部分患儿在脑电图上仅表现为背景活动变慢或单个或多个局限性棘-慢波放电灶。

诊断 临床主要由三个特点构成：痉挛发作、脑电图高峰节律紊乱和不同程度的精神运动性发育迟滞。满足以上任意两个特点即可诊断该病。

治疗 早期用皮质类固醇可控制发作症状和改善脑电图。

预后 一般预后不良。部分患者可转变为其他类型的癫痫。

（洪 震）

rèxìng jìngjué

热性惊厥（febrile convulsion） 婴幼儿时期起病，以惊厥发作为主要表现，伴有发热但非颅内感染所致的年龄依赖性癫痫发作。发病率在中国为 5%~6%，男孩多于女孩，男女比例（1.2~1.5）:1。全年均有发病，以 7~9 月份最多，其次为 9~12 月份，1~3 月份较少，可能与气候及患儿易患呼吸道和肠道等感染性疾病有关。

病因 可能与年龄、发热、感染及遗传等因素有关。

诊断 可分为单纯性热性惊厥和复杂性热性惊厥。

单纯性热性惊厥 ①发病年龄在 4 个月~3 岁，最后复发年龄<6~7 岁。②发热≥38.5℃（国际为≥38℃），先发热后惊厥，惊厥多发生于发热起始后 12 小时以内。③惊厥呈现全身性抽搐，伴有（短暂）意识丧失，持续数分钟以内，发作后很快清醒。④无中枢神经系统感染及其他脑损伤。⑤可伴有呼吸、消化系统急性感染。

复杂性热性惊厥 ①发作年龄<6 个月或>6 岁。②24 小时内复发≥1 次，惊厥时间>15 分钟。③发病时已经有中枢神经系统的异常（如智力低下、脑损伤或脑发育不全等）。④热退后1周脑电图仍有异常。

治疗 包括一般处理、对症治疗和药物治疗。

一般处理 发作时，应置患儿于侧卧位以避免呕吐物吸入，保持呼吸道通畅；监测生命体征（心率、呼吸、血压和血氧饱和度），监测血气和血糖；必要时吸氧（血氧饱和度<90%时）。

对症治疗 包括采取冷水擦浴、头部冰帽、冷盐水灌肠等物理降温。

药物治疗 ①地西泮：静脉缓慢注入，或用地西泮灌肠，如20~30分钟仍不见效，可重复1次。②苯巴比妥钠：肌内注射，适用于惊厥状态或安定控制不佳者，也可以用于发作后预防复发用药，不良反应有呼吸抑制，应做好人工呼吸的准备。③10%水合氯醛液：适用于对苯二氮䓬类药物过敏，或有重症肌无力、先天性青光眼的患儿。该药作用时间比苯二氮䓬类长，并有中枢镇静、催眠作用。④如有多次发作或惊厥状态，应立即给予地西泮，必要时20~30分钟重复一次，控制发作后，立即1次负荷剂量的苯巴比妥钠，然后口服维持剂量苯巴比妥钠。

预后 其复发的高危因素包括：首次发作年龄<15个月；一级亲属有癫痫病史；一级亲属有热性惊厥病史；频繁发作；首次发作即为复杂性热性惊厥。具有以上高危因素中的1~2项者25%~50%复发，具有≥3项高危因素者50%~100%复发。

预防 为防止其复发，对有复发危险的热性惊厥患儿可使用抗癫痫药物。

需要长期连续用药的指征：①反复发作，1年内发作≥5次。②发作呈惊厥持续状态。③热性惊厥后转为无热惊厥或癫痫者。④热性惊厥发作后2周，脑电图有特异性改变者。

间歇用药预防的指征：①惊厥有长程发作（15~20分钟）史者。②热性惊厥发作≥2次者。③有长期连续用药预防的指征≥2项者。

（洪　震）

tóutòng

头痛（headache） 颅内外器质性或功能性原因导致的颅内或颅周的疼痛。包括头颅上半部，包括眉弓、耳轮上缘和枕外隆突连线以上部位的疼痛。眼睛、鼻子、脸部与下颌的疼痛经常传导到头部，也可引起头痛。头痛是临床工作中最常见的症状与主诉，头痛患者约占神经内科门诊的一半。

中国原发性头痛患病率高达23.8%，其中偏头痛患病率高达9.3%，紧张型头痛为10.8%，中国患者因原发性头痛每年花费6727亿元，占中国国内生产总值2.24%，其中直接经济损失为1088亿元，间接经济损失为5639亿元。原发性头痛给国民经济及社会家庭带来了巨大的负担。

病因 其病因复杂，既可以是原发的疾病（偏头痛、紧张型头痛或丛集性头痛），也可能是一些疾病的继发症状，这些疾病包括急性的全身性感染或颅内感染、颅内肿瘤、头部外伤、严重高血压、脑缺氧、眼耳鼻喉疾病、口腔疾病和颈椎病等，有时候可能找不到病因。虽然大部分头痛是良性的，而且常常病因不明，但某些继发性头痛可能相当严重，有时甚至危及生命。

发生机制 其发生机制复杂，主要是颅内外痛敏结构内的痛觉感受器受到刺激，经痛觉传导通路传导到达大脑皮质而引起的。①对疼痛敏感的颅外各层组织及邻近器官：包括骨膜、关节面、帽状腱膜、肌肉、皮下组织、头皮、血管以及眼、耳（外耳及中耳）、鼻（包括鼻旁窦）、牙、口腔黏膜等，其中尤以动脉最为敏感。②对疼痛敏感的颅内组织：包括脑底部动脉及分支、硬脑膜动脉、静脉窦、颅底前、颅后窝硬脑膜、大脑镰、小脑幕以及上述传导头面部疼痛的神经。头面部及颅内外组织的痛觉主要由三叉神经支配及传导，其他还有面神经、舌咽神经、迷走神经以及$C_1~C_3$。所有痛觉的传入纤维接收上述各部位的痛觉信息，经传入神经的传导，均汇集至脑干三叉神经脊束核（疼痛觉二级神经元）。有时疼痛的位置和来源可以是相同的，但是由于牵涉性痛的存在，疼痛的位置往往与疼痛的部位不符。

检查和诊断流程 包括以下几方面。

病史采集 大多数头痛患者无神经系统阳性体征，病史采集是诊断的基础。明确头痛的性状对明确头痛的病因至关重要。包括头痛的持续时间、开始和频率；诱发头痛的因素；疼痛的部位、特点和强度；疼痛的相关症状。

内科查体 可以发现继发性头痛的一些重要的临床征象。要注意观察是否存在颅外创伤和头外伤，触诊或轻拍可以发现静脉窦、牙齿和颈部肌肉结构的局部疼痛。发热提示存在脑膜炎、脑炎或脑脓肿；收缩压明显升高（要求至少130mmHg）提示高血压性头痛的可能；颞浅动脉的压痛提示存在颞动脉炎；颈内动脉压痛提示存在颈动脉病变；斜方肌痉挛可能是肌肉紧张型头痛的首要原因；颈项强直，提示脑膜炎、脑炎、颈椎关节强硬或蛛网膜下腔出血导致的脑膜刺激征。此外，需要注意眼科检查和耳鼻喉科检查（青光眼、外耳乳突炎症等）。

神经科查体 每例头痛患者均应接受全面细致的神经科查体。从评估高级皮质功能和意识状态开始，各对脑神经的检查尤为重要。双侧视盘水肿时提示颅内压增高；眼底急性出血或渗出要考虑到急性高血压可能；视网膜和透明膜下出血是蛛网膜下腔出血的直接诊断证据；偏盲视野缺损提示颅内肿瘤、动静脉畸形或扩张的动脉瘤（头痛少见原因）。垂体腺瘤肿大压迫可引起严重的额颞部头痛和双颞侧视野缺失；眶尖、眶上裂、海绵窦综合征（第Ⅱ、Ⅲ、Ⅳ、Ⅵ和第Ⅴ对脑神经的第一支受累的不同组合）可能由炎症（包括特异性感染和非特异性感染，如结核和痛性眼肌麻痹）、肿瘤、血管病等病因引起；单侧第Ⅲ对脑神经或双侧第Ⅵ对脑神经麻痹的病因可能是颈内动脉或后交通动脉的动脉瘤或颅内压增高；单侧霍纳（Horner）征伴头痛可能提示颈动脉病变；瞳孔缩小伴有大汗可能提示创伤后自主神经功能异常性头痛；脑血管病变所致的梗死或出血可能会出现头痛、视野缺损。

诊断评估 大多数头痛患者不需要检验或检查就可做出诊断。当既往史和内科检查提示可疑的继发性疾病，需要进一步的神经科诊断检查。基本的实验室检查（如全血计数、电解质、红细胞沉降率等）有助于头痛继发原因的筛查。无局部神经症状和视盘水肿时行腰椎穿刺检查是安全的。CT 扫描在诊断中最常使用，尤其

是急性头痛的诊断过程中。对于导致继发性头痛的器质性疾病有必要进一步行 MRI 检查。

处理原则 包括对因治疗和对症治疗。继发性头痛首先要对因治疗，其次是根据头痛程度的轻重给予对症的一、二阶梯止痛药物。对于原发性头痛则根据头痛类型给予相应治疗。

（于生元）

piāntóutòng

偏头痛（migraine）

以反复发作性的单侧、中到重度、搏动性疼痛为典型特征的头痛。偏头痛是临床常见的慢性、复发性脑功能异常的原发性头痛疾患，是重要的致残性疾病之一，给家庭及社会带来巨大的经济负担。世界卫生组织把偏头痛列为最能使劳动能力下降的疾病之一。在美国，每年因偏头痛所致的劳动力下降造成的经济损失达 56~172 亿美元。中国的统计数据显示，原发性头痛患病率 23.8%，偏头痛患病率高达 9.3%；每年因偏头痛造成经济损失 3317 亿元，其中直接经济损失为 580 亿元。

病因与发病机制 尚无定论。主要有血管学说、神经学说、三叉神经血管学说等。20 世纪 80 年代前，偏头痛的血管学说占主导地位，认为源于血管舒缩功能障碍。三叉神经血管学说将神经、血管、递质三者相结合，是目前解释偏头痛发病机制的主流学说。认为偏头痛是三叉神经传入纤维末梢释放 P 物质及其他神经递质，传出神经作用于颅内外血管，引起头痛和血管扩张。与三叉神经系统相关的最主要的神经肽是降钙素基因相关肽，其次是 P 物质、神经激肽 A。许多学者应用皮质扩布性抑制解释偏头痛的先兆，研究表明 5-羟色胺、一氧化氮、

镁离子、多巴胺均参与偏头痛的发病。此外偏头痛还可能是一种多基因的遗传病，患者大多有家族史，尤其是有先兆偏头痛。

临床表现 通常在 40 岁前发病，女性多于男性。偏头痛发作可分为前驱期、先兆期、头痛期和恢复期，但并非所有患者或所有发作均具有上述 4 期。同一患者可有不同类型的偏头痛发作。头痛的典型特征是单侧、搏动性、中到重度疼痛，常规体力活动可加重疼痛，伴恶心、呕吐和（或）畏光、畏声。

前驱期 头痛发作前，可有易激惹、疲乏、活动少、食欲改变、反复打哈欠及颈部发硬等不适症状。

先兆期 先兆指头痛发作之前出现的可逆的局灶性脑功能异常症状，可为视觉性、感觉性或语言性。①视觉先兆：最常见，典型表现为闪光性暗点，如注视点附近出现"之"字形闪光，并逐渐向周边扩展，随后出现锯齿形暗点，有些患者可能仅有暗点，而无闪光。②感觉先兆：表现为面部和上肢为主的针刺感、麻木感或蚁行感。③言语先兆：表现为言语障碍，但不常发生。先兆期通常持续 5~30 分钟，不超过 60 分钟。

头痛期 ①头痛的特点：约 60%头痛发作以单侧为主，可左右交替发生，约 40%为双侧头痛。头痛多位于颞部，也可位于前额、枕部或枕下部，程度多为中至重度，性质多样，但搏动性最具特点，每次持续 4~72 小时。头痛常影响患者的生活和工作，行走、上楼、咳嗽或打喷嚏等简单活动均可加重头痛，故患者多喜卧床休息。②伴随症状：常伴有食欲缺乏，约 2/3 患者伴有恶心，重

者呕吐；尚伴有感知觉增强，表现为对光线、声音和气味敏感，喜欢黑暗、安静的环境。

恢复期 头痛在持续 4～72 小时发作后可自行缓解，但患者还可有疲乏、筋疲力尽、易激惹、不安、注意力不集中、头皮触痛、欣快、抑郁或其他不适。

诊断与鉴别诊断 诊断基于头痛的特点和伴随症状，详细可靠的病史对诊断至关重要。多数患者并不会对症状做出主动细致的描述，故应注意与患者保持良好的沟通，应要求患者着重描述典型的、未接受镇痛治疗的发作情况，并兼顾其他症状。应询问头痛的疼痛特征及伴随症状，头痛的诱因、前驱症状、加重和缓解因素；探究患者的家族史、既往病史、外伤（尤其颅脑外伤）史、药物治疗史。体格检查往往没有异常发现，但应全面而有重点。

诊断该病需注意与继发性头痛、紧张型头痛或丛集性头痛相鉴别。

治疗 包括以下内容。

患者教育 应积极开展各种形式的患者教育，帮助其确立科学和理性的防治观念与目标；教育患者保持健康的生活方式，学会寻找并注意避免各种头痛诱发因素；教育并鼓励患者记头痛日记，对帮助诊断和评估预防治疗效果有重要意义。

非药物干预 包括按摩、理疗、生物反馈治疗、认知行为治疗和针灸等。

药物治疗 包括头痛发作期急性治疗和头痛间歇期预防性治疗，注意循证使用。①急性治疗：药物分为非特异性药物和特异性药物两类。非特异性药物包括非甾体抗炎药、巴比妥类镇静药、

可待因、吗啡等阿片类镇痛药及曲马多；特异性药物主要包括曲坦类药物、麦角胺类药物、降钙素基因相关肽受体阻断剂。②预防性治疗：药物主要包括 β 受体阻断药、钙通道阻滞药、抗癫痫药、抗抑郁药及其他种类的药物。

（于生元）

wúxiānzhào piāntóutòng

无先兆偏头痛（migraine without aura）

以不同程度反复发作性头痛为特征，伴有恶心和（或）呕吐、畏光和（或）呕吐，但无先兆症状的综合征。

无先兆偏头痛为最常见的偏头痛亚型，约占偏头痛的 2/3。拉斯马森（Rasmussen）等 1991 年报道丹麦偏头痛患病率女性为 25%，男性为 8%。而法国 1992 年的统计数字分别为 11.9% 和 4%。美国统计资料显示，白种人女性较非洲裔美国女性偏头痛患病率高，分别为 20.4% 和 16.2%，亚裔美国女性患病率最低为 9.2%。

病因与发病机制 有关偏头痛病因和发病机制的研究已取得了较大的进展，但尚无定论，这些研究多基于无先兆性偏头痛。主要包括血管学说、血管活性物质和神经递质学说、三叉神经血管学说、线粒体功能障碍学说等。种种迹象表明偏头痛可能为一种涉及遗传物质的神经-血管功能障碍的疾病。也有人认为偏头痛的发病机制与免疫反应、自主神经功能紊乱、镁离子降低、多巴胺能基因突变可能有关。最为合理的解释即偏头痛是一种异源性疾病，其病因可能涉及多种不同的机制。

临床表现 以青壮年女性多见，男女比例为 1:（3～4），儿童发病者常有家族史。典型偏头痛为搏动性或跳动性，常为单侧，主要位于额颞和眼区。头痛在

1～2 小时内逐渐加重，并向后发展而呈全头疼痛。典型者头痛持续数小时至一天。疼痛强度为中重度，日常体力活动常使头痛加重，故患者多喜静卧休息。其诱发因素包括强烈的情绪刺激，情绪紧张后突然松弛，疲劳，月经来潮，过度的声光或气味刺激，过量饮酒、浓茶、咖啡及其他食物如奶酪、熏鱼（含酪氨酸）和巧克力（含苯乙酸胺），服用血管扩张药等。

诊断 根据国际头痛疾患分类第 3 版（International Classification of Headache Disorders, 3rd edition, ICHD-3）（试用版），其诊断标准如下。

A. 符合 B～D 标准的头痛至少发作 5 次。

B. 头痛发作持续 4～72 小时（未治疗或者治疗未成功）。

C. 至少符合下列 4 项中的 2 项：单侧；搏动性；中度-重度头痛；日常体力活动加重头痛或因头痛而避免日常活动。

D. 发作过程中，至少符合下列 2 项中的 1 项：恶心和（或）呕吐；畏光和畏声。

E. 不能用 ICHD-3（试用版）中的其他诊断更好地解释。

治疗和预防 综合 2011 年中国偏头痛诊断治疗指南和 2012 年美国偏头痛预防和治疗指南，偏头痛的治疗分为急性（终止）治疗和预防性治疗，对于频繁发作的患者常需两种方案联合使用。①急性（终止）治疗：目的是终止或预防头痛的进展，或在头痛发作开始时逆转其发作。②预防性治疗：目的是减少偏头痛发作的频率，减轻疼痛程度，使急性发作的对终止治疗反应更好，尽可能地提高患者的生活质量。

急性（终止）治疗 偏头痛

的急性治疗有很多药物，每个患者选择何种药物主要根据头痛发作的严重程度，伴随症状如恶心、呕吐，合并症及患者对治疗的反应。根据国际推荐的阶梯治疗和分度治疗方案，单独或联合应用简单的镇痛药物以治疗轻-中度头痛，甚至有时可用于重度头痛的治疗。5-羟色胺（5-HT₁）受体激动剂和（或）阿片类镇痛药物单独或联合多巴胺受体拮抗剂用于更为严重的头痛。但必须注意急性（终止）治疗药物的应用每周不应超过 2~3 天，以防出现药物反跳性头痛。

一般治疗　首先应使患者保持安静解除其心理负担。予以镇静药或催眠药使之入睡。伴呕吐者可加用镇吐药物。

药物治疗　①非甾体抗炎药：对轻度和中度偏头痛有效。如萘普生钠对轻度和中度偏头痛相当有效。对与多数急性偏头痛肌内注射酮咯酸也有作用。新型的环氧化酶-2 抑制剂是一种很好的选择。其他如酚咖片、吲哚美辛（消炎痛）、布洛芬等，均对偏头痛发作有部分疗效。②麦角胺类药物：麦角胺为一种 5-HT 受体激动剂，同时是部分器官 α 受体竞争性拮抗剂，还可激动多巴胺能受体。因为麦角胺与受体结合的非选择性，其应用过程中可出现多种不良反应，现在正逐渐被疗效好、不良反应小的选择性 5-HT₁ 受体激动剂曲普坦类药物所代替。常用药物如麦角胺咖啡因片，孕妇及冠心病、末梢血管疾病、肝肾疾病等患者禁用。双氢麦角胺胃肠外应用后很快达到其血浆药物浓度峰值，故而肌内注射优于皮下注射。③曲普坦类药物：常用药物有舒马曲普坦、佐米曲普坦、那拉曲普坦、利扎曲普坦和

依立曲普坦。此类药物为特异性 5-HT₁ᵦ/₁ᴅ 受体激动剂，其作用机制为强烈收缩已扩张的脑血管及硬膜动脉，对管径正常的动脉仅有轻微的收缩作用，从而减轻头痛；抑制硬膜的神经源性炎症，阻断硬膜血管扩张及血浆蛋白外渗；抑制疼痛冲动的传入。④Tel-cagepant：一种降钙素基因相关肽受体阻断剂，Telcagepant 能有效缓解急性偏头痛发作，但 Telcagepant 对反复发作偏头痛的疗效如何，并无报道。2010 年，一项随机双盲对照的临床研究，观察了 Telcagepant 对急性偏头痛发作的疗效，同时评价了其对四次偏头痛发作的疗效的一致性，证实 Telcagepant 能有效缓解多次偏头痛发作，且不良反应较少，耐受性好。

预防性治疗　目的主要是减少其发作频率、减轻其发作时的头痛。如患者每月发作 2 次以上；每次持续时间超过 48 小时；疼痛剧烈及抗偏头痛急性发作药物无效或出现严重的药物不良反应；或先兆期持续时间过长；则应给予预防性药物。因需每天服药，可能出现不良反应，所以首先要将有关偏头痛的知识介绍给患者，以期减轻患者精神负担；同时避免一切可能的诱因，减少发作。造成偏头痛预防治疗失败的原因包括诊断错误、未考虑其并发症、药物剂量不合适、用药时期不合适和不现实的期望。

β 受体阻断药　普萘洛尔（心得安），为一线标准预防药物，但应避免用于先兆延长和有局部神经系统症状的偏头痛患者。并非所有的 β 受体阻断药均有效，其他常用的 β 受体阻断药包括噻吗洛尔、美托洛尔、纳多洛尔等。

钙通道阻滞药　包括有氟桂

利嗪、维拉帕米。氟桂利嗪的不良反应有无力、抑郁、体重增加及锥体外系症状。维拉帕米的主要的不良反应为便秘和踝部水肿。

抗抑郁药　常用的三环类抗抑郁药有阿米替林、去甲替林、多塞平、普罗替林、地西帕明、丙咪嗪、选择性 5-羟色胺再摄取抑制剂，如氟西丁、文拉法辛等。

γ-氨基丁酸能药物　常用丙戊酸盐、双丙戊酸钠、加巴喷丁等。

单胺氧化酶抑制剂（MAOIs）安东尼和兰斯曾应用苯乙肼治疗其他预防药物无效的患者，使偏头痛的发作频率减少 50% 以上。不良反应包括食欲增加、体重增加、便秘、直立性低血压、无力、口干、恶心、呕吐等。服用 MAO-Is 时应避免服用含大量酪胺的食物如干酪、酸牛奶、酒类、蚕豆、巧克力等，以免引起严重高血压。而单胺氧化酶-B 抑制剂和塞利吉林对偏头痛无效。

（于生元）

yǒuxiānzhào piāntóutòng

有先兆偏头痛（migraine with aura）

局部神经症状先于或伴随偏头痛发作的综合征。曾称典型偏头痛、复杂偏头痛。约占偏头痛的 1/3。

病因与发病机制　其发病机制与无先兆偏头痛发病机制既有相同之处，亦存在各自的特性。已有部分学说用来解释偏头痛发作之前的先兆机制，其中最经典的为皮质扩布抑制（cortical spreading depression，CSD）学说，CSD可很好的解释偏头痛先兆期的神经系统功能障碍。CSD 指脑皮质在短时高幅电活动后，出现由枕叶通过脑回以 2~3mm/min 速度向前扩布一段长时间的去极化电波，可造成自发性或诱发神经元活性

降低。先兆期脑血流降低的速度与 CSD 和偏头痛先兆的发展速度相似。这就提示 CSD 可能是引起临床上偏头痛先兆的原因。CSD 可能是因为脑内离子内环境紊乱，能量代谢增加和新皮质神经细胞所致兴奋性氨基酸释放引起。释放的伤害性物质直接兴奋三叉神经血管的传入神经纤维，从而出现头痛发作。也有人认为偏头痛是一种离子通道病。脑内特异性 P/Q 型电压门控钙离子通道 α1A 亚单位基因突变可能与有先兆偏头痛的显性症状有关。

临床表现 大多数患者的先兆症状于 5~20 分钟内逐渐出现，其持续时间常少于 1 小时。先兆可以是视觉、运动、感觉症状，也可以言语或脑干症状（如有脑干先兆的偏头痛）或这些表现的组合。有时从一种先兆症状逐渐发展而出现另一种先兆症状，如从视觉症状到感觉异常，再到言语困难，同时先兆时间也相应地延长。大多数有感觉异常先兆的偏头痛患者可伴有视觉症状，有视觉先兆者常同时有感觉异常，而肢体力弱的先兆较少见。先兆持续数分钟至数十分钟后消退，随后出现头痛。

视觉先兆 为最常见的神经系统症状，见于 64% 的患者。常表现为"闪光暗点"或"眼前冒金星"。首先为见于中央视野的模糊的光点，以不同方式闪烁的光斑逐渐向周边扩散，累及视野的大部，部分未累及的部位则为暗点，故称"闪光暗点"。暗点的形状和结构可不相同。有时表现为锯齿状曲线或者类似古代城堡上的城垛。视觉先兆症状于头痛出现前达到高峰，然后消失。

感觉先兆 为第二常见的先兆症状，表现为起自手部的针刺

样感觉，逐渐向肘部扩散，并跳过上臂和颈部，出现舌感觉异常。感觉异常很少同时出现于手指和舌，但多于 10~20 分钟内缓慢的自手指向舌扩展。感觉异常偶可累及手臂和面部，甚至整个半侧身体。但应注意感觉先兆很少单独出现，而常见于视觉先兆后。感觉先兆的扩展速度有助于鉴别短暂性脑缺血发作或感觉性癫痫。与视觉先兆于视野内缓慢扩展相似，感觉异常多于 10~20 分钟内逐渐扩展，比短暂性脑缺血发作感觉异常的扩展速度慢。虽然有报道称两种先兆可同时出现，但一般来讲，偏头痛先兆多于数分钟内消散，而于一段潜伏期后出现头痛发作。

运动先兆 见于 18% 的患者，常伴有感觉症状。运动先兆症状常为头痛前的肢体沉重感，而不是真正的无力。17%~20% 患者出现言语和语言障碍，常伴有上肢末端的沉重感或无力。

言语先兆 如失语，最常见的是轻度命名性失语和非流利性失语，偶表现为感觉性失语。

诊断 头痛特点与无先兆偏头痛相同，多在先兆后发作。有时头痛不符合偏头痛特点或无头痛发作，要除外器质性病变所致。根据国际头痛疾患分类第 3 版（International Classification of Headache Disorders, 3rd edition, ICHD-3）（试用版），其先兆的诊断标准如下。

A. 至少有 2 次发作符合 B~D。

B. 至少有 1 个可完全恢复的先兆症状：视觉；感觉；语音和（或）语言；运动；脑视网膜。

C. 至少符合下列 4 项中的 2 项：①至少有 1 个先兆持续超过 5 分钟，和（或）2 个或更多的症

状连续发生。②每个独立先兆症状持续 5~60 分钟。③至少有一个先兆是单侧的。④与先兆伴发或者在先兆出现 60 分钟内出现头痛。

D. 不能用 ICHD-3（试用版）中的其他诊断更好地解释，排除短暂性脑缺血发作。

注：当 3 个症状一起出现在一次先兆中，可接受的最长先兆时间是 3×60 分钟。运动症状可以持续长达 72 小时。失语被认为是单侧症状，构音障碍可以是单侧或者双侧的。

治疗和预防 同无先兆偏头痛。

（于生元）

jiāzúxìng piāntānxíng piāntóutòng

家族性偏瘫型偏头痛（familial hemiplegic migraine, FHM） 以肢体力弱为主要先兆的家族性有先兆偏头痛。该病为常染色体显性遗传病，是有先兆偏头痛中的罕见类型。由克拉克（Clark）于 1910 年首次描述。

病因与发病机制 目前认为 FHM 是一种离子通道病。随着基因诊断技术的发展，FHM 可根据基因变异的不同分为 FHM1 型、FHM2 型和 FHM3 型。① FHM1 型：与 19p13 CACNA1A 基因突变相关，该基因编码电压门控 P/Q 型钙通道 α_2 亚单位，突变所致通道功能异常可能与皮质扩布性抑制（cortical spreading depression, CSD）有关，而 CSD 是先兆发生的重要电生理机制。②FHM2 型：与 1q23 ATP1A2 基因突变相关，该基因编码 A1A2 Na^+-K^+-ATP 泵亚型，突变致泵活性下降，Na^+-K^+ 交换障碍，Na^+-Ca^{2+} 交换增加。③FHM3 型：与 2q24 SCN1A 基因突变相关，该基因编码电压门控 Nav1.1 通道 α_1 亚型，突变致通道

缓解疼痛。酒精在丛集期经常诱发患者出现头痛，而在间歇期很少会诱发头痛。其他血管扩张药，例如硝酸甘油片和组胺，也可诱发易感患者出现丛集性头痛发作。

诊断与鉴别诊断 主要是临床诊断，依赖于头痛发作史、疼痛的详尽描述、头痛持续时间短暂、促发因素和伴随自主神经症状。发作间期唯一可见的异常体征是头痛同侧持久的或持续数小时的部分霍纳（Horner）征，表现为轻度上睑下垂和瞳孔缩小。发作中可见同侧霍纳征、结膜充血、流泪、鼻塞。头、颈部影像学检查都正常。虽然很少伴结构异常，但仍推荐行神经影像学检查，最好是头颅 MRI 或增强 CT。

该病需注意与偏头痛、症状性丛集性头痛、三叉神经痛进行鉴别。

治疗 其治疗分为急性发作期的药物治疗和预防性药物治疗。①发作期药物治疗：该病急性发作、起病突然，持续时间短暂，因此需要给予迅速起效的药，以迅速缓解疼痛。如给予吸氧和皮下使用舒马坦、二氢麦角胺、表面局部麻醉。②预防性药物治疗：包括糖皮质激素、麦角胺、维拉帕米、碳酸锂、丙戊酸钠、托吡酯、美西麦角。此外，有报道神经阻滞与封闭用于丛集性头痛急性发作期的治疗。

（于生元）

zìfāxìng dīlúyā tóutòng
自发性低颅压头痛（spontaneous intracranial hypotension, SIH） 缘于自发性低脑脊液压力的直立性头痛。曾称缘于自发性低颅压或原发性颅内低压的头痛、脑脊液低容量性头痛、脑脊液不足性头痛。是一种临床少见的综合征。

病因与发病机制 确切病因尚不清楚，目前多认为与自发性脑脊液漏出导致颅内低压有关。

其发病机制可能是：异常脑脊液漏；脉络膜血管舒缩功能紊乱；脑脊液分泌障碍、产生过少；蛛网膜颗粒吸收过度等。头痛的发生机制是由于颅内压降低使颅内大血管、感觉神经和脑膜等痛觉敏感组织失去了脑脊液的正常衬托作用被牵拉、扭曲、变形移位而产生头痛。坐位及立位时，脑髓向下移位，脑膜、脑表面痛觉敏感组织，尤其是第 V、IX、X 对脑神经及第 1~3 颈神经受牵拉明显。所以头痛症状加重，甚至伴有呕吐、颈项强直。

临床表现 SIH 的典型临床特点为直立性头痛，常伴有恶心、呕吐、颈项强直和主观听觉症状，脑脊液压力正常后头痛缓解。

辅助检查 其影像学特征如下。①经典的影像"四联征"：脑通过切迹向下移位（中脑"下滑"）；弥漫性硬脑膜增厚/强化；静脉、硬脑膜窦扩张；硬膜下水囊瘤/血肿。②缺乏 4 个典型改变中的 1 个并不能除外该诊断（同一患者罕见所有典型的低颅压改变）。③硬脑膜强化呈光滑、非结节状或"波浪状-崎岖不平"。④静脉、硬脑膜窦扩张。

诊断 根据国际头痛疾患分类第 3 版（International Classification of Headache Disorders, 3rd edition, ICHD-3）（试用版），诊断标准如下：①任何头痛符合标准③。②存在低颅压（脑脊液压力低于 60mmH_2O）和（或）脑脊液漏的影像学证据。③头痛发生与脑脊液压力低下或脑脊液漏在时间上相关，或因头痛使后者被确诊。④不能用 ICHD-3（试用版）

中的其他诊断更好地解释。

即使有明确的病史或与脑脊液漏一致的大脑影像学征象，也不能完全确定所有的患者是否都有活动性的脑脊液漏。脑池造影术已经过时，其敏感性明显差于现代影像学技术（如 MRI、CT 或数字脊髓造影术），目前很少应用。对于在 MRI 上有阳性征象（如对比增强时硬膜强化）的患者，就没有必要进行硬脊膜穿刺来测量脑脊液压力了。

鉴别诊断 应和硬膜下出血、硬膜下积液、肥厚性硬脑膜炎、感染性脑膜炎等疾病相鉴别。

硬脊膜穿刺术后头痛：1 个月前有过硬脊膜穿刺手术的患者不能被诊断为 SIH。自发性脑脊液漏或脑脊液压力低下引起的头痛表现类似于硬脊膜穿刺术后头痛，即直立后即刻或迅速发生头痛和平躺后头痛迅速缓解（1 分钟之内），或姿势改变后出现延迟反应，即在直立位后数分钟或数小时头痛加重，在平躺后数分钟甚至数小时后头痛减轻，但不一定完全缓解。虽然大多数 SIH 有明确的体位诱因，但它可能不像硬脊膜穿刺术后头痛，直立位后即刻发生头痛。当询问病史时，应该发现体位性头痛的发生，随着时间的推移，这种特征也会逐渐变得不明显。

治疗 如下所述。

保守治疗 主要采取保守治疗：去枕平卧、足高位、鼓励患者多饮水、每日静脉滴注生理盐水1000~3000ml。

硬膜外自体静脉血补片 国外报道使用硬膜外自体静脉血补片（EBP）治疗，即将自体血注射入硬膜外区，能够迅速缓解保守治疗效果不佳的患者。虽然 EBP 对脑脊液漏非常有效，单次修补术的作用可能不会持久，要使症状完全缓解或许需要 2 次甚至更多次的修补。不过，大多数情况可以改善到一定程度并维持数天。对一些病例来说，多次的修补术或许也不能达到持续改善，这时可能需要外科手术干预。

对于一些没有明显原因的典型的直立性头痛，在排除体位性心动过速综合征外，可以结合临床进行腰部 EBP 治疗。

手术治疗 还有些复发性 SIH 患者可行手术修补脑脊液瘘口部位，为保守治疗效果欠佳的患者提供了更多的治疗选择。

预后 大部分预后良好。

（于生元）

tòngxìng yǎnjī mábì

痛性眼肌麻痹（painful ophthalmoplegia）

海绵窦或眶上裂的非特异性炎症影响第Ⅲ、Ⅳ、Ⅵ对脑神经和第Ⅴ对脑神经第一支，导致一侧眼眶部疼痛和眼外肌麻痹的综合征。呈缓解和复发性。1954 年由托洛萨（Tolosa）首次报道，经过尸检发现海绵窦的炎性肉芽肿。1966 年史密斯（Smith）等将其命名为托洛萨-亨特综合征（Tolosa-Hunt syndrom，THS）。狭义的痛性眼肌麻痹是一种罕见病。广义的痛性眼肌麻痹包括各种继发原因导致的眼眶痛和眼肌麻痹，包括炎症、肿瘤、血管因素等。

病因与发病机制 病因尚不明确，一般认为是海绵窦及眶上裂的非特异性炎症。沙茨（Schatz）和福尔默（Former）在 1972 年报道了 4 例痛性眼肌麻痹患者，有 2 例行开颅术，1 例发现海绵窦侧壁的硬膜显示紧密连接的组织，上皮细胞、巨噬细胞、分散的浆细胞坏死的肉芽肿反应，而非干酪样变，另一例发现一软组织块影，抬升动眼神经，压迫展神经。该软组织从海绵窦扩展到半月神经节，病理学检查显示慢性肉芽肿组织（浆细胞、淋巴细胞及小的坏死灶）。以后的多数病理学检查均支持肉芽肿病变。有学者对痛性眼肌麻痹患者进行血管造影检查，发现颈内动脉虹吸部移位和不规则狭窄现象，也有海绵窦引流不畅、颈内动脉附壁血栓形成现象，提示炎症侵犯海绵窦、脑神经的同时也可能侵蚀血管壁。

广义的痛性眼肌麻痹可由许多继发原因导致，包括血管病变（如动脉瘤、颈内动脉夹层、颈动脉海绵窦瘘等），肿瘤（原发或转移），特异性炎症（真菌、结核等），非特异性炎症（巨细胞动脉炎、结节性多动脉炎、THS 等），其他（眼肌麻痹性偏头痛、动脉硬化性血管病等）。

第Ⅲ、Ⅳ、Ⅵ对脑神经常受累而出现眼外肌麻痹；颈内动脉海绵窦段或副交感纤维受累出现瞳孔异常改变；三叉神经第一支受累出现眶周或偏侧头痛及前额部痛觉过敏；偶尔其他相邻脑神经如视神经受累，出现视力改变，面神经受累出现同侧周围性面瘫，三叉神经下颌支受累出现同侧面部痛觉减退。

临床表现 在各年龄段均可发病，男、女发病率相似。一般经数日或数周好转，但可复发，糖皮质激素有明确的疗效。偶可累及视神经及其他相邻的脑神经，如面神经、下颌下神经、三叉神经下颌支等。眼肌麻痹可与疼痛同时出现或在疼痛后 2 周内出现，个别先有脑神经受累后出现头痛。头痛部位主要累及单侧或双侧眶周和（或）患侧额部头痛，有的伴同侧额颞部麻木感。头痛亦可涉及半侧头面或整个头部，有的甚至表现为对侧头痛（机制不清）。疼痛为严重的持续性疼痛，可伴恶心、呕吐症状。

辅助检查 包括以下内容。

实验室检查 可有周围血象白细胞总数增多，中性粒细胞比例增高；红细胞沉降率增快，亦可正常。抗链球菌溶血素 O 可增高。脑脊液可有蛋白增高和（或）白细胞增高，甚至有蛋白明显增高。

影像学检查 CT 和 MRI 可发现海绵窦块影或扩大等变化，头颅 MRI 增强扫描阳性率可高达 92.3%，应作为该病的初筛。即使 CT 和 MRI 均为阴性，动脉造影可能发现颈内动脉虹吸段的不规则、狭窄等表现。

病理 表现为炎性肉芽肿，镜下可见大量淋巴细胞、浆细胞、成纤维细胞。

诊断 其诊断通常是一个排除性的诊断，需要进行一系列的辅助检查排除其他导致类似症状的疾病，如血管炎、肿瘤、血管瘤、特异性炎症等。

通常该病诊断可依据：①急性或亚急性起病，一侧球后或眶部持续剧烈疼痛，可发生在眼肌麻痹前数日或麻痹后，多发生在眼肌麻痹前。②与疾病发作的同时或疼痛出现 2 周内伴有第Ⅲ、Ⅳ、Ⅴ、Ⅵ对脑神经中的一个以上麻痹，有或无瞳孔改变，偶累及视神经、眼交感神经。③症状可持续数天至数周。④可自发缓解、部分患者残留神经功能缺损。⑤间隔数月或数年复发者大约占 50%，可发生在同侧、对侧或双侧。⑥糖皮质激素治疗有效。⑦通过影像学或活检等检查排除其他疾病。注意部分患者的 MRI 检查可以无异常发现。

鉴别诊断 需要与以下疾病

相鉴别。

眼肌麻痹性偏头痛 有典型的单侧悸痛或跳动性头痛，发作时间为数小时至数天，偏头痛发作前或发作中出现眼肌麻痹，眼肌麻痹常为动眼神经麻痹，滑车神经及展神经麻痹少见。血管造影及 CT 扫描正常。

糖尿病性眼肌麻痹 特点为眼肌麻痹开始数天内有同侧眼痛，但瞳孔正常，眼外肌麻痹于 1~2 个月后自然恢复，伴有血糖增高及其他糖尿病的临床表现。

重症肌无力 是眼肌麻痹的常见原因，延髓支配的各个肌肉或肢体的横纹肌均可受累，一般不伴眶周痛或头痛。新斯的明试验、肌电图可帮助鉴别。

其他继发因素所致痛性眼肌麻痹 需要排除的有海绵窦血栓、海绵窦动静脉瘘、动脉瘤、胶原性疾病（如颞动脉炎、结节性动脉的周围炎等）、淋巴瘤、癌症、脑膜瘤以及其他局部的新生物、化脓感染、特异性肉芽肿如梅毒性骨膜炎等，通过影像学和血管成像或造影多能鉴别。但无论是血管影像的改变与类固醇激素治疗显效都不是特异性诊断，颅内探查和病理检查是最可靠的证据。

脑动脉硬化性血管病 脑动脉硬化与高血压患者，常突然出现眼肌麻痹，可能由于脑干出血、蛛网膜下腔出血或供应神经干、神经核的血管发生阻塞，还可以因为硬化的血管如大脑后动脉、小脑上动脉压迫使动眼、滑车神经麻痹，内听动脉与小脑前下动脉硬化引起展神经麻痹等。

治疗 糖皮质激素是治疗的首选，可采用大剂量甲基泼尼松龙静脉滴注（也可用地塞米松）或泼尼松口服，通常在用药后 24~72 小时就能明显减轻疼痛。

如果用药 72 小时疼痛仍未减轻，需重新考虑诊断。

糖皮质激素治疗最好能维持 2~3 个月，复发者应酌情加大用量。眼肌麻痹完全不恢复者可考虑手术治疗。同时可辅以维生素等营养神经药物。对糖皮质激素不耐受者或顽固性复发的病例也有采用硫唑嘌呤、甲氨蝶呤、英利昔单抗等免疫抑制剂治疗的报道。恢复期辅以理疗及功能锻炼，可促进眼肌麻痹症状的恢复。

预后 眼肌麻痹通常要数周到数月才能完全恢复，也有不能完全恢复者。一般恢复的越早，则恢复的越完全，但恢复较快者易复发。

（于生元）

shuìmián zhàng'ài

睡眠障碍（sleep disorder） 各种原因引起的睡眠时间和（或）睡眠质量的改变，并导致日间社会功能受到影响的疾病。睡眠是机体交替发生的一种自发的、可逆的相对静息状态，表现为在一段时间内意识水平的暂时下降和对外界刺激的反应性降低。正常睡眠状态下，可以观察到机体肌张力下降，反射阈值增高，自我意识、语言等神经系统高级活动程度降低或停止，并可记录到一些特征性的脑电和肌电活动变化。当上述正常的睡眠状态发生改变，如睡眠的交替规律发生变化、不能在适当的时间入睡或醒来、睡眠过程中发生异常的意识变化或不自主活动等，表现为不同类型的睡眠障碍。

发生机制 睡眠是受多种机制调节的脑的高级活动之一，任何可能影响这些调节机制的社会和环境因素、精神和心理因素、疾病和药物因素等，都可以造成

睡眠障碍。睡眠障碍与多种疾病有着密切联系，临床各类疾病患者都可能并存睡眠障碍，各类疾病本身也可能并发睡眠障碍。

临床表现 其临床表现复杂多样，包括睡眠时间的缩短或延长、睡眠节律变化、睡眠过程中的异常发作症状等。

分型 根据临床特征，睡眠障碍可以分为以下类型。

失眠障碍 最常见的睡眠障碍类型，特别是随着社会竞争加剧和生活压力增大，失眠障碍正成为一项常见的社会现象。根据 2002 年全球失眠障碍调查显示有 45.4% 的中国人在过去 1 个月中经历过不同程度的失眠，其中约 20% 的人选择使用镇静催眠药物来解决失眠问题。根据致病因素和病程特点，可分为环境性、心理生理性、主观性、原发性失眠障碍等。

睡眠呼吸障碍 根据呼吸障碍的发生机制，分为中枢性睡眠呼吸暂停、阻塞性睡眠呼吸暂停和睡眠相关低通气/低氧血症等。夜间反复发生的间歇性缺氧和睡眠片段现象是睡眠呼吸障碍的特征性临床表现。该类疾病也是引起日间睡眠增多的主要病因之一。

引起日间睡眠增多的疾病 在保证夜间足够睡眠时间后，仍有次日思睡、疲倦，注意力不集中，记忆力下降等日间功能受损的表现。常见疾病包括发作性睡病、反复发作性睡眠增多、特发性睡眠增多等。

昼夜节律失调性睡眠觉醒障碍 昼夜节律调节是睡眠调节过程的重要机制，调控机体各项生理活动，按照相应的昼夜节律相对稳定地进行睡眠-觉醒周期性循环。患者自身的睡眠-觉醒时间与

正常的昼夜节律时间以及相应的社会活动时间不一致。内在生物钟调节或睡眠时间发生改变，是导致昼夜节律失调性睡眠障碍的主要原因。常见的疾病有睡眠觉醒时相提前障碍、睡眠觉醒时相延迟障碍、时差变化睡眠觉醒障碍和倒班工作睡眠觉醒障碍等。

异态睡眠 睡眠过程中出现的一组相对复杂的异常动作或情感体验。常见的有多发生于非快速眼动（non-rapid eye movement，NREM）睡眠期的意识模糊性觉醒、睡行症和睡惊症；多发生于快速眼动（rapid eye movement，REM）睡眠期的行为紊乱、梦魇和睡眠瘫痪等；部分疾病在 NREM 期和 REM 期均有发生，如遗尿症、睡眠相关性幻觉等。

睡眠相关性运动障碍 正常状态下，睡眠过程中肌张力降低，尤其在 REM 睡眠期除眼肌和中耳肌外，其他部位肌张力均极低。睡眠相关性运动障碍是在此时由于各种原因引起肌张力不降低，并出现一组相对简单、刻板的运动障碍性疾病。根据发生部位和表现可分为不安腿综合征、周期性肢体运动障碍、睡眠相关性磨牙、睡眠相关节律性运动障碍等。

诊断 睡眠障碍的表现可通过患者主诉与家人描述、睡眠相关的量表测定和实验室检查等途径获得。

询问病史 睡眠发生的时间和环境是影响睡眠质量的重要因素，因此睡眠障碍的诊断需要详细了解患者的睡眠卫生习惯和睡眠中的异常表现。明确在卧室内的时间、卧床的时间和实际入睡的时间等，对各种入睡障碍的病因鉴别有重要价值。打鼾过程中是否伴有明显的呼吸暂停，

睡眠过程中发生的异常运动和言语等，常可通过家人、室友的描述获得。

睡眠评估量表 患者对自身睡眠状态的主观记录和感受，常可通过各种睡眠量表进行评价。常用的睡眠评估量表包括：用于评价主观睡眠感受和睡眠卫生习惯的量表（如睡眠日记、睡眠的信念和态度量表、睡眠卫生知识和睡眠卫生习惯量表）；评价失眠严重程度的量表（阿森斯失眠量表、匹兹堡睡眠质量指数）；评价日间思睡程度的量表（爱泼沃斯思睡量表）；评价相关的情绪倾向的量表（状态-特质焦虑问卷、焦虑自评量表、抑郁自评量表）。

实验室检查 多导睡眠图通过在整夜睡眠过程中连续并同步地监测与记录多项生理指标，对睡眠分期和伴随的呼吸、运动等信息进行记录和分析，是诊断睡眠呼吸障碍等多种疾病的"金标准"。多次睡眠潜伏期试验可以记录白天入睡的情况，判断入睡潜伏期是否缩短以及是否出现 REM 期始发睡眠等，对日间思睡疾病的诊断和鉴别有重要价值。其他的客观评估方法还有夜帽、微动敏感床垫、肢体活动电图、电子瞳孔描记仪等。

（赵忠新 李雁鹏）

shīmián zhàng'ài

失眠障碍（insomnia disorder）

尽管有适当的睡眠机会和睡眠环境，依然对睡眠时间和（或）质量感到不满足，并且影响日间社会功能的睡眠障碍。女性多于男性，可在青春期起病，发病率随年龄增加逐渐增高。长期失眠影响个体的正常生活和工作，增加罹患各种健康问题的风险。严重的睡眠缺失不仅降低工作效率和警觉水平，甚至有可能引发恶

性意外事故，造成巨大损失。

病因 睡眠环境变化、睡眠卫生不良和精神心理问题常是引起失眠障碍的起始因素，这些因素长期得不到改善或发生进一步神经调节改变，可使得失眠症状逐渐加重，在失眠障碍的发病过程中起重要作用。此外，多种疾病和药物因素也是导致失眠障碍的常见原因。

临床表现 主要表现为入睡困难、睡眠维持障碍、早醒、睡眠质量下降和总睡眠时间减少，同时伴有日间功能障碍。包括：①有效睡眠时间不足和（或）睡眠质量下降，患者可有明显的入睡困难（卧床后超过 30 分钟不能入睡），夜间易醒或睡眠维持障碍（整夜觉醒次数≥2 次，或夜间总觉醒时间超过 40 分钟），凌晨早醒，总睡眠时间缩短（通常少于 6.5 小时），多伴有不同程度的睡眠质量下降的感觉，如自觉睡眠浅、多梦、易醒或深睡眠时间不足等。②日间残留效应，晨起后感觉精力未得到恢复，头脑不清晰，困倦或思睡，并有程度不等的焦虑、急躁和疲劳，常伴有消极情绪、注意力和警觉性下降。由于睡眠需要量存在明显的个体差异，所以睡眠时间的减少并不一定都具有病理意义，只有当存在睡眠时间不足或睡眠质量下降的同时，又伴有上述脑功能和躯体功能下降的临床表现时，才能诊断为失眠障碍。

诊断 2014 年发布的睡眠障碍国际分类第 3 版（international classification of sleep disorders，third edition，ICSD-3）根据失眠障碍临床特征与发生时间长短，将其分为慢性失眠障碍（chronic insomnia disorder，CID）、短期失眠障碍（short-term insomnia disorder，STID）与其他失眠障碍（other insomnia disorder，OID），各自的临床特征与诊断标准如下。

慢性失眠障碍 诊断必须同时符合以下各项。①存在以下一种或者多种睡眠异常症状（患者自述或其照料者提供）：入睡困难；睡眠维持困难；比期望的起床时间更早醒来；在适当的时间不愿意上床睡觉；没有父母或者照料者的干预入睡困难。②存在以下一种或者多种与失眠相关的日间症状（患者自述或其照料者提供）：疲劳或全身不适感；注意力不集中或记忆障碍；社交、家庭、职业或学业等功能损害；情绪易烦躁或易激惹；日间思睡；行为问题（如多动、冲动或攻击性）；精力和体力下降；易发生错误与事故；过度关注睡眠问题或对睡眠质量不满意。③睡眠异常症状和相关的日间症状，不能单纯用没有合适的睡眠时间或不恰当的睡眠环境来解释。④睡眠异常症状和相关的日间症状至少每周出现 3 次。⑤睡眠异常症状和相关的日间症状持续至少 3 个月。⑥睡眠和觉醒困难不能被其他类型的睡眠障碍更好地解释。

短期失眠障碍 符合慢性失眠障碍①～③和⑥项标准，但病程不足 3 个月和（或）相关症状出现的频率未达到每周 3 次。

其他失眠障碍 OID 的诊断术语仅用于那些少见病例，即虽然存在睡眠起始和维持困难，但不能满足 CID 或 STID 的诊断标准，有必要受到临床关注的失眠患者。该诊断术语通常用于临时性诊断，在对患者进行连续观察并收集更多信息后，其中相当部分可能最终达到 CID 或 STID 的诊断标准。

治疗 从整体治疗的角度，失眠的治疗目标应包括缓解临床症状、保持正常睡眠结构和恢复社会功能。临床治疗失眠主要包括非药物治疗和药物治疗。

非药物治疗 主要包括由睡眠卫生教育、认知疗法、刺激控制疗法、睡眠限制疗法以及放松训练等一整套方法组成的干预措施，改变患者对失眠的认知偏差，纠正各种不良的睡眠卫生习惯，保持规律的作息时间，重置患者对睡眠和睡眠缺乏的错误信念和态度，通过减少卧床时的警觉及夜间觉醒，最终使患者减少应激、紧张及焦虑等影响失眠的不良因素，重建对睡眠的信心和态度。非药物治疗常能起到良好的治疗效果，尤其对于慢性失眠障碍患者，给予认知-行为疗法等非药物治疗对缩短治疗时间、预防复发等都有较明确疗效。

药物治疗 临床上采用药物治疗时，应注意遵循"间断用药"和"按需用药"的原则。"按需用药"即在如下情况时才选择服用短半衰期催眠药物：①预期判断入睡困难时，可于上床前 5 分钟服用。②根据夜间睡眠的需求：上床 30 分钟不能入睡时服用。③夜间易醒：在通常起床时间 5 小时以前醒来，无法再次入睡时服用。④根据白天活动的需求：第 2 天白天有重要工作或事情时服用。

苯二氮䓬类和非苯二氮䓬类催眠药物 前者常用的有地西泮、阿普唑仑、艾司唑仑、三唑仑等；后者主要有唑吡坦、扎来普隆、右佐匹克隆与佐匹克隆等。非苯二氮䓬类药物具有受体专一性较强，仅有催眠而无镇静、肌松和抗惊厥作用，不影响健康者的正常睡眠结构，但可改善患者的睡眠结构等优点，目前多将此类药物作为首选药物。

抗抑郁药物 可通过治疗抑郁和焦虑以改善其慢性失眠临床症状。部分药物有镇静作用，临床常用的有多塞平、帕罗西汀、米氮平和曲唑酮等。使用中应注意，选择性 5-羟色胺再摄取抑制剂与选择性 5-羟色胺和去甲肾上腺素再摄取抑制剂在治疗开始阶段对睡眠并无改善作用，甚至可使其恶化，部分患者可能出现周期性肢体运动障碍。

褪黑素受体激动剂 参与睡眠觉醒周期的调节，常用药物有雷美尔通和阿戈美拉汀。能够缩短入睡潜伏期，改善睡眠连续性。

食欲肽受体拮抗剂 食欲肽（orexin）具有促醒作用。针对 orexin 双受体（OX1R 和 OX2R）发挥抑制作用的拮抗剂 suvorexant（Belsomra®），已获得美国食品和药品管理局（Food and Drug Administration，FDA）批准用于治疗成人失眠障碍（入睡困难和睡眠维持障碍），其发挥催眠作用的靶点不同于其他催眠药物。

（赵忠新 李雁鹏）

fāzuòxìng shuìbìng

发作性睡病（narcolepsy） 以白天出现不可控制的短暂发作性睡眠伴有夜间睡眠紊乱为主要特征的睡眠障碍。是引起日间过度思睡的常见病因之一，常伴有猝倒发作、睡眠瘫痪、睡眠幻觉等表现。从儿童早期到老年期均可发病，15～25 岁为发病高峰，患病率为 0.02%～0.18%。

病因与发病机制 该病与人类白细胞抗原（human leucocyte antigen，HLA）等位基因 HLA-DQB1*0602 变异密切相关。下视丘分泌素能神经元减少在发病中起重要作用，约 90% 的伴猝倒发作性睡病和 20% 的无猝倒发作性睡病患者可见脑脊液下视丘分泌素-1含量降低。

临床表现 典型表现为发作性睡病四联征。

发作性睡眠 白天突然出现无法预测的思睡和不可抗拒的睡眠发作。阅读、看电视、听课、吃饭、行走甚至驾车时均可出现，短时间的小睡（10~30分钟）可使精神恢复振作，但通常仅能维持醒后的一段时间。

猝倒发作 65%~70%的患者可出现。常由强烈的情感刺激诱发，表现为躯体肌张力突然丧失，但意识清楚，呼吸不受影响。发作持续时间通常为数秒，发作后可完全恢复，亦可持续数十分钟而后进入明显的睡眠发作。

睡眠瘫痪 20%~50%的患者可出现。患者从快速眼动睡眠期睡眠中醒来时，发生的一过性全身随意运动不能和（或）言语不能，呼吸和眼球运动不受影响，可持续数秒至数分钟。

睡眠幻觉 12%~50%的患者可出现。可发生于从觉醒向睡眠转换时（入睡前幻觉）或睡眠向觉醒转换时（醒后幻觉）。常为不愉快的异常听觉或视觉感知，典型的伴有恐惧感和威胁感。

约半数有自动症或遗忘症发作，患者试图抵制困倦而逐渐陷入迷茫，对指令无反应。常有记忆力下降、不适当行为和对周围环境变化适应较差等表现。少数患者还可伴有头痛、肌肉疼痛、无力和复视等。

诊断 根据睡眠障碍国际分类第3版（international classification of sleep disorders, third edition, ICSD-3）的诊断标准，发作性睡病可分为发作性睡病1型（伴猝倒）、发作性睡病2型（无猝倒）。其诊断标准如下。

发作性睡病1型 需同时满足：①患者存在白天难以遏制的困倦和睡眠发作，症状持续至少3个月。②满足以下1项或2项条件：有猝倒发作，经多次睡眠潜伏期试验（multiple sleep latency test, MSLT）检查平均睡眠潜伏期≤8分钟，且出现≥2次入睡期始发的快速眼动睡眠（sleep-onset rapid eye movement periods, SOREMPs）；脑脊液中下视丘分泌素-1（Hcrt-1）≤110 pg/ml或<正常参考值的1/3。

发作性睡病2型 需同时满足：①白天存在难以遏制的困倦和睡眠发作，症状持续至少3个月。②MSLT检查可见平均睡眠潜伏期≤8分钟，且出现≥2次SOREMPs。③无猝倒发作。④未检测脑脊液中Hcrt-1浓度，或其测量值>110pg/ml或>正常参考值的1/3。⑤思睡症状和（或）MSLT检查结果无法用其他睡眠问题解释，如睡眠不足、阻塞性睡眠呼吸暂停、睡眠觉醒时相延迟障碍或药物使用与撤药。

治疗 主要包括以下内容。

一般治疗 应注意合理安排作息时间，保证夜间充足睡眠。白天合理安排小睡可以有效改善患者的精神状态。避免从事倒班工作、长时间连续工作或具有高精度、高危险性的工作。给予心理支持，增强治疗信心。

药物治疗 ①日间思睡症状：治疗可选用中枢神经系统兴奋性药物如安非他命、盐酸哌甲酯、苯哌啶醋酸甲酯、莫达非尼等。②猝倒症状：治疗可选择三环类抗抑郁药丙米嗪、去甲丙米嗪和氯米帕明等，选择性5-羟色胺再摄取抑制剂如氟西汀、西酞普兰，选择性去甲肾上腺素再摄取抑制剂如瑞波西汀，以及选择性5-羟

色胺和去甲肾上腺素再摄取抑制剂如文拉法辛。③夜间睡眠紊乱：治疗可选用γ-羟丁酸钠，其可以通过兴奋γ-氨基丁酸-B受体抑制中枢神经系统活动，同时能够显著增加慢波睡眠及快速眼动睡眠的比例，改善夜间睡眠及猝倒的作用均较显著。

（赵忠新 李雁鹏）

fǎnfù fāzuòxìng shuìmián zēngduō

反复发作性睡眠增多（recurrent hypersomnia） 以周期性睡眠增多、强迫性快速大量进食、精神紊乱和性欲亢进等为主要表现的综合征。又称克莱恩-莱文（Kleine-Levin）综合征。临床发病率较低，男女比例约为4:1。

病因 尚不明确，部分病例观察到下丘脑和边缘系统病变。

临床表现 典型患者自青少年期开始发作，每次发作持续2天到数周不等，每年发作数次至十余次。发作前常有疲劳或头痛主诉，前驱症状可持续数小时。发作期出现明显的日间过度思睡，每天睡眠持续16~18小时，觉醒时间仅用来进食和排便，之后又进入睡眠状态。睡眠中不会出现尿便失禁。在发作时给予强烈刺激可以将患者唤醒，但醒来后仅能简单应答随即又入睡。患者发作中间断大量进食，因此常在发作后观察到明显的体重增加。认知异常表现常见定向障碍、幻觉，少数患者还可出现短暂遗忘和失语。还有部分患者伴有性欲亢进表现。

辅助检查 多导睡眠图检查除发现睡眠时间明显延长外，发作期还常可见脑电活动呈弥漫性低幅慢波。

诊断与鉴别诊断 根据患者的临床表现和辅助检查即可诊断。主要同引起日间过度思睡的其他

疾病相鉴别，如特发性睡眠增多、睡眠呼吸暂停综合征等。

治疗 在发作期可选用精神兴奋药物如安非他命等以改善日间睡眠症状。

（赵忠新 李雁鹏）

tèfāxìng shuìmián zēngduō

特发性睡眠增多（idiopathic hypersomnia）

以白天过度思睡、困倦，经短时间睡眠后仍不能缓解，伴（或不伴）有夜间睡眠时间延长的睡眠障碍。又称特发性中枢神经系统过度睡眠。根据是否伴有夜间睡眠时间延长，可以分为特发性过度睡眠伴睡眠时间延长型和特发性过度睡眠不伴睡眠时间延长型。多在青春期前开始发病，具体流行病学资料尚不完整。

发病机制 尚不清楚，患者脑脊液中单胺类递质和下视丘分泌素含量均处于正常水平。

临床表现 表现为持续性或反复发作性的日间过度思睡，且经短暂小睡后不能恢复精力、反复再入睡、易激惹、无意识行为和意识模糊。患者通常主诉晨醒困难，难以被闹钟唤醒，只能频繁使用特殊手段来促醒；自我报告的总睡眠时间很长，通常夜间睡眠时间超过 10 小时，白天小睡的持续时间常超过 60 分钟，多数患者醒后无精神恢复感。部分患者还可出现自主神经功能障碍表现，如头痛、直立性低血压、晕厥和雷诺现象等。偶有睡瘫和睡前幻觉。

辅助检查 多次睡眠潜伏试验（multiple sleep latency test, MSLT）可见患者平均睡眠潜伏期 < 8 分钟（平均为 6.2 ± 3.0 分钟），同时有 < 2 次的入睡期始发的快速眼动睡眠（sleep-onset rapid eye movement periods, SOREMPs）。

24 小时内睡眠时间超过 660 分钟。

诊断与鉴别诊断 依据患者的临床表现和辅助检查即可诊断。主要同引起日间过度思睡的其他疾病相鉴别，如反复发作性睡眠增多、睡眠呼吸暂停综合征等。

治疗 可采用白天治疗性短时间睡眠，部分可缓解症状，同时也可采用中枢兴奋剂如莫达非尼等，提高日间觉醒程度。

（赵忠新 李雁鹏）

zhōuqīxìng zhītǐ yùndòng zhàng'ài

周期性肢体运动障碍（periodic limb movement disorder）

在睡眠中反复发作的肢体周期性运动。曾称睡眠期周期性腿动。该病患病率随年龄增长逐渐增加，在青年期为 5% 左右，老年人可升高至 40%。

病因与发病机制 发病原因尚不完全明确，临床上观察到周期性肢体运动障碍患者多合并不安腿综合征、快速眼动睡眠期行为障碍或发作性睡病等其他睡眠障碍。选择性 5-羟色胺再摄取抑制剂类抗抑郁药、三环类抗抑郁药、锂和多巴胺受体拮抗剂可以诱发或加重发作。另外，铁在多巴胺功能中有重要作用，脑内缺铁（血清铁蛋白降低）也可能加重周期性肢体运动障碍。

临床表现 主要表现为睡眠中反复出现肢体异常运动，最常发生于下肢，特征性表现为拇趾节律性伸展，常伴有踝、膝等关节的部分屈曲，偶可累及髋关节出现屈曲。发作呈周期性，每次持续时间 0.5 ~ 5 秒，发作间隔 5 ~ 90 秒。上肢也可以出现类似的表现。同时，患者的不自觉的运动常会对同床者的正常睡眠造成干扰。

辅助检查 多导睡眠图检查可见肢体运动可发生于睡眠过程

的任何阶段，非快速眼动睡眠期多见，采用胫前肌电图等监测肢体活动可发现反复发作的特征性肢体运动，每次发作连续运动 ≥ 4 次，每小时发作次数 ≥ 5 次。同时可伴有睡眠片段增多、觉醒次数增多等睡眠结构紊乱表现。

诊断与鉴别诊断 根据患者的临床表现和辅助检查即可诊断。

该病主要与不安腿综合征、快速眼动睡眠期行为障碍、睡眠惊跳等其他类型睡眠障碍相鉴别，同时需注意排除癫痫、帕金森病等其他神经系统疾病。

治疗 药物治疗可选择多巴胺类药物如多巴丝肼、苯二氮䓬类药物如氯硝西泮等，同时应注意对伴发的睡眠障碍的治疗。

（赵忠新 李雁鹏）

shuìxíngzhèng

睡行症（sleepwalking）

以睡眠中出现行走或其他异常复杂行为（或活动）为特征的睡眠障碍。又称梦游症。通常在非快速眼动（non-rapid eye movement, NREM）睡眠期出现。以儿童较为多见，成年人患病率约为 4%。发病机制较复杂，可能同睡眠剥夺、甲状腺功能亢进症、脑炎及颅脑外伤等相关，部分镇静催眠药物和抗精神病药物等也可能会导致或加重睡行症。典型的临床发作表现为在入睡后的 2 ~ 3 小时内从床上坐起，而后漫无目的地行走，目光呆滞，作简单刻板的动作，如拿起被子、移动身体等；少数病例也可出现较复杂的日常习惯性动作，如做饭、进食、驾车等。患者的活动能够自行停止，并回到床上继续睡眠，醒来后对发作过程毫无记忆。患者在发作时对环境只有简单的反应，易发生磕碰、摔倒等意外伤害，并且不易被唤醒，受到限制时可出现冲动或攻击行为。通过多导睡眠图显示，发病多在 NREM 睡眠 3 期，最常见于第一、第二个睡眠周期慢波睡眠接近结束时，少数病例发作也可见于 NREM 睡眠 2 期，同时可见高波幅慢波（δ 波暴发），心率加快、肌张力增高等。主要需要同快速眼动睡眠期行为障碍、癫痫等鉴别。治疗以减少睡眠剥夺等诱发因素和加强安全防护措施为主，发作频繁时可选用苯二氮䓬类（如氯硝西泮、阿普唑仑），抗抑郁药（如阿米替林、氟西汀）等。心理治疗如自我催眠和松弛疗法等有助于去除影响睡眠的因素，能够缓解症状。

（赵忠新　李雁鹏）

shuìjīngzhèng

睡惊症（sleep terror）　以突然从非快速眼动睡眠期中惊醒，发出呼喊或惊叫，并伴有受惊吓后出现的自主神经系统兴奋和恐惧行为等为主要表现的觉醒调节障碍性疾病。又称夜惊症。多于青春期前起病，常见于 4～12 岁儿童，儿童中患病率为 1%～6.5%，成年人中约为 2%。

病因与发病机制　发病机制尚不十分明确，睡眠呼吸暂停综合征等睡眠呼吸障碍可能是导致发作的触发因素，其他如睡眠剥夺、精神紧张等睡行症的诱因也可能在该病发病中起作用。

临床表现　典型临床表现为患儿在入睡后的 0.5～2 小时开始发作，突然坐起、尖叫、哭喊、双眼凝视、手足舞动，常有不能被理解的不自主言语，伴呼吸急促、心动过速、面色苍白、出汗、瞳孔散大、皮肤潮红等自主神经症状。发作时意识呈朦胧状态，呼之不应，持续 1～2 分钟后自行缓解并常能继续入睡。次日对发

作经过不能回忆或仅部分记忆，无完整生动的梦境描述。

辅助检查　多导睡眠图显示发病在非快速眼动睡眠 3 期，尤其以夜间睡眠的前 1/3 阶段非快速眼动期常见，最常见于第一、第二个睡眠周期慢波睡眠接近结束时。

诊断与鉴别诊断　依据患者的临床表现和辅助检查即可诊断。鉴别诊断主要包括入睡幻觉以及梦魇等。

治疗　与睡行症的治疗类似，主要以减少睡眠剥夺等诱发因素和加强安全防护措施为主，可选用苯二氮䓬类、抗抑郁药等控制发作。心理治疗等有助于去除影响睡眠的因素，对缓解症状、缩短病程有帮助。

（赵忠新　李雁鹏）

shuìmián jīngtiào

睡眠惊跳（sleep start）　睡眠起始阶段，患者突然出现躯干、一侧（或两侧）肢体等部位短促抽动发作的睡眠障碍。人群发病率可达 60%～70%，不同年龄和性别发病率没有明显差异。

病因　尚不明确，临床观察到过量摄入咖啡因、过度体力活动或情绪紧张等会增加发作的频率和严重程度。

临床表现　典型临床表现为睡眠开始时突然出现下肢短促的抽动，部分情况可见于躯干、上肢和头部，通常不对称，无明显节律性。惊跳可以自发产生，也可由刺激引起，常伴有躯体落空感、短暂感觉缺失或幻觉等，偶可伴有尖叫。如果惊跳没有导致惊醒，患者自然觉醒后一般不能回忆。连续多次的惊跳发作少见。少数严重病例可由于频繁或重复发作引起入睡困难进而形成失眠。

辅助检查　①多导睡眠图检

查：可见惊跳发生于将入睡时或非快速眼动睡眠 1～2 期。②肌电图检查：可见发作肌肉出现单个或连续短时程（75～250 毫秒）的高波幅电位发放。

诊断与鉴别诊断　依据患者的临床表现和辅助检查即可诊断。主要需与周期性肢体运动障碍、快速眼动睡眠期行为障碍等发生于睡眠期的异常运动相鉴别。

治疗　一般为良性病程，不需要特殊治疗。

（赵忠新　李雁鹏）

mèngyǎn

梦魇（nightmare）　以反复出现恐怖不安或焦虑为主要特征的梦境体验。多在快速眼动睡眠期出现，通常会导致觉醒，醒后能够回忆梦境的睡眠障碍性疾病。人群发病率 2%～8%，青少年和女性多见。

病因与发病机制　频繁的梦魇发作可能同特定的人格特征或精神疾病因素（如创伤后应激综合征等）相关，部分影响神经递质传递的药物如去甲肾上腺素能药物和多巴胺能药物等都可能会导致或加重梦魇发作。

临床表现　典型的梦魇多为连续、生动梦境，内容一般从普通画面发展到恐怖情节，常涉及患者对威胁自身生命、财产安全或自尊的情况而进行的斗争或反抗，导致患者睡梦中出现焦虑、恐惧或气愤等较激烈的负性情绪。患者自觉非常焦虑或恐惧，但又感到无力呼喊或挣扎活动，直至惊醒，醒来后能够很快恢复定向力和警觉性，并能清晰回忆梦境的内容。部分患者由于醒来后仍觉恐惧而出现再次入睡困难。

辅助检查　多导睡眠图检查可见患者在快速眼动睡眠期突然醒来，伴有心率、呼吸加快等自

主神经兴奋表现，总体睡眠结构一般不受影响。

诊断与鉴别诊断　根据患者的临床表现和辅助检查即可诊断。鉴别诊断主要包括入睡幻觉、睡惊症等。

治疗　首先应注意排除导致发作的药物因素等，认知-行为疗法如"意向重现技术"等治疗有效，少数伴有精神疾病的患者可给予抗精神病药物治疗。

（赵忠新　李雁鹏）

kuàisù yǎndòng shuìmiánqī xíngwéi zhàng'ài

快速眼动睡眠期行为障碍

（rapid eye movement sleep behavior disorder，RBD）　快速眼动睡眠期中反复出现肌张力，伴有与梦境相关复杂运动行为的发作性疾病。发病率约为 0.38%，多见于 50～70 岁的中老年患者，男性发病居多。

病因与发病机制　快速眼动（rapid eye movement，REM）睡眠期间，在蓝斑、中缝背核等脑干结构的调节作用下，身体绝大部分肌肉肌张力降低，肢体随意运动停止，同时，大部分的梦境也都发生于 REM 睡眠期内，特别是很多情景生动、内容丰富的梦境基本都发生在这一睡眠期。因此，在正常状态下，尽管梦境中的自己在进行剧烈活动，但不会出现睡眠中肢体的伴随运动。REM 睡眠期肌张力的调节机制十分复杂，脑干运动活化系统和抑制系统的平衡状态起主要作用。这些调节部位的损伤或递质功能不平衡，都可能是导致 RBD 的原因，但具体损伤机制尚不十分清楚。研究发现，RBD 同一系列神经退行性疾病发病相关，特别是 RBD 患者发生帕金森病、多系统萎缩、路易（Louis）体痴呆等以神经元内

α-突触核蛋白异常聚集为共性特征的疾病的比例很高，因此认为 α-突触核蛋白异常聚集可能在 RBD 的发病过程中起作用。

临床表现　典型临床表现为睡眠中突发的、大幅度的肢体运动，如在床上挥动手臂、踢腿、喊叫、起床，偶可出现磨牙、大笑、唱歌等。这些运动行为可以对患者本人或同床睡眠者造成伤害，严重时甚至可以造成外伤、骨折等。在发作时通常需要极大声音或触动才能唤醒患者，唤醒后患者通常能够描述生动的、情景各异的梦境，多为防御他人攻击、摆脱险境等惊险刺激的内容。患者觉醒后多能快速恢复警觉性和定位感，觉醒后行为和社会交往能力正常。发作一般在入睡 90 分钟后开始出现，直至清晨觉醒前均可反复发生。多数患者清晨起床后对夜间的发作表现没有意识，日间活动功能通常不受影响。发作频率数周一次到每晚数次不等。

诊断与鉴别诊断　主要通过临床表现和多导睡眠图监测进行诊断。伴有生动梦境的异常睡眠行为是 RBD 的主要临床特征，特别需要注意存在神经系统退行性疾病（帕金森病、多系统萎缩）的中老年患者。由于患者自己常不能对发作表现进行清楚描述，因此需详细询问同床睡眠者并注意发现有无自伤的表现。多导睡眠图检查可见 REM 睡眠期时出现异常的肌电活动，下颌肌电过度增强，下颌或肢体肌电图显示时相性肌电活动增多并伴有异常行为，部分患者还可伴有周期性肢体运动障碍。连续视频监测发现行为异常对该病的诊断有帮助。

需与不安腿综合征、周期性肢体运动障碍、梦魇等睡眠障碍，

癫痫、帕金森病等神经系统疾病，以及药物因素（抗抑郁药、单胺氧化酶抑制剂等）导致的继发性 RBD 等疾病相鉴别。

治疗　首先应采取保护措施，如床边放置软垫或地毯以防摔伤，移走卧室内的潜在危险品和易碎品等，以防止继发性损伤。药物治疗方面，小剂量的氯硝西泮对 RBD 疗效明显，可以减少发作次数、减轻发作程度，有效率可达 90%。褪黑素可以减少部分夜间运动发作。

（赵忠新　李雁鹏）

shuìmián-juéxǐng shíxiàng yánchí zhàng'ài

睡眠-觉醒时相延迟障碍

（delayed sleep-wake phase disorder）　患者主观睡眠-觉醒时间较社会通常的作息时间向后延迟的睡眠障碍。通常其睡眠-觉醒时间较通常社会和环境的时间向后推迟 2 小时以上。该病一般人群患病率为 0.17%，青少年患病率为 7%～16%，也见于 10% 慢性失眠患者，大约 40% 的患者有阳性家族史。

发病机制　不详，推测同昼夜节律调节和睡眠稳态调节功能下降有关。正常状态下，机体可以感受外界光-暗变化形成的昼夜节律变化，并且能够使内源性昼夜节律调节系统同外部环境保持同步，下丘脑前部的视交叉上核是进行内源性昼夜节律调控的主要中枢。机体多种生理功能也随昼夜节律调节发生周期性变化，如核心体温在夜间逐渐降低、白天升高，褪黑素在夜间分泌增多、凌晨减少等。睡眠-觉醒周期受节律调控可以同昼夜交替基本保持一致，并且可以通过睡眠稳态调节在一定时间范围内对睡眠时相进行修正，以适应环境变化和社

会活动时间。影响这些调节过程的因素都可能导致睡眠时相改变，环境光-暗变化暴露的时相和时程的异常，对外界光刺激的敏感性下降，内源性昼夜节律与环境节律同步功能失调等都可能是其诱因。调控生物钟的时钟基因突变可能在睡眠时相延迟综合征的发病中起重要作用。

临床表现 患者的作息时间较通常的卧床和起床时间向后延迟，但如果患者的睡眠活动能够按照自己的习惯进行，其睡眠-觉醒周期相对稳定。患者习惯的作息时间较社会通常的习惯作息时间向后延迟至少 2~3 小时，典型患者在凌晨 2 点前难以入睡，习惯的起床时间常在次日 10 点之后。患者按照社会通常的时间卧床后明显难以入睡，按照社会通常的时间起床后则感到疲倦、思睡，日间社会功能受到影响，如出现注意力不集中、工作能力下降等，但如果能够按自己习惯的作息时间卧床和起床，则可以较快入睡，并且没有明显的睡眠维持困难，起床后也不会出现明显的日间思睡表现。部分患者表现为在工作日按照社会的工作时间安排作息则会出现明显症状，但在假日按照自己习惯的时间安排作息时，可以延迟卧床和起床则自我睡眠评价可以基本正常。

诊断与鉴别诊断 主要通过病史和睡眠监测进行诊断。患者持续存在（超过 1 个月）自身的睡眠-觉醒时间较社会通常的作息时间向后延迟，但在社会通常的入睡时间不能入睡的表现。经过连续 1 周以上辅助睡眠检查发现，患者的睡眠-觉醒时间整体向后延迟，但相对自身比较稳定，总睡眠时间基本正常。辅助检查常用方法包括睡眠日记和多导睡眠图，

体动记录仪可以对患者进行长时间连续记录，并且佩戴方便、对睡眠环境的干扰较小，尤其适用于该病的诊断。为明确睡眠时相的变化，需要进行至少 1 周的连续睡眠时间记录，以判断患者的总体睡眠时间后移情况，以及总睡眠时间是否充足。体温节律和褪黑素分泌节律等其他内在节律系统中也观察到同样的后移表现对该病的诊断有帮助。

主要需与以入睡困难为主要表现的失眠相鉴别。该病的典型特征是患者难以在通常的睡眠时间入睡，因此患者常以入睡困难为主诉就医。通过详细了解病史，明确患者如果在按照自己习惯的作息时间安排睡眠时，能够正常的入睡和起床、并且睡眠总量正常，可以进行鉴别。其他昼夜节律失调性睡眠障碍（非 24 小时睡眠-觉醒节律障碍、不规则睡眠-觉醒节律障碍等）和睡眠卫生不良等睡眠障碍类型也可以出现睡眠-觉醒时间延迟，但通常难以保持自身相对稳定的睡眠-觉醒时间。

治疗 ①时间疗法：通过逐周将患者卧床时间和起床时间向后推迟 3 小时，直至恢复正常社会节律。由于机体通常比较容易耐受睡眠时间的后移而非睡眠时间的前移，因此要求睡眠-觉醒时相延迟障碍患者提前至社会通常的时间睡眠，患者一般会出现入睡困难，但逐渐后移其作息时间则可取得较好疗效。②光照治疗：采用给予额外外界光照的方法调整内在昼夜节律，常用方法是在早晨 6~9 点或实验室监测患者的日间节律的起始时间，连续给予患者较强光线（2500 lux）照射，可逐渐恢复患者的内在节律与正常昼夜节律的同步化。③褪黑素

治疗：对部分患者有效。

（赵忠新　李雁鹏）

shénjīng xìtǒng yíchuánbìng

神经系统遗传病 （genetic disease of the nervous system）

遗传物质结构和功能改变所致，主要累及神经系统的遗传病。遗传物质包括染色体、基因和线粒体 DNA，其结构和功能改变可以发生在生殖细胞和受精卵引起染色体病、单基因病、多基因病和线粒体基因病，也可发生在体细胞引起体细胞遗传病。

病因与发病机制 病因为染色体畸变或基因突变。如染色体数目改变引起唐氏（Down）综合征、特纳（Tuner）综合征。常见的基因突变类型有点突变（无义突变、错义突变、移码突变）、片段突变（外显子缺失、重复突变、重排突变）和动态突变（三核苷酸动态突变），这些突变可通过影响所编码的蛋白的结构和功能（结构蛋白缺失、酶活性降低、代谢通路改变等）而导致遗传病的发生。如抗肌萎缩蛋白基因突变引起肌细胞质膜上的抗肌萎缩蛋白缺乏、肌细胞内的肌酸激酶等外漏、肌细胞坏死而导致假肥大型肌营养不良；酸性葡萄糖苷酶基因突变引起酸性葡萄糖苷酶水平明显降低、糖原在溶酶体内沉积而导致蓬佩（Pompe）病；结节性硬化症基因突变引起错构瘤蛋白和结节蛋白功能异常、进一步活化 mTOR 通路，使细胞过度生长和分化而导致结节性硬化症。

分类 依据遗传物质改变的不同，可将神经系统遗传病分为五大类。①单基因遗传病：指单个基因发生碱基替代、插入、缺失、重复或动态突变所引起的疾病。单基因遗传病符合孟德尔遗传定律，又称为孟德尔（Mende-

脑皮质等均可受累。还可伴有其他系统异常，如骨骼、眼、前庭、耳蜗、心脏、内分泌及皮肤病变等。

病因 大部分尚未阐明，酶缺乏、生化缺陷、三核苷酸动态突变、线粒体功能缺陷、DNA 修复功能缺陷等与发病有关。研究证实多聚谷氨酰胺的毒性作用是引起这类遗传性神经变性病的共同机制。

分类 根据患者的临床特征、遗传方式和生化改变来分类。常染色体显性遗传小脑共济失调（autosomal dominant cerebellar ataxia, ADCA）是一大组遗传异质性疾病，近年来大部分亚型的基因已被克隆和测序，弄清了三核苷酸重复序列动态突变，即致病基因内三核苷酸如（CAG）的拷贝数逐代增加的突变是致病原因，其病理改变以小脑、脊髓和脑干变性为主，故称为脊髓小脑性共济失调（spinocerebellar ataxia, SCA），根据其临床特点和基因定位可分为各种不同的亚型。

哈丁（Harding）于 1983 年根据共济失调的病因、遗传学和临床特征进行分类，后于 1993 年补充了常染色体显性遗传小脑萎缩的分型（表1）。

临床表现 发病年龄多在20～40岁，但也有婴幼儿及老年发病者。主要临床表现有小脑性共济失调（见共济失调）、辨距不良、构音障碍、眼球震颤、眼肌麻痹、锥体束征、锥体外系征等，还可伴有非神经系统表现如骨骼畸形、突眼、内分泌失调、心肌肥厚及传导阻滞等。各型遗传性共济失调中，以常染色体显性遗传性共济失调最为常见，并以脊髓小脑性共济失调系列命名，根据病变基因可分为不同类型，各类型主要临床表现、基因定位及编码蛋白见表2。

其他类型的遗传性共济失调如下。①发作性共济失调：该组疾病与离子通道异常相关，如发作性共济失调1型为钾离子通道基因异常引起。发作性共济失调2型为钙离子通道基因异常引起；②影响线粒体而发病的共济失调：部分遗传性共济失调是由于突变蛋白引起线粒体异常而发病，其中有些为核基因组突变，如弗里德赖希（Friedreich）共济失调，其致病蛋白 Frataxin 为线粒体蛋白，调节铁代谢；另外一些为线粒体基因组突变引起，如卡恩斯-塞尔（Kearns-Sayre）综合征、肌阵挛癫痫伴破碎红纤维和线粒体脑肌病伴高乳酸血症和卒中样发作等。③共济失调伴维生素E缺乏症：是由于α-生育酚转运蛋白基因突变引起，可通过大量补充维生素E达到治疗效果。某些类型的发病伴有免疫缺陷，如共济失调毛细血管扩张症。

诊断与鉴别诊断 根据共济失调的病史和遗传方式、构音障碍、锥体束征及其他相关伴随症状和体征，结合神经影像学检查可进行临床诊断，基因诊断可确诊。

表1 遗传性共济失调分类（Harding，1993 年）

分类	疾病
先天性共济失调	先天性共济失调伴精神发育迟缓，先天性共济失调伴过度换气、不正常运动和精神发育迟缓［朱伯特（Joubert）综合征］，先天性共济失调精神发育迟缓伴无虹膜［吉勒斯派斯（Gillespies）综合征］，平衡失调综合征
HA 伴已知代谢障碍	
间歇性共济失调伴高氨血症	尿素循环酶缺乏症、哈特纳普（Hartnup）病、氨基尿酸症、乳酸丙酮酸代谢障碍、利氏（Leigh）综合征、各种羧化酶缺乏症
进行性共济失调	氨基乙糖苷脂酶缺乏、鞘磷脂沉积病、胆固醇沉积症（脑-腱黄瘤病）、脑白质营养不良（异染性晚发性球状细胞病、肾上腺白质神经肌病）、线粒体脑肌病、无/低β脂蛋白血症、单纯性维生素E缺乏、部分性次黄嘌呤-鸟嘌呤磷酸核糖基转移酶（HPRT）缺乏、肝豆状核变性、神经元蜡样质脂褐质沉积病、唾液酸苷累积病、X-连锁共济失调、鱼鳞痣、芳基硫酸酯酶C缺乏、雷夫叙姆（Refsum）病
DNA 修复缺陷病	共济失调伴毛细血管扩张症、着色性干皮病、科坎耶（Cockanye）综合征
不明原因的共济失调	
早发性共济失调（常在20岁以前发病）	弗里德赖希（Friedreich）共济失调，早发性小脑共济失调伴生殖器官功能不良、耳聋、精神发育障碍［包括贝尔（Behr）综合征］、视神经萎缩、白内障和视网膜色素变性，马里内斯冠-肖格伦（Marinesco-Sjögren）综合征（共济失调-白内障-侏儒-智力缺陷综合征），带状疱疹膝状神经节综合征，X-连锁隐性脊髓小脑共济失调
迟发性小脑共济失调（常在20岁后发病）	马查多-约瑟夫（Machado-Joseph）病、橄榄脑桥小脑萎缩、单纯性小脑共济失调

表 2 常染色体显性遗传性共济失调分型

分型	定位	编码蛋白	临床表现
SCA1	6p23	Ataxin-1；CAG 重复	扫视过度、腱反射亢进、执行功能障碍、运动诱发电位传导时间延长
SCA2	12q24	Ataxin-2；CAG 重复	慢眼动、腱反射减低、肌阵挛或动作性震颤、蹒跚步态、帕金森综合征
SCA3	14q32	Ataxin-3；CAG 重复	凝视诱发眼球震颤、眼睑后退（突眼征）、面舌肌束震颤、痉挛、周围神经病，<35 岁发病；共济失调+痉挛，>45 岁发病；共济失调+周围神经病
SCA4	16q22	PLEKHG4	小脑性共济失调、感觉神经病、锥体束征
SCA5	11q13	β-Ⅲ Spectrin	轻度面肌纤维颤搐、凝视诱发眼球震颤、平滑跟踪异常、腱反射亢进、意向性震颤
SCA6	19p13	α_{1A} Ca^{2+}通道；CAG 重复	纯小脑共济失调，发病较晚，某些患者的阴性家族史可归因于此，多不影响寿命，可伴有偏瘫型偏头痛，部分家系患者表现为发作性共济失调
SCA7	3p14	Ataxin-7；CAG 重复	视网膜色素变性引起视力下降，可出现听力下降
SCA8	13q21	–	不完全外显，共济失调，构音障碍，眼动异常表现为平滑跟踪障碍和水平性眼球震颤，腱反射亢进，锥体束征，可伴有深感觉减退，成年起病患者发病较慢，先天性 SCA8 患者可出现肌阵挛性癫痫和智力发育迟滞
SCA10	22q13	Ataxin-10	复杂部分发作癫痫，可出现全面性发作
SCA11	15q14	TTBK2	纯小脑共济失调、腱反射亢进、病程较轻
SCA12	5q31	PPP2R2B	头部和上肢震颤，共济失调和构音障碍，慢眼动，平滑跟踪分裂，眼球震颤，腱反射减低，可伴有动作减少，轴性肌张力障碍，面肌束颤，多发周围神经病等
SCA13	19q13	KCNC3	发病早（儿童期起病），智力减退
SCA14	19q13.4-qter	PRKCG	早发病例伴有肌阵挛、认知功能减退
SCA15	3p26	ITPR1	纯小脑共济失调，进展慢
SCA16	3p26	–	头部和手震颤
SCA17	6q27	TBP；CAG 重复	智力减退，锥体外系表现如舞蹈症，部分家系表现为亨廷顿病
SCA18	7q31	–	肌肉萎缩、感觉减退
SCA19	1p21-q21	–	轻度认知功能障碍、肌阵挛
SCA20	11	–	上颚震颤、发音困难
SCA21	7p21	–	锥体外系表现
SCA22	1p21-1q23	–	纯小脑症状，进展慢，腱反射减低
SCA23	20p13-p12.2	–	感觉减退、锥体束征
SCA25	2p15-p21	–	感觉神经病、严重小脑萎缩
SCA26	19p13	–	纯小脑症状
SCA27	13q34	FGF14	震颤、运动障碍、发作性精神异常
SCA28	18p11	–	眼肌麻痹
SCA29	3p26	–	震颤、肌阵挛
DRPLA	12p13.31	ATROPHIN 1	不同程度的痴呆、语言障碍、共济失调、癫痫和不自主运动（包括舞蹈症、震颤和肌阵挛等）

常需与非遗传性、获得性共济失调相鉴别，如多发性硬化、中毒、副肿瘤综合征、克-雅病、感染引起的共济失调、维生素 E 缺乏的共济失调、棘红细胞病等。

治疗与预防 缺乏有效的治疗、预防的方法，但对不同的亚型给予对症治疗，可在一定程度上改善症状，延缓病程进展。帕金森综合征症状如肌张力障碍、运动迟缓、震颤可见于 SCA3，常用左旋多巴、金刚烷胺，可能有益于症状的改善。应用镁剂、奎宁、美金刚可部分缓解肌肉痛性痉挛和肌肉僵直症状,对严重的强直痉挛可用巴氯芬、盐酸替扎尼丁或美金刚等。存在睡眠障碍甚至呼吸睡眠综合征的患者,必要时可采用家用呼吸器辅助呼吸。此外康复及心理治疗是遗传性共济失调治疗的重要组成部分,可以增强患者对疾病的认识和自信心,改善语言、吞咽、平衡功能,纠正步态和姿势,从而提高生活质量。

(张　成)

yíchuánxìng jìngluánxìng jiétān

遗传性痉挛性截瘫

遗传性痉挛性截瘫(hereditary spastic paraplegia,HSP) 以双下肢进行性痉挛性截瘫和剪刀步态,伴(或不伴)脊髓外损害,具有明显遗传异质性的综合征。有常染色体显性、隐性和X连锁隐性三种遗传方式。于1876年由西利格穆勒(Seeligmuller)首先报道。患病率为(2~10)/10万。

发病机制　发病机制未明,可能为皮质脊髓束和脊髓小脑束轴索的轴浆氧化代谢障碍所致。该病具有高度遗传异质性,已发现20个基因位点,按发现时间顺序依次命名为SPG1~SPG20,其中5个基因已被克隆。①SPG1:为X连锁隐性遗传,致病基因定位于Xq28,基因产物为细胞吸附分子L1(L1CAM),已发现的致病性突变有点突变(Ile179Ser,Gly370Arg)和3、26、28号外显子上的小缺失。②SPG2:也是X连锁隐性遗传,致病基因定位于Xq21-q22,已发现5种致病性点突变(His139Tyr,Trp144Term,Ser169Phe,Ile186Thr,Phe236Ser)。③SPG4:为常染色体显性遗传,致病基因位于2p21~p24,属CAG重复动态突变,其基因产物微管切割蛋白(spastin)与转染细胞

的微管相连引起长轴微管细胞骨架调控受损。④SPG5、SPG7和舍格伦-拉松(Sjögren-Larsson)综合征:为常染色体隐性遗传,分别定位于8p12-p13、16q24.3和17p11.2,SPG5和舍格伦-拉松(Sjögren-Larsson)综合征的基因产物分别为paraplegin和FALDH,缺失和插入是SPG5基因的突变形式。

临床表现　多在儿童期或青春期发病,男性比女性略多,主要特征是缓慢进行性双下肢痉挛性截瘫和剪刀步态。可分为单纯型和复杂型。

单纯型　又称施特吉姆佩尔(Strumpell)型,较多见,仅有痉挛性截瘫。病初先感到双下肢僵硬、走路易跌、上楼困难,体检可见下肢肌张力增高、剪刀步态、腱反射亢进、有病理反射。多数患者有弓形足或空凹足。随着病情进展双上肢也可出现锥体束征。起病多年后有些患者会出现感觉障碍和括约肌功能障碍。

复杂型　除上述痉挛性截瘫外,还有各种脊髓外损害的表现,如眼球震颤、眼肌麻痹、中心性视网膜炎、肌萎缩、癫痫、智力低下等构成各种综合征。

弗格森-克里切利(Ferguson-Critchley)综合征　常染色体显性遗传,中年起病,除痉挛性截瘫外还伴有锥体外系症状,表现为四肢僵硬、不自主运动、面部表情少或有前冲步态。此外还有双下肢远端深感觉减退,水平性眼球震颤,侧向及垂直注视受限。

凯林(Kjellin)综合征　常染色体隐性遗传,25岁左右发病,除痉挛性截瘫外还伴有智力减退,双手和腿部小肌肉进行性萎缩,中心性视网膜变性。

特洛耶(Troyer)综合征　常

染色体隐性遗传,多在儿童早期发病,表现为痉挛性截瘫伴远端肌萎缩、身材短小,部分病例有不自主苦笑、构音障碍,到20~30岁还不能走路。

马斯特(Mast)综合征　常染色体隐性遗传,11~20岁发病,表现为痉挛性截瘫伴早老性痴呆、暴发性语言、面具脸、手足徐动、共济失调。

舍格伦-拉松(Sjögren-Larsson)综合征　又称鱼鳞癣样红皮症-痉挛性截瘫-智力发育不全综合征。常染色体隐性遗传,幼儿期发病,或出生后不久即可见皮肤弥漫性潮红、增厚,皮肤干裂,大关节部位有渗出。随病程进展出现明显的皮肤角化和脱屑,呈暗红色鳞癣,主要分布于颈、腋窝、肘窝、下腹部和腹股沟等处。神经症状表现为痉挛性截瘫或四肢瘫(下肢重于上肢),并常有构音障碍和吞咽困难等假性延髓麻痹症状,也可发生癫痫发作和手足徐动等。轻至重度智力发育不全。1/3病例出现视网膜黄斑色素变性,有视物障碍,可有视神经萎缩或伴有视神经炎,但不失明。患儿身材矮小,牙齿釉质发育不全,指(趾)生长不整齐。预后不良,多在发病不久后死亡,罕有活至儿童期者。

夏乐瓦-萨格奈(Charlevoix-Saguenay)综合征　常染色体隐性遗传,多在幼儿发病,痉挛性截瘫,共济失调,智力低下,二尖瓣脱垂,双手肌肉萎缩,尿失禁。

贝尔(Behr)综合征　又称视神经萎缩伴共济失调综合征。常染色体隐性遗传,10岁前逐渐出现视力下降,眼底可见视盘颞侧苍白,乳头黄斑束萎缩。以后出现双下肢痉挛、言语不清、远端肌肉萎缩、畸形足、共济失调、

脑积水、腭裂等。完全型者常于20岁前死亡，顿挫型者可有正常寿命，仅轻度视力下降。

诊断与鉴别诊断　根据以下要点可进行诊断：①儿童、青少年期发病（少数20~30岁发病）。②缓慢进行性进展的双下肢痉挛性截瘫。③可伴有视神经萎缩、视网膜色素变性、锥体外系症状、共济失调、肌萎缩、痴呆、皮肤病变等。④脑和脊髓的CT或MRI多正常或有脊髓变细，诱发电位检查异常。⑤有阳性家族史。⑥若发现基因异常，可明确亚型的诊断。

主要与脑性瘫痪、原发性侧索硬化、脊髓压迫症相鉴别。其他如多发性硬化、颈椎病、阿-奇（Arnold-chiari）畸形等也需与遗传性痉挛性截瘫相鉴别。

治疗　尚无特殊的治疗方法，主要是对症处理。左旋多巴、巴氯芬、乙哌立松可减轻肌张力高的症状，理疗、按摩和适当运动也有所帮助。开展遗传咨询和产前诊断以防止患儿出生。

（张　成）

jǐsuǐxìng jīwěisuō

脊髓性肌萎缩（spinal muscular atrophy，SMA）

SMN 基因突变或缺失所致的，以脊髓前角和脑干运动性脑神经核的进行性变性为主要特征的常染色体隐性遗传病。该病发病率为1/10 000~1/6000。在人群中的携带率为1/50~1/40。

病因与发病机制　基因定位于5q11.2-q13.3，由勒菲弗（Lefebvre）等克隆出SMA的致病基因，并将其命名为运动神经元存活基因（survival motor neuron，SMN）。*SMN* 基因长约20kb，有9个外显子，以第7、8号外显子缺失最为常见。*SMN* 基因有两个高度同源的拷贝，分别存在于端粒侧和中心粒侧，位于端粒侧的拷贝称 *SMN1*，位于着丝粒侧的拷贝称 *SMN2*。*SMN1* 基因是其功能的主要决定者，其同源性缺失或突变引起 SMA，而 *SMN2* 基因的拷贝数与发病的严重程度相关。

临床表现　根据起病年龄和临床表现可分为四型。

Ⅰ型（急性婴儿型）　该型患儿胎儿期胎动减少，出生3~6个月时发病。表现为自主活动减少，四肢近端无力，伴有肌萎缩、肌纤维束颤，不能抬头、屈颈，腱反射降低或消失。严重者出现吸吮和吞咽困难，最终多死于呼吸系统感染。该型病情进展迅速，平均生存期为18个月。

Ⅱ型（慢性婴儿型）　通常出生后6个月发病，偶有1~2岁发病者。该型以肢体近端无力为主，下肢常重于上肢，近端重于远端，肌张力低下，腱反射减低或消失。病程早期即可出现舌肌萎缩、纤颤，但无呼吸肌和延髓麻痹症状。该型预后较Ⅰ型好，多数可活至青少年。

Ⅲ型（少年型）　大多数在儿童期或青春期隐匿起病，以下肢近端肌肉无力、萎缩起病，表现为鸭步、站立上楼困难，并逐渐累及肩胛带肌和上肢肌肉，除胸锁乳突肌外一般不累及脑神经支配肌。大部分患者可出现全身肌束震颤，约1/4患者出现腓肠肌假性肥大。血清肌酸激酶同工酶（CK-MB）可轻~中度升高。该型病情进展速度不一，多数患者在30岁时已不能行走。

Ⅳ型（成年型）　成年期发病，临床表现与Ⅲ型相似，以肢体近端为主的肌无力伴肌萎缩，可累及后组脑神经及面部肌肉，出现构音障碍、吞咽困难和呼吸困难。多数为良性病程。

诊断与鉴别诊断　尚无统一的诊断标准，根据临床表现，结合病史及遗传病史可做出临床诊断。对运动神经元存活基因进行检测，若发现突变或缺失可明确诊断。辅助检查方面，肌电图呈典型神经源性损害。肌肉活检对临床诊断有一定帮助，其中Ⅰ、Ⅱ型可见大量萎缩肌纤维，Ⅲ、Ⅳ型可见大量萎缩肌纤维和再支配肌纤维，但因基因检查可确诊大部分类型的SMA，故临床上已较少行肌肉活检检查。

需与先天性肌无力、进行性肌营养不良、先天性肌张力不全等疾病进行鉴别。

治疗　尚缺乏有效的治疗手段，以对症和支持治疗为主。婴儿期及儿童期起病的患儿可出现严重的呼吸道感染，需早期应用抗生素治疗；伴有通气障碍者，应行辅助呼吸；明显吞咽困难者，可早期施行经皮胃造口术以解决进食困难及预防误吸。

（张　成）

yíchuánxìng gǎnjué hé zìzhǔ shénjīngbìng

遗传性感觉和自主神经病（hereditary sensory and autonomic neuropathy）

以感觉神经和自主神经受损为主的遗传性疾病。又称遗传性感觉神经病。临床表现多种多样，分为五型：遗传性感觉和自主神经病Ⅰ型呈常染色体显性遗传，20~30岁发病，表现为慢性进展的下肢远端为主的感觉丧失。OMIM号：162400、608088；Ⅱ~Ⅴ型为新生儿期或婴儿期发病，主要呈常染色体隐性遗传，非进展性或进展十分缓慢，其中遗传性感觉和自主神经病Ⅱ型以四肢感觉减退为主，OMIM号：201300，遗传性感觉和自主神经病Ⅲ型以自主神经功能不全为主，OMIM 号：223900，遗传性感觉和自主神经病Ⅳ型以四肢感觉减退伴无汗症为特征，OMIM 号：256800，遗传性感觉和自主神经病Ⅴ型也主要表现为四肢感觉减退，OMIM 号：608654。

（张　成）

yíchuánxìng gǎnjué hé zìzhǔ shénjīngbìng Ⅰ xíng

遗传性感觉和自主神经病Ⅰ型（hereditary sensory and autonomic neuropathy type Ⅰ, HSAN Ⅰ）

SPTLC1 基因突变所致的，以下肢慢性、进行性感觉减退或丧失为主，常并发足溃疡、坏疽等的常染色体显性遗传病。是临床上最常见一种遗传性感觉和自主神经病。

病因与发病机制　HSAN Ⅰ为常染色体显性遗传，也有散发病例。致病基因定位于 9q22.1-q22.3 上，2001 年道金斯（Dawkins）等克隆了致病基因 SPTLC1，其编码的丝氨酸软脂酰转移酶是神经鞘脂生物合成的关键酶。此关键酶的缺失可能导致了周围神经髓鞘脱失，腰骶部后根神经节细胞变性、脱失。亦有研究显示，周围神经中受累最严重的为无髓纤维，其次是小的有髓纤维，大的有髓纤维病变最轻。各家系的临床表现和病程变化较大，可能与突变基因产物的表达有关。

临床表现　隐袭起病，多在 20~30 岁发病。①足部无痛性溃疡：最常见的首发症状是足和足趾的皮肤增厚，多见于足趾的底面等部位，继而足趾和足底皮肤出现水疱或变黑，继而出现无痛性溃疡。无痛性溃疡是该病较常见的特点，溃疡可以愈合，但又会在同一部位或其他部位重新破溃，持续数年。少数溃疡发生在足趾或足的背面。②下肢炎症和肢体残缺：易反复发生下肢的蜂窝织炎、淋巴管炎、骨髓炎、足趾甲沟炎等。炎症和溃疡有自限性，但容易合并感染，使患者死于败血症。也会由于骨髓炎和最终的截肢使有些患者失去足趾或足骨，有的患者足趾骨消失，足趾甲仍附着在足的前缘皮肤上。此外，患者还常发生不被察觉的骨病或应力性骨折，或因局部肿胀就诊，或当出现下肢畸形，尤其是足的畸形才被发现。③疼痛：部分患者可间断出现撕裂样疼痛。疼痛的程度、持续时间和间隔时间不等，一般认为与疼痛纤维受累，病变进展快有关。④进行性感觉减退：早期，感觉减退主要在足和腿的远端，痛觉和温度觉减退比触压觉明显，跟腱反射消失。病情进展到晚期，下肢所有感觉均消失，膝腱反射也消失，感觉丧失的相应节段皮肤无汗。上肢多不受累，部分可有上肢感觉减退、腱反射消失，但很少发生手指的骨髓炎和甲沟炎。⑤肌力变化：下肢远端可出现轻~中度肌无力，上肢多不受累。⑥其他：可有弓形足和小腿肌肉萎缩、跨域步态和踝关节损伤。括约肌功能和性功能保留，借此有别于显性遗传性淀粉样神经病。还可合并腓骨肌萎缩症，出现耳聋，个别有痉挛步态、癫痫。

各家系病程进展不同，而且是否出现和何时出现足溃疡不仅与疾病程度有关，也与个人职业、足部保护意识有关。有健康意识者、不需体力劳动者发生肢体残疾少。溃疡继发感染是死亡的重要原因，如果能很好地控制和治疗，患者的寿命一般不受影响。

辅助检查　①神经电生理检查：可见运动神经传导速度正常或正常低线，感觉神经传导速度测定动作电位减少或消失。②腓肠神经活检：可见小有髓纤维和无髓纤维减少，而大的有髓纤维相对保留，由于疾病进展非常缓慢，因而在横切面上很难见到活动性轴索变性，然而，在剥离单纤维偶尔可见到髓球形成和继发于轴索变性而出现髓鞘轻度不规则。选择性无髓纤维和小有髓纤维丢失可在一定程度上帮助诊断。

诊断与鉴别诊断　对于隐袭起病、缓慢进展的下肢严重的感觉丧失患者应考虑该病，电生理检查和神经活检所见，以及阳性家族史可以诊断。家族遗传史和基因检查可以帮助诊断。

需与脊髓空洞症、脊髓痨、后天获得性感觉神经元神经病等疾病进行鉴别。

治疗和预防　最重要的是防治足溃疡，鞋子要合脚、柔软，注意鞋内的异物，避免从事重体力劳动。给予患者脚部保护指导，如用温水泡脚、涂抹润肤霜，以防足皲裂。对于高足弓或足畸形使着力点集中在足边缘的患者可以考虑行矫形手术，减少溃疡的发生。一旦发生了足底溃疡，要减少足的负重，还要清洁创面，给予抗生素控制感染，促进溃疡愈合，避免或减少肢体残缺。

要做好遗传咨询，不仅让患者了解子女有 50% 的发病机会，而且让他们了解疾病的表现和病程，及早发现发病者并加以保护。

（张　成）

yíchuánxìng gǎnjué hé zìzhǔ shénjīngbìng Ⅱ xíng

遗传性感觉和自主神经病Ⅱ型（hereditary sensory and autonomic neuropathy type Ⅱ, HSAN Ⅱ）

WNK1 基因突变所致的，以缓慢进展的四肢远端深浅感觉减退或消失为主要表现的常染色体隐性遗传病。由贾卡（Giaccai）于1952年首次报道。

发病机制　其致病基因 WNK1 定位于12p13.33，其编码的 HSN2 蛋白可能与外周神经元发展和维持以及伴随的施万细胞有关，但其确切的发病机制尚不清楚。

临床表现　儿童早期隐袭起病，以缓慢进展的四肢远端深浅感觉减退或消失为主要表现。患儿出现手足麻木、感觉减退，寒冷时加重，皮肤感觉异常，轻触觉减退明显，痛觉次之，温度觉改变较轻。可出现甲周和指（趾）尖溃烂、足底溃疡和应力性骨折。感觉检查可见躯干和前额部触压觉存在，而四肢明显减退，其他深浅感觉也有不同程度减退。脑神经除感觉以外均正常，四肢运动正常，腱反射减低或消失。一般自主神经功能不受累。

辅助检查　包括以下内容。

神经电生理检查　可见肢体远端感觉神经动作电位测不出，腓肠神经电位也测不出，运动神经传导速度多在正常范围或略减慢，个别有运动电位波幅减低。皮肤神经 Aα 和 Aδ 电位消失，C 纤维电位减低，但仍可测出。少数患者的肌电图检查见到纤颤波和多相波增多。

病理　腓肠神经活检和皮肤神经活检病理可以发现神经束萎缩，有髓纤维明显减少或消失，近端神经有髓纤维丢失的程度比远端轻，可有节段性脱髓鞘，电镜下可见无髓纤维保留。

诊断与鉴别诊断　根据自幼发病，四肢远端深浅感觉减退或消失（非进展性或进展十分缓慢），感觉神经动作电位消失，神经活检有髓纤维明显减少，可以

帮助诊断。

需要与其他以慢性对称性远端感觉为主要表现的周围神经病相鉴别，如：遗传性淀粉样周围神经病，药物、重金属或化学试剂中毒性神经病，糖尿病性周围神经病，获得性感觉神经元神经病，癌性神经病等。可以根据发病年龄、病程进展速度、相关病史、神经活检见到活动性轴索变性或脱髓鞘及刚果红染色来加以鉴别。

治疗　以为症治疗为主。

预防　要想避免应力性骨折、肢体残缺和感染几乎是不可能的。与遗传性感觉和自主神经病Ⅰ型相比，除足以外，患儿的手、唇、舌也都有潜在受伤的危险，尤其 HSANⅡ 多为儿童，应指导他们做事时多观察，以免手指碰伤、烧伤或冻伤，必要时应戴手套加以保护。遗传咨询应告之遗传性以及疾病的特性。

（张成）

yíchuánxìng gǎnjué hé zìzhǔ shénjīngbìng Ⅲ xíng

遗传性感觉和自主神经病Ⅲ型（hereditary sensory and autonomic neuropathy type Ⅲ, HSAN Ⅲ）

IKBKAP 基因突变所致的，以广泛的中枢和自主神经功能障碍为特征的常染色体隐性遗传病。又称家族性自主神经功能不全或赖利-戴（Riley-Day）综合征，是一种常染色体隐性遗传性疾病，由赖利（Riley）等于1949年首先报告，表现以自主神经功能障碍为主。

发病机制　呈常染色体隐性遗传，由 IKBKAP 基因突变引起，该基因位于9q31.3。该基因突变导致其编码的 IκB 蛋白复合相关蛋白表达减少，而该蛋白为高度保守的延伸复合物的亚基，与转录

延伸密切相关。该病是先天性儿茶酚胺代谢异常，导致不能形成肾上腺激素、去甲肾上腺素及代谢产物香草扁桃酸（vanillylmandelic acid，VMA），而是通过短路形成大量的多巴胺代谢物高香草酸（homovanillic acid，HVA）引起。故患儿尿中 HVA 大量增加，HVA/VMA 比值亦明显增高。病变广泛累及中枢及周围神经系统，表现为神经细胞减少（特别是颈胸交感神经节细胞），有髓轴突、细神经纤维数量明显减少。

临床表现　婴儿期起病，以广泛的中枢及周围自主神经功能障碍为特征。表现为无泪，哭泣或刺激时双眼无泪，但用醋甲胆碱滴眼可有泪液分泌，说明是神经病变而非泪腺异常。还可表现为多汗，皮肤红斑，高血压或直立性低血压，肢体发绀，心率呼吸频率不稳定，体温改变等。神经系统检查可见：角膜反射消失、腱反射减低或消失、共济失调、肌张力低等，可伴有躯体发育障碍、智力低下、脊柱侧弯等先天异常。

诊断与鉴别诊断　根据婴幼儿发病，自主神经功能障碍为主，尿中 HVA 大量增加，HVA/VMA 比值明显增高，结合基因诊断可确诊。需与 HSAN 其他型相鉴别。

治疗　以对症治疗为主。

预后　不良，早期病死率高。

（张成）

yíchuánxìng gǎnjué hé zìzhǔ shénjīngbìng Ⅳ xíng

遗传性感觉和自主神经病Ⅳ型（hereditary sensory and autonomic neuropathy type Ⅳ, HSAN Ⅳ）

NTRK1 基因突变所致的，以四肢感觉减退伴无汗症为特点的常染色体隐性遗传病。最早由斯旺森（Swanson）于1963年报道。

发病机制 HSAN Ⅳ为常染色体隐性遗传,与神经营养酪氨酸激酶受体1(*NTRK*1)基因突变相关,定位于1q23.1。该基因编码的蛋白NTRK1与神经生长因子(nerve growth factor,NGF)的磷酸化相关,其突变导致NGF的信号传导阻滞,从而影响神经元、小的感觉神经和交感神经元的存活。神经活检可发现小的有髓纤维和无髓纤维缺如或减少。

临床表现 婴儿期起病。①发热:经常有非感染性发热,体温与环境温度相关,夏天将患儿放在凉水中体温可恢复正常。②口腔自残行为:表现在牙齿经常严重咬伤口腔黏膜、口唇或舌,形成溃疡、出血、感染、残缺,自己无故拔牙而使牙齿大量减少,还可有吞咽困难。③感觉减退:皮肤痛觉减弱,童年时经常有外伤而不觉疼痛,但能分辨出针尖和针尾;温度觉减退,不能分辨温水和冷水。四肢感觉比躯干差,触及角膜时无疼痛但有不适感。④无汗:皮肤无汗,皮肤交感反应消失,此点有别于遗传性感觉和自主神经病Ⅲ型的多汗。⑤其他:肌力大多正常,腱反射减低。

诊断与鉴别诊断 根据婴儿期起病,痛觉不敏感、无汗、自残行为和反复发热为特点,多有父母近亲结婚史,基因诊断可确诊。应与HSAN其他几型相鉴别,其中无汗为鉴别要点。

治疗 以对症治疗为主。

(张 成)

yíchuánxìng gǎnjué hé zìzhǔ
shénjīngbìng Ⅴ xíng

遗传性感觉和自主神经病Ⅴ型(hereditary sensory and autonomic neuropathy type Ⅴ, HSAN Ⅴ) β神经生长因子基因突变所致的,以痛觉丧失及温度

觉不敏感为特点的常染色体隐性遗传病。最早由洛氏(Low)于1978年报道。

病因与发病机制 与β神经生长因子(nerve growth factor β,NGFβ)基因突变相关。2004年恩那思多提尔(Einarsdottir)等在对一瑞典家系的研究中发现,定位于1p13.2。在此瑞典家系中,*NGFβ*基因发生c.661C>T突变,该突变导致了其编码的蛋白NGFβ高度保守区第211位精氨酸由色氨酸取代(Arg 211 Trp),这一突变可能使NGFβ在中枢神经系统发展中的作用与外周痛觉通路相分离。随后在2011年,有学者在一近亲家系中亦发现*NGFβ*基因突变导致的HSAN Ⅴ,同时提出HSAN Ⅴ临床表型与遗传性感觉和自主神经病Ⅳ型相似,与此两型疾病涉及的NGF/TRKA信号通路改变相关。

临床表现 儿童期起病,表现为痛觉丧失及温度觉不敏感,导致四肢关节皮肤损伤。皮肤可有斑片状无汗。

辅助检查 神经传导速度正常,而腓肠肌神经活检显示小有髓纤维减少,而无髓纤维相对完整。

诊断与鉴别诊断 根据儿童期起病,以痛觉丧失、温度觉不敏感为特点,神经传导速度正常,多有父母近亲结婚史,基因诊断可明确。因临床表现与HSAN Ⅳ型相似,故需与HSAN其他几型相鉴别。

治疗 以对症治疗为主。

(张 成)

yánsuǐ jǐsuǐxìng jīwěisuō

延髓脊髓性肌萎缩(spinal and bulbar muscular atrophy, SBMA) 雄激素受体基因CAG重复序列增多所致的,以慢性进行性肢体

近端和舌肌萎缩、无力为主要表现的X连锁遗传病。又称肯尼迪(Kennedy)病。由1968年美国医生肯尼迪(Kennedy)首先报道而得名。

病因与发病机制 雄激素受体基因第一外显子CAG重复序列数目增多所致雄激素受体位于X染色体上,其第一外显子有一段CAG重复序列,编码多聚谷氨酰胺链。SBMA患者的CAG重复序列异常延长。健康人这段序列的数目范围是11~33次,平均21次,而患者这段序列的数目范围是38~72次,平均46次。

雄激素受体基因编码雄激素受体,是一种配体门控的目的DNA转录调节因子。目前认为,CAG重复序列延长后导致雄激素受体产生了新的毒性。SBMA患者的病理学特征是在脊髓前角残存的运动神经元内存在异常的核内包涵体。免疫组化研究表明,包涵体的主要成分是断裂的雄激素受体氨基端。这些包涵体无法降解,说明突变蛋白在核内异常聚集,这可能是导致神经元凋亡的主要原因。

临床表现 患者均为男性,符合X连锁遗传特点,中年起病,其临床表现分为神经系统和内分泌系统两个方面。

神经系统 肌无力症状出现之前,很多患者都有长期的肌肉痛性痉挛史,多于夜间或剧烈活动后出现,以腓肠肌最为明显。最早的肌无力症状多出现于双下肢近端,患者主诉上楼困难,蹲下后起立困难。病情进展缓慢,可逐渐发展至双上肢近端,伴全身肌束震颤。在病程早期,患者写字、系扣、持筷等精细动作完好,平地行走正常,提示远端肌力良好。随着病情的进展,在近

端肌萎缩、无力的基础上，远端肌肉也渐受累。在病程终末期，患者可丧失活动能力。舌肌萎缩、纤颤是另一个显著特点，但与运动神经元病不同的是，SBMA 患者虽然舌肌萎缩很严重，但球部功能在早期保存完好。神经系统检查可见以肢体近端为主的肌萎缩、无力；舌肌萎缩、肌束纤颤；肢体腱反射减低或消失，病理反射阴性。

患者一般无感觉异常的主诉，查体深浅感觉多正常。但电生理检查可见感觉神经明显的轴索损害。体感诱发电位提示深感觉传导通路受损。

内分泌系统 部分患者出现雄激素功能减退症状，如不育症、少精症或无精症、男性乳腺发育等。糖尿病等内分泌异常在 SBMA 患者中的发病率高于正常人群。患者通常存在脂质代谢紊乱，尤以三酰甘油增高为明显。血尿酸增高也较为常见。

女性携带者多无明显症状。但有报道女性携带者可出现极轻微的临床或亚临床表现，如轻度的舌肌萎缩、肌电图异常等。通常，这些症状极其轻微以至于难以察觉。患者也不会因此而就诊。

诊断与鉴别诊断 根据性连锁家族史；中年男性；以舌肌和四肢近端为主的进展缓慢的肌无力、萎缩；查体以下运动神经元体征为主；肌电图提示神经源性损害，应想到该病可能。确诊须依靠基因检测，雄激素受体基因 CAG 重复序列数目≥40 可确诊。

应与其他一些以肌萎缩为主要表现的疾病鉴别。①肌萎缩侧索硬化：应同时具备上、下运动神经元损害的证据，肌肉无力、萎缩多数以肢体远端为主，病情进展较快，构音障碍、饮水呛咳

等症状出现的时间较早。临床上，SBMA 与肌萎缩侧索硬化的鉴别并不困难，最终的鉴别须依靠基因检测。②脊髓性肌萎缩：为常染色体遗传疾病，根据遗传方式、致病基因和发病年龄的不同可分为 4 型，其中Ⅳ型为成年人起病，主要症状为缓慢发生的进行性四肢近端无力及萎缩，晚期出现延髓麻痹。脊髓性肌萎缩符合常染色体遗传方式，一般不伴有内分泌或代谢的异常，电生理提示感觉神经未受累及，最终的鉴别依靠基因检测。③肌营养不良：某些特殊类型的肌营养不良可成人起病，临床以肢体近端无力为主，血清肌酶水平增高。但肌营养不良常无明显的舌肌萎缩和肌束纤颤，其电生理学和肌肉活检常提示肌源性损害，可资鉴别。

治疗 尚缺乏有效的特异性治疗方法。一般治疗包括肢体功能的锻炼、康复等。病情进展至终末期累及呼吸肌时，可及早使用无创呼吸机。少数小规模临床研究显示，药物去势治疗可能会延缓病情进展。

预后 该病进展缓慢，总病程 25～30 年。尽管生存期较长，但在疾病发展过程中可因日常生活能力恶化导致生活质量明显下降。

(樊东升)

yíchuánxìng yāpò yìgǎnxìng shénjīngbìng

遗传性压迫易感性神经病（hereditary neuropathy with liability to pressure palsies，HNPP）

轻微机械损害（或压迫）即可致单神经麻痹的常染色体显性遗传病。又称腊肠体样周围神经病。1947年由德容（DeJong）首先报道，病理特征为髓鞘增厚形成腊肠体样结构。

病因与发病机制 HNPP 家族相关基因多定位在 17p11.2-p12，被称为 HNPPA，与 HNPP 无关联者，称为 HNPPB。HNPPA 的基因为 1.5Mb 的 DNA，即人类周围髓鞘蛋白基因（PMP22），多于 HNPP 发现此区域基因片段缺失，极少数 HNPP 病例由 PMP22 突变造成或基因错义突变造成。

临床表现 HNPP 的临床变化很大，基因检测发现的病例远比临床诊断的多，可有约41%患者不知晓病情，25%患者几乎没有症状。发病年龄是儿童或青少年，可能更晚，常表现为多发性压迫性神经病，由轻微的外伤及压迫造成受压神经的急性麻痹，表现为该神经支配的区域麻木、感觉减退、肌无力，一般不伴有疼痛，可自行恢复。当麻痹发生后，症状将持续几天到数周。一些患者需要在腓肠肌麻痹的延长点放置下肢支撑物。神经损伤可反复发生。神经系统检查可见其他单神经损伤类似表现，此外可有轻度的感觉运动神经病的体征，肢体腱反射降低，手足部的轻度萎缩，远端震动觉减退。

辅助检查 包括以下内容。

神经电生理检查 电生理改变为受压部位神经传导速度减慢，波幅下降，甚至出现神经传导阻滞现象；针电极肌电图显示瘫痪的肌肉出现失神经电位。此外，可见广泛的运动感觉神经病现象，无论是临床上受累的神经或是从未受累的神经均有神经传导速度减慢、远端运动潜伏期延长、神经电位波幅降低、感觉和运动诱发电位波幅降低和离散，提示慢性节段性脱髓鞘和再生。

病理 其病理改变多样，有髓鞘局灶性增厚、髓鞘脱失及再生现象。但最特异性、最突出的是髓鞘局灶性增厚。髓鞘增厚可

能是施万细胞（Schwann）异常，造成髓鞘形成不良，多个施万细胞的髓鞘覆盖于同一郎飞（Ranvier）结上，形成局部增厚。当神经压迫时，发生轴索膜上离子通道的局部改变，引起传导阻滞。光镜下见到髓鞘明显增厚，电镜下见到髓鞘板层增多，反复折叠，排列紊乱，板层疏松。腊肠样结构曾被认为是该病的特征性病理性改变。节段性脱髓鞘和髓鞘再生是 HNPP 的另一种常见病理改变，表现为郎飞结长短不均，横切面薄髓鞘纤维，提示慢性脱髓鞘和髓鞘再生。

诊断与鉴别诊断 根据轻度压迫即可出现反复的神经麻痹，结合电生理检查和阳性家族史，应考虑该病。如神经活检显示典型的腊肠样改变，更高度提示该病。确诊需依据基因检测。

HNPP 应与压迫造成的单神经病鉴别。单神经病如腕管综合征、肘管综合征或长时间严重压迫导致的神经麻痹。这些病的特点是没有家族史，压迫多较严重，极少有复发或多发。

治疗与预防 该病为良性进展，暂无根治方法，主要为避免神经的压迫损伤，当肢体麻痹发生时，应予恰当治疗如给予神经营养药、夹板固定、物理治疗等以促进神经功能恢复，一般来说，HNPP 患者的寿命和正常人一样，可保持良好的生活质量。

（樊东升）

shénjīngjiégānzhǐ chénjībìng

神经节苷脂沉积病（ganglioside storage disease）

神经节苷脂水解代谢中的酶缺乏导致神经节苷脂在组织中沉积引起的常染色体隐性遗传性溶酶体病。

病因与发病机制 鞘脂广泛存在于人体各种组织内，是构成各种膜的重要成分，在神经组织和脑内含量很高。鞘脂的基本化学结构是一个 C_{18} 长链氨基醇，在 C_2 位的氨基上结合一个长链脂肪酸后构成神经酰胺；神经酰胺的 C_1 位与磷酸胆碱相结合构成鞘磷脂；鞘磷脂与一个或多个己糖分子（半乳糖、葡萄糖）结合构成脑苷脂；脑苷脂与一个或多个 N-乙酰神经氨酸分子（NANA）结合构成神经节苷脂。

人脑内至少含有 10 种不同结构的神经节苷脂，其降解必须在溶酶体中经一系列水解酶的作用逐步进行，其中任一酶的缺陷都将造成神经节苷脂的降解代谢障碍，引起神经节苷脂在溶酶体中沉积，进而破坏细胞和脏器。其中含有四个己糖残基、一个涎酸残基者称为 GM_1，含有三个己糖残基、一个涎酸残基者称 GM_2；含有两个己糖残基、一个涎酸残基者称为 GM_3。其中以 GM_1 和 GM_2 神经节苷脂沉积病最为常见。

GM_1 神经节苷脂沉积病 缺乏 β-半乳糖苷酶所致。β-半乳糖苷酶缺乏使 GM_1 与其他含半乳糖的低聚糖分子所结合的半乳糖基不能被水解脱离，造成 GM_1 降解障碍而沉积。其编码基因位于 3p21.33，为 β-半乳糖苷酶基因（GLB1）。

GM_2 神经节苷脂沉积病 缺乏氨基己糖苷酶（hexosaminidase，Hex）所致。Hex 缺乏使 GM_2 所结合的 N-乙酰半乳糖不能被水解脱离，造成 GM_2 降解障碍而沉积。Hex 有 Hex A 和 Hex B 两种同工酶。Hex A 是由 α 和 β 两条肽链（α，β）组成；Hex B 是由两条 β 链（β，β）组成，所以 α 链的缺陷只影响 Hex A 的活性，而 β 链的缺陷对 Hex A 和 Hex B 都有影响。α 和 β 链的编码基因分别位

于 15q23-q24 和 5q13。虽然 Hex A 和 Hex B 均能水解糖蛋白和糖脂，但只有 Hex A 能水解 GM_2 神经节苷脂，且必须依赖 GM_2 激活蛋白（GM_2A 基因的表达产物），因此 α 链、β 链和 GM_2A 任一基因突变均可引起相应的酶缺陷，从而使 GM_2 神经节苷脂降解障碍而沉积。

分型 如下所述。

GM_1 神经节苷脂沉积病 根据临床表现和起病年龄，通常分为婴儿型（Ⅰ型）、幼年型（Ⅱ型）和慢性晚发型（Ⅲ型）

GM_2 神经节苷脂沉积病 根据发病年龄，分为婴儿型、晚发婴儿型、少年型和成人型，也有将后三者统称为晚发型。

根据突变基因的种类可分为三型。①B 型：即泰-萨克斯（Tay-Sachs）病，为 α 链基因突变致 Hex A 活性丧失。②O 型：即斯坦德霍夫（Sandhoff）病，为 β 链基因突变致 Hex A 和 Hex B 的活性均丧失。③AB 型：即 GM_2 激活蛋白缺陷型，为 GM_2A 基因突变致 GM_2 激活蛋白缺陷。

根据 Hex 缺乏的形式不同将分为四型。①婴儿型（Tay-Sachs 病）：Hex A 缺乏所致。②急性早期婴儿型（Sandhoff 病）：Hex B 缺乏所致。③AB 变异型：GM_2 激活蛋白缺乏所致。④晚发型：部分 Hex A 缺乏所致。

临床表现 各型的表现如下。

GM_1 神经节苷脂沉积病 活产儿发病率为 1/（10 万~20 万），在临床上可呈现症状迥异的各种亚型，每一型的严重程度与残存的突变 β-半乳糖苷酶活性呈负相关，但在以下三型中均报道有心肌病，其发生率约为 1/3。

婴儿型（Ⅰ型） 常在出生后不久发病，开始可见全身肌张

力低下、喂养困难、对外界反应差；出生后数月可见肝脾肿大，常伴丑陋面容如前额突出、大耳、鼻背低平、牙龈增生和巨舌。患儿精神、动作发育迟缓，7~8月时尚不能独坐；对声音敏感，并逐渐出现眼球震颤、阵发性痉挛、惊厥、腱反射亢进、脊柱后凸和关节强直等症状。骨骼 X 线片常显示多发性骨发育不良、骨质疏松、椎体前缘畸形等现象。约50%患儿眼底检查可发现樱红色斑，约6%的婴儿型在出生时出现胎儿水肿。患儿多于 2 岁左右死于肺部感染。

幼年型（Ⅱ型） 发病年龄较晚，多数在 12~18 个月。首发症状多为步态不稳，之后出现上肢运动不稳、不能独坐、独站和失语，逐渐发展至痉挛性四肢瘫，常可见痫性发作。患儿通常无周围神经受累和肝脾肿大，视网膜和角膜无病变，视力和面容正常。患儿常因肺部感染在 3~10 岁死亡。

慢性晚发型（Ⅲ型） 患儿在 4 岁以后发病，多数在儿童期和青春期，亦有三四十岁发病者。患者常以构音障碍和肌张力改变为首发症状，病情进展缓慢，可长达数十年，可有轻度智力受损，通常无共济失调、肌阵挛、痫性发作、面容异常、肝脾肿大，无视网膜、角膜病变。骨骼 X 线片可能见到脊椎椎体轻度扁平。

GM$_2$ 神经节苷脂沉积病 婴儿型最多见。患儿在初生时均正常，出生后 4 个月左右可出现对声音刺激特别敏感，表现为突发惊跳和四肢伸展性阵挛；4~6 个月出现智力运动发育倒退现象，逐渐不能独坐及翻身取物，并对外界反应淡漠、肌张力减低、锥体束征阳性，此后肌阵挛；8、9

个月可出现眼球震颤、失明、眼底樱桃红斑；2 岁常有痫性发作，脑电图有异常表现但无外周神经受累表现，无面容骨骼改变，病情逐渐进展成痴呆，常在发病 3~5 年死于恶病质。

晚发婴儿型患儿通常在出生第 2 年起病，临床表现类似婴儿型。慢性晚发型患者可在儿童期、青春期、成人期任一年龄段发病，1/3 的患儿 10 岁前发病，早期表现为失语、构音障碍、行走困难、共济失调，而后出现智力减退、癫痫、失明，还可出现下运动神经元和脊髓小脑受累征象，表现为眼肌麻痹、肢体肌张力减低、肌萎缩等。发病 3~10 年呈发育迟滞。

辅助检查 GM$_1$患儿尿中可见硫酸角质素排出、外周血淋巴细胞常有空泡形成、骨骼 X 线片有特征性改变，使用人工 4-甲基伞形酮-β-半乳糖苷（4-methy-lumbelliferyl-β-galactopyranoside）底物检测患者成纤维细胞 β-半乳糖苷酶的残基活性，婴儿型是正常值的 0.07%~1.3%，少年型是 0.3%~4.8%，成人型是 9%。

各型 GM$_2$ 神经节苷脂沉积病的临床表现虽然不尽相同，但病理改变却基本一致。其典型病理特点为：神经细胞肿胀，核被挤向一侧，胞质空泡状，内有脂质沉积，星形胶质细胞增生，胞质内亦可见沉积物；电镜见胞质内沉积物为大量膜性胞质体和少量斑马体。婴儿型的沉积物为大量膜性胞质体，晚发型除膜性胞质体外，还可见许多其他的包涵体如斑马体、脂褐素以及膜性小泡体等。

诊断与鉴别诊断 当婴幼儿出现粗糙的面容、牙龈肥大、角膜混浊、樱桃斑、肝脾肿大、淋

巴细胞空泡、骨骼发育不全，以及病史出现精神运动迟滞等系列症状，临床需怀疑是 GM$_1$ 神经节苷脂沉积病。对于可疑患者应尽早进行 β-半乳糖苷酶活性的测定，确诊需依据外周血白细胞、培养成纤维细胞或肝活检材料的 β-半乳糖苷酶活性测定，也可通过分子技术检测 β-半乳糖苷酶基因（GLB1）确定。

需与下列疾病鉴别。①粘多糖沉积病Ⅰ型：主要依据病理鉴别，在电镜下很容易区分二者，GM$_1$ 神经节苷脂贮积病主要为膜性胞质体，外无单位膜包绕，而粘多糖沉积病Ⅰ型则以空泡样结构和斑马体样沉积物为主，沉积物最外层为单位膜。②神经元蜡样质脂褐质沉积病：表现为频发的阵挛发作、视觉改变、视网膜变性、共济失调和进行性痴呆，眼底也可有樱桃红点，确诊需皮肤或脑组织活体检查在电镜下发现特异性的包涵体（脂褐素体和指纹体样结构）。③脑性瘫痪：围生期各种原因所致的非进行性脑损伤。其智力运动发育与自身相比逐渐有所进步，而不是倒退，诊断脑性瘫痪需除外神经系统遗传代谢和变性病，当患儿有智力运动发育倒退等进展性疾病表现时更要注意。

治疗 尚无特异性治疗手段，只有对症和支持治疗。曾尝试不同的治疗策略，包括骨髓移植、基因治疗和底物整复治疗，但均疗效欠佳。

预防 产前行酶学检查或基因分析明确诊断，及时终止妊娠。

（樊东升）

shénjīng xiānwéiliúbìng

神经纤维瘤病（neurofibromatosis, NF） 基因缺陷致神经嵴细胞发育异常引起的，以皮肤牛

奶咖啡斑、多发性神经纤维瘤或听神经瘤等多系统损害为特征的常染色体显性遗传病。

分型 根据临床表现和基因定位，可将 NF 分为以下两型。①NF Ⅰ：1882 年由冯·雷克林豪森（von Recklinghausen）首次描述，主要特征为皮肤牛奶咖啡斑和周围神经多发性神经纤维瘤，外显率高，基因定位于染色体17q11.2。该病患病率为 3/10 万，50%～70% 有家族史，30%～50% 为散发病例，其新突变率大约为1/10000，为多数单基因遗传病的100 倍。②NF Ⅱ：又称中枢神经纤维瘤或双侧听神经瘤病，基因位于染色体22q。

病因与发病机制 NF Ⅰ基因组跨度 350kb，cDNA 长 11kb，含59 个外显子，编码 2818 个氨基酸，组成 327kD 的神经纤维素蛋白，分布在神经元，具有控制神经细胞分化的功能。①NF Ⅰ基因：是肿瘤抑制基因，当该基因发生易位、缺失、重排或点突变时，可因其肿瘤抑制功能丧失而致病。②NF Ⅱ基因：产物为膜突样蛋白（merlin），由 587 个氨基酸组成，merlin 参与多种细胞活动，具有调节细胞生长的功能。因此，NF Ⅱ基因突变会使得细胞分化、生长失控而引起施万（Schwann）细胞瘤和脑膜瘤。

临床表现 各型的表现如下。

NF Ⅰ 主要表现为皮肤、神经系统及眼部症状。

皮肤症状 ①牛奶咖啡斑：几乎所有病例出生时就可见到皮肤牛奶咖啡斑，形状及大小不一，边缘不整，不凸出皮肤，好发于躯干不暴露部位。青春期前有 6个以上>5mm 的皮肤牛奶咖啡斑（青春期后>15mm）者具有高度的诊断价值，全身和腋窝雀斑也

是特征之一。②大而黑的色素沉着常提示簇状神经纤维瘤，如果位于中线提示有脊髓肿瘤。③皮肤纤维瘤和纤维软瘤：在儿童期发病，多呈粉红色，主要分布于躯干和面部，也可见于四肢皮肤；数目不定，可达数千；大小不等，多为柑橘到芝麻绿豆般大小，质软；软瘤固定或有蒂，触之柔软而有弹性；浅表皮神经上的神经纤维瘤似可移动的珠样结节，可引起疼痛、压痛、放射痛或感觉异常；丛状神经纤维瘤是神经干及其分支的弥漫性神经纤维瘤，常伴有皮肤和皮下组织的大量增生而引起该区域或肢体弥漫性肥大，称神经纤维瘤性象皮病。

神经症状 约 50% 患者有神经系统症状，主要由中枢或周围神经肿瘤压迫引起，其次为胶质细胞增生、血管增生、骨骼畸形所致。①颅内肿瘤：一侧或两侧听神经瘤最常见，视神经、三叉神经及后组脑神经均可发生，尚可合并多发性脑膜瘤、神经胶质瘤、脑室管膜瘤、脑膜膨出及脑积水等，少数病例可有智力减退、记忆障碍及癫痫发作。②椎管内肿瘤：脊髓任何平面均可发生单个或多个神经纤维瘤、脊膜瘤等，尚可合并脊柱畸形、脊髓膨出和脊髓空洞症等。③周围神经肿瘤：全身的周围神经均可受累，以马尾好发，肿瘤沿神经干分布，呈串珠状，一般无明显症状，如突然长大或剧烈疼痛可能为恶变。

眼部症状 ①上睑：可见纤维软瘤或丛状神经纤维瘤。②眼眶：可以扪及包块和突眼搏动。③虹膜：裂隙灯可见虹膜有粟粒状橙黄色圆形小结节，为错构瘤，也称利舍（Lisch）结节，可随年龄增大而增多，为NF Ⅰ特有症状。④眼底：可见灰白色肿瘤，视神

经盘前凸。此外，视神经胶质瘤可致突眼和视力丧失。

其他 常见的先天性骨发育异常为脊柱侧突、前突、后凸、颅骨不对称、缺损及凹陷等。肿瘤直接压迫也可造成骨骼改变，如听神经瘤引起内听道扩大、脊神经瘤引起椎间孔扩大、骨质破坏；长骨、面骨和胸骨过度生长、肢体长骨骨质增生、骨干弯曲和假关节形成也较常见；肾上腺、心、肺、消化道及纵隔等均可发生肿瘤。

NF Ⅱ 主要特征是双侧听神经瘤，并常合并脑膜脊膜瘤、星形细胞瘤及脊索后根神经鞘瘤。

诊断与鉴别诊断 美国国家卫生研究所（National Institutes of Health，NIH）于 1987 年制定的NF Ⅰ诊断标准为：① 6 个或 6 个以上牛奶咖啡斑，在青春期前最大直径>5mm，青春期后>15mm。②腋窝和腹股沟区雀斑。③ 2 个或 2 个以上神经纤维瘤或丛状神经纤维瘤。④ 视神经胶质瘤。⑤一级亲属中有 NF Ⅰ患者。⑥ 2个或 2 个以上利舍（Lisch）结节。⑦骨损害。NF Ⅱ诊断标准为：影像学确诊为双侧听神经瘤；一级亲属患 NF Ⅱ伴一侧听神经瘤，或伴发下列肿瘤中的两种：神经纤维瘤，脑脊膜瘤、胶质瘤、施万细胞瘤；青少年后囊下晶状体浑浊。

应注意与结节性硬化症、脊髓空洞症、骨纤维结构不良综合征和局部软组织蔓状血管瘤进行鉴别。

治疗 尚无特异性治疗。对于视神经瘤、听神经瘤等颅内及椎管内肿瘤宜手术治疗，解除压迫。有癫痫发作可用抗癫痫药治疗。部分患者可用放疗。

（张 成）

nǎobáizhì yíngyǎng bùliángzhèng

脑白质营养不良症 (leukodys-trophy, LD)

中枢神经系统脱髓鞘所致的严重神经退化性疾病。多属于神经鞘脂沉积病，通常在婴儿或儿童期发病，临床表现为轻重不等的神经系统症状及精神发育迟滞。根据不同的临床表现、病因、基因定位及遗传方式，常见类型如下。①球样细胞白质营养不良症：半乳糖脑苷-β-半乳糖苷酶缺乏引起的脑苷脂类代谢障碍，从而引起髓鞘形成不良而发病，属常染色体隐性遗传病。②异染性脑白质营养不良症：一种溶酶体神经鞘脂沉积症，是芳基硫脂酶-A缺乏导致神经系统脱髓鞘改变而引起的一种严重的常染色体隐性遗传病。③肾上腺脑白质营养不良症：以大脑白质进行性髓鞘脱失伴肾上腺皮质功能低下为特点，也称为嗜苏丹染色脑白质营养不良伴青铜色皮肤和肾上腺萎缩，多为X连锁遗传。④亚历山大病：少见的星形胶质细胞异常所导致的致死性中枢神经系统进行性变性疾病，临床上以巨脑、癫痫、生长发育迟滞及痉挛状态为特征，病程呈进行性加剧，患者多于起病10年内死亡。

(张 成)

qiúyàng xìbāo báizhì yíngyǎng bùliángzhèng

球样细胞白质营养不良症 (globoid cell leukodystrophy)

半乳糖脑苷-β-半乳糖苷酶活性缺乏致脑苷脂类代谢障碍，引起中枢神经系统脱髓鞘改变的常染色体隐性遗传病。又称半乳糖脑苷类脂沉积症或克拉伯（Krabbe）病。最早由丹麦医师克拉伯（Krabbe）于1916年描述，发病率约为1/10万。

病因与发病机制 细胞溶酶体内半乳糖脑苷-β-半乳糖苷酶活性缺乏，导致其代谢底物半乳糖脑苷脂（半乳糖神经酰胺）在脑和全身多处组织中蓄积。脑苷脂是脑组织的正常成分，主要分布于中枢髓鞘内，过度蓄积继发产生神经鞘氨醇半乳糖苷蓄积，对神经系统产生毒性作用。神经鞘氨醇半乳糖苷能抑制细胞色素C氧化酶和血小板中蛋白激酶的活性，阻止少突神经胶质的髓磷脂结构蛋白的磷酸化作用。少突神经胶质细胞对神经鞘氨醇半乳糖苷的细胞毒性作用最敏感，这些细胞的瓦解能干扰半乳糖脑苷脂的合成，并进一步阻止髓鞘的形成，从而迅速引起中枢神经系统脱髓鞘改变。

人类半乳糖脑苷脂基因已被定位于染色体14q31，该基因的cDNA长度约60kb，共17个外显子，已发现在外显子1、2、4、6、7、8、9、14、17上有错义、无义、缺失和插入等不同的基因突变，由此决定不同的临床表型。其中C502T（Arg168Cys）所致突变表现为严重的早发婴儿型，是最常见的类型。

临床表现 根据发病年龄分四型。

早发婴儿型 大多数于3~6个月时起病。临床表现可分为3个阶段。①第一阶段：患儿易怒，不明原因的哭闹和尖叫，患儿对光、声触觉等刺激反应过度；间断不明原因发热、精神运动发育停止；有时以呕吐和进食困难为主要表现。②第二阶段：症状逐渐加重，患儿肢体肌张力逐渐增高，双足呈剪刀样，双上肢屈曲，双拳紧握，甚至呈角弓反张状，而颈部和躯干肌肉松弛无力，从背部被托起呈倒U形。此期腱反射亢进，可出现强直或阵挛性发作。③第三阶段：为消耗期，常发生在出现首发症状后1至数月，婴儿耳聋、失明，去大脑强直，对外界无反应，大约1年内死亡，很少存活超过2岁。

晚发婴儿型 通常是指6个月~3岁发病，出生后早期发育正常，症状与早发婴儿型相似，但该型视力障碍表现突出，并可出现斜视、视神经萎缩和皮质盲等。该型呈进展性病程，患儿多于起病2~3年后死亡。

少年型 发病年龄在3~10岁，多从下肢活动困难或视力障碍开始，也可因发热或急性感染而促发。足畸形和痉挛性下肢轻瘫是早期体征，可不对称；晚期发展为四肢瘫、延髓麻痹、肌阵挛或全身性惊厥等。病程往往不可预测，有些病例迅速发展到失明、四肢瘫和癫痫发作，很快死亡，而也有一部分患儿智力和部分运动能力一直保持稳定不再加重，能存活几十年。

成年型 10岁以后发病，临床表现类似少年型，可合并有共济失调、震颤、视神经萎缩等，病情缓慢发展，存活时间长，个别病例可存活至老年。

辅助检查 主要包括以下内容。

影像学检查 CT早期可发现包括丘脑、基底核、放射冠及小脑密度增高，但诊断价值有限。MRI特征性表现为沿皮质脊髓束范围出现T_2高信号，但皮质下弓形纤维一般不受累。①早发婴儿型：与其他各型MRI表现略有差异。可伴有小脑白质、深部灰质核团（齿状核、丘脑、基底核）长T_2信号改变，具有胼胝体后部及顶枕叶白质渐进性受累的特征。②晚发婴儿型：除皮质脊髓束受血糖，低血糖症状常出现于空腹过夜或较长时间禁食后，运动可加重加速症状的发生，反复发生常提示器质性疾病。①药源性：不适当使用降糖药（如胰岛素、磺脲类）、β受体阻断药、抗组胺类和水杨酸类药物等。②胰岛 B 细胞瘤。③拮抗胰岛素作用的激素分泌过少，如垂体前叶功能减退、肾上腺皮质功能减退、儿茶酚胺缺乏和胰高血糖素不足等。④肝源性与肾源性：严重肝衰竭、尿毒症。⑤自身免疫相关性低血糖：体内存在胰岛素或胰岛素受体的自身抗体。⑥胰岛外肿瘤。⑦严重营养不良。⑧糖代谢酶缺乏，如糖原沉积病。

餐后低血糖　餐后胰岛素释放过多所致。①功能性低血糖：常见于情绪不稳定、体质衰弱者。②胃大部切除术后。③糖代谢酶缺乏。

脑部基本能源物质是葡萄糖，但是脑内的糖原贮存却很少，正常大脑有 1~2g 葡萄糖储备，大部分以糖原形式存在，血糖下降时大脑虽可利用非葡萄糖底物，但不足以维持神经元功能与结构完整。

临床表现　其临床表现取决于血糖下降的程度、速度、持续时间及机体反应性。①急性起病者可有神经精神症状，表现为表情淡漠、抑郁、少言、少动、昏迷、偏瘫、意识模糊、运动性失语等，所有这些临床表现酷似急性脑血管病。临床上多以交感神经兴奋及高级神经功能失常为主要症状，如心悸、焦虑、惊慌、出汗、饥饿感、面色苍白、手足震颤等。②在长期 2 型糖尿病并伴有自主神经功能损害患者中，以低血糖引起的脑功能障碍为主要表现，而交感神经和肾上

腺髓质兴奋性表现不典型。病情持续发展则可能导致神经系统的不可逆损害，广泛损害可表现为意识不清、烦躁不安、精神异常，此时大脑皮质首先受到抑制，继而累及皮质下中枢、脑干、全脑症状明显，局部损害可表现为偏瘫、四肢瘫痪、肢体抽搐。③发作缓慢的轻度低血糖可表现为嗜睡、昏睡、精神错乱，持续发展表现为智力逐步下降，甚至痴呆。

诊断与鉴别诊断　其诊断依据为：①发作性交感神经兴奋症状。②意识障碍。③精神症状。④脑局部损害症状。⑤发作时测定血糖降低，输注葡萄糖后症状缓解。

需与糖尿病酮症酸中毒、非酮症高渗性昏迷、尿毒症昏迷、肝性脑病、脑卒中、癫痫、酒精中毒、药物或毒物中毒昏迷等相鉴别，补充葡萄糖后是否有效可资鉴别。

治疗　①尽快补充葡萄糖，意识清楚的轻型患者口服糖水或糖果即可，意识不清的患者立即静脉注射葡萄糖，直至意识转清或血糖恢复正常，且每隔 1~3 小时监测血糖 1 次。②补充葡萄糖后患者意识恢复延迟，提示中枢神经系统损害较重，应给予吸氧、脱水药、糖皮质激素、脑保护等治疗，低温疗法可改善低血糖昏迷患者的预后。③昏迷时间长的患者可予高压氧治疗。④无法立刻建立静脉通路者可用胰高血糖素肌内注射，但肝病、营养不良、长期饥饿、糖原储备不足者不宜使用，清醒后立即补充葡萄糖。⑤紧急情况下可用肾上腺激素皮下注射。顽固性低血糖者可用糖皮质激素静脉滴注。⑥针对病因治疗，不能根治病因可通过消除

诱因和及时自救避免严重后果。

预后　取决于低血糖的程度、持续时间和机体状况。短暂的轻度低血糖发作及时纠正后预后良好，严重持续低血糖患者，导致的脑损伤可能是不可逆的。

预防　对糖尿病患者和家属及时进行药物治疗的相关知识教育，平时按时服药，监测血糖；胰岛素注射剂量应准确，教会患者和家属正确注射胰岛素，不能自己随意加减药物剂量。老年人不能过分严格控制饮食，要根据情况合理分配三餐。

（胡文立）

jiǎzhuàngxiàn gōngnéng kàngjìn nǎobìng

甲状腺功能亢进脑病（hyperthyroid encephalopathy）

甲状腺激素合成或分泌增多致中枢神经系统功能及精神行为异常改变的疾病。简称甲亢脑病。重可出现甲亢伴急性延髓肌麻痹危及生命。甲亢脑病为一种罕见、严重的甲亢并发症。斯特恩（Stern）和马博（Marb）曾报道过几例，该病与甲亢未得到控制有密切关系，其病情发展迅速凶险，病死率高。

病因与发病机制　考虑与甲状腺激素（thyroid hormone，TH）水平和甲状腺自身免疫有关。可能是血液循环中 TH 特别是游离 TH 升高，使甲亢症状加剧而出现脑部症状，延髓麻痹；或在应激状态下，交感神经系统活动增强，释放大量儿茶酚胺，TH 可增强儿茶酚胺作用，使组织反应性增高而导致危象。有学者认为，机体对 TH 耐受降低，对 TH 刺激的反应性发生改变，有些患者血清 TH 浓度并不升高，实质上是甲状腺功能衰竭，为"失代偿甲亢"。

临床表现　①轻症：可出现

易激惹、精神过敏、伸舌或双手向前平举时有细颤，伴多言多动、失眠紧张、思想不集中、焦虑、烦躁等。有时出现幻觉，甚至躁狂。腱反射活跃。寡言、抑郁主要见于老年患者。②重症：发病迅速，病势凶险急剧，常在数周内发展到严重状态，出现吞咽困难、发音障碍、复视、表情淡漠，可由严重肌无力迅速发生松弛型瘫痪，并可致呼吸肌麻痹，危及患者生命，也可同时合并甲状腺危象，临床罕见。

诊断与鉴别诊断　可通过以下几项进行诊断。①高代谢临床表现，甲状腺弥散性肿大，甲状腺功能五项中游离三碘甲状腺原氨酸（FT_3）和游离四碘甲状腺原氨酸（FT_4）升高、促甲状腺激素（TSH）降低。②头颅 MRI 和 CT 检查异常，存在脑损害。③肌肉无明显萎缩，重复神经刺激无波幅递减现象。④新斯的明或依酚氯铵试验阴性。⑤活检仅见非特异性改变。

需要与以下疾病相鉴别。①桥本（Hashimoto）脑病：与具有肿瘤形成先兆的"边缘系统脑炎"相似，可能类似于红斑狼疮或胸腺瘤患者的罕见脑病，表现为意识模糊、精神症状、偏瘫、共济失调和肌阵挛等。大多数患者抗甲状腺过氧化物酶抗体、抗甲状腺球蛋白抗体滴度增高，甲状腺功能正常。患者家族中常有自身免疫性疾病患者，糖皮质激素及血浆置换有效。②韦尼克脑病：是慢性酒精中毒常见的代谢性脑病，是维生素 B_1（硫胺）缺乏导致的急症，表现为眼外肌麻痹、精神症状、共济失调和周围神经病。影像学检查可发现双侧丘脑和脑干对称性病变。如不及时治疗，韦尼克脑病的自然病程

可继续进展，患者出现昏迷、休克及心血管功能衰竭等常提示预后不良。补充硫胺素有助于恢复。

治疗　严密监护抢救措施，控制甲状腺危象，在治疗原发病基础上，注意控制患者中枢神经系统症状、脱水降颅压、改善循环及防治癫痫等。若出现呼吸肌麻痹，需行气管切开，严密监护，必要时应用呼吸机辅助呼吸。甲亢脑病是重症疾病，患者免疫功能低，可能引起感染，感染的加重又会加重病情。为此，抗感染治疗也必不可少。如患者出现感染，应依据药敏结果和症状及时调整抗生素。

预后　治疗越早，效果越好，一般经 3~7 天积极治疗，病情得到控制者预后良好。病程进入昏迷者，死亡率高。

预防　对于甲亢患者的直系亲属要定期行甲状腺功能检查发现甲亢应及时进行治疗。甲亢患者应采取系统正规治疗措施，有效控制病情。避免精神刺激，预防和积极治疗感染。

（胡文立）

jiǎzhuàngxiàn gōngnéng jiǎntuì nǎobìng

甲状腺功能减退脑病 （hypothyroidism encephalopathy）　甲状腺激素合成、分泌或生物效应缺乏所致的中枢神经系统功能及精神行为异常改变的疾病。简称甲减脑病。

病因与发病机制　①体温调节功能丧失：致体温过低不能恢复正常，尸检后发现丘脑有黏液性水肿和沉淀物。②二氧化碳潴留：因"甲状腺功能减退"机体代谢低下，呼吸频率慢而弱，致二氧化碳分压升高，氧分压降低，二氧化碳升高中毒是昏迷产生机制之一。③大脑酶系统功能障碍、

糖代谢障碍。④低血钠及水中毒。

临床表现　临床主要表现为不同程度的神经精神症状，轻者记忆减退、反应迟钝，精神抑郁、淡漠和轻度智力障碍；重者步态不稳、共济失调、嗜睡、痴呆、精神错乱，甚至因出现"甲状腺功能减退性昏迷"而死亡。

全身表现　表情淡漠，困倦，面色苍白，面部及四肢出现黏液性水肿（看似水肿重，但指压凹陷相对较轻），眼裂小、舌、鼻大、唇厚，言语缓慢，声音嘶哑，皮肤干燥，无汗，四肢凉，毛发稀疏脱落，指甲脆厚，进食不多但体重增加，动作缓慢，反应迟钝，听力减退，明显怕冷等。肌肉僵硬、痉挛，四肢远端假性肌肥大；心输出量减少，心动过缓，常见心包积液；肾功能受损，出现蛋白尿等；胃肠功能障碍，出现腹胀、便秘。

神经系统表现　①认知功能损害：如注意力、理解力、记忆力下降。②精神行为异常：表现为焦虑、易激惹，可极度抑郁，有时躁狂。③小脑功能异常：如共济失调、眼球震颤等。④周围神经病变。

黏液性水肿昏迷　严重患者可以出现意识障碍，昏迷前常有嗜睡的症状，昏迷时四肢松弛、反射消失、体温很低、呼吸浅慢、心动过缓、心音微弱、血压降低和休克，同时可伴随心、肾衰竭等症状，常威胁生命。

辅助检查　血清 3,5,3′-三碘甲状腺原氨酸（T_3）、3,5,3′,5′-四碘甲状腺原氨酸（T_4）降低，促甲状腺激素明显增高；血清 NaCl 降低；血气分析动脉血二氧化碳分压（$PaCO_2$）升高，动脉血氧分压（PaO_2）降低；头颅 MRI 检查示脑体积及脑室的体积

表　进行性肌营养不良的主要类型

遗传方式	疾　病	突变基因	基因定位
X 连锁隐性遗传	迪谢内（Duchenne）肌营养不良	*dystrophin*	Xp21
	贝克（Becker）肌营养不良	*dystrophin*	Xp21
	埃-德二氏（Emery-Dreifuss）肌营养不良	*EMD*	Xq28
常染色体隐性遗传	肢带型肌营养不良 2A 型	*calpain-3*	15q15.1
	肢带型肌营养不良 2B 型	*dysferlin*	2p13.2
	三好（Miyoshi）型肌营养不良	*DYSF*	2p13.2
	肢带型肌营养不良 2C 型	*γ-sarcoglycan*	13q12
	肢带型肌营养不良 2D 型	*α-sarcoglycan*	17q21.33
	肢带型肌营养不良 2E 型	*β-sarcoglycan*	4q12
	肢带型肌营养不良 2F 型	*δ-sarcoglycan*	5q33.2-q33.3
	肢带型肌营养不良 2G 型	*telethonin*	17q12
	肢带型肌营养不良 2H 型	*TRIM32*	9q33.1
	肢带型肌营养不良 2I 型	*FKRP*	19q13.32
	肢带型肌营养不良 2J 型	*titin*	2q31.2
	肢带型肌营养不良 2K 型	*POMT1*	9q34.1
	肢带型肌营养不良 2L 型	*ANO5*	11p14.3
	肢带型肌营养不良 2M 型	*fukutin*	9q31
	肢带型肌营养不良 2N 型	*POMT2*	14q24.3
	福山（Fukuyama）型先天性肌营养不良	*FKTN*	9q31.2
	层粘连蛋白缺失型先天性肌营养不良	*LAMA2*	6q22.33
	乌尔里克（Ullrich）型先天性肌营养不良	*COL6A1*	21q22.3
	肌-眼-脑病	*POMGnT1*	1p32-p34
	沃克-沃伯格（Walker-Warburg）综合征	*POMT1*	9q34
		POMT2	14q24.3
	FKRP 基因变异的先天性肌营养不良	*FKRP*	19q13.3
	INTEGRIN α7 变异的先天性肌营养不良	*integrin α7*	12q13
	LARGE 基因变异的先天性肌营养不良	*LARGE*	22q12
常染色体显性遗传	强直性肌营养不良 1 型	*DMPK*	19q13.3
	强直性肌营养不良 2 型	*ZNF9*	3q21
	面肩肱型肌营养不良	?	4q35
	眼咽型肌营养不良	*PABPN1*	14q11.2
	埃-德二氏（Emery-Dreifuss）肌营养不良	*LMNA*	1q21
	肢带型肌营养不良 1A 型	*myotilin*	5q31
	肢带型肌营养不良 1B 型	*LMNA*	1q21
	肢带型肌营养不良 1C 型	*caveolin-3*	3p25

括迪谢内肌营养不良（Duchenne muscular dystrophy，DMD）、贝克肌营养不良（Becker muscular dystrophy，BMD）、肢带型肌营养不良（limb girdle muscular dystrophy，LGMD）2A 和 2B 型、强直性肌营养不良 1 型（myotonic dystrophy，DM1）、面肩肱型肌营养不良（facioscapulohumeral muscular dystrophy，FSHD）、先天性肌营养不良（congenital muscular dystrophy，CMD）、三好型远端型肌营养不良（distal muscular dystrophy，MM）、埃-德二氏肌营养不良（Emery Dreifuss muscular dystrophy，EDMD）、眼咽型肌营养不良（oculopharyngeal muscular dystrophy，OPMD）等。

病因与发病机制 PMD 均为单基因遗传病，部分疾病的致病基因和蛋白已被发现（表），但仍有部分基因未被克隆甚至不清楚其基因定位。根据缺陷蛋白的亚细胞定位可以将其分为以下几类。①膜蛋白缺陷：肌聚糖蛋白（Sarcoglycans）、陷窝蛋白-3（Caveolin-3）、整合素 α7（Integrin α7）和 Dysferlin。②细胞骨架蛋白缺陷：肌萎缩蛋白（Dystrophin）、肌节蛋白（Telethonin）和肌联蛋白（Titin）。③胞质蛋白缺陷：钙蛋白酶-3（Calpain-3）、TRIM32、ZNF9、DMPK。④核蛋白缺陷：核膜蛋白 Emerin、核纤层蛋白 A/C（LMNA）、PABP2。⑤高尔基体缺陷：FKRP。⑥细胞外基质蛋白缺陷：层粘连蛋白-α2（LAMA2）、胶原蛋白 VI（Collagen VI）和 Fukutin。⑦α-肌养蛋白聚糖（α-dystroglycan）糖基化障碍相关蛋白缺陷：FKRP、POMT1、POMT2、POMGnT1、LARGE 和 Fukutin。

肌营养不良患者肌纤维变性、坏死的具体机制尚不清楚，但均与突变基因编码蛋白的功能有关。膜蛋白、细胞骨架蛋白、细胞外基质蛋白和 α-肌养蛋白聚糖糖基化障碍相关蛋白等与膜稳定性的维持有关，这些蛋白缺陷常能使肌膜更加脆弱，在肌肉收缩过程中更易受损。其中细胞外基质蛋白和 α-肌养蛋白聚糖糖基化蛋白缺陷时容易导致基底膜与肌膜分离，患者多表现为先天性肌营养不良。肌萎缩蛋白相关蛋白复合体将肌细胞骨架、肌膜和细胞外基质连接在一起，发挥膜稳定作用，其主要组成蛋白肌萎缩蛋白、肌聚糖蛋白、肌养蛋白聚糖缺陷时导致肌膜损伤，血清肌酸激酶明显升高，肌纤维明显坏死。

Dysferlin 参与肌纤维收缩导致的肌膜损伤后修复过程，该蛋白缺陷时肌膜损伤得不到及时有效修复，最终导致肌纤维的坏死。

Dystrophin、*dysferlin*、*FKRP*、*LAMA*、*COL6A1* 等基因突变均可产生 2 种以上的临床表型，表明基因的突变位点、突变类型、缺陷蛋白的表达量以及缺失的结构域等也能影响肌纤维的损伤和患者的临床表现。

临床表现 该组疾病的临床表现差异很大。

迪谢内肌营养不良 患者绝大部分为男孩，典型者 3~5 岁起病，13 岁前失去独立行走能力，寿命一般不超过 26 岁，首发症状为双下肢近端肌肉无力，多伴有双小腿后部肥大，血清肌酸激酶（creatine kinase，CK）重度升高（大于正常上限的 20 倍）。

贝克肌营养不良 患者的受累肌肉与 DMD 相同，与 DMD 患者相比起病晚、进展慢、预后相对好。多数患者于 7~20 岁起病，16~78 岁失去独立行走能力，寿命从 23~89 岁不等。血 CK 明显升高。

肢带型肌营养不良 2C~2F 型临床症状重者与 DMD 类似，轻者与 BMD 类似，临床不易区分。

面肩肱型肌营养不良 以其受累肌群的分布特征而命名，起病早期主要表现为眼轮匝肌、口轮匝肌、颧肌、肩带肌、肱骨前后肌肉受累。患者肌无力左右不对称也是该病的一个显著特点。肌无力进展缓慢，除胫前肌受累较早外，下肢肌肉随病情进展自上而下逐渐受累。起病年龄从小儿到成人不等，30 岁时 98% 的男性和 81% 的女性患者均已出现临床症状。

先天性肌营养不良 患者多为松软婴儿，部分类型可合并中枢神经系统损害、眼睛异常、关节挛缩、关节过伸和脊柱畸形。血 CK 正常或中度升高。

强直性肌营养不良 1 型 可累及骨骼肌、中枢神经系统、眼睛、内分泌系统、循环系统、胃肠道、骨骼等多个系统，发病年龄从新生儿到成人晚期不等，有遗传早现现象。远端肌无力、肌强直和其他系统受累是该病较特征性的表现。面肌和远端肌肉受累明显，表现为睑下垂、闭目无力、咀嚼肌萎缩、"斧形"脸、伸腕及足背屈无力。其他系统受累常见的症状有：智力、情感障碍、白内障、视网膜色素变性、肾上腺和垂体功能不全、性功能障碍、胰岛素抵抗及脱发等。肩带肌早期不受累是该病区别于面肩肱型肌营养不良的重要特点。

远端型肌营养不良 早期累及下肢远端肌肉，表现为对称的小腿后部消瘦、足跖屈无力，上肢及下肢近端肌肉晚期受累，血 CK 中至重度升高。

埃-德二氏肌营养不良 突出特点是早期出现关节挛缩和心脏传导阻滞，肘关节、跟腱、脊柱的关节挛缩在肌无力之前就可能出现。

眼咽型肌营养不良 多于 50~60 岁起病，特征性症状为双侧睑下垂伴吞咽困难，症状进展缓慢。部分患者可伴有轻度舌肌、面肌、咬肌、颧肌、肢带肌无力，四肢远端肌肉极少受累。

辅助检查 包括以下几项。

血清 CK 检测 CK 是反映肌纤维坏死程度的重要血清学指标，不同类型的进行性肌营养不良 CK 升高的程度不同，最为明显的是 DMD 和 LGMD2A~2F，而 FSHMD、CMD、EDMD、MM 和 OPMD 患者

CK 通常为轻度升高或正常。

病理 主要表现为肌纤维坏死、吞噬和再生。随病程的延长，肌内膜增生越来越明显，部分肌肉组织被脂肪取代。不同类型的进行性肌营养不良的肌肉活检病理可以有不同特点，如 FSHMD 可以有明显的炎性细胞浸润，DM 有大量的中央核纤维和肌质块形成。免疫组织化学染色可以发现某些类型肌营养不良（如 DMD/BMD，LGMD2B～2F 型等）的蛋白质缺陷。

基因分析 对已知突变基因的进行性肌营养不良（表）可以行基因突变分析，发现致病性突变对鉴别诊断具有重要意义。

诊断与鉴别诊断 该组肌病临床表现特异性较低，诊断需结合临床表现、血 CK 水平、肌电图、肌肉病理、缺陷蛋白的检测、基因突变分析。有些蛋白的原发缺陷可能导致其他相关蛋白的继发性减少，如：DMD 患者可继发肌膜上肌聚糖蛋白蛋白表达减少；LGMD1C 和 LGMD2A 型均可以继发肌膜上 Dysferlin 蛋白表达减少；DMD、LGMD1C、LGMD2B、LGMD2I、LGMD2J 等可继发 Calpain-3 表达减少；LGMD2C～2F 型时往往四种肌聚糖蛋白亚型均有不同程度的减少；CMD 的多种类型均可继发 α-肌养蛋白聚糖蛋白的减少，以上情况下应行基因突变分析，以最终确诊。

需与脊髓性肌萎缩、炎性肌病、代谢性肌病、先天性肌病和重症肌无力等进行鉴别。

治疗 该组疾病尚无有效的治疗手段，主要是对症处理。关节挛缩、脊柱侧凸等可进行外科手术矫正。呼吸功能衰竭者可予机械辅助通气。

（焉传祝 娄建伟）

Díxiènèi jīyíngyǎng bùliáng

迪谢内肌营养不良（Duchenne muscular dystrophy，DMD）

肌萎缩蛋白（dystrophin）基因突变引起的，以相对快速进展的、对称性四肢近端肌无力为主要表现的 X 连锁隐性遗传性肌营养不良。是最为常见的肌营养不良类型，男婴发病率为 1/3500。迪谢内（Duchenne）于 1861 年将该病命名为"婴儿肥大性截瘫"。DMD 与贝克肌营养不良（Becker muscular dystrophy，BMD）为等位基因病，两者常有腓肠肌肥大，因此，又被统称为假肥大型肌营养不良。

病因与发病机制 1985 年孔克尔（Kunkel）等将该病的致病基因定位于 Xp21，并于 1987 年对该基因进行克隆，将其命名为肌萎缩蛋白（dystrophin）。同年，霍夫曼（Hoffman）分离出了该基因编码的肌萎缩蛋白。dystrophin 基因是目前已知的最大基因，由 2.4Mb 个碱基对组成，含有 79 个外显子。肌萎缩蛋白的分子量为 427kD，由氨基端、羧基端、杆状区、半胱氨酸富集区四个区域组成，分布于骨骼肌、心肌、平滑肌和视网膜。DMD 患者最常见的基因突变类型为缺失和重复突变（占 60%～80%），其余多为点突变，90% 以上的基因突变导致读码框的改变，产生截短的、无功能的、不稳定的肌萎缩蛋白，且表达量小于正常人的 3%。

DMD 确切的发病机制尚不完全清楚。肌萎缩蛋白位于肌膜的内侧，其 C 末端通过糖蛋白复合体与肌膜相连，其 N 末端与细胞骨架蛋白 α-肌动蛋白丝相连。肌萎缩蛋白将细胞骨架锚定在肌膜上并与细胞外基质连接起来，将肌原纤维收缩产生的张力传递到细胞膜上，使其产生同步运动。肌萎缩蛋白缺失的肌纤维容易产生肌膜损伤，使细胞外液中大量钙离子通过损伤的肌膜进入到肌纤维内，激活钙离子依赖的蛋白酶，造成大量的蛋白质和肌膜降解，最终导致肌纤维节段性坏死。

临床表现 患者绝大多数为男孩，女孩患者可见于特纳（Turner）综合征、Xp21 染色体易位和偏斜的 X 染色体失活。患儿运动发育略有迟缓，半数在 1～1.5 岁以后会走路，跑跳不如正常同龄儿童。3～5 岁后开始出现走路摇摆、蹲起费力、上楼困难。由于髋带肌受累严重，患儿从仰卧位起立时需先翻身转为俯卧位，然后翘起臀部，双手依次扶撑小腿、双膝以及大腿使身体直立。这一由卧位到站立的特殊动作被称为高尔斯（Gowers）征。患儿多有小腿肥大，早期为真性肥大，晚期由于大量脂肪浸润和纤维化，形成所谓假性肥大。少部分患者可以出现轻度或中度智力低下。DMD 患者可伴有全身性消瘦、身材矮小，但早期一般不出现明显的局限性肌肉萎缩。

随着疾病的进展患者下肢肌无力症状逐渐加重，并累及上肢肌和躯干肌。肌无力以四肢近端和肢带为主，下肢重于上肢。四肢远端肌群受累较轻，眼外肌及喉内肌不受累，面肌和咀嚼肌晚期也可受累。患者于 10 岁以后逐渐丧失行走能力，并出现脊柱畸形和四肢关节挛缩。至疾病晚期心肌和呼吸肌受累，通常在 25 岁前死于呼吸和心功能衰竭。

辅助检查 包括以下几项。

酶学检查 血清肌酸激酶（creatine kinase，CK）水平显著升高是该病的一个突出特点，患儿出生后 CK 水平便持续升高，

3~10 岁的患儿血清 CK 大多在 10 000IU/L 左右，随着大部分肌肉组织被脂肪和结缔组织取代，血清 CK 水平逐渐下降。除了 CK 升高之外，丙氨酸转氨酶和天冬氨酸转氨酶也有明显升高，在肌无力尚不明显的情况下容易误诊为肝炎。

肌电图检查 对该病的诊断没有特异性。

病理 肌肉活检病理表现（图1）为肌纤维大小明显不等，坏死和再生纤维多见，后者往往呈小群分布。高收缩纤维和内核纤维增多，肌内膜不同程度增生。小群分布的坏死和再生纤维与高收缩纤维同时出现对 DMD 的常规组织病理诊断有重要的提示意义。

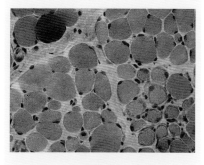

图 1　DMD 肌肉活检病理
（H-E 染色　×400）
注：可见高收缩纤维和成小群的坏死后再生纤维（右下角蓝染的肌纤维）

肌萎缩蛋白检测和基因突变分析 DMD 的确诊依赖于肌萎缩蛋白检测和基因突变分析。免疫组织化学染色（图2）显示肌膜肌萎缩蛋白完全缺失者可确诊为 DMD。部分 DMD 患者可有极少量肌纤维存在肌萎缩蛋白表达，后者被称为返祖纤维，不影响 DMD 的诊断。如果有少量肌纤维肌萎缩蛋白的氨基端和（或）杆状区呈弱阳性表达，而羧基端不表达，

仍可诊断为 DMD。应用抗羧基端抗体进行免疫印迹法分析肌萎缩蛋白，如果发现蛋白完全缺失或表达量小于正常对照的 3%，且分子量小于 427kD，可确诊 DMD。

基因检测最常用的方法为多重连接探针扩增技术（multiplex ligation-dependent probe amplification，MLPA），该技术仅能检出约 60% 的 dystrophin 基因突变，对缺失和重复突变的检出率较高，但对点突变的检出率较低。因此，当 MLPA 未能检测到基因突变时不能排除 DMD 的诊断。

诊断与鉴别诊断 根据患者的性别、发病年龄、临床表现和显著升高的血清肌酸激酶水平，应高度怀疑 DMD 的可能，如果有提示 X 连锁隐性遗传的家族史，几乎可以明确诊断。确诊依赖于肌肉活检病理、肌萎缩蛋白分析和基因突变分析。

需要与 BMD、脊髓性肌萎缩、肢带型肌营养不良、某些先天性肌营养不良、线粒体肌病、糖原沉积性肌病相鉴别。肌肉活检病理联合免疫组化、免疫印迹和基因突变分析可资鉴别。

治疗 尚无有效的治疗。早期应用糖皮质激素对延长患者的

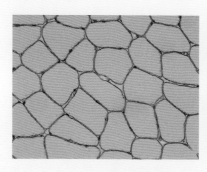

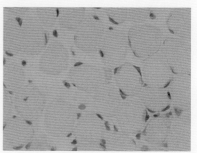

a. 正常肌肉　　　　　　b. DMD 肌肉
图 2　肌萎缩蛋白检测（免疫组织化学染色　×400）
注：a. 肌纤维膜呈均匀一致的肌萎缩蛋白表达；b. 所有肌纤维膜均无肌萎缩蛋白表达

寿命和维持行走能力有一定疗效。热水浴能减轻患者肌纤维的损伤。患者应尽量避免使肌肉做拉长收缩及超负荷运动，以减少对肌纤维的破坏。当患者出现脊柱侧凸和关节挛缩时可行外科手术矫正。晚期出现呼吸功能不全时可给予机械辅助通气。

（禤传祝　娄建伟）

Bèikè jīyíngyǎng bùliáng

贝克肌营养不良（Becker muscular dystrophy，BMD） 肌萎缩蛋白（dystrophin）基因突变引起的，以相对缓慢进展的、对称性四肢肌无力为主要表现的 X 连锁隐性遗传性肌营养不良。是迪谢内肌营养不良（Duchenne muscular dystrophy，DMD）的等位基因病，其患病率为 DMD 的 40% ~ 50%。

病因与发病机制 BMD 患者基因突变中缺失突变占 70% ~ 85%，重复突变占 6% ~ 10%，约 80% 的基因突变位于 dystrophin 基因 45-56 号外显子。同为 dystrophin 基因突变引起的等位基因病，与 DMD 相比 BMD 患者的症状相对较轻，主要是两者的突变形式和突变位点不同。①突变形式：整码突变通常导致 BMD，而移码

突变常导致 DMD，这一规则称为读码框规则，该规则适用于 96% 的 DMD 患者和 93% 的 BMD 患者。②突变位点：位于肌萎缩蛋白氨基端的肌动蛋白结合域和靠近羧基端的 β-肌养蛋白聚糖（β-dys-troglycan）结合域时通常导致 DMD，而 BMD 患者的突变多位于杆状区，上述两处关键结构域通常保留。免疫组化研究也证实，大部分 BMD 患者均保留肌萎缩蛋白的羧基端。一旦患者的基因突变累及启动子和肌动蛋白结合域，则预示该患者起病早、进展快、预后不良。整码突变产生截短或延长的肌萎缩蛋白，这种蛋白通常保留肌动蛋白结合域和 β-肌养蛋白聚糖结合域，因而，仍能连接细胞骨架与肌纤维膜，发挥一定的膜稳定作用。

不同 BMD 患者的临床症状与肌萎缩蛋白的表达量有关，一般来说，蛋白表达量越大，患者起病越晚，进展越慢。

临床表现 BMD 患者的临床表现形式和症状的轻重差别较大，轻者仅表现为肌痛、痛性痉挛、运动不耐受、肌红蛋白尿、无症状性高肌酸激酶血症等，重者表现为肢带型肌无力和股四头肌肌病等形式。

患者的起病年龄较 DMD 晚，平均 12 岁（1~70 岁），7 岁之前和 50 岁之后起病者少见，约 90% 的患者于 20 岁前出现临床症状。首发症状以运动后小腿后部酸痛、双下肢近端无力常见。患者肌无力的分布与 DMD 相似，首先累及髂腰肌、股四头肌、臀肌等下肢近端肌肉，以后逐渐累及上肢近端。腓肠肌肥大常见。患者失去独立行走能力的年龄从 10~78 岁不等，平均为 40~50 岁，多在 16 岁以后出现。患者生存年龄从

23~89 岁不等，平均 42 岁。BMD 患者与其不患病的兄弟相比，生育率约为后者的 70%。

部分 BMD 患者可以合并扩张型心肌病以及其他心电图异常，但心脏受累的程度与肌无力的程度没有相关性。此外，部分 BMD 患者还可以合并智力低下，基因突变位于 45 号外显子之后的患者合并智力低下的概率大于其他位点的突变。

辅助检查 如下所述。

酶学检查 血清肌酸激酶水平于早期和中期显著升高（大于正常上限的 20 倍），并随运动强度而上下波动，当患者失去独立行走能力后开始下降。

病理 缺乏特异性，主要表现为不同程度的坏死和再生纤维、高收缩纤维、肥大和劈裂纤维以及中央核纤维增多，肌内膜增生，少部分患者的肌间质还可以伴有炎细胞浸润。

肌萎缩蛋白免疫组织化学检查 几乎所有 BMD 患者均可检测到肌纤维膜有肌萎缩蛋白的表达，但有不同程度的减弱。因为所有 DMD 患者的羧基端均不表达，所以，当患者的羧基端较好的保留时则提示该患者为 BMD。

肌萎缩蛋白免疫印迹分析 与免疫组织化学检查结果相一致，抗羧基端抗体仍是鉴别 BMD 和 DMD 的最好方法，BMD 患者肌萎缩蛋白的分子量可以大于或小于 427kD，表达量一般大于 3%，其中 3%~10% 者症状较重，10%~20% 者症状中等，大于 20% 者症状较轻。

诊断与鉴别诊断 根据受累肌群的分布特点、腓肠肌肥大以及 X 连锁隐性遗传方式可考虑 BMD 可能，确诊依赖于肌肉活检病理、肌萎缩蛋白分析和基因突

变分析。

需与 DMD、成年型脊髓性肌萎缩、肢带型肌营养不良、炎性肌病、脂质沉积性肌病相鉴别。

治疗 同 DMD 一样该病目前没有有效的治疗办法，主要是对症治疗。与 DMD 不同的是，BMD 发病年龄晚，不主张糖皮质激素治疗。出现关节挛缩和脊柱畸形者可予手术矫正。呼吸功能不全者可考虑辅助机械通气。

（冯传祝 娄建伟）

miànjiāngōngxíng jīyíngyǎng bùliáng
面肩肱型肌营养不良（facioscapulohumeral muscular dystrophy，FSHD）
主要累及面肌、肩胛带肌和上臂肌群，以不对称性肌无力为特点的肌营养不良。又称朗杜齐-德热里纳（Landotlry-Dejerine）型进行性肌营养不良。由法国神经科医生朗杜齐（L. Landouzy）和德热里纳（J. Dejerine）于 1885 年首先报道而得名。婴儿至中年期均可发病，10~30 岁为该病发病高峰，男女发病率相等，约为 1/2 万。

病因与发病机制 尚不清楚，致病基因尚未确定，但已经发现染色体 4q35 区 3.3kb 串联重复序列（D4Z4）的整倍数缺失与该病有关。在正常人群中，该序列为 11~100 拷贝（41~350kb），而该病患者拷贝数小于 10（38kb），且 D4Z4 拷贝数与临床表型呈负相关。研究表明，FSHD 发病可能涉及亚端粒区 D4Z4 缺失后的一系列复杂机制，如甲基化程度降低、末端着丝粒沉默以及致病相关基因在转录水平调节异常等。

临床表现 该病特征性表现为不对称性起病的肌无力，选择性累及某些特定肌群，且患者的临床表现具有显著的个体差异。最常累及面肌，肩胛带肌（前锯

肌、菱形肌、斜方肌及背阔肌）及上臂肌群。面肌无力容易被忽略，仔细追问病史及查体可发现眼轮匝肌无力导致眼睑闭合不全、口轮匝肌无力致使患者吹口哨不能、用吸管吸水困难等。

几乎所有患者均出现近端肌无力及肌萎缩，并多为首发症状而就诊，表现为双上肢平举困难，肩胛带肌无力和萎缩使肩胛骨失去内侧力量的固定和支持，导致肩胛骨移向外侧并向上旋，呈现翼状肩胛的体征（图）。前臂和手部肌群受累较轻，与上臂严重受累形成鲜明对比。腹肌受累时查体可见比弗（Beevor）征等。随着病情的进展，盆带肌和下肢肌群可逐渐受累，出现不同程度的肌无力和肌萎缩。部分患者可以合并智力障碍、视网膜血管病变、神经性耳聋，极少数患者有肺功能受累。

辅助检查 包括以下几项。

酶学检查 肌酸激酶正常或轻度升高。

肌电图检查 多表现为肌源性损害。

病理 镜下可见受累肌纤维大小不均，可见萎缩、肥大及劈裂纤维，不同程度的散在坏死肌纤维伴吞噬现象及再生纤维，晚期大量脂肪及结缔组织增生。NADH-TR 染色可见虫蚀样纤维、分叶状纤维等肌原纤维网格状结构排列紊乱。部分患者受累肌肉可见明显的灶性炎症细胞浸润，位于肌内膜或肌束膜血管周围，易被误诊为多发性肌炎，结合病史及临床表现可进行鉴别。

基因分析 以 p13E-11 为探针用 EcoRⅠ/BlnⅠ双酶切的 DNA 印迹法可使该病在分子水平得到确诊。正常人杂交片段大小一般 >38kb（D4Z4 拷贝数大于 10），而患者通常 <38kb（D4Z4 拷贝数小于 10）。D4Z4 拷贝数的多少与病情的严重程度及起病时间呈一定的负相关，但同一家庭携带相同拷贝数的个体病情的严重程度却有很大差异，表明拷贝数的多少并不是决定病情严重程度的唯一因素。

诊断与鉴别诊断 根据常染色体显性遗传家族史，特征性的临床表现，血清学检查肌酸激酶正常或轻度升高，肌电图多呈肌源性损害该病诊断不难。肌肉活检虽不是该病诊断所必需的辅助检查，但活检的目的是排除其他神经肌肉病，为该病的鉴别诊断提供帮助。基因分析可在分子水平确定诊断。

需与肢带型肌营养不良、肩胛综合征、多发性肌炎、先天性肌病等鉴别。

治疗 尚无有效治疗方法。临床应用小剂量激素并不能改善患者临床症状，但伴有炎症细胞浸润的患者可适当使用。外科矫形术适当稳定肩胛骨，可有助于改善患者的运动功能。

（焉传祝 戴廷军）

zhīdàixíng jīyíngyǎng bùliáng

肢带型肌营养不良（limb girdle muscular dystrophy, LGMD）

以肢带肌（骨盆带肌或肩胛带肌）受累为主的具有高度临床及遗传异质性的慢性、进行性、遗传性肌病综合征。莱登（Leyden）和默比乌斯（Möbius）分别在 1876 年和 1879 年首先描述了以骨盆带肌和股四头肌受累为主且预后良好的肌无力和肌萎缩成年人患者。沃尔顿（Walton）和纳特拉斯（Nattrass）于 1954 年总结了 105 例以肢带肌肌无力为主的神经肌肉病患者的临床特征和预后特点，提出了肢带型肌营养不良的概念。

病因与发病机制 为一组遗传性疾病。根据遗传方式不同，LGMD 被分为常染色体显性遗传（LGMD1 型）和常染色体隐性遗传（LGMD2 型）两种类型。根据不同的突变基因和相应缺陷蛋白，LGMD1 型又可分为 8 个亚型（LGMD1A～1H），LGMD2 型分为 14 个亚型（LGMD2A～2N）。这些位于肌膜、肌节、肌质、高尔基复合体、肌质网及肌核的蛋白缺陷导致肌肉结构破坏，引起肌纤维变性、坏死，最终表现为临床上的肌肉无力和萎缩。到目前为止，仍有半数以上 LGMD 的致病基因和蛋白缺陷尚未明确。

临床表现 具有高度临床异质性，不同亚型具有各自相应的临床特征。男女均可患病，起病年龄自儿童期至成年期不等。起病隐袭，缓慢进行性加重，部分患者有家族史，散发病例多见。骨盆带肌受累：常为首发症状，

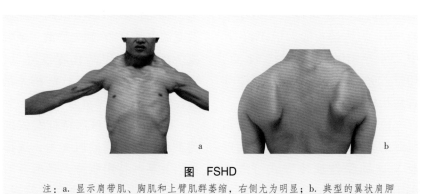

图 FSHD
注：a. 显示肩带肌、胸肌和上臂肌群萎缩，右侧尤为明显；b. 典型的翼状肩胛

表现为上楼梯及蹲起困难，行走时腰椎前凸，呈鸭步。肩胛带肌受累：表现为上肢抬举无力、梳头困难，出现翼状肩胛。头面部肌肉通常不受累。膝腱反射消失，早期踝反射可存在。随病程进展，部分病例尚可出现肌肉假性肥大、关节挛缩畸形及心肌受累。各种不同亚型 LGMD 临床及分子遗传学特征见表。

辅助检查 包括以下几项。

酶学检查 血清肌酶谱检查示肌酸激酶水平升高，通常情况下 LGMD2 型肌酸激酶水平较 LGMD1 型明显升高，但均显著低于迪谢内肌营养不良。

病理 呈肌源性损害改变，主要表现为肌纤维坏死伴吞噬、再生、肌纤维肥大、劈裂及肌内膜的显著增生。一些肌纤维坏死严重的病例尚可见继发性单个核炎性细胞浸润，LGMD2B 型患者尤为常见。

其他 肌电图提示肌源性损害。部分 LGMD 患者常合并心肌受累，心电图以及超声心动图有助于早期发现心肌损害。

诊断与鉴别诊断 根据隐袭起病、缓慢进展、以骨盆带肌和肩胛带肌受累为主的肌无力和肌萎缩、遗传性家族史及血清肌酸肌酶水平升高等可做出初步临床

诊断。进一步的诊断需通过肌电图和肌肉活检病理检查排除以近端肌无力为特点的先天性肌病、炎症性肌病、代谢性肌病及运动神经元病等。对分子缺陷已知的 LGMD 亚型，通过基因及蛋白质分析，发现突变基因和缺陷蛋白，可在分子水平上明确诊断。

需与其他类型的进行性肌营养不良、多发性肌炎、皮肌炎、脊髓性肌萎缩、先天性肌病以及线粒体肌病、肌糖原累积病、脂质沉积性肌病等代谢性肌病进行鉴别。肌电图、肌肉活检、基因突变和蛋白质分析是与以上肌病鉴别的重要手段。

表 LGMD 各亚型特点

亚型	起病年龄（岁）	血清肌酸肌酶水平	致病基因定位	编码蛋白	编码蛋白亚细胞定位
LGMD1					
LGMD1A	20~40	正常~10 倍	5q31.2	Myotilin	肌节
LGMD1B	<10	正常~20 倍	1q22	Lamin A/C	肌核
LGMD1C	<10	2~25 倍	3p25.3	Caveolin 3	肌膜
LGMD1D					
LGMD1E	30~50	正常~10 倍	7q36.3	DNAJB6	不明
LGMD1F	1~58	正常或升高	7q32.1-q32.2	Transportin3	不明
LGMD1G	30~47	正常~9 倍	4q21	HNRNPDL	胞核
LGMD1H	16~50	正常或升高	3p25-p23	不明	不明
LGMD2					
LGMD2A	5~40	正常~50 倍	15q15.1	Calpain 3	肌质
LGMD2B	10~30	10~150 倍	2p13.2	Dysferlin	肌膜
LGMD2C	3~20	5~120 倍	13q12	γ-Sarcoglycan	肌膜
LGMD2D	3~20	5~120 倍	17q21.33	α-Sarcoglycan	肌膜
LGMD2E	3~20	5~120 倍	4q12	β-Sarcoglycan	肌膜
LGMD2F	3~20	5~120 倍	5q33.2-q33.3	δ-Sarcoglycan	肌膜
LGMD2G	2~15	2~30 倍	17q12	Telethonin	肌节
LGMD2H	15~30	正常~20 倍	9q33.1	TRIM32	肌质
LGMD2I	1~40	10~100 倍	19q13.32	FKRP	高尔基复合体
LGMD2J	5~20	正常~25 倍	2q31.2	Titin	肌节
LGMD2K	<10	9~40 倍	9q34.1	POMT1	内质网
LGMD2L	11~51	正常或升高	11p14.3	ANO5	肌质囊泡
LGMD2M	<1	5~100 倍	9q31	Fukutin	高尔基复合体
LGMD2N	1.5	升高	14q24.3	POMT2	肌质

治疗 尚缺乏有效的治疗手段，以对症和支持治疗为主。对于儿童期（特别是生长发育期）起病的患者，早期肢体拉伸锻炼能够延缓髋关节和肩关节挛缩的发生，并提高患者血流动力学的稳定性，避免因长期卧床及伴发心肌病所致血流动力学失代偿。一些合并关节挛缩畸形的患者，尚需要矫形器及外科手术治疗以保证患者的运动性及关节功能。如对伴有马蹄足畸形者，可以采用跟腱延长术或应用膝踝足矫形器、踝足矫形器治疗；对伴有翼状肩胛者，可行肩胛固定术将肩胛骨内侧缘与第四肋骨相连结。晚期患者不能够独立行走，可给予轮椅代步，以保证患者日常生活功能。

预后 因病程进展缓慢，其致残率及致死率相对较低，发病后平均 20 年左右丧失行动能力。

（焉传祝　娄建伟）

yǎnyànxíng jīyíngyǎng bùliáng

眼咽型肌营养不良（oculopharyngeal muscular dystrophy，OPMD）

主要累及眼外肌、吞咽肌、颜面肌等脑神经支配肌，以晚发的、缓慢进展的眼外肌和吞咽肌麻痹为特征的常染色体遗传性肌营养不良。是进行性肌营养不良的一种特殊类型。多数患者为常染色体显性遗传，极少为常染色体隐性遗传。1915 年泰勒（Taylor）首次描述，1962 年由维克托（Victor）和亚当斯（Adams）命名。发病率不详。

病因与发病机制 致病基因 *PABPN1* 定位于 14q11.2，其第一外显子内的 GCN（包括 GCG、GCA、GCT 和 GCC）共同编码丙氨酸，正常三核苷酸重复序列为 $(GCN)_{10}$，*PABPN1* 基因突变导致三核苷酸重复序列异常扩增 $(GCN)_{11\sim17}$ 而致病。具体的发病机制尚不清楚。

临床表现 患者多在 40 岁以后起病，性别无明显差异。隐匿起病，表现为缓慢进展的眼外肌、吞咽肌麻痹。首发症状以眼睑下垂多见，少有复视，一般在眼外肌受累后数年出现吞咽困难及构音障碍，少数患者以吞咽困难为首发症状。颜面肌及咀嚼肌亦可受累。发病数年至数十年后，可有四肢肌肉受累，近端明显，表现为肌无力、肌萎缩。心肌和呼吸肌通常不受累。病程进展缓慢，一般不影响寿命。

辅助检查 包括以下内容。

病理 光镜下与其他肌营养不良改变不同，肌纤维坏死、再生少见，可见嗜碱性的镶边空泡；电镜下可见肌核内直径 8.5nm 的细丝包涵体。

PABPN1 基因分析 发现其第一外显子内的三核苷酸序列重复异常 $(GCN)_{11\sim17}$ 可作为确诊依据，其中常染色体显性患者多为 $(GCN)_{12\sim17}$，常染色体隐性患者多为 $(GCN)_{11}$。

肌电图检查 可表现为肌源性损害。

酶学检查 肌酶多正常或轻度升高（不超过正常上限的 2 倍）。

诊断与鉴别诊断 临床诊断主要依靠典型的临床表现和辅助检查。典型临床表现如下。①40 岁以后起病。②明确的家族史，符合常染色体显性或隐性遗传特点。③上睑下垂。④吞咽困难。

临床上应与眼咽远端型肌病、重症肌无力、慢性进行性眼外肌麻痹等进行鉴别。

治疗 该病尚缺乏有效的治疗手段。对于严重的上睑下垂而影响视力者可尝试上睑上提术、提上睑肌腱膜切除术；严重的吞咽困难可采用环咽肌切开术等外科治疗。此外，应给予患者小块的、易吞咽的食物及必要的营养支持以防止吸入性肺炎、体重下降等并发症。

（焉传祝　单晶莉）

Āi-Dé èrshì jīyíngyǎng bùliáng

埃-德二氏肌营养不良（Emery Dreifuss muscular dystrophy，EDMD）

以儿童时期起病，缓慢进展的肌无力和肌萎缩、关节挛缩、心肌受累乃至心功能异常为典型特征的肌营养不良。1961 年，德赖弗斯（Dreifuss）和霍根（Hogan）首次描述。1966 年由埃默里（Emery）和德赖弗斯（Dreifuss）命名。

病因与发病机制 尚不清楚，主要为家族性，也有散发性。遗传方式可为 X 连锁隐性遗传（X-linked recessive EDMD，XL-EDMD）、常染色体显性遗传（autosomal dominant EDMD，AD-EDMD）和常染色体隐性遗传（autosomal recessive EDMD，AR-EDMD）。XL-EDMD 又分为 EMD 型和 FHL1 型，分别由位于 Xq28 的 *EMERIN* 基因（编码 Emerin 蛋白）和位于 Xq26.3 的 *FHL1* 基因（编码 FHL1 蛋白）突变所致。AD-EDMD 和 AR-EDMD 主要由位于 1q22 的 *LMNA* 基因（编码核纤层蛋白 A/C 蛋白）以及编码 Nesprin 的 *SYNE1/SYNE2* 基因突变所致。约 50% 的 EDMD 患者的基因突变仍不清楚。

Emerin、核纤层蛋白 A/C 是位于细胞核内膜的蛋白质，Nesprin 与 Emerin 和核纤层蛋白 A/C 相连接，这些蛋白质的缺陷可能会增加细胞核的脆性。在心肌和骨骼肌这些机械负荷较大的组织细胞中，核膜的缺陷更容易造成细胞核的损伤，使骨骼肌和心肌更容易受累。

临床表现 儿童时期起病，病程缓慢进展。①关节挛缩：是该病的突出特点。XL-EDMD 常以关节挛缩为首发症状。AD-EDMD 的关节挛缩常出现在肌无力之后。关节挛缩主要累及肘关节、踝关节和颈椎（由颈部前屈受限发展为整个脊柱活动受限），挛缩的程度和进展快慢与年龄无关。严重的关节挛缩可导致脊柱及下肢的活动受限而失去行走能力。②肌无力和肌萎缩：常呈缓慢进展，上肢和小腿肌群较早受累，逐渐向肩胛肌和髋带肌发展。肌萎缩通常在病程的前 30 年进展缓慢，而后发展迅速。AD-EDMD 患者可表失行走能力，而 XL-EDMD 患者罕见有行走不能。③心脏受累：主要表现为心悸、晕厥、运动耐力减低、充血性心力衰竭、窦性心动过缓、室上性心律失常、房室传导阻滞、扩张型心肌病以及猝死。AD-EDMD 患者室性心动过速和扩张型心肌病发病率要远高于 XL-EDMD 患者。AR-EDMD 患者虽有严重的肌无力和肌萎缩，但心功能多无异常。

辅助检查 包括以下几项。

病理 缺乏特异性。以肌纤维大小不等、少量坏死与再生纤维、内核纤维增加以及肌内膜增生等肌营养不良改变为主要特点。肌肉活检免疫组化可见 emerin、核纤层蛋白 A/C 以及 FHL1 表达减弱或缺失。

蛋白质分析 应用蛋白质印迹法，95%的 XL-EDMD 患者可检测到 emerin 蛋白或 FHL1 蛋白的减少或缺失，AR-EDMD 患者可检测到核纤层蛋白 A/C 蛋白的减少或缺失，而对于 AD-EDMD 患者，由于其 *LMNA* 野生型等位基因的

表达，检测不到核纤层蛋白 A/C 的减少或缺失。

肌电图检查 通常表现为肌源性损害而没有神经传导障碍。

基因检测 发现 *EMD*、*FHL1*、*LMNA/C*、*SYNE1/SYNE2* 基因突变可明确诊断。

诊断与鉴别诊断 尚无明确的诊断标准。根据家族遗传史、早期出现的关节挛缩、缓慢进展的肱腓肌无力和肌萎缩，及心功能异常通常可做出临床诊断。肌肉活检及蛋白水平、分子基因水平检测可确诊。

需与面肩肱型肌营养不良、强直性脊柱综合征、强直性肌营养不良 1 型、肢带型肌营养不良及强直性脊柱炎等疾病进行鉴别。

治疗 尚缺乏有效的治疗手段，以对症和支持治疗为主。关节挛缩及脊柱侧突严重者，可行手术予以矫正。针对心律失常可给予抗心律失常药物，安装心脏起搏器等。严重心力衰竭者，可进行心脏移植。

（禹传祝　戴廷军）

yuǎnduānxíng jīyíngyǎng bùliáng

远端型肌营养不良（distal muscular dystrophy，DD）

肢体远端肌肉受累为主，临床上以手、前臂、足或下肢远端的肌无力和肌萎缩起病为特征的肌营养不良。又称远端肌病。远端肌病的概念最早是在 1951 年由韦兰德（Welander）提出，当时他描述了瑞典的两个呈常染色体显性遗传的家族性、晚发型远端肌病家系。以后，其他呈常染色体显性或隐性遗传方式的远端肌病临床表型及组织病理学特征才逐渐被人们所认识。由于肌病和肌营养不良两个概念相互重叠，因此远端型肌营养不良和远端肌病经常被交替使用，均指远端受累为主的肌

源性损害。

分型 根据临床、组织病理学特征及遗传方式的不同，临床上将远端肌病分为五个主要类型（表）：①莱恩（Laing）型远端肌病。②野中（Nonaka）型远端肌病，又称伴镶边空泡远端肌病（distal myopathy with rimmed vacuoles，DMRV）或遗传性包涵体肌病（hereditary inclusion body myopathy，h-IBM）。③三好（Miyoshi）型远端肌病。④韦兰德（Welander）型远端肌病。⑤乌德（Udd）型远端肌病，又称胫前肌肌营养不良（tibial muscular dystrophy，TMD）。

病因与发病机制 不同类型远端肌病，由于致病基因及其所编码蛋白的不同，其病因与发病机制亦不相同。如已明确 Miyoshi 型远端肌病是由位于染色体 2p13 上编码 dysferlin 的 *DYSF* 基因突变所致，由于 dysferlin 蛋白缺失或功能缺陷，肌纤维膜损伤修复障碍，造成肌纤维的变性、坏死。有关远端肌病患者远端肌肉易于受累的确切原因，目前尚不明确。

临床表现 远端肌病为一临床综合征，除肢体远端肌无力和肌萎缩这一突出特点外，各类型之间尚具有显著的异质性，如发病年龄、受累肌肉的分布以及预后等方面。

根据发病年龄的不同，远端肌病分为早发型和晚发型。前者包括 Laing 型、Nonaka 型和 Miyoshi 型；后者包括 Welander 型和 Udd 型。远端肌病以始于手、前臂、足或下肢远端的进行性肌无力和肌萎缩为主要临床特征，男女均可患病，病程进展缓慢，一些类型的远端肌病，如 Miyoshi 型和 Nonaka 型远端肌病，随病程进展可逐渐累及近端肌肉，而另外

表　远端型肌营养不良分型

类型	遗传方式	发病年龄（岁）	主要受累肌群	肌酸肌酶	肌肉病理	致病基因	定位
Laing 型远端肌病	AD	1~25	小腿前群肌	1~8 倍	肌营养不良改变+胫前肌 I 型纤维萎缩	*MYH7*	14q11.2
Nonaka 型远端肌病	AR	15~30	小腿前群肌	1~5 倍	镶边空泡核内细丝包涵体	*GNE*	9p13.3
Miyoshi 型远端肌病	AR	15~30	小腿后群肌	10~100 倍	肌营养不良改变	*DYSF*	2p13.2
Welander 型远端肌病	AD	>40	手指伸肌	1~4 倍	肌营养不良改变+镶边空泡	TIA1	2p13.3
Udd 型远端肌病	AD	>35	小腿前群肌	1~4 倍	肌营养不良改变+镶边空泡	*TTN*	2q31.2

注：AD：常染色体显性遗传；AR：常染色体隐性遗传

一些类型，如 Udd 型、Welander 型及 Laing 型远端肌病则终生仅累及远端肌群。股四头肌不受累或仅轻度受累是 Nonaka 型远端肌病的显著特点。

辅助检查　包括以下几项。

酶学检查　除 Miyoshi 型远端肌病肌酸激酶水平显著升高外，其他类型远端肌病的肌酸激酶水平多正常或轻度升高。

病理　均呈肌源性改变，①Miyoshi 型远端肌病：可见明显的肌纤维坏死、吞噬和再生，呈典型的肌营养不良改变，部分患者可见散在或局灶性单个核炎性细胞浸润，容易误诊为多发性肌炎。②Nonaka 型：的突出病理特点是镶边空泡形成、成小群萎缩的肌纤维（图）以及肌核内直径为 18~23nm 的管状细丝包涵体。③Laing 型远端肌病：中可见胫前肌 I 型纤维萎缩。④Welander 型及 Udd 型远端肌病：主要是肌纤维大小不等，少量坏死和再生纤维以及数量不等的镶边空泡形成。

肌电图检查　多提示肌源性损害，少数病例表现为肌源性和神经源性混合改变。

蛋白质分析和基因突变检测　对于 Miyoshi 型远端肌病患者，应用肌肉活检标本进行 dysferlin 免疫组化染色蛋白质印迹分析可以发现 dysferlin 蛋白明显减少（低于正常对照的 30%）或完全缺失。*MYH7*、*DYSF*、*GNE* 和 *TIN* 基因突变检测可以在分子水平对相应的远端肌病亚型进行确诊。

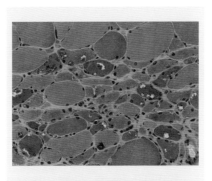

图　Nonaka 型肌肉活检病理
（改良 Gomori 染色 ×400）
注：可见成小群萎缩的肌纤维，大量肌纤维含镶边空泡

诊断与鉴别诊断　远端肌病为一组病因各异的临床综合征。根据隐袭起病、缓慢进展、肢体远端肌肉受累为主、遗传性家族史以及血清肌酸肌酶水平等可做出初步临床诊断。进一步的分型诊断需通过肌电图和肌肉活检病理检查排除神经源性疾病以及伴有远端肌病表型的其他类型肌病。对分子缺陷已知的远端性肌病类型，通过基因及蛋白质分析，发现突变基因和缺陷蛋白，可在分子病理水平上明确诊断。

首先需与神经源性疾病相鉴别，以判定远端肌无力是肌肉本身病变所致抑或是脊髓前角或运动神经的病变所致，从而排除脊髓性肌萎缩、腓骨肌萎缩症（Charcot-Marie-Tooth，CMT）、运动神经元病、脊髓型颈椎病、平山（Hirayama）病以及臂丛神经损伤等。其次，须与具有远端肌病表型的其他类型肌病，如肩腓综合征、眼咽远端型肌病、强直性肌营养不良、肌原纤维肌病、包涵体肌炎、先天性肌病（如杆状体肌病、中央轴空病）等进行鉴别。综合临床特点、肌电图、肌肉活检病理、基因突变和蛋白质分析的结果可为疾病鉴别提供重要依据。

治疗　尚缺乏有效的治疗手段，以对症和支持治疗为主。如对于足下垂合并关节挛缩畸形的患者，可予以矫形器及外科手术治疗以保证患者的运动性及关节功能。

预后　因病程进展缓慢，其致残率及致死率相对较低，除非合并严重并发症，一般不影响患者的预期寿命。

（扈传祝　王勤周）

xiāntiānxìng jīyíngyǎng bùliáng

先天性肌营养不良（congenital muscular dystrophy，CMD）

以出生时或出生后数月内（通

常<12 月）出现近端肌无力和肌张力低下，伴有关节挛缩及不同程度中枢神经系统受累的一组临床及遗传异质性的常染色体隐性遗传性肌营养不良。1903 年巴滕（Batten）首先描述了 3 例出生后即出现近端肌无力的儿童患者。1930 年乌尔里克（Ullrich）描述了此类患者中出现的四肢近端关节挛缩和远端关节过度伸展的临床特征，后来称之为乌尔里克型先天性肌营养不良（Ullrich congenital muscular dystrophy，UCMD）。1960 年福山（Fukuyama）等报道了日本常见的一种 CMD 类型，患者同时具有肌营养不良和脑部病变的特征，被称为福山型先天性肌营养不良（Fukuyama congenital muscular dystrophy，FCMD）。此后，陆续有累及中枢神经系统的其他类型 CMD 病例报道，包括肌-眼-脑病（muscle-eye-brain disease，MEB）和沃克-沃伯格综合征（Walker-Warburg syndrome，WWS）等。

病因与发病机制 该病为一组遗传异质性的常染色体隐性遗传性肌肉疾病。根据致病基因所编码蛋白的位置和功能不同，国际上将 CMD 分为 4 类（表），即基底膜或细胞外基质蛋白缺陷型、肌膜相关蛋白缺陷型、肌养蛋白聚糖糖基化缺陷型及内质网相关蛋白缺陷型。其发病机制与肌萎缩蛋白-肌养蛋白聚糖复合体（dystrophin-dystroglycan complex）功能缺陷有关，该复合体连接细胞内骨架蛋白（F-actin）和基底膜/细胞外基质。层粘连蛋白 α2、胶原蛋白 VI、整合素 α7 和 O-糖基转移酶基因的突变均可造成肌萎缩蛋白-肌养蛋白聚糖复合体功能缺陷，致使细胞骨架和细胞外基质的连接破坏，进而导致肌纤维变性、坏死。

临床表现 具有临床异质性，不同亚型其临床特征各异，但同时具有下述一些共同特点：即男女均可患病，出生时或出生后不久出现全身严重的肌无力、肌张力低下，表现为吸吮和呼吸困难，运动发育迟缓以及骨关节挛缩、腱反射减低或消失。FCMD、MEB 和 WWS 常有中枢神经系统损害，表现为智力发育迟滞、视网膜变性、视神经萎缩、脑发育不良、脑畸形及癫痫发作等。另有部分类型 CMD 尚可伴发脊柱侧弯和强直以及心肌损害等。

辅助检查 包括以下内容。

表　CMD 各亚型特点

CMD 亚型	缩写	遗传方式	致病基因	基因位点	编码蛋白	位置或功能
层粘连蛋白 α2 链失型	MDC1A		*LAMA2*	6q22.33	层粘连蛋白 α2 链	
Ullrich 1 型	UCMD1		*COL6A1*	21q22.3	VI型胶原 α1 链	
Ullrich 2 型	UCMD2	AR	*COL6A2*	21q22.3	VI型胶原 α2 链	基底膜/细胞外基质
Ullrich 3 型	UCMD3		*COL6A3*	2q37.3	VI型胶原 α3 链	
整合素 α7 链缺陷	无	AR	*ITGA7*	12q13.2	整合素 α7 链	肌膜
Walker-Warburg 综合征	WWS		*POMT*1/ *POMT*2	9q34.1/ 14q24.3	蛋白 O-甘露糖转移酶 1/2	
肌-眼-脑病	MEB	AR	*POMGnT*1	1p34.1	蛋白 O-甘露糖 β-1,2-N-乙酰葡糖氨基转移酶	
福山型	FCMD		*FKTN*	9q31.2	Fukutin 蛋白	糖基化肌营养不良蛋白聚糖
继发性层粘连蛋白 α2 链缺失 1 型	MDC1B		未明	1q42	未明	
继发性层粘连蛋白 α2 链缺失 2 型	MDC1C		*FKRP*	19q13.3	Fukutin 相关蛋白	
伴智力发育迟滞及巨脑回畸形	MDC1D		*LARGE*	22q12.3	乙酰葡糖氨基转移酶样蛋白	
强直性脊柱伴肌营养不良类型 1	RSMD1	AR	*SEPN*1	1p36-p35	Selenoprotein N（硒蛋白 N)	内质网

注：AR：常染色体隐性遗传

酶学检查 血清肌酸肌酶不同程度升高，通常情况下异常糖基化或层粘连蛋白 α2 突变所致 CMD 患者肌酸激酶水平呈轻度至显著升高（2~150 倍正常上限），而 UCMD、强直性脊柱伴肌营养不良和整合素 α7 链缺失型 CMD 患者肌酸激酶水平呈正常至轻度升高（小于正常值上限的 5 倍）。

肌电图检查 示肌源性损害。

病理 提示肌营养不良改变，表现为肌纤维大小不等，可见小圆形发育不良的肌纤维以及间质结缔组织增生等。

心电图及超声心动图检查 部分类型 CMD 患者常合并心肌受累，心电图以及超声心动图有助于发现心肌损害。

影像学检查 中枢神经系统受累时颅脑 MRI 可发现脑室周围白质病变、多脑回和小脑回畸形以及脑发育不全等。

诊断与鉴别诊断 CMD 的诊断主要依靠家族史、临床表现、肌活检病理及致病基因突变分析。根据出生时或出生后不久起病，缓慢进展，近端肌无力及肌张力低下，伴或不伴关节挛缩及中枢神经系统受累症状和体征，结合肌营养不良肌肉病理改变和（或）异常颅脑 MRI 结果，通常可以做出临床诊断。进一步的分子病理及临床分型诊断需通过基因及蛋白质分析以发现致病基因和缺陷蛋白。

需与先天性肌病、迪谢内肌营养不良、贝克肌营养不良、脊髓性肌萎缩、埃-德二氏肌营养不良、肢带型肌营养不良、代谢性肌病等疾病进行鉴别。肌电图、肌活检病理、基因突变检测和蛋白质分析是鉴别的重要手段。

治疗 尚缺乏有效的治疗手段，以支持和对症治疗为主。

支持治疗 积极支持治疗能够最大限度地保持患者肌肉活动能力，延缓和矫正骨骼畸形如脊柱侧弯、足下垂和关节挛缩等的发生，以保持患者行动能力，延长患者生存时间。①早期：被动肢体拉伸锻炼能够延缓关节挛缩的发生，并提高患者血流动力学稳定性，避免因长期卧床及伴发心肌病所致血流动力学失代偿。②晚期：对于一些合并关节挛缩畸形的患者，尚需要矫形器及外科手术治疗（如脊柱融合术）以尽可能长时间的保证患者的运动性及关节功能。

对症治疗 包括早期监测并积极处理通气不足以预防肺部并发症，可采用非创伤性双水平正压通气、持续正压通气或创伤性气管切开机械通气。对伴有中枢神经系统受累的患儿，还需要控制癫痫发作、防护眼睛等。

预后 CMD 主要致残或致死原因为呼吸肌、延髓肌的受累，关节挛缩，癫痫发作，眼部症候及智力发育迟滞等，其预后很大程度上与 CMD 的类型有关，不同类型 CMD 患者预后不同。通常情况下，大部分类型 CMD 病程进展缓慢或不进展，如层粘连蛋白缺失型 CMD 患儿和一些 *FKRP* 基因突变所致 CMD 患者多可存活至成年期，而部分临床表型严重的 CMD 患儿常死于婴幼儿期。

（焉传祝　戴廷军）

qiángzhíxìng jībìng

强直性肌病 （myotonic myopathy）

临床上具有肌强直症状的一组肌肉病。肌强直指自主收缩或者受到外来刺激（如电或机械刺激）之后肌肉的不自主性持续收缩。常以手部肌肉最为明显，用力握拳后不能很快松弛。咬肌也常受累，表现为用力咬牙后不能迅速张口。肌强直作为一种症状可见于多种神经肌肉疾病，主要包括施-詹（Schwartz-Jampel）综合征、强直性肌营养不良、先天性肌强直、先天性副肌强直和部分有肌强直症状的高钾型周期性瘫痪。后三者很少有肌萎缩和肌纤维坏死与再生，在病因分类上属于离子通道病，故又称为非肌营养不良性肌强直。肌强直产生的确切病理生理机制并不清楚，目前认为主要与肌膜上的离子通道异常有关。电生理检查可为判断肌强直现象提供重要的实验室依据。当肌肉收缩之后开始松弛时，肌电图仍可观察到持续性放电，频率 50~100 次/秒。强直性肌病应与肌肉能量代谢障碍、周围神经、脊髓及脑干病变导致的肌肉僵直、肌肉痉挛等持续性或间歇性的肌肉不自主收缩进行鉴别，后者包括神经性肌强直、麦卡德尔（McArdle）病、僵人综合征、破伤风和恶性高热。治疗原则主要是对症治疗。

（焉传祝　戴廷军）

qiángzhíxìng jīyíngyǎng bùliáng

强直性肌营养不良 （myotonic dystrophy，DM）

累及全身多个系统，以肌萎缩、肌无力和肌强直为主要表现的常染色体显性遗传性肌肉病。不同患者之间的临床表现有很大差异，轻症者几乎没有自觉症状，重症者出生后极短时间内即死亡。而同一家系不同患者受累程度也相差很大，发病年龄一代比一代早，病情严重程度逐渐增加。

全球发病率为（4~5）/10 万，具有明显的地域和种族差异，在加拿大魁北克某些地区，其发病率可高达 1/500，而非洲的中南部则极少见。由于一些患者几乎没有自觉症状，所以实际的发病率可能还要高。

病因与发病机制 根据致病基因，该病可分为 DM1 型和 DM2 型。①DM1：致病基因位于染色体 19q13.3，由 *DMPK* 基因 3′ 非翻译区三核苷酸 CTG 重复次数异常所致。正常人 CTG 重复 3～37 次，DM 患者 CTG 重复 50 至数千不等。临床上可有早发现象和外显率不同，即发病年龄逐代减小，病情逐代加重。CTG 三核苷酸的动态突变解释了 DM 临床表现的多样性。②DM2：染色体 3q21 区域的 *ZNF9* 基因第 1 内含子的四核苷酸 CCTG 动态突变引起的。正常等位基因中 CCTG 重复次数最多不超过 26 次，而患者 CCTG 重复序列异常的延伸范围可达 75～11 000 次。DM2 的一个重要特点是体细胞的不稳定性，如一对同卵双胞胎 DM2 患者，30 岁时的 CCTG 重复扩增次数可相差近 3000 次。DM2 扩增数目随年龄增加而增加，采样年龄与 CCTG 重复数呈正相关，年龄每增长 3 岁，CCTG 数增加约 500 次。

临床上根据起病年龄不同，还将 DM 分为先天型和成年型。先天型患者的病情往往极重，常在短时间内死亡。成年型患者通常在 15 岁后起病，症状相对较轻，在家族内具有明显的遗传早现现象。

临床表现 DM 患者任何年龄均可发病，以肌萎缩、肌无力和肌强直为主要特征，早期表现为肌无力和双手用力握拳不能立即伸开。常伴有不同程度前额秃顶、糖尿病、心脏传导障碍、心律失常、白内障、性功能障碍、智力障碍等多系统症状。患者面肌无力和肌强直导致面部表情减少，上睑下垂，颊部消瘦，形成所谓

的"斧状脸"。患者的肌强直症状多出现在 20～40 岁，肌无力多始自四肢远端，也有从近端开始的，咽肌和喉肌受累时，出现说话鼻音和吞咽障碍等症状。白内障在发病早期即可出现，但鲜有引起视力明显减退者，因此早期常被患者忽略，可通过裂隙灯检查帮助诊断。

与 DM1 远端为主的肌无力和肌萎缩不同，DM2 以肢体近端及肢带肌受累为主，波动性或发作性的肌肉疼痛常见，而肌强直和肌无力出现相对较晚，肌萎缩发生率低、程度相对较轻。面肌和肢体远端肌肉很少受累。中枢神经系统几乎不受累。

辅助检查 包括以下几项。

病理 根据病情严重程度的不同，肌肉活检病理有很大差异，典型病理改变包括内核纤维比例增多、大量肌质块形成（图 1、图 2）及Ⅰ型纤维萎缩和Ⅰ型纤维优势。轻者可能仅表现为不同程度的内核纤维比例增多和少量肌质块形成。其他诸如核袋形成、不整红边纤维和镶边空泡等病理改变在该病中也可以出现。

肌电图检查 强直电位是重要的电生理诊断依据。常规肌电图检查时静息状态下插入电极后肌强直样放电是该病的特征性肌电图改变，受累肌肉出现连续高频强直放电，波幅逐渐减低，频率逐渐减慢，肌电图扬声器发出一种类似飞机俯冲的声音（图 3）。

基因分析 对于临床和病理表现不典型的患者，可以考虑行 DM 的致病基因检测。如发现 *DMPK* 基因的三核苷酸 CTG 重复次数>50 或者 *ZNF9* 基因四核苷酸 CCTG 重复次数 >75，即可明确诊断。

其他 ①患者血清肌酸激酶

正常或轻度增高。②心电图可见心脏传导阻滞和心律失常。③裂隙灯检查早期发现白内障。④内分泌功能检查发现低睾酮、高卵泡刺激素和胰岛素抵抗。⑤头颅 MRI 可见额顶叶灰质萎缩及脑白质病变。

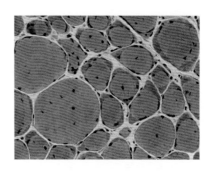

图 1 DM 肌肉活检病理
（H-E 染色 ×400）
注：示肌纤维内有肌质块形成，内核纤维比例增多

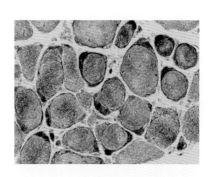

图 2 DM 肌肉活检病理
（NADH 染色 ×400）
注：示肌纤维周边深染的肌质块形成

诊断与鉴别诊断 主要依靠临床表现、神经电生理检查和肌肉活检诊断。根据常染色体显性遗传的家族史，有肌强直、肌萎缩和肌无力伴多系统损害的临床表现，体检时叩击大鱼际肌，局部肌肉持续强劲收缩形成所谓的"肌丘"现象均提示该病可能。

需与先天性肌强直、先天性副肌强直、神经性肌强直以及远端性肌病等疾病进行鉴别。

治疗 尚无有效治疗方法。

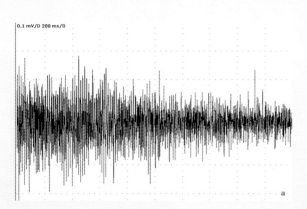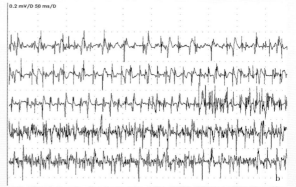

图3 肌强直放电

注：a. 显示其波幅的盈亏现象（200ms/D）；b. 主要显示其频率的盈亏现象（50ms/D）

苯妥英钠、普鲁卡因胺、奎宁等可改善其肌强直症状，钙离子通道阻滞剂或其他解痉药也有一定效果。定期监测心电图和裂隙灯检查以便早期发现心脏电节律的异常和晶状体改变并及时对症治疗。对肌萎缩患者可试用苯丙酸诺龙，该药物可加强蛋白合成代谢。

（焉传祝 李伟）

xiāntiānxìng jīqiángzhí

先天性肌强直（myotonia congenita）

氯离子通道 CLCN1 基因突变致骨骼肌膜兴奋性异常增高，使骨骼肌在随意收缩或物理刺激后出现肌肉松弛困难的遗传性肌肉病。首先由查尔斯（Charles）于1832年报道，1876年丹麦医生汤姆森（Thomsen）详细描述了其本人及家族四代的患病情况。根据遗传方式的不同该病分为常染色体显性遗传的汤姆森（Thomsen）型和呈常染色体隐性遗传的贝克（Becker）型。该病患病率为（0.3～0.6）/10万，呈良性经过，对患者的寿命几乎无影响，但个别严重病例的生活质量会受到影响。

病因与发病机制 属氯离子通道病，由位于染色体7q35的氯离子通道 CLCN1 基因突变所致。该基因编码的骨骼肌电压门控性氯离子通道是一种跨膜蛋白，对骨骼肌细胞膜内外的氯离子转运起重要作用。CLCN1 基因突变引起氯离子通道蛋白主要疏水区的氨基酸替换，使氯离子的通透性降低从而兴奋性升高，诱发肌强直。染色体7q35上编码氯离子通道的 CLCN1 基因突变引起静息氯离子传导（氯离子内流）的永久性减弱，降低了去极化的阈值，使之容易发生肌强直。CLCN1 编码骨骼肌氯离子通道的主要部分，包括23个外显子，已经发现了60多个点突变和少量缺失及重复突变。

临床表现 起病年龄早，Thomsen 型先天性肌强直从出生到儿童晚期均可起病，Becker 型多在4～12岁起病。肌强直是该病主要症状，表现为全身骨骼肌普遍性肌强直、肢体僵硬、动作笨拙，静止后重新开始运动时强直症状明显，重复运动后症状减轻，称为热身现象。寒冷、疲劳及妊娠可使症状加重。叩击肌肉可见肌肉持续收缩形成的肌丘现象，称为叩击性肌强直。肌肥大也是该病的常见症状，患者外貌酷似运动员（图），肌力基本正常，无肌萎缩。Becker 型可有持续性肌无力。部分 Thomsen 型患者可有肌痛。心肌不受累。

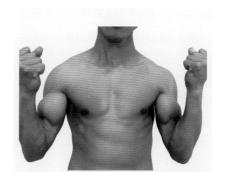

图 先天性肌强直

注：肱二头肌、胸大肌和腹直肌肥大，似运动员体魄

辅助检查 包括以下内容。

肌电图检查 典型表现为肌强直电位发放，扬声器可闻及似飞机俯冲的声音，以远端为重，重复运动后肌强直电位减少，运动单位电位大致正常，高频重复电刺激后复合肌肉动作电位波幅递减。

酶学检查 血清肌酶正常或轻度升高。

病理 仅有肌纤维大小不等和中央核纤维增多等轻微肌源性损害病理表现。

诊断与鉴别诊断 主要依靠家族史、临床表现、神经电生理和突变基因分析。神经电生理检查对诊断具有重要价值。

需与强直性肌营养不良、先天性副肌强直、神经性肌强直和高钾型周期性瘫痪等疾病进行鉴别。

治疗 尚缺乏有效的治疗手段。轻症患者不需治疗，可以通过热身动作缓解症状。重症患者可行药物治疗，美西律、苯妥英钠及奎宁可以改善症状。应警惕某些麻醉药物（如去极化肌松药）可导致恶性高热。

（禹传祝 李 伟）

shénjīngxìng jīqiángzhí

神经性肌强直 （neuromyotonia，NMT）

周围神经末梢兴奋性增高所致持续性肌纤维活动为特征的神经肌肉病。又称艾萨克（Isaacs）综合征或持续性肌纤维活动。是一种罕见的神经肌肉病，可分为家族性和获得性NMT。

病因与发病机制 尚不清楚。①获得性NMT：与免疫因素有关，可与其他自身免疫性疾病（如重症肌无力）及肿瘤（如胸腺瘤）并存。大约40%的获得性NMT患者血清中可检测出抗周围神经轴突末梢的电压依赖性钾通道（voltage-gated potassium channel，VGKC）抗体，有时与某些类型的边缘叶脑炎均归为自身免疫性钾通道病。正常状态下VGKC对神经兴奋起抑制作用，获得性NMT患者血清中VGKC抗体与神经轴突膜上VGKC结合使外向性钾离子电流减少导致神经兴奋性增加。②家族性NMT：相对少见，多与VGKC相关基因突变有关。

临床表现 起病年龄为9~80岁，大多数小于60岁，平均46岁，男女均可发病。临床症状呈波动性，活动后加重。临床以肌纤维颤搐、肌束震颤、肌痉挛、假性肌强直、多汗等为特点，且自发肌肉活动在麻醉阻滞和睡眠时仍然存在。①肌纤维颤搐：最主要的表现，即肉眼可见的自发的、连续性的肌肉收缩，如小虫在皮肤下蠕动，通常发生在四肢肌肉，也可发生于躯干肌、面肌、舌肌及咽喉肌。②肌束震颤：部分患者亦可出现束颤。③肌痉挛：患者突然随意运动或精神刺激等可诱发肌痉挛发作，伴或不伴疼痛，一般出现在肢体远端肌肉，亦可从肢体远端肌肉逐渐向近端发展累及躯干肌，出现呼吸障碍，眼外肌及咽喉部肌肉受累可出现发作性的眼球运动障碍及饮水呛咳。④假性肌强直：即重复运动后，患肢肌肉出现僵硬，持续数分钟至数小时方能松弛，肌肉叩诊不出现肌丘。⑤多汗：由于持续性肌肉活动可出现多汗及肌肉肥大，肌萎缩少见。⑥其他：部分患者由于肌痉挛或假性肌强直导致腱反射不易引出。由于获得性NMT可合并其他自身免疫性疾病及肿瘤，故除神经系统表现外，可出现其他合并疾病的临床表现。

辅助检查 包括以下几项。

神经电生理检查 该病诊断的重要依据。①神经传导速度检查：一般正常，少数患者可出现神经传导波幅降低，速度下降。②针极肌电图检查：可表现为肌颤搐电位，即2联、3联或多联突发的运动单位电位，发放频率为5~70Hz，发放间隔时间不等。特征性改变是神经性肌强直放电。放电频率一般超过150Hz，骤然开始，骤然停止，电位波幅逐渐下降，睡眠期间、局麻、全麻时，此种运动电位活动仍持续存在；但给予神经肌肉阻滞剂后可消失。部分患者在静息时可发现束颤电位，常伴有肉眼可见的肌束颤动。

其他 ①获得性NMT血清学检测可出现VGKC抗体。②血清肌酸激酶可轻度升高；脑脊液检查可出现寡克隆区带阳性，蛋白轻度升高。③肌肉活检病理检查可见肌纤维大小不等，小角纤维及同型纤维群组化等神经源性损害的表现。

诊断与鉴别诊断 主要依靠临床症状及神经电生理检查。根据患者临床表现为肌纤维颤搐、肌痉挛、假性肌强直、多汗、肌肉肥大等症状，睡眠或麻醉阻滞时症状不减轻或消失，可做出判断，进一步诊断需行神经电生理检测。

需与僵人综合征、强直性肌病（包括强直性肌营养不良、先天性肌强直、先天性副肌强直等）、波纹肌病、遗传代谢性肌病、甲状腺功能减退性肌病［霍夫曼（Hoffmann）综合征］等疾病进行鉴别。

治疗 包括对症治疗和免疫调节治疗。①对症治疗：主要应用膜稳定剂如苯妥英钠、卡马西平等一般可改善NMT症状。合并肿瘤的NMT患者在治疗原发病的同时加用上述药物可减轻和改善临床症状。②免疫调节治疗：静脉注射免疫球蛋白和血浆置换是相对有效的免疫调节治疗，可降低VGKC抗体滴度，从而改善临床症状。

（崔丽英）

xiāntiānxìng fùjīqiángzhí

先天性副肌强直 （paramyotonia congenita，PMC）

钠离子通道SCN4A突变所致，婴儿期或幼儿期起病的以发作性肌肉强直、无力或松弛障碍以及遇冷加重为特征的常染色体显性遗传性肌肉病。由奥伊伦堡（Eulenburg）于1886年首次描述。该病发病率为（0.4~0.5）/10万。

病因与发病机制 属于钠离子通道病，由位于17q23.1-q23.5

上的钠离子通道 α 亚单位基因 *SCN4A* 突变所致。*p.* Gly1306Val 突变导致了钠通道上的甘氨酸被缬氨酸取代，当温度略有下降时，蛋白环的运动因这种氨基酸的改变而受到干扰，导致异常的钠流动引起肌强直。除了 *p.* Gly1306Val 突变外，常见的突变还包括 *p.* Thr1313Met、*p.* Arg1448Cys、*p.* Arg1448His、*p.* Ile1160Val、*p.* Leu1443Arg 以及 *p.* Ser804Phe。

临床表现 多在婴幼儿期起病，突出表现为寒冷或运动诱发的肌强直、肌无力，以面部、颈部和四肢远端为著，偶有弛缓性麻痹。上述症状在温暖环境中较轻或完全不出现，但一遇寒冷环境即可诱发，即使立即转入温暖环境中症状仍会持续数小时甚至更长时间。肌无力可累及全身肌肉，也可仅影响受寒的肌群。叩击性肌强直易累及舌肌、前臂肌、鱼际肌及股部肌肉，持续时间不等，一般数秒后消失。该病还可出现反常性肌强直现象，即反复运动后肌强直症状不缓解反而加重。该病多呈良性过程，成人后病情稳定或好转。少数可出现持续性肢体力弱及肌肉萎缩。

辅助检查 包括以下内容。

肌电图检查 发现肌强直放电是重要的电生理诊断依据。

酶学检查 肌酶可高于正常上限两倍。

基因突变分析 发现 *SCN4A* 基因突变可以确诊。

病理 对该病诊断帮助不大，仅见肌纤维大小不等、空泡肌纤维和 Ⅱ 型肌纤维肥大等非特异性改变。

诊断与鉴别诊断 该病诊断主要依靠临床表现和神经电生理检查。根据婴幼儿起病的以寒冷诱发的肌强直和肌无力及反常性肌强直现象可以做出临床拟诊。

需与先天性肌强直、强直性肌营养不良、神经性肌强直、周期性瘫痪（高钾型和低钾型）等疾病进行鉴别。

治疗 当症状严重影响日常生活时可应用药物治疗，主要药物有美西律、氟卡尼和卡马西平。避免处于寒冷环境是预防肌强直和肌无力发作的有效手段。

（焉传祝　赵玉英）

zhōuqīxìng tānhuàn

周期性瘫痪（periodic paralysis） 以反复发作的肢体和躯干肌弛缓性瘫痪为主要特征的疾病。

分型 根据病因不同可分为原发性和继发性周期性瘫痪。①原发性周期性瘫痪：属于遗传性疾病，又称家族性周期性瘫痪，是典型离子通道病的代表，临床通常分为三型：低钾型周期性瘫痪、高钾型周期性瘫痪和安德森（Anderson）综合征。②继发性周期性瘫痪：主要指继发于其他原因的低钾型周期性瘫痪。

病因与发病机制 各型的病因与发病机制如下。

原发性周期性瘫痪 遗传方式为常染色体显性遗传，有不完全外显率，疾病变异较大，即使在同一家系中肌无力的分布和严重程度也存在较大变异。①低钾型周期性瘫痪：周期性瘫痪中最常见的类型，主要由 L 型电压门控钙通道基因 *CACNL1A3* 突变引起，少数为钠通道 *SCN4A* 基因突变，极少部分为编码钾通道的 *KCNJ2* 基因缺陷。尚不清楚这些离子通道功能障碍如何导致周期性瘫痪及血中的钾离子如何大量转移到骨骼肌中导致血钾下降。②高钾型周期性瘫痪：由钠通道 *SCN4A* 基因突变所致，钾离子从骨骼肌细胞中转移到了血液中引起血钾升高。③安德森综合征：此类型患者发作时既可以是高血钾也可以是低血钾或正常血钾，由编码钾通道的 *KCNJ2* 基因缺陷所致。

继发性周期性瘫痪 主要是低钾型周期性瘫痪，最常见的类型是甲状腺毒性周期性瘫痪，其他包括肾小管酸中毒、原发性醛固酮增多症、原发性皮质醇增多症等，其发病机制不明，推测与离子通道异常、免疫紊乱等诸多因素有关。

临床表现 不同类型的周期性瘫痪临床特点不同。

原发性周期性瘫痪 ①低钾型周期性瘫痪：多于 10～20 岁发病，其常见的诱发因素包括寒冷、高热、进食过量的碳水化合物、激动、兴奋、剧烈运动以及使用某些药物，如肾上腺素、甲状腺激素、胰岛素、葡萄糖注射等。常在夜间或晨起时发现四肢软瘫，可由双下肢开始，渐波及四肢，头面部肌肉和呼吸肌很少受累。发作前可有肢体酸胀、疼痛或麻木感、极度饥饿感、口渴、心悸、出汗和腹泻等前驱症状，部分患者此时稍加活动可以抑制发作。肌无力症状持续数小时或数天逐渐缓解，少数患者可伴有轻微持续性肢体无力。发作时可伴有心音低钝，心动过速，心律失常。重症者可有血压下降，严重的心律失常和尿便潴留，治疗不及时可能发生心脏骤停或因呼吸肌麻痹而死亡。发作频率不等，可以每天发作，也可终生仅有几次发作。40 岁以后发作次数逐渐减少。②高钾型周期性瘫痪：多在 10 岁前起病，白天发病常因寒冷、饥饿或口服钾诱发。晨起时或者运动后休息时出现肌无力，首先累及下肢近端，以后逐渐累及腰背部肌肉及上肢，严重者可以影响

到颈部及头面部肌肉，呼吸肌多不受累。发作期间受累肢体的腱反射减低或者消失。每次持续时间数分钟到 1 小时不等，适当的活动可以缩短发作时间，一次发作后 1~2 天内可遗留轻度力弱。严重者每天可有发作。除瘫痪外，尚可有肌强直现象，肌电图容易发现，但临床通常不被注意。患者由于眼睑肌强直，双眼下视时上眼睑不能同时下垂，出现所谓"睑迟缓"现象。成年后发作次数逐渐减少或者消失。在某些肌群中肌强直与肌无力可交替出现。③安德森综合征：多为儿童起病，头面部肌群可以受累，临床表现为三联征，即发作性钾敏感性肌无力、室性心律失常伴长 QT 综合征和畸形面容。

继发性周期性瘫痪　主要是低钾型周期性瘫痪，95% 为散发病例。全世界 75% 的病例为亚洲人。男性明显多于女性，中国男女甲状腺功能亢进症（简称甲亢）患者合并周期性瘫痪的概率分别为 13% 和 0.17%。80% 的患者在 20~30 岁发病，临床特点与家族性低钾型周期性瘫痪相似。患者肌无力发作与甲亢的严重程度无关，可伴有或不伴甲亢症状。但随着甲亢的治疗好转，周期性瘫痪也不再发作。

诊断与鉴别诊断　根据反复发作的骨骼肌弛缓性瘫痪及腱反射低下等临床特征以及血清钾和心电图的改变一般可以做出诊断。不论是低钾型或高钾型均需排除继发因素，如甲亢、肾小管酸中毒、肾功能不全及药物诱发的血钾增高或降低等所致的瘫痪。基因检测可以帮助确诊家族性周期性瘫痪，但是只能检测已知的基因突变位点，不作为常规检测方法。肌电图在发作期特别是全瘫痪的肢体也表现为电静息。在发作间歇期表现正常，肌电图长时程运动诱发试验可以诊断 80% 以上的周期性瘫痪，由于其安全、无创、方便、有效，目前已经基本取代了其他的诱发实验。

首次发作者需与导致急性迟缓性瘫痪的其他神经-肌肉疾病鉴别，包括吉兰-巴雷综合征、脊髓灰质炎、急性脊髓炎、多发性肌炎、重症肌无力和癔病性瘫痪等。

治疗　主要目的是减少发作频率、严重程度及发作持续时间。碳酸酐酶抑制剂包括乙酰唑胺和双氯非那胺已经证明对预防所有类型的周期性瘫痪均有效。对于低钾型患者可口服氯化钾及使用保钾利尿药治疗，静脉滴注钾盐可以使症状得到迅速恢复；对于高钾型要及时补钙对抗钾毒性，同时输注葡萄糖降低血钾，也可以使用噻嗪类排钾利尿剂。周期性瘫痪的患者应注意避免诱发因素，如大量运动、过度疲劳、情绪激动及进食过量碳水化合物等。

预后　一般良好，大部分患者的症状可以通过生活方式调整和药物治疗得到很好的控制，并不影响生活质量。

（馬传祝　林鹏飞）

nèifēnmìxìng jībìng
内分泌性肌病（endocrine myopathy）　继发于内分泌系统疾病的骨骼肌结构损害或功能异常导致的骨骼肌病变。骨骼肌是人体内物质代谢最为活跃的组织之一，也是蛋白质储存最丰富的组织。糖皮质激素、甲状腺激素、甲状旁腺激素、胰岛素、生长激素和维生素 D 对肌组织蛋白的合成和分解具有重要的调控作用。此外，这些激素还直接影响脂肪和糖原的代谢、线粒体呼吸链功能以及细胞内外钙离子浓度的调节，也

可以影响细胞的修复和再生、细胞膜的兴奋性以及兴奋收缩偶联。当人体内上述内分泌激素异常升高或下降时，均可能导致骨骼肌疾病，如类固醇肌病、甲状腺毒性肌病（见甲状腺功能亢进性肌病）、甲状腺毒性周期性瘫痪、甲状腺功能减退性肌病、甲状旁腺功能亢进或减退相关性肌病等。诊断的关键是加强对此类疾病的认识，当内分泌异常对其他器官和组织影响尚不明显时，其肌病的症状容易被误诊或漏诊。对一些原因不明的肌无力和肌萎缩应常规进行内分泌激素水平检测，以排除内分泌性肌病的可能。由于内分泌性肌病是继发于内分泌系统异常的肌病，当内分泌激素水平异常得到纠正后，肌病的症状和体征也将随之改善，预后多良好。

（馬传祝　赵玉英）

jiǎzhuàngxiàn gōngnéng jiǎntuìxìng
jībìng
甲状腺功能减退性肌病（hypothyroid myopathy）　甲状腺功能减退累及肌肉，引起肌无力、肌僵硬、假性肌强直和肌肥大等骨骼肌病变的肌肉病。儿童及成年人均可罹患。30%~40% 甲状腺功能减退患者有不同程度的肌肉受累表现。

病因与发病机制　尚不完全清楚。可能与以下机制有关：甲状腺激素缺乏，使机体不能维持正常的物质代谢，造成黏液性物质在骨骼肌等处沉积，影响肌肉功能；糖的有氧氧化和无氧酵解受到影响，导致肌肉的能量代谢障碍；肌质内钙离子摄取下降，肌肉收缩缓慢，而收缩后钙离子主动摄取也缓慢，肌肉放松缓慢，出现类似肌强直的表现。

临床表现　肌无力多轻微且

为非特异性，常累及四肢近端肌、肩带肌、骨盆带肌等，多伴有肌酸痛、肌僵硬、痛性痉挛、假性肌强直或肌肉肥大，患者常诉上楼时双下肢如同灌铅一样沉重，平路走几米即感疲乏无力。查体可见肌肉肥大，触之较韧。患者同时有甲状腺功能减退的症状，如淡漠少语、动作缓慢、体重增加、汗少、脱发、畏寒、月经不调及性功能障碍等，其特征性的症状是面部和四肢黏液性水肿。

儿童表现为肌无力、运动缓慢和显著肌肥大者称为科克-德布雷-塞梅莱涅（Kocher-Debré-Sémélaigne）综合征。成年人表现形式多样，轻者仅表现为全身乏力；重者表现为明显的无力、运动后肌肉痉挛、肌肉疼痛和肌肉僵硬者称为甲状腺功能减退性多发性肌炎样综合征；伴有部分或全身肌肥大者称为霍夫曼（Hoffmann）综合征；还有少数患者表现为重症肌无力症状。

辅助检查 包括以下内容。

酶学检查 肌酶谱常有轻度或中度升高。

免疫学检查 甲状腺相关抗体检查可为阳性，包括血清甲状腺过氧化物酶抗体、抗甲状腺球蛋白抗体和（或）抗甲状腺微粒体抗体以及其他多种自身抗体。

肌电图检查 多表现为正常或非特异性肌源性损害，可有低波幅多相运动单位电位，也可有神经传导速度减慢，一般没有强直电位。中频重复电刺激可出现波幅衰减。

病理 缺乏特异性。主要表现为Ⅱ型肌纤维为主的肌萎缩，少量坏死及再生纤维，中央核纤维增加，部分可见肌纤维肥大和劈裂现象。NADH染色可见肌纤维内轴空样改变。

诊断与鉴别诊断 甲状腺功能减退的患者如果出现肌无力、肌僵硬、假性肌强直和肌肉肥大，确诊为该病不难。但当患者甲状腺功能减退的症状并不突出而以肌无力就诊时，往往容易漏诊。因此对于不明原因的肌无力，应常规进行甲状腺功能检查。

需与多发性肌炎、皮肌炎、进行性肌营养不良和重症肌无力等疾病进行鉴别。

治疗 多数患者使用左旋甲状腺激素替代治疗后肌无力症状可获明显改善。应同时积极治疗原发病，自身免疫异常者可采取免疫调节治疗。

（焉传祝 赵玉英）

jiǎzhuàngxiàn gōngnéng kàngjìnxìng jíbìng

甲状腺功能亢进性肌病 （hyperthyroid myopathy）

甲状腺功能亢进累及肌肉引起肢体肌无力和肌萎缩等骨骼肌病变的肌肉病。与甲状腺功能亢进相关的肌病，还包括格雷夫斯（Graves）眼病、重症肌无力和甲状腺毒性周期性麻痹。①Graves眼病：主要累及眼外肌，由于眼外肌水肿、浸润、肥大及继发产生的纤维化导致眼外肌麻痹。②重症肌无力：5%的重症肌无力患者可在起病前或同时合并甲状腺功能亢进。③甲状腺毒性周期性瘫痪：在亚洲非常常见，临床表现为与低钾型周期性瘫痪类似的症状，甲状腺功能亢进控制后，周期性瘫痪也随之消失。

病因与发病机制 甲状腺滤泡主要合成 3,5,3′,5′-四碘甲腺原氨酸（T_4）及 3,5,3′-三碘甲腺原氨酸（T_3），前者占分泌总量的90%，且在外周转化为生物活性更强的 T_3 而发挥生理功能。大部分甲状腺激素结合血清中的蛋白质不具生物活性，而游离的甲状腺激素则结合于靶细胞内的胞内受体，并将信号转导至细胞核内，调节特定基因的转录。在肌组织，Ⅰ型肌纤维的甲状腺激素受体比Ⅱ型肌纤维多。

该病的病理生理基础尚不明确。该病的发生可能是高水平的甲状腺激素抑制磷酸肌酸激酶的活性，使骨骼肌内的肌酸及磷酸肌酸含量减少，线粒体功能障碍，氧化磷酸化脱偶联，肌细胞内ATP合成减少，影响肌细胞蛋白质的合成，导致肌肉无力和萎缩。此外，甲状腺激素可引起肌细胞内 K^+ 外流，进而上调 Na^+-K^+-ATP酶的活性及数量，最终造成肌膜的去极化、兴奋性降低和肌力减退。

临床表现 该病的严重程度与甲状腺功能亢进症的严重程度并不呈正相关。肌无力的症状通常发生在甲状腺功能亢进症后的数周或数月。尽管甲状腺功能亢进症多发生于女性，但该病在男性更常见。多数患者表现为近端肌无力及肌萎缩，骨盆带肌尤为明显，上肢受累相对较轻，但部分患者也可有严重的肩胛带肌萎缩，并出现翼状肩胛。61%~82%的患者体检可有程度不等的肌力减退，但仅有5%的患者以肌力减退为主诉。极少数患者有肌痛。由于该病可累及球肌、咽部肌肉及呼吸肌，因此部分患者可出现吞咽困难，发音困难及呼吸肌无力。严重者可以出现横纹肌溶解伴有肌红蛋白尿。腱反射通常活跃，部分患者可有肌纤维颤搐及肌束震颤，可能是与甲状腺毒症使脊髓前角细胞及周围神经受到刺激有关。

辅助检查 包括以下内容。

酶学检查 血清肌酸激酶水

平一般正常或轻度增高。

肌电图检查 呈现肌源性损害，伴或不伴纤颤电位，有时可见复合重复放电。运动及感觉神经传导速度一般正常。

病理 无特异性，主要病理学改变包括肌纤维大小不等；I型及II型肌纤维萎缩；偶见坏死及再生肌纤维、肌核内移、轻度的脂肪结缔组织增生等。电镜检查可见T管扩张、线粒体增大但数量减少及肌膜下糖原堆积等非特异性改变。

诊断与鉴别诊断 甲状腺功能亢进症患者如果出现疲劳、肌无力的临床表现，肌力检查有程度不等的肌力减退，应考虑该病的可能。

需与甲状腺功能减退性肌病、周期性瘫痪（低钾型）、重症肌无力及多发性肌炎等疾病鉴别。

治疗 主要是治疗甲状腺功能亢进，补充各种B族维生素，对改善肌无力症状可能有益。

预后 较好，一般甲状腺功能亢进症状控制2~4个月后肌无力症状也会逐渐改善。

（禹传祝 赵玉英）

lèigùchún jíbìng

类固醇肌病（steroid myopathy） 内源性皮质类固醇分泌增多或应用皮质类固醇激素治疗累及肌肉，引起肌力减退、肌萎缩等骨骼肌病变的肌肉病。1932年库欣（Cushing）首先提出库欣综合征患者可有肌力减退及肌萎缩。1958年杜波依斯（Dubois）首次报道了医源性应用类固醇激素可导致肌病。

病因与发病机制 ①内源性类固醇激素分泌增多：主要见于肾上腺皮质增生、肾上腺皮质肿瘤或垂体瘤造成肾上腺皮质激素分泌过多。②外源性类固醇激素分泌增多：主要见于长期大量应用皮质类固醇激素。含氟制剂（氟羟氢化泼尼松>倍他米松>地塞米松）比不含氟者更容易引起该病。文献报道每日顿服泼尼松≥30mg（或其他等效剂量皮质类固醇）可增加类固醇肌病发生的风险，而隔日给药可降低该病发生的风险。

其确切病理机制尚不清楚。但已经明确皮质类固醇激素可抑制蛋白质合成，促进蛋白质分解，干扰机体糖类的代谢，损伤线粒体的功能，并可降低肌纤维膜的兴奋性。以上多种途径的药理作用可造成肌纤维的损伤，导致该病的发生。

临床表现 该病女性多于男性，男女比例约为1:2。根据发病情况可将该病分为急、慢性两型。

急性 较少见，多见于接受静脉注射大剂量皮质类固醇治疗的重症监护病房的危重症（如脓毒症或哮喘）患者。起病急骤，广泛累及四肢肌群及呼吸肌，表现为严重的四肢瘫痪和呼吸困难，严重病例可累及面肌，但眼外肌一般不受累。腱反射减低或消失，病程长者可出现肌萎缩。

慢性 见于库欣病患者或长期口服类固醇激素治疗的患者。临床可见库欣综合征的多系统表现，如向心性肥胖、满月脸、多血质、神经精神症状、糖耐量异常、骨质疏松、高血压、性功能障碍等。肌无力症状起病隐匿，肢体近端肌群逐渐出现对称性肌力减退、肌萎缩，下肢重于上肢。该病肌痛常见，可为首发症状。咽喉肌、面肌一般不受累，腱反射正常。

辅助检查 该病缺乏特异的辅助检查。

酶学检查 血清肌酸肌酶多正常，而对接受激素治疗的肌炎患者，其血清肌酶水平不随临床肌无力症状恶化而明显升高。在急性类固醇肌病中可显著升高；尿肌酸及3-甲基组氨酸排泄量增加。

肌电图检查 检查多正常或为轻度肌源性改变而不伴有自发电位。

病理 可为该病提供重要依据。①慢性类固醇肌病：主要表现为选择性II型肌纤维萎缩，IIB型纤维尤为明显（图1~2）。I型纤维内脂质增加，II型纤维内糖原增多。②急性类固醇肌病：可见肌纤维萎缩、单个肌纤维坏死或再生、肌纤维核内移、镶边空泡、脂肪及结缔组织增生、肌原纤维网格状结构排列紊乱及肌球蛋白ATP酶活性降低。

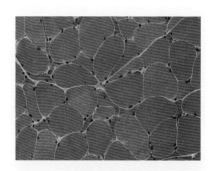

图1 类固醇肌病肌肉活检病理（H-E染色 ×400）
注：可见大量小角形、长条形萎缩纤维，肌纤维内有细小空泡形成

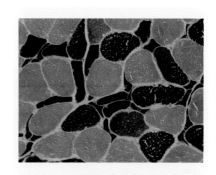

图2 类固醇肌病肌肉活检病理 [ATPase染色（pH = 10.4）×400]
注：选择性II型纤维（深染肌纤维）萎缩

诊断与鉴别诊断 根据病史、临床表现和辅助检查有助于诊断。患者有引起内源性类固醇增多的疾病或正在应用类固醇治疗。急性起病者迅速出现四肢近端肌力减退及呼吸困难，慢性起病者隐匿出现四肢近端肌力减退、肌萎缩并伴库欣综合征及肌痛。纠正内源性病因或停止使用皮质类固醇后临床症状逐渐改善。

对于使用皮质类固醇激素的多发性肌炎和重症肌无力患者，如果在治疗过程中出现肌无力加重，需要鉴别肌无力是原发病恶化所致还是合并了类固醇肌病。当皮质类固醇逐渐减量或停用时，患者临床症状逐渐缓解，则考虑肌力减退为类固醇肌病所致；反之，则考虑肌力减退为原发病加重。急性患者还需与危重病多发性神经病、吉兰-巴雷综合征、急性横贯性脊髓炎等其他引起急性迟缓性麻痹的疾病相鉴别。

治疗 ①内源性皮质类固醇增多导致该病的患者，可根据不同病因采取手术或药物积极治疗原发病。②外源性皮质类固醇治疗导致该病的患者，停药后临床症状多在数周或数月后逐渐恢复。不能停药者，可采用隔日给药疗法或减少每日给药剂量，同时将含氟制剂改为非氟皮质类固醇制剂。③经常进行举重、蹬车和步行等体育锻炼，可有效预防皮质类固醇引起的肌萎缩和肌无力；④选择性 β_2 受体激动药（如克喘素）、某些促合成的激素（如苯丙酸诺龙）可以减少皮质类固醇的促蛋白分解作用。

（禹传祝 赵玉英）

tángyuánchénjīxìngjībìng

糖原沉积性肌病 （glycogen storage myopathy） 糖原代谢过程中相关酶先天缺陷造成肌纤维内糖原异常沉积和能量代谢障碍的代谢性肌病。属于糖原沉积病（glycogen storage disease，GSD）。

分型 根据缺陷酶的不同，可将 GSD 分为 10 余种临床类型，按发现顺序依次命名，除 I 型（葡萄糖-6-磷酸酶缺乏）和 VI 型（肝磷酸化酶缺乏）不影响肌肉外，其余各型均可有肌肉损害（表）。以 II、III、V、VII 型最常见。①GSD II 型：于 1932 年由荷兰病理学家庞贝（Pompe）首次描述，故又称庞贝（Pompe）病。1963 年埃尔（Hers）将其归入溶酶体沉积症。②GSD V 型：1951 年英国医生布雷恩·麦卡德尔（Brain McArdle）首次描述，故又称麦卡德尔（McArdle）病。多为常染色体隐性遗传，少数也可呈显性遗传。③GSD VII 型：1965 年日本学者垂井（Tarui）首次描述，故又称垂井病（Tarui 病）。较常见于犹太人和意大利人，男女发病率约 9∶1。

发病机制 肌肉做功（包括收缩和舒张）需 ATP 供能，后者主要来自糖无氧酵解和乙酰辅酶 A（糖类和脂肪酸分解产生）的

表 糖原沉积性肌病各型的特点

分型	受累组织	临床表现	致病基因	缺陷酶	遗传方式
II 型					
II-A 型	全身	心肌肥大、松软儿，多于 1 岁死于循环呼吸衰竭	GAA	酸性麦芽糖酶	AR
II-B 型	全身	肢带型肌无力、呼吸肌功能不全	GAA	酸性麦芽糖酶	AR
III 型	全身	肝大、低血糖、进行性肌无力	AGL	脱支酶	AR
IV 型	全身	肝脾大、肝硬化、肝衰竭、肌无力	GBE1	分支酶	AR
V 型	骨骼肌	运动不耐受、运动后肌痛和痉挛、肌红蛋白尿	PYG-M	肌磷酸化酶	AR
VII 型	骨骼肌、红细胞	运动不耐受、运动后肌痛和痉挛、肌红蛋白尿；溶血、高胆红素血症	PFK-M	肌磷酸果糖激酶	AR
VIII 型	肝脏、骨骼肌、心肌	肝大、肌张力低下、运动不耐受、肌红蛋白尿、心肌肥大	PBK	磷酸化酶激酶	XR/AR
IX 型	全身	溶血性贫血、癫痫发作、智力低下、运动不耐受、肌红蛋白尿	PGK1	磷酸甘油酸激酶 1	AR
X 型	骨骼肌	运动不耐受、肌红蛋白尿	PGAM-M	肌磷酸甘油酸变位酶	AR
XI 型	骨骼肌	运动不耐受、肌红蛋白尿	LDH-M	肌乳酸脱氢酶	AR
XII 型	骨骼肌、红细胞	运动不耐受、肌无力、溶血性贫血	ALDOA	醛缩酶 A	AR
XIII	骨骼肌	运动不耐受	ENO3	β 烯醇化酶	AR

注：AR：常染色体隐性遗传；XR：X 连锁隐性遗传

有氧氧化。供能物质类型受多种因素影响，主要包括肌肉收缩形式、运动强度和持续时间：①安静状态下主要是脂肪酸氧化供能。②剧烈运动时通过糖无氧酵解供能。③低强度亚剧烈运动时能量来源为葡萄糖和游离脂肪酸，高强度时为糖原氧化磷酸化。④轻度活动初期主要为葡萄糖分子，1小时后逐渐以脂肪酸为主，4小时后两者均消耗殆尽，脂肪开始分解产生脂肪酸为其持久供能。GSD患者因不能正常分解糖原为肌肉提供能量而发病。因休息及轻活动时主要由脂肪酸氧化供能，故常无症状，而在持续剧烈或高强度运动时容易出现肌肉痛性痉挛和肌红蛋白尿。

GSD Ⅱ 型　编码酸性 α 糖苷酶（acid α-glucosidase, GAA）基因突变导致溶酶体内糖原分解障碍并在全身组织内广泛沉积，其中以骨骼肌和心肌受累最为明显。

GSD Ⅴ 型　肌磷酸化酶缺陷所致。正常人体组织存在 3 种不同的糖原磷酸化酶，即肝型（L型）、脑型（B型）和肌型（M型），分别由不同的基因编码，骨骼肌中仅存在 M 型（即肌磷酸化酶），其余组织均存在 2 种以上的同工酶。磷酸化酶可水解糖原支链的 α-1, 4 糖苷键，生成 1-磷酸葡萄糖（G-1-P），后者进入下一步的无氧或有氧代谢为机体提供能量。

GSD Ⅶ 型　肌磷酸果糖激酶缺陷所致。

临床表现　依据所缺陷酶及组织受累情况不同，临床表现亦不同。肌肉损害主要包括两大临床综合征。①运动不耐受：表现为急性反复发作的运动后肌痛和痉挛，严重时可导致横纹肌溶解或肌红蛋白尿，以 GSD Ⅴ 型和

GSD Ⅶ 型最常见，少数此类患者亦可以表现为慢性持续进展的肌无力，多见于晚期或症状反复发作后。②持续进行性的肌无力：以该症为主，GSD Ⅱ 型、GSD Ⅲ 型和 GSD Ⅳ 型最常见，亦可有肌痛和肌痉挛，但发作性症状少见。

GSD Ⅱ 型　临床表现复杂多样，可分为婴儿型（Ⅱ-A 型）和晚发型（Ⅱ-B 型）。①婴儿型：多于出生后 8～12 周内出现喂养困难、呼吸困难、松软婴儿、巨舌、呆滞面容、心肌肥大、心律失常、肝肿大等，常于 1 岁以内死于循环呼吸衰竭。②晚发型：婴儿期至成人晚期均可发病，以慢性、进行性骨骼肌无力为主要表现，以肢带肌、脊旁肌、四肢近端肌肉受累为主，肌痉挛、肌痛亦常见。呼吸肌易早期受累，与四肢肌无力之间无明显关系，部分患者可突发呼吸衰竭起病。少数患者可有脑血管受累，以椎-基底动脉动脉瘤和（或）动脉扩张延长症最常见，临床可表现为短暂性脑缺血发作、脑出血、蛛网膜下腔出血等，心脏一般不受累。

GSD Ⅴ 型　以运动后肌痛和肌痉挛为特征表现，是惟一一种仅影响骨骼肌的 GSD。典型表现主要见于青壮年（20～30 岁），包括运动不耐受，持续活动后出现肌肉痉挛性疼痛，受累肌肉肿胀发硬，休息后多可缓解；部分患者若继续一定量的活动，上述症状可减轻或消失，称之为"继减现象"，与运动后血运增加为肌肉提供葡萄糖和脂酸等代谢底物有关；约半数患者在痛性痉挛发作时可出现肌红蛋白尿（褐色尿），提示急性肌纤维大量破坏，严重者可引起急性肾衰竭。多数患者儿童期即有易疲劳，但肌痛、肌

痉挛及肌红蛋白尿少见；随病情进展，成年患者（40～50 岁后）可出现进行性的肌无力、肌萎缩，以肢体肌受累为主，少数可累及呼吸肌。

GSD Ⅶ 型　与 GSD Ⅴ 型非常相似，均表现为运动不耐疲劳、肌痉挛和反复发作的肌红蛋白尿，而病理上均表现为肌膜下空泡。两者在以下几个方面存在区别：①GSD Ⅴ 型肌肉为惟一受累组织，GSD Ⅶ 型则常伴有溶血性贫血。②GSD Ⅴ 型葡萄糖氧化代谢并不受影响，故运动前补充可提高运动耐受性；GSD Ⅶ 型体内糖原及葡萄糖分子代谢均受阻，给予葡萄糖可使症状加重。③GSD Ⅶ 型临床常无"继减现象"。

辅助检查　包括以下内容。

GSD Ⅱ 型　①酶学检查：血清肌酶常有轻中度升高。②肌电图检查：多为肌源性损害，亦可有神经源性损害，婴儿型可有肌强直放电、纤颤电位、正锐波等肌膜兴奋性增加表现。③病理：典型表现为大量肌纤维空泡化，内含嗜碱性物质（图 1），改良 Gomori 三色染色呈紫红染，主要累及 Ⅱ 型纤维，有空泡形成的肌纤维内酸性磷酸酶活性增强（图 2）；电镜观察发现肌原纤维间有大量的糖原颗粒聚集（图 3），自噬空泡可帮助与其他空泡性肌病鉴别。④GAA 活性测定：其确诊依靠 GAA 活性测定，婴儿型常常小于正常值的 1%，晚发型多在正常值的 30% 以下（2%～30%）。GAA 活性测定的方法包括干血斑滤纸法（适用于大样本筛查）、皮肤成纤维细胞培养和全血白细胞法。⑤GAA 基因突变检测：并非诊断所必需，主要用于家族筛查和遗传咨询，对临床表现及酶活性测定均不典型的可疑患者可帮

助确诊。

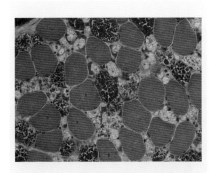

图1 GSDⅡ型肌肉活检病理
（H-E 染色 ×400）

注：多数肌纤维内大量嗜碱性
物质沉积及空泡形成

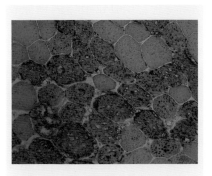

图2 GSDⅡ型肌肉活检病理
（MGT 染色 ×400）

注：空泡纤维内碱性磷酸酶活
性明显增强

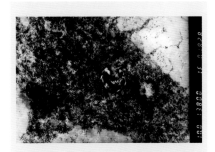

图3 GSDⅡ型肌肉超微病理
（投射电镜 ×10000）

注：肌原纤维间有大量的糖原
颗粒聚集

GSDⅤ型 ①酶学检查：肌
酸激酶多有不同程度升高，运动
后尤为明显。②肌电图检查：可
为正常或肌源性损害。③前臂缺
血试验：运动后乳酸无明显升高
（<3倍基线值）。④病理：特征性

改变为肌膜下空泡形成，糖原磷
酸化酶染色或肌肉酶活性测定是
确诊该病的重要依据。

GSDⅦ型 ①实验室检查：
可发现血胆红素、网织红细胞计
数增高。②病理：表现为肌膜下
空泡形成，组织内糖原以及葡聚
糖沉积，以糖原沉积为主。③酶
学检查：肌磷酸果糖激酶染色及
肌肉酶活性测定有助于该病确诊，
但因其活性极不稳定，需活检后
立即处理标本才有意义。④基因
检测：可疑患者也可直接行全血
PFKM 基因突变分析，而无需肌
肉活检。

诊断与鉴别诊断 主要靠临
床表现和肌活检病理检查，确诊
主要靠酶活性测定和基因检测。
以肌肉受累为主的Ⅴ和Ⅶ型尚可
通过相关酶的特异组织化学染色
确诊。

GSDⅦ型需与磷酸甘油酸激
酶缺陷病（GSDⅨ型）、以葡聚糖
沉积为主的分支酶缺陷病（GSD
Ⅳ型）鉴别。运动不耐受者需与
肉毒碱棕榈酰基转移酶Ⅱ型缺乏、
线粒体肌病、脂质沉积性肌病、
甲状腺功能减退性肌病以及重症
肌无力等鉴别，持续性肌无力需
与进行性肌营养不良、炎症性肌
病或神经源性疾病鉴别。

治疗 ①GSDⅡ型：2006年
α-葡糖苷酶被批准用于GSDⅡ型
的酶替代治疗，对新生儿型疗效
明显，但价格昂贵。适量的有氧
运动结合低糖高蛋白饮食亦可使
部分GSDⅡ型患者的病情及预后
得到改善。②GSDⅤ型：高碳水
化合物（65%）和低脂肪（20%）
饮食以及剧烈运动前5分钟服用
葡萄糖、果糖对肌肉有保护作用，
规律的低-中强度运动练习可改善
肌肉的耐受性，提高生活质量。
③GSDⅦ型：生酮饮食可能有益，

同时应避免剧烈运动和高碳水化
合物饮食。

（禹传祝 赵冰）

脂质沉积性肌病（lipid storage
myopathy，LSM） 肌肉脂肪酸
氧化障碍导致以肌纤维中有异常
增多脂质沉积为主要病理改变的
代谢性肌病。该病首先由恩格尔
（Engel）等（1973年）描述，后
由中国曹佩芝等（1990年）首先
报道。

病因与发病机制 人体内的
脂类包括脂肪和类脂，脂肪即甘
油三酯，储存在脂肪细胞中，类
脂是细胞膜结构的重要组分。存
在于脂肪细胞以外的其他组织细
胞胞质内的脂质为甘油脂滴。骨
骼肌的能量来源于脂肪酸在线粒
体内的β氧化。在长时间禁食和
肌肉持续性收缩的情况下，脂肪
细胞内的甘油三酯被动员，以游
离脂肪酸的形式进入血液，通过
被动扩散进入肌肉胞质内。细胞
质内的脂滴则通过脂肪甘油三酯
水解酶和激素敏感性脂酶分解成
脂肪酸。脂肪酸进入线粒体是通
过线粒体内外膜上的酶促反应
和肉碱的介导进行的。参加酶
促反应的酶包括肉碱棕榈酰基转
移酶1（carnitine palmitoyltranster-
ase-1，CPT 1）、肉碱棕榈酰基转
移酶2（CPT 2）和肉碱脂酰肉碱
转 位 酶（carnitine acylcarnitine
translocase，CACT）。脂肪酸以脂
酰辅酶A的形式进入线粒体基质
后，在线粒体基质中多种酶的催
化下进行β氧化，这些酶包括极
长链脂酰辅酶A脱氢酶（very
long chain acyl-CoA dehydrogenase，
VLCAD），中链脂酰辅酶A脱氢
酶（medium chain acyl-CoA dehy-
drogenase，MCAD），短链脂酰辅
酶A脱氢酶（short chain acyl-CoA

dehydrogenase，SCAD）和三功能酶复合体。经过脱氢、加水、再脱氢、硫解四步连续反应，脂酰辅酶A的脂酰基断裂生成脂酰辅酶A及乙酰辅酶A。如此周而复始，脂肪酸经β氧化生成大量乙酰辅酶A，进入三羧酸循环彻底氧化，为细胞生存提供所需的能量。每一次酰基辅酶A脱氢酶反应还伴随产生2个电子，后者被传送给电子转运黄素蛋白（electron transport flavoproteins，ETF），最后通过ETF脱氢酶传送给泛醌（acyl-CoQ，CoQ）进入线粒体呼吸链，参与线粒体的氧化供能。

人体脂肪酸代谢障碍可以发生在整个机体，脂质沉积性肌病是脂肪代谢障碍累及骨骼肌的一种表现。上述脂肪酸代谢通路中某些相关的酶或蛋白质的缺陷可以导致肌纤维内大量的脂质沉积，临床表现为进行性肌肉无力和运动不耐受，即LSM。

其病因涉及多种与脂肪代谢有关的酶缺陷。①原发性肉碱缺乏症（primary carnitine deficiency，PCD）：该症是由编码胞质膜钠依赖性肉碱转运体（OCTN2）基因 *SLC22A5* 突变引起。②多种酰基辅酶A脱氢酶缺陷症（multiple acyl-CoA dehydrogenase deficiency，MADD）：即戊二酸尿症Ⅱ型（GAⅡ），可以由 *ETFα* 和 β 亚单位以及 *ETFQO* 基因突变引起。③中性脂肪沉积病伴肌病（neutral lipid storage disorder with myopathy，NLSDM）：*ATGL* 基因（又称 *PNPLA2*）突变引起细胞质内甘油三酯代谢障碍。此外，脂肪酸代谢障碍还可表现为肌纤维内并没有或极少有脂肪沉积，其病因几乎涉及脂肪代谢的每个环节，包括CPT2缺陷、VLCAD和SCAD缺陷、MAD和三功能蛋白缺陷等。

临床表现 包括以下内容。

PCD所致的LSM 常见于儿童或成年人。多为缓慢起病，主要累及骨骼肌。四肢呈对称性肌无力，以肢带肌受累严重，少数可有程度较轻的肌萎缩。颈肌、咀嚼肌、吞咽肌及舌肌均可受累。长时间运动后无力症状明显加重并伴有肌肉疼痛。可伴有全身症状，如心肌病、低酮性低血糖等。一般病程为数月至数年。

MADD所致的LSM 分为新生儿型及迟发型，后者又分为幼儿型、青少年型和成年人型。新生儿型病情较重，表现为出生后肌张力低下、低血糖、代谢性酸中毒及高氨血症，多于新生儿期死亡。迟发型特点为间歇或隐匿起病，常于感染、饥饿或应激状态下出现疲劳、肌肉无力、运动后肌痛，症状以近端肌群为主，血清肌酸激酶常明显或轻度增高。发作期尿有机酸分析可见戊二酸、挥发性短链有机酸（异戊酸、异丁酸）等有机酸的浓度升高。血脂酰肉碱谱分析发现中、长链脂酰肉碱增高。幼儿发病者可出现低血糖、代谢性酸中毒及高氨血症。中国人的脂质沉积性肌病多为 *ETFQO* 基因突变导致的迟发型MADD。

NLSDM所致的LSM 主要临床特点是四肢近端或远端肌无力，远端受累更为突出，肌萎缩和肌无力常不对称。可伴有心肌病变，如扩张性心肌病。

其他 有些脂肪酸代谢通路中的酶或蛋白质的缺陷并不引起脂肪在肌纤维中累积，临床主要表现为运动、饥饿或感染诱发的反复发作的急性横纹肌溶解或肌红蛋白尿、肌肉疼痛或代谢性脑病，也可表现为慢性持续性的肌肉无力和运动不耐受。

辅助检查 LSM肌肉活检病理的主要改变是在苏木精–伊红（H-E）及改良Gomori三色染色下可见肌质内大量大小不等的圆形空泡（图1），经油红"O"染色证实为脂滴（图2）；ATP酶染色提示脂质在Ⅰ型肌纤维内沉积更为明显。偶见不整红边纤维。电镜观察可见肌原纤维间大量脂滴。根据以上典型的临床表现、酶组织化学染色和电镜改变即可确诊。如要鉴别何种原因导致的脂质沉积，则须进一步进行尿有机酸和血脂酰肉碱质谱分析以及候选致病基因的分子遗传学检测，必要时还要培养患者的成肌细胞或成纤维细胞进行相关的酶活性检测或免疫组织化学分析。

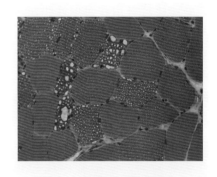

图1 LSM肌肉活检病理
（H-E染色 ×400）

注：部分肌纤维出现许多圆形空泡，部分空泡融合

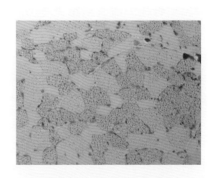

图2 LSM肌肉活检病理
（油红"O"染色 ×200）

注：大量肌纤维脂滴增多、融合

诊断与鉴别诊断 主要依靠临床表现、肌肉活检病理特点。病因诊断依靠血脂酰肉碱和尿有机酸分析及相关酶活性测定和突变基因检测。

需与糖原沉积性肌病、线粒体肌病、多发性肌炎、肌营养不良症、脊髓型肌萎缩及重症肌无力等疾病进行鉴别。

治疗 对确定为肉碱缺乏的患者，可口服左旋肉碱替代治疗。对确诊为多酰基辅酶 A 脱氢缺陷症的患者，可口服维生素 B_2（核黄素），维持 1~3 个月后停药，症状可完全缓解。中国人晚发型 MADD 绝大多数对核黄素治疗有显著疗效。如有肌红蛋白尿及肾衰竭，应采取对症治疗。宜进食低脂、高碳水化合物饮食，避免持久运动、感染及饥饿。泼尼松、肉碱和核黄素治疗对中性脂肪沉积病伴肌病的患者均无效。

（焦传祝 李多凌）

xiànlìtǐ jībìng

线粒体肌病（mitochondrial myopathy） 线粒体 DNA 或核 DNA 突变导致肌纤维线粒体结构异常和功能障碍，使细胞内线粒体 ATP 生成不足而引起的代谢性肌病。主要表现为骨骼肌不耐受疲劳或无力，改良的 Gomori 三色（modified Gomori trichrome，MGT）染色示肌纤维内有数量不等的破碎红纤维（ragged-red fiber，RRF）。

该病是线粒体遗传病一个大的类型，是近 40 多年来发现的一个新病种。1962 年卢夫特（Luft）首次报道一例该病，并证实为氧化磷酸化脱偶联所致。1988 年霍尔特（Holt）首次在该病发现线粒体 DNA（mitochondrial DNA，mtDNA）缺失；已确定 mtDNA 上的 100 多种病理性点突变和数百

种重排方式。临床研究与基因检测发现一个基因突变可以引不同类型的线粒体肌病/脑肌病，或不同的基因突变可导致同一个类型的线粒体肌病/脑肌病。

病因与发病机制 病因主要是 mtDNA（少数是核 DNA）发生突变，如基因点突变、缺失、重复或丢失，即 mtDNA 拷贝数减少等，使编码线粒体在氧化代谢过程中所必需的酶或载体发生障碍，糖原和脂肪酸等原料不能进入线粒体，或不能被充分利用，不能产生足够的 ATP，以致细胞不能维持正常生理功能，反而产生氧化应激，诱导细胞凋亡而导致线粒体病。

临床表现 多在 20 岁左右起病，也可在儿童或中年起病，男女均可受累。以骨骼肌不能耐受疲劳为主要特征，活动后感疲乏，休息后好转；后期可出现持续性肌无力和肌萎缩。

辅助检查 乳酸/丙酮酸最小运动量实验结果呈阳性，肌电图提示为肌源性受损，但少数可以正常。肌肉活检病理 H-E 染色显示凝固性变性或坏死的肌纤维呈紫红色（图 1），可伴有吞噬现象。MGT 染色可显示坏变肌纤维的肌膜下出现裂缝，内有大量线粒体堆集而被红染；甚至有的整个肌纤维红染，结构不清，即所谓的 RRF（图 2），这是各种线粒体肌病的病理特点。电镜可观察到肌膜下或肌原纤维间有大量发育异常的线粒体堆集，且有的线粒体内存在结晶体样包涵体，则为诊断该病的最重要依据。

诊断与鉴别诊断 青少年出现活动后肢体无力，休息后好转，血乳酸/丙酮酸试验结果阳性，没有脑部受损表现，肌肉活检提示有 RRF，则可诊断线粒体肌病；

基因检测到 mtDNA 丢失和重排则可确诊，但阴性者不能排除该病。

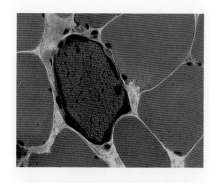

图 1 线粒体肌病肌肉活检病理（H-E 染色 ×400）
注：提示一个肌纤维呈弱嗜碱性改变，肌膜下出现紫红染样嗜碱性物质

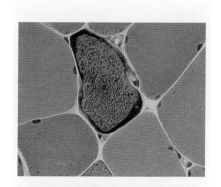

图 2 线粒体肌病肌肉活检病理（MGT 染色 ×400）
注：可见典型破碎红纤维，即肌膜下周边出现明显的红染现象，提示大量线粒体堆集

主要与重症肌无力、多发性肌炎、包涵体肌病、眼咽型肌营养不良、肢带型肌营养不良及其他代谢性肌病鉴别。

治疗 目前无特效治疗办法。可长期应用维生素 E、ATP、辅酶 Q10 和 B 族维生素治疗，或许可减轻症状。

预防 无预防方法。患者避免做激烈运动。

（蒲传强）

xiànlìtǐ nǎojībìng
线粒体脑肌病 （miochondrial encephalomyopathy）

线粒体 DNA 或核 DNA 突变导致大脑神经元和肌纤维线粒体结构异常和功能障碍，使细胞内的线粒体 ATP 生成不足而同时引起脑与肌肉病变的代谢性肌病。其发病机制同线粒体肌病。该病有不同类型，且分类比较复杂，症状比较重叠。常见的类型有：慢性进行性眼外肌麻痹、线粒体脑肌病伴高乳酸血症和卒中样发作、肌阵挛癫痫伴破碎红纤维、慢性进行性卡恩斯－塞尔（Kearns-Sayre）综合征和线粒体神经胃肠脑肌病。该病脑的病理改变是非特异性，主要为海绵样改变、神经元变性水肿、灶性坏死或广泛坏死，伴星形细胞增生、脱髓鞘或矿物质沉积。肌肉病理改变见线粒体肌病。临床表现依不同的类型差别较大。该病无特效治疗办法，更无预防方法。可长期应用维生素 E、ATP、辅酶 Q10 和 B 族维生素治疗，或许可减轻症状。伴有其他症状者，可做相应的处理。

（蒲传强）

mànxìng jìnxíngxìng yǎnwàijī mábì
慢性进行性眼外肌麻痹 （chronic progressive external ophthalmoplegia, CPEO）

线粒体 DNA 突变或缺失所致的，以眼睑下垂为首发症状，且缓慢进展至全眼外肌瘫痪，后期出现咽部肌肉和四肢无力的代谢性肌病。

病因与发病机制 CPEO 主要是线粒体 DNA 的单一大片段缺失或 A3243G 点突变所致，最常见的为线粒体 DNA 的 8468 和 13446 位之间的 4979bp 的缺失，少数为线粒体 DNA 或核 DNA 突变引起。基因突变导致患者的眼外肌纤维内线粒体发育障碍，其功能明显减弱或丧失，使能量产生减少，而不能维持正常的肌肉活能，甚至完全丧失功能，而表现为眼睑和眼球运动障碍。

临床表现 该病以散发为多，少数有家族发病，为母系遗传；儿童和成年人均可发病，多在 30 岁之前发病，隐袭发病并缓慢进展，病程可长达十余年至数十年。成年人主要表现为缓慢进展的眼睑下垂，眼球活动障碍（图），一般不伴复视；可有易疲劳现象，后期可出现四肢体近端无力。

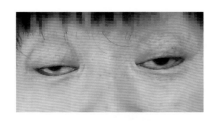

图 CPEO 典型表现
注：患者眼部出现典型双睑下垂，双眼球固定

辅助检查 血清肌酸激酶和乳酸脱氢酶多正常或轻度升高；乳酸/丙酮酸试验正常或阳性。肌电图正常或呈肌源性受损。肌肉活检病理表现为肌肉内出现破碎红纤维和细胞色素 C 氧化酶缺陷。

诊断与鉴别诊断 缓慢出现的眼睑下垂及双侧眼球活动障碍者，肌肉活检发现有典型的破碎红细胞，可考虑该病，如果检测到基因突变可确定诊断。注意与引起眼外肌麻痹的其他疾病鉴别，如重症肌无力、眼咽型肌营养不良、包涵体肌病、费希尔（Fisher）综合征、痛性眼肌麻痹、托洛萨－亨特（Tolosa-Hunt）综合征鉴别。

治疗 无特效治疗方法。

预后 依发病年龄而不同，发病年龄越大，预后越好，一般不影响寿命。无法预防。

（蒲传强）

xiànlìtǐ nǎojībìng bàn gāorǔsuānxuèzhèng hé cùzhòngyàng fāzuò
线粒体脑肌病伴高乳酸血症和卒中样发作 （mitochondrial encephalomyopathy with lactic acidosis and stroke-like episode, MELAS）

因线粒体 DNA 或核 DNA 突变导致大脑神经元和肌纤维线粒体结构异常与功能障碍，使细胞内的线粒体 ATP 生成不足而出现卒中样发作、血乳酸增高和肌无力等的脑与肌肉病。1983 年罗兰（Rowland）等首先描述了 MELAS 的病例，1984 年发现相关的突变基因。80% 的 MELAS 患者是编码亮氨酸 tRNA 的 A3243G 突变所致，15% 的 MELAS 患者与 T3271 和 A3252G 位点突变有关，5% 与其他位点有关。同一个 MELAS 患者家族成员中，其线粒体也可以存在不同位点，不同形式的突变。MELAS 是最常见的母系遗传性线粒体病，且具有明显的临床异质性和遗传异质性，即相同的临床表现对应不同的突变位点，同时相同的突变位点却具有不同的临床表现。

病因与发病机制 MELAS 是母系遗传为主，但是散发不少。80% 是线粒体 DNA 第 3243 位点发生 A 到 G 的点突变（A3243G）所致。该突变改变了转动 RNA 亮氨酸基因的结构，并使转动 RNA 亮氨酸基因和转动 RNA 基因下游紧密结合的转录终止子失活，从而降低了转录活性并改变了线粒体转动 RNA 和信使 RNA 转录的比例，抑制了线粒体蛋白质的翻译功能，细胞色素氧化酶活性减弱而使 ATP 产量下降。因 A3243G

突变在线粒体 DNA 上制造了一个新的 ApaI 限制酶酶切位点，在不同种族的患者中均能检测到，正常人无此突变，因此，A3243G 突变可作为大多数 MELAS 的基因诊断特征。

临床表现　该病好发于青少年，也可出现于中老年。主要为突发的卒中样表现，如癫痫、精神障碍、智力低下、肢体瘫痪、失明和呕吐等；可有身材矮小和神经性耳聋。可询问出既往有偏头痛病史和不耐疲劳现象；也可有阳性家族史。

辅助检查　包括以下几项。

病理　肌组织苏木精-伊红（H-E）染色显示凝固性变性或坏死的肌纤维呈紫红色，可伴有吞噬现象。改良的 Gomori 三色染色可显示坏变肌纤维的肌膜下出现裂缝，内有大量线粒体堆集而被红染；甚至有的整个肌纤维红染，结构不清，即所谓的破碎红纤维。电镜观察到肌膜下或肌原纤维间有大量发育异常的线粒体堆集，且有的线粒体内存在结晶体样包涵体。病变的脑组织表现为海绵样变性，其内有神经元水肿、灶性坏死或广泛坏死，伴星形细胞增生、脱髓鞘或矿物质沉积。

影像学检查　发作期的脑 MRI 和 DWI 像显示典型的层状坏死，即 MRI T_2WI 显示沿脑回分布的皮质及皮质下高信号，MRI T_1WI 为低信号和 DWI 像显示更为明显清楚的高信号（图）；脑 CT 扫描显示为低密度改变；这种影像学改变系该病的特征性病变。特别有意义的是这种改变经过数月后可完全消失，少数留有局部脑萎缩；但再复发时，这种特征的改变又可出现在其他部位。部分患者脑 CT 扫描显示有基底核钙化。

其他　发病时血和脑脊液乳酸增高。血乳酸/丙酮酸试验可呈阳性；肌电图多为正常，少数为肌源性受损。

诊断与鉴别诊断　青少年突然出现卒中样发作的症状，影像学提示有典型的层状坏死，则应该考虑该病可能；肌活检显示有破碎红纤维者，临床可诊断该病；基因检测到线粒体 DNA 丢失和重排则可确诊，且可确定不同类型，但阴性者不能排除该病。

该病应当与脑梗死、脑炎等相鉴别。

治疗　尚无特效治疗办法。发作期间可应用血管扩张剂改善微循环及对症治疗。

预后　该病预后差别大，取决于是否经常复发和发作的程度。有的发作后可完全恢复，但有的遗留不同程度的后遗症，甚至严重者丧失生活能力，病死者极少。

（蒲传强）

jīzhènluán diānxián bàn pòsuì hóngxiānwéi

肌阵挛癫痫伴破碎红纤维

（myoclonic epilepsy with ragged-red fiber，MERRF）　表现为肌阵挛癫痫、小脑性共济失调和肌肉酶组织化学显示有破碎红纤维的线粒体脑肌病。

病因与发病机制　80% 是转运RNA 赖氨酸基因 A8344G 突变所致，少数是同一基因的 T8356C 和 G8363A 引起。由于线粒体 DNA 第 8344 位点 A 到 G 的点突变（A8344G），使转运 RNA 赖氨酸基因结构发生改变，蛋白合成受阻而发病。

临床表现　多见于儿童，但成年人也不少见，其主要表现有：①肌阵挛发作。②癫痫发作。③共济失调。④肌肉活检发现破碎红纤维。但有的患者还可伴有听力障碍、周围神经病、痴呆、身材矮小、运动不耐受、视神经病。也偶有心肌病、视网膜色素变、锥体束征、眼外肌麻痹和多发性脂肪瘤等。

辅助检查　血清肌酸激酶和乳酸脱氢酶正常或轻度升高。肌电图可提示为肌源性受损。

诊断与鉴别诊断　患者出现肌阵挛发作、癫痫发作、共济失调、听力下降、身材矮小、运动不耐受等表现，肌肉活检发现有破碎红纤维，即可诊断。基因检查发现转运 RNA 赖氨酸基因的 A8344G、T8356C 或 G8363A 突变，可明确诊断；但未见突变者也不可以排除该病。

该病以肌阵挛、癫痫和共济

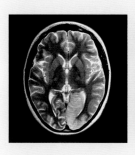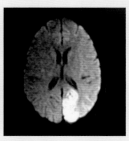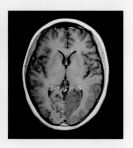

a. MRI-T_2WI　　b. MRI-DWI　　c. MRI-T_1WI

图　MELAS 脑 MRI 表现

注：a. 提示左侧颞枕叶皮质及皮质下出现层状坏死样高信号；b. 提示颞枕叶皮质及皮质下出现层状坏死样高信号；c. 提示颞枕叶皮质及皮质下出现层状坏死样低信号

失调为主要症状，因此应该注意与引起这些症状的其他疾病鉴别。如引起肌阵挛与癫痫的脑部其他疾病可通过影像学和临床表现相鉴别；在共济失调方面，则应该注意区别小脑病变和脊髓与周围神经病变鉴别。

治疗 该病没有特殊治疗办法，主要为对症处理。可试用增加能量方面的药物，但效果不明确。

预后 取决于疾病自身严重程度，有较大的不同。

（蒲传强）

yàjíxìng huàisǐxìng nǎojǐsuǐbìng

亚急性坏死性脑脊髓病

（subacute necrotizing encephalomyelopathy） 由线粒体呼吸链酶复合体Ⅳ-细胞色素氧化酶的功能缺陷所致的侵犯中枢神经系统的遗传代谢性疾病。俗称利氏（Leigh）病。母系或常染色体遗传病。多见于婴幼儿，偶可见于青少年及成年人，其特征是脑干、基底核、丘脑和脊髓的对称性、坏死性病变。

病因与发病机制 该病是由线粒体DNA点突变、核DNA突变或线粒体DNA缺失引起，且不同的突变和缺失导致不同的临床表现。

线粒体DNA点突变 ①呼吸链复合体Ⅴ亚ATP酶6：T8993G突变者在出生后4~5个月发病，主要表现为癫痫发作，可伴视网膜变性和视神经萎缩；T8993C突变者的发病年龄差别很大，从半年至60岁，主要表现为共济失调，少年期发病则可出现呼吸衰竭；T9176C突变系晚发型，主要累及双侧纹状体坏死。②线粒体DNA转运RNA A8344G赖氨酸Lys基因突变，也可有色氨酸、缬氨酸、亮氨酸和丝氨酸突变。

核DNA突变 ①细胞色素C氧化酶缺陷（复合体Ⅳ）Surfeit（FURF-1）蛋白，常染色体9q34隐性遗传，可有该病的典型表现。②NADH辅酶Q氧化还原酶23KD亚基（NDUFS8）（复合体Ⅰ）常染色体11q13隐性遗传。③NADH辅酶Q氧化还原酶Fe-S蛋白7（NDUFS7）（复合体Ⅰ）常染色体19q13，隐性遗传，主要表现为锥体束、锥体外系和共济失调。④丙酮酸脱氢酶EI缺失系常染色体Xp22.2-22.1隐性遗传。

临床表现 发病年龄主要为1~2岁，青年或中老年人偶可见发病。新生儿早期发病，则病情严重，预后极差，患儿在出生时可见小儿畸形和其他畸形。多数发病呈亚急性，也有隐袭发病，体重不长，四肢张力低下，不主动进食或食后易吐，精神智力发育迟滞或倒退，不明原因高热及抽搐样发作。有的表现为视力减退、视网膜色素变性、眼外肌麻痹、眼球震颤、听力丧失、构音障碍、双侧锥体束征或痉挛性截瘫、共济失调、锥体外系症状。有的还可出现轻度周围神经受累表现，如感觉障碍、腱反射减低，检查可见神经传导速度减慢。严重者可表现为呼吸障碍，合并肺部感染，甚至出现潮式呼吸。

辅助检查 包括以下内容。

实验室检查 血和脑脊液乳酸和丙酮酸明显升高，肌酶正常或增高，细胞色素C氧化酶缺乏、丙酮酸脱羧酶、丙酮酸脱氢酶及丙酮酸羧化酶缺乏，但血尿氨基酸及有机酸检测正常，脑脊液常规和生化正常。

脑电图和肌电图检查 正常。

影像学检查 具有特殊性改变，可发现双侧壳核、尾状核、苍白球、丘脑、胼胝体、脑室旁、导水管周围灰质、黑质、小脑上脚交叉、脑桥、延髓、小脑齿状核等部位，在脑CT呈现低密度影（图a）；在脑MRI为长T_1、T_2信号（图b），FLAIR为高信号；DMW也可表现为高信号；MRI表现为Cho峰升高和NAA峰减低，脑实质内可见乳酸双峰。但是该病患者的乳头体不受累。

病理 脑活检提示双侧基底核至脑干出现变性坏死，神经元丢失，伴有毛细血管增生和扩张。肌肉活检未发现异常改变，尤其未发现破碎红纤维。

基因检测 血和组织中的基因检测可发现线粒体DNA点突变和核DNA突变或缺陷。

诊断与鉴别诊断 依据患者

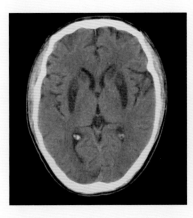
a. 脑CT

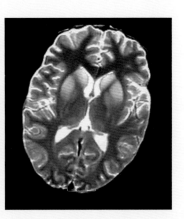
b. 脑MRI-T_2WI

图 亚急性坏死性脑脊髓病影像学表现

的典型临床表现、影像学特点，临床可诊断该病，基因检测到相关突变则可确诊。

该病注意与韦尼克脑病、脑白质营养不良症、肝豆状核变性、缺血缺氧性脑病、各种中毒性脑病、脑炎等鉴别。

治疗 该病无特效治疗手段，可给予高糖饮食，口服大剂量硫胺类药物，如维生素 B_1、辅酶 Q10、艾地苯醌及支持治疗。

预后 取决于发病年龄，婴儿早期发病者进展急剧，多在几周内死亡；儿童发病在 2~3 年病死，成年人发病者可存活达 15 年以上。

预防 主要通过产前检测相关基因以筛查该病，以防止该病婴儿的出生。

(蒲传强)

yánxìng jībìng

炎性肌病（inflammatory myopathy，IM） 骨骼肌纤维变性坏死伴有炎性细胞浸润的肌肉病。一般分为免疫介导性和感染性两大类，前者包括多发性肌炎、皮肌炎、包涵体肌炎、肉芽肿性肌炎、嗜酸性肌炎、局灶性肌炎等，此类又称特发性炎性肌病或免疫性肌病；后者包括病毒性肌炎、细菌性肌炎、寄生虫性肌炎等有明确病原体引起的炎性肌病。

病因与发病机制 其病因与发病机制依不同的类型而异。如免疫介导性炎性肌病主要是通过细胞免疫和（或）体液免疫而引起的。感染性炎性肌病的病因与发病机制取决于不同的病原体，这些病原体直接感染骨骼肌，使之发生炎性反应，肌纤维坏变，有的伴有全身炎性过程。

临床表现 不同类型的炎性肌病，其临床表现也不同。

免疫介导性炎性肌病 以下仅介绍几种少见的免疫性肌病。

肉芽肿性肌炎 又称结节病性肌炎，是结节病累及肌肉而表现出的临床症状；可表现为慢性肌病或急性肌炎，局部出现包块或结节。

嗜酸性肌炎 是以嗜酸性粒细胞增多为特点的特发性炎性肌病，血常规显示嗜酸性粒细胞明显增多。

局灶性肌炎 以包块为特征的局限性肌炎，其可发生于任何部位，主要表现为骨骼肌内出现坚硬包块，可有局部压痛，大多数是外科手术治疗经病理证实为该病。

感染性炎性肌病 其临床表现更是取决于感染的病原体。常见以下三种。

病毒性肌炎 常表现为感染后肌炎、流行性肌痛、病毒后疲劳综合征等。其肌肉受累的范围既可是局限性的，也可是全身性的；病程长短不一，病情轻重不一。①流感后肌炎：表现为在急性感染症状减轻后突然出现肌肉疼痛和压痛，以腓肠肌为重，持续数天后消失；可呈流行趋势；血清肌酶比例可轻至中度升高；肌电图可提示为肌源性损害。②流行性肌痛：是病毒感染引起的急性、发热性自限性疾病，其特点为发热和间断性肌痛，以胸部肌肉疼痛多见，春秋多见，可呈散发或小范围流行。③病毒后疲劳综合征：也称慢性疲劳综合征，为一种持续至少 6 个月，不能用其他疾病解释的严重的疲劳状态，除了疲劳外，还有肌肉和神经系统、精神、心理、胃肠道等症状。

细菌性肌炎 细菌感染骨骼肌引起的急性化脓性肌炎，一般为金黄色葡萄球菌、肺炎链球菌、链球菌及厌氧菌等；常受累的肌肉为股四头肌或股二头肌等；其临床表现呈亚急性起病，表现为发热、畏寒等感染症状，数日内出现肌肉化脓性炎症。

寄生虫性肌炎 旋毛虫、弓形虫、囊尾蚴等病原体直接浸入骨骼肌而引起的肌炎，临床表现与其他肌炎类似，其特征性在于血嗜酸性粒细胞计数增多，相关寄生虫血清抗体阳性和局部肌活检可发现寄生虫的存在。

诊断 主要依据相应的类型表现，其诊断和临床诊断最终通过肌肉活检可以做出诊断。

治疗 主要包括两方面，一是感染性炎性肌病主要通过针对病原体进行特异性治疗；二是免疫介导性炎性肌病主要应用糖皮质激素、丙种球蛋白和免疫抑制剂治疗。具体治疗方法依不同类型酌情进行个体化治疗。

预后 取决于不同类型，多数有很好的效果，有的还是自限性疾病。

预防 其预防方法是针对不同类型而定。

(蒲传强)

pījīyán

皮肌炎（dermatomyositis） 以坏变、萎缩肌纤维呈束周分布为典型病理变化，睑紫色皮疹、戈特龙（Gottron）征和进行性肌无力为特征性表现，免疫介导的皮肤和横纹肌非化脓性炎性肌病。1866 年由魏尔啸（Virchow）首先描述皮肌炎患者的症状，1891 年明确皮肌炎为一个独特的肌肉病，1912 年巴滕（Batten）发现坏变、萎缩的肌纤维呈束周分布为该病的病理学特点，作为从病理上区分皮肌炎与多发性肌炎的关键点。

病因与发病机制 感染、免疫异常、血管病变、遗传等因素在该病的发生中发挥重要作用；许多患者伴发有恶性肿瘤、类风湿关节炎、红斑狼疮、结节性动脉炎、干燥综合征等提示该病与免疫关系密切。比较明确的是皮肌炎主要是由于体液免疫参与的免疫破坏过程。在致病因素激发下，补体受激活并导致膜攻击复合物的形成，在各种相关的细胞因子、炎性因子、趋化因子的参与下，引起毛细血管坏变和微栓塞形成。病变除了累及骨骼肌外，还可累及皮肤、肺、心脏及胃肠道等。

临床表现　多见于青少年，女性比男性多。多数为缓慢发病并逐渐进展，少数为急性或亚急性起病。可有前驱症状，如发热、咽痛、倦怠、关节痛、雷诺现象等。肌肉和皮肤受损两组主要症状，皮损常先于肌肉数周甚至数年出现，部分同时出现。

皮肤表现　皮肤损害表现是诊断的关键，近1/4的患者先出现皮肤损害。特征性的皮肤损害表现有：①睑紫色皮疹：为特征性表现，累及单或双侧眼睑，常伴眼睑或面部水肿。②戈特龙（Gottron）征：也是特征性表现，即位于关节伸面，如肘、掌指、近端指间关节处，伴有鳞屑的红斑、皮肤萎缩和色素脱失。③暴露部位皮疹：主要在面、颈、前上胸、肩、背皮肤出现红斑，暴露于太阳下则更显，可有皮肤瘙痒。④技工手：即手指侧面和掌面皮肤过度角化、变厚、脱屑、粗糙、皲裂等。⑤甲皱毛细血管扩张和甲周红斑：见于成人皮肌炎，放大镜可清楚地观察到扩张的毛细血管呈腊肠样。⑥其他表现：有的患者还可出现皮肤异色病样改变、鱼鳞状皮肤、掌黏蛋白样丘疹与斑块、手指掌面的皱

褶、瘢痕性脱发、膝关节和肘关节的伸侧面皮肤滤泡丘疹、表皮脱落和糜烂瘙痒、全身性水肿、脂膜炎、网状青斑等。

肌肉表现　缓慢发生肌无力，经数周到数月达到高峰；呈不同程度的四肢近端为主和对称性；后期可出现肌肉萎缩；严重者可有肢体远端肌无力及肌萎缩、构音障碍、吞咽困难和呼吸肌无力。腱反射存在、减弱或消失。可有肢体肌肉疼痛。

伴发疾病　部分患者可出现房室传导阻滞、心律失常、心肌炎、间质性肺炎、肺纤维化、弥漫性肺泡损伤；大多数患者晚期可出现关节挛缩。重症病例可继发血红蛋白尿性肾病。部分患者可并发恶性肿瘤。

辅助检查　包括以下内容。

酶学检查　活动期患者血肌酸激酶可升高到正常值上限的50倍以上；乳酸脱氢酶、天冬氨酸转氨酶和丙氨酸转氨酶等也有不同程度的升高；但严重、稳定期或治疗后的肌酶可以仅为轻度升高或正常。

肌电图检查　通常为肌源性损害。活动期可见自发电位如纤颤电位和正锐波，慢性期可见复合重复放电，运动单位多相波百分比增多。如合并周围神经损害，神经传导测定可表现为异常。

免疫学检查　患者的血清抗核抗体阳性率达67.24%，抗Jo-1抗体阳性率为11%~20%，抗Mi-2抗体的阳性率为5%~10%，还可检测到抗KL-6抗体、155-kD蛋白的自身抗体等。

影像学检查　CT扫描可以显示皮下组织有钙化和筋膜钙化。MRI有助于发现肌肉炎性改变的高信号。

病理　肌肉活检病理特征有

两点，一是萎缩的肌纤维呈束周分布（图），且坏变的肌纤维出现肿胀、变性、坏死；二是小血管发生病变，尤其是小静脉的病变，如血管壁增厚，管腔狭窄，甚至可以观察到管腔内有微血栓形成，小血管周围可见有大量的炎症细胞浸润，其主要为淋巴细胞，也可有多核白细胞、浆细胞、巨噬细胞、嗜酸性粒细胞等。肌内外衣也可有炎症细胞的浸润。皮肤病理观察到表皮基底细胞层空泡变性、角质形成细胞坏死以及微血管损害，伴有炎细胞浸润；微血管扩张、内膜增生、内皮损伤、血栓形成、表皮毛细血管纤维素样坏死。免疫组织化学可显示C5b-9膜攻击复合物沉积于受累的血管壁，血管壁有免疫球蛋白和补体的沉积。电镜可观察到小血管内皮细胞明显肿胀及出现较多的伪足伸向管腔内；可以观察到小血管内皮细胞出现管囊样包涵体，则为该病的特征改变；有的还观察到小血管内有血小板集合形成的白色血栓。

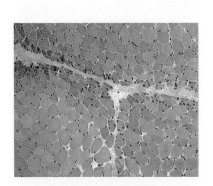

图　皮肌炎肌肉活检病理
（H-E染色　×100）
注：显示萎缩肌纤维呈典型束周分布现象

诊断与鉴别诊断　青少年逐渐出现皮肌炎样的特殊皮疹，进行性肌无力，血清肌酶升高，肌

电图提示为肌源性受损者应该考虑为皮肌炎；病理发现特征性的坏变、萎缩肌纤维呈束周样分布，则可确诊。

应与具有皮疹的皮肤病和合并皮肤与肌肉受损的结缔组织病鉴别，但大多数还是通过肌肉活检病理方能鉴别。

治疗　与多发性肌炎完全一致，只是伴有明显的皮肤损害时，应给予相应的皮肤保护和治疗。

预后　多数患者的预后良好，一般经过几年的正规治疗均有完全的缓解，甚至治愈。仅个别因病情严重而死亡，也有少数病情完全控制后，遗留不同程度的肌肉萎缩、肢体无力的后遗症。儿童较成人的预后佳。

预防　该病为慢性过程，在治疗过程或治愈后可加重或复发。因此，应该严密观察，必要时随时加强治疗。

（蒲传强）

duōfāxìng jīyán
多发性肌炎（polymyositis，PM）

以肌无力和肌萎缩为核心表现的免疫介导的弥漫性、骨骼肌非化脓性炎性肌病。

病因与发病机制　部分患者在发病前有病毒感染或寄生虫感染史，有的发病前后合并恶性肿瘤、红斑狼疮、类风湿关节炎、硬皮病、干燥综合征等。

其发病与细胞免疫和体液免疫异常有关，但以细胞免疫为主，即主要是 T 细胞毒性淋巴细胞直接攻击而导致肌纤维的破坏。研究认为病原体感染改变内皮细胞或肌纤维表面的抗原性，从而引发针对内皮细胞或肌纤维的免疫反应；或病毒感染后启动了机体对某些病毒肽段的免疫应答，而这些肽段与肌纤维中的某些蛋白的肽段结构相似，通过交叉免疫

启动了自身免疫反应而攻击自身的肌细胞。而体液免疫参与发病的抗体可直接与肌膜上的靶抗原结合，抗体与肌膜表面的蛋白呈交叉反应，引起组织损害，同时还有补体参与引起的免疫反应。

临床表现　该病的发病年龄与其类型有关，如儿童或少年多发性肌炎的病情最轻，而多发性肌炎合并恶性肿瘤者多为中老年人。但特发性多发性肌炎主要发生在青壮年，以亚急性起病者最多，占 60%，其次为慢性起病，占 32%，急性起病者仅占 8%；有的患者发病前有先驱症状，如发热、全身不适、腹泻等；近 80% 的患者以肌肉无力为首发症状来诊，但有 20% 的患者则以其他表现为首发症状来诊，如发热、关节痛、胸闷、心悸、咳嗽等。因此，疾病早期没有典型的首发症状者来诊时，应该注意诊断该病的可能，以免延误诊治。

肌无力与肌萎缩是该病的核心表现。全部患者均可先后或同时出现四肢无力，部分伴有肌肉自发性疼痛或压痛；严重者的后期均伴有肌萎缩。颈肌和咽肌无力也是该病常见的受累部位，但是眼外肌受累者极少。呼吸肌受累者提示病情较重，甚至可以导致死亡。

多发性肌炎常继发于或同时合并全身多系统疾病，如 40% 者合并心脏损害，严重者可致死；17% 可合并间质性肺病，且患者血抗核抗体阳性率高达 58.3%，抗 Jo-1 抗体阳性率为 33.3%，严重者可以导致呼吸衰竭而死亡。合并周围神经损害者可占 8%，患者表现为肢体麻木、感觉障碍、腱反射消失，肌萎缩出现早。有的患者还可出现消化道和肾脏受损。

辅助检查　包括以下几项。

酶学检查　患者血清肌酸激酶的水平可以升高至几倍至数十倍以上，同时还可伴有乳酸脱氢酶、丙氨酸转氨酶和天冬氨酸转氨酶升高。但严重者或慢性多发性肌炎者肌酶轻度升高或正常。急性期患者的血肌红蛋白含量升高，即提示伴有横纹肌溶解的可能。

肌电图检查　提示肌源性损害，如伴明显的周围神经损害，则可出现神经性损害的表现。

病理　典型的肌肉病理改变为肌纤维萎缩呈角形、小圆形或不规则形态，可见呈片状或散在分布的肌纤维变性、坏死和吞噬现象；有较多的核内移肌纤维；肌纤维间隙增宽；肌纤维间隙或肌束衣出现大量炎细胞浸润，小血管周围也可有炎性细胞浸润（图）。急性期可有肌纤维水肿空泡样变性及肌纤维溶解现象。慢性多发性肌炎多有明显的肌纤维肥大、增生及分裂现象。严重者肌纤维数量明显减少，代以大量增生的结缔组织和脂肪组织。免疫组化染色提示的炎性细胞主要是单核细胞和 CD8 淋巴细胞；血管壁有免疫球蛋白和补体沉积；坏死肌纤维上有免疫补体 C5B9 沉

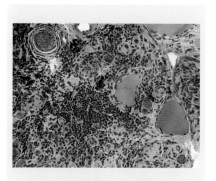

图　多发性肌炎肌肉活检病理（H-E 染色　×200）
注：显示大量肌纤维萎缩，有大量淋巴细胞及多核细胞浸润

积；基质部和结缔组织中也有 IgG 沉积。

免疫学检查 许多患者的血清抗肌球蛋白抗体、抗核抗体、抗 Jo-1 抗体、抗 Mi-2 阳性。

其他 心电图和胸部 CT 扫描可发现心脏和肺部是否合并受损的可能。

诊断与鉴别诊断 依据患者出现急性或慢性对称性肢体近端肌无力和颈肌无力、血清肌酶水平明显升高和肌电图显示肌源性损害者可考虑为多发性肌炎；肌肉活检病理提示典型的炎性改变，免疫组织化学方法显示病变肌纤维膜有主要组织相容性复合体 I 表达和 CD8 阳性细胞的浸润，则可明确诊断为该病。

需要与下列疾病相鉴别。①脂质沉积性肌病：部分脂质沉积性肌病的表现非常类似于多发性肌炎，如短期内发生四肢肌无力，进展较快，且对糖皮质激素治疗有较好的效果。唯一鉴别方法是肌肉活检病理，可见大多数肌纤维出现不同程度的筛孔样变性，油红"O"和苏丹黑 B 染色大多数呈阳性。②肢带型肌营养不良：慢性多发性肌炎注意与该病鉴别，因为二者表现均可有四肢近端无力和萎缩，肌酶增高，肌电图提示为肌源性受损。主要鉴别在于进行肌肉活检并加做肌肉肌营养不良相关膜蛋白和肌炎因子免疫组化检查。③重症肌无力：慢性多发性肌炎与重症肌无力一样，可表现为四肢无力，没有肌肉疼痛及全身症状。其主要鉴别点是重症肌无力患者有"晨轻暮重"现象，肌电图有重频刺激呈递减现象，及肌肉活检病理提示形态学结构正常。

治疗 该病治疗有很好的效果，但多数需要长期耐心地治疗，

方可治愈。主要的治疗方法有如下几方面。

糖皮质激素 为首选药物，且应该进行首次或早期冲击治疗，效果更佳。可先静脉滴注甲泼尼龙，随后口服泼尼松。多数患者在糖皮质激素冲击治疗后一周左右症状开始减轻，6 周左右症状明显改善，然后持续 8～12 周后逐渐减量，泼尼松的维持量因人而异，可应用 1～3 年。如果在减量过程中或应用维持量过程中出现病情复发加重，则重新采用大剂量冲击。长期糖皮质激素治疗应注意预防副作用，给予低糖、低盐和高蛋白饮食，用抗酸剂保护胃黏膜，注意补钾和维生素 D。

静脉注射免疫球蛋白 可首先应用此药或糖皮质激素治疗不佳者加用此药，有的效果较好。静脉滴注，连续 3～5 个月。

免疫抑制剂 在糖皮质激素治疗不满意时加用。可选用其中一种，如甲氨蝶呤、硫唑嘌呤、环磷酰胺、环孢素，用药期间注意定期查白细胞和肝肾功能。

血浆置换 泼尼松和免疫抑制剂治疗无效并伴有明显吞咽困难、构音障碍者可用血浆置换治疗，以去除血液中的淋巴因子和循环抗体。可改善肌无力的症状。

控制饮食 给予高蛋白和高维生素饮食，适当进行体育锻炼和理疗。重症者应预防关节挛缩及失用性肌萎缩。

预后 多数患者有较好的效果，且可以治愈。大多数患者常由急性转变为慢性过程，病程可长达十余年或数十年，所以需要耐心、认真地进行长期治疗。少数患者因发病较重，对常规治疗反应不佳，尤其合并心、肺、肾及消化道受损者可致死。伴发恶性肿瘤者的预后取决于肿瘤的治

疗效果。

预防 继发于结缔组织病或恶性肿瘤的多发性肌炎，可通过积极治疗原发病，防止多发性肌炎的出现。而特发性多发性肌炎难以预防。发病后，大多数治疗有效，但需要耐心长期治疗，以免复发。

（蒲传强）

bāohántǐ jīyán

包涵体肌炎（inclusion body myositis，IBM） 发生在中老年人，以缓慢进展的无痛性肌无力和肌萎缩为主要表现，免疫介导的横纹肌非特异性炎性肌病。又称散发性包涵体肌炎（sporadic IBM，s-IBM）。1971 年尤尼斯（Yunis）和萨马海（Samaha）基于对多发性肌炎患者中含特殊管丝状包涵体病例的报道，提出并使用包涵体肌炎这一名词。1978 年卡彭特（Carpenter）等对 14 例 IBM 的临床病理特点进行了总结，学术界才正式认可 IBM 为一独立疾病。直到 1993 年，阿斯堪纳斯（Askanas）等将临床病理表现与包涵体肌炎极为相似，但肌肉活检病理缺乏炎症细胞浸润的一组镶边空泡肌病命名为遗传性包涵体肌病，以此与 s-IBM 相区别。

发病机制 尚不清晰。现认为有两种发病机制：一是 s-IBM 患者肌组织中出现单核细胞浸润非坏死纤维，提示其可能与自身免疫异常有关，且应用大剂量免疫球蛋白治疗有一定效果，因此支持免疫发病学说；二是患者肌纤维的镶边空泡内有多种类似阿尔茨海默（Alzheimer）病患者脑内的异常蛋白质，如 β 淀粉样蛋白、β 淀粉样前体蛋白、泛素蛋白、朊蛋白、磷酸化 tau 蛋白、α-抗凝乳蛋白酶和载脂蛋白 E 等，因此，推测这种大量异常折

叠蛋白的聚集可能是通过引起肌纤维内质网应激和蛋白酶体活性抑制而导致的肌纤维变性。

临床表现 以中老年发病多见，尤其主要在 50 岁以上，也有青年发病者。病程较长，从数年至数十年之久。起病隐袭，缓慢持续性进展的无痛性肌无力和萎缩为其主要特征。肌无力无明显规律性，远端和近端肌肉均可累及，肢体肌肉受累的程度不一。约 20% 患者以四肢、手指和腕屈肌无力起病（选择性屈拇长肌无力为其特征性表现），或单侧、双侧下肢无力起病，经数月或数年发展至其他肌群。常见累及肱二头肌、肱三头肌、股四头肌、髂腰肌、远端指/趾关节的屈伸肌等，不伴发热和皮肤损害。

辅助检查 包括以下内容。

酶学检查 血清肌酸激酶和乳酸脱氢酶可正常或轻度升高，但升高也不超过正常值的 12 倍。

肌电图检查 提示为肌源性损害，其典型所见为运动单位电位时限缩短及多相电位比例增高，出现纤颤电位及正相波。也可表现为神经源性损害。通常神经传导速度正常。

病理 ①肌纤维大小不一，可呈小圆或小角形，有明显的肌纤维变性、坏死和吞噬现象。②可有炎性细胞浸润，尤其出现单核细胞浸润非坏死肌纤维（图1a）。③部分坏变肌纤维出现 1 个或多个镶边空泡，H-E 染色为紫蓝色的嗜碱性颗粒（图1b），改良 Gomori 三色（modified Gomori trichrome，MGT）染色为紫红色颗粒（图2）。④偏振光显微镜检查或刚果红染色提示其为阳性的淀粉样物。⑤电镜观察到肌膜下、肌原纤维间或肌核内出现管丝状包涵体或髓样体。

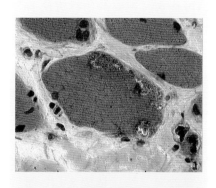

图1 s-IBM 肌肉活检病理
（H-E 染色 ×400）
注：a. 可见一个单核细胞浸润非坏死肌纤维；b. 可见一个镶边空泡肌纤维，有嗜碱性颗粒

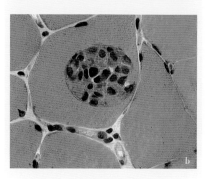

图2 s-IBM 肌肉活检病理
（MGT 染色 ×400）
注：可见一个镶边空泡肌纤维，其内颗粒呈红染现象

其他 红细胞沉降率正常或轻度增快。

诊断与鉴别诊断 中国和外国对该病均有诊断标准，符合者可考虑该病：①年龄大于 30 岁。②起病隐袭，病程缓慢，持续性进展，病程在 6 个月以上。③肌无力与肌萎缩可以近端或远端为主，但常不对称，尤其以手肌、

前臂肌肉、髂腰肌、股四头肌和胫前肌最常受累；特点是屈指和屈腕无力重于伸腕无力，股四头肌力在 4 级以下；可以没有三角肌、胸肌、手骨间肌和面肌的累及；肌萎缩和肌无力成正比例。④血清肌酸激酶可以正常或升高至正常值的 2～3 倍，但不超过正常值上限的 12 倍。⑤肌电图为肌源性损害。⑥可有轻度的炎性细胞浸润，有单核细胞浸润非坏死纤维；有较多的镶边空泡肌纤维；刚果红染色观察到镶边空泡内的淀粉样物质沉积或电镜发现肌纤维内有管细丝包涵体。⑦无家族类似病史。

该病注意与慢性多发性肌炎、遗传性包涵体肌病、慢性坏死性肌病、眼咽型肌营养不良、远端型肌营养不良、脊髓性肌萎缩、各种周围神经病、副肿瘤综合征等病症鉴别。

治疗 尚无特效治疗，可试用大剂量免疫球蛋白、糖皮质激素和免疫抑制剂治疗，可能有些患者有一定效果。

预后 较差，多数患者在发病后数年而致残，严重者可死于并发症。

（蒲传强）

yíchuánxìng bāohántǐ jībìng

遗传性包涵体肌病（heredity inclusion body myopathy，h-IBM）

以肌核和（或）肌质内存在管丝状包涵体为病理特征的遗传性骨骼肌疾病。h-IBM 具有常染色体隐性和显性两种遗传方式，依遗传方式的不同可分为不同的类型（表）。

发病机制 与 h-IBM 相关的已登记基因有 4 个，1 个小鼠来源 *Gne* 基因，3 个人类来源的分别为 *GNE*、*NCAM*1、*MYH*2，其中 *GNE* 基因突变为目前研究的热点。

表　遗传性包涵体肌病分类

遗传方式	疾病
常染色体显性遗传	
	肌球蛋白重链Ⅱα病
	韦兰德（Welander）远端肌病
	肌巨蛋白（titin）病
	芬尼失（Finish）远端肌病
	马克斯伯里-格里格斯（Markesbery-Griggs）远端肌病
	缬酪肽（valosin）病
常染色体隐性遗传	
	GNE 病
	股四头肌不受累的空泡肌病
	（vacuolar myopathy sparing quadriceps，VMSQ）*
	伴镶边空泡的远端肌病
	（distal myopathy with rimmed vaculoes，DMRV）**
	眼咽型远端肌病（oculopharyngodistal myopathy，OPDM）

注：*：首见于中东犹太人；**：首见于日本人

GNE 具有表位酶和激酶两种功能，它们在唾液酸生物合成及调节细胞表面涎基化中起关键作用。目前研究发现：VMSQ 患者以 *GNE* 基因的纯合突变为主，主要是位于激酶区的 M712T 突变。DMRV 患者中已发现了 40 多个 *GNE* 基因不同位点的突变，纯合及杂合突变均有，较常见的是位于激酶区的 V572L 突变及表位酶区的 D176V 突变。在人类 D176V 突变与 M712T 突变表型类似，共同点为成年早期起病的下肢远端前部肌无力和萎缩，逐渐进展至邻近肌组织，但股四头肌相对不受累。与 *GNE* 相关的发病机制有：①*GNE* 突变引起相关酶活性降低。②*GNE* 表达水平不变而功能受损可能是 h-IBM 重要致病因素。③突变位点在基因中的广泛分布提示其病因可能并非因酶的某一部分功能障碍所致，而是一种非特异性的改变造成酶整体功能的下降。

致病基因主要通过以下两方面机制发病。①包涵体与异常蛋白堆积：免疫组织化学染色及超微结构观察发现：h-IBM 肌纤维内包涵体是由许多异常蛋白堆积而成，含有 β 类淀粉样蛋白、β 淀粉样前体蛋白、泛素、prion 蛋白、磷酸化 tau 蛋白等 20 多种抗原特性，并多认为蛋白的错折叠和未折叠在包涵体形成过程中起关键作用。②镶边空泡与自噬作用：h-IBM 中的镶边空泡已证实为自噬空泡，已发现自噬体膜相关蛋白 LC3、溶酶体相关蛋白 Lamp2、溶酶体膜整合蛋白 LIMP-1 及核膜蛋白 Emerin 为镶边空泡的可能组成成分。h-IBM 肌纤维内自噬体较溶酶体增加明显，这也与野中（Nonaka）提出的可能一致：肌核崩解产生细丝状包涵体，释放到胞质中进一步诱发局部肌纤维变性，从而使溶酶体系统的活性上调，当被激活的溶酶体系统不足以将自噬体内的异常物质完全清除掉时，就产生镶边空泡。

临床表现　h-IBM 是一大类疾病，依不同类型而表现不同。

h-IBM 的总体临床特点包括：①有家族遗传病史，也有散发病例。②发病年龄通常在 40 岁以前，20~30 岁多见。③缓慢进展的远端或近端肌无力和肌萎缩，远端起病多见。尤以胫前肌、臀部肌群为主，也可累及眼外肌、面肌、肩胛肌、胸肌及手部肌群，特征性的是股四头肌相对不受累或受累较轻。

常染色体隐性遗传性包涵体肌病　包括以下三种。

VMSQ　通常 30 岁以前发病，以缓慢进展的四肢远端骨骼肌无力、萎缩为主，胫前肌受累明显，有时臀部肌群可受累，但股四头肌极少受累。一些不典型的病例包括早期出现股四头肌力弱和面肌受累等。

DMRV　又称野中（Nonaka）肌病。多于 20~30 岁发病，也有 10 岁发病的报道。主要表现为远端肌无力萎缩，疾病后期也可累及近端肌群。下肢以胫前肌受累明显，其次为臀部肌群和腿后部肌腱，腓肠肌、股四头肌受累相对较轻。上肢表现为肩胛带肌、腕部及手部肌群受累，少数累及颈部屈肌，脑神经较少受累。

OPDM　发病有一定地理分布，1977 年首先在日本被作为眼咽型肌营养不良报道，中国也有散发病例，致病基因尚不明确。40 岁前起病多见，除进行性眼外肌、咀嚼肌、面肌和咽部肌群无力，四肢肌肉亦不同程度的受累，病变后期出现肌萎缩。眼外肌麻痹和腱反射消失为该病的特征。而需要与之鉴别的是眼咽型肌营养不良，眼咽型肌营养不良多在 50 岁后出现眼外肌、咽部肌群及远端肢体无力，镜下超微结构可发现章鱼爪样核内包涵体。病理及遗传学研究排除了该病属于眼咽型肌营养不良及线粒体病的可能，提示该病是一种表型、组织学和遗传学独立的疾病。

常染色体显性遗传性包涵体肌病 包括以下四种。

肌球蛋白重链Ⅱα病 也称为IBM3型，同义词为显性遗传性肌病伴关节挛缩、眼外肌麻痹和镶边空泡，致病基因为位于17p13.1 2Mb区的肌球蛋白重链Ⅱα（MYH2）基因。MYH2基因也是目前已明确的h-IBM相关基因之一，出现G706L突变。多数在出生后伴关节挛缩，在儿童期及青少年期病情较稳定，30~50岁病情开始加重，出现胸肌、股四头肌萎缩、无力及眼外肌瘫痪。

缬酪肽（valosin）病 致病基因为位于9p13.3-p12的含缬酪肽（Valosin）蛋白基因，其编码的蛋白为ATP酶超级家族的一个成分。多于40~50岁发病，下肢远端无力，上肢及肩胛带也可受累，可同时出现佩吉特（Paget）骨病、额颞叶痴呆以及脑神经受累症状。

韦兰德（Welander）远端肌病 主要分布于瑞典和芬兰地区（中国也有），均为散发。致病基因位于2p13，编码的蛋白质尚不明确。多40岁以后起病，以手和足远端伸肌起病，后逐渐累及近端，症状较轻，进展缓慢，部分患者可有周围神经受累表现。

肌巨蛋白（Titin）病 主要见于芬兰地区。该病由位于2q31，编码Titin蛋白的TTN基因突变所致，该蛋白在保持肌纤维弹性功能中起关键作用。临床多于35岁以后起病，主要为远端肌肉无力、萎缩，出现跨域步态，部分有心脏受累，大多进展缓慢，不危及生命。少数纯合突变起病较早，症状更重。

辅助检查 包括以下内容。

酶学检查 血清肌酶正常或轻度升高，一般不超过正常值上限2~5倍，偶见超过1000U/L。

肌电图检查 以肌源性损害为主。可见纤颤电位、正锐波和复合重复放电等。典型的运动单位电位主要表现短时限、低波幅的运动单位和早期募集，部分可伴有神经源性损害。大多数患者感觉及运动神经传导速度正常。

病理 ①肌纤维大小不一，萎缩肌纤维呈不规则形态，主要以角形为主，伴有肌纤维变性、坏死及吞噬现象。②部分坏变或萎缩的肌纤维内出现一或多个的镶边空泡。③空泡内有较多的嗜碱性颗粒，H-E染色呈紫蓝色或MGT染色呈红色。④电镜下可观察到包涵体位于肌膜下或肌核内，主要为成堆的直径为15~18μm大小管丝状结构或髓样体，和其他一些糖原颗粒、膜碎片及细胞器分解产物。⑤尽管有许多肌纤维发生坏变，但一般无炎性细胞浸润。总之，镶边空泡、包涵体及无炎性细胞浸润是h-IBM的三大病理特点。

诊断与鉴别诊断 h-IBM的诊断主要依赖肌肉活检病理检查。患者在不同年龄出现进行性肌无力和肌萎缩，肌电图提示为肌源性受损者，应该进行肌酶组织化学检查，如果发现有较多而明显的镶边空泡者，可考虑为该病；如果电镜发现肌核内或肌膜下出现管丝状包涵体者可确诊。基因检测可以协助判断类型。

除外不同类型之间的鉴别，还应该与包涵体肌炎及其他肌肉病鉴别。

治疗 无特殊治疗。

预后 差别较大，可以是极缓慢发展或不发展，但有些发展较快而生活不能自理，最终死于感染。

（蒲传强）

xiāntiānxìng jībìng
先天性肌病（congenital myopathy） 出生时就存在的肌纤维结构异常的肌肉病。

先天性肌病已达40余种，常见的有中央轴空病、多轴空病或微轴空病、杆状体肌病、肌管肌病/中央核肌病、先天性肌纤维比例失常、均质小体肌病、胞质体肌病、球状体肌病、Mallary小体肌病、肌质体肌病、颗粒细丝小体肌病、指印体肌病、斑马体肌病、还原体肌病、肌质管肌病、管集聚性肌病、达农（Danon）肌病、Ⅰ型纤维优势、单Ⅰ型纤维肌病、Ⅰ型纤维发育不良、先天性肌无力综合征、选择性肌球蛋白变性肌病、肌动蛋白积聚性肌病及无特异性病理表现的先天性肌病。

病因与发病机制 多数先天性肌病的病理机制不明，仅有一些类型已确定其致病基因，如中央轴空病的致病基因定位于19q，与恶性高热的ryanodine基因为等位基因；常染色体隐性遗传的杆状体肌病的致病基因定位于2q43a；急性致死性肌管肌病的致病基因定位于HXq28。一些先天性肌病患者的肌纤维的肌质内有某种蛋白质的异常增多或积聚，如杆状体肌病可见α-辅肌动蛋白积聚，肌管肌病和颗粒细丝小体肌病可见波形蛋白积聚。结蛋白积聚见于肌管肌病、胞质体肌病、肌质块肌病，中央轴空病等。这些蛋白质的异常积聚可能与先天性肌病的发病机制有关，但其确切的病理意义不明。

临床表现 该病是一大类在出生时就已经存在的肌肉病，故不同类型的临床表现有所不同，但都表现为肌无力、肌张力低，出生时严重者为"软婴儿"，发育成长迟缓，行走较晚或行走后不会跑，运动耐力差；常伴有身材矮小、脸长、关节挛缩、脊柱畸形等。

辅助检查 包括以下内容。

酶学检查 血清肌酶一般正常，少数轻度升高。

肌电图检查 显示肌源性受损，也可正常。

病理 肌肉活检进行酶组织化学和电镜观察可发现特殊病理改变，如中央轴空、中央核、杆状体、胞质体、斑马体、指印体等，且多数患者具有共同的普通病理特点，如选择性Ⅰ型肌纤维萎缩、ⅡB型肌纤维缺失、Ⅰ型纤维占优势。

诊断与鉴别诊断 患者出现四肢无力、肌张力低下、运动耐力差，肌电图提示为肌源性受损者须行肌肉活检做肌肉酶化学染色，如发现特殊的异常结构者可诊断为某个类型的先天性肌病。

该病主要与先天性肌营养不良、遗传性包涵体肌病、线粒体肌病、脂质沉积性肌病、糖原沉积性肌病等鉴别，且须通过肌肉活检才能鉴别。

治疗 无有效的治疗方法。

预后 除了出生时病情较重而死于肺部感染外，多数患者自幼病情不严重或至成年人后才出现肌无力症状，且病情进展缓慢或不进展，因此大多数患者预后良好。

（蒲传强）

zhōngyāngzhóukōngbìng

中央轴空病（central core disease，CCD） 肌纤维中央出现边界清楚、圆形氧化酶活性缺失区，表现为肌无力、肌张力低下等的先天性肌病。又称中央轴空肌病。由夏伊（Shy）和麦基（Magee）在1956年首先报道，1958年格林菲尔德（Greenfield）将其命为中央轴空病。

病因与发病机制 CCD是一种遗传病，主要为常染色体显性遗传和散发性，而常染色体隐性遗传被认为是极少见。其发病是由于染色体上19q13.1编码钙释放通道蛋白（RyR1）基因突变所致；该基因也是恶性高热的致病基因，故该基因是CCD与恶性高热的等位基因，但是在临床上基本极少发现CCD与恶性高热同存于一个患者。至少有44种 RyR1 突变报道与CCD相关，包括39个错义突变和5个缺失突变。

RyR1 基因突变产生CCD的机制有两种假说：①渗漏通道学说：指 RyR1 突变导致通道的通透性增强，即使在非收缩状态下，肌质网仍有大量钙离子渗漏，且超过胞质钙ATP酶将钙离子泵回肌质网的代偿能力，最终产生静息状态下胞质内的钙离子浓度增高，肌质网内钙离子缺乏，结果在肌细胞兴奋时不能释放出的足量的钙离子，而产生肌无力。②兴奋收缩失偶联学说：指 RyR1 突变直接影响离子通道孔的开放功能，在肌细胞兴奋时，通道孔不能正常开放释放钙离子，不能产生正常的肌肉收缩。渗漏通道的突变多位于"热点"区域的N端和中央区域，而兴奋收缩失偶联的突变多位于"热点"的C端，但这两种假说是相互联系，不能绝对分开。

临床表现 CCD的临床表现变异较大，取决于发病年龄，发病年龄越大，症状越轻；反之较重。经典的CCD临床特征出现在发病的婴儿期，表现为肢体无力和肌张力低下，3~4岁才会行走，可伴有面肌与颈肌无力。多数患者表现为对称性肢体无力，肌容减少，可以行走，但跑跳困难，高尔（Gower）征阳性，腱反射减退或消失。有的患者可出现运动后肌肉痉挛。严重者在出生时发病，其肌张力极度低下，称为"软婴儿"，伴呼吸肌麻痹，但心肌受累极少见。发病年龄较大者，临床表现较轻，且进展很缓慢或不进展。

有不少CCD患者均伴有骨骼和关节的发育异常，如脊柱后凸或侧凸、先天性髋关节脱位、关节挛缩、扁平足、胸廓畸形。有的患者甚至仅表现为骨关节畸形，而无肌肉病变表现，因而为了进行纠正手术，在麻醉后出现恶性高热，才进行肌肉活检而发现该病。因此，在对畸形患者进行手术之前，应该注意除外该病，否则可能因患者潜在该病，而导致严重后果。

辅助检查 发病较早较重的患者血肌酸激酶和乳酸脱氢酶可明显升高，肌电图提示为肌源性受损；而进展很慢，甚至非进展性患者的血肌酸激酶和乳酸脱氢酶可以正常，肌电图未发现特异性受损表现。

CCD的病理特殊改变是诊断该病的唯一标志。在肌纤维横切H-E染色后，可见肌纤维大小不一，仔细观察可见几乎所有的肌纤维中央存在均匀一致的圆形结构区区域（图1），容易被忽视。NADH染色可清楚地显示肌纤维中央出现未着色的轴空结构，实为氧化酶缺失区域，似乎为无结构区域故名为轴空，其实并非空的（图2）；在电镜下，轴空区实质上是杂乱无章、发育不良的肌原纤维结构。在纵切情况下，可见轴空结构贯穿整个肌纤维。大多数情况下，每个肌纤维中央出现一个轴空，但有的呈偏心轴空，有的为一个肌纤维出现多个轴空。之外，肌萎缩严重者可有结缔组织和脂肪组织增生，一般没有肌纤维坏死和吞噬现象，也没有炎性细胞浸润。

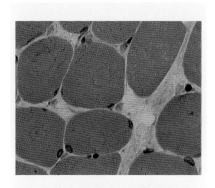

图1 CCD 肌肉活检病理
（H-E 染色 ×400）
注：显示每个肌纤维中央出现均匀一致的圆形结构区域

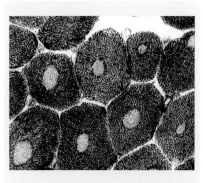

图2 CCD 肌肉活检病理
（NADH 染色 ×400）
注：显示每个肌纤维中央出现未着色的轴空结构

诊断与鉴别诊断 婴幼儿出现肌无力、肌张力明显下降并有骨关节畸形者，经肌肉酶组织化学发现大量的轴空肌纤维即可确诊。年龄较大者发病可仅有轻度肌无力或骨关节畸形，也依赖肌肉酶组织化学确诊。

需要与具有较多靶纤维的神经源性肌萎缩患者相鉴别。这种靶纤维同样在中央处出现空染现象，类似于中央轴空现象，不过这种靶纤维出现的中央空染区的边界欠清，且边界呈过度深染现象，同时 ATP 酶染色出现典型的群组化现象及神经电生理提示为明显的神经源受损表现则可以容易鉴别。

治疗 无有效治疗办法。出现骨关节畸形者可进行相应的外科纠正术。但该病在麻醉状态下易发生恶性高热，应给予特别注意。

预后 发病年龄越大，预后越良好。

（蒲传强）

zhōngyānghé jībìng

中央核肌病 （centronuclear myopathy）

肌纤维发育障碍导致大量肌纤维中央出现肌核现象，表现为肌无力、肌张力低下的先天性肌病。曾称肌管肌病。这是由于在 1966 年斯皮罗（Spiro）等首先报道时，其病理表现类似于胎儿期的肌管而得名；但因没能证实该病是肌肉在肌管发育阶段停止而形成的，所以命名为"中央核肌病"更合适。依遗传方式不同分为 X 连锁隐性遗传、常染色体显性遗传、常染色体隐性遗传和散发型中央核肌病，且每个类型均有明确相关的突变基因。

病因与发病机制 该病是基因突变导致的一种先天性肌病，不同类型，突变基因不同。约有 70% 中央核肌病能找到致病基因。①X 连锁隐性遗传中央核肌病：突变定位于 Xq28 上的 MTM1 基因，在性连锁遗传相关的男性中央核肌病患者中 90% 有此基因突变，MTM1 基因筛查已经成为一项常规的诊断项目。②常染色体显性遗传中央核肌病：最常见致病基因为 DNM2；其中，突变致中心体不能定位和功能障碍，可能为 DNM2 中央核肌病的病理机制之一。③常染色体隐性遗传中央核肌病：主要致病基因为 BIN1 基因。而在散发型中央核肌病，可能存在 MTMR14（hJUMPY）基因的杂合子错义变异体。仍有部分中央核肌病致病基因不明，有待进一步研究。

临床表现 中央核肌病不仅基因突变部位不同，其临床表现也具有极高的异质性。

X 连锁隐性遗传中央核肌病 男性受累，胎儿期起病，妊娠时胎动减少、羊水过多。出生时全身肌力弱，肌张力低，被称为"软婴儿"，常无自主运动，伴有眼外肌麻痹、面肌无力、狭长脸、高腭弓、四肢腱反射消失，严重者出现呼吸及吞咽困难，甚至出现窒息。大部分患婴在出生后第一个月内死亡。家族母系中常常有自发流产史或新生男婴死亡史。X 连锁隐性遗传的女性携带者多无症状，少部分表现为轻度肌力弱或面肌无力，仅一些非对称性 X 染色体灭活或 X 染色体结构异常者有较明显甚至严重的症状。

常染色体显性遗传中央核肌病 为较常见的中央核肌病。新生儿期到成年期均可起病，临床症状轻重度不一，主要表现为肌肉无力、眼睑下垂、眼外肌麻痹、高腭弓、跟腱挛缩、张口困难、腱反射减低或消失，以四肢远端或下肢肌无力更为明显。

常染色体隐性遗传中央核肌病 发病率较低，临床症状为中至重度，特征表现为面肌无力，可有咀嚼肌和眼肌麻痹；肢体近端、远端肌均可受累，但肌无力常呈轻度进展；可伴足部畸形、高腭弓和脊柱侧凸畸形等。根据临床表现分 3 个亚型：①眼外肌麻痹的早发型（婴儿或儿童期起病）。②无眼外肌麻痹的早发类型。③无眼外肌麻痹的晚发类型（成年起病）。

散发型中央核肌病　有部分散发型中央核肌病未找到特定的突变基因，临床表现呈多样性，但较轻，进展缓慢。

辅助检查　包括以下几项。

病理　肌酶组织化学检查是诊断该病的重要依据，其病理特点为：①许多肌纤维中央存在较大的肌核，且这种中央核的肌纤维占所有肌纤维半数以上。②肌纤维中央区的肌核出现空晕现象（图1）。③NADH染色显示萎缩的中央核肌纤维出现自中心向外呈放射状氧化酶深染（图2）。④ATP酶染色显示肌纤维中央出现无酶活性的空白区。⑤Ⅰ型肌纤维发育不良但占优势，且Ⅰ型肌纤维直径比Ⅱ型肌纤维小12%以上。⑥无肌纤维坏死和再生。⑦可有不同程度的结缔组织增生和脂肪化组织。

酶学检查　肌酶一般为正常或轻度增高。

肌电图检查　提示肌源性损害，DNM2突变类型者如有重叠的腓骨肌萎缩症，则其肌电图有合并周围神经损害。

诊断与鉴别诊断　该病发病的年龄差别较大，婴幼儿至成年人出现的肌无力、眼外肌麻痹和畸形均可考虑该病，肌酶组织化学检查可以明确诊断，基因突变检测可协助明确该病的类型。

主要与其他类型的先天性肌病相鉴别，最终仍是依赖肌酶组织化学检查鉴别。

治疗　无有效治疗方法。

预后　婴幼儿发病者的病情较重，均死于呼吸功能衰竭。青少年至成年人发病者，预后较好，

一般不影响寿命。

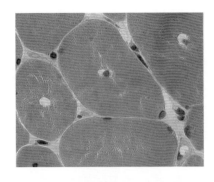

图1　中央核肌病肌肉活检病理
（H-E染色　×400）

注：显示许多肌纤维中央有一个较大肌核，其周围出现空晕现象，即没有结构

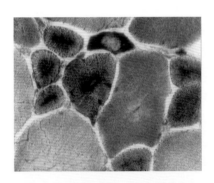

图2　中央核肌病肌肉活检病理
（NADH染色　×400）

注：显示许多萎缩肌纤维中央出现自中心向外呈放射状氧化酶深染现象

（蒲传强）

gǎnzhuàngtǐ jībìng

杆状体肌病（nemaline myopathy）

肌纤维内出现大量杆状体结构，表现为肌无力的先天性肌病。曾称线状体肌病。俗称棒状体肌病。最早在1958年由道格拉斯·雷耶斯（Douglas Reyes）从一例3岁男孩的肌肉病理中观察到肌纤维内有杆状体结构，而后在1963年夏伊（Shy）等首先用nemaline来命名该病。因光镜和电镜观察到大量的异常结构呈短棒状样结构体，故以"杆状体肌病"之名称最为合适。国外发病率为2/10万，国内报道较少。

发病机制　该病是遗传性先天性肌病，呈常染色显性或隐性遗传，已经发现7种致病基因，编码蛋白质均与细肌丝相关，其中NEB和ACTA1基因突变占已发现突变基因的多数。

NEB基因突变　占已发现突变基因50%，均为常染色体隐性遗传，突变基因定位于2q21.2-q22，后证实该基因为编码伴肌动蛋白Nebulin的基因NEB，移码突变和无义突变导致伴肌动蛋白C端截断，影响Z盘组装作用，导致杆状体的形成。NEB基因突变患者临床表现有异质性，严重型、中间型、典型型、儿童轻症型均有发现，但以典型型为主。

ACTA1基因突变　占已发现突变基因20%，半数先天严重型杆状体肌病为此基因突变。以散发病例多见，为常染色显性或隐性遗传，但以显性遗传为主。位于染色体1q42上的ACTA1基因筛查发现15个错义突变位点，导致其编码的α-肌动蛋白中14个氨基酸位点的变化，后者是细肌丝的主要成分之一，目前共发现位于ACTA1基因上的突变位点多达177个，位于其能编码蛋白质的6个外显子上，表现型也有5种，杆状体（包括核内杆状体）、肌动蛋白聚集、先天性肌纤维比例失调、核样区、斑马体，以杆状体肌病为主。ACTA1突变导致的杆状体肌病以重症型为主，表现为松软儿，出生即无自主运动、自主呼吸，多在一年内死亡，也有少数中间型、典型型、轻症型。

TPM3基因突变　占已发现突变基因3%，为常染色体显性和常染色体隐性遗传。编码α原肌球蛋白的TPM3基因定位于1q22-q23，基因的错义突变导致受累患者α原肌球蛋白中位于N端高度

保守序列中的甲硫氨酸替换为精氨酸，增强了原肌球蛋白和肌动蛋白的相互作用，导致杆状体的形成。TPM3 突变引起的杆状体肌病多为先天中间型。

TNNT1 基因突变 仅见于近亲通婚的阿米什人群中，呈常染色体隐性遗传。位于 19q13.4 上的 TNNT1 基因突变，截断了编码的肌钙蛋白 T 位于 C 端的 83 氨基酸，无法与肌钙蛋白 I C 作用，与原肌球蛋白作用位点也缺失。

TPM2 基因突变 少见致杆状体突变基因。主要位于 9p13.2-p13.1 上的 TPM2 基因突变，散发或常染色体显性遗传，错义突变引起 β 原肌球蛋白二聚体的 α 螺旋结构变化，改变其与肌动蛋白的结合能力。

CFL2 基因突变 共有 4 例报道，发现 CFL2 基因纯合突变，CFL2 基因位于 14q12，编码的人肌动蛋白素 2 参与肌动蛋白的组装，缺乏影响肌动蛋白的解聚，形成杆状体、微小核、同心层状体等病理结构。

KBTBD13 基因突变 为位于 15q22.31 上的新的基因突变位点 KBTBD13，编码蛋白属于 BTB/Kelch 家族，包括特征性 BTB/POZ 结构域和 5 个 Kelch 重复序列，发现的 3 个突变位点位于保守的 5 个 kelch 重复序列中，但其具体的致病机制仍有待进一步研究。

临床表现 主要表现为肌张力低下、腱反射减低和对称性肌无力；肌无力主要出现在面肌、球肌、颈屈肌、四肢近端肌，可累及呼吸肌而预后不良；还可表现为瘦长脸型、高颚弓、帐篷嘴、高足弓、关节挛缩和肌肉萎缩等。欧洲神经肌肉病委员会（European Neuro Muscular Centre，ENMC）杆状体肌病国际协作组将其分为

六型。

先天重症型 出生即有症状，无自主运动，无自主呼吸，喂养困难，表现为"软婴儿"，出生时即有肌肉挛缩和骨折。严重肌张力低下、肌无力，特别是累及膈肌、肋间肌引起严重的呼吸功能障碍、呼吸衰竭、吸入性肺炎，多早期死亡，年龄不超过 1 岁。

先天中间型 婴儿期起病，出生时可有自主呼吸自主运动，但儿童早期可发展为无法自主呼吸，无法独立行走和站立，儿童早期可有肌肉挛缩，11 岁前只能坐轮椅。

先天轻症型/典型型 多数患者属于该型，儿童早期起病，主要在面肌、球肌、呼吸肌、颈屈肌无力明显。病初肢体近端无力，而后可累及远端。运动里程碑较常人到达较晚，随年龄增长，肌力会有增加，精细运动能力正常，粗大运动能力受损，病程呈缓慢进展或者静止，多数患者的生活质量不受影响，智力、心肌收缩力多为正常。

儿童型 临床表现与轻症型类似，区别在于该型起病年龄为儿童晚期或青少年期。

成年型 起病年龄多为 30~60 岁，是一组异质性疾病，临床表现和疾病进展都有很大的差异，多为散发，没有家族史。

其他 少见，可表现为心肌病、眼肌麻痹、异常肌无力分布、核内杆状体。散发迟发型杆状体肌病（SLONM）：发生于 40~80 岁成年人，亚急性起病，表现为近端肢体无力、颈部肌肉无力、头下垂、吞咽困难，进展较快，短时间内可引起呼吸肌受累，导致呼吸困难甚至呼吸衰竭。部分患者可伴有丙种球蛋白病，该种患者预后较差，5 年内死于呼吸

衰竭。此类型采用抗肿瘤药美法仑、自体血干细胞移植、免疫球蛋白治疗有效，考虑可能与自体免疫相关。

辅助检查 包括以下内容。

酶学检查 早期急性发病者肌酶可以升高，而青少年后发病者肌酶一般正常。

肌电图检查 可提示为肌源性受损或正常。

病理 H-E 染色下，可见许多肌纤维膜下出现成堆的略呈嗜酸性紫红色的杆状体结构（图 1），MGT 染色下，这些成堆的杆状体呈深蓝色（图 2）。电镜下可见这些杆状体实际上是肌原纤维中的某一段呈较高的电子密度，许多肌原纤维溶解破坏（图 3）。

诊断与鉴别诊断 不同的年龄均可发病，发病年龄越小，病情越重。主要表现为对称性肢体近端和颈肌无力、肌张力低下；肌电图提示为肌源性受损；肌酶组织化学可以明确诊断。

需与杆状体肌病鉴别诊断的疾病主要是各种先天性肌病，但最终仍须肌酶组织化学检查方能区别。

治疗 尚无特殊治疗办法。

预后 取决于基因缺陷所致的类型轻重。

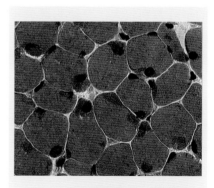

图 1 杆状体肌病肌肉活检病理
（H-E 染色 ×200）

注：显示肌纤维膜下有成堆的略呈嗜酸性紫红色杆状体结构

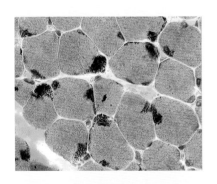

图2　杆状体肌病肌肉活检病理
（MGT 染色　×200）
注：显示肌纤维膜下有成堆的
略呈嗜碱性深蓝色杆状体结构

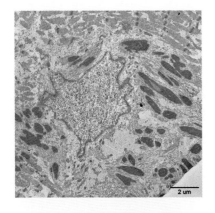

图3　杆状体肌病肌肉电镜
注：观察到肌纤维内的这些杆
状体实际上是肌原纤维中的某一段
呈较高的电子密度，同时可见许多
肌原纤维溶解破坏

（蒲传强）

guǎnjíjùxìng jībìng

管集聚性肌病（tubular aggre-gate myopathy）

肌纤维内出现成堆微管样结构的先天性肌病。国外报道管聚集在疑似肌肉病患者肌肉活体组织检查中的检出率为 0.01%~0.60%。

病因与发病机制　管集聚通常在两种情况下出现：一种是在管聚集性肌病中可发现，这种情况下管聚集是引起疾病的主要病理改变；另一种是管聚集非特异性地出现在其他的疾病，如周期性瘫痪、先天性副肌强直、糖原沉积病等疾病中，在这种情况下

管聚集通常作为一种次要的病理改变。管聚集的形成机制不明确。有研究认为管聚集是来源于肌质网或是非特异性增生的肌质网膜；也有的认为是细胞内钙离子浓度升高而代偿产生的膜性结构。近年来的研究发现低钾型周围性麻痹患者和单纯的管聚集肌病的患者中发现 *SCN4A* 基因突变。

临床表现　不同相关疾病和原因表现不同，目前主要有四种。

发作性肌痉挛、肌痛、肌强直型　是管聚集性肌病最常见的表现，多见于常染色体显性遗传，也可见于隐性遗传和散发病例。儿童或成年起病，主要表现为运动后的全身肌痉挛、肌痛及肌强直，以四肢最为显著；一般没有肌无力。血清肌酸激酶可正常或轻度升高，运动后肌酸激酶比例可升高，肌电图示正常或呈肌源性损害。

慢性进行性肌无力型　呈常染色体隐性遗传、显性遗传或散发。儿童期或青年期起病，表现为慢性进行性肢带肌无力，常伴有肌痉挛、肌痛或肌强直，可有跟腱挛缩。血清肌酸激酶可正常或轻度升高，肌电图示轻微的肌源性损害。

肌无力综合征型　多为常染色体隐性遗传。儿童期发病，主要表现为肢体肌无力、易疲劳；血清肌酸激酶正常或轻度升高，肌电图呈肌源性损害，重频电刺激可出现波幅递减。

脉络膜、视网膜旋涡状萎缩型　多为常染色体隐性遗传。表现为慢性进行性视力下降，但伴肌肉症状。

辅助检查　肌酶组织化学和电镜为主要检查。病理特点为：苏木精-伊红（H-E）染色可见许多肌纤维出现管聚集堆积呈嗜碱

性紫红色物质结构（图1）；NADH-TR 染色时管聚集呈强反应，表现为深蓝色；MGT 染色中管聚集呈明显红染现象（图2），也是管聚集的特征性表现；NSE 染色时明显深染，但在 SDH、PAS 和 ATP 酶染色均不显色。

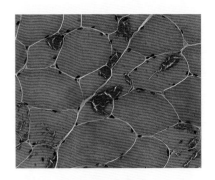

图1　管集聚性肌病肌肉活检病理
（H-E 染色　×200）
注：可见许多肌纤维出现管聚
集堆积呈嗜碱性紫红色物质结构

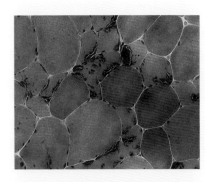

图2　管集聚性肌病肌肉活检病理
（MGT 染色　×200）
注：显示管聚集堆积区呈红染
的物质结构

诊断与鉴别诊断　依赖肌肉活检方能诊断，即患者出现肌无力，尤其是伴有肌痉挛、肌痛、肌强直、肌无力者，行肌酶组织化学检查和电镜检查，如发现许多肌纤维膜下或肌原纤维间隙出现大量堆集的管聚集，则可以诊断该病。

有许多疾病可伴有病理所见的管聚集现象，如周期性瘫痪、

先天性副肌强直、糖原沉积性肌病，则诊断相应疾病；如果未发现相关疾病，则可诊断为该病。

治疗 无特效治疗办法，可对症治疗。

预后 较好，一般不会影响寿命。

（蒲传强）

xiāntiānxìng jīxiānwéi bǐlì shīcháng

先天性肌纤维比例失常（congenital fiber type disproportion, CFTD）

Ⅰ型、Ⅱ型肌纤维大小显著差异，表现为肌无力、肌张力明显低下伴畸形的非进展性、良性的先天性肌病。由法卡斯-巴奇托恩（Farkas-Bargeton）等于1968年首先描述，后由布鲁克（Brooke）在1973年正式命名。

病因与发病机制 尽管该病明确是基因突变引起，但确切基因仍不清。有报道该病的家系中发现 TPM3 杂合子的错义突变，认为 TPM3 的突变是该病最常见的原因。原肌球蛋白是肌纤维的重要组成部分，成熟骨骼肌的原肌球蛋白有 αTmslow、αTmfast 和 βTm，其可形成异源二聚体（α-β二聚体）和同源二聚体（α-α 或 β-β 二聚体）。TPM3 主要负责编码 αTmslow 亚基。Ⅰ、Ⅱ型纤维中的异源二聚体分别是 αTmslow-β 和 αTmfast-β。因此，TPM3 的突变主要影响了Ⅰ型纤维发育，所以显示出萎缩形态。TPM3 突变均为点突变。其突变能改变 Tm 二聚体的结构和稳定性，影响其与肌动蛋白的相互作用，导致肌无力；某些点突变还可影响 α-α 或 α-β 蛋白间的亲和力，导致肌纤维中不同二聚体的比例失衡，从而影响肌纤维的收缩功能。也有报道该病也可能与 ACTA1 突变和 SEPN1 纯合子的错义突变有关。

临床表现 发病年龄及临床表现异质性较大，可以是出生前发病，在出生后表现较重；也可以出生后数月至数年发病，而进展速度不同，病变程度轻重不一；或者发病年龄较晚，病情较轻，甚至不影响寿命。一般在出生前后发病者的临床表现为肢体肌无力、面肌无力和肌张力低下；婴儿则表现为喂养困难，甚至呼吸困难；半数患儿各种畸形，如细长睑、鱼形嘴、高腭弓、身材矮小、先天性髋关节脱位、脊柱后突、马蹄内翻足、关节挛缩等。

辅助检查 包括以下内容。

酶学检查 血清肌酸激酶正常或轻度升高。

肌电图检查 提示为肌源性受损。

病理 特点为两型纤维大小显著差异，Ⅰ型肌纤维相对细小，Ⅱ型肌纤维尤以Ⅱb纤维明显粗大，Ⅰ型纤维的平均直径较Ⅱ型纤维至少小12%，但Ⅰ型纤维在数量上占优势。

诊断与鉴别诊断 出生后出现肢体无力，肌张力明显低下并伴有一定的畸形时应该考虑该病，且必须进行肌肉活检，病理具有特殊的改变并排除其他肌肉病者可诊断为该病。

需要与其他先天性肌病鉴别，但仍依赖肌肉酶组织化学染色才能区别。

治疗 尚无特殊疗法。

预后 少数患儿在出生后就已很严重，一般在数月或数年因全身肌无力、肌萎缩而感染死亡；多数病情较轻，进展缓慢或不进展，不影响寿命。

（蒲传强）

héngwénjī róngjiě

横纹肌溶解（rhabdomyolysis）

广泛的横纹肌纤维坏变，肌纤维内肌红蛋白及其他物质大量进入血液，致电解质紊乱、急性肾衰竭等并发症的临床综合征。早在1881年弗莱切（Fleche）就最先报道了因肌肉压迫引起的横纹肌溶解，直到20世纪70年代后才得到重视并逐渐报道各种原因引起的横纹肌溶解。横纹肌溶解是一个综合征，由不同原因引起，但其临床表现相对固定，其造成的结局依病因轻重而不同。明确诊断后应该进一步寻找病因，以解除病因，方能阻止横纹肌溶解的加重。在治疗方面主要是通过加速肌红蛋白的排泄，以减少肾功能损伤。

病因 引起横纹肌溶解的原因非常多，但从临床角度，一般分为创伤性和非创伤性。

创伤性 又称间隙综合征或挤压综合征，前者是肢体受到挤压后筋膜间隙压力增高而致的神经肌肉缺血性损伤表现；后者是指直接的创伤或缺血再灌注造成的肌纤维受损而累及全身多系统器官。创伤性横纹肌溶解都有非常明确的创伤原因，容易判断及处理。

非创伤性 原因复杂多样，主要包括：①骨骼肌本身病变：如多发性肌炎、皮肌炎、脂质沉积病、糖原沉积病等。②机械性因素：如持续剧烈地运动、癫痫持续状态等。③高热性因素：如恶性高热、中暑等。④感染因素：如病毒感染、细菌感染、坏疽等。⑤缺血因素：如动脉或静脉的血栓形成或栓塞、镰状红细胞贫血。⑥中毒因素：如酒精过量、毒品中毒、昆虫毒素、一氧化碳中毒、有机磷中毒等。⑦药物性：如他汀类药物、氯非贝尔、巴比妥、神经阻滞药、利尿药、硫唑嘌呤、红霉素、阿奇霉素、华法林、双

香豆素、地高辛以及环孢素等。⑧食物：如食用小龙虾后引发的横纹肌溶解明显增多。

发病机制 以上各种原因均可直接造成肌纤维膜受损，或肌纤维内代谢障碍，引起肌膜通透性增高或破坏，导致肌纤维内的肌红蛋白、各种肌酶、大分子肽类等物质漏出进入血液，出现肌肉酸痛、肌无力、肾衰竭等临床症状。

临床表现 主要表现为急性肌肉疼痛、水肿、痉挛及肌无力，触之有"注水感"，可伴有恶心、呕吐，严重可出现茶色尿或酱油尿。严重者表现为急性肾衰竭、电解质紊乱、高尿酸血症、代谢性酸中毒等，甚至出现弥散性血管内凝血等。

辅助检查 包括以下内容。

病理 改变依不同的原因和病情而不同，半数以上没有明显的病理改变。肌肉病本身引起的横纹肌溶解和其他原因引起的严重横纹肌溶解患者，可出现肌纤维坏变、破裂、溶解，伴有少量散在炎性细胞浸润。如果合并急性肾衰竭，其肾活检可见远端肾单位有肌红蛋白管型形成，近端肾小管坏死，上皮细胞脱落。

血生化检查 血肌红蛋白比例升高明显，血肌酸激酶升高十倍至百倍。

尿液分析 存在"血液"，但镜下未发现红细胞，此为非常重要的表现。

其他 相关的电解质紊乱和代谢性酸中毒表现。

诊断与鉴别诊断 诊断要点：①有明确的病因。②肌肉疼痛、无力、痉挛、肿胀，触之有"注水感"，急性肾衰竭及相应的表现。③血肌酸激酶>1000U/L。④血肌红蛋白>300μg/L。⑤尿肌红蛋白>10μg/L。

主要是病因的鉴别诊断，这需要通过详细地病史询问及相关的辅助检查加以区别。

治疗 病因不同，其治疗亦不同。

祛除病因 这是横纹肌溶解的关键治疗，只有解除引起横纹肌溶解的病因，方能控制病情的发展。如果是创伤性横纹肌溶解，则还须手术处理。

大量补液 这是公认的有效治疗措施，血容量减少是横纹肌溶解引发急性肾衰竭的主要原因。早期给予的液体量为1500ml/h，以保证尿量在200～300ml/h，其可使血肌酸激酶降至1000U/L以下。

渗透性利尿 可给予20%甘露醇，在15分钟内输完，而后维持性输入，疗程依病情而定。

碱化尿液 应用碱性药物使尿液碱化，阻止肌红蛋白分解的产物对肾脏的毒性作用。可给予碳酸氢钠40mg加入1000ml生理盐水或5%葡萄糖注射液中静脉滴注，速度为100ml/h。特别注意的是禁用利尿药，因为其可能引起尿液酸化而加重病情。

血液净化 如果出现急性肾衰竭现象，则应积极行血液净化治疗，可行持续性肾脏替代治疗，以有效地降低血液中的肌红蛋白、肌酐、尿素及血清钾。

治疗并发症 如果出现电解质紊乱、代谢性酸中毒、精神意识障碍、心律失常等，则积极进行相应的救治。

预后 取决于发生的病因与程度，以及治疗的正确性及速度。多数患者经及时正确的治疗，均可以完全恢复正常，但少数可能病情较重而死亡。

（蒲传强）

xiāntiānxìng zhōngbǎn yǐxiāndǎnjiǎnzhǐméi quēfá
先天性终板乙酰胆碱酯酶缺乏（congenital deficiency of end-plate Ach esterase） 乙酰胆碱酯酶缺乏引起的，以肌无力为主要表现的神经肌肉接头疾病。于1977年由恩格尔（Engel）首次报道。

病因与发病机制 该病以常染色体隐性遗传多见，基因突变后导致乙酰胆碱酯酶胶原样尾部亚单位功能区减少或消失，乙酰胆碱酯酶功能不全或数量减少。

临床表现 生后或儿童早期即可发病，表现为肌张力低、肌无力，出现严重残疾。患儿往往哭声无力、吸吮困难，常有发作性呼吸困难，每次可持续数周。运动发育明显迟缓，面肌、颈肌、躯干肌肉以及肢体肌肉均受累。部分患者眼肌受累。年长患者可出现前臂和手部小肌肉严重萎缩无力。腱反射减低或正常。部分患者瞳孔对光反应减慢。儿童期发病的患者在十几岁或更晚才出现残疾。少数出生后症状严重者，在青少年期可出现改善。胆碱酯酶抑制剂治疗无效，甚至导致症状加重。

辅助检查 电生理检查具有重要诊断价值，表现频率为2Hz或更高频率重复神经电刺激时可见复合肌肉动作电位波幅递减现象，单次神经刺激时可见重复出现的复合肌肉动作电位波形，第二个波通常在第一波出现后的5～10秒出现，波幅低于第一个波，重复神经刺激时比第一个波递减更为明显，甚至消失（图）。

诊断与鉴别诊断 主要依靠临床表现和神经电生理检查。对于婴幼儿或青少年起病、临床表现肌肉无力易疲劳、胆碱酯酶抑

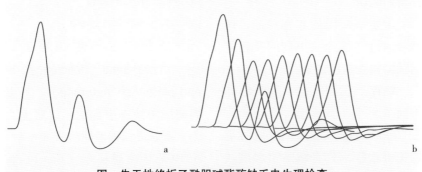

图　先天性终板乙酰胆碱酯酶缺乏电生理检查

注：a. 单次电刺激所记录到的重复的 CMAP 波；b. 低频重复神经电刺激时可见重复的 CMAP 波幅明显递减、消失

制剂治疗无效甚至使症状加重者，需要考虑到该病的可能性。

需与重症肌无力、其他类型的先天性肌无力综合征及具有易疲劳特点的遗传代谢性肌病进行鉴别。

治疗　尚缺乏有效的治疗手段。

预后　出生后即发病者症状较重，往往需要呼吸机支持辅助呼吸。起病较晚者，残疾程度不一，部分患者老年时才出现呼吸功能障碍。

（崔丽英　刘明生）

zhòngzhèng jīwúlì

重症肌无力（myasthenia gravis，MG）　机体产生乙酰胆碱受体抗体，骨骼肌神经肌肉接头突触后膜受累所致的以骨骼肌易疲劳为主要表现的获得性自身免疫性疾病。于 1672 年由托马斯·威利斯（Thomas Willis）首次描述。年发病率为（0.2~1.04）/10 万，患病率为（0.31~17.5）/10 万。任何年龄均可发病，有两个年龄高峰，一是 20~40 岁，女性多见；另一个是 40~60 岁，男性多见，多合并胸腺瘤。

病因与发病机制　机体内产生的乙酰胆碱受体的抗体，在补体参与下与突触后膜的乙酰胆碱受体产生免疫应答，破坏乙酰胆碱受体，使得突触后膜乙酰胆碱受体数量下降，当突触前膜兴奋释放乙酰胆碱后，缺乏足够的乙酰胆碱受体与之结合，不能产生足够的终板电位，难以形成动作电位，导致突触后膜传递障碍，而无法完成兴奋收缩偶联过程，从而产生肌肉无力。

乙酰胆碱受体抗体产生的机制尚不清楚。研究显示，在正常或增生的胸腺中存在肌样细胞，具有横纹并载有乙酰胆碱受体。推测在某些外来因子的影响下，导致肌样细胞的乙酰胆碱受体构型发生变化，成为抗原，其分子结构与神经肌肉接头处乙酰胆碱受体相似，这种抗原刺激免疫系统产生抗体，在作用于肌样细胞上乙酰胆碱受体的同时，也作用于骨骼肌突触后膜的乙酰胆碱受体，产生抗原抗体反应。

临床表现　主要表现为骨骼肌易疲劳，休息后减轻，活动后加重，有晨轻暮重的特点，可累眼肌、延髓肌、肢带肌和呼吸肌，常从一组肌群开始，发展累及其他肌群。首发症状常为上睑下垂、复视，约有 2/3 的患者以眼外肌无力为首发表现，大部分患者病情发展，在发病后两年内出现球部和四肢肌肉的受累，约 10% 的患者症状一直局限于眼外肌。肢体无力一般以近端受累为主，表现为梳头、蹲起费力，延髓肌无力时出现构音不清、吞咽困难；呼吸肌受累则咳嗽无力、呼吸困难。

分型　临床上根据受累肌群和疾病发展特点，常采用奥泽曼（Osserman）分型的方法进行临床分型，Ⅰ型为眼肌型，ⅡA 为轻度全身型，ⅡB 为中度全身型，Ⅲ型为急性重症型，Ⅳ型为迟发重症型，Ⅴ型为肌萎缩型。当患者出现呼吸肌麻痹时，称为危象，包括三种类型：肌无力危象、胆碱能危象和反拗危象，临床处理时需要注意识别。

辅助检查　包括以下内容。

疲劳试验（Jolly 试验）　重症肌无力患者查体中的重要内容，表现为受累肌群在重复运动后，无力明显加重，如连续用力睁闭眼 20 次，睑裂明显变小。

新斯的明试验　采用新斯的明肌内注射，观察比较注射前后患者睑裂、吞咽、肢体力量的变化，可同时给予阿托品以拮抗新斯的明的不良反应。

电生理检查　重复神经电刺激和单纤维肌电图是诊断重症肌无力的重要电生理方法。重复神经电刺激表现为低频刺激（2~5Hz）第 4 个或第 5 个复合肌肉动作电位的波幅较第一个波下降（15% 以上），在眼肌型阳性率为 30% 左右，全身型 80% 左右。如果临床怀疑重症肌无力而重复神经电刺激阴性，可进一步检查单纤维肌电图，在 MG 表现为颤抖增宽和（或）阻滞。

乙酰胆碱受体抗体测定　80% 以上的全身型 MG 和 55% 的眼肌型 MG 患者可以表现为阳性。在乙酰胆碱受体抗体阴性的患者，部分存在抗 MuSK 抗体阳性。

胸部 CT　对于诊断 MG 的患

者应该常规进行胸部 CT 检查，80% 的患者可发现胸腺肥大，其中 10%～20% 为胸腺瘤。部分患者合并有甲状腺功能亢进。

诊断与鉴别诊断　主要根据患者病史和查体时表现的骨骼肌病态易疲劳现象进行诊断。

需与兰伯特-伊顿肌无力综合征、先天性肌无力综合征、代谢性肌病、先天性上睑下垂、多脑神经炎等进行鉴别。

治疗　治疗必须注意个体化，治疗方案的选择应结合患者的具体情况如年龄、性别、MG 临床分型、既往健康状况、经济条件、患者的要求等综合考虑。对于合并有胸腺瘤的患者均应进行手术切除，对于 18～60 岁全身型 MG 伴胸腺增生的患者也建议手术切除。对症治疗可选用胆碱酯酶抑制剂，如溴吡斯的明，能够在一定程度上改善患者肌无力的症状。糖皮质激素及其他免疫抑制剂如硫唑嘌呤、环孢素 A、环磷酰胺等，可抑制自身免疫反应，适用于全身型 MG 患者，对于眼肌麻痹症状严重影响功能者也可根据情况选用，治疗时应注意药物的不良反应。人血丙种球蛋白或血浆置换作为短期治疗方法，主要用于肌无力危象的治疗，或重症患者手术前或糖皮质激素冲击治疗前，减少危象发生的机会。避免使用可能影响神经肌肉接头功能的药物如氨基糖苷类抗生素、吗啡、奎宁、多黏菌素、新霉素以及肌松药，地西泮或巴比妥类镇静药物应慎用，对于已经有明显呼吸肌无力或吞咽困难的患者应避免使用。

预后　眼肌型患者预后相对良好。在其他类型，经正规治疗，多数患者能够参加适当的工作，维持大致正常的生活。

预防　平时应注意预防各种诱发因素，避免上呼吸道感染、情绪波动、过度劳累等，避免服用可能导致症状加重的药物。

（崔丽英　刘明生）

Lánbótè-Yīdùn jīwúlì zōnghézhēng

兰伯特-伊顿肌无力综合征

（Lambert-Eaton myasthenic syndrome，LEMS）　机体产生电压门控钙通道抗体，骨骼肌神经肌肉接头突触前膜受累所致的以四肢近端肌无力为主要表现的获得性自身免疫性疾病。又称兰伯特-伊顿（Lambert-Eaton）综合征。因兰伯特（Lambert）和伊顿（Eaton）等于 1957 年首次报道而得名。发病率约为 1.6/10 万，其中 40%～50% 的患者伴有恶性肿瘤，以小细胞肺癌为多见，也可见于乳腺癌、前列腺癌、神经内分泌恶性肿瘤及血液系统肿瘤。

病因与发病机制　LEMS 是一种抗体介导的自身免疫性疾病，由于产生了针对自身神经末梢突触前膜的电压门控钙通道（voltage-gated calcium channels，VGCC）的抗体而致病。在神经肌肉接头处，由于 VGCC 受到攻击破坏，当神经冲动到达神经末梢时，钙离子不能正常进入前膜细胞内，使得乙酰胆碱囊泡量子化释放入突触间隙的量明显减少，终板电位波幅明显下降，神经肌肉传递的安全系数下降，导致临床无力。由于在自主神经元 VGCC 也有受累，因此 LEMS 患者往往伴有自主神经受累的症状。

临床表现　患者多于中年发病，通常起病隐袭，逐渐加重。主要表现为四肢近端肌无力，双侧大致对称，下肢重于上肢。无力肌肉在短暂用力收缩后，肌力可有改善，但持续活动后又表现为病态疲劳无力。四肢腱反射通常减低或消失。常见有自主神经症状，如口干、出汗减少、阳痿等。在病程早期眼肌和咽部肌群受累少见，但随着病情的发展亦可出现肌无力表现。

诊断与鉴别诊断　中年以后隐袭起病，逐渐进展，四肢近端为主的病态无力，容易疲劳、腱反射减低或消失、自主神经症状，结合电生理检查进行诊断，运动神经传导测定时表现为复合肌肉动作电位波幅降低，重复神经电刺激可见高频刺激时波幅递增的特征性改变（图），对确定诊断具有关键性作用。VGCC 抗体在大部分患者呈阳性，有助于诊断。对于诊断 LEMS 的患者，需要重点进行恶性肿瘤的筛查。未能检

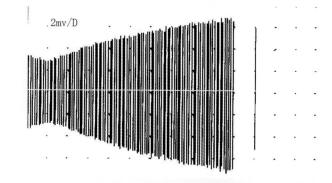

图　LEMS 重复神经电刺激

注：可见高频刺激时复合肌肉动作电位波幅递增 105%

查出肿瘤者，应定期随诊。

需要与重症肌无力、肉毒毒素中毒、多发性肌炎、内分泌性肌病或代谢性肌病进行鉴别。

治疗 对于 LEMS 合并肿瘤的患者，首先要针对肿瘤进行治疗。对于未能检查出肿瘤以及针对肿瘤治疗仍有肌无力症状者，需要进行药物对症治疗和免疫治疗。①对症治疗：可应用能够增加突触前膜乙酰胆碱释放的药物，如 3,4-二氨基吡啶。应避免使用可能干扰神经肌肉接头传递的药物。②免疫治疗：适用于对症治疗效果不满意者，可选用糖皮质激素、硫唑嘌呤、环孢素 A 等。对于病情较重者，血浆置换和人血丙种球蛋白治疗可短期改善病情。

预后 对于合并肿瘤的患者，预后主要取决于肿瘤的早期诊断和早期治疗。对于未伴有肿瘤的患者，经临床积极治疗，预后相对较好，但随着病情的发展，运动功能仍明显受限。

预防 无有效的预防方法。对于已经发病者，避免各种诱发加重的因素，避免服用可能影响神经肌肉接头传递的药物。

（崔丽英 刘明生）

ròudú dúsù zhòngdú

肉毒毒素中毒（botulism） 食用肉毒毒素污染的食物所致的，以明显的自主神经症状和快速进展的肌无力为主要表现的疾病。肉毒毒素是由梭状芽胞杆菌在厌氧条件下所产生，是目前自然界中所发现的毒素中毒性最强的物质。

病因与发病机制 主要源于食物或伤口感染。肉毒毒素与神经末梢处的突触前膜相结合后，可阻止乙酰胆碱在神经末梢的释放，导致临床上的肌无力；并影响副交感神经系统和其他胆碱能

神经支配的生理功能，出现平滑肌的功能障碍、腺体的分泌异常和其他自主神经症状。

临床表现 在食用含有肉毒毒素的食物后，经数小时至数天的潜伏期后，即可出现临床症状。首先表现为自主神经症状，包括恶心、腹部绞痛、腹泻或便秘、视物模糊和瞳孔散大等，之后出现肢体无力，眼肌和球部肌肉也同样受累。严重者可出现呼吸肌麻痹，是导致死亡的主要原因。无力通常由上向下发展，首先是眼肌麻痹，出现复视、上睑下垂、瞳孔散大、对光反射消失，发展出现言语不清、吞咽困难、面肌无力，相继颈肌无力，上肢无力，呼吸困难，最后出现下肢无力。腱反射可以正常或轻微减弱。无力在 4~8 天内持续发展，之后到达平台期。恢复过程非常缓慢，通常需要数月才能恢复，严重患者需呼吸机支持辅助呼吸 1 个月以上，有些患者发病 1~2 年后仍有肢体无力和口干等自主神经症状。

诊断与鉴别诊断 当患者出现快速进展的肌无力，并且在肌无力发生前有明显的自主神经症状时，即需要考虑是否为肉毒毒素中毒，应仔细追查进食情况。常规实验室检查正常。电生理检查对诊断具有重要的辅助作用。神经传导和肌电图检查可见复合肌肉动作电位波幅下降，重复神经电刺激时可见低频刺激波幅递减，高频刺激波幅递增现象。这种表现可见于部分肌群，而并非所有肌肉均出现。在食物、血液、呕吐物、粪便检测到肉毒毒素具有诊断价值，在食物或呕吐物、粪便中检测到肉毒杆菌也可以支持诊断。检测血液中的肉毒毒素需要尽快进行，在发病两天内检测的阳性率在 60% 以上，之后检

测只有 13%~28% 阳性。发病第一天内粪便中肉毒毒素检测的阳性率可达 50%，5 天后检测阳性率不足 20%。

临床上通常需要与重症肌无力和兰伯特-伊顿肌无力综合征进行鉴别。①重症肌无力：可以出现眼肌和全身肌肉的无力，但无明显的自主神经症状，电生理检查时，高频和低频重复神经电刺激与肉毒毒素中毒有明显不同。②兰伯特-伊顿肌无力综合征：可以表现有肌无力和自主神经症状，但起病隐袭，而肉毒毒素起病较急。

治疗 支持治疗最为关键，主要包括呼吸机辅助呼吸、鼻饲保证营养，监测并控制心律失常。只要怀疑该病，即需要进行抗毒素治疗。对于经伤口感染肉毒杆菌的患者，尽早伤口清创处理，并使用抗生素治疗。对于口服进食致病者，早期要进行洗胃、灌肠等。

预后 经治疗后大部分患者可以好转，但恢复较为缓慢且不完全，部分患者可遗留残疾。

预防 严格管理与检查食品，特别是罐头食品、火腿、腌制食品的制作和保存，避免食用发酵腐败的食物。当有同食者发病时，其余人员应给予多价精制肉毒抗毒血清预防。

（崔丽英 刘明生）

zìzhǔ shénjīngbìng

自主神经病（autonomic neuropathy） 以自主神经功能障碍为突出表现的独立疾病和（或）综合征。主要影响不随意运动功能，包括心率、血压、排汗、胃肠道、泌尿生殖功能等。

自主神经系统旧称植物神经系统，是整个神经系统的重要组成部分，支配功能上不受意志控制的结构，由来自脊髓胸、腰段

的交感神经和脑干、骶髓的副交感神经两部分组成。自主神经系统在大脑皮质的调节下通过下丘脑、脑干及脊髓各节段支配心肌、平滑肌和内脏活动，以及腺体的分泌等。交感神经和副交感神经相互拮抗和协调，配合全身的躯体神经，调节人体正常的生理功能，维持机体内环境的平衡。

自主神经系统由周围和中枢两部分组成，并有各自的传入及传出通路。根据自主神经损害的解剖部位分为周围性和中枢性。

周围自主神经系统组成如下。

交感神经系统节前神经元：起自 $C_8 \sim L_2$ 节段的脊髓侧角自主神经细胞，发出神经纤维经脊神经前根，形成白交通支，到达脊椎旁的交感神经节和腹腔神经节内。交感神经节依部位不同分为椎旁节和椎前节。白交通支纤维进入椎旁节后可有 3 条去路：一部分纤维与神经节内的细胞发生突触，交换神经元后，节后纤维经同节段灰交通支进入脊神经，支配皮肤内汗腺、血管及竖毛肌；另一部分纤维进入节内沿交感干上行或下行，再与神经节内细胞发生突触，节后纤维至头面部汗腺、血管、瞳孔散大肌及唾液腺，还有一部分纤维组成神经丛，分布至心、肺、食管等；小部分纤维穿出交感干，终止于椎前神经节，再发出节后纤维分布至腹腔与盆腔内脏器及血管。

交感神经系统节后神经元：经交感干神经节发出的节后纤维分布到各内脏器官。交感神经兴奋可引起末梢去甲肾上腺素分泌，因此交感神经又称做肾上腺素能神经。交感神经兴奋时引起所支配的器官广泛性功能紧张性增高，表现为瞳孔散大、眼裂增宽、眼球突出、心率增快、内脏及皮肤

血管收缩、血压升高、凝血时间缩短、脾脏收缩和周围血容量增加等一系列反应。

副交感神经系统节前神经元：源于脑干和脊髓 $S_2 \sim S_4$。①埃-魏（Edinger-Westphal）核（E-W核）：位于中脑，节前纤维经动眼神经离开脑干后，终于睫状神经节，在此神经节换元后，其节后纤维随睫状短神经穿入眼球后方的巩膜，向前达睫状肌及瞳孔括约肌。②上涎核：位于脑桥，节前神经纤维经面神经走行至膝状神经节，经岩浅大神经出面神经管裂孔处，终于蝶腭神经节换元，节后纤维分布至泪腺、鼻腔及口腔上腭黏膜腺体。起自上涎核的部分节前纤维经面神经至鼓索，然后加入舌神经至颌下神经节，换元后发出节后纤维至颌下腺及舌下腺。③下涎核：位于延髓，节前纤维经舌咽神经，并经鼓室神经至鼓室丛，发出岩浅小神经至耳神经元，换元后发出节后纤维经耳颞神经至腮腺。④迷走神经背核：位于延髓，节前纤维经迷走神经，分布于胸腹腔各脏器，分布范围至消化道结肠左曲以上。在器官旁或器官内神经节换元，节后纤维支配所属脏器。⑤脊髓 $S_2 \sim S_4$ 的中间外侧核：节前纤维随骶神经出骶前孔后，离开骶神经形成盆腔内脏神经，加入盆丛，随盆丛分支分布于所支配的脏器旁或脏器内换元，节后纤维支配结肠左曲以下消化道及盆腔脏器。

副交感神经系统节后神经元：起自副交感神经节，发出灰交通支支配各内脏器官。副交感神经兴奋时神经末梢分泌乙酰胆碱，因此是胆碱能神经的一部分。该神经兴奋可引起支配脏器的保护作用及功能抑制，表现为瞳孔缩小、唾液分泌增加、心率减慢、

血管扩张、血压降低、胃肠蠕动及消化腺分泌增加，增强吸收能力，使膀胱及直肠收缩，促进废物排泄等。

中枢自主神经系统组成如下。

大脑皮质：大脑皮质各功能区都有自主神经的代表区，位置在相应的皮质运动功能区附近或与之重叠，如边缘叶及额叶后眶回、前岛叶有与心血管、呼吸、消化系统等有关的自主神经中枢；旁中央小叶有膀胱及肛门括约肌调节中枢等。

下丘脑：自主神经系统重要的皮质下中枢。与水、电解质、碳水化合物及脂肪代谢以及体温、睡眠、呼吸及血压等调节功能密切相关，对大脑皮质也有潜在的影响。下丘脑位于第三脑室底壁，界沟以下，前界为视交叉，后界为大脑脚底。其中包含很多神经细胞核团和复杂的联系纤维。其前区为副交感神经中枢，后区为交感神经中枢。

脑干、脊髓：自主神经系统的重要中枢中脑、延髓和骶髓是副交感神经发源地，脊髓胸、腰侧角是交感神经发源地，脑干上端网状结构与人的觉醒状态关系密切，延髓有呕吐、吞咽、心跳及呼吸等中枢。

人的任何器官均由交感神经与副交感神经相互对立作用的系统维持和调节，任何一方面的异常均可引起机体功能紊乱。因此在大脑皮质影响下，自主神经系统对调节和维持机体功能的完整和协调有重要的意义。

病因与发病机制 自主神经病可以是一种疾病，也可以是某些疾病的并发症，某些药物也可以引起自主神经病变。自主神经病的基础疾病不同，其病理生理也不同。根据病因可以分为遗传

性和获得性自主神经病，获得性自主神经病又可以分为原发性和继发性。

遗传性自主神经病 比较罕见，常见的有家族性淀粉性多发神经病、遗传性感觉自主神经病、法布里病、急性间歇性卟啉病等。

获得性自主神经病 较多见。

原发性 指特发性或自主神经功能障碍已作为疾病过程本身的一个特性的疾病，如全自主神经功能不全、罗丝（Ross）综合征、慢性特发性无汗症、体位性心动过速综合征等。

继发性 指各种疾病所伴发的自主神经功能障碍，包括以下几种病因。①代谢性疾病：如糖尿病、尿毒症、维生素缺乏等。②自身免疫病：如吉兰-巴雷（Guillain-Barré）综合征、重症肌无力、多发性硬化、类风湿关节炎、系统性红斑狼疮、干燥综合征等。③感染：获得性免疫缺陷综合征、神经梅毒、莱姆病、白喉、麻风病等。④药物及毒物：抗精神病药、抗抑郁药、阿托品类药、心血管疾病用药、抗肿瘤化疗药、乙醇、金属、肉毒毒素等。⑤肿瘤：如兰伯特-伊顿（Lambert-Eaton）肌无力综合征等。⑥手术、外伤。

临床表现 自主神经系统的作用在于联系人体的自主性和随意性运动，维持和控制延续生命和种族的一些功能，如循环、消化、排泄和生殖功能。此外，还参与学习、记忆和行为等较高级的皮质功能。故自主神经系统病变时，可以引起非常复杂的临床症状与体征。

心血管系统 头晕、晕厥及疲劳等。查体可见直立性低血压、仰卧位高血压、心律失常等。

消化系统 吞咽困难、腹胀、便秘、腹泻、腹痛等。

泌尿生殖系统 可表现为排尿障碍，如尿频、尿急、尿潴留、尿失禁、性功能亢进或减退等。

体温调节 可表现为皮肤潮红、多汗、无汗、畏寒、畏热、发热等。

外分泌腺 可表现为泪腺分泌增多或减少，唾液分泌增多或减少。

呼吸系统 可表现为呼吸频率、呼吸节律、潮气量的改变。

运动系统 可表现骨质疏松、骨骼变细或变粗、关节肥大畸形等。

诊断与鉴别诊断 自主神经系统分布非常广泛，涉及全身各个组织及器官，当出现功能障碍时临床表现也千变万化。必须对患者进行详细的病史询问、体格检查和必要的实验室检查，其中病史询问与体格检查最为关键。通过临床检查应明确有无自主神经系统功能障碍，并做出定位、定性诊断。

对于可疑自主神经系统损害的患者，除进行详细、系统的一般神经系统检查外，应特别注意有关自主神经系统的检查。

下丘脑功能障碍 应特别注意检查有无下丘脑功能障碍的体征，如身材矮小、性成熟障碍、体温降低或皮肤苍白等。

血压及心率 应在平卧状态或站立1分钟后测量；对于可疑体位性心动过速综合征患者，血压及心率的测量应站立10分钟以后再测量，对于可疑直立性低血压的患者应按照图勒修斯（Thulesius）测试法进行测量。

体温 应用体温计测量。下丘脑病变或冷损伤患者的体温可能较低，应使用低刻度的体温计进行测量。

四肢末端 应注意有无发绀、苍白、斑片或发红等改变，来判断肢端血管舒缩状况。对怀疑有交感神经损害性疼痛时，应比较四肢皮肤的温度、颜色、出汗及营养情况，并注意有无肿胀。当交感神经损害时，皮肤触诊可发现感觉倒错或痛觉过敏。需观察有无皮下脂肪萎缩、皮肤菲薄等营养障碍表现。

毛发生长情况 自主神经病时可出现头发脱落，表现为头发稀疏、斑秃甚至秃发，也可出现毛发增多。自主神经功能障碍时可出现指甲的营养障碍，表现为指甲变厚、变脆、变形、色泽消失甚至坏死脱落。

自主神经病 主要表现为出汗过多、无汗或出汗减少。汗腺分泌增多时，可通过肉眼观察即可发现；无汗或少汗，可触摸患者皮肤感知皮肤的湿度下降；也可以通过各种发汗实验来判断。

关节 应特别注意有无沙尔科（Charcot）关节的证据，表现为关节肥大畸形、关节活动范围加大及活动时有骨擦音，虽然常伴有疼痛但相对于组织破坏和关节活动的程度常较轻微。

眼结膜 着重观察其血管舒缩状态、有无充血。瞳孔的检查应着重观察其大小、形态，特别是各种瞳孔反射。

治疗 治疗基础疾病以防止神经进一步损害。在治疗基础疾病的同时，还需对症治疗。如患者有胃肠道症状，应改善饮食、给予胃肠动力药；如出现泌尿系症状时，应给予适当的膀胱训练，间歇性导尿，胆碱能药物促进膀胱排空，或者服用奥昔布宁降低膀胱过动症；有性功能障碍，可以使用西地那非、伐地那非或他达拉非等药物治疗；有心率、血压的改变，可以补充液体量，使用 β 受体阻断药调节心率等。

（丰宏林）

hóngbānxìng miàntòng

红斑性面痛 （erythroprosopalgia）

以单纯面部皮肤阵发性非感染、非炎症性温度升高，皮肤潮红、肿胀，并产生剧烈灼热痛为特征的周围性自主神经病。红斑性面痛的英文 erythroprosopalgia 来源于 3 个希腊字，即 *erythros*（红色）、*prosopon*（面部）、*algos*（疼痛）。是红斑性肢痛症的一种特殊表现形式，仅有面部症状，不伴有肢体症状。发作时可伴有眼红、流泪。环境温度升高可诱发或加剧疼痛，温度降低可适当地缓解症状。

病因与发病机制 病因不明（见红斑性肢痛症）。

临床表现 多见于青、中年男性。面部皮肤的血管极度扩张，造成了局部皮肤温度增高、皮肤潮红、肿胀及剧烈的灼痛（图）。通常不伴有头痛，无感觉及运动障碍。多双侧对称出现，症状可随环境温度、局部因素改变而变化，患者遇热、运动时，容易发作；休息、冷敷可使症状减轻或消失。可表现为阵发性或持续性，发作历时数分钟、数小时或数日，多数反复发作，可持续数年或持续终身。部分患者面部疼痛剧烈，影响日常生活工作。发作期，皮表透光显微镜示面部红斑区内血管极度扩张。实验室检查一般无明显异常。

诊断与鉴别诊断 常在成年起病，面部受累，可单侧或双侧，表现为面部潮红、皮肤温度增高、灼热痛。环境温度升高可诱发或加重症状，冷敷或较冷环境可减轻症状。通常不伴有头痛，无感觉及运动障碍。

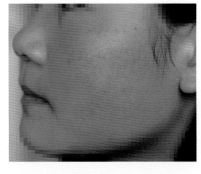

a. 发作期面部潮红、肿胀

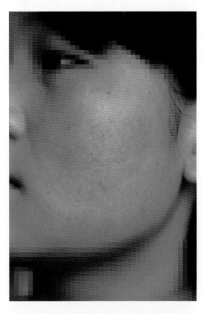

b. 发作间期面部正常无变化

图 红斑性面痛面部表现

需与以下疾病相鉴别。①三叉神经痛：疼痛通常限于三叉神经分布区，骤然发生，突然停止，每次发作数秒至 1~2 分钟，疼痛性质为剧烈的电击样、针刺样、刀割样或撕裂样疼痛，面部扳机点，查体无阳性体征。②红耳综合征：反复发作性单侧或双侧耳部的不适感、灼痛及颜色变红的综合征，常与上颈段疾病、颞下颌关节功能紊乱、三叉神经-自主神经性头痛、偏头痛等疾病相关。③颞动脉炎：多见于 50 岁以上患者，沿颞动脉走向有明显触痛和血管变硬、增粗，伴有发热、头痛、眼痛或视力突然改变，实验

室检测活动期患者血沉均增快，C 反应蛋白增高，多数患者伴有贫血。颞动脉活检病变血管全层有炎性细胞浸润性血管炎。④流行性腮腺炎：传染性疾病，常有发热、头痛等前驱症状，以耳垂为中心的腮腺肿大，局部皮肤发热、紧张发亮，轻度触痛，通常一侧腮腺肿胀后 2~4 日累及对侧。

治疗 具体见红斑性肢痛症。

（丰宏林）

hóngbānxìng zhītòngzhèng

红斑性肢痛症 （erythromelalgia）

以肢端皮肤阵发性皮温增高、潮红、肿胀，并产生剧烈的烧灼样疼痛为主要特征的阵发性血管扩张性疾病。以足趾、足底为著，环境温度升高可诱发或加剧，温度降低可使疼痛缓解。该病少见。组织病理学上患病区域皮肤活检，可见在非特异性的炎症背景上有着相对特异的变化，即小血管或小动脉的肌纤维增生及血栓性闭塞，但缺乏先前曾有血管病表现。

病因 ①原发性红斑性肢痛症：病因未明。主要是由于全血测定血小板的增多，血小板介导了血管的炎症及血栓形成所致，如不伴血小板增高，但累及自主神经支配的血管也可产生相似的临床症状。②继发性红斑性肢痛症：继发于某些疾病，如糖尿病、真性红细胞增多症、恶性贫血、心力衰竭、高血压病、甲状腺功能亢进症、痛风、轻型蜂窝织炎、类风湿关节炎、系统性红斑狼疮、血栓闭塞性脉管炎、静脉功能不全、一氧化碳中毒、酒精中毒、糙皮病及铊、汞或砷中毒等。

发病机制 可能的发病机制如下。

血小板异常 米歇尔（Michiel）等发现红斑性肢痛症除了与血小

板数量有关外，血小板的生存时间比正常明显缩短，经过治疗后血小板的数量下降，血小板生存时间可恢复正常。

遗传因素　研究发现部分红斑性肢痛症患者具有家族遗传倾向，多呈常染色体显性遗传。有研究表明编码电压门控钠离子通道 α 亚单位的 *SCN9A* 基因突变可以导致红斑性肢痛症的发生。

中枢神经、自主神经系统功能失调　使末梢血管运动功能失调，导致肢端小动脉极度扩张，局部血流障碍，局部充血。当血管内张力增加，压迫或刺激邻近的神经末梢而产生剧痛。

5-羟色胺、前列腺素代谢异常　可能是一种末梢性 5-羟色胺被激活的疾病，也可能是是前列腺素代谢障碍性疾病。

疼痛发作有临界温度　皮温超过 31℃ 就容易发生疼痛，且昼轻夜重。红外线热图像检查见患部皮肤温度较正常部位明显升高。

血液流变的异常　血流变发现全血比黏度及血浆黏度下降，体外血栓形成时间延长，血细胞比容略高，血小板黏附增加，红细胞变形能力低，红细胞电泳增快，即红细胞所带电荷数密度高于常人，从而加快了红细胞在体内的循环。变形能力下降是因为红细胞表面黏附的钙物质及黏球蛋白过多导致红细胞与红细胞之间发生粘连，另外，红细胞含钙物质多增加了红细胞的脆性和硬度，严重影响了变形能力。

微循环异常　治疗前管襻数目少，视野下管襻模糊，异形管襻增多，清晰度差，排列紊乱；血流速度缓慢，液态和血色异常者增多，部分患者血液出现泥流状；动脉口径扩大，动脉和静脉口径扩张，较大部分毛细血管扩张；血管运动计数呈节律性开放，运动次数增多，频率增快。治疗后管襻数目上升，清晰度明显好转，血流速度加快，液态及色泽异常者减少。

营养不良与严寒气候均是主要诱因。肢端微小血管对温度的反应增强，形成毛细血管内压力增加和明显扩张。

临床表现　多见于中青年，部分病例有家族史，一般在夏季发作加重，冬季减轻。主要表现为肢体远端，尤以双足最常见，表现为足前部、足趾的皮肤温度增高、皮肤潮红、肿胀及剧烈的肢端烧灼痛、针刺感，症状可随环境温度、局部因素、精神状态等的改变而变化。

冬季有的可出现冻疮，女性患者可伴有月经不调，患者于运动、行走、肢端下垂、遇热时可引起或加剧发作，休息、冷敷、浸入凉水或抬高患肢均可使症状减轻或消失，患部皮肤温度超过一定界限时，疼痛可立即发作，而降低温度有可能缓解症状。可表现为阵发性或持续性，发作历时数分钟、数小时或数日，多数反复发作，可连续数年或持续终身。夜间明显且发作次数较多，患者常喜把脚或小腿放在被子外面。

局部检查患肢皮肤发红，压之可暂时褪色，皮温高，血管扩张，足背动脉与胫后动脉搏动增强，轻度肿胀，患处多汗。部分患者因营养障碍导致皮肤萎缩，指（趾）甲变形，极少数患者晚期出现局部皮肤溃疡或坏疽。但一般无感觉及运动障碍。

诊断与鉴别诊断　诊断需满足以下条件：①以肢端阵发性红、肿、热、痛为主的四大症状。②无局部感染炎症。③受热后疼痛加剧，冷敷后疼痛减轻。④排除血栓闭塞性脉管炎、糖尿病性周围神经病及雷诺病等。

该症有时是红细胞增多症、血小板增多症等疾病的首发症状，所以对于每个首发病例，应排除继发性红斑性肢痛症的相关疾病。①雷诺病：多见于青年女性，是交感神经功能紊乱引起的阵发性肢端对称性小动脉痉挛，寒冷是主要诱因。临床表现为一个或多个指（趾）界限分明的苍白、青紫及潮红等颜色变化，局部皮肤温度低，病理可分为局部缺血期、局部充血期、对称性坏疽期三个阶段。治疗原则是保暖，使用血管扩张剂或交感神经封闭。②血管闭塞性脉管炎：多见于青、中年男性，主要表现为血流不足引起的症状，根据病程可分为局部缺血期、营养障碍期及坏疽期 3 期，相应地出现间歇性跛行、皮肤苍白发绀及足背动脉搏动减弱或消失、足部干性坏疽溃疡等表现。③小腿红斑病：红斑以小腿为主，寒冷为发病诱因，无明显疼痛。

治疗　包括以下内容。

一般治疗　急性期应卧床休息，避免久站，可抬高患肢，局部冷敷或将患肢置于冷水中，以减轻疼痛。急性期后，坚持加强肢体活动锻炼，避免任何引起患部血管扩张的刺激。

药物治疗　①阿司匹林：可对症使疼痛减轻。②血管收缩剂：可通过收缩血管以缓解症状，如麻黄碱、肾上腺素、马来酸美西麦角。③β 受体阻断药：可减慢心率，使皮肤血管收缩，血流量减少，如普萘洛尔、氧烯洛尔，普萘洛尔可使大部分患者的疼痛明显减轻，停止发作，无明显副作用，低血压及心衰者禁用；氧

谢功能障碍被认为是一个重要的原因。有些患者发病前有外伤史、全身或局部感染史，某些与硬皮病、脂肪性营养不良症、三叉神经炎有关。

临床表现　起病隐袭，多于20岁前发病，女性多见。该病最先累及面部结缔组织，尤其是皮下组织，而后是皮肤、毛发和汗腺，严重者可侵犯软骨和骨骼。可表现为患侧面部较对侧小，皮肤变薄，皮下脂肪减少以及骨骼变小。

病初患侧面部可有感觉异常、感觉迟钝或疼痛等感觉障碍。病变可发生于任何部位，多数始于眶部、颧部，渐渐萎缩凹陷，扩展至半侧面部及颈部，与对侧分界清楚，多为条状并与中线平行，表现为皮肤皱缩、毛发脱落，称为刀痕样萎缩，是该病的特殊类型。有时病变可停止发展。

早期患侧颊部、下颚可见白色或褐色皮肤色素改变，患侧皮肤菲薄、干燥、光滑，汗腺分泌减少，毛发脱落及皮下组织消失。因肌肉受累较轻，肌纤维尚保持完好，多为肌力正常。后期病变可累及舌肌、喉肌及软腭等，严重者患侧面部骨骼也可受累，患侧有时可见霍纳（Horner）征，甚至大脑半球也出现萎缩，严重者发展为偏身萎缩。15%的患者有不同程度的神经系统表现，癫痫发作是最常见的神经系统表现。其他包括偏头痛、偏瘫、动脉瘤、脑萎缩、颅内血管畸形等。眼部表现最常见的是眼球内陷，其他包括葡萄膜炎、视网膜血管炎、同侧或对侧动眼神经麻痹、青光眼、眼睑萎缩等。

该病可能与硬皮病、进行性脂肪营养不良及癫痫等疾病有关，或可同时并存。该病进展通常呈自限性，通常不会发展到一侧面部或一侧躯体极度萎缩。

辅助检查　受损部位肌肉可因所含的结缔组织消失而缩小。局部组织活检在镜下可见皮肤各层尤其是乳头层萎缩、结缔组织减少、肌纤维变细、横纹减少等，部分病例存在淋巴细胞浸润，但肌纤维数量不减少。面部以外的皮肤及皮下组织、舌部、软腭、声带及内脏等偶可累及，部分伴有（同侧、对侧或双侧）大脑半球萎缩，个别伴有偏身萎缩症。

X线片可见患侧骨质变薄、缩小及缩短；CT和MRI检查提示患侧皮下结缔组织、骨骼、脑及其他脏器等组织结构呈萎缩改变，头部CT和MRI检查可有同侧白质高信号，偶有同侧灰质高信号；B超也可发现患侧脏器缩小。

诊断与鉴别诊断　主要依据患者面部形态的特殊表现，如典型的单侧面部皮肤、皮下结缔组织，甚至骨骼萎缩，而肌力不受影响，通常可诊断该病。

需与正常两侧不对称、某些疾病后遗症、硬皮病、面肩肱型肌营养不良、偏侧面部肥大症相鉴别。

治疗　旨在阻止病变和改善疾病的某些症状。某些患者（尤其伴有神经系统症状者），可考虑免疫抑制药物治疗。待病情稳定后，可采用自体脂肪移植整容手术及正畸治疗。

预后　该病并非持续性无限制发展，绝大多数患者发展数年后不再进展。

（丰宏林）

piāncè miànbù féidàzhèng

偏侧面部肥大症（hemifacial hypertrophy）　以一侧颜面进行性肥大为主要表现的疾病。比较罕见。如肥大累及半侧肢体和躯体时称为偏身肥大症。该病的特点是婴幼儿期发病，缓慢进展，至青年期一侧颜面、肢体或躯体肥大，又自行停止发展。

病因与发病机制　该病的病因可能与神经褶不对称发育伴随神经嵴细胞增生、自主神经功能、内分泌功能障碍或血管、淋巴系统畸形有关，最有可能在胚胎早期发育时，第一鳃弓的形成过程中发生。研究发现患侧成骨细胞增殖活跃，成纤维细胞生长因子及受体信号传导通路选择性地参与了成纤维细胞的增殖。但具体发病机制仍不明。镜下可见皮肤、皮下组织及骨骼的组织增生，但无水肿、炎性及增生改变。

临床表现　该病最先累及颜面部，表现为一侧面部不同程度的肥大，肥大严重可导致面部变形，影响面容，轻者须仔细对比观察才能发现。颜面部肥大主要侵犯软组织，也可累及骨骼，如乳突、上颌骨、下颌骨、颧弓、额骨等。肥大部位皮肤变厚，色素沉着，毛发增多，出汗增多，毛细血管扩张而潮红。患侧口唇、口腔黏膜和腭垂肥大，牙龈及牙齿增大、排列不齐，舌肌肥大、增厚。患侧肢体及躯体可出现骨骼增生肥大，严重者呈巨指（趾）症、并指（趾）、多指（趾）、脊柱侧弯、骨盆异常或弓形足。患侧的肾及肾上腺可出现肥大，有的还伴有肾上腺皮质肿瘤或癌变、隐睾、尿道下裂。

15%～20%患者存在神经系统异常，包括大脑增大、癫痫、斜视和精神发育迟滞等。少数因骨骼增生肥大压迫神经干，出现神经受损表现，如骨盆增生或歪斜导致坐骨神经受压而出现坐骨神经痛，上肢腕骨增生肥大导致腕管综合征。

辅助检查 X 线片显示患侧骨质或牙齿增粗，CT 和 MRI 可提示病变侧的皮下结缔组织、骨骼及其他脏器等组织结构呈肥大性改变，B 超可发现患侧脏器变大。

诊断与鉴别诊断 根据在婴幼儿期发病，患侧颜面部缓慢进行性肥大，或伴有患侧肢体肥大，至青少年期自行停止发展，结合 X 线检查显示颜面肥大侧骨质明显增粗可确诊。

需与两侧正常性不对称、偏侧面部萎缩症等相鉴别。

治疗 该病无特殊的治疗方法，骨质过度肥大产生压迫症状时可行矫形术。

预后 所有患者在病情发展至一定程度后可以自行停止。

(丰宏林)

piāncè wěisuōzhèng

偏侧萎缩症 （hemiatrophy）

以偏侧肢体（或躯干）呈进展性组织萎缩为主要表现的营养障碍性疾病。表现一侧皮肤变薄，皮下脂肪减少及骨骼变小等。局限于一侧头面部的萎缩称为偏侧面部萎缩症。该病少见。

病因与发病机制 病因不清，其可能的机制为：①患者可能存在某种特定的交感神经控制基因缺陷，待到一定年龄时该缺陷基因表达，使交感神经功能紊乱，从而引起组织神经营养不良和萎缩。②面颈部外伤、胎儿期损伤三叉神经病变、内分泌功能失调。③免疫调节机制紊乱。④颅脑病变或颅内感染，皮质发育不全。

辅助检查 病理检查发现首先累及结缔组织，特别是皮下脂肪组织，随病情发展逐渐累及皮肤、皮脂腺和毛发，严重者累及骨骼、肾脏及大脑半球。局部活组织检查可见皮肤各层尤其乳头层萎缩，结缔组织减少，肌纤维变细而数量不减。

临床表现 发病年龄多在 4~65 岁，平均年龄在 32 岁，且以女性多见，男女比例约为 1:4。隐袭起病，多在无意中发现身体局部皮肤和皮下组织变薄萎缩，可发生于身体任何部位，但限于一侧。病变皮肤干燥、色素沉着、汗腺分泌减少，与正常皮肤有明显分界线。严重病例出现骨骼萎缩、乳房缩小、腋毛及阴毛脱落等。患者肌力正常。

诊断与鉴别诊断 尚无统一的诊断标准，主要的诊断依据为一侧身体或面部皮肤及皮下结缔组织，甚至骨骼萎缩等体征，以及病理检查可见散在萎缩的肌纤维，皮肤各层组织变薄，皮下脂肪组织减少。

需注意与正常性身体两侧不对称、偏侧肥大症、硬皮病、原发性进行性脂肪萎缩症等鉴别。

治疗 尚无有效的治疗方法。

预后 该病进展通常为自限性，到一定程度可自行停止。

(丰宏林)

Méi-Luó zōnghézhēng

梅-罗综合征 （Melkersson-Rosenthel syndrome）

以复发性口面肿胀、复发性面神经麻痹、沟纹舌为主要表现的非干酪性肉芽肿性疾病。又称复发性唇面肿胀面瘫综合征。该病罕见。1928 年由梅尔克松 （Melkersson） 首先描述，1931 年罗森塔尔 （Rosenthel） 发现除了面、唇部肿胀伴面肌麻痹外，尚有舌面纵向裂沟，似阴囊皮肤皱纹。

病因与发病机制 尚不清楚，可能与下列因素有关。

遗传因素 有研究报道 6% 的梅-罗综合征患者有家族史，呈常染色体显性遗传，其基因定位在 9 号染色体长臂 11 区。

感染 凯斯勒 （Kesler） 等报道，肿胀的唇部组织病理检查证实为非特异性棘皮症及上皮下慢性炎症，属肉芽组织性质，因此怀疑该病为某些病原体感染后所致。

免疫功能紊乱 有研究报道对梅-罗综合征患者外周血和脑脊液的非特异性抗体 IgA、IgM 和 IgG 检测，发现梅-罗综合征患者存在免疫功能异常，认为尽管血清学检查对于梅-罗综合征的诊断无特异性，却提示免疫介导参与其发病机制。

自主神经功能紊乱 有研究认为自主神经系统调节的血管舒缩功能紊乱是其重要病因。由于血管舒缩功能失调引起组织急性水肿，并可能损害神经分支，特别是压迫面神经管里的面神经，引起局部中枢和周围自主神经系统的改变，出现肿胀和面瘫。而口面部肿胀和面瘫的突然发作，进一步加重了病变周围皮肤、黏膜的血管舒缩功能异常和其他自主神经的功能失调，从而表现出复杂的临床症状。

其他 如机械刺激、变态反应等。

临床表现 多在青少年阶段发病，无性别差异。发病较迅速，口面部肿胀是该征最重要且持续的症状。最典型的口面部肿胀表现为无痛性、非瘙痒性、非凹陷性肿胀，非对称性或单侧性，绝大多数局限于唇部，尤其是上唇。口唇部肿胀有时可扩展到面颊部、头皮，并出现肿胀侧面肌瘫痪，有时伴有味觉减退及听觉过敏。检查时除周围性面神经麻痹及口唇部肿胀外，常可见舌面肿起或有较深纵向裂沟的舌体。这种舌面裂沟为该综合征的特征性表现。上述症状、体征一般持续数日后，面舌肿胀可自然消退，但舌面的纵行裂沟仍将存在，周围性面神经麻痹也会逐渐好转。症状可在数周、数月后再次出现，但复发时双侧皆有可能发生。

诊断与鉴别诊断 临床以复发性唇面肿胀、复发性面神经麻痹、沟纹舌为主征，称为三联征。此三联征可以同时出现或在不同时间出现。临床诊断该病时，对一些非特征性表现的患者，要细致观察，并做相关检查包括病理检查，做出诊断或排除诊断。

应与类似表现的其他疾病鉴别，如与外伤、炎症及肿瘤等其他原因引起的面瘫、唇舌肿胀相鉴别。

治疗 尚无有效的根治方法，症状可自行消退。国外报道，发病之初应用大剂量甲基泼尼松龙静脉滴注，连续5~7天，面部肿胀及周围性面神经麻痹可迅速好转，可维持较长时间不复发，疗效较好。皮质类固醇仍是目前治疗该病最有效的药物，无论是全身还是皮损内注射，可能是当前无创性治疗的首选。有报道称一些非皮质类固醇类药物（氨苯砜、氯法齐明、柳氮磺胺吡啶）、光谱抗生素（青霉素、红霉素、四环素、甲硝唑）也可用该病的治疗。部分患者也可进行外科整形治疗，如唇成形术等。

预后 其发病可呈急性、复发性或慢性过程。虽然可以出现自发性症状消退，但完全缓解率低，身体健康者预后较好，易间歇性发作。

预防 有家族遗传史的患者可进行遗传咨询。

（丰宏林）

线粒体脑肌病（miochondrial encephalomyopathy）347

线粒体脑肌病伴高乳酸血症和卒中样发作（mitochondrial encephalomyopathy with lactic acidosis and stroke-like episode，MELAS）347

九　画

带状疱疹病毒性脑炎（herpes zoster encephalitis）143

药物性帕金森综合征（drug-induced Parkinsonism，DIP）180

药物性静坐不能（drug-induced akathisia）190

药物性震颤（drug-induced tremor）31

面肩肱型肌营养不良（facioscapulohumeral muscular dystrophy，FSHD）327

奎肯斯提特试验（Queckenstedt test）62

持续性先兆（aura continua）245

轻度认知功能障碍（mild cognitive impairment，MCI）221

临床孤立综合征（clinically isolated syndrome，CIS）175

重复神经电刺激（repetitive nerve stimulation，RNS）43

重症肌无力（myasthenia gravis，MG）364

复视（diplopia）22

急性药物性肌张力障碍（acute drug-induced dystonia）194

急性脊髓灰质炎（acute poliomyelitis）149

急性脊髓炎（acute myelitis）106

急性播散性脑脊髓炎（acute disseminated encephalomyelitis，ADEM）172

类固醇肌病（steroid myopathy）341

扁平颅底（platybasia）228

神经元蜡样脂褐质沉积病（neuronal ceroid lipofuscinosis，NCL）278

神经节苷脂沉积病（ganglioside storage disease）289

神经丛病（plexopathy）83

神经传导速度测定（nerve conduction velocity study）40

神经纤维瘤病（neurofibromatosis，NF）290

神经系统发育异常性疾病（developmental disease of the nervous system）227

神经系统变性病（neurodegenerative disease，NDD）213

神经系统钩端螺旋体病（leptospirosis of central nervous system）155

神经系统遗传病（genetic disease of the nervous system）276

神经性肌强直（neuromyotonia，NMT）337

神经活体组织检查（nerve biopsy）66

神经莱姆病（Lyme neuroboreliosis）156

神经病学（neurology）1

神经梅毒（neurosyphilis）154

神经痛（neuralgia）94

结节性硬化症（tuberous sclerosis，TS）279

十　画

热性惊厥（febrile convulsion）253

热带痉挛性截瘫（tropical spastic paraplegia，TSP）148

埃-德二氏肌营养不良（Emery Dreifuss muscular dystrophy，EDMD）330

莱施-奈恩综合征（Lesch-Nyhan syndrome）211

桡神经后骨间综合征（radial tunnel syndrome）92

核上性眼肌麻痹（supranuclear ophthalmoplegia）21

核间性眼肌麻痹（internuclear ophthalmoplegia）20

核性眼肌麻痹（nuclear ophthalmoplegia）19

原发性侧索硬化（primary lateral sclerosis，PLS）226

原发性胼胝体变性（primary degeneration of the corpus callosum）311

紧张型头痛（tension-type headache，TTH）264

眩晕（vertigo）15

晕厥（syncope）14

缺血-缺氧性脑病（hypoxic ischemic encephalopathy，HIE）297

缺氧后动作性肌阵挛（postanoxic with intention myoclonus）204

特发性面神经麻痹（idiopathic facial paralysis）70

特发性睡眠增多（idiopathic hypersomnia）273

特发性腰骶丛神经病（idiopathic lumbosacral plexus neuropathy）88

特发性震颤（essential tremor，ET）29

特发性臂丛神经病（idiopathic brachial plexus neuropathy，IBPN）87

脂质沉积性肌病（lipid storage myopathy，LSM）344

胸廓出口综合征（thoracic outlet syndrome） 86

脑干听觉诱发电位（brainstem auditory evoked potential，BAEP） 50

脑弓形虫病（cerebral toxoplasmosis） 158

脑内动静脉瘘（intracranial arteriovenous fistula） 137

脑电图（electroencephalography，EEG） 53

脑白质营养不良症（leukodystrophy，LD） 292

脑包虫病（cerebral hydatidosis） 160

脑出血（cerebral hemorrhage） 118

脑死亡（brain death） 37

脑血管病（cerebrovascular disease） 110

脑疝（brain hernia） 34

脑炎后帕金森综合征（post-encephalitic parkinsonism，PEP） 181

脑型血吸虫病（cerebral schistosomiasis） 164

脑型肺吸虫病（cerebral paragonimiasis） 163

脑诱发电位（cerebral evoked potential，CEP） 49

脑桥中央髓鞘溶解症（central pontine myelinolysis，CPM） 174

脑栓塞（cerebral embolism） 111

脑积水（hydrocephalus） 35

脑脊液细胞学检查（cytology of cerebrospinal fluid test） 64

脑脊液检查（cerebrospinal fluid study） 63

脑梗死（cerebral infarction） 113

脑淀粉样血管病（cerebral amyloid angiopathy） 128

脑裂头蚴病（cerebral sparganosis） 162

脑静脉系统血栓形成（cerebral venous thrombosis，CVT） 123

脑磁图（magnetoencephalogram） 61

脑膜刺激征（meningeal irritation sign） 39

脑囊虫病（cerebral cysticercosis） 161

病理反射（pathologic reflex） 38

疱疹后神经痛（postherpetic neuralgia，PHN） 95

痉挛性斜颈（cervical dystonia） 199

脊髓出血（spinal cord hemorrhage） 110

脊髓亚急性联合变性（subacute combined degeneration of spinal cord，SCD） 309

脊髓压迫症（spinal cord compression） 107

脊髓后动脉综合征（posterior spinal cord artery syndrome） 109

脊髓性肌萎缩（spinal muscular atrophy，SMA） 284

脊髓空洞症（syringomyelia） 108

脊髓前动脉综合征（anterior spinal cord artery syndrome） 109

脊髓疾病（spinal cord disease） 105

脊髓蛛网膜炎（spinal arachnoiditis） 108

烟雾病（moyamoya disease） 125

烟酸缺乏性脑病（nicotinic acid deficiency encephalopathy） 307

酒精性小脑变性（alcoholic cerebellar degeneration） 312

酒精遗忘综合征（alcoholic amnestic syndrome） 310

海绵状血管瘤（cavernous hemangioma） 129

海绵窦血栓形成（cavernous sinus thrombosis） 124

家族性致死性失眠症（fata familial insomnia，FFI） 153

家族性偏瘫型偏头痛（familial hemiplegic migraine，FHM） 258

家族性臂丛神经病（heredofamilial brachial plexus neuropathy） 86

继发性帕金森综合征（secondary Parkinsonian syndrome） 179

十 一 画

球样细胞白质营养不良症（globoid cell leukodystrophy） 292

排尿障碍（urination disorder） 32

基底动脉尖综合征（top of the basilar artery syndrome） 115

营养缺乏性脑病（nutritional deficiency encephalopathy） 305

梦魇（nightmare） 274

梅-罗综合征（Melkersson-Rosenthel syndrome） 376

副肿瘤性边缘性脑炎（paraneoplastic limbic encephalitis，PLE） 315

副肿瘤性脑干脑炎（paraneoplastic brain stem encephalitis） 315

副肿瘤性感觉运动性神经病（paraneoplastic sensory-motor neuropathy） 316

副肿瘤性感觉性神经病（paraneoplastic sensory neuropathy，PSN） 317

副肿瘤综合征（paraneoplastic syndrome，PNS） 313

颅内动脉瘤（intracranial aneurysm） 130

颅内动静脉畸形（intracranial arteriovenous malformation） 135

颅内压增高（intracranial hypertension） 33

颅底凹陷症（basilar invagination） 228

常规脑电图（routine electroencephalogram, REEG） 54

眼肌麻痹（ophthalmoplegia） 18

眼咽型肌营养不良（oculopharyngeal muscular dystrophy, OPMD） 330

眼球震颤（nystagmus） 23

眼睑痉挛（blepharospasm） 196

晚发型儿童良性枕叶癫痫（late onset benign childhood occipital epilepsy, LOE） 251

婴儿脑白质海绵变性（infantile spongiform leukoencephalopathy） 280

婴儿痉挛（infant spasm） 253

偏头痛（migraine） 255

偏头痛持续状态（status migrainosus） 263

偏侧阵挛性发作（hemiclonic seizure） 241

偏侧面肌痉挛（hemifacial spasm） 203

偏侧面部肥大症（hemifacial hypertrophy） 375

偏侧面部萎缩症（hemifacial atrophy） 374

偏侧萎缩症（hemiatrophy） 376

躯体感觉诱发电位（somatosensory evoked potential, SEP） 51

麻风性多发性神经炎（leprous polyneuritis） 99

盗血综合征（steal syndrome） 121

维生素 B_6 缺乏性脑病（vitamin B_6 deficiency encephalopathy） 308

维生素 E 缺乏性脑病（vitamin E deficiency encephalopathy） 308

十 二 画

散发性偏瘫型偏头痛（sporadic hemiplegic migraine, SHM） 259

棘红细胞增多性舞蹈症（chorea with acanthocytosis） 206

硬脑膜动静脉瘘（dural arteriovenous fistula, DAVF） 138

遗传变性性帕金森综合征（genetic degenerative Parkinson syndrome） 188

遗传性包涵体肌病（heredity inclusion body myopathy, h-IBM） 354

遗传性共济失调（hereditary ataxia, HA） 280

遗传性压迫易感性神经病（hereditary neuropathy with liability to pressure palsies, HNPP） 288

遗传性运动感觉神经病（hereditary motor-sensory neuropathy, HMSN） 80

遗传性痉挛性截瘫（hereditary spastic paraplegia, HSP） 283

遗传性感觉和自主神经病（hereditary sensory and autonomic neuropathy） 284

遗传性感觉和自主神经病 I 型（hereditary sensory and autonomic neuropathy type I, HSAN I） 285

遗传性感觉和自主神经病 II 型（hereditary sensory and autonomic neuropathy type II, HSAN II） 285

遗传性感觉和自主神经病 III 型（hereditary sensory and autonomic neuropathy type III, HSAN III） 286

遗传性感觉和自主神经病 IV 型（hereditary sensory and autonomic neuropathy type IV, HSAN IV） 286

遗传性感觉和自主神经病 V 型（hereditary sensory and autonomic neuropathy type V, HSAN V） 287

蛛网膜下腔出血（subarachnoid hemorrhage, SAH） 120

喉部肌张力障碍（laryngeal dystonia） 198

嵌压性神经病（entrapment neuropathy） 88

短暂性脑缺血发作（transient ischemic attack, TIA） 116

腓总神经麻痹（peroneal nerve palsy） 72

腔隙性脑梗死（lacunar infarction） 122

痛性眼肌麻痹（painful ophthalmoplegia） 268

强直发作持续状态（tonic status epilepticus） 244

强直-阵挛发作（tonic-clonic seizure） 235

强直性肌病（myotonic myopathy） 334

强直性肌营养不良（myotonic dystrophy, DM） 334

十 三 画

感觉障碍（sensory disorder） 25

雷特综合征（Rett syndrome） 212

睡行症（sleepwalking） 273

睡眠中癫痫性电持续状态（electrical status epilepticus during sleep, ESES） 246

睡眠肌阵挛（nocturnal myoclonus） 204

睡眠-觉醒时相延迟障碍（delayed sleep-wake phase disorder） 275

睡眠惊跳（sleep start） 274

睡眠障碍（sleep disorder） 269

睡惊症（sleep terror） 274

嗜睡（somnolence） 4

路易体痴呆（dementia with lewy body, DLB） 219

腰椎穿刺（lumbar puncture） 62

腰椎穿刺后头痛（post-lumbar puncture headache） 62

腰骶丛神经病（lumbosacral plexus neuropathy） 88

痴呆（dementia） 214

痴笑发作（gelastic seizure） 241

意向性震颤（intention tremor） 32

意识障碍（conscious disturbance） 3

福-肯综合征（Foster-Kennedy syndrome） 18

十 四 画

舞蹈症（chorea） 205

管集聚性肌病（tubular aggregate myopathy） 361

精神发育迟滞（mental retardation，MR） 36

精神运动性发作持续状态（psychomotor status epilepticus） 246

慢性进行性眼外肌麻痹（chronic progressive external ophthalmoplegia，CPEO） 347

慢性间质性肥厚性神经病（chronic interstitial hypertrophic neuropathy） 83

慢性炎性脱髓鞘性多发性神经病（chronic inflammatory demyelinating polyneuropathy，CIDP） 77

慢性偏头痛（chronic migraine，CM） 261

寡克隆区带检测（oligoclonal bands detection） 65

十 五 画

横纹肌溶解（rhabdomyolysis） 362

震颤（tremor） 27

霉变甘蔗中毒（moldy sugarcane poisoning） 321

踝管综合征（tarsal tunnerl syndrome） 94

蝶骨电极脑电图（sphenoidal electrode electroencephalogram） 61

僵人综合征（stiff person syndrome） 209

瘫痪（paralysis） 24

潘迪试验（Pandy test） 64

额叶癫痫（frontal lobe epilepsy） 248

额颞叶变性（frontotemporal lobe degeneration，FTLD） 218

谵妄（delirium） 7

十 六 画

颞叶癫痫（temporal lobe epilepsy） 249

霍纳征（Horner sign） 38

糖尿病性多发性神经病（diabetic polyneuropathy） 102

糖尿病性周围神经病（diabetic peripheral neuropathy，DPN） 100

糖尿病性单神经病（diabetic mononeuropathy） 103

糖尿病性臂丛神经病（diabetic brachial plexus neuropathy） 104

糖原沉积性肌病（glycogen storage myopathy） 342

十 七 画

瞬目反射（blink reflex） 44

瞳孔对光反射（pupillary light reflex） 38

臂丛神经病（brachial plexus neuropathy） 84

二十一 画

癫痫（epilepsy） 232

癫痫发作（epileptic seizures） 233

癫痫持续状态（status epilepticus，SE） 242

拉丁字母

F 波（F wave） 42

H 反射（H reflex） 44

条 目 外 文 标 题 索 引

A

abnormal electroencephalogram（异常脑电图） 59

absence seizure（失神发作） 236

absence status epilepticus（失神发作持续状态） 244

acute disseminated encephalomyelitis，ADEM（急性播散性脑脊髓炎） 172

acute drug-induced dystonia（急性药物性肌张力障碍） 194

acute myelitis（急性脊髓炎） 106

acute poliomyelitis（急性脊髓灰质炎） 149

adrenoleukodystrophy，ALD（肾上腺脑白质营养不良症） 294

agnosia（失认症） 12

akinetic mutism（无动性缄默症） 8

alcoholic amnestic syndrome（酒精遗忘综合征） 310

alcoholic cerebellar degeneration（酒精性小脑变性） 312

Alexander disease（亚历山大病） 295

Alzheimer disease，AD（阿尔茨海默病） 215

amyotrophic lateral sclerosis，ALS（肌萎缩侧索硬化） 223

amyotrophy（肌萎缩） 24

angiostrongyliasis cantonensis（广州管圆线虫病） 161

anhidrosis（无汗症） 371

anterior spinal cord artery syndrome（脊髓前动脉综合征） 109

anti-N-methyl-D-aspartate receptor encephalitis（抗 N-甲基-D-天冬氨酸受体脑炎） 318

aphasia（失语症） 9

apraxia（失用症） 11

Argyll Roberston pupil（阿·罗瞳孔） 38

Arnold-Chiari malformation（小脑扁桃体下疝畸形） 229

ataxia telangiectasia，AT（毛细血管扩张性共济失调） 210

ataxia（共济失调） 26

atonic seizure（失张力发作） 237

atypical facial pain，ATFP（非典型性面痛） 96

aura continua（持续性先兆） 245

autoimmune encephalitis，AE（自身免疫性脑炎） 318

automatism（自动症） 240

autonomic neuropathy（自主神经病） 366

B

basilar invagination（颅底凹陷症） 228

Becker muscular dystrophy，BMD（贝克肌营养不良） 326

benign childhood epilepsy with centro-temporal spikes，BECT（儿童良性癫痫伴有中央颞部棘波） 250

benign monomelic amyotrophy（良性单肢肌萎缩） 227

bipolar lead（双极导联） 57

blepharospasm（眼睑痉挛） 196

blink reflex（瞬目反射） 44

botulism（肉毒毒素中毒） 366

brachial plexus neuropathy following radiotherapy（放疗后臂丛神经病） 85

brachial plexus neuropathy（臂丛神经病） 84

brain death（脑死亡） 37

brain hernia（脑疝） 34

brainstem auditory evoked potential，BAEP（脑干听觉诱发电位） 50

bulbar paralysis（延髓麻痹） 24

C

cavernous hemangioma（海绵状血管瘤） 129

cavernous sinus thrombosis（海绵窦血栓形成） 124

central core disease，CCD（中央轴空病） 357

central nervous system demyelinating disease（中枢神经系统脱髓鞘疾病） 165

central pontine myelinolysis，CPM（脑桥中央髓鞘溶解症） 174

centronuclear myopathy（中央核肌病） 358

cerebral amyloid angiopathy（脑淀粉样血管病） 128

cerebral autosomal dominant arteriopathy with subcortical infarcts and leukoencephalopathy，CADASIL（伴皮质下梗死和白质脑病的常染色体显性遗传性脑动脉病） 126

cerebral cysticercosis（脑囊虫病） 161

cerebral embolism（脑栓塞） 111

cerebral evoked potential，CEP（脑诱发电位） 49

cerebral hemorrhage（脑出血）　118

cerebral hydatidosis（脑包虫病）　160

cerebral infarction（脑梗死）　113

cerebral paragonimiasis（脑型肺吸虫病）　163

cerebral schistosomiasis（脑型血吸虫病）　164

cerebral sparganosis（脑裂头蚴病）　162

cerebral toxoplasmosis（脑弓形虫病）　158

cerebral venous thrombosis，CVT（脑静脉系统血栓形成）　123

cerebrospinal fluid study（脑脊液检查）　63

cerebrovascular disease（脑血管病）　110

cervical dystonia（痉挛性斜颈）　199

childhood periodic migraine syndrome（儿童周期性偏头痛综合征）　261

chorea gravidarum（妊娠性舞蹈症）　207

chorea with acanthocytosis（棘红细胞增多性舞蹈症）　206

chorea（舞蹈症）　205

chronic inflammatory demyelinating polyneuropathy，CIDP（慢性炎性脱髓鞘性多发性神经病）　77

chronic interstitial hypertrophic neuropathy（慢性间质性肥厚性神经病）　83

chronic migraine，CM（慢性偏头痛）　261

chronic progressive external ophthalmoplegia，CPEO（慢性进行性眼外肌麻痹）　347

clinically isolated syndrome，CIS（临床孤立综合征）　175

clonic seizure（阵挛发作）　238

cluster headache（丛集性头痛）　266

coma（昏迷）　5

concentric sclerosis（同心圆性硬化）　172

congenital deficiency of end-plate Ach esterase（先天性终板乙酰胆碱酯酶缺乏）　363

congenital fiber type disproportion，CFTD（先天性肌纤维比例失常）　362

congenital muscular dystrophy，CMD（先天性肌营养不良）　332

congenital myopathy（先天性肌病）　356

conscious disturbance（意识障碍）　3

cortical basal ganglionic degeneration，CBGD（皮质基底核变性）　182

cortical blindness（皮质盲）　17

cortical dysplasia（皮质发育不良）　229

cortical electroencephalogram（皮质脑电图）　60

Creutzfeldt-Jakob disease，CJD（克-雅病）　151

cytology of cerebrospinal fluid test（脑脊液细胞学检查）　64

D

decorticate syndrome（去皮质综合征）　8

delayed encephalopathy after acute carbon monoxide poisoning（一氧化碳中毒迟发性脑病）　297

delayed sleep-wake phase disorder（睡眠-觉醒时相延迟障碍）　275

delirium（谵妄）　7

dementia with lewy body，DLB（路易体痴呆）　219

dementia（痴呆）　214

dentatorubral-pallidoluysian atrophy，DRPLA（齿状核-红核-苍白球-丘脑下核萎缩）　191

dermatomyositis（皮肌炎）　350

developmental disease of the nervous system（神经系统发育异常性疾病）　227

diabetic brachial plexus neuropathy（糖尿病性臂丛神经病）　104

diabetic mononeuropathy（糖尿病性单神经病）　103

diabetic peripheral neuropathy，DPN（糖尿病性周围神经病）　100

diabetic polyneuropathy（糖尿病性多发性神经病）　102

diencephalitis（间脑炎）　374

diffuse sclerosis（弥漫性硬化）　172

diphtheritic polyneuritis（白喉性多发性神经炎）　98

diplopia（复视）　22

dissecting aneurysm（夹层动脉瘤）　133

distal muscular dystrophy，DD（远端型肌营养不良）　331

dopa-responsive dystonia，DRD（多巴反应性肌张力障碍）　195

drug-induced akathisia（药物性静坐不能）　190

drug-induced Parkinsonism，DIP（药物性帕金森综合征）　180

drug-induced tremor（药物性震颤）　31

Duchenne muscular dystrophy，DMD（迪谢内肌营养不良）　325

dural arteriovenous fistula，DAVF（硬脑膜动静脉瘘）　138

dyskinesia（异动症）　179

dyssynergia cerebellaris myoclonica（肌阵挛性小脑协

调障碍）　212

dystonia（肌张力障碍）　192

dystonic tremor，DT（肌张力障碍性震颤）　30

E

early onset benign childhood occipital epilepsy，EBOS（早发型儿童良性枕叶癫痫）　250

electrical status epilepticus during sleep，ESES（睡眠中癫痫性电持续状态）　246

electroencephalogram of normal adult（正常成年人脑电图）　58

electroencephalogram of normal children（正常儿童脑电图）　58

electroencephalography，EEG（脑电图）　53

electromyography，EMG（肌电图）　39

Emery Dreifuss muscular dystrophy，EDMD（埃－德二氏肌营养不良）　330

endocrine myopathy（内分泌性肌病）　339

entrapment neuropathy（嵌压性神经病）　88

epilepsy（癫痫）　232

epileptic seizures（癫痫发作）　233

erythromelalgia（红斑性肢痛症）　369

erythroprosopalgia（红斑性面痛）　369

essential tremor，ET（特发性震颤）　29

F

facioscapulohumeral muscular dystrophy，FSHD（面肩肱型肌营养不良）　327

Fahr disease（法尔病）　190

familial hemiplegic migraine，FHM（家族性偏瘫型偏头痛）　258

fata familial insomnia，FFI（家族性致死性失眠症）　153

febrile convulsion（热性惊厥）　253

focal motor seizure（局灶运动性发作）　239

focal seizure（局灶性癫痫发作）　239

focal sensory seizure（局灶感觉性发作）　240

focal status epilepticus（局灶性发作持续状态）　245

Foster-Kennedy syndrome（福－肯综合征）　18

frontal lobe epilepsy（额叶癫痫）　248

frontotemporal lobe degeneration，FTLD（额颞叶变性）　218

F wave（F 波）　42

G

gait disorder（步态异常）　26

Galen vein thrombosis（大脑大静脉血栓形成）　125

ganglioside storage disease（神经节苷脂沉积病）　289

gelastic seizure（痴笑发作）　241

generalized seizure（全面性癫痫发作）　234

generalized status epilepticus（全面性发作持续状态）　243

generalized tonic clonic status epilepticus，GTCS-SE（全面性强直－阵挛发作持续状态）　243

genetic degenerative Parkinson syndrome（遗传变性性帕金森综合征）　188

genetic disease of the nervous system（神经系统遗传病）　276

Gerstmann syndrome（古茨曼综合征）　13

globoid cell leukodystrophy（球样细胞白质营养不良症）　292

glossopharyngeal neuralgia（舌咽神经痛）　96

glycogen storage myopathy（糖原沉积性肌病）　342

Guamanian amyotrophic lateral sclerosis parkinsonism dementia complex，Guam-ALS/PDC（关岛型肌萎缩侧索硬化－帕金森综合征－痴呆复合征）　188

Guillain-Barré syndrome，GBS（吉兰－巴雷综合征）　74

H

headache（头痛）　254

hemiatrophy（偏侧萎缩症）　376

hemiclonic seizure（偏侧阵挛性发作）　241

hemifacial atrophy（偏侧面部萎缩症）　374

hemifacial hypertrophy（偏侧面部肥大症）　375

hemifacial spasm（偏侧面肌痉挛）　203

hepatic encephalopathy（肝性脑病）　302

hepatolenticular degeneration（肝豆状核变性）　189

hereditary ataxia，HA（遗传性共济失调）　280

hereditary motor-sensory neuropathy，HMSN（遗传性运动感觉神经病）　80

hereditary neuropathy with liability to pressure palsies，HNPP（遗传性压迫易感性神经病）　288

hereditary sensory and autonomic neuropathy type Ⅱ，HSAN Ⅱ（遗传性感觉和自主神经病Ⅱ型）　285

hereditary sensory and autonomic neuropathy type Ⅰ，

HSAN Ⅰ（遗传性感觉和自主神经病Ⅰ型） 285

hereditary sensory and autonomic neuropathy type Ⅳ，HSAN Ⅳ（遗传性感觉和自主神经病Ⅳ型） 286

hereditary sensory and autonomic neuropathy type Ⅲ，HSAN Ⅲ（遗传性感觉和自主神经病Ⅲ型） 286

hereditary sensory and autonomic neuropathy type Ⅴ，HSAN Ⅴ（遗传性感觉和自主神经病Ⅴ型） 287

hereditary sensory and autonomic neuropathy（遗传性感觉和自主神经病） 284

hereditary spastic paraplegia，HSP（遗传性痉挛性截瘫） 283

heredity inclusion body myopathy，h-IBM（遗传性包涵体肌病） 354

heredofamilial brachial plexus neuropathy（家族性臂丛神经病） 86

herpes simplex virus encephalitis，HSE（单纯疱疹病毒性脑炎） 142

herpes zoster encephalitis（带状疱疹病毒性脑炎） 143

Horner sign（霍纳征） 38

H reflex（H反射） 44

Huntington disease，HD（亨廷顿病） 205

hydrocephalus（脑积水） 35

hyperhidrosis（多汗症） 372

hyperparathyroidism encephalopathy（甲状旁腺功能亢进脑病） 301

hyperthyroid encephalopathy（甲状腺功能亢进脑病） 299

hyperthyroid myopathy（甲状腺功能亢进性肌病） 340

hypoglycemia encephalopathy（低血糖脑病） 298

hypoparathyroidism encephalopathy（甲状旁腺功能减退脑病） 301

hypothyroidism encephalopathy（甲状腺功能减退脑病） 300

hypothyroid myopathy（甲状腺功能减退性肌病） 339

hypoxic ischemic encephalopathy，HIE（缺血-缺氧性脑病） 297

I

idiopathic brachial plexus neuropathy，IBPN（特发性臂丛神经病） 87

idiopathic facial paralysis（特发性面神经麻痹） 70

idiopathic hypersomnia（特发性睡眠增多） 273

idiopathic lumbosacral plexus neuropathy（特发性腰骶丛神经病） 88

inclusion body myositis，IBM（包涵体肌炎） 353

infantile spongiform leukoencephalopathy（婴儿脑白质海绵变性） 280

infant spasm（婴儿痉挛） 253

infectious disease of the central nervous system（中枢神经系统感染性疾病） 140

inflammatory myopathy，IM（炎性肌病） 350

insomnia disorder（失眠障碍） 270

intention tremor（意向性震颤） 32

intercostal neuralgia（肋间神经痛） 98

internuclear ophthalmoplegia（核间性眼肌麻痹） 20

intracranial aneurysm（颅内动脉瘤） 130

intracranial arteriovenous fistula（脑内动静脉瘘） 137

intracranial arteriovenous malformation（颅内动静脉畸形） 135

intracranial hypertension（颅内压增高） 33

involuntary movement（不自主运动） 26

lacunar infarction（腔隙性脑梗死） 122

L

Lambert-Eaton myasthenic syndrome，LEMS（兰伯特-伊顿肌无力综合征） 365

laryngeal dystonia（喉部肌张力障碍） 198

late onset benign childhood occipital epilepsy，LOE（晚发型儿童良性枕叶癫痫） 251

lateral medullary syndrome（延髓背外侧综合征） 115

Lennox-Gastaut syndrome，LGS（伦诺克斯-加斯托综合征） 252

leprous polyneuritis（麻风性多发性神经炎） 99

leptospirosis of central nervous system（神经系统钩端螺旋体病） 155

Lesch-Nyhan syndrome（莱施-奈恩综合征） 211

leukodystrophy，LD（脑白质营养不良症） 292

limb girdle muscular dystrophy，LGMD（肢带型肌营养不良） 328

lipid storage myopathy，LSM（脂质沉积性肌病） 344

lissencephaly（无脑回） 230

locked-in syndrome（闭锁综合征） 8

long term electroencephalogram（长程脑电图） 60

lumbar puncture（腰椎穿刺） 62

lumbosacral plexus neuropathy（腰骶丛神经病） 88

Lyme neuroboreliosis（神经莱姆病） 156

M

Machado-Joseph disease，MJD（马查多-约瑟夫病） 211

magnetoencephalogram（脑磁图） 61

median nerve entrapment syndrome（正中神经嵌压综合征） 89

Melkersson-Rosenthel syndrome（梅-罗综合征） 376

meningeal irritation sign（脑膜刺激征） 39

mental retardation，MR（精神发育迟滞） 36

metabolic encephalopathy（代谢性脑病） 296

metachromatic leukodystrophy，MLD（异染性脑白质营养不良症） 293

migraine with aura（有先兆偏头痛） 257

migraine with brainstem aura（有脑干先兆的偏头痛） 260

migraine without aura（无先兆偏头痛） 256

migraine（偏头痛） 255

mild cognitive impairment，MCI（轻度认知功能障碍） 221

miochondrial encephalomyopathy（线粒体脑肌病） 347

mitochondrial encephalomyopathy with lactic acidosis and stroke-like episode，MELAS（线粒体脑肌病伴高乳酸血症和卒中样发作） 347

mitochondrial myopathy（线粒体肌病） 346

moldy sugarcane poisoning（霉变甘蔗中毒） 321

mononeurepathy（单神经病） 70

motor evoked potential，MEP（运动诱发电位） 52

motor neuron disease，MND（运动神经元病） 223

motor unit number estimates，MUNE（运动单位计数） 46

movement disorder（运动障碍性疾病） 175

moyamoya disease（烟雾病） 125

multifocal motor neuropathy，MMN（多灶性运动神经病） 79

multiple mononeuropathy（多发性单神经病） 72

multiple sclerosis，MS（多发性硬化） 166

multiple system atrophy，MSA（多系统萎缩） 184

muscle biopsy（肌肉活体组织检查） 65

muscular disorder（肌肉病） 322

myasthenia gravis，MG（重症肌无力） 364

myoclonic epilepsy with ragged-red fiber，MERRF（肌阵挛癫痫伴破碎红纤维） 348

myoclonic seizure（肌阵挛发作） 235

myoclonic status epilepticus（肌阵挛发作持续状态） 244

myotonia congenita（先天性肌强直） 336

myotonic dystrophy，DM（强直性肌营养不良） 334

myotonic myopathy（强直性肌病） 334

N

narcolepsy（发作性睡病） 271

negative myoclonic seizure（负性肌阵挛发作） 238

nemaline myopathy（杆状体肌病） 359

nerve biopsy（神经活体组织检查） 66

nerve conduction velocity study（神经传导速度测定） 40

neuralgia（神经痛） 94

neurodegenerative disease，NDD（神经系统变性病） 213

neurofibromatosis，NF（神经纤维瘤病） 290

neuroleptic malignant syndrome，NMS（抗精神病药物恶性综合征） 181

neurology（神经病学） 1

neuromyelitis optica，NMO（视神经脊髓炎） 170

neuromyotonia，NMT（神经性肌强直） 337

neuronal ceroid lipofuscinosis，NCL（神经元蜡样质脂褐质沉积病） 278

neurosyphilis（神经梅毒） 154

nicotinic acid deficiency encephalopathy（烟酸缺乏性脑病） 307

nightmare（梦魇） 274

nocturnal myoclonus（睡眠肌阵挛） 204

nuclear ophthalmoplegia（核性眼肌麻痹） 19

nutritional deficiency encephalopathy（营养缺乏性脑病） 305

nystagmus（眼球震颤） 23

O

obstetric brachial plexus neuropathy（分娩性臂丛神经病） 86

occipital lobe epilepsy（枕叶癫痫） 247

occipital neuralgia（枕神经痛） 97

oculopharyngeal muscular dystrophy，OPMD（眼咽型肌

营养不良） 330

oligoclonal bands detection（寡克隆区带检测） 65

ophthalmoplegia（眼肌麻痹） 18

optic neuritis, ON（视神经炎） 174

oromandibular dystonia, OMD（口-下颌肌张力障碍）
197

P

pachygyria（巨脑回畸形） 231

painful ophthalmoplegia（痛性眼肌麻痹） 268

Pandy test（潘迪试验） 64

pantothenate kinase associated neurodegeneration,
PKAN（泛酸激酶相关性神经变性病） 189

paralysis（瘫痪） 24

paramyotonia congenita, PMC（先天性副肌强直）
337

paraneoplastic brain stem encephalitis（副肿瘤性脑干
脑炎） 315

paraneoplastic limbic encephalitis, PLE（副肿瘤性边
缘性脑炎） 315

paraneoplastic sensory-motor neuropathy（副肿瘤性感
觉运动性神经病） 316

paraneoplastic sensory neuropathy, PSN（副肿瘤性感
觉性神经病） 317

paraneoplastic syndrome, PNS（副肿瘤综合征）
313

parasitic infectious disease of central nervous system（中
枢神经系统寄生虫感染性疾病） 157

parietal lobe epilepsy（顶叶癫痫） 247

Parkinson disease, PD（帕金森病） 176

Parkinsonian syndrome, PDS（帕金森综合征） 176

Parkinson plus syndrome, PPS（帕金森叠加综合征）
182

paroxysmal dystonia（发作性肌张力障碍） 200

pathologic reflex（病理反射） 38

periodic limb movement disorder（周期性肢体运动障
碍） 273

periodic paralysis（周期性瘫痪） 338

peripheral neuropathy（周围神经病） 68

peripheral ophthalmoplegia（周围性眼肌麻痹） 19

peroneal nerve palsy（腓总神经麻痹） 72

physiologycal tremor（生理性震颤） 29

platybasia（扁平颅底） 228

plexopathy（神经丛病） 83

polymicrogyria, PMG（多小脑回畸形） 231

polymyositis, PM（多发性肌炎） 352

polyneuropathy（多发性神经病） 68

polysomnogram, PSG（多导睡眠图） 61

porphyria encephalopathy（卟啉病脑病） 304

postanoxic with intention myoclonus（缺氧后动作性肌
阵挛） 204

post-encephalitic parkinsonism, PEP（脑炎后帕金森
综合征） 181

posterior spinal cord artery syndrome（脊髓后动脉综合
征） 109

postherpetic neuralgia, PHN（疱疹后神经痛） 95

post-lumbar puncture headache（腰椎穿刺后头痛）
62

primary degeneration of the corpus callosum（原发性胼
胝体变性） 311

primary lateral sclerosis, PLS（原发性侧索硬化）
226

prion disease of central nervous system（中枢神经系统
朊蛋白病） 150

progressive bulbar palsy, PBP（进行性延髓麻痹）
225

progressive multifocal leukoencephalopathy, PML（进行
性多灶性白质脑病） 143

progressive muscular atrophy, PMA（进行性肌萎缩）
225

progressive muscular dystrophy, PMD（进行性肌营养
不良） 322

progressive rubella panencephalitis（进行性风疹性全脑
炎） 147

progressive supranuclear palsy, PSP（进行性核上性麻
痹） 186

psychomotor status epilepticus（精神运动性发作持续状
态） 246

pupillary light reflex（瞳孔对光反射） 38

Q

quantitative sensory testing, QST（定量感觉测定）
48

Queckenstedt test（奎肯斯提特试验） 62

R

radial tunnel syndrome（桡神经后骨间综合征） 92

radiation encephalopathy, REP（放射性脑病） 320

radiation myelopathy（放射性脊髓病） 319

rapid eye movement sleep behavior disorder，RBD（快速眼动睡眠期行为障碍） 275

Rasmussen syndrom，RS（拉斯马森综合征） 252

recurrent hypersomnia（反复发作性睡眠增多） 272

reflex sympathetic dystrophy（交感反射性营养不良） 373

repetitive nerve stimulation，RNS（重复神经电刺激） 43

restless leg syndrome，RLS（不安腿综合征） 209

Rett syndrome（雷特综合征） 212

rhabdomyolysis（横纹肌溶解） 362

rheumatic chorea（风湿性舞蹈症） 207

routine electroencephalogram，REEG（常规脑电图） 54

S

sciatica neuralgia（坐骨神经痛） 98

sciatic nerve injury（坐骨神经损伤） 72

sciatic nerve piriformis syndrome（坐骨神经梨状肌综合征） 93

secondary Parkinsonian syndrome（继发性帕金森综合征） 179

senile chorea（老年性舞蹈症） 206

sensory disorder（感觉障碍） 25

sigmoid sinus thrombosis（乙状窦血栓形成） 124

single-fiber electromyography，SFEMG（单纤维肌电图） 45

skin biopsy（皮肤活体组织检查） 67

sleep disorder（睡眠障碍） 269

sleep start（睡眠惊跳） 274

sleep terror（睡惊症） 274

sleepwalking（睡行症） 273

somatosensory evoked potential，SEP（躯体感觉诱发电位） 51

somnolence（嗜睡） 4

sphenoidal electrode electroencephalogram（蝶骨电极脑电图） 61

spinal and bulbar muscular atrophy，SBMA（延髓脊髓性肌萎缩） 287

spinal arachnoiditis（脊髓蛛网膜炎） 108

spinal cord compression（脊髓压迫症） 107

spinal cord disease（脊髓疾病） 105

spinal cord hemorrhage（脊髓出血） 110

spinal muscular atrophy，SMA（脊髓性肌萎缩） 284

spirochete infectious disease of central nervous system（中枢神经系统螺旋体感染性疾病） 153

spontaneous intracranial hypotension，SIH（自发性低颅压头痛） 267

sporadic hemiplegic migraine，SHM（散发性偏瘫型偏头痛） 259

status epilepticus，SE（癫痫持续状态） 242

status migrainosus（偏头痛持续状态） 263

steal syndrome（盗血综合征） 121

steroid myopathy（类固醇肌病） 341

stiff person syndrome（僵人综合征） 209

straight sinus thrombosis（直窦血栓形成） 125

stupor（昏睡） 5

subacute cerebellar degeneration，SCD（亚急性小脑变性） 314

subacute combined degeneration of spinal cord，SCD（脊髓亚急性联合变性） 309

subacute necrotizing encephalomyelopathy（亚急性坏死性脑脊髓病） 349

subacute sclerosing pancephalitis，SSPE（亚急性硬化性全脑炎） 145

subarachnoid hemorrhage，SAH（蛛网膜下腔出血） 120

subcortical arteriosclerotic encephalopathy，SAE（皮质下动脉硬化性脑病） 127

superior sagittal sinus thrombosis（上矢状窦血栓形成） 123

supranuclear ophthalmoplegia（核上性眼肌麻痹） 21

sympathetic skin response，SSR（皮肤交感反应） 47

syncope（晕厥） 14

syringomyelia（脊髓空洞症） 108

T

tardive dyskinesia（迟发性运动障碍） 202

tardive dystonia（迟发性肌张力障碍） 196

tarsal tunnerl syndrome（踝管综合征） 94

temporal lobe epilepsy（颞叶癫痫） 249

tension-type headache，TTH（紧张型头痛） 264

thoracic outlet syndrome（胸廓出口综合征） 86

tonic-clonic seizure（强直-阵挛发作） 235

tonic status epilepticus（强直发作持续状态） 244

top of the basilar artery syndrome（基底动脉尖综合征）

115

Tourette syndrome（抽动症） 208

transient ischemic attack，TIA（短暂性脑缺血发作） 116

tremor（震颤） 27

trigeminal neuralgia（三叉神经痛） 95

tropical spastic paraplegia，TSP（热带痉挛性截瘫） 148

tuberous sclerosis，TS（结节性硬化症） 279

tubular aggregate myopathy（管集聚性肌病） 361

U

ulnar nerve entrapment syndrome（尺神经嵌压综合征） 91

unipolar lead（单极导联） 56

uremic peripheral neuropathy（尿毒症性周围神经病） 104

urination disorder（排尿障碍） 32

V

variant Creutzfeldt-Jakob disease，vCJD（变异型克-雅病） 152

vasculitic brachial plexus neuropathy（血管炎性臂丛神经病） 85

vedio electroencephalogram（视频脑电图） 60

vertigo（眩晕） 15

visual disorder（视觉障碍） 15

visual evoked potential，VEP（视觉诱发电位） 49

vitamin B_6 deficiency encephalopathy（维生素 B_6 缺乏性脑病） 308

vitamin E deficiency encephalopathy（维生素 E 缺乏性脑病） 308

W

watershed infarction（分水岭梗死） 116

Wernicke encephalopathy，WE（韦尼克脑病） 305

writer cramp（书写痉挛） 198

内 容 索 引

说 明

　　一、本索引是本卷条目和条目内容的主题分析索引。索引款目按汉语拼音字母顺序并辅以汉字笔画、起笔笔形顺序排列。同音时，按汉字笔画由少到多的顺序排列，笔画数相同的按起笔笔形横（一）、竖（丨）、撇（丿）、点（丶）、折（乛，包括丁乚等）的顺序排列。第一字相同时，按第二字，余类推。索引标目中夹有拉丁字母、希腊字母、阿拉伯数字和罗马数字的，依次排在相应的汉字索引款目之后。标点符号不作为排序单元。

　　二、设有条目的款目用黑体字，未设条目的款目用宋体字。

　　三、不同概念（含人物）具有同一标目名称时，分别设置索引款目；未设条目的同名索引标目后括注简单说明或所属类别，以利检索。

　　四、索引标目之后的阿拉伯数字是标目内容所在的页码，数字之后的小写拉丁字母表示索引内容所在的版面区域。本书正文的版面区域划分如右图。

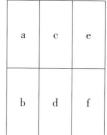

a	c	e
b	d	f

A

阿尔茨海默病（Alzheimer disease，AD）　215e

阿・罗瞳孔（Argyll Roberston pupil）　38d

阿-奇（Arnold-Chiari）畸形　229a

埃-德二氏肌营养不良（Emery Dreifuss muscular dystrophy，EDMD）　330e

埃尔朗-迪谢内（Aran-Duchenne）病　226a

埃克波姆（Ekbom）综合征　209b

埃蒙（Hemon）综合征　180c

癌性臂丛神经病　85f

艾德生（Adson）试验　87a

艾萨克（Isaacs）综合征　337a

安德森综合征　339a

奥本海姆（Oppenheim）征　39a

B

巴宾斯基（Babinski）征　38f

巴洛（Balo）病　172d

白喉　99a

白喉棒状杆菌　99a

白喉性多发性神经病　69f

白喉性多发性神经炎（diphtheritic polyneuritis）　98f

扳机点（三叉神经痛）　96a

半乳糖脑苷类脂沉积症　292b

伴颅周压痛的慢性紧张型头痛　265f

伴颅周压痛的偶发性紧张型头痛　264f

伴颅周压痛的频发性紧张型头痛　265c

伴皮质下梗死和白质脑病的常染色体显性遗传性脑动脉病（cerebral autosomal dominant arteriopathy with subcortical infarcts and leukoencephalopathy，CADASIL）　126a

伴随症状波动的遗传性进行性肌张力障碍　195d

伴镶边空泡远端肌病（distal myopathy with rimmed vacuoles，DMRV）　331e

伴有轻偏瘫的偏侧抽搐状态　245d

棒状体肌病　359d

包涵体肌炎（inclusion body myositis，IBM）　353e

贝尔（Behr）综合征　283f

贝尔（Bell）征　70f

贝克（Becker）型先天性肌强直　336b

贝克肌营养不良（Becker muscular dystrophy，BMD）　326e

背景活动异常　59d

本内迪克（Benedict）综合征　20c

闭锁状态　9c

闭锁综合征（locked-in syndrome）　8f

臂丛神经病（brachial plexus neuropathy）　84f

边缘叶性癫痫持续状态　245c

扁平颅底（platybasia）　228f

变异型克-雅病（variant Creutzfeldt-Jakob disease，vCJD）　152e

变异型CIDP　77d

表达性失语　9f

宾斯万格（Binswanger）病 127a

病毒后疲劳综合征 350d

病毒性肌炎 350c

病毒性脑膜炎 141d

病毒性脑炎 141f

病理反射（pathologic reflex） 38f

波间期（单纤维肌电图） 45e

伯恩威尔（Bourneville）病 279c

卟啉病 304d

卟啉病脑病（porphyria encephalopathy） 304c

捕蝇舌征 202d

不安腿综合征（restless leg syndrome，RLS） 209a

不伴颅周压痛的慢性紧张型头痛 265f

不伴颅周压痛的偶发性紧张型头痛 265a

不伴颅周压痛的频发性紧张型头痛 265c

不典型失神发作 237d

不对称强直性运动发作 240a

不自主运动（involuntary movement） 26e

不完全型闭锁综合征 9a

布鲁津斯基（Brudzinski）征 39c

布罗卡（Broca）失语 9f

步态异常（gait disorder） 26c

部分性癫痫 117e

部分性负性肌阵挛发作 238d

部分性脑沟回缺如 231c

C

参考电极导联 56e

参考电极活化 57c

苍白球黑质变性 189e

糙皮病 305c

侧倾型痉挛性斜颈 200a

层粘连蛋白 α2 链缺失型 333b

层粘连蛋白缺失型先天性肌营养不良 323a

查多克（Chaddock）征 39a

颤抖（单纤维肌电图） 45e

长程脑电图（long term electroencephalogram） 60d

长潜伏期电位 49c

长潜伏期反应 49b

常规脑电图（routine electroencephalogram，REEG） 54f

常规 EMG 39d

常染色体显性遗传的多巴反应性肌张力障碍（autosomal dominate DRD，AD-DRD，DYT5a） 195e

常染色体显性遗传小脑共济失调（autosomal dominant cerebellar ataxia，ADCA） 281a

常染色体显性遗传性包涵体肌病 356a

常染色体显性遗传中央核肌病 358f

常染色体隐性遗传的多巴反应性肌张力障碍（autosomal recessive DRD，AR-DRD，DYT5b） 195e

常染色体隐性遗传性包涵体肌病 355e

常染色体隐性遗传中央核肌病 358f

成年脑型肾上腺脑白质营养不良症（adult cerebral ALD，AALD） 294f

成年人脑死亡判定标准（中国） 37d

成年人异常脑电图 59e

成年型杆状体肌病 360d

成年型脊髓性肌萎缩 284d

成年型强直性肌营养不良 335b

成年型球样细胞白质营养不良症 292f

成年型神经元蜡样质脂褐质沉积病 278f

成年型亚历山大病 295f

成年型异染性脑白质营养不良症 294a

痴呆（dementia） 214d

痴呆前期 217e

痴笑发作（gelastic seizure） 241f

迟发性肌张力障碍（tardive dystonia） 196d

迟发性进行性放射性脊髓病 319f，320a

迟发性运动障碍（tardive dyskinesia） 202a

持续性部分性癫痫 240c

持续性肌纤维活动 337a

持续性偏侧头痛 262e

持续性特发性面痛 96c

持续性先兆（aura continua） 245e

持续植物状态 4b

尺神经 91b

尺神经嵌压综合征（ulnar nerve entrapment syndrome） 91a

齿轮样强直 177d

齿状核-红核-苍白球-丘脑下核萎缩（dentatorubral-pallidoluysian atrophy，DRPLA） 191c

充盈性尿失禁 33a

抽动症（Tourette syndrome） 208a

出血性黄变 63f

触觉失认 12e

穿刺活检 66b

传导性失语 10a

垂井病 342e

纯感觉型变异型 CIDP 77d

纯感觉性脑卒中 122e

纯运动型变异型 CIDP 77d

纯运动性轻偏瘫 122d

刺激敏感性肌阵挛 183b

丛集性头痛（cluster headache） 266d

D

大脑大静脉区 DAVF 138f

大脑大静脉血栓形成（Galen vein thrombosis） 125c

大脑动脉环 125e

大脑后动脉及分支梗死 114c

大脑后动脉瘤 133c

大脑脚综合征 20b

大脑镰下疝 34e

大脑皮质同步化 53e

大脑前动脉梗死 114a

大脑前动脉瘤 133a

大脑性共济失调 26c

大脑中动脉梗死 113f

大脑中动脉瘤 133a

大血管病变性脑炎 143d

代偿性脑积水 35c

代谢性肌病 322c

代谢性脑病（metabolic encephalopathy） 296c

带状疱疹 95b

带状疱疹病毒性脑炎（herpes zoster encephalitis） 143b

单侧核间性眼肌麻痹 21a

单纯疱疹病毒性脑炎（herpes simplex virus encephalitis, HSE） 142a

单纯艾迪生病（Addisononly, AO） 295a

单纯型遗传性痉挛性截瘫 283c

单纯性痴笑发作 242a

单纯性热性惊厥 253f

单纯阵挛性运动发作 240a

单核样细胞反应 65a

单基因遗传病 276f

单极导联（unipolar lead） 56e

单神经病（mononeurepathy） 70b

单神经痛 70b

单神经型感觉障碍 25d

单瘫 24d

单纤维肌电图（single-fiber electromyography, SFEMG） 45c

单相型 ADEM 173a

单眼复视 22b

单眼视力障碍 15f

胆碱类药物所致震颤 32b

蛋白-细胞分离 64b

刀痕样萎缩 375a

盗血综合征（steal syndrome） 121e

道森手指（Dawson fingers） 169a

德国麻疹 147c

德肯（Durkan）试验 90b

德热里纳-索塔斯（Dejerine-Sottas）病 83b

德维克（Devic）病 170a

等长性震颤 27e

低钾型周期性瘫痪 338e，339c

低镁血症 302b

低前 β 脂蛋白血症-棘红细胞增多症-视网膜色素变性苍白球变性综合征 190b

低血糖脑病（hypoglycemia encephalopathy） 298f

低血压-低氧血症脑病 297c

狄贞迪（Djindjian）分型（硬脑膜动静脉瘘） 139b

迪谢内-埃尔布（Duchenne-Erb）麻痹 104b

迪谢内-埃尔布（Duchenne-Erb）综合征 86a

迪谢内肌营养不良（Duchenne muscular dystrophy, DMD） 325c

骶丛受损腰骶丛神经病 88b

第二型麻风反应 99f

第三型麻风反应 100a

第一型麻风反应 99f

蒂内尔（Tinel）试验 90b

癫痫（epilepsy） 232c

癫痫部分性发作 239b

癫痫持续状态（status epilepticus, SE） 242c

癫痫重复性发作特点 234a

癫痫短暂性发作特点 234a

癫痫发作（epileptic seizures） 233f

癫痫发作性发作特点 234a

癫痫放电 232f

癫痫刻板性发作特点 234a

癫痫性负性肌阵挛 238f

癫痫样放电 59e

典型偏头痛 257f

典型失神发作 237d

典型型杆状体肌病 360c

典型性泛酸激酶相关性神经变性病 190a

蝶骨电极脑电图 （sphenoidal electrode electroencephalogram） 61c

蝶骨嵴脑膜瘤 18d

顶叶 247f

顶叶 PMG 232b

顶叶癫痫 （parietal lobe epilepsy） 247f

顶叶肿瘤（失认证） 13b

定量感觉测定 （quantitative sensory testing，QST） 48a

动脉剥离 133f

动脉-动脉源性栓塞型 TIA 117b

动脉粥样硬化性动脉瘤 131d

动物朊蛋白病 150e

动眼危象 22b，181c

动作性震颤 27c

豆纹动脉 114a

豆纹动脉梗死 114a

独立生活能力障碍 214e

读码框规则 327a

短期失眠障碍 271b

短潜伏期电位 49c

短暂型失张力发作 237e

短暂性抽动障碍 208e

短暂性脑缺血发作 （transient ischemic attack，TIA） 116f

对称性多发性神经病 101c

对称性基底核钙化综合征 301f

对光反应 55d

多巴反应性肌张力障碍 （dopa-responsive dystonia，DRD） 195c

多导睡眠图 （polysomnogram，PSG） 61d

多动性疾病 176a

多发性单神经病 （multiple mononeuropathy） 72e

多发性肌炎 （polymyositis，PM） 352b

多发性神经病 （polyneuropathy） 68e

多发性硬化 （multiple sclerosis，MS） 166f

多汗症 （hyperhidrosis） 372b

多基因遗传病 277a

多聚谷氨酸病 213f

多系统萎缩 （multiple system atrophy，MSA） 184c

多项轻度认知功能障碍 （multiple-domain MCI，mdMCI） 222a

多相型 ADEM 173a

多小脑回畸形 （polymicrogyria，PMG） 231e

多灶型肌张力障碍 193c

多灶性获得性脱髓鞘性感觉运动神经病 （multifocal acquired demyelinating sensory and motor neuropathy，MADSAM） 77e

多灶性运动神经病 （multifocal motor neuropathy，MMN） 79a

多种酰基辅酶 A 脱氢酶缺陷症 （multiple acyl-CoA dehydrogenase deficiency，MADD） 345b

E

鹅卵石无脑回畸形 230e

额颞叶变性 （frontotemporal lobe degeneration，FTLD） 218e

额颞叶痴呆 （frontotemporal dementia，FTD） 218e

额叶癫痫 （frontal lobe epilepsy） 248c

额叶损害（痴笑发作） 242b

额叶肿瘤（福-肯综合征） 18c

额叶 PMG 232a

额枕线 228d

恶性安定剂综合征 181f

恶性肿瘤性多发性神经病 69e

恶性综合征 195b

腭肌震颤 29b

恩格尔 （Engel） 344e，362e

儿童孤独症 37a

儿童后头部慢波 58c

儿童精神分裂症 36f

儿童良性癫痫伴有中央颞部棘波 （benign childhood epilepsy with centro-temporal spikes，BECT） 250b

儿童脑型肾上腺脑白质营养不良症 （childhood cerebral ALD，CCALD） 294e

儿童型杆状体肌病 360d

儿童异常脑电图 60b

儿童周期性偏头痛综合征 （childhood periodic migraine syndrome） 261b

耳大神经 97e

耳颞综合征 372e

二级预防（脑血管病） 111e

二硫化碳中毒所致继发性帕金森综合征 180a

F

发生源导联法 57b

发作性非运动诱发的运动障碍 201c

发作性共济失调 281d

发作性共济失调 1 型 281d

发作性共济失调 2 型 281e

发作性固定姿势保持不能 238e

发作性肌痉挛、肌痛、肌强直型管集聚性肌病 361c

发作性肌张力障碍（paroxysmal dystonia） 200f

发作性紧张型头痛 264d，266c

发作性起动诱发的运动障碍（paroxysmal kinesigenic dyskinesia, PKD） 201a，239a

发作性睡病（narcolepsy） 271f

发作性睡病 1 型 272c

发作性睡病 2 型 272c

发作性睡眠诱发的运动障碍 201d

发作性运动诱发的运动障碍 201c

发作性运动障碍 200f

法尔病（Fahr disease） 190c

反复发作性睡眠增多（recurrent hypersomnia） 272e

反射性膀胱 33d

反射性神经血管营养不良 373b

反跳性头痛 262f

返祖纤维 326b

泛酸激酶相关性神经变性病（pantothenate kinase associated neurodegeneration, PKAN） 189e

放疗后臂丛神经病（brachial plexus neuropathy following radiotherapy） 85d

放射性脊髓病（radiation myelopathy） 319d

放射性脑病（radiation encephalopathy, REP） 320b

非典型性泛酸激酶相关性神经变性病 190a

非典型性面痛（atypical facial pain, ATFP） 96c

非肌营养不良性肌强直 334e

非惊厥性癫痫持续状态 242f

非精神运动性发作持续状态 246c

非器质性感觉障碍 26a

非特异性反应 49b

非外伤性臂丛神经病 84a

非心源性栓塞型 TIA 118c

非遗忘型轻度认知功能障碍（single-domain non-memory MCI, snmMCI） 222a

非症状性脑积水 35b

腓骨肌萎缩症 80b

腓总神经 72a

腓总神经麻痹（peroneal nerve palsy） 72a

分离性感觉障碍 25e，108f

分娩性臂丛神经病（obstetric brachial plexus neuropathy） 86a

分水岭梗死（watershed infarction） 116b

分水岭区失语综合征 10b

风湿性舞蹈症（rheumatic chorea） 207c

风疹 147c

风疹脑炎 147c

疯牛病 152f

跗管综合征 94c

弗格森－克里切利（Ferguson-Critchley）综合征 283d

弗莱伯格（Freiberg）试验 93f

弗里德赖希（Friedreich）共济失调 281e

弗伦（Phalen）试验 90b

弗洛因现象 64a

辐辏反射 38e

福－肯综合征（Foster-Kennedy syndrome） 18a

福山型先天性肌营养不良（Fukuyama congenital muscular dystrophy, FCMD） 323a，333a

负性肌阵挛 236a

负性肌阵挛发作（negative myoclonic seizure） 238c

复发缓解型 MS（relapsing-remitting MS, RRMS） 167b

复发型 ADEM 173a

复发性唇面肿胀面瘫综合征 376d

复合肌肉动作电位（compound muscle action potential, CMAP） 42b

复视（diplopia） 22b

复杂偏头痛 257f

复杂失神发作 237b

复杂型遗传性痉挛性截瘫 283d

复杂性局部疼痛综合征 Ⅰ 型（complex regional pain syndrome-type Ⅰ） 373b

复杂性热性惊厥 253f

副肿瘤性边缘性脑炎（paraneoplastic limbic encephalitis, PLE） 315f

副肿瘤性感觉性神经病（paraneoplastic sensory neuropathy，PSN） 317c

副肿瘤性感觉运动性神经病（paraneoplastic sensory-motor neuropathy） 316d

副肿瘤性脑干脑炎（paraneoplastic brain stem encephalitis） 315c

副肿瘤性小脑变性 314c

副肿瘤性周围神经血管炎 317a

副肿瘤综合征（paraneoplastic syndrome，PNS） 313b

腹型偏头痛 261c

G

改良巴克霍夫（Barkhof）标准（多发性硬化） 169a

钙离子通道阻滞药所致震颤 32b

干扰 54c

干线型肝硬化 164f

橄榄-脑桥-小脑型肾上腺脑白质营养不良症（olivo-ponto-cerebellar ALD，OPCALD） 295a

干性坐骨神经痛 98f

杆状体肌病（nemaline myopathy） 359d

肝豆状核变性（hepatolenticular degeneration） 189a

肝昏迷 303b

肝脾性血吸虫病 165a

肝性脑病（hepatic encephalopathy） 302c

肝性脑病昏迷期 303d

肝性脑病昏迷前期 303c

肝性脑病昏睡期 303d

肝性脑病Ⅳ期 303d

肝性脑病Ⅱ期 303c

肝性脑病Ⅲ期 303d

肝性脑病Ⅰ期 303c

肝性脑病前驱期 303c

感觉倒错 25c

感觉诡计 193a

感觉过敏 25c

感觉减退 25c

感觉缺失 25c

感觉神经传导速度 41c

感觉系统 25f

感觉先兆 255f，258b

感觉性多发性神经病 69a，101c

感觉性共济失调 26a

感觉性失语 9f

感觉性无张力膀胱 33a

感觉异常 25c

感觉运动性多发性神经病 69a，101c

感觉-运动性脑卒中 122e

感觉障碍（sensory disorder） 25c

感觉障碍刺激性症状 25c

感觉障碍抑制性症状 25c

感觉障碍性膀胱 33a

感染后因素所致的帕金森综合征 179f

感染所致的帕金森综合征 179f

感染性动脉瘤 131d

感染性多发性神经病 69f

感染性炎性肌病 350c

高尔斯（Gowers）征 325e

高钾型周期性瘫痪 338f，339c

高血糖记忆 100f

高血压脑病 120b

高血压性脑出血 118f

戈登（Gordon）征 39a

格拉斯哥（Glasgow）昏迷评分 6f

格林-巴利综合征 74d

根性坐骨神经痛 98e

梗阻性黄变 63f

梗阻性脑积水 35a，36b

弓形虫病 158f

功能获得 81c

共济失调（ataxia） 26a

共济失调伴维生素 E 缺乏症 281e

共济失调性轻偏瘫 122d

钩端螺旋体 155f

钩端螺旋体脑膜炎 156b

钩端螺旋体脑炎 156b

构音不全-手笨拙综合征 122e

古茨曼综合征（Gerstmann syndrome） 13c

古典型闭锁综合征 9a

骨间后神经嵌压综合征 92a

寡克隆区带 65c

寡克隆区带检测（oligoclonal bands detection） 65b

关岛病 188c

关岛型肌萎缩侧索硬化-帕金森综合征-痴呆复合征（Guamanian amyotrophic lateral sclerosis parkinsonism dementia complex，Guam-ALS/PDC ） 188c

关联性负变　49b

观念性失用症　11c

观念运动性失用症　11d

管集聚性肌病（tubular aggregate myopathy） 361b

光滑脑　230d

广泛性迟发性脑损伤　320f

广义 EMG　39a

广州管圆线虫　162a

广州管圆线虫病（angiostrongyliasis cantonensis） 161f

过程期震颤　27d

过度换气　55e

过度运动性自动症　240b

H

海绵窦区 DAVF　138f

海绵窦血栓形成（cavernous sinus thrombosis） 124b

海绵状瘤　129c

海绵状血管畸形　129c

海绵状血管瘤（cavernous hemangioma） 129c

汗腺功能障碍性无汗症　371d

核间性眼肌麻痹（internuclear ophthalmoplegia） 20e

核上性眼肌麻痹（supranuclear ophthalmoplegia） 21e

核性眼肌麻痹（nuclear ophthalmoplegia） 19f

赫氏反应　154c

黑质　177a

很可能的紧张型头痛　266f

亨廷顿病（Huntington disease，HD） 205e

亨廷顿因子　205f

横窦区 DAVF　138f

横贯性脊髓损伤所致感觉障碍　25d

横纹肌溶解（rhabdomyolysis） 362d

红斑性面痛（erythroprosopalgia） 369a

红斑性肢痛症（erythromelalgia） 369e

红耳综合征　369d

红核性震颤　28d，31d

喉部肌张力障碍（laryngeal dystonia） 198a

喉上神经痛　97c

后分水岭脑梗死　116d

后核间性眼肌麻痹　20f

后交通动脉瘤　133b

后天性梅毒　154d

后天性脑弓形虫病　159c

后循环　117c

后仰型痉挛性斜颈　200a

胡德（Hood）　7c

踝管　94d

踝管综合征（tarsal tunnerl syndrome） 94c

慌张步态　177f

黄斑　17c

黄斑回避　16e

昏迷（coma） 5f

"昏迷过度"（Le Coma Dépassé） 37b

昏睡（stupor） 5a

混合性失语　10c

活动性脑积水　35b

获得性肌阵挛癫痫　236a

获得性自主神经病　368a

获得性 NMT　337a

霍尔特（Holt）　346b

霍夫曼（Hoffmann）反射　44f

霍夫曼（Hoffmann）综合征　340a

霍姆斯（Holmes）震颤　28d

霍纳征（Horner sign）　38c

J

肌病　322b

肌电图（electromyography，EMG） 39c

肌管肌病　358b

肌巨蛋白（Titin）病　356b

肌强直　177d，334d

肌球蛋白重链Ⅱα病　356a

肌肉病（muscular disorder） 322a

肌肉活体组织检查（muscle biopsy） 65f

肌萎缩（amyotrophy） 24e

肌萎缩侧索硬化（amyotrophic lateral sclerosis，ALS） 223f

肌萎缩蛋白　325d

肌萎缩蛋白相关蛋白复合体　324b

肌无力综合征型管集聚性肌病　361d

肌细胞　24e

肌纤维　24e

肌纤维颤搐　337c

肌-眼-脑病　323b，333b

肌源性肌萎缩　25a

肌张力障碍（dystonia）　192d

肌张力障碍叠加　193d

肌张力障碍性震颤（dystonic tremor，DT）　30e

肌阵挛　27c，236d

肌阵挛癫痫伴破碎红纤维（myoclonic epilepsy with ragged-red fiber，MERRF）　348d

肌阵挛发作持续状态（myoclonic status epilepticus）　244c

肌阵挛发作（myoclonic seizure）　235f

肌阵挛性癫痫　213b

肌阵挛性小脑协调不能　212f

肌阵挛性小脑协调障碍（dyssynergia cerebellaris myoclonica）　212f

积水性无脑畸形　36c

基底动脉穿支闭塞　114e

基底动脉尖综合征（top of the basilar artery syndrome）　115f

基底动脉瘤　133b

基底动脉型偏头痛　260b

基底核区出血　119b

基底核性失语症　10f

基底偏头痛　260c

基底线　228e

基底型偏头痛　260c

基因产物检测　277e

基因诊断　277e

激动性自动症　241

激活型单核细胞　65a

《疾病的部位与原因》　1d

吉兰-巴雷综合征（Guillain-Barré syndrome，GBS）　74d

极重度精神发育迟滞　36e

急性病毒性脑膜炎　141c

急性播散性脑脊髓炎（acute disseminated encephalomyelitis，ADEM）　172f

急性泛自主神经病　75f

急性感觉神经病　75f

急性横贯性脊髓炎　106c

急性坏死性脑炎　142a

急性脊髓灰质炎（acute poliomyelitis）　149d

急性脊髓灰质炎恢复期　150a

急性脊髓灰质炎后遗症期　150a

急性脊髓灰质炎前驱期　149f

急性脊髓灰质炎瘫痪期　149f

急性脊髓灰质炎瘫痪前期　149f

急性脊髓压迫　107d

急性脊髓炎（acute myelitis）　106c

急性进展脑疝　34f

急性类固醇肌病　341c

急性脑梗死病灶　115b

急性脑积水　35b

急性脑血管病　110c

急性脑炎　141

急性球后视神经炎　18a

急性视盘炎　18c

急性细菌性脑膜炎　141c

急性型肝性脑病　303b

急性炎性脱髓鞘性多发性神经病　75c

急性药物性肌张力障碍（acute drug-induced dystonia）　194d

急性原发性胼胝体变性　311f

急性运动感觉轴索性神经病　75e

急性运动性多发性神经病　101c

急性运动轴索性神经病　75e

急性椎-基底动脉闭塞　114e

急性婴儿型脊髓性肌萎缩　284c

急性早期婴儿型 GM_2 神经节苷脂沉积病（Sandhoff 病）　289f

急性 REP　320d

棘红细胞增多性舞蹈症（chorea with acanthocytosis）　206e

棘红细胞增多症　206e

棘球蚴病　160a

挤奶握力征　207d

挤压综合征　362e

脊髓　105e

脊髓白质　105e

脊髓出血（spinal cord hemorrhage）　110a

脊髓后动脉　109f

脊髓后动脉综合征（posterior spinal cord artery syndrome）　109f

脊髓后索病变所致感觉障碍　25e

脊髓灰质　105e

脊髓灰质炎病毒　149d

脊髓疾病（spinal cord disease）　105e

脊髓空洞症（syringomyelia） 108e

脊髓痨 155a

脊髓内出血 110b

脊髓前动脉 109c

脊髓前动脉综合征（anterior spinal cord artery syndrome） 109c

脊髓完全性横贯性损害 39a

脊髓小脑性共济失调（spinocerebellar ataxia，SCA） 281b

脊髓小脑性共济失调 3 型 211b

脊髓型感觉障碍 25d

脊髓型脑包虫病 160d

脊髓性肌萎缩（spinal muscular atrophy，SMA） 284b

脊髓休克 106d

脊髓血管病 107b

脊髓压迫症（spinal cord compression） 107c

脊髓亚急性联合变性（subacute combined degeneration of spinal cord，SCD） 309b

脊髓硬膜外出血 110b

脊髓硬膜下出血 110b

脊髓蛛网膜炎（spinal arachnoiditis） 108a

剂峰异动症 179c

继发进展型 MS（secondary-progressive MS，SPMS） 167b

继发型脑包虫病 160c

继发性层粘连蛋白 α2 链缺失 1 型 333b

继发性层粘连蛋白 α2 链缺失 2 型 333b

继发性多汗 372f

继发性腭肌震颤 29b

继发性红斑性肢痛症 369f

继发性肌张力障碍 193e

继发性肋间神经痛 98a

继发性帕金森综合征（secondary Parkinsonian syndrome） 179e

继发性三叉神经痛 95e

继发性舌咽神经痛 97c

继发性烟酸缺乏病 307b

继发性周期性瘫痪 338b，339a

继发性蛛网膜下腔出血 120d

继发性坐骨神经痛 98c

继发性 CDH 262e

继发性 RLS 209b

寄生虫性肌炎 350e

加斯陶特（Gastaut） 237e，244a，245d，250e

夹层动脉瘤（dissecting aneurysm） 133f

家族型偏瘫型偏头痛（familial hemiplegic migraine，FHM） 258e

家族性臂丛神经病（heredofamilial brachial plexus neuropathy） 86d

家族性成人肌阵挛癫痫 236f

家族性淀粉样多神经病 82e

家族性致死性失眠症（fata familial insomnia，FFI） 153b

家族性周期性瘫痪 338a

家族性自主神经功能不全 286d

家族性 ALS（familial ALS，FALS） 224a

家族性 NMT 337b

甲醇中毒所致继发性帕金森综合征 180b

甲减脑病 300d

甲亢脑病 299c

甲状旁腺功能减退脑病（hypoparathyroidism encephalopathy） 301f

甲状旁腺功能亢进脑病（hyperparathyroidism encephalopathy） 301b

甲状旁腺素（parathyroid hormone，PTH） 301b

甲状腺毒性周期性瘫痪 340d

甲状腺功能减退脑病（hypothyroidism encephalopathy） 300d

甲状腺功能减退性多发性肌炎样综合征 340a

甲状腺功能减退性肌病（hypothyroid myopathy） 339f

甲状腺功能亢进脑病（hyperthyroid encephalopathy） 299e

甲状腺功能亢进性肌病（hyperthyroid myopathy） 340c

假肥大型肌营养不良 276f，325c

假性动脉瘤 131e

假性肌强直 337c

假性神经递质 302f

假性神经递质学说（肝性脑病） 302e

假性延髓麻痹 24b

假性谵妄 7e

间接对光反射 38a

间接通路（大脑纤维） 205c

间脑 374a

间脑炎（diencephalitis） 374a

间隙连接蛋白 81a

间隙综合征 362e

肩-手综合征 373b

简单失神发作 237a

渐冻人日 224a

浆果状动脉瘤 131b

僵人综合征（stiff person syndrome） 209f

交叉瘫 24e

交叉型感觉障碍 25e

交感反射性营养不良（reflex sympathetic dystrophy） 373a

交感反射性营养不良急性期 373e

交感反射性营养不良萎缩期 373e

交感反射性营养不良营养不良期 373e

交通性脑积水 35a，36b

胶质细胞包涵体 184e

焦磷酸硫胺素 306b

节段型感觉障碍 25d

节段型肌张力障碍 193c

杰克逊（Jackson）发作 240b

结构性失用症 11d

结核样型麻风病 100b

结节病性肌炎 350c

结节蛋白 280

结节性硬化症（tuberous sclerosis，TS） 279c

截瘫 24d

紧张型头痛（tension-type headache，TTH） 264d

进行性单眼视力障碍 16b

进行性多灶性白质脑病（progressive multifocal leukoencephalopathy，PML） 143f

进行性非流利性失语型 219b

进行性风疹性全脑炎（progressive rubella panencephalitis） 147c

进行性核上性麻痹（progressive supranuclear palsy，PSP） 186e

进行性肌营养不良（progressive muscular dystrophy，PMD） 322f

进行性肌阵挛性癫痫 213a

进行性肌阵挛性共济失调 213a

进行性偏侧萎缩症 374f

进行性双眼视力障碍 16c

进行性延髓麻痹（progressive bulbar palsy，PBP） 225b

进展复发型 MS（progressive-relapsing MS，PRMS）

167c

近端运动神经病 101e

经典型吉兰-巴雷综合征 74f

经典型 CIDP 77c

经典型 PML 144d，145a

经颅磁刺激 MEP 52d

经颅电刺激 MEP 52d

经皮质感觉性失语 10b

经皮质混合性失语 10c

经皮质性失语综合征 10b

经皮质运动性失语 10b

惊厥性癫痫持续状态 242f

精神发育迟滞（mental retardation，MR） 36d

精神性盲 17f

精神抑制药恶性综合征 181f

精神运动性发作持续状态（psychomotor status epilepticus） 246c

颈部肌张力障碍 199e

颈动脉盗血综合征 122a

颈动脉压迫法 140a

颈静脉孔区 DAVF 138f

颈肋综合征 87b

颈内动脉床突上动脉瘤 133a

颈内动脉床突下动脉瘤 132e

颈内动脉夹层 134b

颈强直 39b

颈髓横贯性病变（急性脊髓炎） 106d

胫前肌肌营养不良（tibial muscular dystrophy，TMD） 331e

痉挛性构音障碍 31a，198a

痉挛性斜颈（cervical dystonia） 199d

静止性脑积水 35b

静止性震颤 27c，177c

酒精性科萨科夫（Korsakoff）综合征 310d

酒精性小脑变性（alcoholic cerebellar degeneration） 312d

酒精遗忘综合征（alcoholic amnestic syndrome） 310d

局部负性肌阵挛发作 240b

局限型糖尿病性周围神经病 101e

局限性多汗 372d

局限性无汗症 372a

局灶放射性脑坏死 321b

局灶感觉性发作（focal sensory seizure） 240c

局灶型肌张力障碍　193c

局灶性癫痫　111b

局灶性癫痫发作（focal seizure）　239b

局灶性发作持续状态（focal status epilepticus）　245a

局灶性肌炎　350c

局灶性继发全面性发作　239d

局灶性皮质发育不良（focal cortical dysplasia，FCD）　229f

局灶运动性发作（focal motor seizure）　239f

巨大型动脉瘤　131b

巨脑回畸形（pachygyria）　231c

觉醒反应　58c

觉醒过度同步化　58c

K

卡哈尔（Cajal）　1f

开放式直视手术（正中神经嵌压综合征）　90e

凯尔尼格（Kernig）征　39b

凯林（Kjellin）综合征　283d

抗精神病药物恶性综合征（neuroleptic malignant syndrome，NMS）　181f

抗精神病药物所致震颤　32b

抗伸中指试验　92e

抗神经元细胞核抗体-1　315f

抗 Hu 抗体　315c

抗 N-甲基-D-天冬氨酸受体脑炎（anti-N-methyl-D-aspartate receptor encephalitis）　318e

抗 Tr 抗体　314c

抗 Yo 抗体　314c

科克-德布雷-塞梅莱涅（Kocher-Debré-Sémélaigne）综合征　340a

科尼亚尔（Cognard）分型（硬脑膜动静脉瘘）　139b

科惹夫尼克夫综合征（Kojewnikow syndrome）　245a

科萨科夫（Kosakoff）综合征　306f

壳核出血　119b

可传播性海绵状脑病　150e

可能的慢性紧张型头痛　266a

可能的偶发性紧张型头痛　266a

可能的频发性紧张型头痛　266a

可能与偏头痛相关的周期综合征　261b

可逆型肝性脑病　303c

可疑神经痛　95b

可疑 PSP 的诊断标准　187e

克-代（Klumpke-Dejerine）麻痹　104c

克拉伯（Krabbe）病　292b

克莱恩-莱文（Kleine-Levin）综合征　272e

克洛德（Claud）综合征　20b

克-雅病（Creutzfeldt-Jakob disease，CJD）　151d

肯尼迪（Kennedy）病　287e

空腹低血糖　298f

口-下颌肌张力障碍（oromandibular dystonia，OMD）　197c

口咽自动症　241a

叩击性肌强直　336d

扣带回疝　34e

库夫斯（Kufs）病　277f

库鲁病　151c

跨阈步态　72b

快波（脑电图）　53d

快波型脑电图　59a

快速眼动睡眠期行为障碍（rapid eye movement sleep behavior disorder，RBD）　275a

眶蜂窝织炎　124d

奎肯斯提特试验（Queckenstedt test）　62d

L

拉姆齐·亨特（Ramsay Hunt）综合征　212f

拉斯马森综合征第二期　252e

拉斯马森综合征第三期　252f

拉斯马森综合征第一期　25e

拉斯马森综合征（Rasmussen syndrom，RS）　252d

拉斯马森（Rasmussen）脑炎　252d

腊肠体样周围神经病　288d

腊肠样神经病　82f

莱昂化作用（Lyonisation）　81b

莱姆病　156d

莱施-奈恩综合征（Lesch-Nyhan syndrome）　211e

赖利-戴（Riley-Day）综合征　286d

赖特（Wright）试验　87a

兰伯特-伊顿肌无力综合征（Lambert-Eaton myasthenic syndrome，LEMS）　365c

兰伯特-伊顿（Lambert-Eaton）综合征　365c

朗杜齐-德热里纳（Landotlry-Dejerine）型进行性肌

营养不良　327e
老老年痴呆　216a
老年斑　218b
老年痴呆　215f，216a
老年性痴呆　215f
老年性舞蹈症（senile chorea）　206c
雷蒙-塞斯唐（Raymond-Cestan）综合征　20c
雷特综合征（Rett syndrome）　212c
雷特综合征Ⅰ期　212e
雷特综合征Ⅱ期　212e
雷特综合征Ⅲ期　212e
雷特综合征Ⅳ期　212e
肋间神经痛（intercostal neuralgia）　98a
肋锁综合征　86e
类固醇肌病（steroid myopathy）　341b
离子通道病　322e
梨状肌　93b
梨状肌试验　94a
锂剂所致震颤　32b
立体定向放射治疗　140d
利舍（Lisch）结节　291d
利氏（Leigh）病　349a
良性单肢肌萎缩（benign monomelic amyotrophy）　227d
良性原发性眼睑痉挛　196e
良性阵发性斜颈　261d
良性阵发性眩晕　261c
良性 DAVF　140e
临床孤立综合征（clinically isolated syndrome，CIS）　175c
临床可能 ALS　224f
临床拟诊 ALS　224f
临床确诊 ALS　224f
淋巴样细胞反应　64f
刘易斯-萨默（Lewis-Summer）综合征　77e
流感后肌炎　350d
流行性肌痛　350d
流行性腮腺炎　369e
流行性乙型脑炎　156c
硫铵　306b，310d
硫酸脑苷脂　293d
瘤型麻风病　100b
龙贝格（Romberg）　1f
龙贝格（Romberg）病　374f

卢格里克病　224a
颅底凹陷症（basilar invagination）　228b
颅底角　229
颅底压迹　228b
颅面肌张力障碍　196e，197e
颅内动静脉畸形（intracranial arteriovenous malformation）　135e
颅内动脉夹层　134c
颅内动脉瘤（intracranial aneurysm）　130f
颅内高压危象　34c
颅内压　33f
颅内压增高（intracranial hypertension）　33f
颅内压增高三主征　34c
颅内压增高综合征　34c
颅外动脉夹层　134d
颅中窝海绵状血管瘤　130a
路易斯-巴尔（Louis-Bar）综合征　210f
路易体病疾病谱　220b
路易体痴呆（dementia with lewy body，DLB）　219f
路易（Lewy）小体　176e
伦诺克斯-加斯托综合征（Lennox-Gastaut syndrome，LGS）　252a
罗-雷（Roussy-Levy）综合征　83a
罗森塔纤维（Rosenthal fibers，RFs）　295e
螺旋体　153e

M

麻痹性痴呆　154f
麻风病　99d
麻风杆菌　99e
麻风性多发性神经病　69f
麻风性多发性神经炎（leprous polyneuritis）　99d
麻木-疼痛型糖尿病性周围神经病　101a
麻木型糖尿病性周围神经病　101a
麻疹病毒　145f
麻疹脑炎　145f
马查多-约瑟夫病（Machado-Joseph disease，MJD）　211b
马尔基亚法瓦-比尼亚米（Marchiafava-Bignami）综合征　311d
马斯特（Mast）综合征　283e
麦卡德尔（McArdle）病　342e
麦氏线　228d

脉络膜后动脉梗死 114d

脉络膜前动脉 114b

脉络膜前动脉梗死 114b

脉络膜、视网膜旋涡状萎缩型管集聚性肌病 361d

曼氏迭宫绦虫 163a

慢波（脑电图） 53d

慢性发声抽动障碍 208e

慢性感觉运动性神经病 316f

慢性感染性脱髓鞘性神经病 82e

慢性脊髓压迫 107d

慢性间质性肥厚性神经病（chronic interstitial hypertrophic neuropathy） 83b

慢性紧张型头痛 262d，264d，265c

慢性进行性肌无力型管集聚性肌病 361d

慢性进行性眼外肌麻痹（chronic progressive external ophthalmoplegia，CPEO） 347b

慢性进行性远端型脊肌萎缩症 82e

慢性进展脑疝 34

慢性酒精中毒 306a

慢性类固醇肌病 341d

慢性每日头痛（chronic daily headache，CDH） 262a

慢性脑积水 35b

慢性疲劳综合征 350d

慢性偏头痛（chronic migraine，CM） 261e

慢性失眠障碍 271a

慢性炎性脱髓鞘性多发性神经病（chronic inflammatory demyelinating polyneuropathy，CIDP） 77b

慢性晚发型 GM_1 神经节苷脂沉积病 290b

慢性婴儿型脊髓性肌萎缩 284c

慢性原发性胼胝体变性 311f

慢性运动抽动障碍 208e

漫游性自动症 4a

毛细血管扩张 137c

毛细血管扩张性共济失调（ataxia telangiectasia，AT） 210e

"玫瑰花征" 135a

梅毒性脑膜炎 154e，155c

梅毒性视神经萎缩 155c

梅毒性视神经炎 155a

梅杰（Meige）综合征 31a，196e，197e

梅－罗综合征（Melkersson-Rosenthel syndrome） 376d

梅尼埃病 111c，117e

霉变甘蔗中毒（moldy sugarcane poisoning） 321b

朦胧状态 3f

锰中毒所致继发性帕金森综合征 179f

孟德尔（Mendelian）病 276f

梦魇（nightmare） 274e

梦游症 4a，273f

弥漫性路易体病（diffuse LBD，DLBD） 220d

弥漫性硬化（diffuse sclerosis） 172a

弥散型糖尿病性周围神经病 101b

米－费综合征 75f

米亚尔－居布勒（Millard-Guble）综合征 20c

密螺旋体 153f

免疫介导性炎性肌病 350b

免疫性肌病 350b

面部抽动症 203f

面肌蠕动 203f

面肩肱型肌营养不良（facioscapulohumeral muscular dystrophy，FSHD） 327e

面容失认 12e

面神经炎 70f

命名性失语症 10d

末梢型感觉障碍 25d

木僵 4d

幕上结构（大脑） 6b

幕下结构（大脑） 6b

N

难治性癫痫 230

囊虫 161b

囊虫病 161a

囊尾蚴 161b

囊型包虫病 160a

囊状动脉瘤 131b

脑白质营养不良症（leukodystrophy，LD） 292a

脑包虫病（cerebral hydatidosis） 160a

《脑病中的功能区地图》 2a

脑出血（cerebral hemorrhage） 118f

脑磁图（magnetoencephalogram） 61f

《脑的解剖》 1c

脑底异常血管网（Moyamoya 病） 125d

脑电 53c

脑电图导联 54b

脑电图记录仪 53f

脑电图 （electroencephalography, EEG） 53c

脑淀粉样血管病 （cerebral amyloid angiopathy）
　128c

脑动脉硬化性血管病 269b

脑干病变脑干听觉诱发电位 51b

脑干出血 119a

脑干脑炎 （核性眼肌麻痹） 20a

脑干听觉诱发电位 （brainstem auditory evoked po-
　tential, BAEP） 50e

脑干小脑性眼球震颤 24a

脑干型感觉障碍 25e

脑苷脂 289c, 292c

脑梗死恢复期治疗 115d

脑梗死急性期治疗 115c

脑梗死 （cerebral infarction） 113d

脑弓形虫病 （cerebral toxoplasmosis） 158e

脑积水 （hydrocephalus） 35a

脑棘球蚴病 160a

脑脊膜血管梅毒 154f

脑脊液不足性头痛 267b

脑脊液低容量性头痛 267b

脑脊液黄变 63f

脑脊液检查 （cerebrospinal fluid study） 63c

脑脊液淋巴细胞性炎症 64f

脑脊液细胞学检查 （cytology of cerebrospinal fluid
　test） 64e

脑静脉系统血栓形成 （cerebral venous thrombosis,
　CVT） 123a

脑静脉血管畸形 137c

脑裂头蚴病 （cerebral sparganosis） 162f

脑瘤卒中 120b

脑膜刺激征 （meningeal irritation sign） 39b

脑膜脑炎 141d

脑膜型脑囊虫病 161c, 162e

脑膜炎 141a

脑囊虫病 （cerebral cysticercosis） 161a

脑内动静脉瘘 （intracranial arteriovenous fistula）
　137f

脑内海绵状血管瘤 129f

脑皮质电图 （electrocorticogram, ECoG） 53c

脑桥出血 119d

脑桥梗死 114f

脑桥旁中央梗死 114e

脑桥“十字面包征” 186a

脑桥中央髓鞘溶解症 （central pontine myelinolysis,
　CPM） 174a

脑疝 （brain hernia） 34d

脑神经病 （糖尿病性周围神经病） 101f

脑实质型脑囊虫病 161c

脑室出血 119e

脑室扩大性的发育畸形 36c

脑室炎性脑炎 143d

脑栓塞 （cerebral embolism） 111f

脑死亡综合征 37b

脑死亡 （brain death） 37a

脑外海绵状血管瘤 130a

脑萎缩 36c

脑型肺吸虫病 （cerebral paragonimiasis） 163f

脑型血吸虫病 （cerebral schistosomiasis） 164e

脑性瘫痪 290f

脑血管病 （cerebrovascular disease） 110c

脑血管意外 110d

脑炎 141d

脑炎后帕金森综合征 （post-encephalitic parkinson-
　ism, PEP） 181a

脑叶出血 119e

脑诱发电位 （cerebral evoked potential, CEP）
　49a

脑源性晕厥 14d

脑卒中 110d

内部性脑积水 35b

内侧纵束 20e

内侧纵束综合征 20e

内分泌性肌病 （endocrine myopathy） 339d

内镜腕管松解术 （正中神经嵌压综合征） 90f

内囊型感觉障碍 25f

内收型喉部肌张力障碍 198b

内源性类固醇激素分泌增多 341b

拟诊 PSP 的诊断标准 188a

尿毒症性多发性神经病 69e

尿毒症性周围神经病 （uremic peripheral neuropa-
　thy） 104f

颞动脉炎 369d

颞颌关节综合征 96e

颞叶癫痫 （temporal lobe epilepsy） 249c

颞叶损害 （痴笑发作） 242b

颞叶肿瘤 （失认证） 13b

牛海绵状脑病 152f

牛奶咖啡斑 291b

扭转型痉挛性斜颈 199f

O

偶发性紧张型头痛 264f

P

帕金森病（Parkinson disease, PD） 176d

帕金森病痴呆（Parkinson disease dementia, PDD） 220b

帕金森病震颤 28b

帕金森叠加综合征（Parkinson plus syndrome, PPS） 182d

帕金森综合征（Parkinsonian syndrome, PDS） 176c

帕金森（Parkinson） 1f

帕里-龙贝格（Parry-Romberg）病 374f

帕森内之-特纳（Parsonage-Turner）综合征 87d

排尿障碍（urination disorder） 32e

潘迪试验（Pandy test） 64c

庞贝（Pompe）病 342e

泡型包虫病 160a

疱疹后神经痛（postherpetic neuralgia, PHN） 95b

佩吉特-施勒特（Paget-Schroetter）综合征 86f

蓬佩（Pompe）病 276f

皮肤活检 67c

皮肤活体组织检查（skin biopsy） 67b

皮肤交感反应（sympathetic skin response, SSR） 47b

皮肌炎（dermatomyositis） 350f

皮克（Pick）病 184a

皮质发育不良（cortical dysplasia） 229f

皮质后型分水岭梗死 116d

皮质基底核变性（cortical basal ganglionic degeneration, CBGD） 182f

皮质扩布抑制（cortical spreading depression, CSD）学说（无先兆偏头痛） 257f

皮质盲（cortical blindness） 17e

皮质脑电图（cortical electroencephalogram） 60f

皮质前型分水岭梗死 116c

皮质-纹状体-脊髓变性 151d

皮质下动脉硬化性脑病（subcortical arteriosclerotic encephalopathy, SAE） 127a

皮质下分水岭脑梗死 116d

皮质下上型分水岭梗死 116d

皮质下失语症 10d

皮质型感觉障碍 25f

皮质诱发电位 49b

皮质支梗死 113f

蜱咬性麻痹 157a

偏侧面部肥大症（hemifacial hypertrophy） 375d

偏侧面部萎缩症（hemifacial atrophy） 374f

偏侧面肌痉挛（hemifacial spasm） 203c

偏侧萎缩症（hemiatrophy） 376a

偏侧阵挛性发作（hemiclonic seizure） 241c

偏盲 16c

偏身肥大症 375e

偏身型肌张力障碍 193c

偏身性多汗 372e

偏瘫 24d, 110f

偏头痛持续状态（status migrainosus） 263d

偏头痛恢复期 256e

偏头痛前驱期 255e

偏头痛头痛期 255f

偏头痛先兆期 255e

偏头痛血管学说 255d

偏头痛（migraine） 255c

胼胝体发育不全 36c

频发性紧张型头痛 265a

平衡式非头部参考电极 57a

平均参考电极 57a

平山（Hirayama）病 227d

破伤风 210d

破碎红纤维 348b

扑翼样阵颤 238e

浦肯野（Purkinje） 1e

Q

棋盘格翻转瞬态VEP（pattern reversal VEP, PRVEP） 50a

起始震颤 27c

器质性感觉障碍 25f

牵拉学说（小脑扁桃体下疝畸形） 229b

铅管样强直 177d

前臂旋转抵抗试验 92e

前分水岭脑梗死 116c

前核间性眼肌麻痹 20e

前交通动脉瘤 133b

前屈型痉挛性斜颈 200a

前庭性共济失调 26b

前庭性眼球震颤 23f

前庭中枢性眩晕 15d

前庭中枢性眼球震颤 23f

前庭周围性眩晕 15c

前庭周围性眼球震颤 23f

前斜角肌综合征 87a

前循环 117b

钱氏线 228d

浅昏迷 6a

嵌压性神经病 （entrapment neuropathy） 88d

嵌压性周围神经病 88e

嵌压综合征 88e

腔隙性脑梗死 （lacunar infarction） 122b

强直发作持续状态 （tonic status epilepticus） 244a

强直性肌病 （myotonic myopathy） 334d

强直性肌营养不良 （myotonic dystrophy，DM） 334f

强直性肌营养不良 1 型 323b

强直性肌营养不良 2 型 323b

强直性脊柱伴肌营养不良类型 1 333b

强直-阵挛发作发作后期 235d

强直-阵挛发作强直期 235c

强直-阵挛发作阵挛期 235d

强直-阵挛发作 （tonic-clonic seizure） 235b

桥本（Hashimoto）脑病 300b

鞘脂 289b

青少年肌阵挛癫痫 236f

青少年脑型肾上腺脑白质营养不良症 （adolescent cerebral ALD，ACALD） 294f

青少年型神经元蜡样质脂褐质沉积病 278f

轻度精神发育迟滞 36e

轻度认知功能障碍 （mild cognitive impairment，MCI） 221f

轻度认知障碍期 217f

氰化物中毒所致继发性帕金森综合征 180a

丘脑出血 119c

丘脑梗死 114d

丘脑旁中央梗死 114d

丘脑皮质环路震荡学说 237

丘脑型感觉障碍 25e

丘脑性失语症 10e

球麻痹 24b

球样细胞白质营养不良症 （globoid cell leukodystrophy） 292b

屈肌支持带 89e

躯干单神经病（糖尿病性周围神经病） 102a

躯体感觉性发作 240d

躯体感觉诱发电位 （somatosensory evoked potential，SEP） 51d

去传出状态 4e，8f

去大脑状态 8a

去皮质综合征 （decorticate syndrome） 8a

全臂丛损害臂丛神经病 85a

全臂型分娩性臂丛神经病 86b

全面性癫痫发作 （generalized seizure） 234a

全面性发作持续状态 （generalized status epilepticus） 243b

全面性强直-阵挛发作持续状态 （generalized tonic clonic status epilepticus，GTCS-SE） 243b

全身型肌张力障碍 193c

全身型 MG 364f

全身性多汗 372d

全身性负性肌阵挛发作 238d

全身性无汗症 371f，372a

拳击手痴呆 215a

拳击性脑病 180b

缺血-缺氧性脑病 （hypoxic ischemic encephalopathy，HIE） 297a

缺血性缺氧 297c

缺血性视神经病变 18c

缺血性卒中 113d

缺氧后迟发性脑病 297d

缺氧后动作性肌阵挛 （postanoxic with intention myoclonus） 204e

缺氧后意向性肌阵挛 204e

确诊 PSP 的诊断标准 188b

R

染色体病 277a

染色体检查 277e

桡管综合征 92a

桡神经后骨间综合征 （radial tunnel syndrome） 92a

热带痉挛性截瘫 （tropical spastic paraplegia，TSP）

148b

热身现象　336d

热性惊厥（febrile convulsion）　253e

人类半乳糖脑苷脂基因　292c

人类弓形虫株基因型　159b

人类朊蛋白病　150e

人类嗜T淋巴细胞病毒Ⅰ型相关性脊髓病（human T-cell leukemia virus-Ⅰ associated myelopathy，HAM）（日本）　148b

《人体的构造》　1c

人线粒体融合蛋白2　81c

认知功能　216e

认知功能障碍　214e

任务特异性震颤　27d，29a

任务诱导型书写痉挛　30f

妊娠性舞蹈症（chorea gravidarum）　207f

肉毒毒素　366b

肉毒毒素中毒（botulism）　366b

肉芽肿性肌炎　350c

朊病毒　150f

朊蛋白　150e

朊毒体　150f

朊粒　150f

S

三叉神经痛（trigeminal neuralgia）　95e

三叉神经血管学说（偏头痛）　256d

三好（Miyoshi）型肌营养不良　323a

三日麻疹　147c

散发迟发型杆状体肌病（SLONM）　360d

散发型偏瘫型偏头痛（sporadic hemiplegic migraine，SHM）　259f

散发型中央核肌病　358e，359a

散发型CJD（sCJD）　152b

散发性包涵体肌炎（sporadic IBM，s-IBM）　353e

闪光刺激（脑电图）　55f

伤害感受性疼痛　95b

上臂丛综合征臂丛神经病　85a

上干型（Erb）分娩性臂丛神经病　86a

上丘　21f

上矢状窦区DAVF　138f

上矢状窦血栓形成（superior sagittal sinus thrombosis）　123e

上运动神经元瘫痪　24c

烧灼足综合征　105b

稍长型失张力发作　237f

少动性疾病　176a

少年型齿状核-红核-苍白球-丘脑下核萎缩　192a

少年型球样细胞白质营养不良症　292e

少年型亚历山大病　295f

少年型异染性脑白质营养不良症　294a

舌咽神经痛（glossopharyngeal neuralgia）　96f

舍格伦-拉松（Sjögren-Larsson）综合征　283e

深穿支动脉梗死　114a

深昏迷　6a

神经斑　218b

神经病理性疼痛　95a

神经病学（neurology）　1a

神经传导测定　40e

神经传导速度测定（nerve conduction velocity study）　40e

神经丛　83f

神经丛病（plexopathy）　83f

神经活检　66c

神经活体组织检查（nerve biopsy）　66c

神经肌肉病　322b

神经棘红细胞增多症　206e

神经节苷脂　289c

神经节苷脂沉积病（ganglioside storage disease）　289b

神经莱姆病（Lyme neuroboreliosis）　156d

神经莱姆病Ⅰ期　156f

神经莱姆病Ⅱ期　157a

神经莱姆病Ⅲ期　157a

神经梅毒（neurosyphilis）　154c

神经鞘氨醇半乳糖苷　292c

神经鞘膜瘤　94a

神经生长因子（nerve gronth factor，NGF）　101a

神经痛（neuralgia）　94f

神经痛性肌萎缩　87d

神经系统变性病（neurodegenerative disease，NDD）　213c

神经系统发育异常性疾病（developmental disease of the nervous system）　227f

神经系统钩端螺旋体病迟发症期　156a

神经系统钩端螺旋体病钩体血症期　156a

神经系统钩端螺旋体病恢复期　156a

神经系统钩端螺旋体病极期　156a

神经系统钩端螺旋体病（leptospirosis of central nervous system） 155e

神经系统树胶样肿 155a

神经系统先天性疾病 227f

神经系统遗传病（genetic disease of the nervous system） 276e

神经纤维瘤病（neurofibromatosis, NF） 290f

神经纤维瘤性象皮病 291c

神经性肌强直（neuromyotonia, NMT） 337a

神经性无汗症 371d

神经血管功能紊乱假说（丛集性头痛） 266e

神经营养因子 101a

神经元蜡样质脂褐质沉积病（neuronal ceroid lipofuscinosis, NCL） 278b

神经原纤维缠结 218b

神经源性膀胱 33a

神经源性肌萎缩 24f, 358c

神经源性晕厥 14b

神游症 4a, 241a

肾上腺脑白质营养不良症（adrenoleukodystrophy, ALD） 294d

肾上腺脊髓神经病型肾上腺脑白质营养不良症（adrenomyeloneuropathy, AMN） 294f

渗漏通道学说（中央轴空病） 357c

生理性动静脉分流 138e

生理性负性肌阵挛发作 238e

生理性震颤（physiologycal tremor） 29c

失眠障碍（insomnia disorder） 270d

失认症（agnosia） 12d

失神伴局部运动成分 238c

失神伴强直成分 237b

失神伴轻微阵挛成分 237b

失神伴失张力成分 237b

失神伴自动症 237b

失神伴自主神经症状 237c

失神发作持续状态（absence status epilepticus） 244d

失神发作（absence seizure） 236f

失神经性膀胱 33c

失算 13d

失写 13d

失用性肌萎缩 25b

失用症（apraxia） 11b

失语症（aphasia） 9e

失张力发作（atonic seizure） 237d

失张力型失张力发作 237f

施-伏（Spielmeyer-Vogt）病 278f

施特吉姆佩尔（Strumpell）型遗传性痉挛性截瘫 283c

实质性神经梅毒 154f

事件相关电位 49b

视觉失认 12d

视觉先兆 255e, 258b

视觉诱发电位（visual evoked potential, VEP） 49f

视觉障碍（visual disorder） 15f

视空间失认症 12e

视力减退 17b

视力障碍 15f

视盘 17c

视频脑电图（vedio electroencephalogram） 60e

视前区病变间脑炎 374c

视神经脊髓炎（neuromyelitis optica, NMO） 170a

视神经萎缩伴共济失调综合征 283f

视神经炎（optic neuritis, ON） 174c

视网膜 17d

视网膜血管 17d

视网膜中央动脉闭塞症 16a

视物变形 247d

视野 16c, 17b

视野缺损 16c

嗜刚果红性脑血管病 128c

嗜睡（somnolence） 4f

嗜苏丹染色脑白质营养不良伴青铜色皮肤和肾上腺萎缩 292a

嗜酸性肌炎 350c

嗜酸性粒细胞性脊髓炎 162f

嗜酸性粒细胞性脑膜炎 162a

嗜酸性粒细胞增多症 162e

手指失认 13d

手指失认检查 13e

书写痉挛性震颤 29b

书写痉挛（writer cramp） 198f

疏螺旋体 153f

栓塞性脑卒中 112c

双侧核间性眼肌麻痹 21a

双侧听神经瘤 291a

双极导联（bipolar lead） 57c

双相异动症 179c

双眼复视 22b

双眼视力障碍 16c

双眼同向注视 21e

水痘–带状疱疹病毒 143b

睡惊症（sleep terror） 274a

睡眠呼吸障碍 269f

睡眠肌阵挛（nocturnal myoclonus） 204c

睡眠惊跳（sleep start） 274c

睡眠–觉醒时相延迟障碍（delayed sleep-wake phase disorder） 275e

睡眠脑电图 61e

睡眠期周期性腿动 273c

睡眠相关性运动障碍 270a

睡眠诱发试验（脑电图） 56b

睡眠障碍（sleep disorder） 269c

睡眠中癫痫性电持续状态（electrical status epilepticus during sleep，ESES） 246e

睡眠周期性肢体运动 204c

睡行症（sleepwalking） 273d

瞬目反射（blink reflex） 44a

思睡期慢波活动 59b

斯–里–奥（Steele-Richardson-Olszewski）综合征 186f

四层皮质型多小脑回畸形 231f

四叠体综合征 22a

四肢瘫 24e

粟粒状动脉瘤 131d

髓鞘 166a

髓鞘破坏型中枢神经系统脱髓鞘疾病 166b

髓鞘形成障碍型中枢神经系统脱髓鞘疾病 166c

梭形动脉瘤 131d

锁骨下动脉盗血综合征 121f

锁骨下血管压迫征 86f

T

泰勒（Taylor）型 FCD 230a

瘫痪（paralysis） 24c

汤姆森（Thomsen）型先天性肌强直 336b

糖尿病躯干多神经病 103b

糖尿病性臂丛神经病（diabetic brachial plexus neuropathy） 104a

糖尿病性单神经病（diabetic mononeuropathy） 103e

糖尿病性多发性单神经病 73a

糖尿病性多发性神经病（diabetic polyneuropathy） 102e

糖尿病性肌萎缩 101e

糖尿病性眼肌麻痹 269a

糖尿病性周围神经病（diabetic peripheral neuropathy，DPN） 100e

糖尿病性自主神经病 101d

糖尿病足 103b

糖原沉积病（glycogen storage disease，GSD） 342d

糖原沉积性肌病分型 342d

糖原沉积性肌病（glycogen storage myopathy） 342c

特发性臂丛神经病（idiopathic brachial plexus neuropathy，IBPN） 87d

特发性多发性肌炎 352c

特发性肌张力障碍 193d

特发性基底核钙化 190c

特发性面神经麻痹（idiopathic facial paralysis） 70e

特发性面神经麻痹康复训练 71c

特发性颞叶癫痫 249c

特发性睡眠增多（idiopathic hypersomnia） 273a

特发性无汗症 371f

特发性炎性肌病 350b

特发性眼睑痉挛–口–下颌肌张力障碍 31a

特发性腰骶丛神经病（idiopathic lumbosacral plexus neuropathy） 88c

特发性震颤（essential tremor，ET） 29e

特发性中枢神经系统过度睡眠 273a

特发性 RLS 209b

特洛耶（Troyer）综合征 283d

特殊感觉性发作 240d

特异性反应 49b

疼痛型糖尿病性周围神经病 101a

体细胞遗传病 277b

体象障碍 12f

天幕疝 34e

听觉失认 12e

听觉性失语 9f

听觉诱发电位（auditory evoked potential，AEP） 49a

听神经瘤 51b

同时失认症 12e

同心圆性硬化 (concentric sclerosis) 172c

瞳孔对光反射 (pupillary light reflex) 38a

痛性眼肌麻痹 (painful ophthalmoplegia) 268a

痛性营养不良 373b

头痛 (headache) 254c

突发单眼视力丧失 15f

图雷特 (Tourette) 综合征 208a

臀上皮神经 94b

臀上皮神经炎 94b

托里尔 (Torile) 试验 93f

托洛萨-亨特综合征 (Tolosa-Hunt syndrom，THS) 268b

脱髓鞘型遗传性运动感觉神经病 81f

调节反射 38e

W

外部性脑积水 35b

外侧裂周围区域 PMG 232a

外侧裂周围失语综合征 9e

外侧丘脑梗死 114d

外伤性动脉瘤 131e

外伤性帕金森综合征 180b

外伤性神经丛病 83f

外源性类固醇激素分泌增多 341b

外展型喉部肌张力障碍 198b

完全型闭锁综合征 9a

完全性失语症 10c

晚发成年型齿状核-红核-苍白球-丘脑下核萎缩 192a

晚发型儿童良性枕叶癫痫 (late onset benign childhood occipital epilepsy，LOE) 251d

晚发型 GM$_2$ 神经节苷脂沉积病 289f

晚发型肌张力障碍 193c

晚发型远端肌病 331f

晚发婴儿型神经元蜡样质脂褐质沉积病 278e

晚发婴儿型球样细胞白质营养不良症 292e

晚发婴儿型异染性脑白质营养不良症 293f

晚期迟发性 REP 320d

腕管 89e

腕管综合征 88e，89b

腕横韧带 89e

威尔逊病 (Wilson disease，WD) 28c，189a

威利斯 (Willis) 1c

威利斯 (Willis) 环 125e

微栓塞型 TIA 117b

韦伯 (Weber) 综合征 20b

韦兰德 (Welander) 远端肌病 356b

韦尼克 (Wernicke) 失语 9f

韦尼克脑病 (Wernicke encephalopathy，WE) 305f

维萨里斯 (Vesalius) 1c

维生素 B$_6$ 缺乏性脑病 (vitamin B$_6$ deficiency encephalopathy) 308a

维生素 E 缺乏性脑病 (vitamin E deficiency encephalopathy) 308e

伪差 54c

伪迹 54c

位置特异性姿位性震颤 27c

位置性特异性震颤 29a

尾状核出血 119b

温度觉测试 48c

沃克-沃伯格 (Walker-Warburg) 综合征 323b，333b

卧-立位血压测定 15a

乌尔里克型先天性肌营养不良 (Ullrich congenital muscular dystrophy，UCMD) 323b，333a

无动性缄默症 (akinetic mutism) 8c

无分层皮质型多小脑回畸形 231f

无汗症 (anhidrosis) 371c

无菌性脑膜炎 141a

无脑回畸形综合征 230f

无脑回 (lissencephaly) 230d

无先兆偏头痛 (migraine without aura) 256c

无抑制性膀胱 33e

无症状神经梅毒 154e

无症状型肾上腺脑白质营养不良症 295a

舞蹈症 (chorea) 205b

戊二酸尿症 II 型 (GA II) 345b

物体失认 12e

X

西德纳姆 (Sydenham) 舞蹈病 207c

吸收后低血糖 298f

习惯性自动症 241a

细菌性肌炎 350d

细菌性脑膜炎 141a

狭义 EMG 39d

下臂丛综合征臂丛神经病　85b

下臂型克隆普克（Klumpke）麻痹　86b

下干型分娩性臂丛神经病　86b

下丘脑后外侧区　374c

下丘脑前内侧区　374b

下运动神经元瘫痪　24c

夏乐瓦-萨格奈（Charlevoix-Saguenay）综合征　283f

先天轻症型杆状体肌病　361c

先天型强直性肌营养不良　336b

先天性风疹综合征　147c

先天性副肌强直（paramyotonia congenita，PMC）　337f

先天性肌病（congenital myopathy）　356e

先天性肌强直（myotonic congenita）　336b

先天性肌纤维比例失常（congenital fiber type disproportion，CFTD）　362a

先天性肌营养不良（congenital muscular dystrophy，CMD）　332f

先天性肌营养不良伴智力发育迟滞及巨脑回畸形　333b

先天性梅毒　154d

先天性脑弓形虫病　159c

先天性终板乙酰胆碱酯酶缺乏（congenital deficiency of end-plate Ach esterase）　363e

先天中间型杆状体肌病　360c

先天重症型杆状体肌病　360c

先兆持续状态　245e

纤维密度　45f

纤维酸性蛋白（GFAP）　295e

显微镜下多血管炎　73c

显性负性作用　81b

线粒体肌病（mitochondrial myopathy）　346b

线粒体脑肌病（miochondrial encephalomyopathy）　347a

线粒体脑肌病伴高乳酸血症和卒中样发作（mitochondrial encephalomyopathy with lactic acidosis and stroke-like episode，MELAS）　347e

线粒体遗传病　277a

线状体肌病　359d

象限盲　16e

小儿麻痹症　149d

小发作变异型　252a

小脑扁桃体疝　34f

小脑扁桃体下疝畸形（Arnold-Chiari malformation）　229a

小脑出血　119d

小脑后下动脉闭塞综合征　115a

小脑后下动脉瘤　133c

小脑幕切迹疝　34e

小脑前下动脉梗死　114f

小脑前下动脉瘤　133c

小脑上动脉梗死　114f

小脑上动脉瘤　133b

小脑性共济失调　26b

小脑性震颤　28d

小舞蹈病　207c

小舞蹈病三联征　207e

小血管病变性脑炎　143d

小血管缺氧缺血学说（糖尿病性周围神经病）　100f

缬酪肽（valosin）病　356a

写字过小征　177e

谢尔德（Schilder）病　172a

心因性震颤　28f

心源性栓塞型 TIA　117b，118b

心源性晕厥　14c

新发每日持续性头痛　262e，265c

新斯的明试验　364e

兴奋收缩失偶联学说（中央轴空病）　357d

行为异常型 FTLD　218e

胸骨脊椎参考电极　57a

胸廓出口综合征（thoracic outlet syndrome）　86e

胸髓横贯性病变（急性脊髓炎）　106e

嗅沟和前颅窝底脑膜瘤（福-肯综合征）　18d

旋后肌综合征　92a

旋前圆肌综合征　88f

旋转性发作　240c

眩晕（vertigo）　15b

眩晕性发作　240e

血管性帕金森综合征　180b

血管炎性臂丛神经病（vasculitic brachial plexus neuropathy）　85c

血管炎性多发性单神经病　73a

血流动力学型 TIA　117a，118c

血吸虫　164f

Y

压迫颈静脉试验　62d

压迫易感性遗传性神经病　82f

亚急性短暂性放射性脊髓病　319f，320a

亚急性感觉神经病（subacute sensory neuropathy，SSN）　317c

亚急性坏死性脊髓炎　107b

亚急性坏死性脑脊髓病（subacute necrotizing encephalomyelopathy）　349a

亚急性脑积水　35b

亚急性小脑变性（subacute cerebellar degeneration，SCD）　314c

亚急性硬化性全脑炎（subacute sclerosing pancephalitis，SSPE）　145e

亚急性硬化性全脑炎第1期　146c

亚急性硬化性全脑炎第2期　146c

亚急性硬化性全脑炎第3期　46c

亚急性硬化性全脑炎第4期　146d

亚急性原发性胼胝体变性　311f

亚急性运动性多发性神经病　101c

亚历山大病（Alexander disease）　295d

烟酸缺乏性脑病（nicotinic acid deficiency encephalopathy）　307a

烟雾病（moyamoya disease）　125d

延长失张力发作　238

延髓背外侧综合征（lateral medullary syndrome）　115e

延髓脊髓性肌萎缩（spinal and bulbar muscular atrophy，SBMA）　287d

延髓麻痹（bulbar paralysis）　24a

言语先兆　255f，258d

言语性自动症　241b

岩骨尖区DAVF　138f

炎性肌病（inflammatory myopathy，IM）　350a

炎症型PML　144e，145b

颜色失认　12e

眼动脉起始处动脉瘤　133a

眼动性眼球震颤　23e

眼肌　18e

眼肌麻痹性偏头痛　269a

眼肌麻痹（ophthalmoplegia）　18e

眼肌型MG　364f

眼睑痉挛（blepharospasm）　196d

眼颈肌张力障碍　186

眼内肌　18f

眼球震颤（nystagmus）　23d

眼外肌　18e

眼咽型肌营养不良（oculopharyngeal muscular dystrophy，OPMD）　330b

眼源性眼球震颤　23e

阳性视觉现象　247d

腰穿　62b

腰丛受损腰骶丛神经病　88b

腰骶丛　88b

腰骶丛神经病（lumbosacral plexus neuropathy）　88a

腰骶神经根病　88f

腰髓横贯性病变（急性脊髓炎）　106e

腰椎穿刺后头痛（post-lumbar puncture headache）　62f

腰椎穿刺（lumbar puncture）　62b

腰椎间盘突出症　94a

药物过度使用性头痛　262f

药物性多发性神经病　69d

药物性静坐不能（drug-induced akathisia）　190f

药物性帕金森综合征（drug-induced Parkinsonism，DIP）　180c

药物性震颤（drug-induced tremor）　31f

野中（Nonaka）肌病　355e

叶酸缺乏　305c

夜间腿肌痉挛　209d

夜惊症　275

一个半综合征　21a

一过性单眼视力障碍　16a

一过性黑矇　16a

一过性双眼视力障碍　16c

一级预防（脑血管病）　111e

一氧化碳中毒迟发性脑病（delayed encephalopathy after acute carbon monoxide poisoning）　297f

一氧化碳中毒所致继发性帕金森综合征　180a

医源型CJD（iCJD）　152c

遗传变性病性肌张力障碍　193d

遗传变性性帕金森综合征（genetic degenerative Parkinson syndrome）　188f

遗传型CJD（fCJD）　152d

遗传性包涵体肌病（heredity inclusion body myopathy，h-IBM）　354f

遗传性多发性神经病　69f

遗传性感觉和自主神经病（hereditary sensory and autonomic neuropathy）　284f

遗传性感觉和自主神经病Ⅰ型（hereditary sensory

and autonomic neuropathy type Ⅰ, HSAN Ⅰ) 285a

遗传性感觉和自主神经病Ⅱ型 (hereditary sensory and autonomic neuropathy type Ⅱ, HSAN Ⅱ) 285f

遗传性感觉和自主神经病Ⅲ型 (hereditary sensory and autonomic neuropathy type Ⅲ, HSAN Ⅲ) 286d

遗传性感觉和自主神经病Ⅳ型 (hereditary sensory and autonomic neuropathy type Ⅳ, HSAN Ⅳ) 286f

遗传性感觉和自主神经病Ⅴ型 (hereditary sensory and autonomic neuropathy type Ⅴ, HSAN Ⅴ) 287b

遗传性感觉神经病 284f

遗传性共济失调伴肌萎缩 83a

遗传性共济失调 (hereditary ataxia, HA) 280f

遗传性肌阵挛癫痫 236a

遗传性痉挛性截瘫 (hereditary spastic paraplegia, HSP) 283a

遗传性慢性进行性舞蹈病 205e

遗传性神经痛性肌萎缩 86d

遗传性压迫易感性神经病 (hereditary neuropathy with liability to pressure palsies, HNPP) 288d

遗传性运动感觉神经病 (hereditary motor-sensory neuropathy, HMSN) 80b

遗传性运动感觉神经病Ⅲ型 83b

遗传性自主神经病 368a

遗忘型轻度认知功能障碍 (amnestic MCI, aMCI) 222a

遗忘性失语 10d

乙状窦区 DAVF 138f

乙状窦血栓形成 (sigmoid sinus thrombosis) 124e

异常脑电图 (abnormal electroencephalogram) 59c

异动症 (dyskinesia) 179b

异染性脑白质营养不良症 (metachromatic leukodystrophy, MLD) 293d

异态睡眠 270a

意识 4c

意识范围障碍 3f

意识觉醒水平障碍 3e

意识模糊 3f

意识内容障碍 3f

意识障碍 (conscious disturbance) 3e

意向性震颤 (intention tremor) 32d

意志缺乏症 4e

癔症发作 4d

癔症性步态 26e

癔症性黑矇 17f

癔症性震颤 28f

阴性视觉现象 247d

引起日间睡眠增多的疾病 269f

饮食性自动症 241a

隐形血管畸形 137c

隐源性颞叶癫痫 249c

婴儿肥大性截瘫 325c

婴儿痉挛 (infant spasm) 253c

婴儿良性肌阵挛癫痫 237

婴儿脑白质海绵变性 (infantile spongiform leukoencephalopathy) 280b

婴儿型神经元蜡样质脂褐质沉积病 278d

婴儿型亚历山大病 295f

婴儿型 GM₁ 神经节苷脂沉积病 289f

婴儿型 GM₂ 神经节苷脂沉积病 (Tay-Sachs 病) 289f

营养缺乏性多发性神经病 69e

营养缺乏性脑病 (nutritional deficiency encephalopathy) 305b

影响线粒体而发病的共济失调 281e

硬脊膜 62f

硬脑膜动静脉畸形 138d

硬脑膜动静脉瘘 (dural arteriovenous fistula, DAVF) 138d

有机磷农药中毒 (僵人综合征) 210e

有脑干先兆的偏头痛 (migraine with brainstem aura) 260b

有先兆偏头痛 (migraine with aura) 257f

幼年型 GM₁ 神经节苷脂沉积病 290a

诱发电位 (大脑皮质) 53c

诱发试验 (脑电图) 55d

淤滞性黄变 63f

鱼鳞癣样红皮症-痉挛性截瘫-智力发育不全综合征 283e

语言区孤立 10c

语言性发作 241

语义性痴呆 219c

原发进行性失语 218e

原发进展型 MS（primary-progressive MS，PPMS）167b

原发型脑包虫病 160b

原发性侧索硬化（primary lateral sclerosis，PLS）226f

原发性多汗 372f

原发性腭肌震颤 29d

原发性红斑性肢痛症 369f

原发性肌张力障碍 193c

原发性肌阵挛 213b

原发性肋间神经痛 98a

原发性帕金森病 176d

原发性胼胝体变性（primary degeneration of the corpus callosum）311d

原发性肉碱缺乏症（primary carnitine deficiency，PCD）345b

原发性三叉神经痛 96a

原发性舌咽神经痛 97a

原发性神经嵌压综合征 87a

原发性书写震颤 31b

原发性头痛 255

原发性烟酸缺乏病 307b

原发性眼睑痉挛 203f

原发性震颤 29e

原发性周期性瘫痪 338a

原发性蛛网膜下腔出血 120d

原发性坐骨神经痛 98c

原肌球蛋白 362b

原因不明性晕厥 14d

缘于自发性低颅压或原发性颅内低压的头痛 267b

远端对称性感觉运动神经病 102f

远端获得性脱髓鞘性对称性神经病 77d

远端肌病 331d，322d

远端型肌营养不良（distal muscular dystrophy，DD）331d

运动单位计数（motor unit number estimates，MUNE）46c

运动单位（motor unit，MU）46d

运动神经传导速度 41a

运动神经元病（motor neuron disease，MND）223b

运动神经元病日 224a

运动神经元存活基因（survival motor neuron，SMN）284b

运动无张力膀胱 33b

运动先兆 258c

运动性多发性神经病 69a，101c

运动性失用症 11c

运动性失语 9f

运动性震颤 27c

运动诱发电位（motor evoked potential，MEP）52c

运动障碍性膀胱 33b

运动障碍性疾病（movement disorder）175f

晕厥恢复期 14e

晕厥前驱期 14e

晕厥（syncope）14a

Z

暂时性发育延缓 36f

早晨足部肌张力障碍（异动症）179c

早发成年型齿状核-红核-苍白球-丘脑下核萎缩 192a

早发型儿童良性枕叶癫痫发作间期 251b

早发型儿童良性枕叶癫痫发作期 251b

早发型儿童良性枕叶癫痫（early onset benign childhood occipital epilepsy，EBOS）250e

早发型肌张力障碍 193b

早发型远端肌病 331f

早发婴儿型球样细胞白质营养不良症 292d

早老年痴呆 216a

早期迟发性 REP 320d

早期生长反应蛋白 2（EGR2）81d

早早老年痴呆 216a

增强的生理性震颤 29c

粘多糖沉积病 I 型 290e

詹斯基-皮尔苏斯基（Jansky-Bielschowsky）病 278e

谵妄（delirium）7c

站立不能发作 238

阵发性异常 59e

阵挛发作（clonic seizure）238b

枕大神经 97e

枕骨大孔疝 34e

枕神经痛（occipital neuralgia）97d

枕小神经 97e

枕叶癫痫（occipital lobe epilepsy）247b

枕叶肿瘤（失认证）13b

枕征（变异型克-雅病） 153a

真性球麻痹 24b

振动觉测试 48d

震颤（tremor） 27b

震颤 0 级 28a

震颤 1 级 28b

震颤 2 级 28b

震颤 3 级 28b

震颤麻痹 176d

睁闭眼试验（脑电图） 55d

睁眼昏迷 8c

整合素 α7 链缺陷 333b

正常成年人脑电图（electroencephalogram of normal adult） 58e

正常单眼视野 17b

正常儿童脑电图（electroencephalogram of normal children） 58a

正常视力 17a

正常压力性脑积水 35c

正性肌阵挛 236a

正中神经嵌压综合征（median nerve entrapment syndrome） 89b

症状性癫痫 233b

症状性肌张力障碍 193e

症状性脑积水 35b

症状性颞叶癫痫 249c

症状性帕金森综合征 179e

肢带型肌营养不良 1A 型 323b

肢带型肌营养不良 1B 型 323b

肢带型肌营养不良 1C 型 323b

肢带型肌营养不良 2A 型 323a

肢带型肌营养不良 2B 型 323a

肢带型肌营养不良 2C 型 323a

肢带型肌营养不良 2D 型 323a

肢带型肌营养不良 2E 型 323a

肢带型肌营养不良 2F 型 323a

肢带型肌营养不良 2G 型 323a

肢带型肌营养不良 2H 型 323a

肢带型肌营养不良 2I 型 323a

肢带型肌营养不良 2J 型 323a

肢带型肌营养不良 2K 型 323a

肢带型肌营养不良 2L 型 323a

肢带型肌营养不良 2M 型 323a

肢带型肌营养不良 2N 型 323a

肢带型肌营养不良（limb girdle muscular dystrophy, LGMD） 328e

肢体单神经病（糖尿病性周围神经病） 102a

肢体抖动 TIA 117c

脂质沉积性肌病（lipid storage myopathy, LSM） 344e

直窦血栓形成（straight sinus thrombosis） 125a

直接对光反射 38a

直接通路（大脑纤维） 205c

直立性低血压 185a

直立性低血压晕厥 14c，15a

直立性震颤 28c

直腿抬高试验 93f

职业性痉挛 198f

植物神经系统 366f

植物状态 4b

跗管综合征 94c

中毒所致的帕金森综合征 179f

中毒性多发性神经病 69d

中度昏迷 6a

中度精神发育迟滞 36e

中隔-眼发育不全 36d

中脑出血 119f

中脑旁中央动脉梗死 114e

中脑性震颤 28d，31d

中潜伏期电位 49c

中枢神经功能紊乱假说（丛集性头痛） 266e

中枢神经系统感染性疾病（infectious disease of the central nervous system） 140f

中枢神经系统寄生虫感染性疾病（parasitic infectious disease of central nervous system） 157e

中枢神经系统螺旋体感染性疾病（spirochete infectious disease of central nervous system） 153e

中枢神经系统朊蛋白病（prion diseases of central nervous system） 150d

中枢神经系统髓鞘形成障碍疾病 166d

中枢神经系统脱髓鞘疾病（central nervous system demyelinating disease） 165f

中枢神经纤维瘤 291a

中枢性盲 17e

中枢性眼肌麻痹 21e

中枢性眼球震颤 24a

中枢自主神经系统 367f

中性脂肪沉积病伴肌病（neutral lipid storage disorder

with myopathy，NLSDM） 345b

中央凹反光 17d

中央核肌病（centronuclear myopathy） 358c

中央轴空病（central core disease，CCD） 357b

中央轴空肌病 357c

终末期震颤 27d

重度精神发育迟滞 36e

重复神经电刺激（repetitive nerve stimulation，RNS） 43a

重症肌无力危象 364e

重症肌无力（myasthenia gravis，MG） 364b

周期性呕吐（儿童周期性偏头痛综合征） 261b

周期性瘫痪（periodic paralysis） 338c

周期性肢体运动障碍（periodic limb movement disorder） 273c

周围神经 68a

周围神经病性震颤 28f

周围神经病（peripheral neuropathy） 68a

周围性眼肌麻痹（peripheral ophthalmoplegia） 19a

周围自主神经系统 367a

轴索型遗传性运动感觉神经病 82a

轴索性周围神经病 41e

肘管 91c

昼夜节律失调性睡眠觉醒障碍 269f

猪囊尾蚴病 161a

蛛网膜下腔部分梗阻 62e

蛛网膜下腔出血（subarachnoid hemorrhage，SAH） 120d

蛛网膜下腔完全梗阻 62f

蛛网膜下腔无梗阻 62e

蛛网膜下隙 35a

主动脉弓夹层 134c

注意缺陷与多动障碍 36f

爪形手 91d

转换型偏头痛（transformed migraine，TM） 261f

椎-基底动脉盗血综合征 122a

椎-基底动脉及分支梗死 114e

椎-基底动脉夹层 134b

锥体外系 26e

锥体外系疾病 175f

灼性神经痛 373b

姿势性发作 240c

姿态性自动症 241a

姿位敏感型 31a

姿位性震颤 27c

自动膀胱 33d

自动症（automatism） 240f

自发性低颅压头痛（spontaneous intracranial hypotension，SIH） 267b

自窥幻觉 247d

自身免疫性多发性神经病 69f

自身免疫性脑炎（autoimmune encephalitis，AE） 318b

自主神经病（autonomic neuropathy） 366f

自主神经系统 366f

自主性膀胱 33c

总体反射 106d

综合失认症 12e

阻滞 45f

祖德克（Sudeck）萎缩 373b

最低意识状态 4a

左右失认 13e

左右失认检查 13f

坐骨神经 72c

坐骨神经梨状肌综合征（sciatic nerve piriformis syndrome） 93b

坐骨神经盆腔出口综合征 93b

坐骨神经损伤（sciatic nerve injury） 72c

坐骨神经痛（sciatica neuralgia） 98c

坐骨神经炎 94b，98c

拉丁字母

AB 变异型 GM_2 神经节苷脂沉积病 289f

AB 型 GM_2 神经节苷脂沉积病 289f

AD 亚型 222b

AD-EDMD 330f，331a

AIDP 76d

ALD 蛋白 294d

AMAN 76e

AMSAN 76e

APN 76e

AR-EDMD 330f，331b

ASA 假性缺乏 293e

ASN 76f

B 型 GM_2 神经节苷脂沉积病 289e

BP（脑电图双极导联） 57c

CB 79c

CMT1　80c，81f

CMT2　80c，82a

CMT2A　82b

CMT2B　82b

CMT2C　82b

CMT2D　82b

CMT3　80c，83d

CMT4　80c

CMTX　81b

CO 中毒假愈期　298d

CO 中毒性脑病　298d

Cx32　81a

DMRV　355e

DM1　335a

DM2　335a

DRPLA 基因　191e

DRPLA　282b

Dysferlin　324c

dystrophin 基因　325d

*EGR*2 基因　81

EMD 型　330f

FALS1 型　224b

FCMD　231b

FHL1 型　330f，331

FHM1 型　258f

FHM2 型　258f

FHM3 型　258f

FKRP 基因变异的先天性肌营养不良　323b

F 波（F wave）　42a

GCH1　195f

*GDAP*1 基因　81e

*GJβ*1 基因（CMTX）　81a

GM₁ 神经节苷脂沉积病　289d

GM₂ 神经节苷脂沉积病　289d，290b

GM₃ 神经节苷脂沉积病　289d

Graves 眼病　340d

GSD Ⅱ 型　342e，343c，344d

GSD Ⅴ 型　342e，343d，344d

GSD Ⅶ 型　342e，343e，344d

GSS 病（常染色体显性遗传朊蛋白病）　151b

GSS 综合征（常染色体显性遗传朊蛋白病）　151b

HARP 综合征　190b

HNPPA　288e

HNPPB　288e

HRS 综合征（Haw River syndrome，HRS）　192c

HSV　142a

HTLV-Ⅰ　148e

Ht（亨廷顿因子）　205f

Hunt&Hess 动脉瘤分级标准　132c

H 反射异常　45b

H 反射（H reflex）　44f

IBM3 型　356a

INTEGRIN α7 变异的先天性肌营养不良　323b

JCV 病毒　144b

JCV 脑病　144f

JCV 脑膜炎　144f

JCV 小脑颗粒细胞神经元神经病　144f，145b

Kojewnikow　245

Kojewnikow 部分性持续性癫痫　245a

Laing 型远端肌病　332a

LARGE 基因变异的先天性肌营养不良　323b

LBD　220c

LGMD1　328f，329a

LGMD1D　329b

LGMD1E　329b

LGMD1F　329b

LGMD1G　329b

LGMD1H　329b

LGMD2　328f，329b

LGMD2A　329b

LGMD2B　329b

LGMD2C　329b

LGMD2D　329b

LGMD2E　329b

LGMD2F　329b

LGMD2G　329b

LGMD2H　329b

LGMD2I　329b

LGMD2J　329b

LGMD2K　329b

LGMD2L　329b

LGMD2M　329b

LGMD2N　329b

MCV 测定　40f

MEB　231b

*MFN*2 基因　81c

MFS　76f

MGUS 伴周围神经病　78b

Miyoshi 型远端肌病　331e，332a

MPTP 中毒所致继发性帕金森综合征　179f

MPZ 基因　80e

MP（脑电图单极导联）　56e

MSA-A　185a，186b

MSA-C　185c，186c

MSA-P　185e，186c

M 波　42

NFⅠ基因　291b

NFⅠ基因组　291a

NFⅠ型　291a

NFⅡ基因　291b

NFⅡ型　291a

NMO 疾病谱（视神经脊髓炎）　170b

NMO 诊断标准（2006 年）（视神经脊髓炎）　171d

Nonaka 型远端肌病　332a

*Notch*3 基因　126c

OPDM　355f

O 型 GM$_2$ 神经节苷脂沉积病　289e

P0 蛋白　80e

P300 电位　49b

PDD　220c

PML 合并免疫重建炎症综合征　144f，145b

*PMP*22 基因　80d

POEMS 综合征　69e，78a，316f，317f

R（脑电图单极导联）　56e

SCA1　282a

SCA2　282a

SCA3　282a

SCA4　282a

SCA5　282a

SCA6　282a

SCA7　282a

SCA8　282a

SCA10　282a

SCA11　282a

SCA12　282a

SCA13　282a

SCA14　282a

SCA15　282b

SCA16　282b

SCA17　282b

SCA18　282b

SCA19　282b

SCA20　282b

SCA21　282b

SCA22　282b

SCA23　282b

SCA25　282b

SCA26　282b

SCA27　282b

SCA28　282b

SCA29　282b

SCV 测定　41b

*SMN*1　284c

*SMN*2　284c

SMN 基因　284b

SPG1　283b

SPG2　283b

SPG4　283b

SPG5　283c

SPG7　283c

TAN　149c

TIA 的 ABCD^2 危险因素评分　118b

Titin 蛋白　356b

TSC1　280

TSC2　280

TSC3　280

TSC4　280

Udd 型远端肌病　332a

Ullrich 1 型　333b

Ullrich 2 型　333b

Ullrich 3 型　333b

VMSQ　355e

Welander 型远端肌病　332a

WWS　231a

X 连锁隐性遗传中央核肌病　358e

XL-EDMD　330f，331a

Yasargil 动脉瘤分级标准　132d

希腊字母

α 波（脑电图）　53d

β 波（脑电图）　53d

β 淀粉样肽（β-amyloid，Aβ）　128d

β 型脑电图　59a

θ 波（脑电图）　53d

δ 波（脑电图）　53d

阿拉伯数字

0 级 （Hunt&Hess 动脉瘤分级标准） 132c

1 型寡克隆区带 65e

2 型寡克隆区带 65e

3 型寡克隆区带 65e

4 型寡克隆区带 65e

5 型寡克隆区带 65e

24 小时脑电图监测 60d

罗马数字

Ⅰ 型脊髓性肌萎缩 284c

Ⅰ 型路易体 200c

Ⅰ 型皮质发育不良 230a

Ⅰ 型无脑回 230e

Ⅰ 型小脑扁桃体下疝畸形 229c

Ⅰ 型 GM_1 神经节苷脂沉积病 289f

Ⅱ 型脊髓性肌萎缩 284c

Ⅱ 型路易体 200c

Ⅱ 型皮质发育不良 230a

Ⅱ 型无脑回 230e

Ⅱ 型小脑扁桃体下疝畸形 229c

Ⅱ 型 GM_1 神经节苷脂沉积病 290a

Ⅲ 型脊髓性肌萎缩 284d

Ⅲ 型路易体 200c

Ⅲ 型小脑扁桃体下疝畸形 229c

Ⅲ 型 GM_1 神经节苷脂沉积病 290b

Ⅳ 型脊髓性肌萎缩 284d，288c

本卷主要编辑、出版人员

执行总编　谢　阳

责任编审　谢　阳　张之生

责任编辑　陈　佩　戴申倩

文字编辑　刘　婷

索引编辑　陈振起　张　安

名词术语编辑　顾　颖

汉语拼音编辑　王　颖

外文编辑　景黎明

参见编辑　徐明皓

绘　　图　北京心合文化有限公司

责任校对　苏　沁

责任印制　陈　楠

装帧设计　雅昌设计中心·北京